协和护考

2025

全国护理学初级（师）资格考试

一考过

护理学初级资格考试专家组　编

中国协和医科大学出版社
北　京

图书在版编目（CIP）数据

全国护理学初级（师）资格考试一考过 / 护理学初级资格考试专家组编. -- 北京：中国协和医科大学出版社，2024. 10. --（协和护考）. -- ISBN 978-7-5679-2500-7

Ⅰ. R47

中国国家版本馆 CIP 数据核字第 2024LV5244 号

编　　者　护理学初级资格考试专家组
策划编辑　张秋艳
责任编辑　张秋艳
封面设计　邱晓俐
责任校对　张　麓
责任印制　黄艳霞
出版发行　**中国协和医科大学出版社**
（北京市东城区东单三条 9 号　邮编 100730　电话 010-65260431）
网　　址　www.pumcp.com
印　　刷　小森印刷（北京）有限公司
开　　本　850mm×1168mm　1/16
印　　张　53.75
字　　数　1770 千字
版　　次　2024 年 10 月第 1 版
印　　次　2024 年 10 月第 1 次印刷
定　　价　165.00 元

编者名单

编者（按姓氏笔画排序）

丁　立　丁　雷　丁丝露　丁洪磊　马　超　王　芜　王　亮
王加璐　王昊天　王桂洋　王健仰　王海丹　王雪丽　牛　莹
牛婧雯　毛锦龙　石　娟　叶康杰　田　珺　边晓为　齐海潮
闫卓红　江　璇　许文华　阮红莲　阮杏林　牟　谦　严思益
李　明　李　娜　李　超　李　磊　李正红　李兆生　李宏罡
李继彬　杨　栋　杨东翔　杨永生　杨贡多　杨国勇　杨雪莲
杨琳琳　吴春虎　邱　维　何子骏　何艳新　何康敏　沈丽萍
陈　雪　陈思凡　陈晓清　尚　雪　罗　飞　金　瑾　宛莹华
屈　琪　南少奎　柯小亮　柯明辉　柏宏军　侯亚男　姜小梅
姜明宇　姜娉婷　贺　星　骆　毅　袁晓玢　耿　蔚　耿东伟
聂　盼　钱　浩　徐　雯　徐慧薇　高　昕　高　磊　高晓雪
郭　勇　郭如峰　涂常力　黄　帅　黄　韬　曹　剑　曹　洋
曹庆隽　龚　盟　龚雪霄　崔立华　崔玲玲　康　宁　康治军
梁　源　梁志明　蒋　京　韩　博　童　珑　曾君玲　满高华
薛　骞　薛新丽　穆　含　戴惠祥

前　言

全国卫生专业技术资格考试分为初级和中级，设置“基础知识”“相关专业知识”“专业知识”“专业实践能力”4 个科目。初级护师资格考试时间一般在每年的 4 月，考试分轮次进行，每半天为一个轮次，考试采用笔试方式。各考试科目以 100 分为满分计算，每科目成绩达到 60 分为合格，考试成绩有效期为 2 年。

2025 年初级护师资格考试如期而至。面对考试难度的增加，多数考生产生畏惧心理，背上沉重的思想包袱。为帮助考生轻松应对考试，我们编写组群策群力，精心编写了《全国护理学初级（师）资格考试一考过》一书。

本书按照基础护理学、内科护理学、外科护理学、妇科护理学、儿科护理学、中医护理学的顺序编写，主要考查执业过程中常见的疾病，考查角度具有多面性。与此同时，近年来考试命题趋势偏重病例分析题，即病例分析题比例大幅增高，且题目变化多样，着重考查考生的护理专业知识与临床操作能力。深入分析大纲可知，基础知识主要考查疾病的解剖特点、病因、病理、发病机制等内容；相关专业知识主要考查辅助检查、治疗要点与原则等内容；专业知识主要考查疾病的临床表现与护理措施等内容；专业实践能力主要考查基础护理学内容。另外，2024 年开始新增了中医护理学的内容，请注意复习。

参加初级护师资格考试的考生平时工作繁忙，复习时间较少，还要面对庞杂的知识点，使得考试难上加难，造成考试“时间紧、任务重”的现状。本书重视分级掌握的理念，编写精练有序，直击考试重点，同时紧密结合大纲变化，顺应命题趋势，对潜在出题点作出预测，可助考生一臂之力。考生参考本书复习可事半功倍，保证效果和效率的双重提升。

本书的突出编写特色，介绍如下。

【考点直击】是对近几年高频考点的汇总，呈现近几年的真实考点及分值分布，使考生一目了然，复习侧重更有针对性。

【考点集萃】是对考试内容的精简，删繁就简，提炼常考点、重难点。根据大纲对不同知识点的层次要求加★，“★”代表了解，“★★”代表掌握，“★★★”代表熟练掌握。重要的句子**下画波浪线**（﹏﹏）标注；重要的短语**加粗**；对近几年的考点**重点标注**，并附加考点出现的**年份**。以此区分不同重要程度的内容，帮助考生有的放矢地复习。

【名师点拨】对某些难点深入浅出地进行解析，使考生对知识理解更加透彻。

【易错知识梳理】是对部分重点考点进行梳理，内容简练，鲜活而不沉闷，有助于考生加强记忆。

【思维导图】是独特的“图文记忆”，知识框架清晰，思维关系紧密，追求高指导价值，帮助考生轻松有效地复习。

【基础巩固】针对每章部分易混淆重点进行对比分析，利于考生抓住重点，巩固知识，提高复习效率。

【实战演练】是经典试题再现。“实践是检验真理的唯一标准”，考生对内容的掌握情况可通过做题来检测，通过做题也能再次复习理论知识，温故而知新。

此外，本书与《全国护理学初级（师）资格考试刷题宝库》《全国护理学初级（师）资格考试优选卷》配套，引领考生在学习考点的同时，考前检验学习效果，从而顺利通过考试。

在本书编写过程中，我们精益求精，力臻完善，但难免有疏漏与不足之处，恳请各位考生和同仁批评指正。如有关于本书内容及考试的相关问题，请扫描下方二维码，会有专属微信客服解答。

编　者

2024 年 8 月

目 录

第一部分　基础护理学

第一章　绪　　论

考点直击

年份	分值	考点
2023	2	南丁格尔创办护士学校；责任制护理
2019	4	近代护理的时间；南丁格尔创办护士学校；护士素质的基本要求
2018	2	现代护理“以患者为中心阶段”的特点；护理学的理论范畴
2016	1	近代护理的时间
2015	1	护士心理素质的基本要求

注：表格内自 2015 年起所列考题分值仅供参考，后文同。

考点集萃

第一节　现代护理的诞生、发展与南丁格尔的贡献

一、现代护理的诞生、发展

护理经过了自我护理（远古时代）、家庭护理（古代）、宗教护理（中世纪）、医院护理（中世纪末）、**近代护理（19 世纪中叶）（2016/2019）**、现代护理（20 世纪）的演变。现代护理学的发展分为 3 个阶段。

1. **以疾病为中心阶段（19 世纪 60 年代至 20 世纪 40 年代）** 此阶段人们认为没有疾病就是健康。一切医疗活动都以治疗疾病为目的。

特点：认为护理是一门专门的职业，从事护理的人要受过专业的培训。护理工作是执行医嘱和常规护理，忽视人的整体性。

2. **以患者为中心阶段（20 世纪 40 年代至 70 年代）** 第二次世界大战以来，人们开始重视社会心理因素及生活方式对健康与疾病的影响。世界卫生组织（WHO）提出新的健康观念。1977 年美国罗彻斯特大学的恩格尔教授提出**生物-心理-社会医学**模式。

特点：逐步形成了护理学的知识体系以作为专业的理论基础，应用科学的护理工作方法即**护理程序**对患者实施生理及社会心理需要的**整体护理**（2011/2018）。

3. **以人的健康为中心阶段（20 世纪 70 年代至今）** 人们的健康需求随生活水平的提高而日益增加。1977 年 WHO 提出“2000 年人人享有卫生保健”的战略目标。

特点：护理学发展为一门为人类健康服务的独立的应用学科。护理的服务对象为所有人，服务场所从医院扩展到了社区、家庭及各种机构，并以护理理论指导护理实践。

名师点拨：以疾病为中心强调治病，以患者为中心强调整体护理，以健康为中心强调护理对象为所有人。

二、南丁格尔的贡献

19 世纪中叶，佛罗伦斯·南丁格尔首创了科学的护理专业，是现代护理学的开始。

在克里米亚战争中，南丁格尔被士兵尊称为“提灯女神”。在她及所率领的护士们的共同努力下，伤患者的死亡率由 42%下降到 2.2%。

南丁格尔对护理发展的贡献可分为以下 5 个方面。

1. 为护理向正规的科学化方向发展奠定了基础。
2. 著书立说，阐述其基本护理思想，代表作有《医院札记》及《护理札记》。
3. 致力于创办护士学校。

易错知识梳理

1860 年，南丁格尔在英国伦敦的圣多马医院开办了全世界第一所护士学校（2014/2019/2023）。

4. 创立了一整套护理制度。
5. 其他方面　强调了护理伦理及人道主义护理观念，要求平等对待每位患者，不分信仰、种族、贫富，给患者平等的护理。

为了表彰南丁格尔对护理事业的贡献，国际护士会将南丁格尔的**诞生之日即 5 月 12 日**定为护士节。

第二节　中国护理学发展

一、近代护理学的发展

1835 年，广东省建立了第一所西医医院。

1887 年，第一名在中国开办护理教育的美国护士麦克奇尼在上海首家“上海西门妇孺医院”开办护士训练班。

1888 年，美国人约翰逊在福州成立了中国第一所护士学校。

1909 年，中华护理学会于江西牯岭成立，1951 年改为中华护士会，1964 年改为中华护理学会至今。

1934 年 12 月，护士教育定为高级护士职业教育。

二、中国现代护理

1. 护理教育

1950 年，第一届全国卫生工作会议将护理专业教育列为中级专业教育之一（2011）。

1954 年，中华护士学创办《护理杂志》，1981 年改为《中华护理杂志》沿用至今。

1983 年，天津医学院率先在国内开设了本科护理专业。

1992 年，北京医科大学开始招收护理硕士研究生。

2004 年，第二军医大学开始招收护理博士研究生。

2011 年，护理学从临床医学下的二级学科改设为一级学科。

2. 护理管理　1993 年 3 月卫生部颁发了《中华人民共和国护士管理办法》，该办法的实施使中国有了完善的护士注册及考试制度。1995 年 6 月 25 日全国开始了首次护士执业考试。

3. 临床护理工作　从 1950 年实行的以疾病为中心的护理服务转为以人的健康为中心的整体护理。

第三节　护理学的任务、范畴及护理工作模式

一、护理学的任务（★★）

护理学的基本任务是促进健康、预防疾病、恢复健康、减轻痛苦。

二、护理学的范畴（★★）

1. **护理学的理论范畴（2018）**　①护理学研究的对象：从单纯的生物人转向整体的人、社会的人。②护理学与社会发展的关系。③护理专业知识体系与理论框架。④护理交叉学科与分支学科。

护理学的内容及范畴涉及影响人类健康的生物、社会心理文化及精神等各个方面因素。

2. 护理学的实践范畴

（1）临床护理：服务对象主要是**患者**，服务包括**基础护理**和**专科护理**。

（2）社区护理：服务对象是个人、家庭和社区，通过提供促进健康、预防疾病、早期诊断、早期治疗和减少残障的服务，提高人群健康水平。

（3）护理管理。

（4）护理教育：分为基本护理教育、毕业后护理教育以及继续护理教育。

（5）护理科研。

三、护理工作模式（★★★）

1. **个案护理（2011/2014）**　一名**当班护士**负责一位患者的全部护理内容。适用于病情复杂严重、病情变化快、护理服务需求量大，需要24小时监护和照顾的患者。护士责任明确，责任心较强。但所需人力大，成本高。

2. 功能制护理　是以各项护理活动为中心的护理工作方法。所需人数少，人力成本较低。但护理缺乏整体性观念，容易忽视患者的整体需要且不利于护患沟通。

3. **综合护理**　以护理程序为核心。根据其患者自身特点和个体需要，提供针对性的优质护理。

4. **小组制护理**　小组制护理是一组护士（3~5人）为一组患者（10~20人）提供护理服务。便于充分发挥本组各成员的作用。但护士的责任感会受到影响。

5. **责任制护理（2023）**　由责任护士和辅助护士对患者实施连续、全面的整体护理。以患者为中心，患者从**入院到出院**由责任护士负责全部护理活动。护士责任感和患者安全感增强。但对患者24小时负责难以实现，人力需求大。

第四节　护士素质

一、素质的概念（★★）

素质是指个体完成工作活动与任务所具备的基本条件与潜在能力，是人与生俱来的自然特点与后天获得一系列稳定的社会特点的有机结合，是人所特有的一种实力。

二、基本要求（★★）

1. **思想道德素质　热爱祖国，热爱护理事业，勇于奉献（2019）**。

2. 科学文化素质　具备一定的人文、社会科学知识。

3. **心理素质　心理健康，情绪稳定（2015/2019）**，开朗，积极向上，意志坚强，有高度的自觉性、责任心、进取心，有坚忍的耐受力等。

4. 专业素质　有扎实的理论基础知识及实践技能，有解决问题的能力，有敏锐的观察力。

5. 身体素质　仪表端庄、表情自然、和蔼可亲、身体健康、精力充沛。

名师点拨：只需要了解各种素质的区分，不需记忆。

实战演练

【A1 型题】

1. 国际护士会将 5 月 12 日定为国际护士节，因为是
   A. 南丁格尔创办的第一所护士学校的日期
   B. 南丁格尔的生日
   C. 南丁格尔逝世纪念日
   D. 南丁格尔奖的宣布日
   E. 南丁格尔接受美国政府颁奖的日期
   【答案】 B
   【考点】 国际护士节
   【解析】 国际护士学会将南丁格尔的生日即 5 月 12 日定为国际护士节，以纪念伟大的护理事业奠基人。故选 B。

2. 有关护士素质，叙述错误的是
   A. 护士应具备敏锐的观察能力
   B. 任何问题必须自己解决，不需要合作
   C. 具备丰富的知识和熟练的技能
   D. 对工作有高度责任心，做到慎言守密
   E. 健康的心理和强壮的体魄
   【答案】 B
   【考点】 护士的角色及素质
   【解析】 护士素质通常包括良好的心理素质、专业技术方面的素质、职业道德方面的素质、身体素质、文化仪表方面的素质等。本题语义逻辑上可判断 B 项错误，遇到疑难问题时，需要加强合作。故选 B。

3. 南丁格尔首创科学护理事业的时间是
   A. 16 世纪中叶　B. 17 世纪中叶
   C. 18 世纪中叶　D. 19 世纪中叶
   E. 20 世纪中叶
   【答案】 D
   【考点】 南丁格尔的贡献
   【解析】 1860 年，南丁格尔在英国圣多马医院建立了世界上第一所正规护士学校。她撰写的《医院札记》《护理札记》等主要著作成为医院管理、护士教育的基础教材。由于她的努力，护理学成为一门科学。她的办学思想由英国传到欧美及亚洲各国，南丁格尔因此被誉为近代护理专业的鼻祖。故选 D。

4. 我国第一所护士学校创办的时间和地点是
   A. 1887 年福州市　B. 1887 年广东省
   C. 1888 年福州市　D. 1888 年广东省
   E. 1835 年广东省
   【答案】 C
   【考点】 中国护理学的发展
   【解析】 1887 年，美国护士麦克奇尼在上海西门妇孺医院开设护士培训班。1888 年，美国人约翰逊在福州市成立了我国第一所护士学校。故选 C。

5. 现代医学模式为
   A. 生物-社会医学模式
   B. 生物-心理医学模式
   C. 生物-生理医学模式
   D. 生物-生理-社会医学模式
   E. 生物-心理-社会医学模式
   【答案】 E
   【考点】 现代医学模式
   【解析】 美国学者恩格尔在 20 世纪 70 年代首先提出了生物-心理-社会医学模式，称为现代医学模式，该模式强调了人是生物、社会和心理的统一体，任何一方面出现障碍都属于不健康的范畴。故选 E。

6. 医院内的临床护理工作主要包括基础护理和
   A. 护理科研　B. 社区护理　C. 护理管理
   D. 专科护理　E. 护理教育
   【答案】 D
   【考点】 临床护理工作的内容
   【解析】 临床护理工作的内容包括基础护理与专科护理。基础护理以护理学的基本理论、基本知识和基本技能为基础，结合患者生理、心理特点和治疗康复的需求，满足患者的基本需要，如入院和出院的护理、排泄、给药、静脉输液与输血等。专科护理以护理学及相关学科理论为基础，结合各专科患者的特点及诊疗要求，为患者提供护理（如机械通气气道护理技术、急救护理等）。故选 D。

7. 从护理学理论范畴分析护理学研究的对象是
   A. 所有婴幼儿　B. 所有妇女　C. 所有老年人
   D. 所有患者　E. 整体的人
   【答案】 E
   【考点】 护理学研究的对象
   【解析】 从护理学理论范畴分析护理学研究的对象是从单纯的生物转向整体的人、社会的人。故选 E。

【B1 型题】

（8~10 题共用备选答案）
A. 以疾病为中心　B. 以患者为中心
C. 以健康为中心　D. 以保健为中心

E. 以预防为中心

8. 近代护理学形成过程中经历的第一个阶段是

【答案】 A

9. 近代护理学形成过程中经历的第二个阶段是

【答案】 B

10. 近代护理学形成过程中经历的第三个阶段是

【答案】 C

【考点】 护理学的发展史

【解析】 百年来，近代护理学经历了以疾病为中心的护理，到以患者为中心的整体护理，再到以人的健康为中心的护理的发展历程，因此，第一个阶段是以疾病为中心，第二个阶段是以患者为中心，第三个阶段是以人的健康为中心。故第 8 题选 A，第 9 题选 B，第 10 题选 C。

第二章　护理学基本概念

考点直击

年份	分值	考点
2023	4	人的外环境；护理的内涵；整体护理
2022	2	人的基本需要；自我概念
2019	1	护理学的4个基本概念
2018	1	人的生理需要
2017	1	护理学的4个基本概念
2016	5	最佳健康模式的提出者；人的外环境；治疗性环境
2015	3	影响健康的因素；人的内环境；护理对象

考点集萃

护理理论学家普遍认为**人、环境、健康及护理是护理学的4个基本概念（2010/2017/2019），也是现代护理理念的基本要素。人是核心。**

第一节　人

一、人是一个统一的整体

1. 护理中人的范围　泛指护理服务对象，包括**个人、家庭、社区和社会**4个层面的所有人。护理的最终目标是提高整个人类社会的健康水平。

2. 整体　指若干要素按照一定的结构形式构成的有机统一体。人是生理、心理、社会、精神、文化的统一整体。

3. 人是一个**开放**的系统，不断与外界环境进行物质、能量及信息的交换。人的基本目标是保持机体的平衡，即机体内部各子系统器官间及机体与环境间的平衡。**护理的主要功能是帮助个体调整其内环境，去适应外环境的不断变化，以获得并维持身心的平衡，即健康状态（2011）。**

名师点拨：人是一个开放的系统，故护理时不能只关心机体各系统或器官功能的协调平衡，同时还应注意环境中的其他人、家庭、社区甚至更大的群体对机体的影响。

二、人的基本需要（★★）

（一）概念

需要是维持人类生存及发展的基本条件。

（二）内容

1. 生理需要　**维持人体生理功能有关的需要，如空气、水等（2018）。**
2. 社会需要　人与人之间的相互联系、相互作用，如友谊、沟通等。
3. 情绪需要　人对外界刺激所产生的心理感受。人有喜、怒、哀、乐、悲、恐、惊7个方面的情绪需求。

4. 智能需要 个体在认知和思考方面的需要，如学习、推理等。

5. **精神需要**（2022） 人在精神寄托与信仰方面的需要，如宗教信仰等。

（三）特性

需要的特性：①需要是人各种活动的基本动力。②人的基本需要为人类所共有。③人的各种需要相互联系、作用与影响。④需要的产生与所处的环境、社会因素密切相关。

名师点拨：此部分只需了解，本部分第三章第三节"人的基本需要层次论"是考试重点。

三、人的成长与发展（★★★）

（一）概念

1. 成长 指由于细胞增殖而产生的生理方面的量的改变，可用量化的指标来测量，如身高、体重等。

2. 发展 指生命中有顺序的可预期的功能改变，包括生理、认知、心理及社会适应方面的改变。

名师点拨：成长主要为生理方面的改变，可以量化。发展包括生理、认知、心理、社会适应方面，一般难以量化。

3. 成熟 广义的成熟包括心理社会的发展，狭义的成熟指生理上的生长发育。

（二）内容

1. 生理方面 指身体的生长和功能的发展、成熟。

2. 认知方面 指与大脑生长和获得知识、技能有关的发展，包括感觉、知觉、记忆、思维、语言等过程。

3. 情感方面 主要指个体的喜、怒、哀、乐、爱、悲、恐、惊等各种体验和发展。

4. 精神方面 指人产生的对生命意义及生存价值的认识。

5. 道德方面 主要指个体的道德认识、道德行为等方面的发展。

6. 社会方面 指个体在与外界其他个体的相互作用方面的发展。

（三）规律

1. **预测性** 成长发展有规律，以一定的顺序、可预测的方式进行。

2. **顺序性** 人体各器官功能的生长发育都遵循预期的特定顺序。一般遵循由上到下、由近至远、由粗到细、由低级到高级、由简单到复杂的顺序或规律。

3. **连续性和阶段性** 成长和发展是一个连续的过程，但发育是分阶段的。每个人都要经过相同的发展阶段，每个发展阶段都各具一定的特点。

4. **不平衡性** 如人的神经系统发育最早，但生理和心理的发展同时发生。

5. **个体差异性** 个体的成长发展有很大的个体差异。

6. **关键期** **婴幼儿期**心理社会发展会影响人基本的态度、气质、生活方式。

（四）影响因素

遗传和环境因素是影响成长发展的2个最基本因素（2013）。

四、人的自我概念（★★）

1. 概念 自我概念指人对自身存在的看法、体验。

2. 构成 包括**身体心象（2022）、角色表现、自我特征、自尊**4个方面。

第二节 健 康

一、健康的概念（★★）

1989 年，世界卫生组织（WHO）提出了有关健康的新概念，即健康不仅是没有疾病，而且包括躯体健康、心理健康、社会适应良好和道德健康。WHO 的健康概念已由单纯生理概念转变为包括生理、心理、社会和道德 4 个方面内容的四维健康观。

二、健康的模式

1. 健康-疾病连续相模式 健康是动态的、连续变化的过程（图 1-2-1）。健康和疾病两者可互相转化，没有绝对的健康或疾病状态，每个人都处于健康-疾病这一动态过程的某一位置，并且这个位置不断变化。

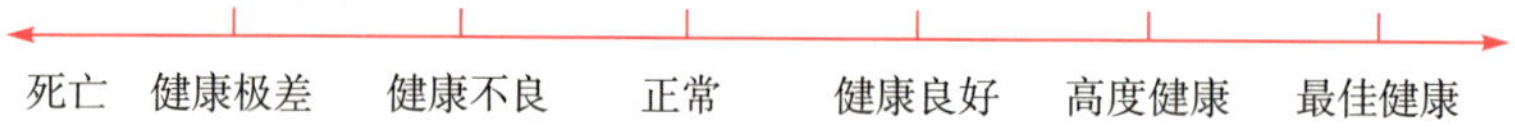

图 1-2-1 健康-疾病连续相

2. 最佳健康模式 1961 年由**邓恩（2016）**提出，更多**强调促进健康与预防疾病（2010/2013）**的保健活动，而非单纯的治疗活动。

三、影响健康的因素（★★）

1. 生物因素 是影响人类健康的主要因素。
2. 心理因素 通过情绪和情感来影响健康。
3. 环境因素 环境是人类赖以生存和发展的重要条件和基础。
4. 行为与生活方式 **20 世纪 80 年代以来，不良的行为、生活方式已成为危害人类健康的最主要因素（2015）**。
5. 医疗卫生服务体系 深化医疗卫生体制改革，合理配置医疗卫生资源，健全医疗卫生服务体系，提升医疗卫生服务能力，是保障人们健康的根本性措施。
6. 社会因素 包括政治制度、社会经济与文化教育。

第三节 环 境

一、概念

环境是人类生存或生活的空间。

二、分类（★★）

（一）人的内环境

人的内环境是指机体各器官功能与调节机制的运转状态。内环境会随着外环境发生变化，以达到新的动态平衡（2015）。

（二）人的外环境

1. 自然环境 是所有生物赖以生存和发展的物质基础，包括生活环境和生态环境。
2. **社会环境 是人们为了满足物质和精神文化生活的需要而创设的环境。优良的社会环境是人类健康保障的决定因素（2016/2023）。**
3. **治疗性环境（2013/2023）** 是适合患者恢复身心健康的环境，应该安全并且舒适。

（1）空间：每个病区设 30～40 张病床为宜，每间病室设 1～6 张病床或单床，尽量配有卫生间，病床之间的距离不得少于 1m。

（2）温度：**18~22℃，新生儿及老年患者室温为 22~24℃（2011/2016）**。**温度过高**会使神经系统受到抑制，**干扰消化及呼吸功能（2011/2014）**，不利于体热的散发，影响体力恢复；**室温过低**则因冷的刺激，使人畏缩，缺乏动力，**肌肉紧张（2011）**而产生不安，又会使患者在接受诊疗及护理时受凉。

（3）湿度：**病室的湿度以 50%~60%为宜（2016）**。**湿度过高可抑制出汗，患者感到潮湿、气闷，尿液排出量增加，肾脏负担加重（2014）；湿度过低时，引起口干舌燥、咽痛等表现（2013）**。

（4）通风：一般通风 **30 分钟**即可达到置换室内空气的目的。

（5）噪声（图 1-2-2）：护士应做到**"四轻"，即说话轻、走路轻、操作轻、关门轻**。

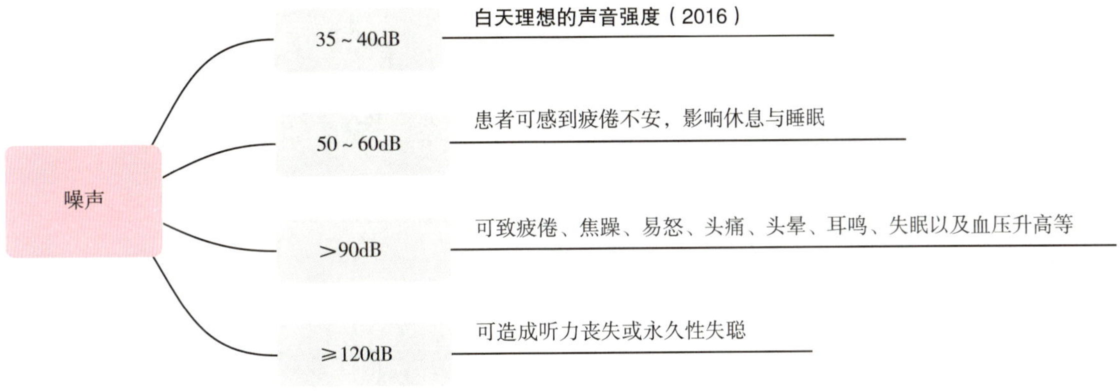

图 1-2-2　噪声

易错知识梳理

长时间处于 90dB 以上高音量环境中，能导致耳鸣、血压升高、血管收缩、肌肉紧张，以及出现焦躁、易怒、头痛、失眠等症状。

（6）光线：适量的日光照射能改善皮肤的营养状况，使人食欲增加，舒适愉快。

三、环境与健康

环境会影响人的健康，人也会反作用于环境。

第四节　护　　理

一、概念

每个人对自身存在的或潜在的健康问题，必须有一定的表现和反应，对这种反应的诊断和治疗即称为护理。

二、内涵（★★）

1. 护理学是一门综合自然科学和社会科学的独立的应用性学科。
2. 护理是一个帮助人，为人的健康服务的专业。
3. 护理的核心是**照顾**。
4. 护理既是一门**科学**，也是一门**艺术（2023）**。
5. 护理学是一门正在逐渐完善和发展的专业。
6. 护理学重视人的生活环境及人和环境的相互关系。

三、整体护理（★★★）（2023）

整体护理是一种护理理念与工作方法，其宗旨是以**服务对象**为中心。整体护理工作模式的核心是用**护理程序**（2010）的方法解决患者的健康问题。

名师点拨：**整体护理的服务对象是整个人群，不只是患者。**护理贯穿于人生命的全过程。故考生应注意，若把护理对象视为患者，均错误（2011/2015）。

基础巩固

常见室内温度：

1. 正常病室室温　18～22℃。
2. 手术室室温　20～24℃。
3. 新生儿及老年患者室温　22～24℃。
4. 呼吸系统疾病患者适宜的室温　18～20℃。
5. 血液系统疾病伴发热患者适宜的室温　20～24℃。

实战演练

1. 最佳健康模式的提出者是

A. 罗伊　B. 邓恩　C. 韩德森
D. 奥兰多　E. 奥伦

【答案】B

【考点】最佳健康模式

【解析】最佳健康模式由邓恩于1961年提出。他认为健康仅仅是“一种没有病的相对稳定状态。在这种状态下，人和环境协调一致，表现出相对的恒定现象”。而人应设法达到最佳健康水平，即在其所处的环境中，使人的各方面功能得以最佳发挥，以发展其最大的潜能。故选B。

2. 对人类健康保障起决定作用的因素是优良的

A. 生理环境　B. 心理环境　C. 自然环境
D. 社会环境　E. 治疗性环境

【答案】D

【考点】环境因素对健康的影响

【解析】环境是人类生活与生产的空间，分为内环境与外环境。内环境包括生理环境与心理环境。生理环境与外环境进行物质、能量与信息的交换，是健康的基础；心理环境的波动也会对健康造成一定的影响。外环境包括自然环境与社会环境。自然环境对健康的影响是根本性的，良好的自然环境是人类生存与发展的基础；社会环境因素中的收入和社会地位、社会支持网络、教育文化、就业和工作环境，对健康起着决定性作用。故选D。

3. 医院内工作人员做到“四轻”，是为了

A. 给患者创建良好的社会环境
B. 给患者创造安静的环境
C. 与患者建立良好的护患关系
D. 给患者创造安全的环境
E. 给患者树立良好的职业形象

【答案】B

【考点】医院内噪声的控制

【解析】患病时，人适应噪声的能力减弱，医院周围环境的噪声虽非护士所能控制，但护士应尽可能地为患者创造安静的环境。工作人员在说话、行动与工作时应尽可能做到“四轻”：说话轻，走路轻，操作轻，关门轻。故选B。

4. “将您的右手握拳，穿刺时可能有点痛，但我会轻一些，请您放心”，属于

A. 招呼用语　B. 介绍用语　C. 电话用语
D. 安慰用语　E. 迎送用语

【答案】D

【考点】护理的常用语

【解析】护士应经常给予患者适当的心理安慰，以让患者减轻心理上的负担，“将您的右手握拳，穿刺时可能有点痛，但我会轻一些，请您放心”，属于安慰用语，可通过语义逻辑判断。故选D。

5. 潜在的健康问题是指

A. 临床检查结果显示存在的健康问题

B. 疾病发展规律提示可能出现的健康问题
C. 有危险因素存在，无措施即可发生的健康问题
D. 患者感觉可能出现的健康问题
E. 护理人员根据经验认为可能发生的健康问题

【答案】 C

【考点】 潜在的健康问题

【解析】 潜在的健康问题是指有危险因素存在，无措施即可发生的健康问题，其余项不是潜在的健康问题的概念。故选 C。

6. 关于环境与护理的叙述，不正确的是
A. 人的内环境是指机体各器官功能与调节机制的运转状态
B. 人的内环境相对稳定，一般不会随外界环境的变化而变化
C. 社会环境是人们为了满足物质和精神文化的生活需要而创设的环境
D. 治疗性环境是适合患者恢复身心健康的环境
E. 舒适和安全是创设治疗性环境要考虑的主要因素

【答案】 B

【考点】 环境与护理

【解析】 人的内环境是指机体各器官功能与调节机制的运转状态。一个生物体要生存就必须保持其内环境处于动态的、相对稳定的状态。当外环境发生变化时，机体会自主地、最大限度地调节内环境的状态来适应外环境的变化，达到新的动态平衡，维持机体的健康状态。故选 B。

7. 不适宜支气管哮喘患者康复的住院环境是
A. 室温 20℃左右　B. 相对湿度 60%
C. 室内放置鲜花　D. 病室光线明亮
E. 定时开窗通风

【答案】 C

【考点】 环境与健康

【解析】 环境因素中可能引起哮喘的激发因素有花粉、动物毛屑等各种特异性和非特异性吸入物。室内放置鲜花可能诱发哮喘患者发作，不利于患者康复。而其他选项都利于患者康复。故选 C。

【A2 型题】

8. 患者，女，50 岁。因恶性肿瘤入院 2 天。入院后患者睡眠差，下列护理措施不妥的是
A. 病室建立安静制度
B. 润滑门轴、治疗车车轴
C. 夜间关闭该病室内所有灯光，不巡视该病室
D. 工作人员做到“四轻”
E. 门、桌椅脚加橡皮垫

【答案】 C

【考点】 住院患者的护理措施

【解析】 根据题意，可知该患者现在最需要的就是良好的睡眠，针对这一目标，可以在病室建立安静制度，尽量将各种治疗安排在白天，润滑门轴和治疗车车轴，门、桌椅脚加橡皮垫以减少与地面摩擦音，工作人员做到“四轻”，夜间尽量关闭病室内灯光，减少巡视。故选 C。

9. 患者，男，22 岁。受凉感冒后，全身不适，发热，心情不佳。经有效治疗、休息后，感冒症状消除，精力恢复，这说明
A. 健康与疾病是绝对对立的
B. 健康与疾病有明确的分界
C. 健康与疾病是一个连续的、动态的过程
D. 健康是一种没有病的相对的恒定状态
E. 健康更强调预防保健

【答案】 C

【考点】 健康和疾病的关系

【解析】 通过题意可知，疾病通过治疗是可以转为健康的，健康和疾病有时候很难找到明显的界限，是动态的，不是绝对的。故选 C。

10. 患者，男，32 岁。因慢性阑尾炎住院，护士按护理程序为患者实施整体护理，其护理特点是
A. 以疾病为中心　B. 以教育为中心
C. 以治疗为中心　D. 以服务对象为中心
E. 以人的健康为中心

【答案】 D

【考点】 整体护理的特点

【解析】 整体护理是一种护理观，其宗旨是以护理对象为中心，根据护理对象的需求和自身特点，运用护理程序的理论和方法，提供系统、全面、有针对性的护理照顾，从而解决护理对象现存的或潜在的健康问题，达到恢复健康、增进健康的最终目的。故选 D。

【A3/A4 型题】

（11～13 题共用题干）

患者，男，70 岁。因患有吉兰-巴雷综合征出现呼吸肌麻痹行气管切开。

11. 在护理该患者时，病室温度应保持在
A. 12～14℃　B. 15～17℃　C. 18～20℃
D. 22～24℃　E. 25～27℃

【答案】 D

【考点】 气管切开患者的环境温度控制

【解析】 病室的适宜温度是18~22℃，新生儿及老年患者病室温度以22~24℃为宜。气管切开患者失去了上呼吸道的温、湿化功能，温度宜保持在22~24℃。故选D。

12. 病室湿度应保持在

A. 10%~20%　B. 25%~30%　C. 35%~40%

D. 50%~60%　E. 65%~70%

【答案】 D

【考点】 气管切开患者的环境湿度控制

【解析】 湿度指的是空气中含水分的程度，病室湿度一般指相对湿度。湿度会影响皮肤蒸发散热的速度，而造成人对环境舒适感的差异。气管切开患者病室内的相对湿度应保持在50%~60%。故选D。

13. 白天病室内噪声应低于

A. 120dB　B. 90dB　C. 65dB

D. 50dB　E. 45dB

【答案】 E

【考点】 病室内的噪声控制标准

【解析】 声音强度在50~60dB时即可产生相当程度的干扰，医院的噪声在白天不超过45dB，夜里最好低于35dB。故选E。

第三章　护理学相关理论

考点直击

年份	分值	考点
2023	1	人格发展理论
2022	7	艾瑞克森心理社会发展理论；需要层次论
2019	6	潜意识；皮亚杰的认知发展理论；需要层次论；压力源；角色行为强化
2018	4	需要层次论
2017	1	角色行为冲突
2016	5	现代心理学之父；艾瑞克森的心理社会发展理论；皮亚杰的认知发展理论；需要层次论
2015	4	需要层次论及其应用；压力源；角色行为减退

考点集萃

第一节　系　统　论

一、概念

贝塔朗菲（2013）于1937年首次提出“一般系统论”的概念。

1. 系统的概念　系统是由若干要素相互联系、相互作用，组成具有特定结构及功能的整体。

2. 分类

（1）按人类对系统是否施加影响，系统可分为自然系统与人为系统。

（2）按系统与环境的关系，系统可分为开放系统与闭合系统。

（3）按组成系统的内容和要素的性质，系统可分为实体系统与概念系统。

（4）按系统的运动状态，系统可分为静态系统与动态系统。

3. 系统论的概念　护理的服务对象是人，人是由生理、心理、社会、精神、文化等多要素组成的系统；人是一个动态的系统，人的健康状态总是相对的，并保持动态变化。

4. 一般系统论的概念　指一个系统是由许多相互关联、相互作用的要素组成的整体，每个要素都有其独特的功能，系统本身具有整体功能，且几个系统可联合成更大的系统，系统是按复杂程度的层次排列组织的。较简单、低层次的系统称为次系统，较复杂、高层次的系统称为超系统。

二、系统的基本属性（★）

1. 集合性　每一系统都由2个或2个以上的要素组成，单个元素或简单事物不能称为系统。

2. 整体性　系统中的每一个要素都具有独特的结构和功能，但系统的功能并不是各要素功能简单相加。**理想的系统整体功能大于各要素功能之和**，具有孤立要素所不具备的新功能。

3. 相关性　系统与要素及各要素之间相互影响，其中任何要素的变化都会影响其他要素甚至整个系统。

4. 层次性　系统由要素构成，同时自身又是组成更大系统的要素之一。

5. 动态性　系统内部需要不断调整以达到最佳的功能状态。同时，系统还要与环境进行物质、能量及信息的交换，以适应环境，维持生存和发展。

名师点拨：整体性是“量变可引起质变”；相关性是“牵一发而动全身”；层次性是“人外有人、天外有天”，动态性是“变色龙”。

三、系统论在护理中的应用（★★★）

系统论在护理中的应用：①促进整体护理思想的形成。②组成护理程序的理论框架。③作为护理理论和模式发展的框架。④为护理管理者提供理论支持。

第二节 成长与发展理论

一、弗洛伊德的性心理学说（★★）

弗洛伊德是奥地利著名的精神病学家，**被誉为“现代心理学之父”**（2016），创立了性心理发展理论。

（一）主要内容

1. 意识的层次 人的心理活动分为意识、潜意识和前意识3个层次。

（1）意识：指个体能够**直接感知**的或与语言有关的、人们当前能够注意到的那一部分心理活动，是心理活动中与现实联系的部分。

（2）潜意识：指个体无法直接感知到的心理活动部分。潜意识虽然不被意识所知觉，**但它是整个心理活动中的原动力**（2019）。

（3）前意识：介于意识和潜意识之间。

潜意识中潜伏的心理矛盾和心理冲突等常常是导致个体产生焦虑，乃至心理障碍的症结。

2. 人格结构 人格由本我、自我和超我3部分组成。

（1）本我：是人格中最原始的部分，**遵循快乐原则**。

（2）自我：是人格中理智而符合现实的部分，介于本我与超我之间。自我**遵循现实原则**，调节外界与本我的关系。

（3）超我：是人格系统中构成良知与道德价值观的部分。其主要职能在于指导自我，限制本我的冲动。

名师点拨：本我是脑中的“魔鬼”，掌控欲望；超我是“天使”；“魔鬼”与“天使”打架，赢了的一方是自我，即现实。

3. 人格发展理论 人格发展的内在动力是“性本能”。

（1）**口欲期：0~1岁**，原欲集中在**口部**。若口欲不能得到满足或过于满足，则会产生固结现象，形成以自我为中心、悲观等人格特征，以后会出现吮手指、咬指甲、饮食过度等。

（2）**肛门期：1~3岁**，原欲集中在**肛门区**。若父母对幼儿的大小便训练过早过严，则会形成洁癖、吝啬、固执、冷酷等人格特征；如果训练过松，则会形成自以为是、暴躁等人格特征。

（3）**性蕾期**（2023）：**3~6岁**，原欲集中在尚未发育的生殖器。儿童出现恋母（父）情结，发展出性别认同。此期固结会造成性别认同困难或由此产生其他的道德问题。

（4）**潜伏期：6岁至青春期**，儿童早期的性欲冲动被压抑到潜意识中，把精力投入到学习、游戏及各种智力和体育活动上，愉快感来自对外界环境的体验。此期固结会形成强迫性人格。

（5）**生殖期：青春期以后**，原欲重新回到生殖器，注意力开始转向年龄接近的异性。此期发展不顺利则难以建立融洽的两性关系或可能形成病态人格。

（二）在护理中的应用

该理论有助于护士正确理解和评估不同发展阶段个体的发展特点和潜在的心理需求，通过提供健康教育和相应的护理措施，促进服务对象健康人格的发展。

二、艾瑞克森的心理社会发展理论（★★）

艾瑞克森的理论贯穿了整个生命过程，此过程由8个发展阶段组成（表1-3-1）。

表1-3-1　艾瑞克森的心理社会发展理论

阶段	年龄	危机	发展任务
婴儿期（口感期）	0~18个月	**信任-不信任（2014）**	与照顾者（父母）建立信任感
幼儿期（肛-肌期）	18个月至3岁	自主-羞怯或疑虑	适时地学习最低限度的自我照顾及自我控制能力，获得自主性
学龄前期（生殖运动期）	3~5岁	**主动性-内疚（2014）**	获得主动性，体验目标的实现
学龄期（潜在期）	6~12岁	**勤奋-自卑（2016）**	获得勤奋感
青春期（2013/2022）	12~18岁	**自我认同-角色混乱（2022）**	**建立自我认同感（2022）**
青年期	18~25岁	亲密-孤独	发展与他人的亲密关系，承担责任和义务，建立友情、爱情和婚姻关系
中年期	25~65岁	创造-停滞	养育下一代，获得成就感
老年期	65岁以上	完善-绝望	建立完善感

三、皮亚杰的认知发展理论（★★）

皮亚杰将儿童心理或思维发展分为4个主要阶段（表1-3-2）。

表1-3-2　皮亚杰的认知发展理论

阶段	年龄	特点
感觉运动期	0~2岁	凭借身体的动作及感觉去认识其周围的世界
前运思期（2013/2019）	2~7岁	①思维的象征性：进行延迟性模仿、象征性的活动或游戏。②思维的直觉性：**以自我为中心，思维片面（2016）**
具体运思期	7~11岁	开始具有逻辑思维能力，但无抽象思维能力
形式运思期	12岁以后	思维已成熟，进入纯粹抽象和假设的领域

第三节　人的基本需要层次论

一、内容（★★★）（2018）

马斯洛提出的人的需要层次论最常用，人的基本需要按其重要性和发生的先后顺序，由低到高分为5个层次（表1-3-3）。

表 1-3-3　马斯洛需要层次论（2022）

需要（低→高）	特点
生理需要	维持生存及种族延续的最基本的需要，如氧气。生理需要是人类最基本、**最低**层次、需要**首先给予满足**的需要（2011）
安全需要	包括**生理安全和心理安全**（2011/2018/2019/2022）
爱与归属需要（2018/2019）	被他人或群体接纳、爱护、关心，包括得到和给予
自尊需要	包括自尊与**受人尊重**（2016/2018）
自我实现需要	个体希望最大限度地发挥潜能，实现自我价值，是**最高**层次的需要，在其他需要获得基本满足后才出现

名师点拨：常考最高、最低层次的需要是哪个或者出一个病例，问患者现在应满足何种需要，因而考生应对每种需要善加区分。

二、一般规律（★★★）

1. 低层次需要优先满足　低层次需要满足后才会追求高层次需要。
2. 各种需要满足的时间不同　有的需要必须立即满足，如对氧气的需要。但这些需要始终存在，不可忽视。
3. 通常较低层次的需要得到基本满足后，更高一层的需要才会出现，并逐渐强烈。
4. **各层次需要可重叠出现（2010/2015/2016）**　较高层次的需要并不是在较低层次的需要完全得到满足后才出现。
5. 各需要之间的层次顺序并非固定不变，最明显、最强烈的需要应首先得到满足。
6. 越高层次的需要，其满足的方式和程度差异越大。
7. 基本需要满足的程度与健康密切相关　生理需要的满足是生存和健康的必要条件。
8. 这些需要是人类普遍存在的，各种需要的意义因人而异。各层次需要间可相互影响，如有些高层次需求并非生存所必需，但它可促进生理功能更加旺盛。

三、需要层次论在护理中的应用（★★）

1. 识别患者未满足的需要　护士可按照人类基本需要的不同层次，从整体的角度系统地收集资料并评估，以发现护理问题。
2. **领悟和理解患者的行为与情感　如手术前患者表现为焦虑不安（2011），想要了解用药知识（2013/2015）**，都是安全需要；因化疗而脱发的患者，即使在夏天也要戴上帽子或头巾等饰物，是尊重需要；**亲朋好友探望，是满足爱与归属的需要（2010）**。
3. **预测患者即将出现或未表达出的需要（2010/2013）**　针对患者可能出现的问题，积极采取预防措施。
4. **识别患者需要的轻重缓急**　以便按其优先次序制订和实施护理计划。

第四节　压 力 理 论

一、压力与压力源（★★★）

1. 压力　是人体对环境刺激产生的非特异性反应。
2. 压力源　指任何能使个体产生压力反应的内外环境中的刺激。分为以下几方面。

（1）躯体性压力源：①物理因素，如过度的冷热刺激、过强或过暗的光线等。②化学因素，如药物、水源污染等。③生物因素，如细菌、病毒等。④生理因素，如月经期等。⑤**病理因素，如手术等（2011）**。

（2）**心理性压力源**：如参加考试或比赛、焦虑、**不祥的预感（2015）**。

（3）社会性压力源：如战争、地震、水灾、下岗、失恋和人际关系纠葛等。

（4）**文化性压力源（2019）**：指因文化环境的改变而产生的刺激。

二、塞利的压力理论（★★）

汉斯·塞利是加拿大著名的生理心理学家，被称为“压力理论之父”。

1. 压力源　是引起全身系统反应的各种刺激，个体对压力源的认知评价可分为积极压力和消极压力。

2. 压力反应

（1）全身适应综合征（GAS）：是个体对压力源的全身性、紧张性、非特异性的反应。

（2）局部适应综合征（LAS）：是机体在出现全身反应的同时所出现的某一器官或区域内的反应。

3. 压力反应过程

（1）警告期：是个体觉察到威胁，激活**交感神经系统**而引起的搏斗或逃跑的警戒反应。生理上出现**心率加快、肌紧张度增加、呼吸与新陈代谢加快、血糖与血压升高（2011）**等。

（2）抵抗期：以副交感神经兴奋及人体对压力源的适应为特征。较警告期的反应趋向于正常，但机体抵抗力仍高于正常水平。

（3）耗竭期：压力源的强度较大，持续时间较长，个体在适应过程中耗尽了能量，不能代偿性地应对压力源。

第五节　角色理论

一、概念（★★）

1. 角色的定义　是对某个特定位置的行为期待与行为要求，是个体在多层面、多方位的人际关系中的身份和地位。也可以说，角色是个体在**某种特定场合下的权利、义务和行为准则**。

2. 角色的特征　①**角色之间互相依存**：角色在社会中不孤立存在。②**角色行为由个体完成**。③**多重角色普遍存在**：每个人一生中都会扮演多重角色。

二、护士角色（★★★）

1. 护理者　应用自己的专业知识及技能满足服务对象在患病过程中的生理、心理、社会文化、感情、精神等方面的需要。**护士的首要职责是提供健康照顾（2013）**。

2. 决策者　收集资料，作出护理诊断，判断护理计划的实施结果。

3. 计划者　制订护理计划，执行并评价。

> 名师点拨：决策者重在判断，计划者是制订计划。

4. 沟通者　包括收集资料及传递信息。

5. 管理者及协调者　专业护士有责任管理及组织服务对象护理的过程，并注意协调护理过程中与各种人员之间的关系，以保证良好的护理质量。

6. 教育者及咨询者　护士根据服务对象的具体情况对服务对象及家属实施健康教育或提供咨询。

7. 代言人及保护者　护士应为服务对象提供一个安全的环境，维护服务对象的安全及利益。

8. 研究者及著作者　实施护理科研，以检验成果，同时将自己的科研结果写成论文或专著。

三、患者角色（★★★）

1. 患者角色特点　①免除或减轻日常生活中的其他角色及义务。②患者一般不需为其患病承担责任。③患者应该努力使自己康复，有接受治疗、恢复健康的义务。④患者有寻求有效帮助，并在治疗中积极配合医疗和护理的责任。

2. 患者角色的适应

（1）**角色行为冲突（2017）**：患者在适应患者角色时可能与其他社会角色发生冲突。常发生于患者从其他角色转变为患者角色时。

（2）**角色行为缺如（2022）**：患者没有进入患者角色，不愿意承认自己是患者。常发生于由健康角色转向患者角色及疾病突然加重或恶化时。

名师点拨：角色行为冲突时患者已进入患者角色；角色行为缺如是患者不想且没有进入患者角色。

（3）**角色行为强化（2019/2022）**：患者因为患病而导致自信心减弱，安于患者角色，产生**退缩和依赖**心理。

（4）**角色行为减退（2011/2015）**：**患者已经适应了患者角色，但由于某种原因，使其又重新承担起原来扮演的其他角色。**

名师点拨：角色行为强化常表现为不想出院；角色行为减退常表现为本该继续治疗的患者因其他原因出院。

易错知识梳理

角色行为冲突——患者角色与其他角色共同存在；角色行为缺如——有病不承认；角色行为强化——小病大养；角色行为减退——适应后放弃治疗。

四、角色理论在患者中的应用（★★）

为使患者尽快适应患者角色，护士有责任对患者进行指导。

1. 常规指导　患者初次入院时，护士向患者介绍病区的环境、制度、注意事项等。
2. 随时指导　患者住院后出现一些新情况，如即将面临痛苦的检查时焦虑、恐惧等，护士应及时进行指导。
3. 情感指导　容易对治疗失去信心，甚至产生轻生念头的患者，护士应经常与其沟通，并给予适当的帮助。

基础巩固

人格发展理论

1. 口欲期　0~1 岁。
2. 肛门期　1~3 岁。
3. 性蕾期　3~6 岁。
4. 潜伏期　6 岁至青春期。
5. 生殖期　青春期以后。

实战演练

【A1 型题】

1. 按皮亚杰的观点，以自我为中心，单方面考虑问题的儿童处于

A. 感觉运动期　B. 前运思期　C. 具体运思期
D. 形式运思期　E. 运思期

【答案】 B

【考点】 儿童心理发展的 4 个阶段

【解析】 在前运思期，儿童以自我为中心，不考虑别人的观点，不会协调自己与他人的观点。感觉运动期只有动作活动并开始协调感觉、知觉和动作间的活动，但尚无表象、思维和言语。具体运思期，此

时的儿童既能使感觉运动图式内化为表象图式，又能从各种具体变化中抓住概念的本质。形式运思期的儿童可在头脑中把形式和内容分开，根据假设和条件离开具体事物进行复杂的推理活动。故选 B。

2. 被誉为“现代心理学之父”的是

A. 贝塔朗菲　B. 弗洛伊德　C. 艾瑞克森
D. 皮亚杰　E. 马斯洛

【答案】 B

【考点】 现代心理学之父

【解析】 弗洛伊德，奥地利精神病医生及精神分析学家、精神分析学派的创始人、心理学家、现代心理学之父。著有《性学三论》《梦的释义》《图腾与禁忌》《日常生活的心理病理学》《精神分析引论》《精神分析引论新编》等。故选 B。

3. 符合艾瑞克森的心理社会发展理论的观点是

A. 人的一生分为 3 个阶段，但并非所有阶段都必须经过
B. 各心理社会发展阶段的顺序可因个体差异而不同
C. 文化和社会环境在人的体格发展中起重要作用
D. 每个阶段需要解决的主要矛盾不止一个
E. 个体某一心理发展阶段的中心问题得不到解决不会影响其日后的人格形成

【答案】 C

【考点】 护理理论

【解析】 艾瑞克森的理论既考虑到生物学的影响，也考虑到文化和社会的因素。他认为影响个人发展的主要因素是文化及社会环境而不是性心理，C 正确。人的一生分为 8 个阶段，各心理社会发展阶段的顺序固定，不因个体差异而改变，排除 A、B。每个阶段都有一个发展的危机或中心任务必须解决，排除 D。成功地解决每一阶段的危机，人格会顺利发展；如果危机不能解决，将会影响下一阶段的人格发展，排除 E。故选 C。

4. 在压力理论中，“不祥的预感”属于

A. 生理性压力源　B. 心理性压力源
C. 社会性压力源　D. 物理性压力源
E. 文化性压力源

【答案】 B

【考点】 压力源的分类

【解析】 生活中常见的压力源有以下几类，即生理性压力源、心理性压力源、社会性压力源、物理性压力源、化学性压力源、文化性压力源。其中心理性压力源包括焦虑、恐惧、生气、挫折、不祥的预感等。故选 B。

5. 根据马斯洛的理论，对人类基本需要各层次间关系的理解，正确的是

A. 需要层次上移后满足需要的差异性很小
B. 不同层次的需要会出现重叠甚至颠倒
C. 所有需要都必须立即和持续地给予满足
D. 不同层次的需要的位置是固定不变的
E. 各需要层次有其独立性，不会相互影响

【答案】 B

【考点】 马斯洛需要层次论

【解析】 马斯洛需要层次论包括：①5 种需要像阶梯一样从低到高，按层次逐级递升，但这样次序不是完全固定的，故 B 正确，D 错误。②人人都有需要，有些需要需立即满足，而有些需要可以暂缓，故 C 错误。③通常某层次需要获得满足后，更高一层次需要才出现。④层次越高的需要，满足的方式越有差异，如对空气、水分的满足方式人人相同，而满足自我实现的方式却因人而异，故 A 错误。⑤各层次需要间可相互影响，如有些高层次需要并非生存所必需，但其可促进生理功能更加旺盛，故 E 错误。故选 B。

6. 关于压力源刺激引起的生理反应，下述正确的是

A. 血压降低　B. 胃肠蠕动增加
C. 肌肉张力减低　D. 呼吸减慢
E. 括约肌失去控制

【答案】 E

【考点】 压力与压力源

【解析】 机体在压力源刺激下会出现一系列以交感神经兴奋为主的改变，表现为血糖、血压升高，心率加快，肌肉张力增加，呼吸加速，胃肠蠕动减慢，括约肌失去控制。故选 E。

7. 对人类基本需要的理解，正确的是

A. 生理的需要是指个体需要有保障、受保护
B. 安全的需要是指个体渴望归属于某一群体
C. 尊重的需要是指个体希望爱与被爱
D. 自我实现的需要是指个体有自尊、被尊重和尊重他人的需要
E. 爱与归属是指个体渴望归属于某一群体，希望爱与被爱

【答案】 E

【考点】 需要层次论

【解析】 生理上的需要是人们最原始、最基本的需要。安全的需要，要求劳动安全、职业安全、生活稳定、希望免于灾难、希望未来有保障等。归属与爱的需要，是指个人渴望得到家庭、团体、朋友、同事的关怀、爱护、理解，是对友情、信任、温暖、爱

情的需要。尊重的需要可分为自尊、他尊和权力欲3类，包括自我尊重、自我评价以及尊重别人。自我实现的需要是最高等级的需要。满足这种需要就要求完成与自己能力相称的工作，充分发挥自己的潜在能力，成为所期望的人。故选 E。

8. 当个体发生疾病时，采取的第三线防卫是
   A. 正确对待问题
   B. 正确对待情感
   C. 向朋友寻求帮助
   D. 减少压力的生理性影响
   E. 寻求医护人员的帮助

【答案】 E

【考点】 机体对压力的防卫方式

【解析】 第一线防卫是生理与心理防卫。第二线防卫是自立救助，正确对待问题，正确对待情感，利用可能的支持力量，减少压力的生理影响。第三线防卫是专业辅助。故选 E。

【A2 型题】

9. 患儿，男，7 岁。在学校的历次考试中均不及格，常受伙伴的嘲笑和家长的责骂。按照艾瑞克森学说，长此以往患儿将出现的负性社会心理发展结果是
   A. 鄙视他人　　B. 攻击他人
   C. 纵容自己　　D. 自卑、失望、退缩
   E. 过于依从他人

【答案】 D

【考点】 艾瑞克森的心理社会发展理论

【解析】 根据艾瑞克森的心理社会发展理论，该患儿 7 岁，处于学龄期（潜在期），会出现自卑的危机。正性解决指标是求得创造与自我发展，并能控制自己的世界；负性解决指标包括对自己失望，并从学校的学习及同学的交往中退缩下来。因此，该患儿受到伙伴的嘲笑和家长的责骂后，可能会自卑退缩。故选 D。

10. 患者，女，44 岁。因车祸胸部严重外伤入院，患者存在多方面的需要，按照马斯洛需要层次论，应首先满足的需要是
   A. 安全的需要　　B. 自尊的需要
   C. 生理的需要　　D. 爱与归属的需要
   E. 自我实现的需要

【答案】 C

【考点】 需要层次论的一般规律

【解析】 马斯洛的需要层次从低到高依次是生理的需要、安全的需要、归属与爱的需要、自尊的需要、自我实现的需要。本题患者严重外伤，首先应满足最低层次、最原始、最基本的需要。故选 C。

11. 患者，男，35 岁。患病后仍认为自己是健康的，四处寻求咨询，希望能够听到他们所期望的自己没有生病的答案。此种心理反应属于
   A. 退化　　B. 否认　　C. 踌躇
   D. 依赖　　E. 焦虑

【答案】 B

【考点】 常见的心理反应

【解析】 在患者几种常见的心理反应中，患病后仍认为自己是健康的，四处寻求咨询，希望没病，属于否认心理。故选 B。

12. 患者，女，50 岁。面部烧伤，恢复期，面部留有瘢痕。患者常有自卑感，不愿见人。护士应特别注意满足患者需要的层次是
   A. 生理的需要　　B. 安全的需要
   C. 爱与归属的需要　　D. 尊重的需要
   E. 自我实现的需要

【答案】 D

【考点】 马斯洛需要层次论

【解析】 马斯洛需要层次论中尊重的需要表现为人都希望自己有稳定的社会地位，要求个人的能力和成就得到社会的承认。尊重的需要可分为内部尊重和外部尊重。内部尊重是指一个人希望在各种不同情境中有实力、能胜任、充满信心、能独立自主。外部尊重是指一个人希望有地位、有威信，受到别人的尊重、信赖和高度评价。患者因为面部的瘢痕自卑，希望能够得到他人的尊重，故应该满足患者受尊重的需求。故选 D。

13. 患者，女，35 岁。因丈夫车祸突然去世，患者出现一过性活动受限，生活不能自理。其主要原因是
   A. 神经系统功能受损　　B. 心理因素
   C. 全身乏力　　D. 生理因素
   E. 严重疾病

【答案】 B

【考点】 压力源

【解析】 从题干中未能得出该患者因疾病而出现的症状，而是因为丈夫的突然去世，给患者心理造成了极大的影响，让患者生活自理能力受到暂时性的限制。所以等患者内心接受了这样的结果，自理能力就可以得到恢复。故选 B。

14. 患者，男，42 岁。因肺炎住院。治疗后病情有所好转，但这时他的妻子意外骨折，他立即出院去照顾妻子和孩子。他的这种行为是
   A. 角色行为冲突　　B. 角色行为缺如

C. 角色行为强化　　D. 角色行为消退
E. 角色行为改变

【答案】 D

【考点】 患者对其角色适应的常见问题

【解析】 患者角色行为消退是指患者适应患者角色后，由于某种原因又重新承担起本应免除的社会角色的责任而放弃患者角色，与题干相符。故选 D。

【A3/A4 型题】

（15～16 题共用题干）

患者，男，50 岁，工程师。因晋级受挫一时心理负担过重，2 小时前突感胸闷，胸骨后疼痛，伴冷汗而入院。查体：神清，心率 108 次/分，律齐，心电图示急性前壁心肌缺血。

15. 目前患者需要满足的需要是

A. 生理的需要　　B. 安全的需要
C. 爱与归属的需要　　D. 尊重的需要
E. 自我实现的需要

【答案】 A

【考点】 马斯洛需要层次论

【解析】 人的基本需要大概包括生理的需要、安全的需要、爱与归属的需要、尊重的需要、自我实现的需要 5 个方面，其中生理的需要是最低限度的需要，患者现在首先要解决生理上的不适。故选 A。

16. 责任护士将患者安置在离治疗室距离较近的床位，告诉患者其生命体征趋于正常，一切都在监测之中，请患者安心休息，这是为了满足患者的

A. 生理的需要　　B. 安全的需要
C. 爱与归属的需要　　D. 尊重的需要
E. 自我实现的需要

【答案】 B

【考点】 马斯洛需要层次论

【解析】 根据题意患者病情缓解后，说明他的生理需要已被满足，下一步就是要满足其安全需要，包含生理上的和心理上的安全感。故选 B。

【B1 型题】

（17～18 题共用备选答案）

A. 口欲期　　B. 肛门期　　C. 性蕾期
D. 潜伏期　　E. 生殖期

17. 按照弗洛伊德的观点，3～6 岁属于

【答案】 C

18. 按照弗洛伊德的观点，12 岁以后属于

【答案】 E

【考点】 弗洛伊德性心理发展阶段

【解析】 按照弗洛伊德的观点，3～6 岁属于性蕾期，此期原欲集中在生殖器，孩子最初的性情感是向双亲发展的，男孩通过恋母情结而更喜欢母亲，女孩通过恋父情结而更喜欢父亲，健康的发展在于与同性别的父亲或母亲建立起性别认同感。12 岁以后属于生殖期，此期原欲又回到生殖器，但青年人已将注意力从双亲转移到自己所喜欢的性伴侣身上，而建立起自己的生活。故第 17 题选 C，第 18 题选 E。

第四章 护理理论

考点直击

年份	分值	考点
2023	3	纽曼健康系统模式；佩普劳人际关系模式
2022	2	纽曼健康系统模式；奥伦自理理论
2019	5	预防；护理系统理论；罗伊适应模式
2018	7	护理系统理论；罗伊适应模式；佩普劳人际关系模式
2016	5	预防；自我护理理论；护理系统理论
2015	1	佩普劳人际关系模式

考点集萃

第一节 纽曼健康系统模式

纽曼健康系统模式是一个以开放系统为基础构建的护理模式，主要考虑压力源对人的作用及如何帮助人应对压力源以发展维持最佳的健康状况。

一、内容（★★★）

（一）人

在纽曼系统模式中，人是一个与环境持续互动的开放系统，称为个体或个体系统。纽曼将个体系统描绘成一个围绕中心核的系列同心圆。

1. 个体系统的5个变量　生理、心理、社会文化、成长及精神变量。

2. **基本结构**　是所有个体系统所共有的特征的核心部分，又称为能量源。基本结构受个体系统的5个变量的功能状态和相互作用的影响。

3. **抵抗线**　是紧贴基本结构外围的若干虚线圈。抵抗线的主要功能是**保护基本结构和使机体恢复正常防线（2022）**。若抵抗线的功能失效，可导致个体能量耗竭，甚至死亡。

4. **正常防线**　是指抵抗线外围的一层实线圈。正常防线的存在有利于抵抗各种刺激，维持个体系统日常的稳定健康状态。当个体的健康水平提高时，正常防线可向外扩展；反之，当健康状态恶化时，正常防线向内收缩。

5. **弹性防线**　是指正常防线外围的虚线圈，具有保护性缓冲、防止外界应激源的直接入侵、保护正常防线的作用。一般来说，弹性防线距正常防线越远，其缓冲、保护作用越强。

3条防御线中，弹性防线保护正常防线，抵抗线保护基本结构。当个体遭遇压力源时，弹性防线首先被激活，若弹性防线抵抗无效，正常防线受到侵犯，人体出现应激反应，抵抗线也被激活；若抵抗有效，个体又可恢复到通常的健康状态。

（二）压力源（图1-4-1）

（三）反应

压力反应是生理、心理、社会文化、发展与精神多方面的综合反应，且并非所有压力都对机体有害，压力

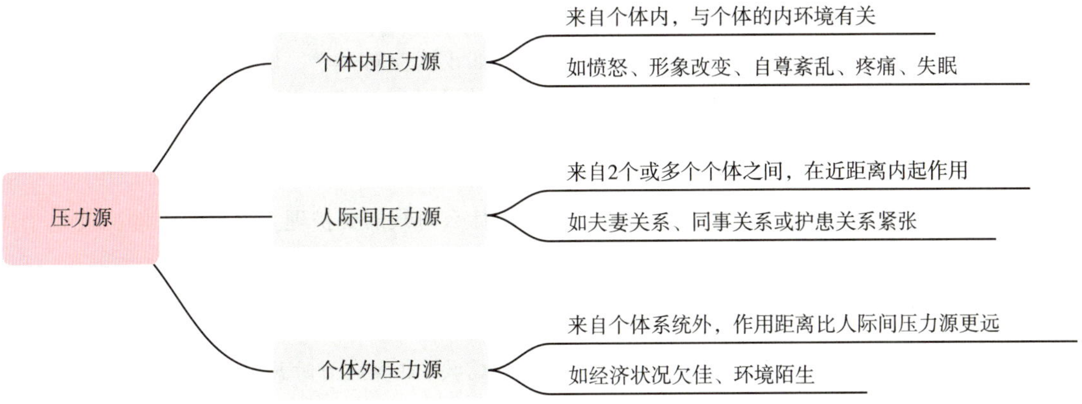

图 1-4-1　压力源

反应的结果可以是负性或正性的。

（四）预防

1. **一级预防（2011/2016/2019）** 是在个体对压力源产生应激反应前进行的干预。一级预防的目的是预防应激反应的发生。如流感期间，少去人多的公共场合，勤洗手，注射流感疫苗等。

2. **二级预防（2011/2016/2023）** 是在压力源已经穿过正常防线，导致机体产生应激反应时进行的干预。二级预防的目的是减轻或消除应激反应的症状。二级预防即早发现、早诊断、早治疗。

3. **三级预防（2014/2019）** 是在经过治疗后，个体已经达到相当程度的稳定时，为能彻底康复，减少后遗症而进行的干预。三级预防的目的是帮助个体重建，维持尽可能高的稳定性和健康状态，防止复发。

名师点拨：一级预防是“考前复习”，二级预防是“认真考试”，三级预防是“考后复习、总结纠错”。

二、纽曼健康系统模式与护理实践的关系（★★）

1. 护理诊断　在作出护理诊断前，护士首先要进行评估。根据评估的结果，护士要分析并明确个体偏离健康的问题即护理诊断，排列护理问题的优先顺序。

2. 护理目标　护士以保存能量，恢复、维持和促进个体稳定性为总目标，与服务对象及其家属一起，共同制订具体的护理目标及为达到这些目标所采取的干预措施，并设计预期护理结果。纽曼强调应用一级、二级、三级预防原则来制订具体的护理干预计划。

3. 护理结果　是护士对干预效果进行评价并验证干预有效性的过程。

第二节　奥伦自理理论

一、内容（★★★）

奥伦的自理理论主要由 3 部分组成，即**自理理论、自理缺陷理论和护理系统理论（2022）**。

（一）自我护理理论

自我护理是个体为了维持生命，确保自身结构完整和功能正常，增进健康与幸福而采取的一系列自发的调节行为和自我照顾活动。**自理行为是后天逐渐习得的（2016）**。治疗性自理需要包括以下 3 类。

1. **一般的自理需要**　是人在生命周期的各个发展阶段都会出现的、满足生存的基本需要。包括：①摄入足够的空气、水和食物。②提供与排泄有关的调节和控制。③维持活动、休息和睡眠的平衡。④维持独处与社会交往的平衡。⑤预防或避免对生命和健康有害的因素。⑥努力达到群体所认同的正常发展状态。

2. **发展的自理需要** 包括：①不同发展时期的特殊需要，如婴儿期有学会控制大小便，学习说话、走路的需要等。②在成长发展过程中遇到不利情况时出现的需要，如正确应对失学、地震等的需要。

3. **健康不佳时的自理需要** 指个体遭受疾病、损伤、残疾或特殊病理变化，或在疾病诊断治疗过程中产生的自理需要。例如，高血压患者需要学会如何自测血压。

（二）自理缺陷理论

自理缺陷理论是奥伦自理理论的**核心**，重点阐述了个体什么时候需要护理。自理缺陷的出现是个体需要护理的原因。

易错知识梳理

自理缺陷理论是奥伦自理理论的核心，当治疗性自理需要>自理能力时就需要护理照顾。

（三）护理系统理论

解释了如何提供护理的问题。**护理系统由护士根据服务对象的个体自理需要和自理能力（2018）**而设定，可分为3类。

1. **全补偿护理系统（2010/2013/2018/2019）** 指患者完全没有能力完成自理活动，需要护士给予全面的护理帮助。可用于：①昏迷或全麻未醒者。②神志清楚而无法行动者，如高位截瘫。③能行动，但由于智力或精神等原因无法自理者，如严重智力障碍的患者。

2. **部分补偿护理系统（2010/2018）** 患者有部分自理能力，需要护士提供护理照顾，也需要患者自己采取一些自理活动。**适用于术后患者（2016）**。

3. **辅助-教育系统（2013/2016/2018/2019）** 患者具备全部自理能力，但其中某些自理活动需要在护士协助下完成。护士的角色是提供教育、支持和指导。**可用于糖尿病患者的护理（2018）**。

二、奥伦自理理论与护理实践的关系（★★）

奥伦将护理程序分为3个步骤。

1. 诊断与处置 相当于护理评估和诊断，是在收集资料的基础上确定患者为何需要护理和需要哪些护理。

2. 设计及计划 相当于护理计划阶段。护士要从全补偿系统、部分补偿系统和辅助-教育系统中选择适合个体目前情况的护理系统，然后设计护理方案。

3. 实施与评价 相当于护理程序的实施及评价部分。

第三节 罗伊适应模式

一、内容

罗伊（2014/2018）理论的核心是"**人是一个包括生物、心理、社会属性的整体性适应系统（2011/2019）**"。该系统在结构上可分为5个部分，即输入、控制过程/应对机制、适应方式/效应器、输出和反馈。

输入部分由刺激和个体的适应水平组成。控制过程也就是个体所采用的应对机制，包括4种适应方式。系统的输出部分是人通过对刺激的调节与控制所最终产生的行为，分为适应性反应和无效反应，这2种反应又作为新的刺激输入该系统。

1. **刺激** 分为3种：主要刺激是人当时所面对的、需要立即适应的刺激；相关刺激是指对当时情景有影响的其他内部和外部刺激；固有刺激是指原有的、构成本人特征的未证实的刺激。

2. 适应水平 个体所能承受或应对的刺激的范围和强度构成个体的适应水平。

3. 应对机制 某些应对机制是先天的，为生理调节器；也有的为后天学习获得，为认知调节器。如呼吸道感染时，体内白细胞计数增多是先天的应对机制，服用抗生素则为后天学习获得。

4. 适应方式 又称为效应器，人通过**生理调节器**与**认知调节器**达到**生理功能、自我概念、角色功能**与**相互依赖**4个方面的适应。

罗伊认为健康是个体"成为一个完整的和全面的人的状态和过程"。护理的目标就是要促进个体在4个适应层面上的适应性反应，减少或消除无效反应，从而促进个体恢复和维持健康。

二、罗伊适应模式与护理实践的关系（★★★）

罗伊将护理程序分为**6个步骤**。

1. **一级评估**　一级评估是指收集与生理功能、自我概念、角色功能和相互依赖4种适应方式有关的行为，又称为**行为评估**。在此步骤，护士可确定患者的行为是否为适应性反应。

2. **二级评估**　二级评估是对影响服务对象行为的3种刺激类型的评估，又称**刺激评估**。通过二级评估可以帮助护士明确引发患者无效反应的原因。

3. 护理诊断　是对“人作为适应系统”的适应状态的陈述或判断。

4. 制订护理目标　护理的目标是维持和促进个体的适应性反应，减少或消除无效反应。目标的制订应以服务对象为中心，与患者共同制订并尊重患者的选择，且目标应是可观察、可测量、可达到的。

5. 实施护理干预　护理干预是对护理措施的制订和落实。

6. 评价　是用来确定所实施的干预措施是否有效。根据评价的结果调整护理干预措施。

第四节　佩普劳人际关系模式

佩普劳（2011）人际关系模式的重点是患者或护理对象和护士之间的人际关系的形成与终止过程。**其核心思想是人际关系，基本理论是互动**。

一、内容（★★）

佩普劳将人际关系（护患关系）模式**分为4个连续的阶段**（2010/2023）。

1. **认识期**（2013）　了解问题的时期，是护士和患者见面后互相认识的阶段。此时护士需要帮助患者认识所发生的问题，因而护士与患者及其家属在分析情境时的**共同合作**是极其重要的。

2. **确认期**（2018）　是确定**适当的专业性帮助**的时期。在此阶段，患者对能满足其需要者作出一定的反应，一般有以下3种不同情况：①独立自主，不依赖护士。②与护士分担、相互依赖。③被动地完全依赖护士。

3. **开拓期**（2013/2015）　患者可以得到根据其需要和利益的**所有可能**的服务。患者开始参与自我照顾，逐渐建立自我责任感，自信乐观。

4. **解决期**　患者的需要已经在护士和患者的共同能力下得到满足，因而他们之间的治疗性关系可以结束。患者躯体基本康复，心理上表现出良好情绪。

二、佩普劳人际关系模式与护理实践的关系

佩普劳将重点放在护患关系上（2010），要求在建立护患关系的整个过程中，贯穿和谐的、互相理解的、互相尊重的氛围，才可更广泛地理解患者的问题和提出切实可行的方法，从而双方才可得到满足和成长的体验。

实战演练

【A1型题】

1. 患者可以根据需要和利益得到所有可能的服务，属于佩普劳人际关系模式的

A. 认知期　B. 认识期　C. 确认期

D. 开拓期　E. 解决期

【答案】 D

【考点】 佩普劳人际关系模式

【解析】 在开拓期，患者可以得到根据其需要和利益得到所有可能的服务。患者开始参与自我照顾，逐渐建立自我责任感，向着自信和独立进行调整。故选D。

2. 自理模式的提出者是

A. 汉斯·希尔　B. 佩普劳　C. 奥伦

D. 艾瑞克森　E. 马斯洛

【答案】 C

【考点】 护理理论

【解析】 自理模式的提出者是奥伦，他提出了

自理理论，为护理学理论知识体系的建立及发展作出了积极贡献。故选 C。

3. 纽曼认为护理干预是通过
   A. 一级预防完成的　　B. 二级预防完成的
   C. 三级预防完成的　　D. 四级预防完成的
   E. 五级预防完成的
   【答案】 C
   【考点】 纽曼模式的内容
   【解析】 纽曼模式是以开放系统模式作为框架，主要的组成部分有与环境进行互动的个体、应激源和应激反应。护士的工作就是恰当地用一级预防、二级预防和三级预防的活动来维持或恢复系统的平衡。故选 C。

4. 佩普劳将护患关系的发展分为 4 个时期，其中不包括
   A. 熟悉期　　B. 确定期　　C. 开拓期
   D. 解决期　　E. 结束期
   【答案】 E
   【考点】 佩普劳模式的分期
   【解析】 佩普劳将护患关系的发展分为熟悉期、确定期、开拓期、解决期 4 个时期，没有结束期。故选 E。

5. 符合罗伊对护理概念的阐述是
   A. 护理是采取措施控制作用于人的适应性，以提高人的适应能力
   B. 护理是一种辅助医疗的活动
   C. 护理是帮助患者克服和预防自理缺陷的活动
   D. 护理是帮助患者满足现有需要的、重要的、治疗性的人际关系的过程
   E. 护理是以护士为中心进行的一种帮助行为
   【答案】 A
   【考点】 罗伊适应模式
   【解析】 罗伊认为护理是帮助人控制或者适应刺激已达到良好的适应状态，提高人的适应能力。故选 A。其余各项不是罗伊适应模式的内容。

6. 纽曼提出的理论是
   A. 自理模式　　B. 人际间关系模式
   C. 系统论　　D. 成长与发展理论
   E. 健康系统模式
   【答案】 E
   【考点】 护理理论
   【解析】 奥伦提出了自理理论，罗伊提出了适应模式，纽曼提出了健康系统模式。故选 E。

7. 根据奥伦的理论，护士为患者提供何种护理补偿系统取决于
   A. 患者的病情　　B. 医嘱
   C. 护士的编制　　D. 患者的自理能力
   E. 护患关系
   【答案】 D
   【考点】 奥伦自理理论
   【解析】 奥伦阐述了护理系统理论结构，指出根据服务对象的自护需要及自护能力的不同采取 3 种不同的补偿护理系统：全代偿、部分代偿及辅助教育系统，因此采取何种护理补偿系统取决于患者的自理能力。故选 D。

【A2 型题】

8. 患者，男，65 岁。脑栓塞 5 个月，经溶栓治疗病情稳定，但左下肢行走不便，给予下肢功能康复锻炼。根据纽曼的健康系统模式，此种护理干预属于
   A. 五级预防　　B. 四级预防　　C. 三级预防
   D. 二级预防　　E. 一级预防
   【答案】 C
   【考点】 纽曼健康系统模式
   【解析】 纽曼认为护士应根据个体对压力源的反应而采取不同水平的干预，共有三级预防，A、B 排除。根据题意，给予患者肢体功能康复锻炼，是在积极的治疗后为能彻底康复、减少后遗症而采取的干预，属于三级预防。故选 C。

【A3/A4 型题】

（9～10 题共用题干）

患者，男，37 岁。胃大部切除术后第 7 天，有一定的自理能力。

9. 根据奥伦的护理理论，护士可给予
   A. 基本护理系统　　B. 全补偿护理系统
   C. 辅助-教育系统　　D. 部分补偿护理系统
   E. 健康教育系统
   【答案】 D
   【考点】 奥伦的自理理论
   【解析】 奥伦将护理系统分为 3 类：①全补偿系统。②部分补偿系统。③辅助-教育系统。其中部分补偿护理系统是当患者的自理能力仅能完成部分治疗性自理需求，而需要护理提供帮助完成另一部分的自理需求时应用的。题干中该患者有一定的自理能力，因此应采用部分补偿护理系统。故选 D。

10. 护士在实践护理过程中，对奥伦的护理理论观点的体会，不妥的是
    A. 其基本精神是研究人的自理需要
    B. 自理是人本能的行为

C. 护理是帮助患者克服影响实现自理能力的阻力
D. 护理技术包括人际交往与对机体进行调整的技术
E. 护理活动随一个人的健康状况而适当改变

【答案】 B

【考点】 奥伦的自理理论

【解析】 奥伦的自理理论解释了什么是自理以及人有哪些自理需求。奥伦认为自理活动是个体为了满足自身的需要而采取的有目的的行动，在正常情况下，人有能力满足自己的各种需要，即人有自理能力。但是自理行为不是人的本能行为而是后天习得的，且因人而异。故选 B。

【B1 型题】

（11~12 题共用备选答案）

A. 初级预防 B. 一级预防 C. 二级预防
D. 三级预防 E. 四级预防

11. 按纽曼健康系统模式，当怀疑或发现压力源确实存在而压力反应尚未发生时，应采取的预防措施是

【答案】 B

12. 按纽曼健康系统模式，护士发现护理对象已出现疾病的症状和体征，应采取的预防措施是

【答案】 C

【考点】 纽曼健康系统模式

【解析】 纽曼认为护理干预是通过三级预防来完成的。一级预防即当怀疑有压力源，或确定有压力源但尚未发生反应时进行的干预，从而预防压力源侵犯或减少其侵犯的可能，加强机体正常防御。如进行健康宣教、保护易感人群、疾病的早期检查等。故 11 题选 B。二级预防即当压力源穿过机体正常防御线引起症状后，采取的早期诊断、治疗和护理措施。故 12 题选 C。三级预防即经过二级预防后，采取措施使系统恢复平衡，返回初级预防状态。如预防并发症、进行康复锻炼等。

（13~14 题共用备选答案）

A. 全补偿系统 B. 部分补偿系统
C. 辅助-教育系统 D. 健康教育系统
E. 辅助系统

13. 患者，女，65 岁。脑血管意外，意识不清，长期卧床。根据奥伦的自理理论，护士提供的护理应属于

【答案】 A

14. 患者，女，55 岁。糖尿病，自理能力良好。护士向其宣教饮食、活动等方面的健康知识，此种护理活动属于奥伦自理理论中的

【答案】 C

【考点】 奥伦自理理论

【解析】 奥伦指出，护士应根据患者的自理需要和自理能力的不同而采取 3 种不同的护理系统，即全补偿系统、部分补偿系统、辅助-教育系统，排除 D、E。第 13 题中患者长期卧床，无自理能力，需要进行全面帮助，因此属于全补偿护理系统。故第 13 题选 A。第 14 题中患者自理能力良好，排除 A、B，护士能提供的帮助就是支持、指导，提供促进发展的环境或教育，这属于辅助-教育系统，患者有能力执行或是学习一些必需的自理办法，但须在护士指导下完成。故第 14 题选 C。

第五章　医疗服务体系

考点直击

年份	分值	考点
2023	1	健康新视野
2022	2	社区卫生服务原则；初级卫生保健
2019	2	医院的分级管理；医院的任务
2018	1	一级医院
2016	2	医院的任务；健康新视野

考点集萃

第一节　医　　院

一、种类

医院根据不同的划分标准，可划分为不同类型，见表 1-5-1。

表 1-5-1　医院划分条件及类型

划分条件	类型
收治范围	综合性医院、专科医院（如传染病医院、肿瘤医院）
特定任务	军队医院、企业医院、医学院校附属医院
所有制	全民、集体、个体所有制医院，中外合资医院
经营目的	非营利性和营利性医院
地区	城市医院（市、区、街道医院）、农村医院（县、乡镇医院）
分级管理（2019）	一级医院（甲、乙、丙等）、二级医院（甲、乙、丙等）、三级医院（特、甲、乙、丙等），**共三级十等**

1. **一级医院（2010/2013/2018）** 是直接为社区提供医疗、预防、康复、保健综合服务的基层医院，是初级卫生保健机构。如农村乡镇卫生院、城市社区医院。

2. **二级医院** 是跨几个社区提供医疗卫生服务的地区性医院，是地区性医疗预防的技术中心。如一般的市、县医院和直辖市的区级医院。

3. **三级医院** 是跨地区、省（自治区、直辖市）、市以及向全国范围提供医疗卫生服务的医院。如省、市级大医院和医学院校的附属医院。

二、任务（★★）

医院的任务是以**医疗工作**为中心，在提高医疗质量的基础上，保证教学和科研任务的完成，并不断提高教学质量和科研水平。同时做好扩大预防、指导基层和计划生育的技术工作。

1. 医疗　医院的主要任务是医疗工作，**以诊治和护理为主体（2016/2019）**。

2. 教学　教学是医院普遍的功能。
3. 科学研究　是医院的另一个基本任务。
4. 预防和社区卫生服务　医院不仅诊治患者，更要进行预防保健工作，成为人民群众健康保健的服务中心。

三、组织机构

医院组织机构包括医院行政组织机构和医院业务组织机构。

第二节　社区卫生服务

一、概念（★★）

1. 社区　指若干社会群体或社会组织聚集在某一个地域里生活形成的共同体，人口数在10万~30万，面积5000~50000km^2。

2. 社区服务　指一个社区为满足其成员物质生活与精神生活需要而进行的社会性福利活动。我国城镇的社区服务体系大体包括老年人服务、残疾人服务、婴幼儿服务、青少年服务、拥军优属服务、社会救助服务、文化娱乐服务、便民生活服务、民俗改革服务、精神卫生服务和社区卫生服务等11项服务内容。其中社区卫生服务贯穿于整个社区服务之中，是社区服务发展的重要内容。

3. 社区卫生服务　在政府领导、社会参与、上级卫生机构指导下，以基层卫生机构为主体、全科医生为骨干，合理使用卫生资源和适宜技术，以人的**健康为中心**，以**家庭为单位**，以**社区为范围**，以**需求为导向**，以妇女、儿童、老年人、慢性病患者、残疾人为重点，以解决社区主要卫生问题、满足基本医疗卫生服务需求为目的，融预防、医疗、保健、康复、健康教育和计划生育技术服务等为一体的，有效的、经济的、方便的、综合的、连续的基层卫生服务。

二、原则（★★）（2022）

1. 坚持为人民服务的宗旨。
2. 坚持把社会效益放在首位。
3. 坚持预防为主，综合服务，健康促进。
4. 坚持因地制宜，量力而行，以点带面，逐步完善。
5. 坚持以社区人群需求为指导。
6. 坚持执行结构调整政策。

三、服务网络

以社区卫生服务中心为主体，社区卫生服务站和其他专业服务机构，如诊所、老人院、保健所等为补充的社区卫生服务网络体系。

社区卫生服务的人员组成包括全科医生、社区护士和中医医生等。其中，全科医生和社区护士是社区卫生服务的组织者和管理者，主要职责是给社区成员提供促进健康、维护健康、健康教育、管理、协调和连续性照顾，直接对社区成员进行护理，以达到促进社区健康的目的。社区服务中心与社区服务站和上级综合性医院建立双向转诊关系。

四、工作内容及特点（★★）

1. 工作内容　社区卫生服务的主要内容是**预防、保护和促进健康**。预防是预防疾病，如健康者的体检；保护是保护群众免受环境中有害物质的侵袭，如设立无烟区；促进健康是安排有益健康的活动，如进行饮食指导。

2. 特点（2013）

（1）**广泛性**：社区卫生服务的对象包括**个人、家庭、群体和社区**。

（2）**综合性（2011）：提供预防、医疗、保健、康复、健康教育、计划生育技术服务等十位一体的卫生服务。**

（3）**连续性：**社区卫生服务贯穿服务对象生命的各个周期以及疾病发生、发展的全过程。

（4）**实用性：**满足社区居民卫生服务需求的可及性。

第三节 卫生服务策略

一、全球战略目标

1. **2000 年人人享有卫生保健** 1977 年 5 月 WHO 在瑞士日内瓦召开的第 30 届世界卫生大会上提出“**2000 年人人享有卫生保健**”的战略目标，旨在改变卫生资源分配严重不公平局面，缩小卫生保健和无卫生保健的鸿沟，使人人享有预防保健。

2. **21 世纪人人享有卫生保健**

（1）总体目标：①使全体人民增加期望寿命和提高生活质量。②公平的在国家之间和国家内部改进健康。③使全体人民利用可持续发展的卫生服务系统提供服务。

（2）价值：①承认享有最佳健康水平是一项基本人权。②伦理是人人享有卫生保健政策和实践的基础。③实施强调团结和面向公平的政策。④承认女性与男性的同等需求是卫生政策的基本要求。

二、初级卫生保健（★★）

（一）概念

初级卫生保健是人们所能得到的最基本的保健照顾，**包括疾病预防、健康维护、健康促进及康复服务（2014），一般由社区卫生工作者承担（2010）**。

（二）任务

初级卫生保健的任务可分为 4 个方面、8 项要素。

1. **4 个方面（2022）**

（1）**健康促进：**包括健康教育、保护环境、合理营养、饮用安全卫生的水、改善卫生设施、开展体育锻炼、促进心理卫生、养成良好生活方式等。

（2）**预防保健：**在人类社会活动相互关系的基础上，研究社会人群健康和疾病的客观规律及其与人群所处内外环境的相互作用，并积极采取有效措施预防各种疾病的发生、发展和流行。

（3）**合理治疗：**及早发现疾病，及时提供医疗服务和有效药品，以避免疾病的发展与恶化，促使患者早日好转痊愈。

（4）**社区康复：**对丧失了正常功能或功能上有缺陷的残疾患者，尽量恢复其功能，使他们重新获得生活、学习和参加社会活动的能力。

2. 8 项要素 ①对当前主要卫生问题及其预防和控制方法的健康教育。②改善食品供应和合理营养。③供应足够的安全卫生的饮用水和基本环境卫生设施。④妇幼保健和计划生育。⑤主要传染病的预防接种。⑥预防控制地方病。⑦常见病和外伤的合理治疗。⑧提供基本药物。

三、健康新视野

WHO 在 1994 年提出了“健康新视野”的战略框架，**指出未来的工作方向必须将侧重点从疾病本身转向导致疾病的危险因素及促进健康方面（2016/2023）**；未来的卫生干预必须是以人为中心，以健康状况为中心。其中两个核心概念是**健康促进**与**健康保护**。

“健康新视野”的具体实施从 3 个方面考虑：①生命的培育。②生命的保护。③晚年的生活质量。

基础巩固

1. 社区的基本单位是家庭。
2. 社区健康教育的基本单位是社区。

实战演练

【A1 型题】

1. 关于医院的任务，错误的是
   A. 指导基层和计划生育的技术工作
   B. 保证教学和科研任务的完成
   C. 以医疗为中心
   D. 做好扩大预防
   E. 以科研为主
   【答案】 E
   【考点】 医院的任务
   【解析】《全国医院工作条例》指出，医院的任务是以医疗工作为中心，在提高医疗质量的基础上，保证教学和科研任务的完成，并不断提高教学质量和科研水平。同时做好扩大预防、指导基层和计划生育的技术工作。故选 E。

2. “健康新视野”提出，未来工作方向的侧重点是
   A. 生命的培育　B. 生命的保护
   C. 健康的保护　D. 晚年的生活质量
   E. 从疾病治疗转向健康促进方面
   【答案】 E
   【考点】 未来医疗工作的侧重点
   【解析】 随着医学模式由传统的生物医学模式向现代生物-心理-社会医学模式的转变，现代医疗工作的重点已逐渐从单一的疾病治疗向健康促进转变，人类对于疾病的认识也不单单局限于疾病本身，更加注重对患者整体的认识。故选 E。

3. 根据《阿拉木图宣言》护理保健工作可分为四个方面，不包括
   A. 维持健康　B. 促进健康　C. 预防保健
   D. 合理治疗　E. 社区康复
   【答案】 A
   【考点】 初级卫生保健
   【解析】 根据《阿拉木图宣言》，初级卫生保健工作可分为 4 个方面、8 项内容。其中 4 个方面即促进健康、预防保健、合理治疗、社区康复。故选 A。

【A2 型题】

4. 患者，男，23 岁。因身体不适来院就诊，候诊时，突然感到腹痛难忍，患者面色苍白，出冷汗，两手冰冷，呼吸急促，门诊护士应
   A. 与患者沟通并给予安慰
   B. 嘱患者平卧休息
   C. 安排患者提前就诊
   D. 请医生加快诊疗速度
   E. 给予解痉镇痛药
   【答案】 C
   【考点】 社区护理工作
   【解析】 门诊护士主要负责预检分诊、安排候诊和就诊，要随时观察候诊患者的病情，遇到高热、剧痛、呼吸困难、出血、休克等患者，应立即安排提前就诊或送急诊室处理。故选 C。

5. 患者，女，60 岁。患高血压 1 年，搬至新居 3 个月，近期因老年秧歌队在宿舍楼前操场排练，鼓乐齐鸣，患者感觉眩晕、恶心、失眠，脉搏加快，血压波动较大，针对引起症状的原因，社区护士应
   A. 指导患者经常开窗通风
   B. 指导患者调节心理适应度
   C. 指导患者适时调节室内明暗度
   D. 协调秧歌队另选排练场
   E. 指导患者在室内摆放鲜花调节心境
   【答案】 D
   【考点】 社区卫生服务的工作内容及特点
   【解析】 该患者患高血压 1 年，应减少诱发头痛的因素，保持血压稳定，故居住的场所应环境安静、避免嘈杂，保证足够的休息与充足的睡眠。因此，社区护士应协调秧歌队另选训练场地。故选 D。

6. 患者，男，50 岁。因大叶性肺炎入院，经系统治疗，现病情平稳，拟下周出院，护士应为患者提供的护理为
   A. 每 30 分钟巡视一次　B. 给予卫生保健指导
   C. 填写特别护理记录单　D. 备好抢救药物和器材
   E. 生活上给予必要的协助
   【答案】 B
   【考点】 大叶性肺炎的护理要点
   【解析】 患者病情平稳，给予常规护理即可，不需要备好抢救药物和器材，排除 D。每天巡视病房，排除 A。了解患者需要，出院前给予卫生保健指导，B 对。填写常规护理记录单，排除 C。患者病情平稳可自理，无须护士协助，排除 E。故选 B。

第六章　沟　通

考点直击

年份	分值	考点
2023	3	护患关系的基本模式；一致性沟通；常用的沟通技巧
2022	5	沟通的基本要素；人际交往距离
2019	2	一致性沟通；个人因素
2018	3	护患关系的开始期；亲密距离；影响有效沟通的因素
2017	2	沟通渠道
2016	2	护患关系的开始期；人际交往距离

考点集萃

第一节　护士与患者的关系

一、性质（★★）

护患关系是护士与患者之间的一种**工作、信任和治疗关系**，以患者需要为中心。在护患关系中，护士处于**主动地位**。

二、基本模式（★★★）

1. **主动-被动型模式**　“护士为患者做治疗护理”，适用于不能与护士进行沟通交流的患者，如神志不清、**昏迷**（2013）、休克、痴呆以及某些精神病患者。

2. **指导-合作型模式**（2023）“护士告诉患者应该做什么和怎么做”，适用于一般患者，尤其是急性患者和外科手术恢复期患者。

3. **共同参与型模式**　“护士积极协助患者进行自我护理”，适用于有一定文化知识的慢性病患者。

三、分期（★★★）

1. **开始期**　又称熟悉期，**重点是彼此建立信任关系**（2016/2018）。
2. **工作期**　护士为患者实施治疗护理，以满足患者的需要，达到护理目标的阶段。
3. **结束期**　主要任务是圆满地结束护患关系。

名师点拨：发展过程可简单记为“入院时为开始期，住院中为工作期，出院为结束期”。

第二节　护士与患者的沟通

一、沟通的概念

沟通是信息发送者遵循一系列共同规则，凭借一定媒介将信息发给信息接受者，并通过反馈以达到理解的过程。

二、沟通的基本要素（★★★）

1. 信息背景　是沟通发生的场所或环境。
2. 信息发出者　是指发出信息的人。
3. 信息　是指沟通时所要传递和处理的信息内容，即信息发出者希望传达的思想、感情、意见、观点等。**信息是沟通得以进行的最基本要素（2022）**，通过一定的符号表示。
4. 信道　是指信息发出者传递信息的工具或手段，也称媒介或传播途径。如视觉、听觉、触觉等。
5. 信息接受者　是指接收信息的人。
6. 反馈　信息接受者对信息发出者双方的相互回应。

三、沟通的基本层次（★★★）

1. 一般性交谈　一般性**社交应酬的开始语**，属于沟通中的最低层次。
2. **陈述事实（2011）　指不掺杂个人意见的陈述事实的沟通。**
3. 分享个人看法　指沟通双方已经建立了一定的信任，可以彼此谈论看法、交流意见的沟通。
4. 分享感觉　是指沟通双方彼此无戒心，有了安全感时进行的沟通。
5. **一致性沟通（2010/2011/2013/2019/2023）**　是一种短暂的、完全一致的、高度和谐的感觉，是沟通的**最高层次**。

四、沟通的基本类型（★★★）

1. 按沟通符号分类

（1）**语言沟通（2010）**：是指通过语词符号（**语言和文字**）实现的沟通。语言沟通是一种最准确、最有效、运用最广泛的沟通方式。

（2）非语言沟通：指借助于**非语词符号**，如**服饰、表情、姿势、动作、气质、体触**实现的沟通。

1）体语是指由人体发送的非语言信息符号，主要包括面部表情、目光、手势、体态和体触等。

2）空间效应即人际交往距离。可分为以下几种，见图 1-6-1。

> 名师点拨：①护士在进行临床操作、安慰患者时需和患者保持**亲密距离**（2010/2011/2014/2016）。②注意类语言并不是体语。

易错知识梳理

> 亲密距离为<0.5m的距离，允许存在身体接触；个人距离为0.5~1.0m，注意两者的区别。

2. 按沟通渠道分类

（1）正式沟通：**主要特点是谈话主题明确（2013/2017）**。

（2）非正式沟通：**主要特点是交谈氛围轻松、自然（2013/2017）**。

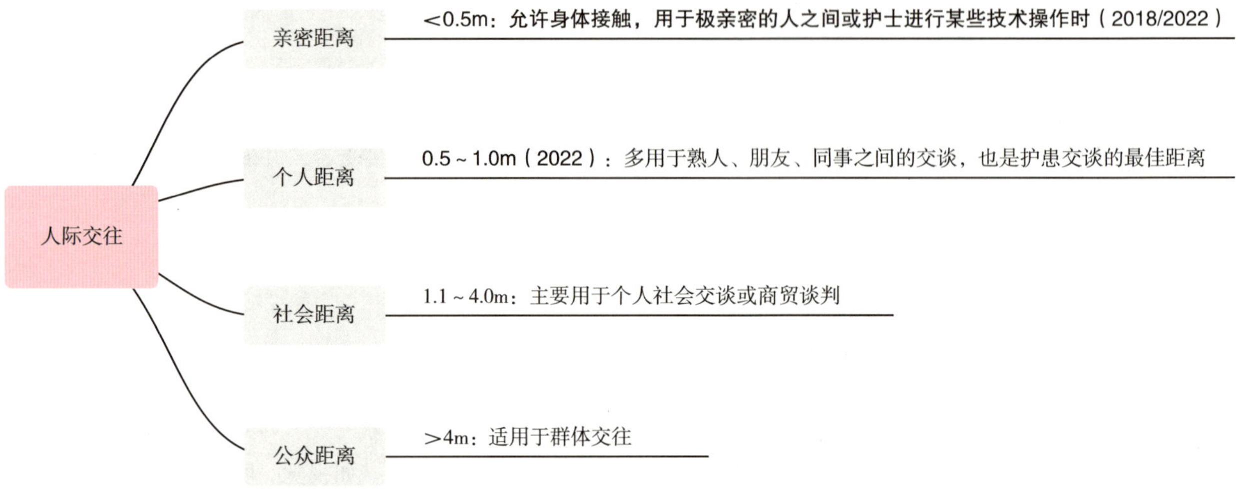

图 1-6-1　人际交往

五、影响有效沟通的因素（★★★）（2018/2022）

1. 环境因素　包括心理环境与物理环境。

2. 个人因素（2019）　包括心理、身体、文化、语言、情绪等因素。

3. 媒介因素　沟通媒介选择不当会造成沟通错误或无效，常见突然改变话题、急于陈述自己的观点、安慰虚假或不恰当、解释力度不足、事实应用不当、结论或判断过于匆忙等。

4. 信息因素　信息内容是否完整、清楚等也会影响沟通。

六、常用的沟通技巧（★★★）

1. **倾听（2023）**　护士应主动倾听，做到：①目的明确。②控制干扰，提供良好环境。③保持良好的目光接触。④注意力集中，姿态投入。⑤及时反馈，可采用微笑、点头或进行提问等表示。⑥判断慎重，不要急于做判断。⑦耐心倾听，不要随意打断患者的谈话。⑧综合信息，应同时关注患者的语言与非语言信息。

2. **核对（2011）　核对是指在倾听的过程中，为了验证自己对内容的理解是否准确所采用的沟通策略。**

（1）**重复**：重复患者说过的话，或将患者的话改用不同的说法叙述出来，但意思不变。

（2）**澄清**：是指将对方一些模棱两可、含糊不清或不完整的陈述讲清楚，以获得更具体、更明确的信息。

（3）**阐明**：用简单、概述的方式将对方谈话的主要意思表达出来以核实自己的感觉。

3. **回应**　回应是指在交谈过程中信息接受者对信息发出者谈话内容的反应。

4. **提问**　包括开放式与闭合式2种方法。开放式提问是患者可以自由回答，没有固定答案的提问；闭合性问题又称限制性提问，患者回答的选择性很小。

5. **沉默**　适当的沉默可以：①表达对患者意见的默许、对患者意见的保留或不认可以及表达对患者的同情和支持。②给患者提供思考和回忆的时间，给患者诉说或宣泄的机会。③缓解患者的过激情绪和行为。④给护士提供思考、冷静和观察的时间。

6. **触摸**　是护士与视觉或听觉有障碍的患者进行有效沟通的方法。

基础巩固

沟通的基本类型

1. 语言沟通　通过语言和文字实现。

2. 非语言沟通　借助服饰、表情、姿势、动作、气质、体触实现。

实战演练

【A1 型题】

1. 沟通的基本因素除外
   A. 沟通的背景 B. 信息发出者 C. 信息内容
   D. 信息接受者 E. 信息转导

【答案】 E
【考点】 沟通的因素
【解析】 沟通是人与人之间、人与群体之间思想与感情的传递和反馈的过程，以求达成思想的一致和感情的通畅。沟通的基本因素包括信息内容、信息发出者、接受者、信息反馈过程及沟通背景。任何一个环节出现问题，都会影响沟通。故选 E。

2. 在建立护患关系初期，护患关系发展的主要任务是
   A. 对患者收集资料 B. 确定患者的健康问题
   C. 为患者制订护理计划 D. 与患者建立信任关系
   E. 为患者解决健康问题

【答案】 D
【考点】 护患关系的建立过程
【解析】 良好的护患关系建立与发展一般分为3个时期：初始期、工作期和结束期。初始期的主要任务是护患之间建立相互了解和信任的关系。工作期的主要任务是运用护理程序的方法解决患者所面临的各种健康问题，满足患者的需要。结束期的主要任务是总结护理经验，保证护理工作的连续性，并圆满结束护患关系。故选 D。

3. 患者因患有乳腺癌感到悲伤，护士发现患者时，所采取的合适距离为
   A. 个人距离 B. 亲密距离 C. 社会距离
   D. 公众距离 E. 社交距离

【答案】 B
【考点】 护士与患者的沟通技巧
【解析】 在沟通过程中，不同距离产生不同的效果。护士在进行临床操作、安慰患者时需和患者保持亲密距离。题干中患者是乳腺癌患者，护士对患者进行安慰的时候，应该采取亲密距离。故选 B。

4. 促进护士有效沟通的因素不包括
   A. 适宜的沟通环境
   B. 护士良好的素质
   C. 护士全神贯注地倾听患者谈话
   D. 护士及时纠正患者谈话中的错误
   E. 护士经常核对自己的理解

【答案】 D
【考点】 有效的沟通和沟通技巧
【解析】 促进有效沟通的因素主要有护士的素质、有利于沟通的环境、适当的沟通技巧等。不包括纠正患者谈话的错误。故选 D。

5. 书面语言沟通主要应用于
   A. 安慰患者 B. 了解患者睡眠情况
   C. 了解患者的排泄情况 D. 了解患者的饮食情况
   E. 进行健康宣教

【答案】 E
【考点】 书面语言沟通
【解析】 语言性沟通有书面语言和口头语言等不同形式。口头语言沟通在护患交往中应用较为广泛；书面语言沟通在护患之间主要用于健康宣教资料，在医护人员之间主要用于各种医疗文件的记录等方面。故选 E。

6. 应在沟通结束阶段进行的工作是
   A. 提出问题 B. 核实记录的准确性
   C. 引导患者谈话 D. 了解患者的基本情况
   E. 鼓励患者交谈

【答案】 B
【考点】 护患沟通
【解析】 在与患者沟通结束后，应该核对交流内容记录的准确性。其余各项是沟通初始阶段及过程的工作。故选 B。

【A2 型题】

7. 患者，女，36 岁。因宫颈原位癌住院手术，护理体检：神志清醒，情绪压抑，T 36.8℃，P 72 次/分，R 18 次/分。患者入院后，整日唉声叹气，偷偷哭泣，心事重重，护士要与患者进行交谈，护士最好先问
   A. “看来您有心事，能与我谈谈吗?”
   B. “您为什么常常流泪?”
   C. “您知道手术过程吗?”
   D. “您害怕手术，是不是?”
   E. “有什么事要我帮您的吗?”

【答案】 E
【考点】 常用的沟通技巧
【解析】 护士在提问时应注意运用沟通的技巧。B 选项可能会导致患者尴尬；C、D 选项属于先入为主，想当然认为患者是因害怕手术引起的情绪低落。

因此，B、C、D 选项中护士的提问都不利于与患者沟通。在对患者进行安慰前先获得患者的同意，若患者不想护士安慰自己，A 选项的提问可能会引起患者的反感，E 选项则不会。故选 E。

8. 患者，女，56 岁，客家人。因急性胆囊炎入院，能听懂大部分普通话，但是不会说。护士应注意使用的沟通技巧是

A. 反馈　B. 鼓励　C. 提问
D. 倾听　E. 核对

【答案】 E

【考点】 常用的沟通技巧

【解析】 ①倾听：注意不随便打断患者的谈话，不要急于对患者作出是非等判断，注意领会患者谈话的隐含深意，注意患者的非语言性沟通，同时可鼓励患者将非语言性信息用语言表达出来。②反馈：即信息接受者将部分或全部的沟通内容（包括语言和非语言性的）反述给发出者，使患者重新评估其谈话。③提问：开放式问题没有固定的答案，是让患者自由作答；封闭式问题答案是限定的，患者只需要做简单的选择即可。④重复：指将患者关键的话重复一遍，或保持原义用自己的话给复述。恰当的重复可以增强护患信任感。⑤澄清和阐明：澄清是将患者不够明确的表述弄清楚，以增强沟通的准确性；阐明是对患者所表达的内容进行解释的过程，目的是为患者提供一个新的观点。⑥沉默：可使患者感到舒适，给人以思考和调适的机会。⑦触摸：是一种非语言性沟通技巧，适当的触摸可加强沟通。核对是指在倾听的过程中，为了验证自己对内容的理解是否准确所采用的沟通策略，包括重复、澄清和阐明。根据题干中患者是客家人，能听懂大部分普通话，但是不会说。故选 E。

9. 患者，女，23 岁。患慢性粒细胞白血病，在化疗过程中拒绝治疗。护士针对其不合作行为采取的下列措施中错误的是

A. 评估患者的心理状态
B. 联系同样疾病的患者与其多沟通
C. 向患者说明药物治疗的效果、副作用及其必要性
D. 与患者讨论修订治疗措施，指导患者遵从新的治疗方案
E. 严格执行医嘱，不必患者同意

【答案】 E

【考点】 有效沟通

【解析】 根据题意，护士此时最需要的就是能与患者有效沟通，确保其能配合治疗，A、B、C、D 选项都属于有效沟通的方式。在没有取得患者同意的情况下，不得擅自做任何治疗。故选 E。

【B1 型题】

（10～13 题共用备选答案）

A. 亲密距离　B. 个人距离　C. 工作距离
D. 公众距离　E. 社会距离

10. 护士为患者进行静脉穿刺应使用的沟通距离是

【答案】 A

11. 护士为患者进行健康宣教应使用的沟通距离是

【答案】 B

12. 护士通知患者做好进餐准备时应使用的沟通距离是

【答案】 E

13. 在病室，护士与同事工作时使用的沟通距离是

【答案】 E

【考点】 沟通

【解析】 亲密距离是指两人的身体很容易接触到的一种距离，一般在 50cm 以内，如护士为患者进行静脉穿刺应使用的沟通距离。故第 10 题选 A。个人距离比亲密距离稍远一点，一般在 0.5～1.0m，如护士为患者进行健康宣教时的距离，故第 11 题选 B。社会距离范围比较灵活，一般在 1.1～4.0m，如护士通知患者做好进餐准备及在病室中护士与同事工作时的沟通距离。故第 12、13 题均选 E。

第七章　护理工作与法律

考点直击

年份	分值	考点
2023	1	执行医嘱
2022	2	执行医嘱
2019	3	侵权；导致过失的原因；医疗事故分级
2018	3	过失犯罪；医疗事故的诱发因素；医疗事故处理
2016	2	护士执业注册有效期；执行医嘱
2015	3	医疗卫生法规的基本原则；护士执业注册制度；执行医嘱

考点集萃

第一节　医疗卫生法规

一、概念（★★）

医疗卫生法是由国家制定或认可，并由国家强制力保证实施的关于医疗卫生方面法律规范的总和。

二、基本原则（★★★）（2015）

①**卫生保护原则**：健康是基本的人权，人人享有卫生保护的权利。②**预防为主原则**。③**公平原则**：合理分配卫生资源。④**保障社会健康原则**。⑤**患者自主原则**。

第二节　护 理 立 法

1. 英国于1919年颁布了世界上第一部护理法。1968年国际护士会制定了护理立法史上划时代的纲领性文件——《系统制定护理法规的参考指导大纲》。

2. 1993年我国卫生部先行颁布了《护士管理办法》，并于1994年正式实施。2008年国务院颁布了《护士条例》同年，卫生部颁布了《护士执业注册管理办法》。

第三节　护理工作中的法律问题

一、法律范围（★★）

（一）护士执业注册制度

护士执业考试合格，再经过**护士执业注册（2015）**获得护士执业证书可成为法律意义上的护士。**护士注册有效期为5年（2016）**。未经护士执业注册者不得从事护士工作。

易错知识梳理

护士必须在取得护士执业证书，进行执业注册后，才能从事护理工作。

（二）护理质量标准

护理质量标准来源于：①护理法规。②专业团队的规范标准。③工作机构的有关要求、政策及制度。

二、法律责任（★★★）

（一）护士的法律责任

1. **准确及时地处理及执行医嘱（2023）**

（1）当患者病情发生变化时，护士应及时通知医生，并根据自己的专业知识及临床经验判断是否应暂停医嘱。

（2）患者对医嘱提出疑问时，护士应核实医嘱的准确性。

（3）慎重对待口头医嘱及“必要时”等形式的医嘱。一般不执行口头医嘱。在急诊等特殊情况下，必须使用口头医嘱时，护士应**向医生重复一遍医嘱，确信无误后方可执行（2022）**。执行完医嘱应及时记录医嘱的时间、内容、患者当时的情况等，并**让医生及时补上书面医嘱（2022）**。

名师点拨：对医嘱有疑问时，**护士应向医生求证医嘱的准确性（2015）**；若发现医嘱有明显的错误，护士有权拒绝执行；如护士向医生指出了医嘱中的错误后，医生仍执意要求护士执行医嘱，**护士应报告护士长或上级主管部门（2016）。护士不能书写修改医嘱（2013）**。

2. 实施护理措施与进行护理记录。

3. 麻醉药品及物品管理　由专人锁于专柜内负责保管。护士只能凭专用的医嘱领取及应用这些药物。若护士私自窃取、倒卖或自己使用这些药物，则会构成贩毒、吸毒罪。

（二）护生的法律责任

护生只能在专业教师和注册护士的指导下，严格按照护理操作规范对患者实施护理。如果**脱离**带教护士的监督指导，擅自行事并对患者造成损害时，**护生**应负**主要法律责任**。

若由于给护生指派的工作超出其能力，而发生护理差错或事故，**带教护士**应负有**主要法律责任**，护生负相关的法律责任。

三、潜在的法律问题（★★★）

1. **侵权（2010/2011/2019）**　指侵害了国家、集体或者他人的财产及人身权利，包括生命权、隐私权、知情同意权、名誉权、知识产权等，而给他方造成损失的行为，可通过民事方式调解。

名师点拨：护士未与患者商量即进行护理操作、不重视患者主诉或尊严均属于侵权行为。

2. 犯罪　是危害社会、触犯国家刑律，应当受到法律惩处的行为。

（1）**故意犯罪：**指明知自己的行为会造成危害社会的结果，并且希望或者放任这种结果发生，因而构成犯罪的。

（2）**过失犯罪（2010/2011/2014/2018）：**指应当预见自己的行为可能发生危害社会的结果，因为疏忽大意而没有预见，或者已经预见而轻信能够避免，以致发生这种结果而构成犯罪的。

名师点拨：护士在为患者进行注射时，因自信药物不会出错而没有进行严格查对，导致将错误的药物注入患者体内，造成患者死亡，则属过失犯罪。

3. **疏忽大意与渎职**　因为疏忽大意造成危害社会或患者的行为。如疏忽大意的后果是损害患者生活利益和恢复健康的进程，构成侵权行为；若造成患者残疾或死亡，构成渎职罪。

4. 收礼与贿赂。

四、导致过失的原因（★★★）

1. **护士违反相关的规章制度（2019）　①不严格执行查对制度。②不严格执行医嘱。③违反交接班制度。④违反值班制度。**

2. 护士违反操作流程。

名师点拨：注意护士违反操作流程并不属于违反规章制度。

第四节　医疗事故与处理

一、医疗事故（★★）

《医疗事故处理条例》自 2002 年 9 月 1 日起施行。

1. **医疗事故定义**　是指医疗机构及其医务人员在医疗活动中，**违反**医疗卫生管理法律、行政法规、部门规章和诊疗护理规范、常规，**过失**造成患者**人身损害**的事故。

2. 构成要件　①主体是医疗机构及其医务人员。②行为具有违法性。③过失造成了患者人身损害。④过失行为与后果之间存在因果联系。

3. 医疗事故分级（2019）

（1）**一级医疗事故：造成患者死亡、重度残疾的。**

（2）**二级医疗事故：造成患者中度残疾、器官组织损伤导致严重功能障碍的。**

（3）**三级医疗事故：造成患者轻度残疾、器官组织损伤导致一般功能障碍的。**

（4）**四级医疗事故：造成患者明显人身损害的其他后果的。**

4. **有下列情形之一的，不属于医疗事故**

（1）在紧急情况下为抢救垂危患者生命而采取紧急措施造成不良后果的。

（2）在医疗活动中由于患者病情异常或者体质特殊而发生医疗意外的。

（3）在现有医学科学技术条件下，发生无法预料或者不能防范的不良后果的。

（4）无过错输血感染造成不良后果的。

（5）因患方原因延误诊疗导致不良后果的。

（6）因不可抗力造成不良后果的。

5. 医疗事故中的法律责任

（1）民事责任：承担赔偿责任。

（2）行政责任：分为医疗卫生行政处罚和医疗卫生行政处分。前者是对违法的医疗机构给予警告、罚款、责令停业等处罚，后者是对违法的医务人员警告、记大过等处分。

（3）刑事责任：对构成犯罪的人员，依法追究刑事责任。

6. **医疗事故的诱发因素（2018）**　包括人为因素，医疗设备、物品、器械因素，环境与时间因素。

二、医疗事故的预防和处理（★★★）

1. 医疗事故技术鉴定组的工作原则

（1）以客观事实为依据。

（2）独立医疗事故鉴定。

（3）实行**合议制**的原则：是医疗事故鉴定的基本制度。

（4）**回避原则**：专家鉴定组成员是医疗事故争议当事人、当事人的近亲属或其他关系，或与医疗事故争议有利害关系，应当回避。

2. 医疗事故处理

（1）**医务人员在医疗活动中发生或者发现医疗事故、可能引起医疗事故的医疗过失行为或者发生医疗事故争议的，应逐级上报（2018）。**

（2）发生重大医疗过失行为，医疗机构应当在**12小时内**向所在地卫生行政部门报告。

（3）发生医疗事故争议时，原始资料和现场实物应当在**医患双方在场**的情况下封存和启封。封存的病历资料可以是复印件，由医疗机构保管。

（4）患者死亡，医患双方当事人不能确定死因或者对死因有异议的，应当在患者死亡后48小时内进行尸检。

（5）患者在医疗机构内死亡的，尸体应当立即移放太平间。死者尸体存放时间一般不得超过2周。

实战演练

【A1型题】

1. 医疗卫生法的基本原则不包括
   A. 公平原则　B. 保护弱者原则
   C. 预防为主原则　D. 卫生保护原则
   E. 患者自主原则

【答案】 B

【考点】 医疗卫生法的基本原则

【解析】 医疗卫生法的基本原则如下。①卫生保护原则：健康是基本的人权，人人享有卫生保护的权利。②预防为主原则。③公平原则：合理分配卫生资源。④保障社会健康原则。⑤患者自主原则。故选B。

2. 护理人员在未取得执业证书期间可以独立做的临床护理工作是
   A. 与患者沟通，观察病情
   B. 静脉穿刺
   C. 肌内注射
   D. 过敏试验
   E. 给患者服药

【答案】 A

【考点】 护士条例

【解析】 《护士条例》规定：医疗卫生机构不得允许未取得护士执业证书的人员从事诊疗技术规范规定的护理活动。未取得执业证书的护理人员，只能做辅助性的护理工作，不能独立进行静脉穿刺、肌注、过敏试验、给药等护理工作。故选A。

3. 护士在执行医嘱的过程中，做法错误的是
   A. 不可修改医嘱
   B. 一般不执行口头医嘱
   C. 患者对医嘱提出疑问时，护士应核实医嘱
   D. 发现医嘱有明显错误时，护士有权不执行医嘱
   E. 护士向医生指出医嘱中的错误后，医生仍执意要求护士执行时，护士应遵医嘱执行

【答案】 E

【考点】 护士执行医嘱的原则

【解析】 护士发现医嘱错误后应立即向相关医生指出错误，并有权利拒绝执行错误的医嘱。如果明知是错误的还执行，因而造成严重后果，医生、护士按比例共同承担法律责任。故选E。

4. 下列哪种人群具有注册执业护士的条件
   A. 无完全民事能力者
   B. 色盲
   C. 违反护士管理办法被中止或取消注册的
   D. 双腿残疾
   E. 取得相应学历证书

【答案】 E

【考点】 执业护士的注册条件

【解析】 申请护士执业注册条件如下。①具有完全民事行为能力。②在中等职业学校、高等学校完成国务院教育主管部门和国务院卫生主管部门规定的普通全日制3年以上的护理、助产专业课程学习，包括在教学、综合医院完成8个月以上护理临床实习，并取得相应学历证书。③通过卫生部组织的护士执业资格考试。④符合规定的健康标准。故选E。

5. 护士注册的有效期为
   A. 1年　B. 2年　C. 3年
   D. 4年　E. 5年

【答案】 E

【考点】 护士执业注册的有效期

【解析】 《护士执业注册管理办法》规定：护士

执业注册有效期为5年。护士执业注册有效期届满需要继续执业的，应当在有效期届满前30日，向批准设立执业医疗机构或者为该医疗机构备案的卫生健康主管部门申请延续注册。故选E。

6. 护理法是关于
   A. 护理教育和护理服务的法律
   B. 护理管理的法律
   C. 护理工作的法律
   D. 护理学术的法律
   E. 护理教学的法律

【答案】 A

【考点】 护理法概念

【解析】 护理法是指由国家规定或认可的关于护理人员的资格、权利、责任和行为规范的法律法规，是以法律的形式对护理人员在教育培训和服务实践方面所涉及的问题予以限制。故选A。

7. 下列情形不属于医疗事故，除了
   A. 手术开错部位造成较大创伤
   B. 诊疗护理中违反了规章制度，尚未给患者造成不良影响和损害
   C. 因体质特殊发生难以预料的后果
   D. 由于一种疾病合并发生另一种疾病
   E. 医护人员及时抢救患者，因为患者情况紧急，医护人员赶到时患者已经死亡

【答案】 A

【考点】 医疗事故

【解析】 医疗事故构成要件包括：①主体是医疗机构及其医务人员。②医疗机构及其医务人员违反了医疗卫生管理法律、法规和诊疗护理规范、常规。③医疗事故的直接行为人在诊疗护理中存在主观过失。④过失造成了患者人身损害。⑤过失行为与后果之间存在因果关系。故选A。

8. 医疗事故的处理程序不包括
   A. 凡发生医疗事故或事件，当时的医务人员应立即向本医疗单位的科室负责人报告，科室负责人应随即向本医疗单位负责人报告
   B. 发生医疗事故或事件的医疗单位，应指派专人妥善保管有关的各种原始资料
   C. 医疗单位对发生的医疗事故或事件，应立即进行调查、处理，并报告上级卫生行政部门
   D. 凡发生医疗事故或事件、临床诊断不能明确死亡原因的，都必须进行尸检，应在患者死亡24小时以内进行
   E. 专家鉴定组进行医疗事故鉴定时需要坚持合议制、回避、独立鉴定的原则

【答案】 D

【考点】 医疗事故处理程序

【解析】 医疗事故处理程序包括：医疗事故报告；收集、保管好相关原始资料，封存现场实物；医疗事故的调查；医疗事故的查处及经济补偿；医疗事故的善后工作。患者死亡，医患双方当事人不能确定死因或者对死因有异议的，应当在患者死亡后48小时内进行尸检。故选D。

9. 某护士在执行医嘱时，发现主治医生的处方有问题，该护士正确的做法是
   A. 继续执行医嘱　　B. 立刻告诉护士长
   C. 立刻告诉主治医生　　D. 立刻告诉患者
   E. 立刻告诉患者家属

【答案】 C

【考点】 护士的法律责任

【解析】 如对医嘱有疑问时，护士应向医生求证医嘱的准确性；如发现医嘱有明显的错误，护士有权拒绝执行；如护士向医生指出了医嘱中的错误后，医生仍执意要求护士执行医嘱，护士应报告护士长或上级主管部门。故选C。

【B1型题】

（10~12题共用备选答案）
A. 6小时　　B. 12小时　　C. 24小时
D. 48小时　　E. 2周

10. 患者家属对患者死因有异议时，应在患者死亡后多长时间内进行尸检

【答案】 D

11. 患者尸体存放于医疗机构的时间不得超过

【答案】 E

【考点】 医嘱的处理和医疗事故的处理

【解析】 医疗事故调查过程中，患者尸体要及时移放在太平间，家属要及时处理尸体，一般存放尸检不得超过2周；遇到不能确定死因或是对死因有异议时，应当在患者死亡48小时内进行尸检；要及时收集、报告相关原始资料，封存现场实物。故10题选D，11题选E。

第八章　护理程序

考点直击

年份	分值	考点
2022	2	理论基础；客观资料
2019	2	护理诊断的定义、依据
2018	3	护理程序的步骤；主观资料
2017	1	护理程序的步骤
2016	2	护理程序的步骤；首优问题
2015	3	资料的直接来源；客观资料；护理诊断的排列原则

考点集萃

第一节　概　述

一、护理程序的步骤（2016/2017/2018）

1. **评估**　是护理程序的**第一步**，是有目的、有计划、系统地收集服务对象的健康资料并进行整理的动态、循环过程。护理评估是一个连续的过程，贯穿于护理程序的整个过程。
2. **诊断**　是在评估基础上对所收集的资料进行分析并确定患者的健康问题。
3. **计划**　是对护理诊断进行排序并制订相应的护理措施及方法。
4. **实施**　是护士及服务对象按照护理计划共同参与实践护理活动。
5. **评价**　评价预期目标的完成情况。

二、护理程序的理论基础

一般系统论是护理程序的理论框架（2014/2022）。

易错知识梳理

评估是护理程序的第一步，贯穿于护理程序的全过程。

第二节　护理评估

一、资料的分类（★★★）

1. **主观资料**（2018）　指服务对象对自己健康状况的**认知和体验**。
2. **客观资料**（2011/2018/2022）　指检查者通过观察、会谈、体格检查和实验室检查等获得的资料。

二、资料的来源（★★★）

1. 直接来源　**患者是资料的主要来源**（2015）。

2. 间接来源　家属及重要影响人；其他医务人员；病历和记录；医疗护理文献。

三、收集资料的方法（★★★）（2011）

1. **交谈**　是收集主观资料的最主要方法。

（1）方式：①正式交谈，如病史采集。②非正式交谈，即日常工作中进行的随意交谈。

（2）交谈的发展阶段：①开始阶段，说明交谈的目的及所需时间。②进行阶段，根据提纲进行交谈。③结束阶段，暗示谈话即将结束，表示谢意，进行小结。

（3）注意事项：交谈前拟好提纲；交谈环境安静、舒适，有利于保护患者隐私；交谈时间适宜；**控制好谈话内容（2010）**、避免离题等。

2. 观察　用感官有目的地收集有关服务对象的资料。

3. 体格检查　护士运用视诊、触诊、叩诊、听诊、嗅诊等方法，对患者进行全面的体格检查。

4. 查阅　包括患者的病历、各种护理记录以及有关文献等。

四、收集资料的步骤（★★）

1. 收集资料。

2. 整理资料　资料的整理方法有：①**按马斯洛需要层次论分类**。②按**戈登的功能性健康型态**分类。③按**NANDA的人类反应型态**分类。

3. 核实资料　运用客观方法核实主观资料；澄清含糊资料。

4. 分析资料　检查有无遗漏，找出异常，以及相关因素并评估危险因素。

5. **记录资料（2013）　记录资料时应遵循全面、客观、准确、简洁、及时的原则，不能有护士的主观判断，客观资料的记录应使用专业术语**，符合医疗护理文件书写要求。

名师点拨：客观资料一般带有明确数值，记录时应写明具体的数值和单位。**如“体温过高”为错误，“体温38℃”为正确（2011/2015）**。主观资料的记录尽量用患者的语言，应带引号。

第三节　护理诊断

一、定义与分类（★★★）

1. **定义（2019）　护理诊断是关于个人、家庭、社区对现存或潜在的健康问题及生命过程进行反应的一种临床判断，是护士为达到预期的结果选择护理措施的基础，这些预期结果应能通过护理职能达到。**

2. **分类**

（1）现存的护理诊断：是对当前正存在的健康问题或反应的描述。

（2）**潜在的护理诊断**：是对患者可能出现反应的描述，为**危险的护理诊断**，如“**有……的危险**”。

（3）**健康的护理诊断**：是对个体、家庭或社区服务对象具有的达到更高健康水平潜能的描述，如“**……有效**”。

二、组成（★★★）

1. 护理诊断有4个组成部分，即名称、定义、诊断依据和相关因素。

（1）名称：是对服务对象健康状况的概括性描述。

（2）定义：是对名称的一种清晰的、准确的表达。

（3）**诊断依据（2019）：①必要依据，护理诊断成立的必要条件。②主要依据，诊断成立通常需要具备的条件。③次要依据，诊断成立的辅助条件，不一定存在。**

（4）相关因素：是指引发服务对象健康问题的原因或情境。

2. 护理诊断的陈述包含3个要素：**健康问题（P）**，即护理诊断的名称；**症状或体征（S）**；**原因（E）**。陈述方式如下。

（1）三部分陈述：PSE 公式，多用于现存的护理诊断。如营养失调（P）：肥胖（S），与进食过多有关（E）。

（2）两部分陈述：**PE 公式，可用于潜在的护理诊断（2011）**，没有临床表现。如便秘（P）：与生活方式改变有关（E）。

（3）一部分陈述：只有 P，多用于健康诊断，如执行治疗方案有效（P）。

三、护理诊断与医疗诊断的区别（★★）

护理诊断与医疗诊断的区别，见表 1-8-1。

表 1-8-1　护理诊断与医疗诊断的区别

	护理诊断	医疗诊断
诊断内容	**个人、家庭、社区对现存或潜在的健康问题及生命过程反应的判断（2010）**	**个体生理病理变化的临床判断（2010）**
决策者	护士	医护人员
职责范围	护理职责范围	医疗职责范围
数量	可同时有多个	通常只有一个
稳定性	随健康状况变化而改变	相对稳定

（四）书写护理诊断的注意事项（★★★）

1. 应使用统一的护理诊断名称。
2. 一个护理诊断针对一个健康问题。
3. 避免用症状或体征代替护理诊断。
4. 护理诊断应明确相关因素，陈述时应使用“**与……有关**”的方式；知识缺乏的表述为“知识缺乏：缺乏……知识”。
5. 避免使用可能引起法律纠纷的语句。

（五）合作性问题——潜在并发症（★★）

需要护士与其他健康保健人员，尤其是医生共同合作解决，属于合作性问题，陈述方式是“**潜在并发症：……**”，并非所有并发症都是合作性问题。

第四节　护理计划

一、种类（★★）

护理计划可分为入院护理计划、住院护理计划与出院护理计划。

二、制订计划的过程（★★★）

（一）排序护理诊断的优先次序

1. 首优问题　指对生命威胁最大，需要立即解决的问题。

名师点拨：**心肌梗死的首优问题是疼痛（2011/2013/2016），依据是心肌缺血缺氧（2013）**。

2. 中优问题　指不直接威胁生命，但对患者的精神和躯体造成极大痛苦的问题。
3. 次优问题　指与特定的疾病或其预后并不直接相关，但同样需要护士给予帮助解决的问题。

（二）护理诊断的排列原则（2015）

1. 可按照马斯洛需要层次理论排列：将对生理功能平衡状态威胁最大的问题排在最前面。
2. 服务对象认为最为迫切的问题，在与治疗、护理原则不冲突的情况下，可考虑优先解决。
3. 排序不是固定不变的，首优问题可以不止一个。
4. 护理时通常是几个问题一起解决，但重点是首优问题。
5. 一般应优先解决现存问题，但有时潜在的护理诊断和合作性问题比现存问题更重要，需要列为首优问题。

（三）确定预期目标

1. 目标的种类

（1）**短期目标**：短时（几小时或几天）能达到的目标。

（2）长期目标：需长时间才能达到的目标。

2. 目标的陈述方式 5个要素：主语、谓语、行为标准、条件状语、评价时间。如：

3日后	患者	拄拐	行走	50m
评价时间	主语	条件状语	谓语	行为标准

3. 确定预期目标的注意事项

（1）目标应以服务对象为中心，陈述的是服务对象的行为。

（2）一个预期目标只能针对一个护理诊断，只有一个行为动词；一个护理诊断可有多个预期目标。

（3）目标应切实可行，有据可依，而且是服务对象所能达到的。

（4）目标应具体，可观察或测量。

（5）目标应有时间限制。

（6）关于潜在并发症的目标：护士只能监测并发症的发生与发展。

（四）制订护理措施

1. 护理措施的分类

（1）**独立性护理措施**：指护士不依赖医嘱，而是运用护理知识和技能可独立完成的护理活动。

（2）**合作性护理措施**：指护士与其他医务人员共同合作完成的护理活动。

（3）**依赖性护理措施**：指护士执行医嘱的护理活动。

2. 制订护理措施的注意事项 ①护理措施要有针对性。②护理措施应切实可行。③护理措施要有科学依据。④护理措施要具体，可执行，可操作。

（五）护理计划的书写

一般都有护理诊断、预期目标、护理措施和评价4个栏目。

第五节 护理实施（★★★）

1. 实施前思考 5个“W”：①做什么（What）。②谁去做（Who）。③怎么做（How）。④何时做（When）。⑤何地做（Where）。

2. 实施过程 ①将所计划护理活动加以组织，任务落实。②执行医嘱，保持医疗和护理有机结合。③及时评价实施的效果，观察病情，处理突发急症。

3. 护理实施的动态记录 PIO格式：①P，患者健康问题。②I，护理措施。③O，护理效果。

第六节 护理评价

1. 步骤（★★★） ①建立评价标准：计划阶段所确定的预期目标可作为护理效果评价的标准。②收集资料。③评价预期目标是否实现。④重审护理计划。

2. 评价与其他步骤之间的关系（★★★） 评价相当于护理程序系统中的反馈，通过评价，护理程序成为一个连续的过程。

基础巩固

护理评估资料的类型

1. 主观资料　患者的主诉。
2. 客观资料　检查所得。

实战演练

【A1 型题】

1. 护理程序的步骤排列顺序，正确的是

   A. 评估—诊断—计划—实施—评价
   B. 评价—诊断—计划—实施—评估
   C. 评估—实施—计划—诊断—评价
   D. 评估—计划—诊断—实施—评价
   E. 评价—诊断—计划—评价—实施

【答案】 A

【考点】 护理程序的步骤

【解析】 护理程序是指导护理人员以满足护理对象的身心需要，恢复或增进护理对象的健康为目标，科学地确认护理对象的健康问题，运用系统方法实施计划性、连续性、全面整体护理的一种理论与实践模式。护理程序一般可分为5个步骤，即评估、诊断、计划、实施和评价。故选A。

2. 在护理程序中，指导护理活动的思想核心是

   A. 以完成的护理工作内容为中心
   B. 以医院管理的重点任务为中心
   C. 以维护医护人员的利益为中心
   D. 以护理的服务对象为中心
   E. 以执行医嘱为中心

【答案】 D

【考点】 护理程序

【解析】 护理程序是护士在对护理对象进行护理时所应用的工作程序，是一种系统解决问题的方法，是一个持续的、循环的、动态变化的过程。其贯穿以服务对象为中心的观念，体现了以人为中心的整体护理。故选D。

3. 护理诊断排序的基本原则是

   A. 按器官系统存在的问题排序
   B. 按马斯洛的需要层次论由高向低排序
   C. 按问题出现的时间顺序排序
   D. 按问题的轻重缓急，亟须解决的问题总是排在首位
   E. 按患者的意愿，患者认为重要的问题排在首位

【答案】 D

【考点】 护理诊断的排序原则

【解析】 护理诊断按问题的轻重缓急排序，亟须解决的问题总是排在首位。故选D。

4. 关于护理诊断排列顺序的叙述，正确的是

   A. 一个患者首优的护理诊断只有一个
   B. 护士可参照马斯洛的需要层次论对护理诊断进行排序
   C. 首优的护理诊断解决之后再解决中优问题
   D. 现存的护理诊断应排在“有……危险”的护理诊断之前
   E. 对于某个患者来说，护理诊断的先后次序常常是固定不变的

【答案】 B

【考点】 护理诊断的排序原则

【解析】 护理诊断的排序原则：①可按照马斯洛需要层次论排列。②服务对象认为最为迫切的问题，在与治疗、护理原则不冲突的情况下，可考虑优先解决。③排序不是固定不变的，首优问题可以不止一个。④护理时通常是几个问题一起解决，但重点是首优问题。⑤一般应优先解决现存问题，但有时潜在的护理诊断和合作性问题比现存问题更重要，需要列为首优问题。故选B。

5. 属于护理程序中计划阶段的内容是

   A. 分析资料　　B. 确定护理诊断
   C. 确定护理目标　　D. 实施护理措施
   E. 评价患者反应

【答案】 C

【考点】 制订护理计划的内容

【解析】 制订护理计划包括排列护理诊断的优先次序、制订预期目标、制订护理措施和护理计划成文四个步骤。因此，属于护理程序中计划阶段内容的是确定护理目标。故选C。

6. 护理诊断指出护理方向，有利于

   A. 收集客观资料　　B. 制订护理措施
   C. 实施护理措施　　D. 进行护理评估
   E. 修改护理计划

【答案】 B

【考点】 护理诊断

【解析】 护理诊断是对一个人生命过程中的生理、心理、社会文化、发展及精神方面所出现的健康问题反应的说明，这些健康问题的反应属于护理职责范畴，可以用护理的方法来解决；是叙述患者由于病理状态所引起的人的行为反应，其目的是制订、实施护理计划以解决患者现存的或潜在的健康问题。护理诊断有利于制订护理措施。故选 B。

7. 护理计划主要是根据下列哪项制订的

A. 检验报告　B. 既往病史　C. 医疗诊断

D. 护理查体　E. 护理诊断

【答案】 E

【考点】 护理计划的制订依据

【解析】 护理计划是针对护理诊断制订的具体护理措施，是护理程序的第三步，分 4 个步骤：①设定优先顺序。②设定预期目标。③设定护理措施。④护理计划成文，即将护理诊断、护理目标、护理措施等按一定格式书写成文，构成护理计划。故选 E。

8. 护理程序的基本框架理论是

A. 沟通理论　B. 一般系统论

C. 奥伦自理理论　D. 应激与适应理论

E. 需要层次论

【答案】 B

【考点】 护理程序的理论基础

【解析】 护理程序以系统论、需要层次论为科学理论基础，具有组织性和计划性。一般系统论构成了护理程序的基本框架。故选 B。

9. 对患者进行心理社会评估采用的最主要方法是

A. 体格检查　B. 交谈和观察

C. 心理社会测试　D. 阅读相关资料

E. 使用疼痛评估工具

【答案】 B

【考点】 心理社会评估的方法

【解析】 心理评估的常用方法主要有观察、调查、心理测验和实验等。但是对患者进行心理评估采用的最主要的方法是交谈和观察，故选 B。

【A2 型题】

10. 患者，男，25 岁。因发热、咳嗽、呼吸困难而住院，患者神志清楚。在收集资料的过程中属于主要来源的是

A. 文献资料　B. 心理医生　C. 患者家属

D. 患者本人　E. 主治医生

【答案】 D

【考点】 护理评估

【解析】 护理评估中资料的来源有如下 2 种。①直接来源：患者是资料的主要来源。②间接来源：家属及重要影响人、其他医务人员、病历和记录和医疗护理文献。故选 D。

11. 患者，男，57 岁。因心肌梗死入院。主管护士评估后确定其有以下健康问题。应优先解决的问题是

A. 舒适改变：心前区疼痛

B. 营养失调：低于机体需要量

C. 活动无耐力

D. 气体交换受损

E. 知识缺乏

【答案】 A

【考点】 心肌梗死的首优护理问题

【解析】 该患者因心肌梗死住院，疼痛是心肌缺血缺氧的表现，是患者最主要的护理问题，所以应优先解决，让患者卧床休息并吸氧。故选 A。

12. 患者，女，30 岁。因上呼吸道感染就医。在下列采集的资料中，属于客观资料的是

A. 感到头痛，乏力 2 天

B. 咽部充血，体温 38.1℃

C. 感到恶心

D. 不易入睡

E. 自觉咽痛

【答案】 B

【考点】 资料的分类

【解析】 客观资料指检查者通过观察、会谈、体格检查和实验室检查等获得的资料。B 选项中咽部充血是通过眼观察所见，体温是通过测量得到的数据，均属于客观资料。故选 B。

【A3/A4 型题】

（13～15 题共用题干）

患者，男，45 岁。自感全身不适前来就诊。门诊护士巡视时发现他面色苍白，出冷汗，呼吸急促，主诉腹痛剧烈。

13. 门诊护士应采取的措施是

A. 安排患者提前就诊　B. 让患者就地平卧休息

C. 为患者测量脉搏血压　D. 安慰患者，仔细观察

E. 让医生加快诊治速度

【答案】 A

【考点】 门诊的护理工作

【解析】 门诊护士主要负责预检分诊、安排候诊和就诊，要随时观察候诊患者的病情，遇到高热、剧痛、呼吸困难、出血、休克等较严重的患者，应立即安排提前就诊或送急诊室处理。故选 A。

14. 医生检查后，建议立即将该患者送至急诊室，用轮椅运送患者，错误的做法是
   A. 推轮椅至诊察床旁
   B. 使椅背和床头平齐
   C. 翻起轮椅的脚踏板
   D. 站在轮椅背后固定轮椅
   E. 嘱患者靠后坐，手握扶手

【答案】 B

【考点】 轮椅运送法

【解析】 协助患者坐轮椅的正确方法：将轮椅推至床旁，使椅背与床尾平齐，将脚踏板翻起，拉起车闸以固定车轮，扶患者上轮椅，患者坐稳后，翻下脚踏板，嘱患者把脚踏在脚踏板上；嘱患者手扶轮椅扶手，尽量靠后坐；嘱患者身体勿向前倾或自行下车；下坡时要减慢速度并注意观察病情。故选B。

15. 急诊医生处理后，患者留住急诊观察室。在评估患者时，下述哪项是客观资料
   A. 腹痛难忍　B. 感到恶心　C. 睡眠不佳
   D. 心悸不适　E. 面色苍白

【答案】 E

【考点】 患者资料的分类

【解析】 主观资料来源于护理对象，是其主诉，即护理对象对其所经历、所感觉、所思考、所担心内容的诉说。客观资料是指他人通过观察、体格检查或借助医疗仪器和实验室检查获得的资料。故选E。

【B1 型题】

（16~17 题共用备选答案）
   A. 低效性呼吸型态：发绀、呼吸急促，与胸部疼痛有关
   B. 有受伤的危险：与视物模糊有关
   C. 潜在并发症：心律不齐
   D. 母乳喂养有效
   E. 体温升高

16. 属于合作性问题的是

【答案】 C

17. 符合护理诊断的 PES 公式描述的是

【答案】 A

【考点】 合作性问题

【解析】 合作性问题是指护士不能独立预防和处理的并发症，合作性问题有其固定的陈述方式，即“潜在并发症：×××××”，可简写成 PC。护理诊断有3种陈述方式：PES、PE、P，其中 PES 多用于现存的护理诊断，包括问题、病因、症状和体征。故16题选C，17题选A。

第九章　舒适、疼痛、休息与睡眠、活动

考点直击

年份	分值	考点
2023	2	中凹卧位；疼痛患者的护理评估
2022	8	侧卧位；疼痛分级；疼痛护理；活动受限的因素；肌力分级
2021	1	端坐位
2019	7	舒适的概念；被动卧位；半坐卧位；面部表情疼痛评定法；松弛疗法；影响睡眠因素的评估；关节活动度练习
2018	6	舒适的影响因素；半坐卧位；膝胸卧位；截石位；创造良好的睡眠环境
2017	2	2 级疼痛；疼痛的护理措施
2016	4	半坐卧位；头高足低位；骨骼肌肉状态；等长练习
2015	5	舒适的影响因素；被动卧位；中凹卧位；行为反应；促进睡眠的护理措施

考点集萃

第一节　舒　　适

一、概念（★★）

1. 舒适（2019）　**指个体身心处于轻松自在、满意、无焦虑、无疼痛的健康、安宁状态时的一种自我满足的主观感觉**。最高水平的舒适是一种健康状态，表现为情绪稳定、心情舒畅、精力充沛、感到安全和完全放松，身心需要均能得到满足。

影响因素：生理，心理、精神，环境和社会（2015/2018）。

2. 不舒适　指个体身心不健全或有缺陷，生理、心理需求不能全部满足，或周围环境有不良刺激，身体出现病理改变，身心负荷过重的一种自我感觉。**疼痛是不舒适中最为严重的表现形式**（2011/2013）。

名师点拨：舒适与不舒适没有严格的分界线。

二、影响舒适的因素（★★★）

（一）身体因素

1. 自理缺陷　病重时活动受限不能完成洗头、洗澡等清洁工作。
2. 姿势或体位不当　致使局部肌肉和关节疲劳、麻木、疼痛等。
3. 活动受限　如约束带或石膏、绷带、夹板过紧。
4. 疾病影响　疾病所致的疼痛、恶心、呕吐、咳嗽、饥饿、腹胀等。

（二）心理社会因素

1. 焦虑或恐惧　担心疾病带来的危害，安全、生存需求得不到保障等。

2. 角色适应不良　因担心家庭、孩子或工作等，出现角色适应不良。

3. 面对压力　生病后工作不能按时完成，甚至有的还要失去现有工作；对治疗和手术担心等。

4. 自尊受损　如被医护人员疏忽、冷落，照顾与关心不够等。

5. 缺乏支持系统　如住院后与家人隔离或被亲朋好友忽视等。

（三）环境因素

环境因素包括社会环境和物理环境。①社会环境：如新入院患者对医院和病室环境陌生，缺乏安全感。②物理环境：如病室内温度过高或过低、空气污浊有异味、噪声过强等。

三、促进患者舒适的护理措施（★★★）

（一）预防为主，促进舒适

保持病室环境整洁、加强生活护理、协助重症患者保持良好的个人卫生、维持适当的姿势和舒适的卧位等。护理人员态度良好，不断地听取患者对治疗、护理的意见，并鼓励他们积极主动地参与护理活动，促进康复。

（二）加强观察，去除诱因

通过观察患者的面部表情、眼神、手势、姿势、体位、活动能力、食欲等，预知其不舒适程度。还应注意观察患者的疼痛、尿潴留、咳嗽、出汗等症状，发现和去除诱发因素，减轻不适。

（三）互相信任，给予心理支持

护理人员与患者、家属建立起相互信任的关系是提供心理护理的基础。护理人员可采用不作评判的倾听方式，取得信任，使患者郁积在内心的苦闷或压抑得以宣泄。通过有效的沟通，正确指导患者调节情绪。

（四）维持舒适卧位

1. 卧位的分类　根据卧位的自主性分为以下几类。

（1）主动卧位：患者自主采取、能随意改变的卧位。

（2）**被动卧位：患者自身无力变换，躺卧于他人安置的卧位（2015/2019）**。见于昏迷、极度衰弱患者。

（3）**被迫卧位：**患者意识清晰，也有交换卧位的能力，但为了减轻疾病所致的痛苦或因治疗需要而被迫采取的卧位。肺心病患者由于呼吸困难而被迫采取**端坐卧位**。

2. **常用卧位**

（1）**仰卧位**

1）去枕仰卧位：**去枕仰卧，头偏向一侧**，两臂放于身体两侧，两腿伸直，自然放置。将枕头横立于床头。

适用范围：①**昏迷或全身麻醉未清醒**的患者，可防止呕吐物误入气管而引起窒息或肺部并发症。②椎管内麻醉或脊髓腔穿刺后的患者，可预防颅内压减低而引起的头痛。

2）**中凹卧位（2014/2015/2023）**：适用于**休克**患者。姿势：抬高头胸部 20°～30°（保持气道通畅，改善缺氧），抬高下肢 15°～20°（利于静脉血回流，增加心排量，缓解休克症状）。

3）**屈膝仰卧位：**患者仰卧，头下垫枕，两臂放于身体两侧，两膝屈起，并稍向外分开。

适用范围：**腹部检查**或接受**导尿、会阴冲洗**等。

（2）**侧卧位（2022）**：侧卧，两臂屈肘，手分别放在枕旁和胸前，下腿伸直，上腿弯曲。必要时两膝之间、胸腹部、后背部放置软枕。

适用范围：①灌肠、肛门检查及配合**胃镜、肠镜检查（2022）**等。②预防压力性损伤。③臀部肌内注射（上腿伸直，下腿弯曲）。

（3）**半坐卧位（2019）：先摇床头 30°～50°，再摇起膝下支架，以防患者下滑。放平时，先摇平膝下支架，再摇平床头支架。**

适用范围及作用见表 1-9-1。

（4）**端坐位（2021）**：患者坐起，身体前倾，或伏桌休息。床头抬高。

适用范围：心力衰竭、心包积液、支气管哮喘发作等因极度呼吸困难被迫日夜端坐者。

表 1-9-1　半坐卧位的适用范围及作用（2011/2013/2016）

适用范围	作　用
面部及颈部手术后	**减少局部出血（2018）**
心肺疾病引起呼吸困难	重力作用：①血液滞留于下肢和盆腔，减少回心血量，减轻肺淤血和心脏负担。②膈肌下降，胸腔扩大，利于气体交换，改善呼吸
腹腔、盆腔手术后或有炎症	**局限感染；防止感染向上蔓延引起膈下脓肿**
腹部手术后	**减轻张力，缓解疼痛，利于切口愈合（2018）**
疾病恢复期体质虚弱	利于向站立位过渡

（5）**俯卧位**：患者俯卧，两臂屈肘放于头的两侧，两腿伸直；胸下、髋部及踝部各放一软枕，头偏向一侧。

适用范围：①腰背部检查或配合胰、胆管造影检查时。②脊柱手术后或腰、背、臀部有伤口，不能平卧或侧卧的患者。③胃肠胀气导致腹痛时，增大腹腔容积，缓解腹痛。

（6）**头低足高位**：患者仰卧，头偏向一侧，将一软枕横立于床头，以防碰伤头部。床尾用支托物抬高15°~30°。颅内高压者禁用。

适用范围：①肺部分泌物引流，使痰易于咳出。②**十二指肠引流术（2013）**，有利于胆汁引流。③跟骨或胫骨结节牵引时，利用人体重力作为反牵引力。

（7）**头高足低位**：患者仰卧，床头用支托物抬高15°~30°或根据病情而定，床尾横立一枕。

适用范围：①颈椎骨折患者做颅骨牵引时，用作反牵引力。②减轻颅内压，预防脑水肿。③**颅脑手术后的患者（2016）**。

（8）**膝胸卧位**：患者跪卧，两小腿平放于床上，稍分开；大腿和床面垂直，胸贴床面，腹部悬空，臀部抬起，头转向一侧，两臂屈肘，放于头的两侧。

适用范围：①**肛门、直肠、乙状结肠镜检查及治疗（2018）**。②矫正胎位不正或子宫后倾。③促进产后子宫复原。④法洛四联症患儿缺氧发作时。

（9）**截石位**：患者仰卧于检查台上，两腿分开，放于支腿架上，臀部齐台边，两手放在身体两侧或胸前。

适用范围：①**会阴、肛门部位的检查、治疗或手术，如膀胱镜（2018）**、妇产科检查、阴道灌洗等。②**产妇分娩**。

易错知识梳理

1. 头低足高位——跟骨或胫骨结节牵引时，作反牵引力。
2. 头高足低位——颈椎骨折做颅骨牵引时，作反牵引力。

第二节　疼　　痛

一、概述（★★）

疼痛是一种令人不快的感觉和情绪上的感受。具有以下**共同特征**：①疼痛提示个体的防御功能或人的整体性受到侵害。②疼痛是个体身心受到侵害的危险警告，常伴有生理、行为和情绪反应。③疼痛是一种身心不舒适的感觉。

二、疼痛的原因

各种外界刺激作用于神经末梢导致疼痛。

1. 温度刺激　过高或过低的温度作用于体表。
2. 化学刺激　化学物质如强酸、强碱直接刺激神经末梢。

3. 物理损伤　如刀切割、针刺、碰撞、身体组织受牵拉、肌肉受压、挛缩等。

4. **病理改变**　疾病造成的体内某些管腔堵塞，**组织缺血、缺氧（2010）**，空腔脏器过度扩张，平滑肌痉挛或过度收缩，局部炎性浸润等。

5. 心理因素　情绪紧张或低落、愤怒、悲痛、恐惧等都能引起局部血管收缩或扩张而导致疼痛。

三、影响疼痛的因素

1. 年龄　婴幼儿对疼痛的敏感性不如成年人，随着年龄的增长，对疼痛的敏感性逐渐增加，但老年人对疼痛的敏感性逐渐下降。

2. 经历　即个体以往对疼痛的经验及对疼痛原因的理解和态度。个人对疼痛的态度直接影响其行为。

3. 注意力　个体对疼痛的注意力会影响其对疼痛的感觉程度。

4. 情绪　积极愉快的情绪可减轻或否认疼痛，消极焦虑的情绪可使疼痛加剧。

5. 疲惫　身体非常疲乏且睡眠不佳时，对疼痛的感觉增强，耐受力下降。

6. 个体差异　自尊心及自控力较强的患者常常能够忍受疼痛。

7. 社会文化背景　在鼓励坚强、忍耐，推崇勇敢的文化氛围中，患者往往能忍受更多的疼痛。

8. 患者的支持系统　良好的支持可减少患者的孤独和恐惧，减轻疼痛。

9. 治疗和护理　如各种注射等操作可能带来痛苦的感觉；患者出现疼痛时得不到必要的镇痛处理。

四、对疼痛患者的护理（★★★）

（一）护理评估

1. **内容（2023）**　疼痛病史、社会心理因素、医疗史及镇痛效果等。

2. 方法

（1）交谈法：主要是询问病史。

（2）观察与临床检查

1）静止不动：即患者维持某一种最舒适的体位或姿势，常见于四肢或外伤疼痛者。

2）无目的乱动：在严重疼痛时，有些患者常通过无目的地乱动来分散其对疼痛的注意力。

3）保护动作：是患者对疼痛的一种逃避性反射。

4）规律性动作或按摩动作：为了减轻疼痛的程度常使用的动作。如头痛时用手指按压头部，内脏性腹痛时按揉腹部等。

此外，疼痛发生时患者常发出呻吟、喘息、尖叫、呜咽、哭泣等声音。

（3）评估工具的使用

1）数字评分：将一条直线等分为 10 段，按 0~10 分次序评估疼痛程度。0 分表示无痛，10 分表示剧痛，中间次序表示疼痛的不同程度。

2）视觉模拟评分法：用一条直线，不作任何划分，仅在直线的两端分别注明“不痛”和“剧痛”，请患者根据自己对疼痛的实际感觉在直线上标记疼痛的程度。

3）**面部表情疼痛评定法（2014/2019）适用于 3 岁以上儿童**。

4）按 WHO 的疼痛分级标准进行评估，**疼痛分为 4 级**。

0 级：指无痛。**1 级（轻度疼痛）**：有轻度疼痛，但可以忍受，睡眠不受影响。**2 级（中度疼痛）：疼痛明显，不能忍受，睡眠受干扰，要求用镇痛药（2017/2022）**。**3 级（重度疼痛）（2022）：疼痛剧烈（2010/2011），不能忍受**，睡眠严重受干扰，**需要**用镇痛药。

3. 疼痛对个体的影响

（1）精神方面：短期剧痛可引起患者精神异常兴奋、烦躁不安；长期慢性疼痛使多数患者情绪低落、沉默寡言、表情淡漠。疼痛的不良心理反应以抑郁和焦虑最为常见，还可有愤怒和恐惧。

（2）生理反应：血压升高、心率加快、呼吸频率加快、儿茶酚胺分泌增加、血糖上升等。

（3）**行为反应（2015）**：语言反应；躯体反应，如皱眉、面部扭曲、肌肉收缩等。

（二）疼痛的护理措施（2017/2022）

1. 减少或消除引起疼痛的原因。

2. 合理运用缓解或解除疼痛的方法。

（1）药物镇痛：药物治疗是治疗疼痛最基本、最常用的方法。

1）常见给药途径：给药途径以无创为主。口服给药法是阿片类药物给药的首选途径。静脉注射是最迅速、有效和精确的给药方式。

2）对于癌性疼痛的药物治疗，目前临床上普遍采用 WHO 所推荐的三阶梯镇痛疗法。①基本原则：包括口服给药、按时给药、按阶梯给药、个体化给药、密切观察药物不良反应及宣教。②基本内容：见表 1-9-2。

表 1-9-2　三阶段镇痛疗法

阶段	适用范围	常用药
第一阶段	轻度疼痛	非阿片类：**阿司匹林、对乙酰氨基酚、布洛芬**
第二阶段	中度疼痛	弱阿片类：**可待因**、右旋丙氧酚、氧可酮、**曲马多**
第三阶段	重度疼痛/剧痛	强阿片类：**吗啡、美沙酮、哌替啶**

3）诊断未明前禁用镇痛药；掌握慢性疼痛的规律，在疼痛发作前给药；疼痛缓解及消失后及时停药。

（2）物理镇痛：如日光、海水、热、冷和水等。

（3）针灸镇痛。

3. 提供社会心理支持。

4. 恰当地运用心理护理方法。

（1）减轻心理压力：护士应以同情、安慰和鼓励的态度支持患者，与患者建立相互信赖的友好关系。

（2）**转移注意力**

1）参加活动：组织患者参加其感兴趣的活动，如唱歌、玩游戏等。

2）音乐疗法：运用音乐分散患者对疼痛的注意力是有效的方法之一。

3）有节律地按摩：在患者疼痛部位或身体某一部位作环形按摩。

4）深呼吸：用鼻深吸气，然后慢慢从口中呼气，反复进行。

5）指导想象：通过对某特定事物的想象以达到特定的正向效果。

6）**松弛疗法（2011/2019）**：可以缓解焦虑，减轻疼痛，促进睡眠。

5. 促进舒适。

6. 健康教育　指导患者准确客观地描述疼痛、正确用药、正确评价治疗效果。疼痛减轻表现：①一些疼痛的征象，如面色苍白减轻或消失。②对疼痛的适应能力有所增强。③身体状态和功能改善，自我感觉舒适，食欲增加。④休息和睡眠的质量较好。⑤能重新建立一种行为方式，轻松地参与日常活动，与他人正常交往。

第三节　休息与睡眠

一、概述（★★）

（一）休息

休息是指通过改变当前的活动方式，使身心放松，处于一种没有紧张和焦虑的松弛状态。

1. 休息的意义　维持身心健康，促进疾病恢复。

2. 休息的条件　①**身体舒适**。②**心理放松**。③**环境和谐**。④**睡眠充足**是促进休息的最基本条件。

（二）睡眠

睡眠是一种周期发生的知觉的特殊状态，由不同时相组成，对周围环境可相对地不作出反应。

1. 睡眠的发生机制　**睡眠中枢（位于脑干尾端）**向上传导冲动作用于大脑皮质，与控制觉醒状态的脑干网状上行激活系统的作用相拮抗，从而调节睡眠与觉醒的相互转化。

2. 睡眠的时相　可分为**慢波睡眠**（NREM）与**快波睡眠**［异相睡眠或快速眼球运动睡眠（REM）］，见表 1-9-3。

表 1-9-3　睡眠的时相（2014）

	分　期	特　点	生理表现
NREM	入睡期（Ⅰ期）	过渡期，睡得最浅，易被唤醒	全身肌肉松弛，呼吸均匀，脉搏减慢
	浅睡期（Ⅱ期）	仍可听到声音，易被唤醒	身体功能活动继续减慢，肌肉逐渐放松
	中度睡眠期（Ⅲ期）	很难被唤醒	肌肉完全放松，生命体征数值下降，但仍然规则，身体很少移动
	深度睡眠期（Ⅳ期）	极难唤醒，**可出现梦游或遗尿**	身体完全松弛且无法移动，腺垂体分泌生长激素，组织愈合加快
REM	—	眼球转动快，脑电波活跃，**做梦**	肾上腺大量分泌，除眼肌外全身肌肉松弛，血压、心率增快

二、促进患者休息的护理措施

1. 增加身体舒适　如协助调整体位和姿势等。
2. 促进心理放松　建立良好的护患关系等。
3. 促进环境的和谐　病床舒适、光线适宜，医务人员做到四轻，操作集中且尽量安排在白天。
4. 保证足够的睡眠。

三、促进患者睡眠的护理措施（★★★）

（一）睡眠评估

1. 影响睡眠因素的评估

（1）年龄：随着年龄的增长，个体的睡眠时间逐渐减少。

（2）生理因素：睡眠是一种周期性现象，一般发生在昼夜性节律的最低期，与人的生物钟保持一致。

（3）病理因素：几乎所有的疾病都会影响原有的睡眠型态。

（4）**环境因素（2019）：大多数人在陌生的环境下难以入睡**。

（5）药物因素：安眠药能够加速睡眠，但长期使用可产生药物依赖或出现戒断反应，加重原有的睡眠障碍。

（6）情绪因素：任何强烈的情绪变化及不良的心理均可影响正常睡眠。

（7）食物因素：含有较多**L-色氨酸**的食物，如肉类、乳制品和豆类能促进入睡，是**天然的催眠药**。少量饮酒能促进睡眠，但大量饮酒会使睡眠变浅。浓茶、咖啡及可乐中含有咖啡因，饮用后使人难以入睡，对睡眠不好的人应限制摄入，尤其在睡前 4~5 小时应避免饮用。

2. 睡眠障碍的评估

（1）**失眠**：临床上最常见的睡眠障碍，以入睡及睡眠维持困难为主要表现。

（2）发作性睡眠：不能控制的短时间嗜睡。

（3）睡眠过度：过多的睡眠，可持续几小时或几天，难以唤醒。

（4）睡眠呼吸暂停：以睡眠中呼吸反复停顿为特征可分为中枢性和阻塞性呼吸暂停两种。

（5）梦游症：主要见于儿童，以男性多见，是中枢神经延缓成熟所致。

3. 住院患者睡眠状况评估　①睡眠及就寝时间。②午睡时间。③睡眠前习惯。④入睡持续时间。⑤睡眠深度。⑥是否打鼾。⑦夜间醒来的时间、次数和原因。⑧睡眠中是否有异常。⑨睡眠效果。⑩是否服催眠药及药物的种类和剂量。

（二）护理措施（2014/2015）

1. 满足患者身体舒适的需要。

2. 减轻患者的心理压力　轻松愉快的心情有助于睡眠。

3. 创造良好的睡眠环境　病室温度**冬季为 18~22℃**，夏季为 25℃左右。**湿度保持在 50%~60%（2018）**。控制声音，做到“四轻”。夜间尽量熄灯。保证空气清新和流动。床铺安全、舒适。常规护理工作应安排在白天，并应避免在患者午睡时进行。

4. 合理使用镇静催眠药　原则是所有促进睡眠方法均无效时方可使用，用药时间越短越好。

5. 建立良好的睡眠习惯　避免在非睡眠时间卧床，晚间固定就寝时间和卧室；睡前可进食少量易消化的食物或热饮料，防止饥饿影响睡眠，但避免饮用咖啡、浓茶、可乐以及含酒精的刺激性饮料。

6. 做好晚间护理。

第四节　活　　动

一、概述

（一）活动的意义

1. 保持良好的肌张力，增强运动强度和耐力，增强全身活动的协调性，控制体重，减少肥胖。

2. 加速血液循环，提高机体氧和能力，增强心肺功能，预防便秘。

3. 缓解心理压力，有助于睡眠。

（二）活动受限的原因

1. 疼痛。

2. 运动、神经系统功能受损　可造成暂时的或永久的运动功能障碍。

3. 运动系统结构改变。

4. 营养状态改变　营养不良、乏力等因不能提供身体活动所需的能量而限制了活动；过度肥胖也会导致身体活动受限。

5. 肌肉、骨骼、关节的器质性损伤。

6. **精神心理因素（2022）**　极度忧郁或某些精神病患者如抑郁性精神分裂症患者、木僵患者等。

7. **治疗措施需要（2010）**　如采用约束或骨科牵引与制动等。

（三）活动受限对机体的影响

1. 皮肤　活动受限或长期卧床患者，对皮肤最主要的影响是形成压力性损伤。

2. 运动系统　长期活动受限会导致腰背痛，肌张力减弱、肌肉萎缩，骨质疏松、骨骼变形，关节僵硬、挛缩、变形等。

3. 心血管系统　长期卧床可导致：①体位性低血压由于长期卧床造成肌肉无力或突然直立时，小动脉尚未收缩，造成血压的突然下降。②静脉血栓形成是静脉血流滞缓和血液高凝状态所致的。

4. 呼吸系统　主要表现为坠积性肺炎和 CO_2 潴留。

5. 消化系统　食欲缺乏，出现负氮平衡；减慢胃肠道的蠕动，导致便秘甚至粪便嵌塞。

6. 泌尿系统　平躺时，出现排尿困难，长期排尿困难会形成尿液潴留，进而可形成尿路结石或造成尿路感染。

7. 心理状态　患者常出现焦虑、恐惧、失眠、自尊的改变等。部分患者会造成身体残疾无法就业，面临经济困难。

二、促进活动的护理措施（★★★）

（一）活动的评估

1. 患者的一般资料。

2. 心肺功能状态　活动会增加机体对氧的需要量，给呼吸、循环系统带来压力和负担。当患者有循环系统或呼吸系统疾病时，不恰当的活动会加重原有疾病，甚至会发生心搏骤停。

3. 骨骼肌肉状态　**肌力分为6级。**

（1）**0级：**完全瘫痪、肌力完全丧失。

（2）**1级（2010/2014/2016）：可见肌肉轻微收缩但无肢体活动。**

（3）**2级（2022）：**肢体可移动位置但不能抬起（可在床上活动）。

（4）**3级：**肢体能抬离但不能对抗阻力（可抬离床面）。

（5）**4 级**：能做对抗阻力的运动，但肌力减弱。

（6）**5 级**：肌力正常。

4. 关节功能状态　观察关节是否有肿胀、僵硬、变形，关节活动范围有无受限，活动时关节有无声响或疼痛、不适等症状。

5. **机体活动能力（2011）**　可分为 5 级。

（1）**0 级**：完全能独立，可自由活动。

（2）**1 级**：需要使用设备或器械。

（3）**2 级**：需要他人的帮助、监护和教育。

（4）**3 级**：既需要帮助，也需要设备和器械。

（5）**4 级**：完全不能独立，不能参加活动。

6. 活动耐力　指个体对活动与运动的生理和心理耐受力。

7. 目前的患病情况　如截瘫、昏迷、骨折等患者的活动完全受限，应采取由护士协助为主的**被动运动方式（2022）**。如为慢性病或疾病的恢复期，应鼓励患者坚持进行主动运动。

8. 社会心理状况　情绪低落、焦虑、厌倦或恐惧会严重影响活动的进行及预期效果。

（二）协助患者活动

1. 协助患者变换体位，预防压力性损伤　卧位患者若病情允许，应经常改变体位；避免长期受压，**间歇性解除压力**是有效预防压力性损伤的关键；给予背部护理，按摩受压肌肉。

2. **关节活动度练习（2011/2013/2019）**　简称 **ROM 练习**，指根据每一特定关节可活动的范围，通过应用主动或被动的练习方法，维持关节正常的活动度，恢复和改善关节功能的锻炼方法。由个体独立完成的称为主动性 ROM 练习；依靠医务人员完成的称为被动性 ROM 练习。活动受限患者应该尽快开始 ROM 练习。

（1）护士运用人体力学原理，帮助患者采取自然放松姿势，面向操作者，并尽量靠近操作者。

（2）根据各关节的活动形式和范围，依次对患者的颈部、肩、肘、腕、手指、髋、踝、趾关节做屈曲、伸展、过伸、外展、内收、内旋、外旋等关节活动练习。活动时要比较两侧关节活动情况，了解原来的关节活动程度。

（3）活动关节时操作者的手应作环状或支架支撑关节远端的身体。

（4）每个关节每次做 **5~10 次**完整的 ROM 练习，当患者出现疼痛、疲劳、痉挛或抵抗反应时，应停止操作。

（5）运动结束后，测量生命体征，协助患者采取舒适卧位，整理床单位。

（6）记录每日运动的项目、次数、时间以及关节活动度的变化。

3. 肌肉练习

（1）**等长练习**：**可增加肌肉张力而不改变肌肉长度的练习（2016）**。因不伴有明显的关节运动，又称**静力练习**。

1）优点是不引起明显的关节运动，故可在肢体被固定的早期应用，以预防肌肉萎缩；也可在关节内损伤、积液、炎症时应用。

2）缺点是以增加静态肌力为主，并有关节角度的特异性。

（2）**等张练习**：指对抗一定的负荷作关节的活动锻炼，同时也锻炼肌肉收缩。因伴有大幅度关节运动，又称**动力练习**。优点是肌肉运动符合大多数日常活动的肌肉运动方式，有利于改善肌肉的神经控制。

等张练习可遵循大负荷、少重复次数、快速引起疲劳的原则进行，也可采用“渐进抗阻练习法”（PRE）。

名师点拨：等长练习肌肉长度不变。等张练习时肌肉长度改变。

（3）注意事项

1）以患者的病情及运动需要为依据，制订适合患者的运动计划。

2）肌肉锻炼前后应做充分地准备及放松运动，避免出现肌肉损伤。

3）严格掌握运动的量与频率，以达到肌肉适度疲劳而不出现明显疼痛为原则。每次练习中间有适当的间歇让肌肉得到放松和复原，一般每日 1 次或隔日练 1 次。

4）如锻炼中出现严重疼痛、不适，或伴有血压、脉搏、心律、呼吸、意识、情绪等方面的变化，应及时停止锻炼，并报告医生做必要的处理。

5）注意肌肉等长收缩引起的升压反应及增加心血管负荷的作用，高血压、冠心病及其他心血管疾病的患者慎用肌力练习，严重者禁做肌力练习。

基础巩固

常用卧位及适用范围

1. 去枕仰卧位　①昏迷或全麻未清醒的患者。②椎管麻醉或髓腔穿刺后的患者。
2. 中凹卧位　休克患者。
3. 屈膝仰卧位　腹部检查或接受导尿、会阴冲洗。
4. 侧卧位 ①灌肠、肛门检查及配合胃镜、肠镜检查等。②预防压力性损伤。③臀部肌内注射（上腿伸直，下腿弯曲）。
5. 半坐卧位　①面部及颈部手术后。②心肺疾病引起呼吸困难。③腹腔、盆腔手术后或有炎症。④腹部手术后。⑤疾病恢复期体质虚弱。
6. 端坐位　心力衰竭、心包积液、支气管哮喘发作等因极度呼吸困难被迫日夜端坐者。
7. 俯卧位　①腰背部检查或配合胰、胆管造影检查时。②脊椎手术后或腰、背、臀部有伤口，不能平卧或侧卧的患者。③胃肠胀气导致腹痛时，增大腹腔容积，缓解腹痛。
8. 头低足高位　①肺部分泌物引流。②十二指肠引流术。③妊娠时胎膜早破，防止脐带脱垂。④跟骨或胫骨结节牵引时，利用人体重力作为反牵引力。
9. 头高足低位　①颈椎骨折患者做颅骨牵引时，用作反牵引力。②减轻颅内压，预防脑水肿。③颅脑手术后的患者。
10. 膝胸卧位　①肛门、直肠、乙状结肠镜检查及治疗。②矫正胎位不正或子宫后倾。③促进产后子宫复原。④法洛四联症患儿缺氧发作时。
11. 截石位 ①会阴、肛门部位的检查、治疗或手术。②产妇分娩。

实战演练

【A1 型题】

1. 肌肉等长练习的正确描述是
   A. 因肌肉长度改变而肢体运动
   B. 伴有明显的关节运动
   C. 增加肌肉的张力而不改变肌肉的长度
   D. 增加肌肉的张力且改变肌肉的长度
   E. 等长运动又称动力运动

【答案】 C

【考点】 肌肉等长练习

【解析】 肌肉等长练习又称为等长性力量练习或静力性练习，是肌肉在原来静止长度上做紧张用力练习。肌肉等长练习对增强肌肉力量和耐力具有显著的效果。故选 C。

2. 半卧位的目的不包括
   A. 利于引流　　B. 利于呼吸
   C. 利于循环　　D. 防止膈下脓肿
   E. 利于排尿

【答案】 E

【考点】 半卧位的目的

【解析】 半卧位目的在于：①使膈肌下降，胸腔扩大，肺活量增加，有利于呼吸，使呼吸困难得到改善。②有利于腹腔引流，使感染局限。③减轻腹部伤口的张力，减轻疼痛，有利于伤口愈合。④减少头颈部手术后的出血。利于排尿不是半卧位的目的。故选 E。

3. 关于舒适和不舒适的叙述，不正确的是
   A. 舒适是自我满足的主观感受
   B. 最高水平的舒适是一种健康状态
   C. 影响舒适的因素包括身体、心理和社会三个方面
   D. 疼痛会给患者带来严重的不舒适
   E. 舒适和不舒适没有严格的分界线

【答案】 C

【考点】 舒适和不舒适的定义

【解析】 舒适是主观的自我感觉，是身心健康、满意、没有病痛、没有焦虑的轻松自在的感觉。最高水平的舒适是体力充沛，精神振奋，心情舒畅，对一

切生理要求都感到满意，是一种健康状态，但是受到多种因素的影响。影响舒适的因素包含身体、心理、社会和环境四个方面。疼痛会给患者带来严重的不舒适，而舒适和不舒适没有严格的分界线。C 不全面，故选 C。

4. 不符合铺床节力原则的是

A. 备齐用物，按序放置

B. 身体靠近床沿

C. 上身前倾，两膝直立

D. 下肢稍分开，保持稳定

E. 使用肘部力量，动作轻稳

【答案】 C

【考点】 铺床的节力原则

【解析】 将铺床用物准备齐全，按使用顺序放置于床尾椅上，可减少取物时往返耗时。铺床时身体靠近床边，上身保持直立，两腿前后分开稍屈膝，以扩大支撑面，且身体重心稍降低，增加稳定度；折叠床单时，手不要举得太高，上臂尽可能保持垂直，以缩短重臂，以最小的能量，完成较大的工作任务。故选 C。

5. 慢性菌痢患者在保留灌肠时应采取的卧位是

A. 右侧卧位　B. 左侧卧位　C. 俯卧位

D. 仰卧位　E. 膝胸卧位

【答案】 B

【考点】 慢性菌痢患者保留灌肠的体位

【解析】 保留灌肠要根据病变部位及治疗目标而确定体位，慢性菌痢的病变部位多在直肠或乙状结肠，保留灌肠时应协助患者取左侧卧位，双膝屈曲，裤退至膝部，臀部移至床前。故选 B。

6. 处于被动卧位的是

A. 心包积液患者　B. 心力衰竭患者

C. 昏迷患者　D. 支气管哮喘患者

E. 胸膜炎患者

【答案】 C

【考点】 被动卧位

【解析】 被动卧位是指患者自身无力变换体位，躺在被安置的卧位，如昏迷、极度衰弱的患者。故选 C。

7. 用约束带时，应重点观察

A. 体位是否舒适　B. 约束带是否结实

C. 局部皮肤颜色及温度　D. 神志是否清楚

E. 衬垫是否垫好

【答案】 C

【考点】 约束带使用的注意事项

【解析】 约束带是一种保护患者安全的装置，用于躁动患者，因其有自伤或坠床的危险。治疗需要固定身体某一部位时，限制其身体及肢体的活动。保护性约束属于制动措施，故使用时间不宜太长，病情稳定或治疗结束后应及时解除约束，需较长时间约束者应定时更换约束肢体或每 2 小时活动肢体或放松 1 次，注意局部皮肤颜色及温度变化。故选 C。

8. 寻找不舒适原因及实施护理措施的有效渠道是

A. 护患合作　B. 促进睡眠　C. 减少焦虑

D. 解除疼痛　E. 指导放松方法

【答案】 A

【考点】 舒适与安全

【解析】 护患合作可以为患者提供一个整洁、舒适、安全的修养环境，护士们及时了解患者住院期间的生活、治疗、护理及修养情况，可及时帮助患者寻找不适原因和实施护理措施解决不适。故选 A。

【A2 型题】

9. 患者，男，72 岁。1 周前早晨起床发现半身肢体瘫痪，现病情稳定准备进行康复功能训练。训练前对患者进行患肢肌力程度检测为 1 级。该肌力程度的表现是

A. 完全瘫痪，肌力完全丧失

B. 可见肌肉轻微收缩，但无肢体运动

C. 肢体可移动位置，但不能抬起

D. 肢体能抬高床面，但不能对抗阻力

E. 肢体能做对抗阻力运动，但肌力减弱

【答案】 B

【考点】 肌力的分级标准

【解析】 肌力的分级标准如下。0 级：肌肉完全麻痹，触诊肌肉完全无收缩力。1 级：肌肉有主动收缩力，但不能带动关节活动。2 级：可以带动关节水平活动，但不能对抗地心引力。3 级：能对抗地心引力做主动关节活动，但不能对抗阻力，肢体能抬离床面。4 级：能对抗较大的阻力，但比正常者弱。5 级：正常肌力。故选 B。

10. 患者，女，61 岁。因头昏摔倒致腰椎 L_1 右侧横突骨折而急诊入院。经积极治疗，现病情已稳定。护士协助患者改变体位的方法正确的是

A. 一人协助患者取半坐卧位法

B. 两人协助患者取半坐卧位法

C. 一人协助患者取端坐卧位法

D. 一人协助患者轴线翻身法

E. 两人协助患者轴线翻身法

【答案】 E

【考点】 变换卧位法

【解析】 根据题干，患者的脊柱受到损伤，应该采取轴线翻身法，避免脊柱受到更加严重的伤害，两名护士站在床的同侧，将大单置于患者身下，分别抓紧靠近患者肩、腰背、髋部、大腿等处的大单，将患者拉至近侧并放置床档。护士绕至对侧，将患者近侧手臂置在头侧，远侧手臂置于胸前，两膝间放一软枕。两人双手分别抓紧患者肩、腰背、髋部、大腿等处的远侧大单，一名护士发口令，两人动作一致地保持同一轴线为患者翻身。故选 E。

11. 患儿，男，4 岁。突然出现左上腹部疼痛。为了准确地对其疼痛进行评估，护士最好选用的评估工具是

A. 面部表情疼痛评估工具
B. 描述式疼痛评估工具
C. 数字式疼痛评估工具
D. 填图式疼痛评估工具
E. 言语式疼痛评估工具

【答案】 A

【考点】 疼痛评估工具

【解析】 针对不同年龄组的患者使用疼痛评估工具：数字式疼痛评估工具适用于青少年和成人，可使用此工具进行疼痛的评估；描述式疼痛评估工具用于测量青少年和成人的疼痛；面部表情疼痛测量图可用于 3 岁以上的儿童。故选 A。

12. 患者，女，32 岁。过马路时不慎被汽车撞成右下肢开放性骨折，因失血过多发生休克。入院后应采取的体位是

A. 头高足低位　B. 头低足高位　C. 中凹卧位
D. 去枕仰卧位　E. 俯卧位

【答案】 C

【考点】 体位的选择

【解析】 中凹卧位适用于休克患者。姿势为抬高头胸部 10°~20°，以保持气道通畅，改善缺氧；抬高下肢 20°~30°，以利于静脉血回流，增加心排血量，缓解休克症状。故选 C。

13. 患者，男，73 岁。因脑室出血入院，体温 39℃，神志不清患者最容易发生压力性损伤的部位是

A. 枕后　B. 骶尾部　C. 关节
D. 膝关节　E. 足跟部

【答案】 B

【考点】 压力性损伤的好发部位

【解析】 神志不清患者常易采取仰卧位，压力性损伤好发于骶尾部。故选 B。

【A3/A4 型题】

（14~15 题共用题干）

患者，男，34 岁。因急性阑尾炎合并穿孔，急诊在硬膜外麻醉下，行阑尾切除术。

14. 患者回病室后应采取何种体位

A. 屈膝仰卧位 4 小时
B. 去枕仰卧位 6 小时
C. 中凹位 6 小时
D. 去枕平卧位，头偏向一侧 6 小时
E. 去枕仰卧位 2 小时

【答案】 D

【考点】 阑尾炎术后患者体位选择

【解析】 阑尾炎采取硬膜外麻醉术后，要采取去枕平卧位，头偏向一侧 6 小时，防止呕吐物流入气管引起窒息或肺部并发症。去枕仰卧位、头偏向一侧适用于昏迷者、全身麻醉未清醒者、椎管内麻醉患者和脊髓腔穿刺后患者。硬膜外麻醉属于椎管内麻醉。故选 D。

15. 患者术后第二天体温 38℃，并诉伤口疼痛难忍，应采取何种体位

A. 仰卧屈膝位　B. 右侧卧位　C. 头高足低位
D. 端坐卧位　E. 半坐卧位

【答案】 E

【考点】 阑尾炎术后患者体位选择

【解析】 阑尾炎手术后患者应采取半坐卧位，可使腹腔渗出液流入盆腔，促使感染局限。故选 E。

【B1 型题】

（16~17 题共用备选答案）

A. 头高足低位　B. 去枕仰卧位　C. 半坐卧位
D. 侧卧位　E. 头低足高位

16. 脾切除术后 1 天应采取的体位是

【答案】 C

17. 脑外伤开颅术后应采取的体位是

【答案】 A

【考点】 术后体位

【解析】 半坐卧位时可使腹腔渗出液流入盆腔，促进感染局限，便于引流，同时可使膈肌位置下降，胸腔容量扩大，有利于气体的交换。因此脾切除术后 1 天，为了利于患者呼吸及便于液体的引流，患者宜采取半坐卧位。故 16 题选 C。头高足低位是指患者仰卧，床头用支托物垫高15~30cm或根据病情而定，主要适用于颈椎患者做颅骨牵引，或用于颅脑手术后的患者，减轻颅内压，预防脑水肿。故 17 题选A。

（18～19 题共用备选答案）

A. 0 级　B. 1 级　C. 2 级

D. 3 级　E. 4 级

18. 患者的活动需要使用设备或器械，属于机体活动功能

【答案】 B

19. 患者的活动需要他人的帮助、监护和教育，属于机体活动功能

【答案】 C

【考点】 机体活动功能分级

【解析】 通过对患者日常活动情况的评估来判断其活动能力，一般机体活动功能分为 5 级。0 级指完全能独立，可自由活动。1 级指需要使用设备或是器械。2 级是指需要他人的帮助、监护和教育。3 级是既需要有人帮助，也需要设备和仪器。4 级指完全不能独立，不能参加活动。18 题选 B，19 题选C。

第十章　营养与饮食

考点直击

年份	分值	考点
2023	2	甲状腺^{131}I 试验饮食；管饲饮食
2022	6	试验饮食；要素饮食
2021	2	要素饮食
2019	5	铁的主要来源；甲状腺^{131}I 试验饮食；身体状况的评估；管饲、要素饮食
2018	3	维生素的功能、来源及供给；治疗饮食；肌酐试验饮食
2016	6	钙、碘、维生素的生理功能；试验饮食；管饲饮食；要素饮食
2015	6	营养素；治疗饮食；管饲饮食；要素饮食

考点集萃

第一节　人体营养的需要

一、热能（★★）

热能主要来源是**碳水化合物**，其次是**脂肪、蛋白质**，这些物质又称为热能营养素。产热量分别为碳水化合物 4kcal/g（1kcal = 4. 184kJ），脂肪 9kcal/g，蛋白质 4kcal/g。

二、营养素（★★）

（一）蛋白质、脂肪及碳水化合物

功能、来源及供给见表 1-10-1。

表 1-10-1　三大热能营养素的功能、来源及供给

营养素	生理功能	主要来源	每日供给量
蛋白质	构成、更新及修复人体组织；构成人体内的酶、激素、抗体、血红蛋白、尿纤维蛋白等，以调节生理功能；维持血浆渗透压；提供热能	**肉、蛋、乳及豆类（2013）**	男性 65g，女性 55g
脂肪	提供及储存热能；构成身体组织；供给必需脂肪酸；促进脂溶性维生素的吸收；维持体温，保护脏器；增加饱腹感	动物性食品、食用油、坚果类等	50g
碳水化合物	提供热能；参与构成机体组织；保肝解毒；抗生酮作用	谷类和根茎类食品及食糖	占总热能的 50%～65%

名师点拨：必需氨基酸有异亮氨酸、甲硫（蛋）氨酸、赖氨酸、缬氨酸、苯丙氨酸、亮氨酸、色氨酸、苏氨酸和组氨酸。巧记为“一家族来写本两色书”。**中枢神经系统活动能量的来源是碳水化合物（2015）**。

（二）矿物质

①**常量元素：**钙、镁、钾、钠、磷、氯、硫。②**微量元素：**铁、铜、锌、锰、钴、钼、硒、铬、镍、锡、硅、氟、钒等。矿物质的功能、来源及供给见表 1-10-2。

表 1-10-2　矿物质的功能、来源及供给

矿物质	生理功能	主要来源	每日供给量
钙	构成骨骼与牙齿的主要成分；调节心脏和神经的正常活动；维持肌肉紧张度；参与凝血过程；激活多种酶；**降低毛细血管和细胞膜的通透性**（2010/2016）	奶及奶制品、海带、豆类、绿色蔬菜、骨粉等	成人 800mg
磷	构成骨骼、牙齿、软组织的重要成分；促进物质活化；参与多种酶、辅酶的合成；调节能量释放；调节酸碱平衡	广泛存在于动、植物食品中	成人 720mg
铁	组成血红蛋白与肌红蛋白，参与氧的运输；构成某些呼吸酶的重要成分，促进生物氧化-还原反应	**动物肝脏及全血、肉蛋类、豆类、绿色蔬菜**（2019）	成人：男性 12mg，女性 20mg
锌	促进机体发育和组织再生；参与构成多种酶；促进食欲；促进 VitA 的正常代谢和生理功能；促进性器官与性功能的正常发育；参与免疫过程	动物食品、海产品、奶、蛋、坚果类等	成人：男性 12.5mg，女性 7.5mg
碘	**参与甲状腺素的合成**（2016）；促进生长发育；参与热能代谢	海盐、海产品	120μg

名师点拨：重点是了解矿物质的功能，其余不必详记。

（三）维生素（Vit）

功能、来源及供给见表 1-10-3。

表 1-10-3　维生素的功能、来源及供给（2010/2018）

维生素		生理功能	主要来源	每日供给量
脂溶性	VitA	维持正常夜视功能；保持皮肤与黏膜的健康；增强机体免疫力；促进生长发育	动物肝脏、鱼肝油、奶制品、禽蛋类、有色蔬菜	男性 800μg RE，女性 700μg RAE
	VitD	调节钙磷代谢，促进钙磷吸收	海鱼及动物肝脏、蛋黄、奶油	成人 10μg
	VitE	抗氧化，保持红细胞完整性，改善微循环；参与 DNA、辅酶 Q 合成	植物油、谷类、坚果类、绿叶蔬菜等	成人 14mg α-TE
	VitK	合成凝血因子，促进血液凝固	肠内细菌合成；绿色蔬菜、肝脏	80μg
水溶性	$VitB_1$	构成辅酶 TPP；参与糖代谢过程；调节神经系统功能	动物内脏、肉类、豆类、坚果、谷类	男性 1.4mg，女性 1.2mg
	$VitB_2$	构成辅酶，参加生物氧化；参氢传递；**保持皮肤和黏膜的完整性**（2016）	动物内脏、禽蛋类、奶类、豆类、新鲜绿叶蔬菜等	男性 1.4mg，女性 1.2mg
	$VitB_6$	构成多种辅酶，参加物质代谢；合成某些神经递质如 5-羟色胺	畜禽肉及其内脏、鱼类等	成人 1.4mg
	$VitB_{12}$	提高叶酸利用率，促进红细胞发育与成熟	肠道细菌可部分合成，瘦肉肝脏等	成人 2.4μg
	叶酸	促进红细胞生成；核酸和核蛋白合成代谢过程必需的物质	最主要是动物内脏；其次为新鲜绿叶蔬菜	400μg DFE
	VitC	保护细胞膜，防治坏血病；促进铁吸收和利用；促进伤口愈合	新鲜蔬菜和水果	成人 100mg

名师点拨：**脂溶性维生素有维生素 A、维生素 D、维生素 E、维生素 K（2011）。**

（四）水

1. 生理功能　构成人体组织的主要成分；运输营养物质及代谢产物；调节体温；溶解维生素及代谢产物；维持消化吸收功能。

2. 来源和供给量　主要来源于饮用水、饮料等。一般成人饮水 2~3L/d。

名师点拨：**除水外，构成人体的主要成分是蛋白质（2010）。**

第二节　医 院 饮 食

一、基本饮食（★★）

见表 1-10-4。

表 1-10-4　基本饮食

饮食种类	适用范围	饮食原则	用法
普通饮食（2011）	体温正常，消化功能正常，**病情较轻或疾病恢复期**，不限制饮食者	营养平衡，美味可口，易消化，无刺激，限制油炸食物	蛋白质 70~90g；每日 3 餐
软质饮食	消化吸收功能差，咀嚼不便者；低热；消化道术后恢复期的患者	食物碎、烂、软；少油炸、少油腻、少粗纤维及强烈刺激性调料	蛋白质 60~80g；每日 3~4 餐
半流质饮食	口腔及消化道疾病、中等发热、咀嚼不便及手术后	半流质；无刺激性；易咀嚼、吞咽和消化；纤维少，少食多餐	蛋白质 50~60g；每日 5~6 餐
流质饮食（2011）	口腔病患、大手术后、急性消化道疾患、**高热**、病情危重	食物呈液体状，易吞咽消化；所含热量与营养素不足，只能短期使用	蛋白质 40~50g；每日 6~7 餐

二、治疗饮食（★★★）

见表 1-10-5。

表 1-10-5　治疗饮食（2013/2015/2018）

饮食种类	适用范围	饮食原则及用法
高热量饮食	甲状腺功能亢进症、大面积烧伤、肝炎、结核	加餐 2 次，总热量约为 3000kcal/d
高蛋白饮食	烧伤、结核、恶性肿瘤、大手术后、严重贫血等	加蛋白质（优质蛋白）：1.5~2.0g/(kg·d)，总量不超过 120g/d
低蛋白饮食（2022）	限制蛋白质摄入者，如**急性肾炎**、尿毒症、肝昏迷	蛋白质不超 40g/d，视病情可低于 20g/d
低脂肪饮食	肝胆胰疾患、高脂血症、动脉硬化、肥胖症等	脂肪含量<50g/d，肝、胆、胰病患者<40g/d
低胆固醇饮食	高胆固醇血症、高脂血症、动脉硬化、高血压、冠心病	胆固醇摄入量<300mg/d，禁用或少用动物内脏和肥肉、动物油
低盐饮食	心脏病、肝硬化腹水、水肿较轻	每日食盐量<2g；禁食腌制食品如皮蛋、火腿、虾皮
无盐低钠饮食	同低盐饮食，但一般用于水肿较重患者	低钠饮食含钠量<0.5g/d；禁食腌制食品、含钠食物

三、试验饮食（★★★）

见表 1-10-6。

表 1-10-6 试验饮食

饮食类	适用范围	饮食原则
胆囊造影饮食	行造影检查	做检查前 3 日禁食牛奶、豆制品等易发酵产气食物，检查当日早晨禁食； 第一次 B 超检查后，如胆囊显影良好，进食高脂肪餐；30~45 分钟后再次 B 超检查观察
肌酐试验饮食（2018）	用于协助检查、测定**肾小球的滤过功能**（2022）	**总共 3 天**（2022），其间**禁食肉、禽、鱼**，**忌饮茶和咖啡**（2022）。全日主食<300g，蛋白质<40g，以排除外源性肌酐的影响；蔬菜、水果、植物油不限，热量不足可添加藕粉或含糖点心
甲状腺^{131}I 试验饮食（2019/2023）	协助测定甲状腺功能	试验期为 2 周，试验期间**禁含碘食物，如海带、海蜇、紫菜等**；禁用碘局部消毒；2 周后做^{131}I 功能测定

名师点拨：潜血试验禁食易造成潜血试验假阳性结果的食物——肉、肝、血、含铁剂等；甲状腺^{131}I 试验禁食含碘食物——海产品。

第三节 一般饮食护理

一、营养的评估（★★）

（一）影响因素的评估

1. 生理因素

（1）年龄：年龄不同对热能及营养素的需要量不同。婴幼儿及青少年需摄入足够的蛋白质、维生素和微量元素。老年人新陈代谢慢，所需热量减少，但对钙的需求增加。

（2）活动量：活动量大的个体对热能及营养素的需求大。

（3）特殊生理状况：妊娠期、哺乳期的女性对营养的需求显著增加。

2. 病理因素

（1）疾病及药物影响：当患有高代谢性疾患如发热、烧伤、甲状腺功能亢进等或慢性消耗性疾病时，机体对热量的需求量较正常增加。伤口愈合与感染期间，患者对蛋白质的需求较大。有的药物可增进食欲，如盐酸赛庚啶、胰岛素等；有的药物可降低食欲，如非肠溶性红霉素、氯贝丁酯等。

（2）食物过敏。

3. 心理因素　焦虑、忧郁、恐惧、悲哀等可引起交感神经兴奋，使人食欲降低。愉快、轻松会促进食欲。

4. 社会因素　经济状况、饮食习惯、饮食环境及营养知识均对饮食有影响。

（二）饮食状况的评估

1. 一般饮食型态　用餐时间长短、摄食种类及摄入量、饮食规律等。

2. 食欲及影响因素　注意评估患者有无咀嚼不便、口腔疾患等。

（三）身体状况的评估

1. 体格检查　通过对患者的外貌、皮肤、毛发、指甲、骨骼和肌肉等方面的评估可初步确定患者的营养状况。

2. 身高、体重　身高和体重是综合反映生长发育及营养状况的最重要的指标。

我国常用的标准体重的计算公式如下。

男性：标准体重(kg)= 身高(cm)-105

女性：标准体重(kg)= 身高(cm)-105-2.5

易错知识梳理

标准体重在±10%之内为正常，**增加10%~20%为过重（2019）**，超过20%为肥胖，减少10%~20%为消瘦，减少在20%以上为明显消瘦。

3. 皮褶厚度　又称皮下脂肪厚度。常用测量部位有肱三头肌部、肩胛下部、腹部。正常参考值为：男性12.5mm，女性16.5mm。

二、患者饮食护理措施（★★）

（一）病区的饮食管理

患者入院后，由病房负责医生根据患者病情开出饮食医嘱。护士根据医嘱填写入院饮食通知单，送交营养室，并填写在病区的饮食单上，同时在患者的床尾或床头注上标记，作为分发饮食的依据。

（二）患者的饮食护理

1. 患者进食前的护理

（1）进行饮食教育。

（2）进食环境准备

1）进食前暂停非紧急的治疗及护理工作。

2）病室内如有病情危重的患者，应以屏风遮挡。

3）整理床单位，收拾床旁桌椅及床上不需要的物品，去除不良气味，避免不良视觉效果，如饭前半小时开窗通风、移去便器等。

4）多人共同进餐可促进患者食欲。应鼓励患者在病区餐厅集体进餐。

（3）患者准备

1）减少或去除各种引起不舒适的因素，改善患者的不良心理状态。

2）协助患者洗手及清洁口腔，采取舒适的进餐姿势。卧床患者可安排侧卧位或仰卧位（头转向一侧）并给予适当支托。

3）征得同意后将餐巾围于患者胸前，以保持衣服和被单的清洁。

2. **患者进食时的护理（2011）**

（1）及时分发食物。

（2）巡视、鼓励并协助患者进食，随时征求患者对饮食制作的意见。

（3）鼓励卧床患者自行进食，并将食物、餐具等放在患者伸手可及处。

（4）对不能自行进食者，应根据患者的进食习惯耐心喂食。进食的温度和量要适宜，饭和菜、固体和液体食物应轮流喂食。

（5）对双目失明或眼被遮盖的患者，应告诉患者喂食内容以增加其进食的兴趣。若患者要求自己进食，可按时钟平面图放置食物，并告知方向、食品名称，利于患者按顺序摄取。

（6）对禁食或限量饮食者，应告知患者原因，以取得配合。

3. 患者进食后的护理　①及时撤去餐具，清理食物残渣，整理床单位，督促和协助患者饭后洗手、漱口或为患者做口腔护理。②餐后根据需要做好记录。③对暂需禁食或延迟进食的患者应做好交接班。

第四节　特殊饮食护理

一、管饲饮食（★★★）

对患者以鼻胃管供给食物和药物，以维持患者营养和治疗的需要，常用于昏迷、口腔疾患或口腔术后、上消化道肿瘤及不能张口者等。

（一）操作要点

1. **（任何护理技术）操作前均需要解释插管目的、重要性、步骤、注意事项和配合方法，给予心理安慰**

(2015)。

2. 取下义齿，取半坐位或坐位。无法坐起者取右侧卧位；昏迷者取去枕平卧位，头后仰。

3. 插入长度一般为 45~55cm。

4. **确认胃管是否在胃内** ①在胃管末端连接注射器抽吸，能抽出胃液。②置听诊器于患者胃部，快速经胃管向胃内注入 10ml 空气，听到气过水声。③将胃管末端置于盛水的治疗碗中，无气泡逸出。

5. 灌注食物

（1）每次鼻饲前证实胃管在胃内且通畅，用少量温水冲管后再喂食。

（2）缓慢注入鼻饲液或药液：**每次量不超过 200ml（2014）**，间隔时间不少于 2 小时，**温度 38~40℃（2015）**。

（3）鼻饲完毕后，再注入少量温开水冲净胃管，防鼻饲液凝结。

6. 胃管盖帽，用纱布包好扎紧，用别针固定枕旁。

7. 整理用物，患者维持原卧位 20~30 分钟，洗手，记录。

8. 拔管 ①长期鼻饲者定期更换胃管，晚间拔管，次日再从另一侧鼻孔插入。②嘱患者深呼吸，在患者呼气时拔管，到咽喉处快速拔出。③整理用物并洗手记录。

（二）注意事项

1. 插入胃管至 10~15cm（咽喉部）时，清醒者嘱其做吞咽动作；**昏迷者用开手将其头部托起，使下颌靠近胸骨柄，以增大咽喉部通道的弧度，利于插管（2010/2011/2015/2016/2019/2023）**。

2. 插入中若患者呛咳、呼吸困难、发绀等，应立即拔出胃管。若恶心、呕吐，可暂停插管并嘱患者深呼吸。

3. 新鲜果汁与奶液应分别注入，防止产生凝块；药片研碎溶解后注入。

4. 长期鼻饲者应每日进行口腔护理 2 次，并定期换胃管，**普通胃管每周更换一次（2011），硅胶胃管每月更换一次（2010/2023）**。

5. 食管静脉曲张、食管梗阻的患者禁用鼻饲法。

二、要素饮食

要素饮食是一种化学组成明确的精制食品，含有人体所必需的易于消化吸收的营养成分。**主要特点是营养全面、价值高，不含纤维素，无须经过消化过程即可直接被肠道吸收和利用（2011/2013/2015/2016/2022）**。

要素饮食适用于严重烧伤及创伤等高代谢、消化道瘘、手术前后需营养支持、非感染性严重腹泻、消化吸收不良、营养不良等患者。

（一）用法

根据患者的病情需要按比例添加水配制，可通过口服、鼻饲、经胃或空肠造瘘口滴注的方法供给患者。管喂滴注要素饮食时的方式有如下几种。

1. 分次注入 **每日 4~6 次，每次 250~400ml**。主要用于非危重，经鼻胃管或造瘘管行胃内喂养的患者。优点是操作方便，费用低廉。缺点是较易引起恶心、呕吐、腹胀、腹泻等胃肠道症状。

2. 间歇滴注 将配制好的要素饮食放入有盖吊瓶内，经输注管缓慢注入，每日 4~6 次，每次 400~500ml，每次输注持续 30~60 分钟。

3. 连续滴注 装置与间歇滴注相同，在 12~24 小时内持续滴入。

（二）注意事项（2011/2013/2019/2022）

1. 应用原则 一般是由低、少、慢开始，逐渐增加，待患者耐受后，再稳定配餐标准、用量和速度。长期应用要素饮食者，应补充**维生素、矿物质及微量元素**。

2. 配制要素饮食时，应严格执行无菌操作原则，所有配制用具均需消毒灭菌后使用。

3. 已配制好的溶液应放在 **4℃以下的冰箱内保存，于 24 小时内用完（2021）**。

4. 要素饮食不能用高温蒸煮，但可适当加温，口服温度一般为 37℃左右，**鼻饲及经造瘘口注入时的温度宜为 38~40℃（2014/2021）**。

5. 要素饮食滴注前后都需用温开水或生理盐水冲净管腔，以防食物积滞管腔而腐败变质。

6. 滴注过程中经常巡视患者，如出现恶心、呕吐、腹胀、腹泻等症状，应及时查明原因，按需要调整速度、温度；反应严重者可暂停滴入。

7. 连续滴注时滴速宜从 60~80ml/h 开始，最高为 150ml/h。

8. 停用要素饮食时需逐渐减量，骤停易引起低血糖反应。

基 础 巩 固

医院饮食分类见表 1-10-7。

表 1-10-7　医院饮食分类

基本饮食	治疗饮食	试验饮食
普通饮食	高热量饮食	潜血试验饮食
软质饮食	高蛋白饮食	胆囊造影饮食
半流质饮食	低蛋白饮食	肌酐试验饮食
流质饮食	低脂肪饮食	甲状腺^{131}I 试验饮食
	低胆固醇饮食	
	低盐饮食	
	无盐低钠饮食	
	高纤维素饮食	
	少渣饮食	

基 础 巩 固

食盐量

1. 肾病综合征　低盐饮食（<3g/d）。
2. 急性肾小球肾炎急性期　<3g/d。
3. 心力衰竭　<2g/d。
4. 高血压　<6g/d。
5. 慢性肾衰竭　<6g/d（水肿、高血压、少尿者<5g/d）。
6. 慢性肾小球肾炎　<6g/d。

实战演练

【A1 型题】

1. 构成甲状腺激素的成分是

A. 磷　B. 碘　C. 锌　D. 铁　E. 钙

【答案】 B

【考点】 微量元素

【解析】 磷是构成骨骼、牙齿及软组织的重要成分。碘是构成甲状腺激素的主要成分。锌促进生长发育和组织再生。铁是合成血红蛋白、肌红蛋白与细胞色素 A 的主要成分。钙是构成骨骼和牙齿的重要成分。故选 B。

2. 能降低毛细血管和细胞通透性的物质是

A. 铁　B. 钙　C. 磷　D. 碘　E. 锌

【答案】 B

【考点】 钙的作用

【解析】 钙是人体神经、肌肉、骨骼系统、细胞膜和毛细血管通透性的功能正常运作所必需的常量元素。铁构成血红蛋白、肌红蛋白，与红细胞形成和成熟有关。磷是构成骨骼、牙齿、软组织的重要成分，调节能量释放，参与多种酶、辅助酶的合成，调节酸碱平衡。碘参与甲状腺素的合成。锌能促进食欲，维生素 A 代谢，参与免疫功能。故选 B。

3. 中枢神经系统活动能量的来源是

A. 脂肪　B. 蛋白质　C. 碳水化合物　D. 脂肪和碳水化合物　E. 碳水化合物和蛋白质

【答案】 C

【考点】 人体的营养需要

【解析】 大脑中没有糖原，也没有作为能量储存的脂肪及蛋白质用于分解代谢。葡萄糖是脑主要的供能物质，每天消耗葡萄糖约 100g，主要由血糖供应。故选 C。

4. 护理技术操作前解释的内容不包括
A. 操作的目的、方法　B. 患者需做的准备
C. 操作过程　D. 给予心理上的安慰
E. 感谢患者的合作
【答案】 E
【考点】 护理操作
【解析】 护理技术操作前向患者解释操作目的、过程及配合方法，解除患者顾虑、恐惧及紧张情绪，使患者有安全感。感谢患者的合作应在操作结束后进行。故选 E。

5. 对要素饮食的叙述，不正确的是
A. 是一种化学精制食物
B. 由无渣小分子物质组成
C. 容易消化
D. 营养价值高
E. 营养全面
【答案】 C
【考点】 要素饮食的相关知识
【解析】 要素饮食是一种化学组成明确的精致饮食，含有人体所必需的易于消化吸收的营养成分，主要特点是由无渣小分子物质组成，无须经过消化过程即可直接被肠道吸收利用，为人体提供热能及营养。故选 C。

6. 为鼻饲患者灌注食物时，鼻饲液的适宜温度是
A. 34~36℃　B. 36~38℃
C. 38~40℃　D. 40~42℃
E. 42~44℃
【答案】 C
【考点】 特殊饮食护理
【解析】 鼻饲液温度为 38~40℃，不可过冷或过热。灌注的鼻饲液过冷或过热，均可引起腹泻或胃肠反应。故选 C。

7. 大便潜血试验前，饮食中可选择
A. 肉类　B. 肝类
C. 动物血　D. 豆制品、冬瓜
E. 绿色蔬菜
【答案】 D
【考点】 潜血试验的饮食要求
【解析】 潜血试验是用来配合检验粪便中有无潜血，以诊断胃肠道有无出血。试验前 3 天起禁食肉类、肝类、动物血、含铁丰富的药物或食物、绿色蔬菜等。故选 D。

8. 下列饮食中用于治疗的饮食是
A. 普通饮食　B. 高脂肪饮食　C. 低蛋白饮食
D. 忌碘饮食　E. 半流质饮食
【答案】 C
【考点】 饮食种类
【解析】 基本饮食包括普通饮食、软质饮食、半流质饮食、流质饮食。治疗饮食包括高热量饮食、高蛋白质饮食、低蛋白饮食、低脂肪饮食、低盐饮食、无盐低钠饮食、少渣饮食、高膳食纤维饮食、低胆固醇饮食、要素饮食等。试验饮食包括潜血试验饮食、胆囊造影饮食、甲状腺 ^{131}I 试验饮食等。故选 C。

9. 不符合要素饮食的特点是
A. 含有人体所必需的各种营养素
B. 无须消化液也能被吸收
C. 有利于纠正负氮平衡
D. 适用于胃肠道瘘、严重烧伤患者
E. 含有一定纤维素，可促进肠蠕动
【答案】 E
【考点】 要素饮食的特点
【解析】 要素饮食基本上含有人体所需的所有营养，A 符合。要素饮食无须经过消化过程即可直接被肠道吸收和利用，为人体提供热能及营养，B 符合。治疗中可保证危重患者的能量及氨基酸等营养素的摄入，C 符合。适用于严重烧伤及创伤等高代谢、消化道瘘、手术前后需营养支持、非感染性严重腹泻、消化吸收不良等患者，D 符合。故选 E。

10. 患者不宜长期使用流质饮食的原因是
A. 影响消化吸收　B. 影响营养供给
C. 影响食欲　D. 影响休息
E. 进食次数过多
【答案】 B
【考点】 流质饮食
【解析】 流质饮食系极易消化、含渣很少、呈流体状态的饮食。所供给的能量、蛋白质及其他营养素均较缺乏，故不宜长期使用。故选 B。

11. 鼻饲患者的护理，下述不妥的是
A. 每次灌注前回抽胃液
B. 每次鼻饲量 500ml
C. 每次灌注流质后应注入温开水
D. 每日进行口腔护理
E. 每周更换鼻饲管
【答案】 B
【考点】 鼻饲患者的护理
【解析】 每次灌注前应先回抽，见有胃液抽出，

注入少量温开水，然后注入流质或药物，最后用温开水少量注入以清洁管腔。每次鼻饲量不超过200ml，间隔时间不少于2小时。长期鼻饲者，应每天进行口腔护理，普通胃管应每周更换（晚上拔出），次日再由另一鼻孔插入。故选B。

【A2型题】

12. 患者，女，24岁。长期口角糜烂，最可能缺乏的营养素是

A. 维生素 B_1　B. 维生素 B_2　C. 维生素 B_6

D. 维生素 B_{12}　E. 维生素PP

【答案】B

【考点】口角糜烂的原因

【解析】导致口角炎的常见原因是维生素 B_2 的缺乏，应该知道平时吃动物内脏、蛋类、奶类、新鲜蔬菜、豆类、粗米面等，补充维生素 B_2。保持口角和口腔的清洁，避免过硬、过热的食物刺激口角糜烂的地方，食品餐具也要保持清洁。故选B。

13. 患者，女，45岁。长时间昏迷，护士为其插入硅胶鼻饲管的更换时间是

A. 每3天　B. 每5天　C. 每个月

D. 每周　E. 每2周

【答案】C

【考点】鼻饲患者的护理

【解析】长期鼻饲者应每天进行2次口腔护理，并定期更换胃管，普通胃管每周更换1次，硅胶胃管每个月更换1次。故选C。

14. 患者，男，15岁。诊断为急性肾炎，为配合治疗，适宜的饮食为

A. 高蛋白、低脂肪饮食　B. 高蛋白、低盐饮食

C. 低蛋白、低脂肪饮食　D. 低蛋白、低盐饮食

E. 低蛋白、低胆固醇饮食

【答案】D

【考点】医院饮食

【解析】急性肾炎患者应严格限制钠的摄入，以减轻水肿和心脏负担。宜给予低蛋白饮食，因为高蛋白饮食可致尿蛋白增多而加重病情。故选D。

【A3/A4型题】

（15~16题共用题干）

患者，女，45岁。因蛛网膜下腔出血，昏迷3天，经抢救后病情渐稳定，现持续输液，鼻饲供给营养。

15. 插入鼻饲管至会咽部时，托起患者头部，使其下颌靠近胸骨柄的目的是

A. 使鼻道通畅

B. 避免咽后壁刺激

C. 加大咽喉部通道的弧度

D. 使喉肌放松便于胃管通过

E. 使食管第一狭窄消失

【答案】C

【考点】管饲饮食

【解析】插入鼻饲管至会咽部时，托起患者头部，使其下颌靠近胸骨柄的目的是增大咽喉部通道的弧度，便于胃管顺利通过会厌部。故选C。

16. 鼻饲管留置期间的护理，下列错误的是

A. 每日做口腔护理

B. 每次喂食间隔时间不少于2小时

C. 灌流质前后注入少量温开水

D. 每日晚上拔出胃管，次日换管插入

E. 鼻饲用物每日消毒1次

【答案】D

【考点】管饲饮食

【解析】普通胃管要每周更换1次，硅胶管每月更换1次。故D错误。

【B1型题】

（17~19题共用备选答案）

A. 营养支持时间在2周以内

B. 营养支持时间在2周以上

C. 将多种自然食物混合成半液体状膳食

D. 人工配置的各种分子水平的营养成分

E. 用静脉途径输入生理需要的全部营养要素

17. 要素饮食即

【答案】D

18. 要优先选择周围静脉应严格支持的情况是

【答案】E

19. 属于有渣自然饮食的是

【答案】C

【考点】要素饮食

【解析】要素饮食是一种化学组成明确的精制食品，含有人体所必需的易于消化吸收的营养成分，也就是包含人工配置的各种分子水平的营养成分的饮食。故17题选D。用静脉途径输入生理需要的全部营养要素，优先选择周围静脉。故18题选E。有渣自然饮食是将多种自然食物，如牛奶、鸡蛋、豆类、谷物、蔬菜等混合成半液体状膳食。故19题选C。

第十一章　排　泄

第一节　排尿的护理

考点直击

年份	分值	考点
2023	2	导尿术、留置导尿术的注意事项
2022	4	尿潴留；导尿术；浓盐酸
2021	1	少尿
2020	1	乳糜尿
2019	7	血红蛋白尿；尿量异常；假性尿失禁；女性导尿；留置导尿术；尿培养标本
2018	8	尿液的颜色改变；真性、假性、压力性尿失禁；尿潴留的护理；男性导尿；留置导尿术
2017	2	尿潴留；留置导尿术
2016	6	尿潴留的评估、护理；压力性尿失禁；外阴消毒；留置导尿管术；尿标本采集
2015	2	膀胱刺激征；大量放尿的后果

考点集萃

一、概述

（一）泌尿系统的结构与功能

1. 肾脏　肾脏位于脊柱两侧，第 12 胸椎和第 3 腰椎之间，贴于腹后壁，呈蚕豆状，右肾略低于左肾。**肾单位由肾小体和肾小管组成（2014）**。血液通过肾小球的滤过作用生成原尿，再通过肾小管和集合管的重吸收和分泌作用产生终尿，经肾盂排向输尿管。

生理功能：①排泄人体代谢的终末产物。②调节水、电解质及酸碱平衡。③合成和分泌促红细胞生成素、前列腺素和激肽类物质等。

2. 输尿管　是连接肾脏和膀胱的细长性管道，左、右各一，有 3 个狭窄，分别位于起始部、跨骨盆入口缘和穿膀胱壁处。输尿管结石常嵌顿在这些狭窄处。

生理功能：通过输尿管平滑肌的蠕动刺激和重力作用，将尿液由肾脏输送至膀胱，此时尿液是无菌的。

3. 膀胱　位于小骨盆内、耻骨联合的后方。

生理功能：贮存和排泄尿液。

4. 尿道　男性尿道长 18~20cm，有 3 个狭窄，即尿道内口、膜部和尿道外口；2 个弯曲，即耻骨下弯和耻骨前弯。将阴茎向上提起，**耻骨前弯**即可消失。女性尿道长 4~5cm，较男性尿道短、直、粗，富于扩张性，比男性容易发生尿路感染。

生理功能：将尿液从膀胱排出体外。男性尿道还与生殖系统有密切的关系。

（二）排尿的生理

肾脏生成尿液是连续不断的过程，而膀胱的排尿则是间歇进行的。成人膀胱尿量增加至 400~500ml 时，出现尿意。

小儿大脑发育不完善，对初级排尿中枢的控制能力较弱，所以小儿排尿次数多，且易发生夜间遗尿现象。

二、排尿活动的评估（★★）

（一）排尿的评估内容

1. 排尿次数　一般成人白天排尿 3~5 次，夜间 0~1 次。

2. 尿量　正常情况下每次尿量 200~400ml，24 小时的尿量 1000~2000ml。

3. 尿液的性状

（1）颜色：正常新鲜尿液呈淡黄色或深黄色。病理特征见图 1-11-1。

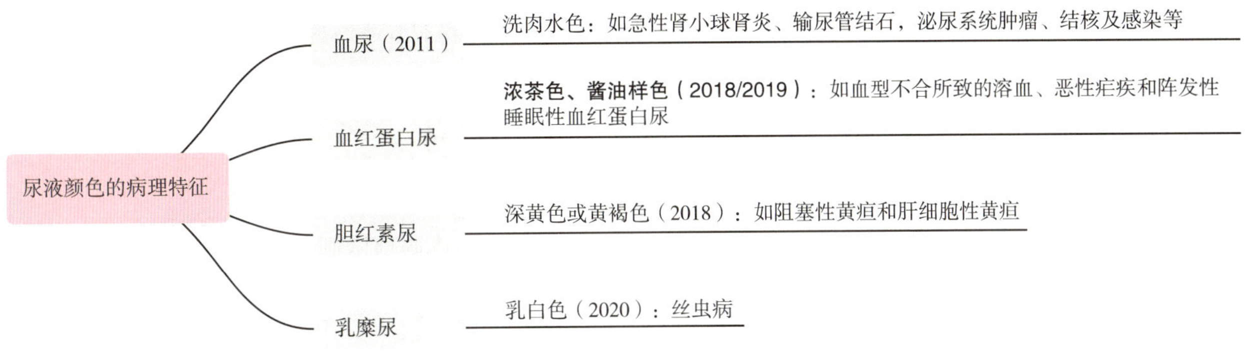

图 1-11-1　尿液颜色的病理特征

（2）透明度：清澈透明，因含有尿盐，放置后可出现混浊，加热、加酸或加碱后变澄清。当泌尿系统感染时，尿液即呈白色絮状混浊，加热后不变澄清。蛋白尿有较多且不易消失的泡沫。

（3）pH：4.5~7.5。

（4）比重：波动于 1.015~1.025，尿比重与尿量成反比。

（5）气味：久置有氨臭味。当泌尿系统感染时新鲜尿有氨臭味；糖尿病酮症酸中毒有烂苹果气味。

（二）异常排尿的评估

1. **尿量异常**（2019）　**多尿：24h 尿量>2500ml；少尿（2021）：尿量<400ml/24h 或<17ml/h；无尿：24h 尿量<100ml**。

易错知识梳理

少尿：成人及学龄儿童尿<400m/24h；学龄前儿童尿<300m/24h；婴幼儿尿<200m/24h。

2. **膀胱刺激征**（2011/2013/2015）　尿频、尿急、尿痛。主要由于膀胱及尿道感染和机械性刺激所致。

3. **尿潴留**　指尿液大量存留在膀胱内而不能自主排出。**患者主诉下腹胀痛，排尿困难。查体可见耻骨上膨隆，扪及囊样包块，叩诊实音，有压痛**（2016）。

名师点拨：**肛门会阴处的手术易发生尿潴留**（2011/2014）。

4. **尿失禁**　指排尿失去意识控制或不受意识控制，尿液不自主地流出。

（1）**真性尿失禁：膀胱稍有存尿便会不自主地流出，膀胱空虚**（2018）。

（2）**假性尿失禁（充溢性尿失禁）**（2019）：**即膀胱内贮存部分尿液，当膀胱充盈达到一定压力时，即可不自主溢出少量尿液**。当膀胱内压力降低时，排尿立即停止，**但膀胱仍呈胀满状态而不能排空**（2018）。

（3）**压力性尿失禁：当大笑、咳嗽、打喷嚏或运动时腹肌收缩，腹内压升高，以致不自主地排出少量尿液**（2016/2018）。

（4）急迫性尿失禁：患者反复低容量不自主排尿，常伴有尿频和尿急；膀胱逼尿肌不由自主收缩或反射亢进。

三、排尿异常的护理（★★★）

1. **尿潴留**（2018/2022）

（1）心理护理。

（2）提供隐蔽的排尿环境，调整体位和姿势，养成定时排尿的习惯。

（3）诱导排尿，如听流水声或用温水冲洗会阴；亦可针刺穴位等。

（4）热敷、按摩，即用手按压膀胱，但不可强力按压，以防膀胱破裂。

（5）**经上述处理无效时，可遵医嘱采用导尿术**（2014/2016/2017）。

名师点拨：尿潴留首选措施是诱导排尿；提供隐秘的环境是维护自尊的操作。

2. 尿失禁

（1）皮肤护理，保持皮肤清洁干燥。

（2）外部引流，必要时应用接尿装置引流尿液。

（3）重建正常的排尿功能：①每日白天摄入液体2000~3000ml，入睡前限制饮水。②观察排尿反应，定时使用便器，建立规则的排尿习惯。③进行骨盆底部肌肉的锻炼，以增强控制排尿的能力。

（4）对长期尿失禁的患者，可行导尿术留置导尿。

四、与排尿有关的护理技术（★★★）

（一）导尿术

1. 目的 ①为尿潴留患者**引流尿液**，减轻痛苦。②为下腹部或骨盆手术患者术前及术中**排空膀胱**，以免误伤膀胱。③**协助临床诊断**。④为膀胱肿瘤患者进行**膀胱化**疗。

2. 操作前患者应清洁外阴。

3. **注意事项**

（1）**女性导尿：初步消毒**（2019），**阴阜→大阴唇→小阴唇→尿道口，顺序为由外向内、自上而下**；再次消毒，尿道口→小阴唇→尿道口，顺序是内→外→内，自上而下。尿管插入长度4~6cm，见尿流出再插入1cm。

（2）**男性导尿**（2022）：初步消毒，阴阜→阴茎→阴囊→尿道口、龟头及冠状沟（向外向后旋转擦拭）；再次消毒，尿道口、龟头及冠状沟。**阴茎提起与腹壁成60°（使耻骨前弯消失）后，插入尿道20~22cm**（2018/2023），见尿流出再插入1~2cm。

（3）用持物钳夹棉球。

名师点拨：**消毒外阴时，不能使用无菌持物镊，以免污染尚未使用的棉球**（2011/2016）。

（4）若需做尿培养，用无菌标本瓶接取中段尿5ml。

（5）注意保护患者的隐私，防止患者着凉。

（6）对膀胱高度膨胀且极度虚弱者，第一次放尿不得超过1000ml。**大量放尿可致血压下降而虚脱和血尿**（2015）。

（7）如导尿管误入阴道，**应另换**无菌导尿管**重新**插管。

（二）留置导尿术

1. **目的**

（1）**抢救危重、休克患者时正确记录每小时尿量、测量尿比重**（2017/2019）。

（2）为盆腔手术排空膀胱，使膀胱空虚，避免术中误伤。

（3）某些泌尿系统疾病手术后留置导尿管，便于引流和冲洗，并减轻手术切口的张力，促进切口的愈合。

（4）为尿失禁或会阴部有伤口者引流尿液，保持会阴部的清洁干燥。

（5）为尿失禁患者行膀胱功能训练。

2. **注意事项（2018）**

（1）双腔气囊导尿管固定法同导尿术插入导尿管，见尿后再插入7~10cm。**向气囊注入0.9%的氯化钠溶液（2019）**，轻拉导尿管有阻力感，即证实导尿管固定于膀胱内。

（2）集尿袋应固定在低于膀胱的高度，防止尿液逆流致感染。

（3）防止泌尿系统逆行感染

1）保持尿道口清洁。女患者用消毒棉球擦拭外阴及尿道口，男患者用消毒液棉球擦拭尿道口、龟头及包皮，**每天1~2次**。

2）及时排空集尿袋，并记录尿量。通常每周更换集尿袋1~2次，若有尿液性状、颜色改变，需及时更换。

3）每1~4周更换导尿管1次，更换频率**根据导尿管材质决定**。

（4）**鼓励患者多饮水，每天尿量应维持在2000ml以上，以冲洗尿路（2022/2023）**。

（5）**膀胱功能训练**采用间歇性夹管方式。夹闭导尿管，**每3~4小时开放1次**，使膀胱定时充盈和排空，促进膀胱功能的恢复。

（6）发现尿液混浊、沉淀、有结晶时及时进行**膀胱冲洗（2013/2016）**或**鼓励患者多饮水（2011）**，每周查尿常规1次。

（三）膀胱冲洗术

膀胱冲洗是利用三通的导尿管，将溶液灌入膀胱内，再利用虹吸原理将灌入的液体引流出来的方法。

1. 目的　①对留置导尿管的患者，保持其尿液引流通畅。②清洁膀胱，预防感染。③治疗某些膀胱疾病，如膀胱炎、膀胱肿瘤。

2. 注意事项

（1）将导尿管与引流管分别与“Y”形管的两个分管相连接，“Y”形管的主管连接冲洗导管。瓶内液面距床面约60cm，以便产生一定的压力，使液体能够顺利滴入膀胱。

（2）冲洗膀胱

1）关闭引流管，开放冲洗管，使溶液滴入膀胱，**滴速为60~80滴/分（2013）**。

2）待患者有尿意或滴入200~300ml溶液后，关闭冲洗管，放开引流管，将冲洗液全部引流出来后，再关闭引流管。如此反复冲洗。

3）若患者出现腹痛、腹胀、膀胱剧烈收缩或出血等情况，立即停止冲洗，并与医生联系。

4）若引流的液体量少于灌入的液体量，应考虑是否有血块或脓液阻塞，可增加冲洗次数或更换导尿管。

（3）冲洗完毕，取下冲洗管，消毒导尿管管口和引流接头并连接。清洁外阴部，固定好导尿管。

（4）鼓励患者多饮水，每天饮水量应维持在2000ml以上，以产生足够的尿量冲洗尿路，防止尿路感染。

五、尿标本采集（★★）

（一）目的

①尿常规标本：检查尿液的颜色、透明度、比重、有无细胞和管型，并做尿蛋白和尿糖定性检测等。②尿培养标本：细菌培养或药物敏感试验。③12小时或24小时尿标本：**细胞、管型等有形成分计数（Addis计数）（2016）**和尿液成分定量检查分析。

（二）操作步骤

1. 选择适当容器；核对。

2. 收集尿液标本

（1）**尿常规标本**：能够自理的患者，自行留取中段尿液10ml左右。行动不方便的患者，可协助在床上使用清洁便器留取，然后取足量倒于尿杯中。留置导尿管患者，于集尿袋下方引流口处收集。婴儿或尿失禁患者可用尿袋协助收集。做早孕诊断试验应留取晨尿标本。

（2）**尿培养标本**：按导尿术清洁、消毒外阴；弃去前段尿；试管于酒精灯上消毒试管口后**接取中段尿5~10ml（2011/2014/2019）**；快速盖紧试管。

（3）**12 小时或 24 小时尿标本**

1）留取时间：12 小时尿标本，7pm 至次日 7am；24 小时尿标本，7am 至次日 7am。留取前排空膀胱。

2）将全部尿液盛于集尿瓶内：测总量，记录于检验单上；充分混匀，从中取适量用于检验，余尿弃去。

3. 洗手记录，标本及时送检，最好不超过 2 小时，若不能及时送检和分析，必须采取保存措施。

（三）注意事项

1. 女患者月经期不宜留取尿标本；做早孕诊断试验应留取晨尿。

2. 根据细菌计数，判断是否为尿路感染。若$>10^5$/ml 则为感染，$<10^5$/ml 多为体外污染。

3. 留取 12 小时或 24 小时尿标本，集尿瓶应放在阴凉处并加防腐剂。

第二节 排便的护理

考点直击

年份	分值	考点
2023	2	大量不保留灌肠；保留灌肠
2022	5	粪便颜色；大量不保留灌肠；肛管排气法；阿米巴原虫粪便检查
2021	1	粪便性状
2019	3	粪便性状、标本采集；大量不保留灌肠
2018	5	大量、小量不保留灌肠
2016	3	便秘患者的护理；大量不保留灌肠；保留灌肠
2015	4	粪便性状；排便失禁患者的护理；大量、小量不保留灌肠

考点集萃

一、概述

（一）大肠的解剖

1. 盲肠　盲肠为大肠与小肠的衔接部分，其内有回盲瓣，起括约肌的作用，既可控制回肠内容物进入盲肠的速度，又可防止大肠内容物逆流。

2. 结肠　结肠分升结肠、横结肠、降结肠和乙状结肠，围绕在小肠周围。

3. 直肠　直肠全长约 16cm，有两个弯曲，骶曲和会阴曲。

4. 肛管　肛管上续直肠下止于肛门，长约 4cm。

（二）大肠的生理功能

大肠的主要生理功能：①吸收水分、电解质和维生素。②形成粪便并排出体外。③利用肠内细菌制造维生素。

（三）大肠的运动

1. 袋状往返运动　是空腹时最常见的一种运动形式，主要是由环行肌的无规律收缩引起。

2. 分节或多袋推进运动　是进食后较多见的一种运动形式，由一个结肠袋或一段结肠收缩推移肠内容物至下一结肠段。

3. 蠕动　由一些稳定的收缩波组成，波前面的肌肉舒张，波后面的肌肉则保持收缩状态，使肠管闭合排空。蠕动对肠道排泄起重要作用。

4. 集团蠕动　是一种行进很快，向前推进距离很长的强烈蠕动。起源于横结肠，强烈的蠕动波可将肠内容物从横结肠推至乙状结肠和直肠。此蠕动每天发生 3~4 次，最常发生在早餐后的 60 分钟内。

（四）排便

正常人的直肠腔内除排便前和排便时，通常无粪便。当肠蠕动将粪便推入直肠时，刺激直肠壁内的感受器，其兴奋冲动传至初级排便中枢与大脑皮质，引起便意和排便反射。

排便活动受大脑皮质的控制，意识可以促进或抑制排便。如果个体经常有意识遏制便意，则会使直肠渐渐失去对粪便压力刺激的敏感性，加之粪便在大肠内停留过久，水分被吸收过多而干结，造成排便困难，这是产生便秘最常见的原因之一。

二、排便活动的评估（★★）

（一）正常排便的评估

1. 排便次数　成人每天1~3次，婴幼儿3~5次。成人每天排便超过3次或每周少于3次，应视为排便异常，如腹泻、便秘。

2. 排便量　正常成人平均每次排便量为150~300g。

3. 粪便的性状

（1）形状与软硬度：正常人的粪便为成形软便。便秘时粪便坚硬，呈栗子样；消化不良或急性肠炎时可为稀便或水样便；肠道部分梗阻或直肠狭窄，粪便常呈扁条形或带状。

（2）粪便颜色（图1-11-2）

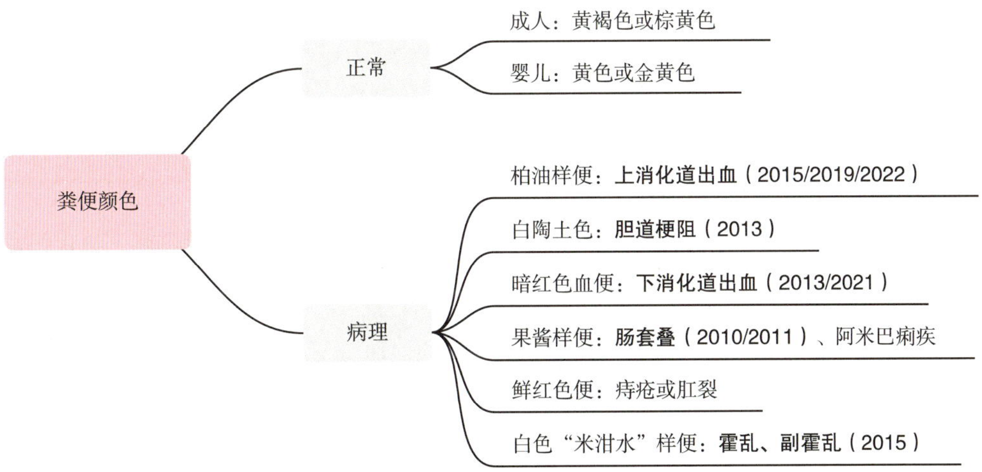

图1-11-2　粪便颜色

（3）内容物：当消化道有感染或出血时粪便中可混有血液、脓液或肉眼可见的黏液。肠道寄生虫感染患者的粪便中可检出蛔虫、蛲虫、绦虫节片等。

（4）气味：肉食者味重，素食者味轻。严重腹泻患者粪便极恶臭；下消化道溃疡、恶性肿瘤患者粪便呈腐败臭；上消化道出血患者粪便呈腥臭味；消化不良、乳儿粪便呈酸败臭。

（二）异常排便的评估

1. 便秘　排便型态改变，排便次数减少，排出过硬的粪便，且排便不畅、困难。

2. 粪便嵌塞　指粪便持久滞留堆积在直肠内，坚硬不能排出。常发生于慢性便秘的患者。

3. 腹泻　正常排便型态改变，频繁排出松散稀薄的粪便甚至水样便。

4. 排便失禁　肛门括约肌不受意识的控制而不自主地排便。

5. 肠胀气　指胃肠道内有过量气体积聚，不能排出。

三、排便异常的护理（★★★）

（一）便秘患者的护理

1. 提供单独隐蔽的环境及充裕的排便时间，选取适宜的排便姿势。

2. 腹部沿结肠解剖位置自右向左环形按摩，指端轻压肛门后端。

3. 口服缓泻药物可使粪便中的水分含量增加，加快肠蠕动而导泻。但长期使用或滥用又常成为慢性便秘的主要原因，故不能长期使用。

4. 使用简易通便剂，如开塞露、甘油栓、液状石蜡等，以软化粪便，润滑肠壁，促进排便。

名师点拨：**口服缓泻药和简易通便剂都不作为便秘时首选措施，不能长期使用（2016）。**

5. 重建正常的排便习惯。理想的排便时间是进食后（早餐后）。

6. 合理安排膳食。多食高纤维食物；餐前饮热饮；多饮水。

7. 鼓励患者适当运动。

8. 以上方法均无效时，遵医嘱给予灌肠。

（二）粪便嵌塞患者的护理

1. 早期可使用栓剂、口服缓泻药来润肠通便。

2. 必要时先行油类保留灌肠，2~3小时后再做清洁灌肠。

3. 人工取便通常在清洁灌肠无效后按医嘱执行。用人工取便易刺激迷走神经，故心脏病、脊柱受损者须慎重使用。操作中如患者出现心悸、头晕时须立刻停止。

4. 健康教育　讲解有关排便的知识，协助患者建立并维持正常的排便习惯，防止便秘的发生。

（三）腹泻患者的护理

1. 去除原因，如肠道感染者，应遵医嘱给予抗生素治疗。

2. 卧床休息，减少肠蠕动，注意腹部保暖。

3. 饮食护理。多饮水；清淡流质或半流质饮食，避免油腻、高纤维饮食；腹泻严重者暂时禁食。

4. 防止水、电解质紊乱，按医嘱及时给予止泻药，并补充电解质。

5. 维持皮肤完整性。每次便后用软纸轻擦肛门，用温水清洗，并在肛门周围涂油膏，以保护局部皮肤。

6. 观察病情，应注意观察、记录粪便的性质、颜色及次数，必要时留取标本送验。疑有传染性疾病，应按隔离原则护理患者。

7. 心理支持。协助患者更换衣裤、床单、被套和清洗沐浴，使患者感到舒适。便器清洗干净后，置于易取处，以方便患者取用。

8. 健康教育，讲解有关腹泻的知识，患者应注意饮食卫生。

（四）排便失禁患者的护理（2015）

1. **保护皮肤（重点）**，便后用温水洗净肛门周围及臀部皮肤，保持皮肤清洁干燥。必要时，肛门周围涂软膏以保护皮肤，避免破损感染。

2. 帮助患者重建控制排便的能力。

3. 如无禁忌，保证患者每天摄入足量的液体。

4. 保持床褥、衣服清洁，定时开窗通风，去除不良气味。

（五）肠胀气患者的护理

1. 指导患者养成良好的饮食习惯（细嚼慢咽）。

2. 去除引起肠胀气的原因，如勿食产气食物和饮料。

3. 鼓励患者适当活动。

4. 轻微胀气时，可行腹部热敷或腹部按摩、针刺疗法。严重胀气时，遵医嘱给予药物治疗或行肛管排气。

四、与排便有关的护理技术（★★★）

（一）灌肠法

1. 大量不保留灌肠

（1）目的：解除便秘、肠胀气；清洁肠道；稀释并清除肠道内的有害物质，减轻中毒；灌入低温液体，为高热患者降温。

（2）灌肠溶液：常用0.1%~0.2%肥皂液，生理盐水。每次用量成人为500~1000ml，小儿为200~500ml。溶液温度39~41℃，降温时用28~32℃（2014），中暑时用4℃。

（3）注意事项

1）妊娠、急腹症（2018）、消化道出血、严重心血管疾病等患者禁用灌肠。

2）患者取左侧卧位（2018）；灌肠筒液面高于肛门40~60cm；肛管插入深度成人为7~10cm，小儿为4~7cm。

3）保留灌肠液5~10分钟后再排便。降温灌肠时液体要保留30分钟（2018），排便后30分钟，测量体温并记录。

4）伤寒患者灌肠液量不超过500ml，液面距肛门不超过30cm（2013/2015）。

5）肝昏迷患者灌肠，禁用肥皂水（2018/2019/2022）；充血性心力衰竭和水钠潴留患者禁用0.9%氯化钠溶液灌肠（2016）。

6）灌肠时患者如有腹胀或便意时，应嘱患者做深呼吸，以减轻不适。

7）随时观察，如发现脉速、面色苍白、出冷汗、剧烈腹痛、心悸气急时，应立即停止灌肠（2010）并及时与医生联系，采取急救措施。

8）灌肠后解便一次为$\frac{1}{E}$；灌肠后无大便记为$\frac{0}{E}$；灌肠前排便1次，灌肠后排便2次记为$1\frac{2}{E}$（2011/2023）。

2. 小量不保留灌肠法　适用于腹部或盆腔手术后的患者、危重患者（2012）、年老体弱患者、小儿及孕妇等。

（1）目的：软化粪便，解除便秘；排除肠道内的气体，减轻腹胀。

（2）常用灌肠液："1、2、3"溶液（50%硫酸镁30ml、甘油60ml、温开水90ml）（2018）；甘油50ml加等量温开水。

（3）注意事项

1）插管深度成人为7~10cm，小儿为4~7cm（2015）。压力宜低，灌肠液注入的速度不得过快。

2）取左侧卧位，双膝屈曲。

3）如用小容量灌肠筒，液面距肛门不能超过30cm。

4）灌入药液后注入温开水5~10ml。保留溶液10~20分钟再排便。

5）每次抽吸灌肠液时应反折肛管尾段，防空气进入肠道，引起腹胀。

3. 保留灌肠

（1）目的：镇静、催眠；治疗肠道感染。

（2）常用溶液：溶液量不超过200ml，温度38℃。①镇静、催眠用10%水合氯醛。②抗肠道感染用2%小檗碱，0.5%~1.0%新霉素等溶液。

（3）注意事项

1）保留灌肠以晚上睡眠前灌肠为宜（2016），因为此时活动减少，药液易于保留吸收。

2）体位：慢性细菌性痢疾病变多在乙状结肠或直肠，取左侧卧位；阿米巴痢疾病变多在回盲部，取右侧卧位，以提高治疗效果（2010/2013/2014/2023）。

3）臀部抬高约10cm；肛管插入肛门深度为15~20cm（2011）。

4）拔管：药液注入完毕，再注入温开水5~10ml，抬高肛管尾端，使管内溶液全部注完，拔出肛管。

5）嘱患者尽量保留药液在1小时以上。

6）保留灌肠前嘱患者排便，肠道排空有利于药液吸收。

7）肛门、直肠、结肠手术患者及大便失禁患者，不宜做保留灌肠。

（二）口服高渗溶液清洁肠道

使肠道内水分大量增加，刺激排便，达到清洁肠道的目的。适用于直肠、结肠检查和手术前肠道准备。

1. 甘露醇法　患者术前3天进半流质饮食，术前1天进流质饮食，术前1天下午（2010）2：00~4：00口服甘露醇溶液1500ml（2010）。一般服用后15~20分钟即反复自行排便。

2. 硫酸镁法　患者术前3天进半流质饮食，每晚口服50%硫酸镁10~30ml。术前1天进流质饮食，术前

1天下午2：00~4：00口服25%硫酸镁200ml（50%硫酸镁100ml+5%葡萄糖盐水100ml）后再口服温开水1000ml。一般服后15~30分钟即可反复自行排便，2~3小时内可排便2~5次。

（三）肛管排气法

1. 目的　排除肠腔积气，减轻腹胀。

2. 注意事项（2022）

（1）取左侧卧位；肛管轻轻插入直肠15~18cm后固定于臀部。如排气不畅，可更换体位或按摩腹部。

（2）**保留肛管不超过20分钟（2010）**，以免肛门括约肌反应降低；需要时，2~3小时后再行肛管排气。

名师点拨：除保留灌肠中阿米巴痢疾采取右侧卧位，其余灌肠及肛管排气均为左侧卧位。

五、粪便标本采集（★★）

（一）目的

①常规标本：用于检查粪便的性状、颜色、细胞等。②培养标本：用于检查粪便中的致病菌。③潜血标本：用于检查粪便内肉眼不能察见的微量血液。④寄生虫标本：用于检查粪便中的寄生虫、幼虫以及虫卵计数检查。

（二）注意事项

1. 常规标本　用检便匙取**中央部分或黏液脓血部分约5g**，置于检便盒内送检。

2. 培养标本　用无菌棉签取脓血、黏液等异常部分2~5g置于培养瓶内，盖紧瓶塞送检。如患者无便意，用长棉签蘸0.9%氯化钠溶液，**由肛门插入4~5cm（2011）**，顺一个方向轻轻旋转后退出，将棉签置于培养瓶内，盖紧瓶盖。

3. 潜血标本　嘱患者检查前3天禁食肉类、动物肝、血、绿叶蔬菜和含铁丰富的药物、食物，3天后按常规采集标本。

4. 寄生虫标本

（1）检查寄生虫：用检便匙取不同部位带血或黏液部分5~10g送检。如患者服用驱虫药或做血吸虫孵化检查，应留取全部粪便。

（2）**检查蛲虫（2019）：睡觉前或清晨未起床前，将透明胶带贴于肛门周围。取下并将已粘有虫卵的透明胶带面贴在载玻片上或将透明胶带对合，立即送检。**

（3）**检查阿米巴原虫（2022）**：因阿米巴原虫在低温的环境下失去活力而难以查到，故需使用**加温便器（2011/2022）**；排便后标本连同便盆在30分钟内送检。

基础巩固

灌肠法的注意事项

1. 大量不保留灌肠　0.1%~0.2%肥皂水或生理盐水，成人用量500~1000ml、小儿用量200~500ml，插管长度7~10cm，液面高度40~60cm，保留5~10分钟。

2. 小量不保留灌肠　“1、2、3”溶液，180ml，插管长度7~10cm，液面高度<30cm，保留10~20分钟。

3. 保留灌肠　镇静用10%水合氯醛，抗感染用2%小檗碱、0.5%~1.0%新霉素，用量<200ml，插管长度15~20cm，液面高度<30cm，保留>1小时。

实战演练

【A1型题】

1. 长期留置导尿管的患者，出现尿液混浊、沉淀或结晶时应

A. 经常清洁尿道口　B. 膀胱内用药
C. 热敷下腹部　D. 进行膀胱冲洗
E. 经常更换体位

【答案】D

【考点】 留置导尿管的护理

【解析】 留置导尿管期间应嘱患者多饮水，每天饮水保持在2000ml以上，尿量至少维持1500ml，以减少尿路感染及尿路阻塞的机会；禁饮浓茶和咖啡，预防尿石的形成；如发现尿液混浊、沉淀、有结晶时应做膀胱冲洗，每周作尿常规检查1次。故选D。

2. 膀胱炎时，新鲜尿液有

A. 烂苹果味　B. 氨臭味　C. 腥味

D. 大蒜味　E. 苦味

【答案】 B

【考点】 尿液的评估

【解析】 糖尿病酮症酸中毒时，因尿中含有丙酮，会有烂苹果味，故不选A。排尿静置一段时间后，因尿素分解产生氨；而膀胱炎时，尿素在未排出之前就被细菌分解放出氨，而有氨臭味。故选B。此外，进食某些食物和药品，如葱、蒜、缬草等可使尿液呈特殊气味。

3. 小量不保留灌肠的目的不包括

A. 解除便秘　B. 软化粪便

C. 排出肠腔积气　D. 减轻腹胀

E. 治疗肠道感染

【答案】 E

【考点】 小量不保留灌肠

【解析】 小量不保留灌肠的目的是软化粪便，解除便秘，排出积气，减轻胀气。用于腹部或盆腔手术患者以及危重患者、老幼患者及孕妇等。故选E。

4. 为糖尿病患者留尿作尿糖定量检查，采集尿标本的方法是

A. 留清晨第1次尿约100ml

B. 随时留尿100ml

C. 饭前留尿100ml

D. 留24小时尿

E. 留中段尿5ml

【答案】 D

【考点】 尿标本的采集方法

【解析】 临床上的尿标本分为3种，如常规标本、培养标本、12小时或24小时标本。其中尿常规标本主要用于检查尿液的颜色、透明度，测定比重，检查有无细胞和管型，并做尿蛋白和尿糖定性检测等。尿培养标本用于细菌培养或细菌敏感试验。12小时或24小时尿标本用于各种尿生化检查。尿糖定量测定是一种临床生化验检查项目，故应留取12小时或24小时尿标本。故选D。

5. 极度虚弱、膀胱高度膨胀的患者，导尿时排空膀胱会引起

A. 尿失禁　B. 腹部剧痛　C. 血尿、虚脱

D. 膀胱炎症　E. 尿潴留加重

【答案】 C

【考点】 排尿的护理

【解析】 对膀胱高度膨胀且极度虚弱者，第一次放尿不得超过1000ml。大量放尿可使血压下降而致虚脱和血尿。故选C。

6. 为男性患者导尿出现导尿管插入受阻，应该

A. 拔出导尿管重新插入

B. 嘱患者忍耐，用力插入

C. 稍停片刻，嘱患者深呼吸再缓慢插入

D. 更换金属导尿管

E. 行局部麻醉后，再插入导尿管

【答案】 C

【考点】 男性导尿术

【解析】 为男性患者插导尿管时，如膀胱颈部肌肉收缩而产生阻力，可稍待片刻，嘱患者做深呼吸，再徐徐插入，切忌暴力。故选C。

7. 解除尿潴留的措施中，错误的是

A. 嘱患者坐起排尿　B. 让其听流水声

C. 口服利尿药　D. 轻轻按摩下腹部

E. 用温水冲洗会阴

【答案】 C

【考点】 解除尿潴留的措施

【解析】 解除尿潴留的措施包括解除患者顾虑和紧张情绪，热敷、按摩下腹部，鼓励自解小便，或用热水冲洗会阴及听流水声诱导排尿。尿潴留存在时使用利尿药会加重尿潴留。故选C。

8. 伤寒患者灌肠的液量及液面距肛门的距离应是

A. 1000ml，不超过30cm

B. 1000ml，不超过60cm

C. 不超过500ml，不超过30cm

D. 不超过500ml，不超过40cm

E. 500ml、60cm

【答案】 C

【考点】 伤寒患者灌肠的注意事项

【解析】 伤寒患者灌肠时溶液不得超过500ml，压力要低，液面不得超过肛门30cm。故选C。

9. 大量不保留灌肠溶液流入受阻时，处理的方法是

A. 提高灌肠筒　B. 降低灌肠筒

C. 移动肛管　D. 嘱患者深呼吸

E. 嘱患者快速呼吸

【答案】 C

【考点】 肛管灌肠的方法

【解析】 大量不保留灌肠时注意观察容器内液面下降情况，如溶液流入受阻，可稍移动肛管，必要时检查有无粪块阻塞。故选 C。

10. 大便呈柏油样常见于

A. 痢疾　　B. 上消化道出血

C. 直肠癌　　D. 霍乱

E. 胰腺炎

【答案】 B

【考点】 粪便颜色的评估

【解析】 上消化道出血，血液在胃肠道内与硫化物螯合，大便颜色黑亮呈柏油样。故选 B。

11. 膀胱高度膨胀且又极度衰弱的患者，首次放尿不应超过

A. 500ml　　B. 600ml　　C. 800ml

D. 900ml　　E. 1000ml

【答案】 E

【考点】 与排尿有关的护理技术

【解析】 对膀胱高度膨胀且极度虚弱者，第一次放尿不得超过 1000ml。大量放尿可使血压下降而致虚脱和血尿。故选 E。

12. 关于小量不保留灌肠的叙述，正确的是

A. 右侧卧位，双膝屈曲

B. 小儿插管深度 4~7cm

C. 灌入 50%硫酸镁 60ml

D. 后注入温开水 20~30ml

E. 保留溶液 30 分钟后排便

【答案】 B

【考点】 排便的护理

【解析】 小量不保留灌肠应取左侧卧位，A 错误。应灌入 50%硫酸镁 30ml、甘油 60ml、温开水 90ml，C 错误。灌入药液后注入温开水 5~10ml，D 错误。保留溶液 10~20 分钟再排便，E 错误。故选 B。

【A2 型题】

13. 孕妇，尿潴留。护士准备为其行导尿术。下列操作欠妥的是

A. 戴口罩、帽子并清洗双手

B. 关闭门窗、保护患者隐私

C. 将无菌与非无菌物品分别放置

D. 检查导尿包的名称及灭菌日期

E. 用无菌持物镊夹取棉球消毒外阴

【答案】 E

【考点】 导尿术的注意事项

【解析】 导尿术的注意事项包括：①严格无菌操作，避免引起感染，关闭门窗、保护患者隐私。②操作时，注意手法，动作轻柔，插管发生阻力时，要分析原因。③插入的深度，女性应插入 4~6cm，见尿后再进 1~2cm。④注意区分无菌区与污染区，将无菌与非无菌物品分别放置，检查导尿包的名称及灭菌日期，观察 3M 胶带是否变色。不能用无菌持物镊夹取棉球消毒外阴，以免污染无菌持物镊。故选 E。

14. 患者，女，50 岁。下蹲或腹部用力时，出现不由自主的排尿，其正确的护理诊断是

A. 功能性尿失禁：与膀胱过度充盈有关

B. 功能性尿失禁：与腹压升高有关

C. 反射性尿失禁：与膀胱收缩有关

D. 完全性尿失禁：与神经传导功能减退有关

E. 压迫性尿失禁：与膀胱括约肌功能减退有关

【答案】 E

【考点】 压迫性尿失禁的临床表现

【解析】 压迫性尿失禁指打喷嚏、咳嗽、大笑或运动时腹肌收缩，腹部用力，腹压增加，迫使尿液不自主溢尿。根据题干中患者的临床表现，可以诊断患者为压迫性尿失禁。故选 E。

15. 患者，男，58 岁。长期卧床，护士为预防其发生便秘而制订如下护理计划，其中不妥的措施是

A. 每天液体摄入量不少于 2000ml

B. 排便时可抬高床头

C. 禁用油脂类食物

D. 排便时可配合做腹部按摩

E. 如需泻药应选择作用缓和的药物

【答案】 C

【考点】 预防便秘的措施

【解析】 ①避免进食过少或食品过于精细、缺乏残渣、对结肠运动的刺激减少。②避免排便习惯受到干扰，排便时抬高床头，可借重力作用增加腹压，促进排便。③避免滥用泻药：滥用泻药会使肠道的敏感性减弱，形成对某些泻药的依赖性造成便秘。④改善便秘的基本条件，每天液体摄入量不少于 2000ml。⑤进行肠道按摩，促进肠蠕动，特别是腹肌的锻炼有利于胃肠功能的改善。不应该限制患者使用油脂类食物，这类食物可以促进肠蠕动，缓解便秘。故选 C。

16. 患者，女，30 岁。在硬膜外麻醉下行腹股沟疝修补术后 4 小时。查体：耻骨上膨隆，扪及囊样包块，听诊呈实音。下列处置不妥的是

A. 协助患者取适当体位　　B. 听流水声

C. 温水冲洗会阴　　D. 针刺三阴交穴

E. 立即行导尿术

【答案】 E

【考点】 尿潴留患者的护理

【解析】 对于发生尿潴留的患者，可从以下几个方面协助患者排尿：①提供隐蔽的排尿环境。②调整体位和姿势，A 正确。③热敷，按摩。④通过听流水声、温水冲洗外阴、针刺三阴交穴等诱导排尿，B、C、D 正确。在经上述处理仍不能排尿者，方可行导尿术，因此立即导尿是错误的。故选 E。

17. 患者，男，59 岁。心肌梗死，经抢救病情稳定，平时饮食精细，时常便秘。为其讲解预防便秘的知识。该患者复述的内容应给予纠正的是

A. 每日定时排便 1 次

B. 适当翻身或下床活动

C. 多食蔬菜、水果和粗粮

D. 摄入足够的水分

E. 每晚睡前使用开塞露

【答案】 E

【考点】 开塞露的使用

【解析】 便秘的患者要养成定时排便的好习惯，适当的活动有利于肠道的蠕动，摄入足够的水分及多食蔬菜水果可以防止便秘，故 A、B、C、D 选项正确。开塞露不能用做长期的防便秘措施。故选 E。

【A3/A4 型题】

（18～20 题共用题干）

患者，男，34 岁。诊断为阿米巴痢疾，遵医嘱行保留灌肠。

18. 为提高治疗效果，患者最好采取

A. 俯卧位　B. 仰卧位　C. 左侧卧位

D. 右侧卧位　E. 头低足高位

【答案】 D

【考点】 保留灌肠体位

【解析】 保留灌肠根据病情不同选择不同的卧位，慢性细菌性痢疾多选左侧卧位，阿米巴痢疾则取右侧卧位，主要是因为该病变主要在回盲部，取右侧卧位能提高疗效。故选 D。

19. 肛管插入直肠内

A. 5～7cm　B. 7～10cm　C. 10～15cm

D. 15～20cm　E. 20～22cm

【答案】 D

【考点】 保留灌肠

【解析】 保留灌肠时，为保留药液、减少刺激，需肛管细，插入深，一般插入 15～20cm，液面距离肛门不超过 30cm。故选 D。

20. 灌肠过程中，操作不妥的是

A. 溶液量不超过 200ml

B. 灌肠前嘱患者先排便

C. 使患者臀部抬高 10cm

D. 液面与肛门距离 40～60cm

E. 嘱患者保留药液 1 小时以上再排便

【答案】 D

【考点】 保留灌肠注意事项

【解析】 保留灌肠前，患者需了解保留灌肠的目的、过程、注意事项及保留灌肠前排尽粪便配合操作。灌肠溶液量不超过 200ml，溶液温度为 38℃。灌肠时患者臀部抬高 10cm，以防药液溢出。轻轻将肛管插入直肠 15～20cm，液面距离肛门不超过 30cm。为使药液充分吸收，嘱患者保留药液 1 小时以上再排便。故选 D。

第十二章　医院感染的预防和控制

考点直击

年份	分值	考点
2023	5	热力消毒灭菌法；无菌技术操作；穿脱隔离衣
2022	9	医院感染的传播途径；灭菌法；无菌技术操作；严密隔离；接触隔离
2019	10	医院感染的概念；热力消毒灭菌法；中度危险性物品；无菌包；呼吸道、昆虫、保护性隔离
2018	6	医院感染的传播途径；煮沸消毒；无菌容器；戴、脱无菌手套；清洁区；血液-体液隔离
2017	2	热力消毒灭菌法；化学消毒灭菌法的使用原则
2016	7	过氧乙酸的注意事项；氯己定；中、高度危险性物品；无菌持物钳；取无菌溶液；严密隔离
2015	6	煮沸消毒；洗手技术；取无菌溶液；清洁区；病室的终末处理；穿脱隔离衣

考点集萃

第一节　医 院 感 染

一、概述

（一）医院感染的概念（2019）

医院感染是指住院患者在医院内获得的感染，包括在住院期间发生的感染和在医院内获得而出院后发生的感染；但不包括入院前已开始或入院时已处于潜伏期的感染。

（二）医院感染的分类

1. 内源性感染（自身感染）　**自身固有病原体（2013）**（寄居在患者体表或体内的正常菌群）在患者的免疫功能受损、健康状况不佳或抵抗力下降时侵袭导致的医院感染。

2. 外源性感染（交叉感染）　来自患者体外的个体、环境等病原体通过直接或间接途径侵袭发生的医院感染。

名师点拨：医院获得性感染主要的病原体是革兰阴性杆菌；社区性肺炎最主要的病原体是肺炎链球菌。

（三）医院感染发生的条件

医院感染的发生必须具备3个基本条件，如感染源、传播途径、易感人群。

1. 感染源　指病原微生物自然生存、繁殖并排出的场所或宿主（人或动物）。医院感染的主要感染源有：①已感染的患者及病原携带者，其中已感染的患者是最重要的感染源。②自身感染患者。③动物感染源。④医院环境。

2. 传播途径　指病原微生物从感染源排出后侵入易感人群的途径和方式。医院感染的主要传播途径有：①**接触传播（2018/2022）**。②空气传播。③消化道传播。④血液传播。

3. 易感人群　指对感染性疾病缺乏免疫力而易感染的人。

二、医院感染的管理

1. 建立医院感染管理机构，加强三级监控　一级管理——病区护士长和兼职监控护士；二级管理——科护士长；三级管理——护理部副主任。

2. 健全各项规章制度，依法管理医院感染。

3. 落实医院感染管理措施，阻断感染链　做到控制感染源、切断传播途径、保护易感人群，加强对重点部门、重点环节、高危人群与主要感染部位的感染管理。

4. 加强医院感染知识的教育，督促各级人员自觉采取行动预防与控制医院感染。

名师点拨：**控制医院感染的措施不包括预防性用药（2011）**。

第二节　清洁、消毒、灭菌

一、概念（2013）（★★★）

1. **清洁**　是指去除物体表面的有机物、无机物和可见污染物的全过程，以去除和减少微生物，不能杀灭微生物。

2. **消毒**　清除或杀灭**除芽孢外**的所有病原微生物，达到无害化处理。

3. **灭菌（2022）**　清除或杀灭**全部微生物**，包括致病和非致病微生物，细菌芽孢和真菌孢子。

二、消毒灭菌的方法（★★★）

（一）物理消毒灭菌法

1. 热力消毒灭菌法　是效果可靠、使用最广泛的方法。

（1）干热法：传热慢。

1）**燃烧**：是一种简单、迅速、彻底的灭菌方法。①适用：不需保存的污染物品，如结核分枝杆菌、**破伤风（2022/2023）**、**气性坏疽（2013/2019/2022）**、铜绿假单胞菌等污染的敷料；需急用的某些金属器械及搪瓷类物品不具备其他消毒方法时。②方法：**金属器械可在火焰上烧灼 20 秒（2019）**；搪瓷类容器可倒入少量**95%~100%的乙醇（2017/2023）**点火燃烧至熄灭（中途不可添加乙醇）。

名师点拨：锐利刀剪禁用燃烧法，以免锋刃变钝。

2）干烤法：利用特制烤箱进行灭菌。其热力传播和穿透主要靠空气对流和介质传导，灭菌效果可靠。**适用于高温下不损坏、不变质、不蒸发的物品，如粉剂、油剂（2019）**、玻璃器皿及金属制品的灭菌。不适用于塑料制品、纤维织物等的灭菌。

（2）湿热法：传热快，穿透力强，需时短，温度低。

1）**煮沸消毒**：是应用最早的消毒方法之一。①适用：耐湿、耐高温的物品，如金属、搪瓷、玻璃和橡胶类等。②方法：物品刷洗干净后再全部浸没水中，加热煮沸。**消毒时间从水沸后算起（2015）**，如中途加入物品，则在第二次水沸后重新计时。③注意事项（图 1-12-1）。

2）**压力蒸汽灭菌法**：热力消毒灭菌法中效果最好。

①**使用（2022）**：耐高温、高压、潮湿的物品，如各类器械、敷料、搪瓷、玻璃、橡胶制品及溶液等的灭菌。②灭菌器的参数（图 1-12-2）。③注意事项（图 1-12-3）。

2. **辐射消毒法**　主要利用紫外线的杀菌作用，使菌体蛋白质光解、变性而致细菌死亡。

（1）**日光暴晒**用于**床垫、被服、书籍**等物品的消毒。方法：**直射阳光下暴晒 6 小时（2014）**，并定时翻动，使物品各面均能受到日光照射。

（2）臭氧灭菌消毒

1）用于空气、污水、诊疗用水及物品表面的消毒。

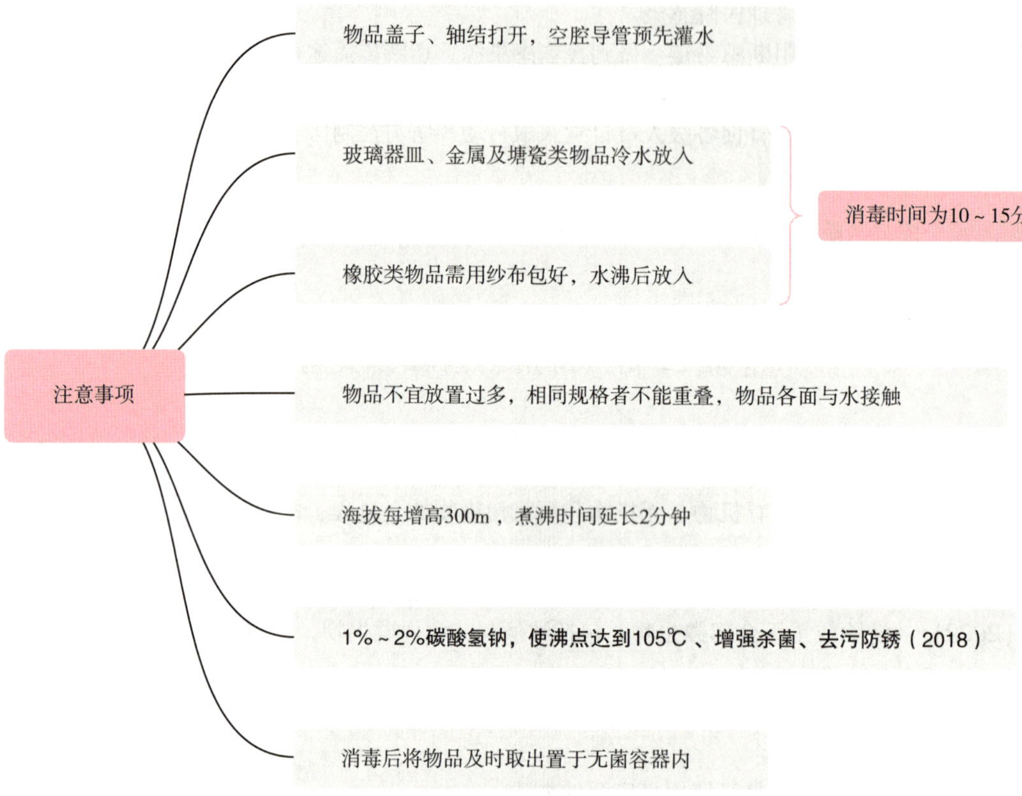

图 1-12-1　注意事项

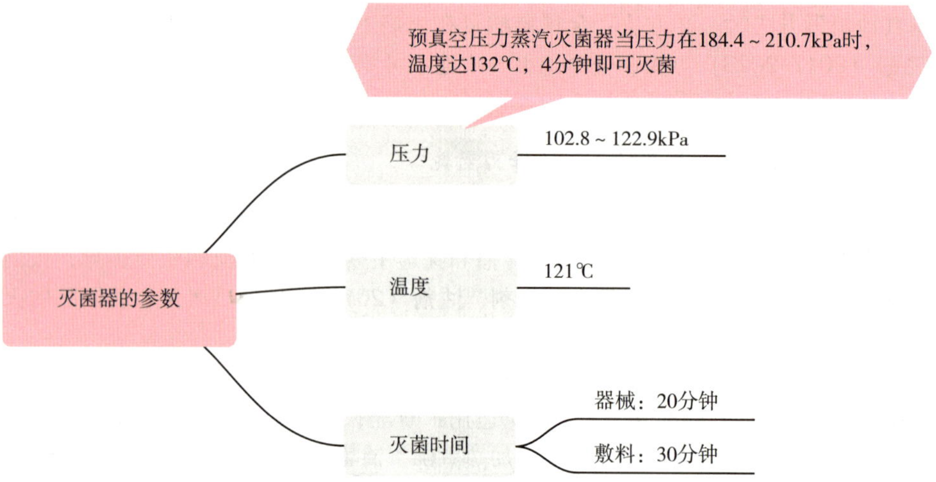

图 1-12-2　灭菌器的参数

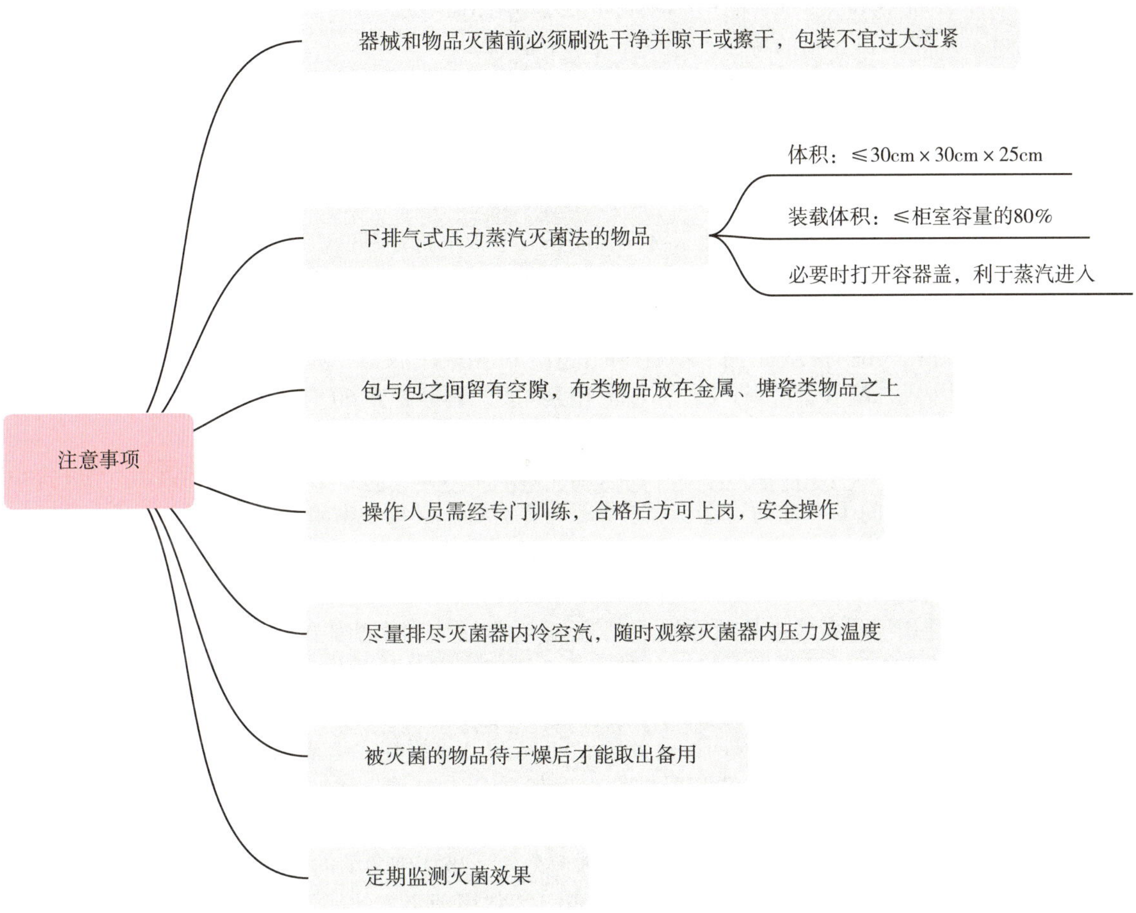

图 1-12-3　注意事项

2）注意事项：①浓度≤0.1mg/m^3。②空气消毒时，人员必须离开，待消毒结束后开窗通风≥30 分钟方可进入。

3. 微波消毒法　常用于食物及餐具的消毒。不能以金属容器盛放消毒物品。

4. 机械除菌法　不杀灭微生物，只减少数量和引起感染的机会。如层流通风、过滤除菌法。

（二）化学消毒灭菌法

利用化学药物使微生物的蛋白凝固变性，酶蛋白失去活性，抑制微生物的代谢、生长和繁殖，或杀灭微生物。

1. 化学消毒剂的选择（表 1-12-1）

表 1-12-1　化学消毒剂的选择

分类	举例	特点
高效消毒剂	**过氧乙酸**（2013）、过氧化氯、部分含氯消毒剂	杀灭细菌繁殖体、结核分枝杆菌、细菌芽孢、真菌、亲脂及亲水病毒
中效消毒剂	醇类、低浓度碘类及部分含氯消毒剂	杀灭细菌繁殖体、结核分枝杆菌、真菌、亲脂及亲水病毒
低效消毒剂	胍类、酚类、季铵盐类	杀灭细菌繁殖体、亲脂病毒
灭菌剂	戊二醛、环氧乙烷	杀灭一切微生物（包括细菌芽孢），并达到灭菌

2. 使用原则

（1）合理使用，尽量不用、少用，能用物理消毒灭菌不用化学法。

（2）根据物品的性能和微生物的特性，选择合适的消毒剂。

（3）严格掌握消毒剂的有效浓度、消毒时间及使用方法。

（4）**消毒剂应定期更换（2017）**，易挥发的要加盖，并定期检测，调整浓度。

（5）待消毒的物品必须先洗净、擦干。

（6）消毒剂中不能放置纱布、棉花等物，以防降低消毒效力。

（7）消毒物品在使用前须用无菌生理盐水洗净物品，以避免消毒剂刺激人体组织。

3. 化学消毒的常用方法　浸泡法、擦拭法、喷雾法、熏蒸法。

4. 常用的化学消毒剂

（1）**戊二醛（2%）**：灭菌剂。①适用于不耐热的医疗器械和精密仪器，如内镜。②配制好的灭菌剂最多可连续使用14天，使用中戊二醛含量应≥1.8%。③常用浸泡法，消毒需要60分钟，灭菌需要10小时。④对皮肤、黏膜有刺激性。

（2）**环氧乙烷**：灭菌剂，与菌体蛋白结合使酶代谢受阻而杀灭微生物。①适用于不耐高温、湿热如电子仪器、书本等的灭菌，作用时间1~6小时。②易燃易爆，对人有毒，必须在密闭的环氧乙烷灭菌器中进行。③储存于阴凉通风，远离火源、静电、无转动的马达处，温度低于40℃。

（3）**过氧乙酸**：为高效剂，**能产生新生态氧，主要通过氧化和酸性作用等使细菌死亡（2013）**。

1）使用方法：①适用于耐腐蚀物品及环境等消毒与灭菌。②常用消毒方法有浸泡、擦拭、喷洒。500~1000mg/L用于清洁条件下物品表面消毒，1000~2000mg/L用于污染条件下物品表面消毒；0.5%溶液用于耐腐蚀物品消毒；0.05%溶液用于食品用工具、设备消毒；0.2%溶液用于环境喷洒。

2）注意事项：①应密闭贮存于通风阴凉避光处，防高温引起爆炸。②**现配现用（2016）**，配制时避免与碱或有机物相混合。③浓溶液有刺激性和腐蚀性，应加强个人防护。④对金属有腐蚀性，对纺织品有漂白作用。

（4）**含氯消毒剂**：为高、中效消毒剂，在水中释放有效氯，破坏细菌酶的活性。

1）使用方法：①餐具、环境、水、疫源地等的消毒。②常用消毒方法：细菌繁殖体污染物，用含有效氯500mg/L的消毒液浸泡或擦拭10分钟；乙肝病毒、结核分枝杆菌、细菌芽孢污染物，用含有效氯2000~5000mg/L的消毒液浸泡或擦拭30分钟。

2）注意事项：①阴凉、干燥、通风处密闭保存，粉剂需防潮；现配现用，有效期≤24小时。②有腐蚀及漂白作用，不宜用于金属制品、有色织物及油漆家具。

（5）**福尔马林（35%~40%甲醛）**：灭菌剂。①适用于易腐蚀、对湿热敏感的物品。②40~60ml/m^3加高锰酸钾20~40g，柜内熏蒸，密闭6~12小时；4%~10%甲醛用于解剖材料及病理组织标本的固定。③器械、衣物必须在消毒灭菌箱中进行，物品摊开，衣物挂起。④对人体有刺激性。

（6）**乙醇**：中效消毒剂。①适用于皮肤、物品表面及治疗器具的消毒。②70%~80%溶液用作皮肤消毒；95%溶液用作燃烧灭菌。③易挥发，需加盖保存于避火处，定期测定浓度。④消毒浓度勿超过80%。⑤有刺激性，不宜用于黏膜及创面消毒。⑥将诊疗器具完全浸没在消毒液中，加盖。

（7）**碘酊**：中效消毒剂。①使用浓度为有效碘18~22g/L，用于创伤、手术及注射部位的皮肤消毒，作用1分钟后用70%~80%乙醇脱碘。还可用于体温计等的消毒。②常温下碘可挥发，应保存于密闭容器内。③不适用于黏膜、对醇类刺激敏感部位和破损皮肤的消毒。④消毒部位有脓、血等会降低消毒效果。

（8）**碘伏**：中效消毒剂。①手、皮肤消毒时，碘伏浓度2~10g/L，需涂擦2~3遍；阴道黏膜消毒时，碘伏浓度300~1000mg/L；碘伏浓度1000~2000mg/L用于口腔黏膜及创面的消毒。②避光保存于阴凉干燥处，宜现配现用。③对二价金属有腐蚀性，不用于此类金属的消毒。

（9）氯己定：低效消毒剂。**注意切勿与肥皂、洗衣粉等阴离子表面活性剂混用（2016）**。

名师点拨：可用于黏膜消毒的有300~1000mg/L的碘伏、1000~2000mg/L的苯扎溴铵、有效含量≥2g/L的氯己定。

三、医院清洁、消毒、灭菌工作（★★）

（一）医院用品的危险性分类

1. **高度危险性物品**　是穿过皮肤、黏膜而进入无菌的组织或器官内部的器械或与破损的组织、皮肤黏膜密切接触的器材和用品，如手术器械、注射器、血液和血液制品、透析器、脏器移植物、**穿刺针**（2016）等。

2. **中度危险性物品**（2011）　仅和皮肤、黏膜相接触，而不进入无菌组织内，如体温表、**压舌板**（2016）、**呼吸机管道**（2019）、胃肠道内镜、喉镜等。

3. **低度危险性物品**　不进入人体组织、不接触黏膜，仅直接或间接地和健康无损的皮肤相接触。如口罩、衣被、毛巾、血压计袖带等。

（二）医院选择消毒、灭菌方法的原则

凡是接触过患者的器械和物品均应**先预消毒，再清洗，然后按以下方法进行合理的消毒或灭菌**（2011）。

1. 根据医院用品的危险性选择　高度危险性物品，必须选用灭菌法。**中度危险性物品，可选择中或高水平消毒法**（2019）。低度危险性物品，可用低水平消毒法或只做一般的清洁处理即可。

2. 根据污染微生物的种类、危险性选择。

3. 根据消毒物品的性质选择　①耐热、耐湿物品和器材，应首选压力蒸汽灭菌法；耐高温的玻璃器材、油剂类和干粉类可选用干热灭菌法。②怕热、忌湿和贵重物品，可选择甲醛或环氧乙烷气体消毒、灭菌。③光滑表面物品可选择紫外线消毒或化学消毒剂擦拭，多孔材料表面可选择喷雾消毒法。

（三）医院日常的清洁、消毒、灭菌

1. 医院环境消毒　医院环境的清洁与消毒是控制医院感染的基础。

（1）环境空气消毒：①**Ⅰ类环境**为采用空气洁净技术的诊疗场所，分洁净手术部和其他洁净场所。②**Ⅱ类环境**为非洁净手术部（室）、**产房**（2010/2014）、导管室、血液病病区、烧伤病区等保护性隔离病区、重症监护病区、新生儿室等。③**Ⅲ类环境**为母婴同室、消毒供应中心的检查包装灭菌区和无菌物品存放区、血液透析中心（室）、其他普通住院病区等。④**Ⅳ类环境为普通门（急）诊及其检查、治疗室，感染性疾病科门诊和病区**（2010/2014）。

（2）环境表面消毒：如受到病原微生物污染，可用化学消毒剂喷洒或擦拭。

2. 被服类消毒　各科患者用过的被服可集中送到被服室，经环氧乙烷灭菌后，再送洗衣房清洗、备用。①棉织品经一般洗涤后高温消毒。②毯子、棉胎、枕芯、床垫可用日光暴晒或紫外线消毒。③感染患者的被服应与普通患者的被服分开清洗和消毒。④工作人员的工作服及值班室被服应与患者的被服分开清洗和消毒。

3. 皮肤和黏膜的消毒　①医务人员应加强手的清洗、消毒，以有效避免交叉感染。②患者皮肤、黏膜的消毒应根据不同的部位、病原微生物污染的情况选择相应的消毒剂。

4. 医院污物、污水的处理　感染性废弃物应遵守密闭灭菌方法和消毒-清洗-消毒灭菌的程序。

（四）医院清洁、消毒、灭菌的监测

1. 各类环境空气、物体表面、医务人员手的消毒卫生标准　见表 1-12-2。注意不得检出金黄色葡萄球菌、大肠埃希菌及铜绿假单胞菌。早产儿室、婴儿室、新生儿室、母婴同室病房及儿科病房的物品表面和医务人员的手上，不得检出沙门菌、溶血性链球菌、金黄色葡萄球菌及大肠埃希菌。

表 1-12-2　各类环境空气、环境和物品表面细菌菌落总数卫生标准

环境类别	空气（cfu/m^3）	环境和物品表面（cfu/cm^2）
Ⅰ类（2010）	≤10	≤5
Ⅱ类（2010）	≤200	≤5
Ⅲ类（2010）	≤500	≤10
Ⅳ类	—	≤15

2. **器械物品消毒效果监测**　高度危险性医疗用品必须无菌，不得检出任何微生物；中度危险性医疗用品细

菌菌落总数应≤20cfu/g或100cm²，致病性微生物不得检出；低度危险性医疗用品细菌菌落总数应≤200cfu/g或100cm²，致病性微生物不得检出。

3. 消毒液的监测　定期测定，使用中的消毒液染菌量≤100cfu/ml，致病性微生物不得检出。

4. 餐具消毒效果的监测　细菌总数≤5cfu/cm²。

5. 卫生洁具消毒监测　细菌总数<100个/毫升，大肠埃希菌数<3个/升。

第三节　洗手与手消毒

一、洗手技术（★★）

有效的洗手可清除手上99%以上的各种暂住菌。切断通过手传播感染的途径。

名师点拨：**洗手是控制医院感染最简单有效的方法（2015）**。

1. 指征　①直接接触每个患者前后。②从同一患者身体的污染部位移动到清洁部位时。③接触患者黏膜、破损皮肤或伤口前后。④接触患者血液、体液、分泌物、排泄物、伤口敷料等之后。⑤接触患者周围环境及物品后。⑥穿脱隔离衣前后，脱手套之后。⑦进行无菌操作，接触清洁、无菌物品之前。⑧处理药物或配餐前。

2. 方法

（1）洗手前取下手表，卷袖过肘。打开水龙头，湿润双手，关上水龙头并取清洁剂涂抹。注意水流不可过大以防溅湿工作服。

（2）用“七步洗手法”的顺序洗手：①掌心相对，手指并拢相互揉搓。②掌心对手背沿指缝相互揉搓，交换进行。③掌心相对，双手交叉指缝相互揉搓。④弯曲手指使关节在另一掌心旋转揉搓，交换进行。⑤一手握另一手大拇指旋转揉搓，交换进行。⑥5个手指尖并拢在另一掌心中旋转揉搓，交换进行。⑦揉搓手腕及腕上10cm，双手交换进行。持续15秒。

（3）打开水龙头，流水冲净。关闭水龙头，擦干或烘干双手。

二、手的消毒（★★★）

清除致病性微生物，预防感染与交叉感染，避免污染无菌物品和清洁物品。

1. 适用　①实施侵入性操作前。②护理免疫力低下的患者或新生儿前。③接触血液、体液和分泌物后。④接触被致病性微生物污染的物品后。⑤护理传染病患者后。

2. 方法

（1）涂擦消毒法：用消毒剂依次涂擦双手。手掌对手掌、手背对手背、手背对手掌、指尖对手掌、两手指缝相对互擦，每一步骤来回3次。揉搓双手至少15秒，自然干燥。

（2）刷手法：刷洗消毒范围为**双手、前臂和上臂下1/3**；在整个手消毒过程中始终保持双手位于胸前并高于肘部，使污水从前臂流向指尖；涂抹消毒剂并揉搓、流水冲洗、无菌巾擦干等都应从手部开始，然后再向前臂、上臂下1/3进行。

第四节　无菌技术

一、无菌技术概念与操作原则（★★★）

（一）概念

无菌技术是指在医疗、护理操作过程中，防止一切微生物侵入人体和防止无菌物品、无菌区域被污染的技术。

（二）操作原则（2013）

1. 操作环境清洁、宽敞、定期消毒；无菌操作前半小时应停止清扫工作、减少走动、避免尘埃飞扬。

2. 戴好帽子和口罩，修剪指甲并洗手，必要时穿无菌衣、戴无菌手套。

3. 无菌操作时，首先明确无菌区、非无菌区、无菌物品的概念。

4. 无菌物品与非无菌物品分开放置　①无菌物品应放于无菌包或无菌容器内，并有明显标志。②无菌包外需标明物品名称、灭菌日期，并按失效期先后顺序摆放。③使用纺织品材料做包装的无菌包如存放环境符合要求，有效期宜为14天，否则一般为7天。④一套无菌物品只供一位患者使用1次。

5. 操作者身体应与无菌区保持一定距离，手臂应保持在腰部或治疗台以上，不可跨越无菌区，手不可接触无菌物品，禁止面对无菌区谈笑、咳嗽；取无菌物品时应使用无菌持物钳，无菌物品一经取出，即使未用，也不可放回无菌容器内。无菌物品疑有污染或已被污染应予更换并重新灭菌。

> 名师点拨：临床对无菌物品合格率及急救物品完好率的要求均为100%。

二、无菌技术基本操作方法（★★★）

1. 无菌持物钳

（1）种类：卵圆钳、三叉钳、镊子。

（2）存放：每个容器只放一把无菌持物钳。

1）湿式保存法：泡在大口有盖容器内，**消毒液面浸没持物钳轴节以上2~3cm（2022）或镊子长度的1/2（2013/2016/2022/2023）**。

2）干燥保存法：保存在无菌包内。治疗前开包，4~6小时更换一次。

（3）操作步骤

1）检查有效期及开盖。

2）取钳：**手持无菌持物钳**，闭合钳端，移至中央，垂直取出，闭盖。

3）使用：**钳端始终向下**，不可倒转，腰以上活动，以防污染。

4）放钳：闭合钳端，开盖，快速垂直放入，闭盖，防止无菌持物钳在空气暴露过久污染。

> 名师点拨：钳湿放一半，取放闭钳端，垂直出入置，钳端永向下。

（4）注意事项

1）到距离较远处取物时，应将持物钳和容器一起移至操作处使用。

2）不可用无菌持物钳夹取油纱布、换药或消毒皮肤，以防被污染。

3）持物钳及浸泡容器每周清洁、消毒2次，同时更换消毒液；高频使用部门如门诊换药室、手术室，每天清洁、灭菌。

2. 无菌容器（2018）

（1）检查并核对无菌容器名称、灭菌日期、失效期、灭菌标识。

（2）开盖取物，内面向上置于稳妥处或拿在手中，手不可触及盖的边缘及内面以防止污染。

（3）用无菌持物钳夹取无菌物品，持物钳及物品不可触及容器边缘。

（4）取物后，立即将盖盖严，避免容器内无菌物品在空气中暴露过久。

（5）手持容器手持无菌容器时，应托住容器底部。第一次使用，应记录开启日期、时间并签名，**24小时内有效**。

3. 无菌包

（1）无菌包包扎法：将需灭菌的物品放于包布中央包好扎妥，或用化学指示胶带贴妥，贴上注明物品名称及灭菌日期的标签。

（2）操作步骤：查对→放置无菌包于清洁、干燥平坦处取物→开包→用无菌钳夹物→如物品未取完，按原折痕折叠放妥→注明开包日期及时间并签名。

（3）注意事项：①**超过有效期或有潮湿破损不可使用（2010）**。②不可放在潮湿处，以免污染。③打开包布时，手不可触及包布内面。④**开包后有效期 24 小时（2014/2019）**。

4. **铺无菌盘**

（1）**单巾铺盘法（2013）**：检查→开包（同无菌包使用步骤），用**无菌持物钳**取治疗巾放在治疗盘内→铺盘：双手捏住无菌巾一边**外面两角**，轻轻抖开，双折平铺于治疗盘上，将上层呈扇形折至对侧，开口**向外**，手不可触及无菌巾**内面**；放入无菌物品；双手捏住扇形折叠层治疗巾**外面**，遮盖于物品上，对齐上下层边缘，将开口处向上翻折两次，两侧边缘分别向下折一次，露出治疗盘边缘→记录无菌盘名称及时间。

（2）双巾铺盘法：检查→开包，用无菌持物钳取一块治疗巾置于治疗盘内→铺盘；双手捏住无菌巾一边两角外面，轻轻抖开，从远到近铺于治疗盘上，无菌面朝上；放入无菌物品；取出另一块无菌巾打开，从近到远覆盖于无菌物品上，无菌面朝下。两巾边缘对齐，四边多余部分分别向上反折。

（3）注意事项：①铺无菌盘区域清洁干燥，无菌巾避免潮湿、污染。②不可跨越无菌区。③无菌盘尽早使用，**有效期不超过 4 小时（2013/2022）**。

5. **取用无菌溶液（2016/2023）**

（1）操作步骤

1）清洁：擦净无菌溶液瓶瓶外灰尘。

2）查对：①**瓶签（2010/2015）**上的药名、剂量、浓度和有效期。②瓶盖有无松动。③瓶身有无裂缝。④对光检查溶液有无沉淀、混浊或变色。

3）开瓶：用启瓶器撬开瓶盖，消毒瓶塞，待干后打开瓶塞。

4）倒液：手持溶液瓶，瓶签朝向掌心，避免沾湿瓶签。倒出少量溶液旋转冲洗瓶口，再由原处倒出溶液至无菌容器中。

5）盖塞：倒好溶液后立即塞好瓶塞。

6）记录：在瓶签上注明开瓶日期及时间并签名，放回原处。

7）处理：按要求整理用物并处理。

（2）注意事项

1）已开启的溶液瓶内的溶液，**可保存 24 小时**。余液只做清洁操作用。

2）手不可触及瓶口和瓶塞内面，不可将物品伸入无菌溶液瓶内蘸取溶液，倾倒液体时不可直接接触无菌溶液瓶口。

3）已倒出的溶液**不可再倒回**瓶内，以免污染剩余溶液。

名师点拨：清洁并查对，盖开消开塞。瓶签向掌心，旋洗口再倒。流出不倒回，余液做清洁。

6. **戴、脱无菌手套** 确保无菌效果，保护患者和医护人员免受感染。

（1）**操作步骤（2010）**

1）查对：号码、灭菌日期、包装。

2）打开手套袋：将手套袋平放于清洁、干燥的桌面上打开。若有系带，手套袋的系带不应接触手套袋的内面。

3）取、戴手套：未戴手套的手持手套的反折部分取出手套，戴好手套的手指插入另一只手套的反折内面。手套外面不可触及非无菌物品。

名师点拨：戴手套时要注意：无菌不触非无菌，破损即更换。

4）调整：双手对合交叉置于胸前，检查是否漏气，并调整手套位置。

5）脱手套：应翻转脱下，避免强拉；勿使手套外面（污染面）接触到皮肤面。

6）处理：将手套浸泡在消毒液中，手套内要灌满消毒液；洗手，脱口罩。

（2）注意事项

1）操作前洗手、修剪指甲以防刺破手套，戴口罩。

2）**戴好手套的手始终保持在腰部以上水平、视线范围内。如发现有破洞或可疑污染应立即更换（2010/2018）**。

第五节　隔离技术

隔离是将传染源、高度易感人群安置在指定地点，暂时避免和周围人群接触。目的是防止病原微生物在患者、工作人员及媒介物中扩散。

一、概述（★★★）

（一）隔离区域的划分

1. **清洁区**　指未被病原微生物污染的区域。如**医护办公室（2015）**、配餐室、更衣室、值班室、库房等。

2. **半污染区**　有可能被病原微生物污染的区域。如**消毒室（2010）**、病区走廊、检验室等。

3. **污染区**　指被病原微生物污染的区域。如**病房**、患者洗手间、浴室等。

（二）传染病区隔离单位的设置

传染病区应与普通病区分开并远离食堂、水源和其他公共场所，病区设有医务人员与患者分别进出的门，以防止空气对流传播。

单人隔离室患者有独立的环境与用具，凡未被确诊、发生混合感染或危重且具有强烈传染性的患者应尽可能住单独隔离室；为了充分利用病房，同一病种的患者可安排在同一病室内，但病原体不同者，应分室收治。

二、隔离原则（★★★）

1. 隔离标志明确，卫生设施齐全。

2. 工作人员进出隔离室　①应按规定戴口罩、帽子、穿隔离衣，并在规定范围内活动。②穿隔离衣前，必须将所需的物品备齐。③接触患者或污染物品后、离开隔离室前均必须消毒双手。

3. 分类处理隔离室内物品

（1）患者接触过的物品或落地的物品应视为污染，消毒后方可给他人使用。

（2）患者的衣物、稿件、钱币等经熏蒸消毒后才能交给家人带回。

（3）患者的排泄物、分泌物、呕吐物须经消毒处理后方可排放。

（4）需送出病区处理的物品，置于污物袋内，袋外要有明显标记。

4. **每日**用紫外线照射或消毒液喷雾消毒病室；每日晨间护理后，用消毒液擦拭病床及床旁桌椅。

5. 掌握解除隔离的标准　传染性分泌物3次培养结果均为阴性或已度过隔离期，医生开出医嘱后，方可解除隔离。

6. **终末消毒处理**　是指对出院、转科或死亡患者及其所住病室、所用的物品及医疗器械等进行的消毒处理。

（1）患者的终末处理：患者出院或转科前应沐浴，换上清洁衣服，个人用物须消毒后带出。如患者死亡，须用消毒液做尸体护理，并用浸透消毒液的棉球填塞口、鼻、耳、阴道、肛门等孔道，然后用一次性尸单包裹尸体。

（2）**病室的终末处理（2011/2015）**：关闭病室门窗、打开床旁桌、摊开棉被、竖起床垫，室内空气用消毒液熏蒸或用紫外线照射；然后打开门窗，用消毒液擦拭家具、地面；体温计用消毒液浸泡，血压计及听诊器放熏蒸箱消毒；被服类消毒处理后再清洗；床垫、棉被和枕芯可用日光暴晒或用紫外线消毒。

三、隔离种类及措施（★★★）

（一）以切断传播途径作为制订措施依据的隔离系统

1. **严密隔离** 适用于经飞沫、分泌物、排泄物直接或间接传播的烈性传染病，如**霍乱**（2022）、鼠疫等。

（1）设专用隔离室：患者应住单间病室，室外挂有明显的标志。

（2）进入隔离室前，必须戴好口罩、帽子，穿隔离衣、隔离鞋，戴手套。

（3）患者的分泌物、呕吐物和排泄物应严格消毒处理；污染敷料装袋标记后送焚烧处理。

（4）室内环境用消毒液喷洒或紫外线照射消毒，每天1次。

（5）原则上禁止患者离开病室、禁止探视和陪护。

2. **接触隔离** 适用于**破伤风**（2022）、气性坏疽、新生儿带状疱疹、脓疱病等。

（1）设专用隔离室：患者应住单间病室，不许接触他人，室外挂有明显的标志。

（2）进入隔离室前必须戴好口罩、帽子，穿隔离衣，工作人员的手或皮肤有破损时应避免接触患者，必要时戴手套。

（3）患者接触过的一切物品均应先灭菌，然后再进行清洁、消毒、灭菌。被患者污染的敷料应装袋标记后送焚烧处理。

（4）原则上禁止探视和陪护。

3. **呼吸道隔离** 主要为了防止感染性疾病通过空气中的飞沫传播而设计的隔离，如肺结核、流行性脑脊髓膜炎（流脑）、百日咳、腮腺炎、麻疹等。

（1）设专用隔离室：**相同病原引起感染的患者可同居一室，通向走道的门窗须关闭**（2019），室外挂有明显的标志。

（2）进入隔离室前必须戴好口罩、帽子并保持口罩清洁干燥，必要时穿隔离衣、戴手套。

（3）为患者准备专用的痰杯，口鼻分泌物需经消毒处理后方可丢弃。被患者污染的敷料应装袋标记后焚烧或作消毒-清洁-消毒处理。

（4）探视者应得到值班人员同意并采取相应的隔离措施。

4. **肠道隔离** 主要针对由患者的排泄物直接或间接污染了食物或水源而引起传播的疾病如**伤寒**（2010/2014）、细菌性痢疾、甲型或戊型肝炎、脑膜炎等进行隔离。

（1）不同病种患者最好能分室居住，如必须同居一室，应做好床边隔离，每一病床应加隔离标记，患者不得互相交换物品。病室应有防蝇设备，并做到无蟑螂、无鼠。

（2）接触不同病种患者时需分别穿隔离衣，接触污染物时戴手套。

（3）患者的食具、便器各自专用，严格消毒，剩余的食物或排泄物均应消毒处理后才能倒掉。

（4）被粪便污染的物品要随时袋装，做好标记后送消毒或焚烧处理。

5. **血液-体液隔离** 用于预防因直接或间接接触传染性血液或体液而传播的传染性疾病，如乙型肝炎、**获得性免疫缺陷综合征**（2018）、梅毒、登革热、疟疾等。

（1）同种病原体感染者可同室隔离。隔离室内应有防蚊虫、防虱虮等设备，隔离室外悬挂明显标志。

（2）接触血液或体液时应戴口罩、手套，必要时戴护目镜；若血液或体液可能污染工作服时需穿隔离衣。若手被血液、体液污染或可能污染，应立即用消毒液洗手，护理另一个患者前、离开隔离室前也应洗手。

（3）被血液或体液污染的室内物品的表面，立即用消毒液擦拭或喷洒消毒；被血液或体液污染的物品，应装袋标记后送消毒或焚烧；患者用过的针头应放入防水、防刺破并有标记的容器内，并直接送焚烧处理。

（4）探视者应得到值班人员同意并采取相应的隔离措施。

6. **昆虫隔离** 适用于以昆虫为媒介而传播的疾病，如流行性乙型脑炎、**流行性出血热**（2019）、疟疾、斑疹伤寒等。应根据昆虫种类采取隔离措施，如病室应有蚊帐及其他防蚊设施；斑疹伤寒患者入院时，应经灭虱处理后才能住进同种病室。

（二）保护性隔离

适用于抵抗力低下或极易感染的患者，如严重烧伤、早产儿、白血病、脏器移植（2011）及免疫缺陷患者等（2019）。

1. 设专用隔离室 患者应住单间病室隔离，室外悬挂明显的隔离标志。病室内空气应保持**正压通风**，定时换气，地面、家具等均应严格消毒。

2. 进入病室内人员应穿戴灭菌后的隔离衣、帽子、口罩、手套及拖鞋。

3. 污物处理患者的引流物、排泄物、被其血液及体液污染的物品，应及时分装密闭，标记后送指定地点。

4. 探陪要求　凡患呼吸道疾病者或咽部带菌者，包括工作人员均应避免接触患者；探视者应采取相应的隔离措施。

四、隔离技术操作法（★★★）

1. 帽子、口罩的使用

（1）帽子：帽子可防止工作人员的头屑飘落、头发散落或被污染。

（2）口罩的使用注意事项：①在戴、摘口罩前应洗手。②口罩应罩住口鼻部。③口罩不可以悬挂于胸前，不可用污染的手触摸口罩，使用后摘下，**污染面向内折叠**。④纱布口罩使用2~4小时应更换；一次性口罩使用不超过**4小时**；口罩潮湿或可疑污染应立即更换。

2. 避污纸的使用　取避污纸时，应从页面抓取，**不可掀开撕取**，并注意保持避污纸清洁以防交叉感染。避污纸用后弃于污物桶内，集中**焚烧处理**。

3. 穿、脱隔离衣

（1）目的：保护工作人员和患者，防止病原微生物播散，避免交叉感染。

（2）操作步骤

1）**穿隔离衣（2015）**：①穿戴工作衣帽，取下手表，卷袖过肘，准备用物。②取衣，手持衣领取下隔离衣，将隔离衣清洁面朝向自己，衣领两端向外折齐，对齐肩缝，露出肩袖内口。③穿衣袖，系衣领，扎袖口。系衣领时污染的袖口不可触及衣领、面部和帽子。④系腰带，将隔离衣一边（约在腰下5cm处）逐渐向前拉，见到衣边捏住，同法捏住另一侧衣边。两手在背后将衣边边缘对齐，向一侧折叠，一手按住折叠处，另一手将腰带拉至背后折叠处，腰带在背后交叉，回到前面打一活结系好。手不可触及隔离衣的内面。

2）脱隔离衣：①解开腰带，在前面打一活结。②解袖口，在肘部将部分衣袖塞入工作衣袖内，不可使衣袖外侧塞入袖内，暴露双手。③消毒双手，解衣领。④脱衣袖，一手伸入另一侧袖口内，拉下衣袖过手（遮住手），再用衣袖遮住的手在外面握住另一衣袖的外面并拉下袖子，两手在袖内使袖子对齐，双臂逐渐退出。

易错知识梳理

脱下的隔离衣若挂在**半污染区则清洁面向外；挂在污染区则污染面向外（2013/2023）**。

（3）注意事项

1）隔离衣长短合适，须全部遮盖工作服。

2）隔离衣每日更换，如有潮湿或污染，应立即更换。

3）穿脱隔离衣时避免污染清洁面（衣领和隔离衣内面），始终保持衣领清洁。

4）穿好隔离衣后，双臂保持在腰部以上，视线范围内；不得进入清洁区，避免接触清洁物品。

5）消毒手时不能沾湿隔离衣，隔离衣也不可触及其他物品。

名师点拨：治疗室等清洁区不能挂隔离衣。

基础巩固

1. 无菌容器的有效时间　24小时内。
2. 无菌包的有效时间　24小时内。
3. 无菌盘的有效时间　不超过4小时。
4. 已开启的溶液瓶内的溶液的有效时间　24小时。

实战演练

【A1型题】

1. 医院感染中的间接接触传播最常见的传播媒介是
   A. 饮水源　B. 食物　C. 医疗设备
   D. 昆虫　E. 医护人员的手

【答案】 E
【考点】 医院感染的传播途径
【解析】 医院感染的接触传播包括：①直接接触传播。②间接接触传播，最常见的传播媒介是医院工作人员的手，因为手经常接触患者及其感染性物质、污染物品，很容易再经接触将病原体微生物传播给其他患者、医院工作人员或物品。故选E。

2. 控制医院感染最简单有效的方法是
   A. 洗手　B. 戴手套
   C. 环境消毒　D. 隔离传染病患者
   E. 合理使用抗生素

【答案】 A
【考点】 手卫生
【解析】 有效的洗手可清除手上99%以上的各种暂住菌，是防止医院感染传播最重要、最简单有效的措施之一。故选A。

3. 浸泡纤维胃镜的消毒液宜用
   A. 0.1%苯扎溴铵　B. 0.2%过氧乙酸
   C. 70%乙醇　D. 2%戊二醛
   E. 碘伏

【答案】 D
【考点】 化学消毒剂的选择
【解析】 0.1%苯扎溴铵用于黏膜、皮肤和金属器械的消毒。0.2%过氧乙酸用于环境喷洒。70%乙醇用于消毒皮肤。2%戊二醛用于各种内镜和不耐热的手术器械的消毒。碘伏：2~10g/L，适用于手、皮肤消毒。纤维胃镜属于内镜的一种，应用2%戊二醛消毒。故选D。

4. 使用无菌溶液的方法，不正确的是
   A. 使用前应核对溶液的名称、浓度、有效日期及溶液质量
   B. 开启瓶盖时手不可触及瓶口
   C. 冲洗溶液时标签始终朝向掌心
   D. 倒液后环绕消毒瓶塞时，最先消毒手接触的部位
   E. 已开启的无菌溶液瓶内的溶液，可保存24小时

【答案】 D
【考点】 无菌溶液的使用
【解析】 取用无菌溶液前要认真核对药名、剂量、浓度、有效期并检查瓶盖有无松动、瓶子有无裂缝、溶液的澄清度等，A正确。开启无菌溶液时，手不可触及瓶口与瓶塞内面，B正确。倒无菌溶液时标签面要朝向掌心，C正确。无菌溶液的保存时间为24小时，E正确。故选D。

5. 对亲水病毒无效的化学消毒剂是
   A. 碘酒　B. 甲醛　C. 过氧乙酸
   D. 环氧乙烷　E. 新洁尔灭

【答案】 E
【考点】 化学消毒剂分类
【解析】 新洁尔灭是低效消毒剂，用于杀灭细菌繁殖体、亲脂病毒和某些真菌，对亲水病毒无效。故选E。

6. 无菌持物钳的湿式保存法，消毒液浸泡达到的深度为
   A. 持物钳轴关节　B. 持物钳轴下2~3cm
   C. 持物钳轴上2~3cm　D. 持物钳的1/2
   E. 没入整钳

【答案】 C
【考点】 无菌持物钳的湿式保存法
【解析】 如果无菌持物钳是湿式保存：①盛放无菌持物钳的有盖容器底部垫有纱布，容器深度与长度比例合适，消毒液面需浸没持物钳轴节以上2~3cm或镊子长度的1/2。②无菌持物钳及其浸泡容器每周清洁、消毒2次，同时更换消毒液。③使用频率较高的部门应每天清洁、灭菌（如门诊换药室、注射室、手术室等）。④取、放无菌持物钳时不可触及液面以上部分的容器内壁。⑤放入无菌持物钳时需松开轴节以利于钳与消毒液充分接触。故选C。

7. 用紫外线灯消毒物品时的有效距离和消毒时间分别是
   A. 25~60cm、20~30分钟
   B. 25~60cm、10~20分钟
   C. 25~60mm、20~30分钟
   D. 25~60mm、10~20分钟
   E. 25~60mm、5~10分钟

【答案】 A
【考点】 紫外线灯消毒方法
【解析】 紫外线灯有悬吊式和移动式装置。消

毒室内空气时，应先清扫尘埃，因为紫外线易被灰尘微粒吸收；人员停止走动、关闭门窗；有效照射时间不少于30分钟，从灯亮5~7分钟后计时。消毒物品时，将物品摊开或挂起，物品应距离灯管25~60cm，消毒时间20~30分钟。故选A。

8. 关于煮沸消毒法的叙述，不正确的是

A. 煮沸消毒前先将物品刷洗干净

B. 物品不宜放置过多，要保证各面都与水相接触

C. 从物品放入开始计时消毒时间

D. 水的沸点受气压影响，海拔高的地区气压低，水的沸点也低

E. 将1%~2%的碳酸氢钠加入水中，除增强杀菌效果外，还有去污防锈的作用

【答案】 C

【考点】 煮沸消毒法

【解析】 物品刷洗干净后再全部浸没水中，加热煮沸。消毒时间从水沸后算起，如中途加入物品，则在第二次水沸后重新计时。故选C。

9. 对肝炎患者使用过的票证，最好的消毒法是

A. 环氧乙烷气体消毒　B. 紫外线照射

C. 氯胺喷雾　D. 过氧乙酸擦拭

E. 高压蒸汽灭菌法

【答案】 A

【考点】 消毒法的选择

【解析】 显然票证不能浸泡喷雾，C错误。紫外线消毒的空间一般很大，而高压蒸汽灭菌一般用于医用辅料和器械，故排除选项B、E、C。选项D不是最佳消毒的方法。故选A。

10. 属于清洁区的是

A. 医护办公室　B. 分诊处　C. 检验室

D. 走廊　E. 消毒间

【答案】 A

【考点】 医院污染区与清洁区的鉴别

【解析】 医院污染区指有患者或患者排泄物、分泌物等污染区域，如病室、厕所、浴室、洗漱间、污衣污物存放处等。清洁区指没有上述污染区域，如医护办公室、治疗室、库房、药房、餐厅、配餐室、值班室等。半污染区指二者之间，如病区走廊、检验室、消毒室等。故选A。

11. 取避污纸的正确方法是

A. 掀页撕取　B. 由页面抓取

C. 由别人代取再传递　D. 须掀起页面再抓取

E. 随便撕取无影响

【答案】 B

【考点】 无菌技术基本操作法

【解析】 避污纸是备用的清洁纸片，做简单隔离操作时，使用避污纸可保持双手或物品不被污染，以省略消毒程序。取避污纸时应从页面直接抓取，不可掀开撕取，并注意保持避污纸清洁以防交叉感染。故选B。

12. 穿脱隔离衣的操作步骤正确的是

A. 双手伸入袖内后扣袖口

B. 扣好领扣后系腰带

C. 将腰带交叉在背后打结

D. 消毒手后先解开领扣

E. 将隔离衣内面向外，挂传染病室内

【答案】 D

【考点】 隔离技术操作法

【解析】 穿隔离衣：手持衣领取下隔离衣，将衣袖穿好；扣上领扣；扣好袖口或系上袖带；捏住衣边，在背后将衣边边缘对齐，向一侧折叠，按住折叠处，将腰带在背后交叉，回到前面打一活结系好。脱隔离衣：解开腰带，在前面打一活结；解开袖口，在肘部将部分衣袖塞入工作衣袖内；消毒双手；解开领扣；双臂逐渐退出衣袖；双手持领，将隔离衣两边对齐，挂在衣钩上，不再穿的隔离衣，脱下后清洁面向外，卷好后投入污物袋中。衣领和隔离衣内面为清洁面。故选D。

13. 不属于物理消毒灭菌的方法是

A. 燃烧法　B. 臭氧灭菌灯消毒法

C. 微波消毒灭菌法　D. 浸泡法

E. 生物净化法

【答案】 D

【考点】 消毒灭菌法的分类

【解析】 物理消毒灭菌法是指利用物理因子杀灭微生物的方法，包括热力消毒灭菌、辐射消毒、空气净化、超声波消毒和微波消毒等。化学消毒灭菌法利用化学药物渗透细菌的体内，使菌体蛋白凝固变性，干扰细菌酶的活性，抑制细菌代谢和生长或损害细胞膜的结构，改变其渗透性，破坏其生理功能等，从而起到消毒灭菌作用，包括浸泡法、擦拭法、熏蒸法、喷雾法等。选项A、选项B、选项C、选项E均属于物理消毒灭菌法，选项D属于化学方法。故选D。

14. 使用无菌溶液时应先核对

A. 瓶盖有无松动　B. 瓶体有无裂痕

C. 瓶签各项内容　D. 溶液有无变色

E. 溶液有无絮状物

【答案】 C

【考点】 无菌溶液的使用方法

【解析】 在取用无菌溶液时，要先核对瓶签上药名、浓度、剂量、有效期等各项内容，然后检查瓶盖有无松动，瓶口有无裂缝，无菌溶液内是否有沉淀、混浊、变色等。故选 C。

15. 在传染病区内护士穿隔离衣的方法，正确的是

A. 戴工作衣帽取下手表卷袖于肘下洗手

B. 穿隔离衣时其污染面应朝内对着操作者

C. 穿衣袖时双手不可触及隔离衣的外面

D. 两手在背后捏住隔离衣内外边缘对齐折叠系带

E. 穿隔离衣后双臂保持在腰以下视线范围内

【答案】 C

【考点】 隔离技术

【解析】 穿戴工作衣帽，取下手表，卷袖过肘，A 错误。将隔离衣清洁面朝向自己，B 错误。系腰带时，手不可触及隔离衣的内面，D 错误。穿好隔离衣后，双臂保持在腰部以上，视线范围内，E 错误。故选 C。

16. 对严重急性呼吸综合征患者采取的隔离属于

A. 昆虫隔离　B. 肠道隔离　C. 严密隔离

D. 血液隔离　E. 接触隔离

【答案】 C

【考点】 严重急性呼吸综合征隔离的种类

【解析】 严密隔离是为预防高度传染性及致命性强毒力病原体而设计的隔离措施。设专用隔离室、关闭门窗；所有进入隔离室的人员必须穿隔离衣、戴帽子、口罩和手套，消毒洗手。适用于咽部白喉、肺鼠疫、天花、霍乱、严重急性呼吸综合征等病种的隔离。故选 C。

17. 穿、脱隔离衣时应避免污染的部位是

A. 腰带以下部分　B. 袖子的后面

C. 腰带以上部分　D. 胸前、背后

E. 衣领

【答案】 E

【考点】 无菌技术基本操作法

【解析】 保持隔离衣里面及领部清洁，系领带（或领扣）时勿使衣袖及袖带触及面部、衣领及工作帽等。隔离衣需全部覆盖工作衣，有破洞或潮湿时应即更换。故选 E。

18. 用紫外线灯管消毒物品，下列哪项是错误的

A. 照射前应清扫尘埃

B. 物品距灯管 25~60cm

C. 灯管用无水乙醇纱布擦拭

D. 灯亮开始计时

E. 消毒时间为 20~30 分钟

【答案】 D

【考点】 紫外线消毒法

【解析】 A、B、C、E 均为紫外线灯管消毒物品时正确的操作方法。D 错误，应于灯亮后 5~7 分钟开始计时。故选 D。

【A2 型题】

19. 患者，男，35 岁。甲型肝炎住院 20 天治愈出院，护士为其进行终末消毒处理，不妥的做法是

A. 患者洗澡、换清洁衣裤

B. 个人衣物经消毒后带出病区

C. 被服及时送洗衣房清洗

D. 室内空气可用喷雾消毒

E. 病床、桌椅用消毒液擦拭

【答案】 C

【考点】 消毒隔离制度

【解析】 患者出院前洗澡、换清洁衣裤；患者的衣物、书信等经熏蒸消毒后方可带出病区；病室内空气及地面用消毒液喷洒；凡患者接触过的一切物品，如床单、被套、衣物等均应先灭菌，然后再进行清洁、消毒、灭菌；每日用消毒液擦拭床及床旁桌椅。C 错误，应先灭菌。故选 C。

20. 患者，女，30 岁。高热、腹泻，诊断为细菌性痢疾，对其应采取

A. 严密隔离　B. 消化道隔离

C. 昆虫隔离　D. 接触隔离

E. 保护性隔离

【答案】 B

【考点】 隔离种类及措施

【解析】 消化道隔离主要是针对由患者的排泄物直接或间接污染了食物或水源而引起传播的疾病所进行的隔离，通过隔离或切断粪-口传播途径。包括感染性腹泻或胃肠炎，如伤寒、细菌性痢疾；由肠道病毒引起的甲型肝炎、戊型肝炎、脑膜炎、心包炎、脊髓灰质炎等。故选 B。

21. 患者，男，40 岁，不慎被烧伤。Ⅱ度烧伤面积达 45%。入院后应采用

A. 严密隔离　B. 接触隔离

C. 呼吸道隔离　D. 消化道隔离

E. 保护性隔离

【答案】 E

【考点】 隔离的分类

【解析】 保护性隔离亦称反向隔离，是指为防止易感者受周围环境中的微生物感染而设计的隔离，烧伤患者应采取保护性隔离，故选 E。

22. 一实习护士在感染病房实习期间，在给一乙型肝炎 HBeAg 阳性的患者做静脉采血时，不小心将患者的血液洒在自己手上，实习护士非常紧张，如临大敌，带教老师耐心指导，才趋于平静。此时实习护士采取防护措施应为
 A. 病原微生物污染皮肤的消毒
 B. 传染病病原体污染皮肤的消毒
 C. 手术切口部位的皮肤消毒
 D. 穿刺部位的皮肤消毒
 E. 无须处理

【答案】 B

【考点】 消毒灭菌的方法

【解析】 医务人员接触污染物品或感染患者后，手被细菌污染，必须要在洗手后进行手的消毒，主要是对被病原体污染过的皮肤进行消毒，预防交叉感染。故选 B。

23. 患者，男，43 岁。右下肢外伤后，未得到正确的处理而导致破伤风。为其伤口换药后污染敷料的处理方法是
 A. 过氧乙酸浸泡后清洗
 B. 高压灭菌后再清洗
 C. 丢入污物桶再集中处理
 D. 日光下暴晒再清洗
 E. 送焚烧炉焚烧

【答案】 E

【考点】 污染敷料的处理方法

【解析】 焚烧法适用于某些特殊感染，如破伤风、气性坏疽、铜绿假单胞菌感染的敷料以及其他已污染且无保留价值的物品，如污纸、垃圾等。处理这类敷料只有焚烧炉焚烧才是最简单、最安全的方法。故选 E。

【A3/A4 型题】

（24~25 题共用题干）

患儿，男，6 岁。突起高热入院。查体：精神萎靡，面色青灰，四肢厥冷，反复抽搐。T 40℃，P 152 次/分，R 32 次/分，肛门拭子镜检可见大量脓细胞和红细胞。

24. 患儿应采取的隔离种类为
 A. 分泌物隔离　　B. 消化道隔离
 C. 接触隔离　　D. 昆虫隔离
 E. 呼吸道隔离

【答案】 B

【考点】 中毒性细菌性痢疾的隔离种类

【解析】 由题干中该患儿的临床表现及实验室检查结果可判断该患儿发生了中毒性细菌性痢疾。对于此类患儿，为了预防感染的传播，应采取消化道隔离。故选 B。

25. 关于穿脱隔离衣的注意事项，不正确的是
 A. 双手应保持在腰平面以上
 B. 穿好隔离衣后不得进入清洁区
 C. 无潮湿或污染时不更换隔离衣
 D. 隔离衣需掩盖工作服
 E. 保持隔离衣衣领清洁

【答案】 C

【考点】 穿脱隔离衣的注意事项

【解析】 隔离衣的长短要合适，需全部遮盖工作服，如有破洞，应补好后再穿。隔离衣每日更换，如有潮湿或污染，应立即更换。此外，无论有无潮湿或破损，隔离衣应每天更换 1 次。接触不同病种患者时应更换隔离衣，因此 C 选项是错误的。故选 C。

（26~27 题共用题干）

患儿，男，11 岁。白血病，欲行骨髓移植。

26. 应对该患儿采取的隔离措施是
 A. 消化道隔离　　B. 接触隔离
 C. 昆虫隔离　　D. 严密隔离
 E. 保护性隔离

【答案】 E

【考点】 隔离种类

【解析】 根据题意，患儿患白血病，抵抗力比较低，极易感染，术前需要采取保护性隔离来预防感染。故选 E。

27. 下列有关对该患者的护理措施错误的是
 A. 进入病室的人员应穿戴灭菌后的隔离衣、帽子、口罩、手套及拖鞋
 B. 接触患者前应洗手
 C. 水果可直接带入病室
 D. 患流感的医务人员应避免接触患者
 E. 病室的空气应进行严格消毒

【答案】 C

【考点】 保护性隔离的措施

【解析】 保护性隔离的主要措施如下。①设专用隔离室，患者住单间隔离室。②凡进入病室内应穿戴灭菌后的隔离衣、帽子、口罩、手套及拖鞋。③接触患者前应洗手。④凡患呼吸道疾病或咽部带菌者，包括医务人员，均应避免接触患者。⑤未经消毒处理的物品不可带入隔离室。⑥病室内的空气、地面、家具等均应严格消毒并通风换气。⑦探视者采取相应的隔离措施。故选 C。

【B1 型题】

（28~29 题共用备选答案）

A. 衣服　　B. 压舌板　　C. 口罩

D. 穿刺针　　E. 被褥

28. 属于高度危险物品的是

【答案】 D

29. 属于中度危险物品的是

【答案】 B

【考点】 医院物品的危险性分类

【解析】 医院物品的危险性是指物品污染后对人体造成危害的程度。其中，高度危险物品指穿过皮肤、黏膜而进入无菌的组织或器官内部的器械，或与破损的组织、皮肤、黏膜密切接触的器材和用品，如手术器械、注射器、血液和血液制品、导尿管、膀胱镜等。中度危险物品指的是仅与皮肤、黏膜相接触，而不进入无菌组织内的物品。如体温表、压舌板、呼吸机管道、胃肠道内镜、气管镜、喉镜、避孕环等。故 28 题选 D，29 题选B。

（30~31 题共用备选答案）

A. 乙醇　　B. 甲醛　　C. 戊二醛

D. 氯己定　　E. 过氧乙酸

30. 需现配现用的消毒剂是

【答案】 C

31. 不能与肥皂、洗衣粉混用的消毒剂是

【答案】 D

【考点】 常见的消毒剂的作用及性质

【解析】 2%戊二醛常用于浸泡金属器械及内镜等，消毒时间需 60 分钟，由于戊二醛受聚合、水的稀释、使用频率、消毒液挥发和丢失等的影响，灭菌时间需 10 小时，应现配现用。氯己定为表面活性剂，具有相当强的广谱抑菌、杀菌作用，对多种细菌有作用，本品不可与肥皂、碱等共用，不可与碘酊、升汞、高锰酸钾等配伍，不可用高压灭菌，与肥皂、碱等共用的时候，会产生有毒的气体，危害健康。故 30 题选 C，31 题选 D。

第十三章　给　　药

考点直击

年份	分值	考点
2023	3	配药（口服给药法）；超声雾化吸入法；皮内注射法
2022	16	药瓶标签；口服给药法健康教育；超声雾化吸入目的、药液；手压式雾化吸入器注意事项；注射部位；青霉素过敏试验、过敏性休克；舌下给药
2019	10	药物的保管；常用给药的外文缩写；配药；超声雾化吸入法；肌内注射；肝素抗凝注射器；动脉注射及标本采集；青霉素过敏试验、过敏性休克
2018	8	药物的保管；常用给药的外文缩写；超声雾化吸入法；皮内注射法；肌内注射；青霉素过敏性休克；TAT 脱敏注射法
2017	4	常用给药的外文缩写；超声雾化吸入法；手压式雾化器雾化吸入法；肌内注射
2016	16	药物的保管；给药途径；超声雾化吸入法；静脉穿刺注意事项、标本采集；动脉注射及标本采集；青霉素过敏试验；破伤风抗毒素过敏试验及脱敏注射法；直肠栓剂插入法
2015	6	药物的保管；常用给药的外文缩写；口服给药法；静脉标本采集；TAT 脱敏注射法

考点集萃

第一节　概　　述

一、护士角色与职责（★★★）

（一）药物的领取和保管

1. 药柜　**放在通风、干燥、光线明亮处，避免阳光直射（2016）**。

2. 药品分类放置　贵重药、麻醉药、剧毒药应有明显标记，加锁保管，专人负责，专本登记，严格交班。

3. 药瓶有明显标签　内服药为蓝色边、**外用药为红色边（2022）、剧毒药、麻醉药为黑色边（2022）**。

4. **不同性质药物的保管方法**

（1）**易挥发、潮解或风化：装瓶盖紧（2015/2018）**。如乙醇、碘酊、糖衣片、**酵母片（2011/2015/2022）**等。

（2）易氧化和遇光变质：**装于有色密闭瓶或黑纸遮光盒内，放于阴凉处（2014/2019）**。如维生素 C、**氨茶碱（2016）**、硝普钠、硝酸甘油、盐酸肾上腺素等。

（3）**易被热破坏：**干燥阴凉处或冷藏于 2～10℃处，如抗毒血清、疫苗、胎盘球蛋白、青霉素皮试液。

（4）**易燃易爆：**单独存放，密闭瓶盖置于阴凉处，远离明火。如乙醇、乙醚、环氧乙烷等。

（5）**患者个人专用的贵重或特殊药物应单独存放，并注明床号、姓名，药物开封日期、时间。**

（二）给药的原则

给药的原则：①按医嘱要求准确给药。②**严格执行“三查八对”。“三查”指操作前、操作中、操作后查；“八对”指对床号、姓名、药名、浓度、剂量、用法、时间与有效期（2013）**。③安全正确用药。④观察用药反应，并做好记录。

名师点拨：护士履行给药职责的前提是**高度的责任感、严谨的工作作风**（2010）。

二、影响药物作用的因素（★★）

（一）给药的途径

除动、静脉注射药液直接进入血液循环。其他途径药物吸收顺序为：气雾吸入（2016）>舌下含服>直肠>肌内注射>皮下注射>口服>皮肤。

名师点拨：药物吸收最快的给药途径是动静脉注射。

（二）给药的次数与时间

医院常用给药的外文缩写见表 1-13-1。

表 1-13-1 医院常用给药的外文缩写及中文译意（2010/2013/2015/2017/2018）

外文	中文	外文	中文	外文	中文
qm	每晨 1 次	qh	每 1 小时 1 次	st	立即
qn	每晚 1 次	q2h	每 2 小时 1 次	DC	停止
qd	每日 1 次	q3h	每 3 小时 1 次	prn	**需要时**
bid（2019）	**每日 2 次**	q4h	**每 4 小时 1 次**	sos	**必要时**
tid	**每日 3 次**	q6h	**每 6 小时 1 次**	PO	**口服**
qid	**每日 4 次**	am	**上午**	ID	**皮内注射**
qod	**隔日 1 次**	pm	**下午**	H	**皮下注射**
biw	**每周 2 次**	ac	**饭前**	IM/i.m.	肌内注射
12n	中午 12 点	pc	饭后	IV/i.v.	静脉注射
12mn	午夜 12 点	hs	**临睡前**	ivgtt/drip	静脉滴注

易错知识梳理

prn 为长期医嘱，sos 限用 1 次，12 小时内有效。

（三）药物剂量、剂型与联合用药

1. 在一定范围内，药物剂量增加，其药效相应增强。当剂量超过一定限度时则会产生中毒反应。
2. 口服给药时，液体制剂比固体制剂吸收快，肌内注射时水溶液比混悬液、油剂吸收快。
3. 联合用药的目的是发挥药物的协同作用，增强疗效；避免和减轻药物不良反应。

（四）机体因素和其他因素

1. 机体因素包括患者的年龄等生理因素、病理因素及心理行为因素。

2. 饮食能干扰药物的吸收，降低疗效，促进药物的吸收，增加疗效，也能改变尿液的 pH 而影响药物疗效。

第二节　口服给药法

一、目的（★★）

协助患者遵照医嘱安全、正确地服下药物，以达到减轻症状、治疗疾病、维持正常生理功能、协助诊断和预防疾病的目的。

二、取药、配药和发药的方法（★★）

（一）取药

①用药匙取固体药。②用量杯量取药液，量取不同药液前应先将量杯洗干净。③用滴管吸取不足1ml的药液，1ml为15滴。④药杯放入油剂前先加少量冷开水，以减少药物损失。

（二）配药（2019/2023）

先配固体药再配药液；同时用几种药液，应分别配置；全部药物配完后应根据服药本重新查对1次，然后再请人查对1次方可发药。

（三）发药

①如患者不在或因故暂不能服药，应暂缓发药，将药物带回保管，适时再发或交班。②协助患者服药，并确认患者服下。危重患者应喂服；婴幼儿、鼻饲或上消化道出血患者需将药片研碎。③服药后药杯回收，冲洗清洁后消毒备用；一次性药杯集中消毒销毁。

三、健康教育（★★★）

1. 抗生素类药物应准时服药，以保证有效的血药浓度。
2. **对牙齿有腐蚀作用和使牙齿染色的药物，如酸类和铁剂（2014），应用吸管吸服（2011）**，服后漱口以保护牙齿。
3. 缓释片、肠溶片、胶囊吞服时不可嚼碎。
4. 一般健胃药宜在饭前服，助消化药及对胃黏膜有刺激性的药物宜在饭后服，催眠药在睡前服，驱虫药宜在空腹或半空腹时服用。
5. 同服多种药物时，镇咳糖浆最后服用，**服用后不宜立即饮水（2022）**。
6. **某些磺胺类药物经肾脏排出，尿少时易析出结晶堵塞肾小管，服药后要多饮水（2010）**。
7. **服强心苷类药物前需监测心率、心律（2015/2022）**，脉率<60次/分或心律不齐时应暂停服用，并告知医生。

第三节　吸入给药法

一、超声雾化吸入法（★★★）

特点：雾量大小可以调节；雾滴小而均匀，气雾温暖舒适，药液随着深而慢的吸气可达**终末细支气管及肺泡（2023）**。

（一）目的（2016/2019/2022）

①湿化气道。②控制呼吸道感染。③改善通气功能。④预防呼吸道感染。

（二）药液

1. 控制呼吸道感染，消除炎症　常用抗生素类。
2. **解除支气管痉挛（2022）**　常用**异丙托溴铵**、沙丁胺醇等。
3. **稀释痰液，祛痰　常用N-乙酰半胱氨酸**。
4. 减轻呼吸道黏膜水肿　常用布地奈德混悬液、丙酸倍氯米松混悬液。

（三）操作步骤

1. 加冷蒸馏水于水槽内。
2. 将药液用生理盐水**稀释至 30~50ml（2014）**倒入雾化罐内，雾化罐放入水槽，盖紧水槽盖。
3. 先通电源、调定时器（治疗时间为 15~20 分钟），再调雾化开关和流量。
4. 先关雾化开关，再关电源。

（四）注意事项

1. **水槽和雾化罐内切忌加温水或热水（2010）**；水槽内须保持有足够的冷水，**如发现水温超过 50℃（2018/2019）**或水量不足，应关机，更换或加入冷蒸馏水。
2. 晶体换能器和透声膜易破碎，操作中注意不要损坏。
3. **连续使用超声雾化吸入器时，中间需间隔 30 分钟（2017）**。

二、氧气雾化吸入法（★★）

（一）目的

同超声雾化吸入法。

（二）操作步骤及注意事项（2011）

1. **药液稀释至 5ml（2014）**，注入雾化器的药杯内。
2. 调节氧流量　一般为 6~8L/min。
3. 开始雾化　吸气时用手指堵住出气口，将吸嘴放入口中紧闭嘴唇深吸气，再用**鼻呼气**，呼气时打开出气口，以防药液丢失。**时间为 10~15 分钟（2013）**。
4. 注意用氧安全，室内应避免火源。
5. 氧气湿化瓶内**勿盛水**，以免使药液稀释影响疗效。

易错知识梳理

超声雾化吸入水槽内加冷蒸馏水（<50℃）；氧气雾化吸入氧气湿化瓶内不放水。

三、手压式雾化器雾化吸入法

（一）目的

主要通过吸入拟肾上腺素类药、氨茶碱或沙丁胺醇等支气管解痉药，改善通气功能，适用于支气管哮喘、喘息性支气管炎的对症治疗。

（二）操作步骤

使用前充分摇匀药液；将雾化器倒置，接口端放入双唇间，平静呼气。吸气开始时按压气雾瓶顶部，使之喷药，深吸气时给药、屏气、呼气。

（三）注意事项

1. 喷雾器放置阴凉处保存。
2. 药液随着深吸气的动作经口腔吸入，**尽可能延长屏气时间（最好坚持 10 秒）（2022）**，然后呼气。
3. **每次 1~2 喷，两次使用间隔时间不少于 3 小时（2010/2017）**。

第四节　注射给药法（★★★）

一、注射原则

1. 严格遵守无菌操作原则　皮肤消毒：2%碘酊以注射点为中心向外螺旋式旋转涂擦，直径>5cm；待干后用 75%乙醇脱碘或 0.5%碘伏以同法涂擦消毒两遍，无须脱碘。
2. 严格执行查对制度　**如同时注射多种药物，应检查药物有无配伍禁忌（2013）**。
3. 严格执行消毒隔离制度。

4. 选择合适的注射器和针头。

5. 选择合适的注射部位　应避开神经、血管处（动、静脉注射除外），不可在炎症、瘢痕、硬结、皮肤受损处进针。对需长期注射的患者，应经常更换注射部位。

6. 注射药液须现配现用，注射前排尽空气。

7. 注药前检查回血　动、静脉注射必须见有回血后方可注入药物。**皮下、肌内注射如有回血，须拔出针头重新进针，不可将药液注入血管内（2011）**。

8. 掌握合适的进针角度和深度，进针时不可将针梗全部刺入注射部位。

9. 应用减轻患者疼痛的注射技术　①解除顾虑，分散注意力，体位合适，使肌肉松弛，便于进针。②注射时做到“二快一慢加匀速”，即进针、拔针快，推药速度缓慢并均匀。③注射药物刺激性强，应选细长针头，进针深。注射药物刺激性**先弱后强**。

二、注射前准备

注射器空筒的内壁、活塞、乳头和针头的针梗、针尖、针栓内壁必须保持无菌。针栓外壁可以触摸。

三、皮内注射法（ID）（2023）

1. 目的　进行药物过敏试验；预防接种；局部麻醉的起始步骤。

2. 注射部位　如药物过敏试验常选用**前臂掌侧下段（2018）**；预防接种常选用**上臂三角肌下缘**；局部麻醉则选择麻醉处。

> 名师点拨：皮下注射和肌内注射的大致步骤同皮内注射的操作步骤，不同之处详看各注射法的注意事项。

3. 注意事项

（1）穿刺时，针头斜面向上，**进针角度为5°（2010）**。

（2）做药物过敏试验前，应详细询问患者的用药史、过敏史及家族史。如有过敏史，不可做皮试。

（3）药物过敏试验消毒时忌用碘酊、碘伏。拔针后勿按压揉擦，以免影响结果的观察。

（4）药物过敏试验注射药液为0.1ml，如需做对照试验，用另一注射器及针头，在另一前臂相应部位注入0.1ml生理盐水。

（5）药物过敏试验后，患者勿离开病室（或注射室），20分钟后观察结果。

四、皮下注射法（H）

1. 目的　注入小剂量药物，用于不宜口服给药而需在一定时间内发生药效时；预防接种；局部麻醉用药。

> 名师点拨：胰岛素的注射方法为皮下注射。

2. 注射部位　常选用**上臂三角肌下缘**，也可选用两侧腹壁、后背、大腿前侧和外侧。

3. 注意事项

（1）对皮肤有刺激的药物一般不做皮下注射。

（2）穿刺时进针角度为30°~40°，快速将针梗的1/2~2/3刺入皮下。进针角度不宜超过45°，以免刺入肌层。

（3）推药前抽动活塞，如无回血方可推药。

（4）长期注射者，经常更换注射部位，以促进药物的充分吸收。

五、肌内注射法（IM/i.m.）

1. 目的　注入药物，用于不宜或不能口服或静脉注射，且要求比皮下注射更快发生疗效时。

2. 注射部位　肌肉丰厚且距大血管及神经较远处。最常用**臀大肌**（2018/2022），其次为臀中肌、臀小肌、股外侧肌及上臂三角肌。各种注射部位定位法如下。

（1）**臀大肌**

1）**十字法**：从臀裂顶点向左侧或向右侧划一水平线，然后从髂嵴最高点做一垂线，将一侧臀部分为4个象限，其**外上象限（避开内角）**为注射区。

2）**连线法：髂前上棘与尾骨连线的外上1/3处为注射部位**（2017/2019）。

（2）**臀中肌**（2022）、**臀小肌**

1）以示指尖和中指尖分别置于髂前上棘和髂嵴下缘处，在髂嵴、示指、中指之间构成一个三角形区域，其示指与中指构成的内角为注射区。

2）髂前上棘外侧三横指处（以患者的手指宽度为准）。

（3）**股外侧肌**：大腿中段外侧，成人为膝上10cm至髋关节下10cm，宽约7.5cm，此区大血管、神经干很少通过，部位较广，适用于多次注射。

（4）**上臂三角肌**：上臂外侧，肩峰下2~3横指处。只可作小剂量注射。

3. 注意事项

（1）穿刺时针头垂直插入，深度为针头的1/2~2/3；抽吸无回血后可推药；拔针后按压。

（2）**2岁以下患儿因臀部肌肉发育不完善，臀大肌注射有损伤坐骨神经的危险，应选用股外侧肌、臀中肌、臀小肌注射**（2010）。

（3）患者取侧卧位、俯卧位、仰卧位或坐位。侧卧位时上腿伸直，下腿稍弯曲；俯卧位时足尖相对，足跟分开，头偏向一侧。

六、静脉注射及静脉标本采集法

1. **静脉注射**（IV/i.v.）

（1）目的：注入药物做诊断性检查；静脉营养治疗。

（2）部位：选择**粗直**、**弹性好**、易于固定的静脉，**避开关节**和**静脉瓣**。如需长期静脉给药者，应有计划地由远心端到近心端选择静脉。常用肘部贵要、肘正中、头静脉；下肢常用大、小隐及足背静脉；患儿多采用头皮静脉如颞浅静脉、枕静脉。

（3）操作步骤

1）四肢静脉：扎止血带，在穿刺部位上方（近心端）约6cm处→患者握拳后穿刺→松止血带、松拳，固定针头→缓慢注药→拔针、按压。

2）股静脉：仰卧位，下肢伸直略向外展外旋→消毒穿刺部位和穿刺者左手示指、中指→扪及股动脉搏动最明显处穿刺。

（4）注意事项

1）四肢与头皮静脉穿刺时：①针头斜面向上，**与皮肤成15°~30°角**（2016）；**肥胖者进针角度为30°~40°**（2010/2016）。自静脉上方或侧方刺入皮下，再沿静脉走向滑行刺入静脉。②一旦出现局部血肿，立即拔出针头，按压局部，另选其他静脉穿刺。

2）股静脉：①穿刺时针头和皮肤成90°或45°，在股动脉内侧0.5cm处刺入。②抽动活塞见暗红色回血，提示针头进入股静脉；如回血为**鲜红色**，提示针头进入股动脉，**应立即拔出针头**，用无菌纱布紧压穿刺处5~10分钟至无出血。

基础巩固

注射给药法的进针角度如下。

1. ID　5°。
2. H　30°~40°。
3. IM　90°。
4. IV　四肢与头皮静脉：15°~30°（肥胖者30°~40°）；股静脉：90°或45°。

（5）静脉注射失败的常见原因

1）针头刺入静脉过少，松止血带后针头滑出血管，抽吸无回血，药液注入皮下，推药有阻力、局部隆起、疼痛。

2）**针头斜面未完全刺入静脉，抽吸有回血，推药局部隆起并有痛感（2011）**。

3）**针头刺入较深，斜面一半穿破对侧血管壁，抽吸有回血，推药局部可无隆起，但有痛感（2010）**。

4）针头刺入过深，穿破对侧血管壁，抽吸无回血。

2. 静脉血液标本采集法

（1）目的

1）全血标本：测定红细胞沉降率、血常规及尿素氮、肌酐、尿酸、肌酸等。

2）血清标本：测定肝功能、**血清酶（2016）**、脂类、电解质等。

3）血培养标本：培养检测血液中的病原菌。

（2）**采集顺序（2015）**

1）血培养标本：常规消毒瓶塞，更换针头后将血液注入血培养瓶内，轻轻摇匀。

2）全血标本：取下针头，将血液沿管壁缓慢注入盛有抗凝剂的试管内，轻轻摇动，使血液与抗凝剂充分混匀。

3）血清标本：取下针头，将血液沿管壁缓慢注入干燥试管内。

（3）注意事项

1）一般血培养取血 5ml，亚急性细菌性心内膜炎患者，为提高培养阳性率，采血 10~15ml。

2）血清标本避免震荡，以免红细胞破裂溶血。

3）静脉血液标本最好于起床后 1 小时内采集；生化检验，应在清晨空腹时采血。

4）严禁在输液、输血的针头处抽取血标本，最好在对侧肢体采集；乳腺切除术患者应在手术对侧手臂采血。

七、动脉注射及动脉血标本采集法

1. 目的　采集动脉血标本，做血液气体分析。

2. 注意事项

（1）**肝素抗凝注射器（2013/2019）**采血：垂直刺入或与动脉走向成 40°刺入动脉；穿刺前先抽吸肝素 0.5ml，湿润注射器管腔后弃去余液，以防血液凝固。

（2）**动脉血气针采血**：针头拔出后立即刺入软木塞或橡胶塞，以隔绝空气，并轻轻搓动注射器使血液与肝素混匀，防血标本凝固。

（3）使用 2~5ml 注射器，血气分析采血量一般为 0.1~1.0ml。

（4）常用动脉为股动脉、桡动脉。桡动脉穿刺点为前臂掌侧腕关节上 2cm、动脉搏动明显处；股动脉穿刺点在腹股沟股动脉搏动明显处。新生儿宜选择桡动脉穿刺。

（5）**拔针后局部加压 5~10 分钟（2011/2016/2019）**，以免出血或形成血肿。

第五节　药物过敏试验

一、青霉素过敏试验（★★★）

1. 青霉素过敏试验方法

（1）目的：通过青霉素过敏试验，确定患者对青霉素是否过敏，以作为临床应用青霉素治疗的依据。

（2）皮试液：500U/ml。

（3）于患者**前臂掌侧下段（2022）**皮内注射青霉素皮试溶液 **0.1ml（50U）（2019）**，20 分钟后观察、判断并记录试验结果。

（4）试验结果判断：见表 1-13-2。

表 1-13-2 青霉素过敏试验结果的判断

结果	局部反应情况	全身情况
阴性	大小无改变，周围无红肿，无红晕	无自觉症状和不适
阳性	皮丘隆起、红晕，直径>1cm，周围有伪足伴局部痒感	头晕、心悸、恶心，甚至休克

（5）注意事项

1）**试验前详细询问患者的用药史、药物过敏史及家族过敏史（2016）**。

2）凡初次用药、停药3天后再用，以及在应用中更换青霉素批号时，均须按常规做过敏试验。

3）皮肤试验液必须**现用现配**，浓度与剂量必须准确。

4）应让患者注射后在室内停留20分钟（尤其首次注射青霉素者），注意局部和全身反应，倾听患者主诉，并做好急救准备工作。

5）皮试结果阳性者不可使用青霉素，并在体温单、病历、医嘱单、床头卡醒目注明，注射簿上注销，同时将结果告知患者及其家属。

2. 青霉素过敏性休克及其处理

（1）**临床表现（2016/2019/2022）**：青霉素过敏性休克发生迅猛，多在注射后5～20分钟内，甚至可在数秒内发生。

1）呼吸道阻塞症状：由喉头水肿、支气管痉挛、肺水肿引起的胸闷、气促、哮喘与呼吸困难，伴濒死感。

2）循环衰竭症状：由于**周围血管扩张（2010）**导致有效循环量不足，引起面色苍白、出冷汗、发绀、脉搏细弱、血压下降。

3）中枢神经系统症状：面部及四肢麻木，意识丧失，抽搐或大小便失禁等。

4）其他过敏反应表现：可有荨麻疹、恶心、呕吐、腹痛与腹泻等。

名师点拨：最早出现症状为皮肤瘙痒与呼吸道症状。

（2）**急救措施**

1）立即停药，就地抢救，协助患者平卧，同时报告医生。

2）立即皮下注射**0.1%盐酸肾上腺素（2022）**，**成人剂量0.5ml**，小儿酌减。症状如不缓解，可每隔15分钟皮下或深部肌内注射0.5ml，直至脱离危险期。**盐酸肾上腺素是抢救过敏性休克的首选药物（2016/2018）**。

3）给予氧气吸入，改善缺氧症状。喉头水肿导致窒息时，应尽快施行气管切开。

4）静脉注射地塞米松5～10mg或将氢化可的松琥珀酸钠200～400mg加入5%～10%葡萄糖溶液500ml内静脉滴注。应用抗组胺类药物，如肌内注射盐酸异丙嗪25～50mg或苯海拉明40mg。

5）静脉滴注10%葡萄糖溶液扩充血容量。如血压仍不回升，可按医嘱加入多巴胺或去甲肾上腺素静脉滴注。

6）**若发生呼吸、心搏骤停，立即进行复苏抢救（2016/2022）**。

7）密切观察病情，记录患者生命体征、神志和尿量等病情变化。

二、破伤风抗毒素（TAT）过敏试验及脱敏注射法（★★★）

TAT首次使用或使用超过1周者（2014），须做过敏试验。如皮试结果为阳性，需采用脱敏注射法。

1. TAT过敏试验方法

（1）**TAT皮试液：150U/ml（2010/2016）**。

（2）取上述皮试液0.1ml（15U）做皮内注射，20分钟后判断皮试结果。

（3）皮试结果判断标准

1）阴性：局部无红肿、全身无异常反应。

2）阳性：皮丘红肿，硬结直径大于1.5cm，红晕范围直径超过4cm，有时出现伪足或有痒感。

2. **TAT 脱敏注射法** 是将 TAT（总量 1500U）分 4 次，小剂量逐渐增量注入体内（2015），每隔 20 分钟肌内注射 1 次（2018）。

三、其他过敏试验法（★★）

1. 链霉素

（1）皮试液：2500U/ml。

（2）取上述皮试药液 0.1ml（250U）做皮内注射，20 分钟后判断皮试结果，其结果判断标准与青霉素相同。

（3）链霉素过敏反应的临床表现及处理同青霉素，此外可用 10%葡萄糖酸钙（或 5%氯化钙）溶液静脉注射（2022）。

2. 普鲁卡因 皮内注射 0.25%（2.5mg/ml）普鲁卡因溶液 0.1ml。

3. 头孢菌素（先锋霉素） 皮内注射 500μg/ml 头孢菌素溶液 0.1ml。

第六节 局部给药法

一、滴药法（★★★）

1. 滴眼药法 将药液滴入结膜囊，以杀菌、消炎、麻醉等。

2. 滴耳药法 滴入耳道，清洁、消毒。

3. 滴鼻药法 滴入鼻腔，治疗上颌窦、额窦炎或滴入血管收缩药以减轻鼻塞。

二、插入法（★★）

常用药物为栓剂，包括直肠栓剂和阴道栓剂。栓剂是药物与适宜基质制成的供腔道给药的固体制剂。其熔点为 37℃左右，插入体腔后缓慢融化而产生药效。

1. **直肠栓剂插入法（2016）** 软化粪便，以利排出。栓剂中有效成分被直肠黏膜吸收，而达到全身治疗作用，如解热镇痛栓剂。

（1）患者取侧卧位，膝部弯曲，暴露肛门。

（2）戴上指套或手套，嘱患者张口深呼吸，将栓剂插入肛门，并用示指将栓剂沿直肠壁朝脐部方向送入。

（3）**保持侧卧位 15 分钟，以防栓剂滑脱或渗出肛门外（2016）**。若栓剂滑脱，应予以重新插入。

（4）必须插至肛门内括约肌以上，并确定栓剂靠在直肠黏膜上；若插入粪块，则不起作用。

2. 阴道栓剂插入法 起到局部治疗的作用，如插入消炎、抗菌药物治疗阴道炎。

（1）取屈膝仰卧位，双腿分开，暴露会阴部。

（2）利用置入器或戴上手套将栓剂沿阴道下后方轻轻送入，达阴道穹隆。

（3）**嘱咐患者至少平卧 15 分钟，以利药物扩散至整个阴道组织，利于药物吸收（2011）**。

（4）治疗期间禁止性生活。

三、皮肤给药（★★）

涂擦药物前先用温水与中性肥皂清洁皮肤，如有皮炎则仅用清水清洁。

四、舌下用药（★★★）

药物通过舌下口腔黏膜丰富的毛细血管吸收，具有药物吸收迅速、生物利用度高的特点。如目前常用的**硝酸甘油剂，舌下含服**一般 2~5 分钟即可发挥作用（2022）。**指导患者最好取半卧位（2010/2022），以减轻心脏负担。此类药物应放在舌下，让其自然溶解吸收，不可嚼碎吞下（2013）**，否则会影响药效。

基础巩固

注射角度

1. 皮内注射　5°。
2. 静脉注射　15°~30°，有回血。
3. 皮下注射　30°~40°，不宜超过45°，无回血。
4. 肌内注射　90°，有回血。

实战演练

【A1型题】

1. 应放入有色瓶或避光纸盒内，置于阴凉处保存的药物是

A. 氨茶碱　B. 胎盘球蛋白　C. 甲氧氯普胺
D. 糖衣片　E. 乙醇

【答案】A

【考点】氨茶碱的保存

【解析】氨茶碱对呼吸道平滑肌有直接松弛作用，容易氧化和遇光变质，药片应置于有色瓶中，针剂应该放在避光纸盒内保存，并放在阴凉处。故选A。

2. 下列哪类药物服用后需多饮水

A. 铁剂　B. 止咳糖浆　C. 助消化药
D. 健胃药　E. 磺胺类药

【答案】E

【考点】口服给药法

【解析】铁剂服用时可用饮水管吸入，服药后漱口，禁饮茶，以免铁盐形成，故不选A。止咳糖浆服后不宜饮水，以免降低疗效。故不选B。助消化药应饭后服，有利于食物消化，故不选C。健胃药应饭前服，以增进食欲，故不选D。磺胺类药服后需多饮水，由肾脏排出，尿少时易析出结晶，防止尿少时引起肾小管阻塞。故选E。

3. 关于注射普通胰岛素的叙述，下述不妥的是

A. 饭前30分钟注射
B. 用2ml注射器抽吸药液
C. 注射部位可选用腹部
D. 用碘酊、乙醇消毒皮肤
E. 针头与皮肤呈30°角进针

【答案】B

【考点】注射给药法

【解析】注射普通胰岛素应在饭前30分钟，选用1ml注射器，可在腹部、上臂等部位注射，注射时用乙醇、碘酊等消毒皮肤，成30°角进针。故选B。

4. 使用时需要观察尿量的药物是

A. 阿托品　B. 地西泮
C. 20%甘露醇　D. 50%葡萄糖
E. 5%碳酸氢钠

【答案】C

【考点】用药后的观察

【解析】20%甘露醇属于高渗性利尿药，使用时注意观察尿量。大剂量快速静脉滴注20%甘露醇时，容易发生渗透性肾病，临床上出现尿量减少，甚至急性肾衰竭。故选C。

5. 指导患者服药，错误的方法是

A. 服铁剂忌饮茶
B. 服酸类药物需用吸水管吸入
C. 服止咳糖浆后不宜饮水
D. 助消化药饭前服
E. 对胃有刺激的药物饭后服

【答案】D

【考点】口服给药法

【解析】服用铁剂时禁忌饮茶，因铁剂和茶叶中的鞣酸接触，形成难溶性铁盐，妨碍药物的吸收，故A正确。酸类药物对牙齿有腐蚀作用，用吸水管吸入是为了避免和牙齿的接触，故B正确。止咳糖浆对呼吸道黏膜起保护作用，服后不宜饮水，以免冲淡药物，降低疗效，故C正确。助消化药以及对胃黏膜有刺激性的药物，应在饭后服，以便使药物和食物均匀混合，有利于食物消化或减少药物对胃壁的刺激，故D错误。对胃有刺激的药物饭后服，以减少对胃壁的刺激，故E正确。故选D。

6. 易风化潮解的药物应放在

A. 阴凉干燥处　B. 避光纸盒内　C. 有色瓶中
D. 密封瓶中　E. 冰箱冷藏

【答案】D

【考点】药品的保存

【解析】易挥发、潮解或风化的药物应装瓶盖紧，因此要使用密封瓶保存。故选D。

7. 隔日一次的外文缩写是
A. qd　B. qn　C. qh
D. qid　E. qod
【答案】E
【考点】给药法
【解析】隔日一次的外文缩写是 qod。故选 E。

8. 给药方式吸收最快的是
A. 口服　B. 吸入　C. 皮下注射
D. 肌内注射　E. 直肠给药
【答案】B
【考点】给药途径对药物吸收速度的影响
【解析】临床上常根据药物的性质、剂型、机体组织对药物的吸收情况和治疗需要等，选择不同的给药途径。除动、静脉注射药液直接进入血液循环外，其他给药方式均有一个吸收的过程，吸收顺序依次为吸入>舌下含服>直肠>肌内注射>皮下注射>口服>皮肤。故选 B。

9. 超声雾化治疗结束后，先关雾化开关再关电源开关，是防止损坏
A. 电晶片　B. 透声膜　C. 电子管
D. 雾化罐　E. 晶体管
【答案】C
【考点】超声雾化吸入的操作步骤
【解析】超声雾化治疗结束后，必须先关雾化开关，而后再关电源开关，否则电子管易损坏。故选 C。

10. 出现链霉素过敏反应时，使用葡萄糖酸钙的目的是
A. 收缩血管，增加外周阻力
B. 控制支气管平滑肌
C. 减轻毒性症状
D. 抗低血压
E. 抗心律失常
【答案】C
【考点】链霉素过敏反应处理
【解析】链霉素过敏反应可注射 10% 葡萄糖酸钙或 5% 氯化钙溶液，因链霉素可与钙离子络合，从而使毒性症状减轻。故选 C。

11. 不符合药疗原则的是
A. 给药时间、剂量要准确
B. 注意观察用药不良反应
C. 给药时应严格"三查八对"
D. 给药中要经常观察疗效
E. 发生过敏的药物应暂时停用
【答案】E
【考点】给药原则
【解析】给药原则包括：①按医嘱要求准确给药，准确掌握给药剂量、浓度、方法和时间，备好的药物应及时分发或使用，避免久置引起药物污染或药效降低等。②严格执行查对制度（"三查八对"）。③按需要进行药物过敏试验，结果为阴性方可使用。④临床试验用药中的责任：用药过程中要密切观察疗效及不良反应，并做好有关记录。一般情况下发生过敏的药物应停止使用，但破伤风抗毒素过敏试验即使结果阳性，破伤风患者也要继续使用抗毒素，应采用脱敏疗法。故选 E。

12. 给患者实施青霉素皮试前，最重要的准备工作是
A. 环境要清洁、宽阔　B. 准备好注射用物
C. 用药剂量要准确　D. 选择合适的注射部位
E. 询问患者有无过敏史
【答案】E
【考点】皮试前准备工作
【解析】一些对青霉素过敏的患者在皮试时可发生过敏性休克危及生命，因此在给患者做青霉素皮试前，一定要详细询问患者的用药史、过敏史、家族史，如患者有青霉素过敏史，则不可再做青霉素皮试。故选 E。

13. 实施无痛肌内注射的措施，下列不妥的是
A. 患者侧卧位时上腿弯曲
B. 患者俯卧位时足尖相对，足跟分开
C. 推注药液速度缓慢
D. 同时注射 2 种药液时，应后注射刺激性强的药液
E. 不在有硬结的部位进针
【答案】A
【考点】无痛肌内注射的措施
【解析】患者侧卧位时上腿弯曲时肌肉是收缩的，无法进行无痛肌内注射，A 错误。患者俯卧位时足尖相对，足跟分开是使肌肉松弛，易于进针，B 正确。注射时做到"二快一慢"，即进针和拔针要快，推药液要慢，C 正确。对刺激性强的药物，针头宜粗长，且进针要深，否则易造成硬结和疼痛，如需同时注射数种药物，要注意配伍禁忌，应先注射无刺激或刺激性弱的，再注射刺激性强的，推药速度宜更慢，以减轻疼痛，D 正确。不可在炎症、损伤、感染、硬结、瘢痕及患皮肤病处进针，E 正确。故选 A。

14. 超声雾化吸入的目的不包括
A. 稀化痰液　B. 增加吸入氧浓度
C. 解除支气管痉挛　D. 减轻呼吸道的炎症
E. 间歇吸入抗癌药物治疗肺癌

【答案】 B

【考点】 雾化吸入的目的

【解析】 超声雾化吸入可以湿化呼吸道、稀释和松解黏稠的分泌物、解除支气管痉挛、减轻呼吸道炎症反应，预防和控制呼吸道感染，有时也用于疾病的治疗，A、C、D、E 正确。故选 B。

15. 破伤风抗毒素脱敏注射时出现轻微反应的处理是

A. 立即停止脱敏注射

B. 立即皮下注射盐酸肾上腺素

C. 待反应消退后减量增次注射

D. 待反应消退后按原量注射

E. 待反应消退后一次注射

【答案】 C

【考点】 破伤风抗毒素过敏试验及脱敏注射法

【解析】 破伤风抗毒素是一种马血清，具有抗原性。脱敏方法是待反应消退后减量增次注射，原理是以少量的抗原在一定时间内多次消耗体内抗体，以致全部消耗抗体，从而达到脱敏的效果。故选 C。

16. 2 岁以下婴幼儿肌内注射最佳部位是

A. 股外侧肌　　B. 臀大肌

C. 臀中肌、臀小肌　　D. 上臂三角肌

E. 后背

【答案】 C

【考点】 肌内注射法

【解析】 2 岁以下婴幼儿股外侧肌、上臂三角肌的肌肉还没发育好都不选作注射部位，A、D 错误。2 岁以下婴幼儿在未能独立走路前，其臀部肌肉一般发育不好，又因有损伤坐骨神经的危险，故一般不选臀大肌，B 错误。宜选臀中肌、臀小肌，此处血管少、神经少且脂肪组织较薄，C 正确。后背的肌肉较薄不作注射，E 错误。故选 C。

17. 不符合药物管理原则的是

A. 按内服、外用、注射、剧毒等分类保管

B. 定期检查，如有异样，应立即停止使用

C. 按易挥发、易氧化、易燃、易爆等分类保存

D. 药柜置于光线明亮、阳光直射处，保持整洁

E. 患者个人用药单独存放，并注明床号、姓名

【答案】 D

【考点】 药物管理原则

【解析】 药柜应放在光线明亮处，但不宜阳光直射，保持整洁，D 错误。药物按内服、外用、注射、剧毒等分类保管，A 正确。药物要定期检查，如有沉淀、混浊、异味、潮解、霉变等现象，应立即停止使用，B 正确。根据药物性质妥善保存，患者个人专用的特殊药物应单独存放，并注明床号、姓名，C、E 正确。故选 D。

18. 不需做造影剂过敏试验的检查是

A. 静脉胆道造影　　B. 静脉肾盂造影

C. 胃肠钡餐造影　　D. 心血管造影

E. 支气管造影

【答案】 C

【考点】 造影检查前的准备

【解析】 造影检查常为碘剂造影，检查前常需做过敏试验。但在临床工作中，胃肠钡餐造影是不需做过敏试验的，因为硫酸钡性质稳定，不被人体吸收，基本上以原形排出体外，不会出现明显的过敏反应。故选 C。

19. 股动脉注射拔针后局部加压时间是

A. 1~2 分钟　　B. 3~5 分钟　　C. 5~10 分钟

D. 10~12 分钟　　E. 12~15 分钟

【答案】 C

【考点】 股动脉穿刺后的局部加压时间

【解析】 股动脉穿刺常用于采集动脉血标本，做血气分析。采血完毕，迅速拔出针头，局部用无菌纱布加压止血 5 ~ 10 分钟，必要时用沙袋压迫止血，直至无出血为止，有凝血功能障碍的患者拔针后按压时间应延长。故选 C。

【A2 型题】

20. 患者，女，29 岁。呼吸道感染，咳嗽、咳痰。护士为其进行雾化吸入，可选择的祛痰药是

A. 地塞米松　　B. 庆大霉素　　C. α-糜蛋白酶

D. 氨茶碱　　E. 沙丁胺醇

【答案】 C

【考点】 吸入给药的常用药物

【解析】 地塞米松可以减轻呼吸道黏膜水肿，A 错误。庆大霉素是一种氨基糖苷类抗生素，主要用于控制呼吸道感染，B 错误。α-糜蛋白酶可以稀释痰液，帮助祛痰。氨茶碱和沙丁胺醇可解除支气管痉挛，D、E 错误。故选 C。

21. 患者，男，64 岁。患糖尿病 13 年，常规胰岛素 12U 餐前 30 分钟用药，合适的注射部位是

A. 腹部脐周　　B. 前臂外侧　　C. 股外侧肌

D. 臀中肌　　E. 臀大肌

【答案】 A

【考点】 注射给药法

【解析】 胰岛素给药应该采用皮下注射，宜选择皮肤松弛的地方，如上臂的前外侧、前内侧、大腿内侧、腹部周围等部位，若患者自己注射，以大腿内侧和腹部最方便。故选 A。

22. 患者，男，46岁。便秘。护士遵医嘱直肠插入甘油栓剂，软化粪便。操作错误的是
A. 患者取侧卧位，膝部弯曲，暴露肛门
B. 护士戴上手套或指套，以避免污染手指
C. 插入肛门，并用示指将栓剂沿直肠壁朝脐部方向送入
D. 操作后患者如有需要，即可如厕
E. 若栓剂滑脱出肛门外，应予重新插入
【答案】 D
【考点】 简易通便术
【解析】 栓剂插入肛门后，用纱布抵住，轻轻按揉，嘱患者尽量保留栓剂，若操作后即可如厕，则效果较差。故选D。

23. 患儿，男，6岁。玩耍时不慎被铁钉割破手指，医嘱TAT肌内注射，但患儿过敏试验结果阳性，正确的处理是
A. 禁用TAT注射
B. 先准备好抢救物品，然后直接注射TAT
C. 做过敏试验并在对侧手臂做生理盐水对照试验
D. 吸氧，注射抗过敏药物
E. 采用脱敏疗法注射TAT
【答案】 E
【考点】 TAT过敏试验
【解析】 TAT是种特异性抗体，即便是试验阳性，也需要考虑使用，但要采用脱敏注射疗法，注射过程中密切观察，发现异常，立即采取有关措施。故选E。

24. 患者，男，32岁。脚底被铁锈钉刺伤。遵医嘱注射破伤风抗毒素，皮试结果：红肿大于1.5cm，周围红晕达6cm。采用脱敏注射，正确的注射方法是
A. 分4等份，分次注射
B. 分5等份，分次注射
C. 分4次注射，剂量渐减
D. 分5次注射，剂量渐减
E. 分4次注射，剂量渐增
【答案】 E
【考点】 药物过敏试验
【解析】 TAT脱敏注射法是将TAT（总量1500U）分4次，小剂量逐渐增量注入体内，每隔20分钟肌内注射1次。故选E。

25. 患者，女，45岁。左脚被钉子刺破，遵医嘱肌内注射破伤风毒素，护士配制的1ml TAT过敏试验溶液里，含TAT的剂量是
A. 15U　　B. 150U　　C. 1500U
D. 250U　　E. 2500U
【答案】 B
【考点】 TAT皮试液剂量
【解析】 TAT皮试液剂量是配制成每毫升含150U的TAT生理盐水溶液为标准，皮内注射15U/0.1ml。阴性为局部无红肿。阳性表现为局部皮丘红肿，硬结大于1.5cm，红晕超过4cm，有时出现伪足，主诉痒感。全身过敏反应、血清病反应同青霉素。所以1ml TAT过敏试验溶液里，含TAT的剂量是150U。故选B。

26. 患者，女，35岁。因糖尿病住院治疗，医嘱皮下注射普通胰岛素8个单位ac，执行的时间是
A. 上午　　B. 饭后　　C. 临睡前
D. 饭前　　E. 必要时
【答案】 D
【考点】 给药时间的外文缩写及中文译意
【解析】 am为上午，pc为饭后，hs为临睡前，ac为饭前，sos为必要时。故选D。

27. 患者，男，66岁。慢性心功能不全。医嘱地高辛0.25mg qd，护士发药前应首先
A. 了解心理反应
B. 测脉率（心率）及脉律（心律）
C. 观察意识状态
D. 测量血压
E. 检查瞳孔
【答案】 B
【考点】 发药前的评估
【解析】 地高辛属于强心苷制剂，通常口服，用于各种急性和慢性心功能不全以及室上性心动过速、心房颤动和扑动等。地高辛能有效地加强心肌收缩力，减慢心率，抑制心脏传导，错误服用会导致心脏停搏引起死亡（洋地黄中毒）。服用前应测心率和心律。故选B。

【A3/A4型题】

（28～30题共用题干）

患者，男，72岁。腹泻待查收入院，医嘱：查血常规和电解质并做血培养。

28. 如将血液同时抽出，血液注入各试管的顺序是
A. 血常规试管→查电解质的试管→血培养瓶
B. 血常规试管→血培养瓶→查电解质的试管
C. 血培养瓶→查电解质的试管→血常规试管
D. 血培养瓶→血常规试管→查电解质的试管
E. 查电解质的试管→血培养瓶→血常规试管
【答案】 D

【考点】 血液标本的采集

【解析】 若同时抽取不同种类的标本，应先注入血培养瓶，再注入抗凝管，最后注入干燥管，血常规试管中有抗凝剂，而查电解质的管属于干燥管，因此应该先查血培养，再抽血常规，再查电解质。故选 D。

29. 在血培养瓶内应注入的血液量应为

A. 2ml　B. 3ml　C. 5ml

D. 8ml　E. 10ml

【答案】 C

【考点】 血培养标本的采集。

【解析】 一般血培养标本采集需要 5ml。亚急性细菌性心内膜炎患者，为提高细菌培养阳性率，采血量增加至 10~15ml。故选 C。

30. 下列有关标本采集的叙述，正确的一项是

A. 取下针头，分别注入 3 个试管内

B. 电解质的标本应注入干燥管内送检

C. 血培养标本注入后无须摇匀

D. 使用抗生素后就不能采集血培养标本

E. 为防止培养基变质，可在培养瓶内加入适量防腐剂

【答案】 B

【考点】 血标本采集注意事项

【解析】 将血液注入血培养瓶内之前需要更换针头，而非取下针头，A 错误。查电解质标本就要用干燥管，B 正确。血标本用作血沉、血常规检查，需要抗凝，采集后需要轻轻摇动几次，C 错误。标本应在使用抗生素前采集，如已使用应在检验单上注明，D 错误。血培养标本应注入无菌容器内，不可混入消毒剂、防腐剂及药物，以免影响检验结果，E 错误。故选B。

（31~35 题共用题干）

患者，男，30 岁。患“化脓性扁桃体炎”，医嘱青霉素皮试，护士在做青霉素皮试后约 5 分钟，患者突感胸闷，面色苍白，出冷汗，脉细速，血压下降，呼之不应。

31. 此时患者最可能发生的是

A. 心绞痛　B. 低血容量性休克

C. 心源性休克　D. 过敏性休克

E. 脓毒症休克

【答案】 D

【考点】 青霉素过敏试验的不良反应

【解析】 青霉素过敏性休克的临床表现主要为：①胸闷、气促、哮喘与呼吸困难等呼吸道阻塞症状。②面色苍白、出冷汗、发绀、脉搏细弱和血压下降等循环衰竭症状。③面部及四肢麻木，意识丧失，抽搐或大小便失禁等中枢神经系统症状。故选 D。

32. 抢救时首选的药物为

A. 异丙肾上腺素　B. 盐酸肾上腺素

C. 地塞米松　D. 多巴胺

E. 去甲肾上腺素

【答案】 B

【考点】 青霉素过敏性休克的急救措施

【解析】 一旦发生青霉素过敏性休克，应立即皮下注射 0.1%盐酸肾上腺素 0.5~1.0ml，小儿剂量酌减。盐酸肾上腺素是抢救过敏性休克的首选药物，具有收缩血管、增加外周阻力、提升血压、兴奋心肌、增加心输出量以及松弛支气管平滑肌等作用。盐酸肾上腺素的主要成分为肾上腺素。故选 B。

33. 抢救中患者突发心搏骤停，首选的急救方法为

A. 立即静脉注射肾上腺素

B. 心内注射异丙肾上腺素

C. 行心脏胸外按压建立循环

D. 给予氧气吸入，纠正缺氧

E. 注射洛贝林以兴奋呼吸

【答案】 C

【考点】 心搏骤停的急救方法

【解析】 青霉素过敏性休克一旦发生，应立即停药，协助患者平卧，报告医生，就地抢救。但若在抢救过程中突发呼吸心搏骤停，则应立即启动复苏抢救。如施行体外心脏按压、气管内插管或人工呼吸等急救措施。故选 C。

34. 胸外心脏按压的频率为

A. 60 次/分　B. 70 次/分　C. 80 次/分

D. 90 次/分　E. 100~120 次/分

【答案】 E

【考点】 胸外心脏按压的频次

【解析】 胸外心脏按压要确保患者仰卧于平地上或用胸外按压板垫于其肩背下，急救者可采用跪式或踏脚凳等不同体位，手指不接触胸壁，按压时双肘需伸直，垂直向下用力按压，按照 2015 年心肺复苏指南，成人按压频率为 100~120 次/分，下压深度为 5~6cm，每次按压之后应让胸廓完全回复。故选 E。

35. 抢救过程中，该患者发生心室颤动，护士采取的处理措施中正确的是

A. 同步电复律　B. 非同步电除颤

C. 心内注射利多卡因　D. 立即注射阿托品

E. 立即给予患者心脏按压

【答案】 B

【考点】 心室颤动的急救措施

【解析】 用除颤器进行非同步电复律，是心室

颤动最有效的治疗方法。电击除颤使得全部或绝大部分心肌细胞在瞬时内同时发生除极化，并均匀一致地进行复极，然后由窦房结或房室结发放冲动，从而恢复有规律的协调一致的收缩。故选 B。

【B1 型题】

（36～37 题共用备选答案）

A. 5°～15°　　B. 15°～30°　　C. 30°～40°

D. 40°～50°　　E. 50°～60°

36. 一般患者静脉注射时进针角度是

【答案】 B

37. 肥胖患者静脉注射时进针角度是

【答案】 C

【考点】 静脉注射的进针角度

【解析】 静脉注射法是自静脉注入药液的方法，进针时一手拇指绷紧固定皮肤，另一手持注射器，示指固定针栓，针头斜面向上，与皮肤呈 15°～30°自静脉上方或侧方刺入皮下，见回血后，可再沿静脉走行进针少许。故 36 题选 B。由于肥胖者皮下脂肪较厚，静脉位置较深，不明显但相对固定，因此在注射时，在摸清血管走向后由静脉上方进针，进针角度要稍加大到 30°～40°。故 37 题选C。

（38～40 题共用备选答案）

A. 皮内注射　　B. 皮下注射

C. 肌内注射　　D. 静脉注射

E. 股静脉注射

38. 青霉素过敏性休克时首选 0.1% 盐酸肾上腺素 0.5～1.0ml，最佳的给药途径是

【答案】 B

39. 地塞米松 5～10mg 抗过敏时，采用的给药途径是

【答案】 D

40. TAT 脱敏疗法采取的给药途径是

【答案】 C

【考点】 给药方式

【解析】 当发生过敏性休克时，应立即 0.1% 盐酸肾上腺素 0.5～1.0ml 皮下注射，之后根据医嘱静脉注射 5～10mg 的地塞米松，肌内注射尼可刹米。故 38 题选 B，39 题选 D。TAT 脱敏疗法是将所需要的 TAT 剂量分次少量注射进体内，一般每隔 20 分钟肌内注射 TAT 一次。故 40 题选 C。

第十四章　静脉输液与输血

考点直击

年份	分值	考点
2023	5	晶体溶液；输液速度；输血前准备；输血注意事项；枸橼酸钠中毒反应
2022	5	输液滴数；输液故障；溶血反应；枸橼酸钠中毒反应
2021	1	枸橼酸钠中毒反应
2020	1	循环负荷过重
2019	6	右旋糖酐；头皮静脉输液法；循环负荷过重；白细胞浓缩悬液的适应证；溶血反应
2018	5	输液速度及时间；常见输液反应；循环负荷过重；浓缩红细胞的适应证；枸橼酸钠中毒反应
2017	2	输液速度；输血注意事项
2016	6	右旋糖酐；循环负荷过重；直接输血法；溶血反应；枸橼酸钠中毒反应
2015	3	右旋糖酐；颈外静脉穿刺置管输液法；库存血

考点集萃

第一节　静 脉 输 液

一、原理及目的（★★）

1. 补充水分及电解质，预防和纠正水、电解质及酸碱平衡紊乱。
2. 增加循环血量，改善微循环，维持血压及微循环灌注量。
3. 供给营养物质，促进组织修复，增加体重，维持正氮平衡。
4. 输入药物，治疗疾病。

二、常用溶液及作用（★★）

1. **晶体溶液**

（1）5%～10%葡萄糖溶液：补充水分及热量。

（2）等渗电解质溶液：**补充水分和电解质，维持体液和渗透压平衡（2010）**。常用0.9%氯化钠溶液、复方氯化钠溶液和5%葡萄糖氯化钠溶液。

（3）碱性溶液：纠正酸中毒。常用5%碳酸氢钠溶液，**11.2%乳酸钠溶液（2023）**。

（4）高渗溶液：用于利尿脱水。常用20%甘露醇、25%山梨醇和25%～50%葡萄糖溶液。

2. **胶体溶液**

（1）右旋糖酐：①**中分子右旋糖酐提高血浆胶体渗透压和扩充血容量（2019）**。②**低分子右旋糖酐（2015/2016）**降低血液黏稠度，改善微循环，防血栓形成。

（2）代血浆：提高血浆胶体渗透压和扩充血容量。常用羟乙基淀粉。

（3）血液制品：提高胶体渗透压，扩充循环血容量，补充蛋白质和抗体，减轻组织水肿。

（4）水解蛋白注射液：补充蛋白质，纠正低蛋白血症，促进组织修复。

3. **静脉高营养液**　提供热量，补充蛋白、各种维生素和矿物质。常用复方氨基酸、脂肪乳等。

三、常用静脉输液法（★★★）

1. **周围静脉输液法**

（1）操作方法

1）**密闭式输液法：**①排气：倒置茂菲滴管，液体达滴管1/2~2/3满时，迅速转正滴管，打开调节器排气。②在穿刺点上方6~8cm处扎止血带。③及时更换液体：确认滴管中的高度至少1/2满。

2）**静脉留置针输液法：**①在穿刺点上方8~10cm处扎止血带。②患者握拳，进针角度15°~30°，见回血后压低角度再进针少许。送外套管并撤针芯。

（2）**注意事项**

1）需长期输液的患者，一般从远端小静脉开始穿刺（抢救时可例外）。

2）成人静脉输液首选手背静脉网，小儿首选头皮静脉穿刺。

3）输液前排尽空气，药液滴尽前要及时更换输液瓶或拔针，严防造成空气栓塞。

4）注意药物的配伍禁忌，刺激性或特殊药物应在确认针头已刺入静脉内时再输入。

5）严格掌握输液的速度：①**一般成人40~60滴/分，儿童20~40滴/分（2017）**。②对心、肺、肾疾病患者，老年、婴幼儿以及输注高渗、**含钾**或升压药液的患者，适当减慢输液速度；对严重脱水，心肺功能良好者可适当加快输液速度。

6）一般静脉留置针可以保留3~5天，最好不要超过7天。

7）静脉留置针输液时发现硅胶管有血，应立即用肝素液冲洗，以免堵塞管腔。

2. **颈外静脉穿刺置管输液法（2022）**　适用于需长期输液而周围静脉不宜穿刺者，周围循环衰竭而需测中心静脉压者以及长期静脉内滴注高浓度、刺激性强的药物或行静脉内高营养治疗的患者。

（1）**取下颌角与锁骨上缘中点连线的上1/3处颈外静脉外缘为穿刺点（2015）**。

（2）45°角进针，入皮后成25°角沿静脉方向穿刺。

（3）穿刺结束用0.4%枸橼酸钠生理盐水1~2ml或肝素稀释液封管。

（4）每天更换穿刺点敷料，用0.9%过氧乙酸溶液擦拭消毒硅胶管。

3. **头皮静脉输液法（2019）**　头皮静脉分布较多，互相沟通，交错成网，且表浅易见，不宜滑动，便于固定。因此，常用于小儿的静脉输液。较大的头皮静脉有颞浅静脉、额静脉、枕静脉和耳后静脉。

四、输液速度及时间的计算（★★★）

1. 输液时间(小时)=液体总量(ml)×点滴系数÷［每分钟滴数×60（分钟）］

2. **每分钟滴数=液体总量(ml)×点滴系数÷输液时间（分钟）（2018/2022/2023）**

五、常见输液故障及排除方法（★★★）

1. **溶液不滴**

（1）**针头滑出血管外：**可见局部肿胀并有疼痛；将针头拔出，另选血管重新穿刺。

（2）针头斜面紧贴血管壁：调整针头位置或变换肢体位置，直到点滴通畅。

（3）针头阻塞：挤压输液管有阻力，松手无回血，则表示针头可能已阻塞；处理需更换针头，重新选择静脉穿刺。

（4）压力过低：适当抬高输液瓶或放低肢体位置。

（5）静脉痉挛：长时暴露在冷环境或输入液过冷所致；处理需局部热敷以缓解痉挛。

> 名师点拨：溶液不滴，首先观察穿刺部位有无红肿及疼痛。

2. 茂菲滴管液面过高

（1）滴管侧壁有调节孔时，夹紧滴管上端的输液管，打开调节孔，将滴管内液体降至露出液面，见到点滴时，再关闭调节孔，松开滴管上端的输液管即可。

（2）无调节孔时，可将输液瓶取下，**倾斜输液瓶，使插入瓶内的针头露出液面（2010）**，至液面下降合适。

3. 茂菲滴管内液面过低

（1）有调节孔时，夹紧滴管下端的输液管，打开调节孔至液面上升合适。

（2）无调节孔时，夹紧滴管下端的输液管，用手挤压滴管，迫使输液瓶内的液体下流至滴管内。

4. 茂菲滴管内液面自行下降　应检查滴管上端输液管与滴管的衔接是否松动、**滴管有无漏气或裂隙（2022）**；必要时更换输液器。

六、常见输液反应（2018）及护理（★★★）

1. **发热反应**　因输入致热物质引起。

（1）临床表现：输液后数分钟至1小时。患者表现为**发冷、寒战、发热**。

（2）护理

1）预防：输液前认真检查；严格无菌操作。

2）处理：①轻者立即减慢滴速或停止输液。②严重者，立即停止输液，并保留剩余溶液和输液器，必要时做细菌培养。③高热者给予物理降温。

2. **循环负荷过重（急性肺水肿）**　输液过多、过快；患者原有心肺功能不良。

（1）临床表现：突然出现呼吸困难、胸闷、咳嗽、**咳粉红色泡沫样痰，肺部可闻及湿啰音（2011/2020）**。

（2）护理

1）预防：注意控制输液的速度和输液量。

2）**处理（2019）**：①立即停止输液并迅速通知医生。②**如果病情允许，协助患者取端坐位，双腿下垂（2011/2016）**。③高流量吸氧，**6~8L/min（2014）**，**湿化瓶加20%~30%的乙醇溶液，以减低肺泡内泡沫表面的张力（2011/2016/2018）**，减轻缺氧症状。④遵医嘱给予镇静、平喘、强心、利尿药和血管扩张药，以减轻心脏负荷。⑤必要时进行四肢轮扎与静脉放血。

3. **静脉炎**　长期输注高浓度、刺激性较强的药液。

（1）临床表现：沿静脉走向出现**条索状红线**，局部组织发红、肿胀、灼热、疼痛，有时伴有畏寒发热等全身症状。

（2）护理

1）预防：严格无菌操作；刺激性药物充分稀释后再用；放慢点滴速度，并防止药液漏出血管外；有计划地更换输液部位。

2）处理：①停止输液，将患肢抬高、制动。局部用50%硫酸镁或95%乙醇湿热敷，每日2次，每次20分钟。②超短波理疗，每日1次，每次15~20分钟。③中药治疗。④如合并感染，给予抗生素治疗。

4. **空气栓塞**　导管内空气未排尽或有漏气；穿刺点封闭不严密；未及时更换药液或拔针。

（1）临床表现：胸部不适或胸骨后疼痛，呼吸困难、严重发绀伴濒死感。听诊心前区可闻及响亮的、持续的“水泡声”。如空气量少，则随血液被右心室压入肺动脉并分散到肺小动脉内，最后经毛细血管吸收，因而损害较小。如空气量大，空气进入右心室后阻塞在**肺动脉入口（2010）**，可引起机体严重缺氧而死亡。

（2）护理

1）预防：①排尽导管内空气。②及时添药或更换输液瓶，输液完毕及时拔针。③拔出较粗的、近胸腔的深静脉导管后，必须立即严密封闭穿刺点。

2）处理：①立即**左侧**卧位，并保持**头低足高位**。②高流量吸氧。③中心静脉导管抽出空气。

第二节　静脉输血

一、输血的目的及种类（★★★）

1. 目的　补充血容量；纠正贫血；补充血浆蛋白；补充各种凝血因子和血小板；补充抗体、补体等血液成分；排除有害物质。

2. **种类**

（1）**全血**

1）**新鲜血**：保留了血液的所有成分。适用于**血液病**患者。

2）库存血：**在 2~6℃环境下可以保存 2~3 周（2010）。大量输注库存血可以导致酸中毒和高血钾的发生（2011/2013/2015）**。适用于大出血。

名师点拨：高血钾临床表现为心率缓慢、手足搐搦，血压下降。

（2）**成分血**

1）血浆：是全血经分离后所得到的液体部分。无须做血型鉴定和交叉配血试验。①新鲜血浆：含正常量的全部凝血因子，适用于凝血因子缺乏者。②新鲜冰冻血浆：-18℃保存，有效期 1 年，用时放在 37℃温水中融化。

2）**红细胞（2010）：①浓缩红细胞，适用于携氧功能缺陷（CO 中毒）（2018）**和血容量正常的贫血患者。②**洗涤红细胞**，适用于器官移植术后患者及免疫性溶血性贫血患者。③**红细胞悬液**，适用于战地急救及中小手术者。

3）**白细胞浓缩悬液（2019）：用于粒细胞缺乏伴严重感染的患者**。

4）血小板浓缩悬液：用于血小板减少或功能障碍性出血的患者。

5）各种凝血制剂：适用于各种原因引起的凝血因子缺乏的出血性疾病。

二、血型及交叉配血试验（★★★）

1. 血型

（1）ABO 血型系统：人的红细胞膜上含有 A、B 两种类型的凝集原。根据红细胞膜上所含凝集原的不同，将人的血液分为 A、B、AB、O 四型。红细胞膜上仅含有 A 凝集原者，为 A 型血；仅含 B 凝集原者，为 B 型血；同时含 A、B 两种凝集原者，为 AB 型血；既不含 A 也不含 B 凝集原者，为 O 型血。

（2）Rh 血型：医学上通常将红细胞膜上含有 D 抗原者称为 Rh 阳性，而红细胞膜上缺乏 D 抗原者称为 Rh 阴性。

2. 交叉配血试验

（1）直接交叉配血试验：用受血者血清和供血者红细胞进行配合试验，检查受血者血清中有无破坏供血者红细胞的抗体。检验结果要求绝对不可以有凝集或溶血现象。

（2）间接交叉配血试验：用供血者血清和受血者红细胞进行配合试验，检查供血者血清中有无破坏受血者红细胞的抗体。

三、静脉输血的方法（★★★）

1. **输血前的准备**

（1）知情同意：输血前，患者同意并签署知情同意书。

（2）备血：填写输血申请单，抽血送血库做血型鉴定和交叉配血试验。采血时禁止同时采集两个患者的血标本，以免发生混淆。

（3）取血：凭提血单取血，并和血库人员共同认真做好“三查八对”。核对完毕，确认无误后方可提血。

易错知识梳理

三查：查血液的有效期、血液的质量以及血液的包装是否完好无损。

八对：对姓名、床号、住院号、血袋（瓶）号（储血号）、血型、交叉配血试验结果、血液的种类、血量。

（4）取血后注意事项：血液勿剧烈震荡，库存血**不能加温**，需在室温下放置 **15~20 分钟（2023）**后再输入。

（5）核对：输血前，需与另一个护士再次进行核对，确定无误并检查血液无凝块后方可输血。

2. **输血法**

（1）**间接输血法：**将抽出的血液按静脉输液法输给患者的方法。

1）控制和调节滴速：**开始输入时宜慢（2013）**，10分钟后无不适再调整滴速，成人一般40~60滴/分。

2）输血完毕后继续滴入生理盐水，直到将输血器内的血液全部输入体内再拔针。

（2）**直接输血法：**将供血者的血液抽出后立即输给患者的方法。

1）**50ml血中需加入3.8%枸橼酸钠溶液5ml（2013/2016）**。

2）抽、输血液：供血者绑血压计袖带，常选粗大静脉如肘正中静脉穿刺，用抗凝剂注射器抽血输给患者。

3）连续抽血时不用拔出针头，只需更换注射器。

（3）注意事项

1）输血前，一定要由2名护士再次进行“三查八对”。正常库存血分两层，上层为浅黄色的血浆，下层为暗红色的红细胞，边界清楚无凝块。

2）输血前后及两袋血之间需要滴注少量**生理盐水（2023）**，以防发生不良反应。

3）**血液内不可随意加入其他药品，以防血液凝集或溶解（2017）**。

4）加强巡视，注意观察；一旦出现输血反应，应立刻停止输血。

5）严格掌握输血速度，年老体弱、严重贫血、心衰患者滴速宜慢。

名师点拨：严格掌握输血和输液速度，患者不可擅自调节。

6）**输完的血袋送回输血科保留24小时（2013）**。

四、自体输血（★★）

是指术前采集患者体内血液或手术中收集自体失血，经过洗涤、加工，在术后或需要时再回输给患者本人的方法，即回输自体血。自体输血是最安全的输血方法。

1. 术前预存自体血　一般于手术前3~5周开始，每周或隔周采血1次，直至手术前3天为止，以利于机体应对因采血引起的失血，使血浆蛋白恢复正常水平。

2. 术前稀释血液回输　于手术日手术开始前采集患者血液，并同时自静脉输入等量的晶体或胶体溶液，使患者的血容量保持不变，并降低了血中的红细胞比容，使血液处于稀释状态，减少了术中红细胞的损失。所采集的血液在术中或术后输给患者。

3. 术中失血回输　多用于脾破裂、输卵管破裂，血液流入腹腔6小时内无污染或无凝血者。大量回输自体血时，应适当补充新鲜血浆和血小板。

五、常见输血反应及护理（★★★）

1. **发热反应**　输血反应中最常见的反应。

（1）临床表现：输血过程中或输血后1~2小时内，患者先发冷、寒战，继之出现高热，体温可达38~41℃，可伴有皮肤潮红、头痛、恶心、呕吐、肌肉酸痛等全身症状。

（2）护理

1）预防：严格管理血库保养液和输血用具，严格无菌操作。

2）处理：①轻者减慢输血速度。②重者应立即停止输血，给予对症处理如保暖、降温等，并及时通知医生。③必要时给予解热镇痛药和抗过敏药。④将输血器、剩余血连同贮血袋一并送检。

2. **过敏反应**

（1）临床表现：过敏反应大多发生在输血后期或即将结束输血时。症状出现越早，反应越严重。

1）轻度：皮肤瘙痒，局部或全身出现荨麻疹。

2）中度：血管神经性水肿，多见于颜面部，表现为眼睑、口唇高度水肿。也可发生喉头水肿，表现为呼吸困难，两肺可闻及哮鸣音。

3）重度：过敏性休克。

（2）护理

1）**预防（2013）**：①正确管理血液和血制品。②供血者无过敏史。③供血者在采血前**4小时内**不宜吃高蛋白和高脂肪的食物。④患者有过敏史，输血前给予抗过敏药物。

2）处理：①轻者减慢滴速，给予抗过敏药物。②中、重度者立即停止输血，通知医生，皮下注射1：1000肾上腺素0.5~1.0ml或静脉滴注氢化可的松或地塞米松等抗过敏药物。③呼吸困难者给予氧气吸入，严重喉头水肿者行气管切开。④循环衰竭者给予抗休克治疗。⑤监测生命体征变化。

3. **溶血反应　是最严重的输血反应（2016）**。

（1）原因：①输入异型血。②输入变质血。③Rh血型不合，多发于Rh阴性者接受Rh阳性者血液。

（2）临床表现：轻重不一，轻者与发热反应相似，重者在输入10~15ml血液时即可出现症状，死亡率高。

1）第一阶段：凝集反应使红细胞成团，阻塞部分小血管。患者出现头部胀痛，面部潮红，恶心呕吐，心前区压迫感，四肢麻木，腰背部剧烈疼痛等。

2）第二阶段：**凝集红细胞溶解，大量血红蛋白散布到血浆中（2013/2019）**。患者出现黄疸和血红蛋白尿（酱油色），伴寒战高热、呼吸困难、发绀和血压下降等。

3）第三阶段：肾小管阻塞致急性肾衰竭，表现为少尿或无尿，管型尿和蛋白尿，高钾血症、酸中毒，严重者可致死亡。

（3）护理

1）**预防（2019）：①认真做好血型鉴定与交叉配血试验。②输血前认真查对。③严格遵守血液保存规则，不用变质血。**

2）处理：①**立即停止输血（2022）**，并通知医生，余血送检。②吸氧，建立静脉通道，给升压药或其他药物治疗。③双侧腰部封闭，并用热水袋热敷双侧肾区。④碱化尿液，静脉注射碳酸氢钠，减少沉淀，避免阻塞肾小管。⑤严密观察生命体征和尿量。肾衰时行腹膜透析或血液透析治疗。

4. **与大量输血有关的反应**　大量输血一般是指在24小时内紧急输血量相当于或大于患者总血容量。

（1）循环负荷过重（肺水肿）：原因、临床表现和护理同静脉输液反应。

（2）出血倾向

1）临床表现：皮肤、黏膜瘀斑，穿刺部位大块淤血或手术伤口渗血。

2）护理：①注意观察。②补充凝血因子。

（3）**枸橼酸钠中毒反应：大量输血后血钙降低所致（2016/2018/2021）**。

1）**临床表现（2023）**：手足抽搐，血压下降，心率缓慢甚至心搏骤停。

2）预防：**每输入库存血1000ml，静脉注射10%葡萄糖酸钙或氯化钙10ml（2022）**。

基础巩固

输液速度

1. 一般成人　40~60滴/分；
2. 儿童　20~40滴/分；
3. 心源性呼吸困难　20~30滴/分；
4. 全肺切除术后　20~30滴/分。

实战演练

【A1型题】

1. 输液中发生肺水肿时吸氧需用20%~30%的乙醇湿化。其目的是
   A. 使患者呼吸道湿化　　B. 消毒吸入的氧气
   C. 使痰液易咳出　　D. 降低肺泡表面张力
   E. 降低肺泡内泡沫表面张力

【答案】 E

【考点】 乙醇湿化的目的

【解析】 急性肺水肿发生时应立即停止输液，给

予高流量氧气吸入，同时湿化瓶内加入20%~30%的乙醇溶液，目的是减低肺泡内泡沫表面的张力，使泡沫破裂消散，改善气体交换，减轻缺氧症状。故选E。

2. 小儿头皮静脉穿刺如果误入动脉，局部可表现为

A. 无大变化　　B. 充血、发绀

C. 条索状红线　　D. 苍白、水肿

E. 呈树枝分布状苍白

【答案】 E

【考点】 静脉穿刺误入动脉时的临床表现

【解析】 静脉穿刺误入动脉时表现为针头穿刺进入血管后，血液迅速回流至输液器管路中，甚至到达过滤器，血液呈鲜红色，打开输液开关血液不退回，放开调节器后进入液体的血呈白色树枝状分叉。故选E。

3. 空气栓塞患者取左侧卧位，是为了避免气栓阻塞在

A. 主动脉入口　　B. 肺静脉入口

C. 肺动脉入口　　D. 上腔静脉入口

E. 下腔静脉入口

【答案】 C

【考点】 空气栓塞的护理

【解析】 左侧卧位可使肺动脉的位置低于右心室，气泡则向上飘移到右心室，避开肺动脉入口，否则气泡被右心室压入肺动脉，并分散进入肺动脉内。如气栓阻塞肺动脉，使血液不能进入肺内，可引起患者缺氧而死亡。故选C。

4. 为了给患者补充热量，输液中应选用

A. 各种代血浆　　B. 0.9%氯化钠

C. 5%碳酸氢钠　　D. 5%~10%葡萄糖溶液

E. 50%葡萄糖注射液

【答案】 D

【考点】 常用溶液及作用

【解析】 各种代血浆可增加胶体渗透压及微循环血量。0.9%氯化钠可补充电解质和水。5%碳酸氢钠可调节酸碱平衡。葡萄糖溶液可补充热量和水分，减少组织分解，减少酮体产生，减少蛋白消耗，促进钾离子进入细胞内，有5%和10%两种浓度。50%葡萄糖溶液为高渗溶液，用于利尿脱水，可迅速提高血浆渗透压，回收组织水分进入血管内，消除水肿，同时可降低颅内压，改善中枢神经系统的功能。故选D。

5. 1500ml的液体从早上8点半开始输，调节滴数为75滴/分，其输完的时间为

A. 12点30分　　B. 下午1点

C. 下午1点30分　　D. 下午2点

E. 下午3点

【答案】 C

【考点】 输液速度及时间的计算

【解析】 输液时间=［输液总量（ml）×滴系数］÷［每分钟滴数×60（分钟）］ = 1500×15÷（75×60）= 5小时。从早上8点半开始，经过5小时输完，因此输完时间为下午1点30分。故选C。

6. 溶血反应发生时，护士首先应

A. 立即停止输血

B. 通知医生

C. 静脉滴注4%碳酸氢钠

D. 测量血压及尿量

E. 皮下注射肾上腺素

【答案】 A

【考点】 溶血反应的处理

【解析】 输血过程中，患者一旦发现溶血反应，护士应立即停止输血并通知医生，并给予相应的护理措施，并保留余血以供检查分析原因。故选A。其余选项是停止输血后的操作。

7. 下列不属于输液反应的是

A. 静脉炎　　B. 循环负荷过重反应

C. 溶血反应　　D. 发热反应

E. 空气栓塞

【答案】 C

【考点】 常见的输液反应

【解析】 输液反应有发热、循环负荷过重、静脉炎、空气栓塞和液体外渗。溶血反应属于输血反应。故选C。

8. 以下有关输液的叙述，不正确的是

A. 需长期输液者，一般从远端静脉开始

B. 需大量输液时，一般选用较大静脉

C. 连续24小时输液时，应每12小时更换输液管

D. 输入多巴胺应调节较慢的速度

E. 颈外静脉穿刺拔管后在穿刺点加压数分钟，避免空气进入

【答案】 C

【考点】 输液的注意事项

【解析】 为保护和合理使用静脉，需长期输液则由远端末梢小静脉开始选择使用，A正确。一般注射量大、输液时间短者可选用大静脉，减轻疼痛，B正确。需24小时连续输液者，应每天更换输液器，C错误。输多巴胺时速度宜慢，D正确。颈外静脉穿刺拔管后在穿刺点覆盖纱布，加压数分钟，避免空气进入，严防造成空气栓塞，E正确。故选C。

9. 静脉输液发生肺水肿，应立即停止输液，其后给

予的最简便措施是

A. 呼吸机加压给氧

B. 及时与医生联系

C. 四肢轮流用止血带结扎

D. 使患者取端坐位双腿下垂

E. 静脉缓慢推注强心药

【答案】 D

【考点】 急性肺水肿的处理措施

【解析】 急性肺水肿又称循环负荷过重反应，是由于输液速度过快而引起的心脏负荷过重反应。急性肺水肿一旦发生应首先立即停止输液，通知医生，如果病情允许，可协助患者取端坐位，双腿下垂以减少下肢静脉回流，减轻心脏负担。故选 D。

10. 关于静脉注射，以下哪项描述是错误的

A. 长期给药，应由近心端到远心端选择血管

B. 根据病情，掌握注药的速度

C. 防止刺激性强的药液溢出血管外

D. 不可在静脉瓣处进针

E. 不要在一个部位反复穿刺

【答案】 A

【考点】 静脉注射的注意事项

【解析】 静脉注射的注意事项：①注射时应选择粗直、弹性好、不易滑动的静脉。如需长期静脉给药者，应由远心端到近心端进行注射，不要在一个部位反复穿刺，保护血管。②根据病情及药物性质，掌握注入药液的速度，并随时听取患者的主诉，观察体征及病情变化。③对组织有强烈刺激的药物，注射前应先做穿刺，注入少量等渗盐水，证实针头确在血管内，再推注药物，以防药液外溢于组织内而发生组织坏死。静脉瓣可防止血液回流，静脉穿刺时要避开，不能刺伤，否则血液会回流。故选 A。

11. 为了改善患者的微循环，应选用的溶液是

A. 5%葡萄糖溶液　B. 0.9%氯化钠溶液

C. 低分子右旋糖酐　D. 10%葡萄糖溶液

E. 5%碳酸氢钠

【答案】 C

【考点】 常用溶液及作用

【解析】 5%与10%的葡萄糖溶液可补充热量和水分，减少组织分解，防止酮体产生，减少蛋白消耗及促进钾离子进入细胞内。0.9%氯化钠溶液可补充电解质和水。低分子右旋糖酐有降低血液黏稠度、扩充血容量、改善微循环的作用。5%碳酸氢钠为碱性溶液，用于纠正酸中毒，调节酸碱平衡。故选 C。

12. 直接输新鲜血 100ml 需加入 3.8%枸橼酸钠溶液的量是

A. 5ml　B. 10ml　C. 15ml

D. 20ml　E. 25ml

【答案】 B

【考点】 直接输血法

【解析】 直接输血法输血时每 50ml 血中加入 3.8%枸橼酸钠 5ml，因此 100ml 中就要加入 10ml 的枸橼酸钠。故选 B。

13. 输液时液体滴入不畅，注射部位无肿胀、疼痛、挤压输液管有回血，其原因是

A. 针尖滑出血管外

B. 针尖斜面一半在血管内，一半在血管外

C. 针梗完全阻塞

D. 针梗不完全堵塞

E. 针头斜面紧贴血管壁

【答案】 E

【考点】 常见输液故障及排除方法

【解析】 输液时溶液不滴的原因产生有 3 方面：①针头。针头划出血管外，液体注入皮下组织，局部有肿胀、疼痛，排除 A 和 B；针头斜面紧贴血管壁，妨碍液体滴入，可调整针头位置或适当变换肢体位置，直到滴注通畅为止；针头阻塞，表现为感觉有阻力，无回血，排除 C 和 D。②压力。压力过低，输液瓶位置过低或患者肢体位置过高所致。③血管。血管静脉痉挛。故选 E。

14. 输液引起肺水肿的典型症状是

A. 发绀、胸闷

B. 心悸、烦躁不安

C. 胸痛、咳嗽

D. 呼吸困难、咳粉红色泡沫样痰

E. 面色苍白、血压下降

【答案】 D

【考点】 急性肺水肿的表现

【解析】 在短时间内输入过多液体，会使循环血容量急剧增加，心脏负担过重而导致循环负荷过重反应，出现急性肺水肿。发生急性肺水肿时，患者突然出现呼吸困难、胸闷、咳嗽、呼吸急促、出冷汗、面色苍白，咳粉红色泡沫样痰。故选 D。

15. 输液过程中如不慎空气进入静脉，应让患者采取的体位是

A. 右侧卧位和头低足高位

B. 右侧卧位和头高足低位

C. 平卧位和头低足高位

D. 左侧卧位和头高足低位

E. 左侧卧位和头低足高位

【答案】 E

【考点】 常见输液故障及排除方法

【解析】 有空气栓塞时，停止输液；采取左侧卧位和头低足高位，此体位在吸气时可增加胸内压力，以减少空气进入静脉；左侧位可使肺动脉的位置处于低位，利于气泡漂移至右心室尖部，从而避开肺动脉入口。随着心脏的舒缩将空气混成泡沫，分次小量进入肺动脉内，逐渐被吸收。故选 E。

16. 输血前准备工作，下列哪项是错误的

A. 检查库血质量，血浆呈红色，不能使用

B. 血液从血库取出后，在室温内放置 15 分钟再输入

C. 先给患者静脉滴注 0.9%氯化钠溶液

D. 两人核对供、受血者的姓名、血型和交叉试验结果

E. 在血中加入异丙嗪 25mg，以防过敏反应

【答案】 E

【考点】 静脉输血法

【解析】 血浆呈红色是红细胞破坏而引起溶血，溶血时不能使用，故不选 A。血制品置于冰箱（2~4℃）冷藏，应在室温下放置 15~20 分钟后再输入，故不选 B。输血前后均需给患者静脉滴注 0.9%氯化钠溶液，故不选 C。应两人核对供、受血者的姓名、血型和交叉配血试验结果，故不选 D。血液内不得随意加入其他药品，以防止血液变质。故选 E。

17. 不属于头皮静脉特点的是

A. 微蓝色　B. 无搏动　C. 管壁薄

D. 不易压瘪　E. 不易滑动

【答案】 D

【考点】 头皮静脉的特点

【解析】 小儿头皮静脉丰富且浅显易见，血管呈网状分布，血液可通过侧支回流，故顺行和逆行进针均不影响回流。额正中静脉粗、直、不滑动、易固定又便于固定，不影响患儿活动，便于保温，一般为首选。额浅静脉及颞浅静脉浅、直，暴露明显、不滑动，因血管较细，穿刺技术难度大；耳后静脉稍粗，但皮下脂肪厚，不易掌握进针深浅度，且不好护理。颅骨缝间静脉较粗、直，但易滑动。选项 D 不属于头皮静脉的特点。故选 D。

18. 输液器滴管内液面自行下降的原因是

A. 滴管有裂隙　B. 患者肢体位置不当

C. 压力过大　D. 输液管管径粗

E. 输液速度过快

【答案】 A

【考点】 常见的输液故障

【解析】 在输液过程中，输液器滴管内液面自行下降时，应该检查滴管上端输液管与滴管的衔接是否松动，滴管有无漏气或者裂隙。必要时需要更换输液器。故选 A。

【A2 型题】

19. 患者，男，72 岁。因胃癌晚期，不能进食，需经静脉供给高营养以维持生命。采用颈外静脉穿刺法输液，其穿刺部位为下颌角与锁骨上缘中点连线之

A. 上 1/3 处　B. 中 1/3 处　C. 下 1/3 处

D. 上 2/5 处　E. 下 2/5 处

【答案】 A

【考点】 颈外静脉穿刺置管输液法

【解析】 颈外静脉是颈部最大的浅静脉，行径表浅且位置恒定，易于穿刺。适用于需要长期输液而周围静脉又不宜穿刺者，周围循环衰竭而需测中心静脉压者以及长期静脉内滴注高浓度，刺激性强的药物或行静脉内高营养治疗的患者。穿刺时，术者立于床头，取下颌角与锁骨上缘中点连线之上 1/3 处。故选 A。

20. 患者，男，34 岁。患十二指肠溃疡，突然呕血，面色苍白，脉搏 120 次/分，血压60/45mmHg。医嘱输血 400ml。给患者输血的目的是补充

A. 凝血因子　B. 血红蛋白　C. 血小板

D. 抗体　E. 血容量

【答案】 E

【考点】 输血的目的

【解析】 因患者出现呕血，而引起血容量减少，血压下降。因此，给患者输血以补充血容量，增加心输出量，提高血压，促进血液循环。故选 E。

21. 患者因输液左上肢引起条索状红线，红、肿、热、痛，伴畏寒、发热。错误的处理是

A. 用抗生素　B. 95%乙醇湿敷

C. 超短波理疗　D. 抬高患肢

E. 增加患肢活动

【答案】 E

【考点】 静脉炎的处理

【解析】 根据患者表现，考虑患者为静脉炎，应停止在此部位静脉输液，并将患肢抬高、制动；局部用 50%硫酸镁或 95%乙醇溶液热湿敷，每日 2 次，每次 20 分钟；超短波理疗，每日 1 次，每次 15~20 分钟。故选 E。

22. 患者，男，56 岁。因急性肠炎引起腹泻、呕吐，为纠正水、电解质失衡，需输液治疗，可输入的溶液是

A. 白蛋白　B. 右旋糖酐

C. 复方氯化钠　D. 20%甘露醇

E. 25%葡萄糖溶液

【答案】 C

【考点】 静脉输液溶液的选择

【解析】 对该患者应补充水分及电解质，以纠正水、电解质和酸碱平衡失衡。复方氯化钠是等渗液，可提供水分和电解质，适用于该患者。白蛋白用于低蛋白血症患者；右旋糖酐用于扩充血容量和改善微循环，20%甘露醇与25%葡萄糖溶液用于利尿脱水，均不适于该患者。故选C。

23. 患者，女，67岁。在输入大量的库存血后，皮肤黏膜出现瘀斑，穿刺部位大块淤血，伤口渗血。其原因最可能是

A. 肺水肿

B. 穿刺时穿透血管

C. 缺乏血小板、凝血因子

D. 溶血反应

E. 过敏反应

【答案】 C

【考点】 输血的不良反应

【解析】 与大量输血有关的反应有循环负荷过重的反应、出血倾向及枸橼酸钠中毒反应等。出血倾向是长期反复输血或超过患者原血液总量的大量输血，由于库存血中的血小板破坏较多，使凝血因子减少而引起的出血。临床表现为皮肤、黏膜瘀斑，穿刺部位大块淤血或手术伤口渗血。故选C。

【A3/A4型题】

（24~26题共用题干）

患者，男，48岁。因房颤待查收入院，在输液过程中患者突感心前区憋闷，随即出现呼吸困难、发绀。查体：BP 150/90mmHg，HR 140次/分，听诊双肺底有湿啰音，尤以心前区更明显，可闻及持续、响亮的水泡音。

24. 患者疑发生了

A. 急性左心衰竭　　B. 急性右心衰竭

C. 过敏反应　　D. 空气栓塞

E. 肺水肿

【答案】 D

【考点】 输液不良反应

【解析】 急性左心衰竭患者多表现为急性肺水肿，特征性表现为突发严重的呼吸困难，咳嗽、咳痰和咳大量粉红色的泡沫痰，乏力，尿少，血压下降，心率和脉率加快，两肺布满湿啰音和哮鸣音等，排除A。急性右心衰竭主要表现为下肢水肿，排除B。过敏反应表现为皮肤瘙痒，严重会有休克，C排除。空气栓塞时患者会感到胸部异常不适或胸骨后疼痛，随之出现呼吸困难和严重发绀，听诊心前区有持续、响亮的水泡音，D正确。故选D。

25. 下列措施正确的是

A. 患者取端坐位　　B. 给予抗过敏药物

C. 6~8L/min氧气吸入　　D. 给予血管扩张药

E. 酒精湿化吸氧

【答案】 C

【考点】 空气栓塞的护理措施

【解析】 当发生空气栓塞时，立即让患者取左侧卧位并头低足高位，给予高流量氧气吸入，纠正缺氧状态，有条件者可通过中心静脉导管抽出空气，严密观察病情变化。故选C。

26. 发生该情况可能的原因是

A. 药物的副作用　　B. 输入致敏的药物

C. 输液速度过快　　D. 输液器连接不紧密

E. 未严格按无菌原则进行穿刺

【答案】 D

【考点】 空气栓塞的原因

【解析】 空气栓塞的原因主要是输液导管内的空气未排尽，导管连接不紧密，有漏气；拔出较粗的、近胸腔的深静脉导管后，穿刺点封闭不严密；加压输液、输血时无人守护；液体输完未及时更换药液或拔针。故选D。

（27~28题共用题干）

患者，女，70岁。因支气管哮喘急性发作入院治疗，经静脉输入药物2天后病情缓解，今天输液1小时后，患者突然面色苍白、呼吸困难、气促、咳嗽加重、咳血性泡沫样痰。

27. 你考虑患者为

A. 哮喘再次发作　　B. 循环负荷过重

C. 输液浓度过高　　D. 静脉空气栓塞

E. 对药物过敏

【答案】 B

【考点】 常见输液反应

【解析】 患者呼吸困难且咳血性泡沫样痰，因此考虑是循环负荷过重引起的急性心力衰竭。故选B。

28. 你应立即给患者安置的体位是

A. 平卧位　　B. 左侧卧位　　C. 头高足低位

D. 端坐位　　E. 休克卧位

【答案】 D

【考点】 循环超负荷患者体位选择

【解析】 对急性心力衰竭的患者，应取端坐位，双腿下垂，以减少静脉回流，减轻心脏前负荷。故选D。

第十五章　冷 热 疗 法

考点直击

年份	分值	考点
2023	2	冰帽的使用；乙醇拭浴
2022	5	冰帽的使用；热水袋的使用
2019	3	冰帽的使用；温水或乙醇拭浴；温水浸泡
2018	4	温水或乙醇拭浴；热疗法
2016	3	影响冷、热疗法的因素；冰帽、热水袋的使用
2015	4	冷疗法的禁忌；冰帽、热水袋的使用

考点集萃

第一节　概　　述

一、冷、热疗法的概念

利用低于或高于人体温度的物质作用于体表皮肤，通过神经传导引起皮肤和内脏器官血管的收缩或扩张，从而改变机体各系统体液循环和新陈代谢，达到治疗目的的方法。

二、冷、热疗法的效应（★★）

继发效应指用冷或用热超过一定时间，产生与生理效应相反的作用。**冷、热治疗以 20~30 分钟为宜，如需反复使用，中间必须间隔 1 小时（2011）**。

三、影响冷、热疗法的因素（★★★）

1. 方式　湿冷、湿热的效果优于干冷、干热。
2. 面积　冷、热应用面积较大，则效果较强。
3. 时间　**在一定时间内其效应是随着时间的增加而增强。但时间过长，会产生继发效应（2013/2016）**。
4. 温度　冷、热疗法的温度与机体体表的温度相差越大，机体对冷、热刺激的反应越强。环境温度高于或等于身体温度时用热，传导散热被抑制，热效应会增强；而在干燥冷环境中用冷，散热会增加，冷效应会增强。
5. 部位　皮肤较厚的区域，如足、手，对冷、热的耐受性大，冷、热疗法效果比较差；而皮肤较薄的区域，如前臂内侧、颈部，对冷、热的敏感性强，冷、热疗法效果比较好。
6. 个体差异　老年人对冷、热刺激反应的敏感性降低。对昏迷、血液循环障碍、血管硬化、感觉迟钝等患者，因其对冷、热的敏感性降低，尤要注意防止烫伤与冻伤。

第二节　冷疗法的应用（★★★）

一、目的

①减轻局部充血或出血。②减轻疼痛。③控制炎症扩散。④降低体温。

二、禁忌（2015）

1. **血液循环障碍**　常见于大面积组织受损、**全身微循环障碍**（2015）、休克、周围血管病变、动脉硬化、糖尿病、神经病变、水肿等。

2. **慢性炎症或深部化脓病灶**　以防妨碍炎症的吸收。

3. **组织损伤、破裂**　冷疗可增加组织损伤，且影响伤口愈合。

4. 对**冷过敏**患者使用冷疗可出现过敏症状。

5. **禁忌部位**　枕后、耳郭、阴囊处、心前区、腹部、足底。

6. 昏迷、感觉异常、年老体弱者慎用。

三、方法

1. 冰袋的使用　高热降温置冰袋于前额、头顶部和体表大血管流经处（颈部两侧、腋窝、腹股沟等）；扁桃体摘除术后将冰囊置于**颈前颌下**。

2. **冰帽的使用**（2022/2023）　**头部降温，预防脑水肿**（2010/2022）。

名师点拨：脑外伤患者为预防脑水肿，降温最主要的措施是使用冰帽。

（1）冰帽降温：后颈部、双耳郭垫海绵，防止枕后、外耳冻伤。监测肛温，维持肛温在33℃左右，不低于30℃。

（2）冰槽降温：双耳塞不脱脂棉球，**双眼盖凡士林纱布**（2022），以保护耳朵和角膜。

（3）**肛温维持在33℃左右**（2010/2015），**不得低于30℃**（2016/2019/2022）。

3. 冷湿敷　敷布湿度得当，以不滴水为度。每3~5分钟更换一次敷布，持续15~20分钟。若冷敷部位为开放性伤口，需按无菌技术处理伤口。

4. **温水拭浴或乙醇拭浴　通过蒸发降温**（2014/2023），**是高热患者降温的最佳措施**（2011）。

（1）温水为32~34℃；**乙醇为30℃，浓度是25%~35%，乙醇200~300ml**（2011/2018）。

（2）冰袋置头部，热水袋置足底，以减轻头部充血，防头痛。

（3）**心前区、腹部、后颈、足底为拭浴的禁忌部位**（2013）。新生儿及血液病高热患者禁用乙醇。

（4）用冷30分钟后需测体温；**体温降至39℃以下，应取下冰袋**（2019）。

名师点拨：冷疗时注意：观察用冷部位局部血液微循环情况，如皮肤苍白、发绀、麻木等，立即停止；如为降温冷疗30分钟后需测体温。

易错知识梳理

温水拭浴或乙醇拭浴的禁忌部位：胸前区、腹部、后颈、足底。

第三节 热疗法的应用（★★★）

一、目的（2018）

①促进炎症的消散和局限。②减轻疼痛。③减轻深部组织的充血。④保暖与舒适。

二、禁忌

1. 未明确诊断的急性腹痛 热疗易掩盖病情真相，引发腹膜炎。

2. 面部危险三角区的感染 因该处血管丰富，面部静脉无静脉瓣，且与颅内海绵窦相通，**热疗可造成严重的颅内感染和败血症（2018）**。

3. 各种脏器出血、出血性疾病 热疗可使局部血管扩张，增加脏器的血流量和血管通透性而加重出血。

4. 软组织损伤或扭伤的初期（48小时内） 加重皮下出血、肿胀、疼痛。

5. 其他 心、肝、肾功能不全者；皮肤湿疹；急性炎症；孕妇；金属移植物部位、人工关节；恶性病变部位；麻痹、感觉异常者慎用；睾丸。

三、方法

1. **热水袋的使用 可用于腹部保暖（2015/2022）**。①热水袋应套上布套，避免直接与患者接触。特殊患者使用热水袋，应再包一块大毛巾或放于两层毯子之间，以防烫伤。②成人水温60～70℃，**昏迷**、老人、婴幼儿、感觉迟钝、循环不良等患者，**水温应低于50℃（2014/2016）**。

2. 烤灯的使用 灯距为30～50cm，温热为宜（用手试温），皮肤出现**红斑**为合适剂量。如有过热、心悸、头昏感觉及**皮肤紫红**、疼痛等，**则停止使用（2018）**，涂抹凡士林保护皮肤。

3. 热湿敷 50～60℃；每3～5分钟更换一次敷布，持续15～20分钟。

4. 热水坐浴 40～45℃；坐浴时间15～20分钟。热水坐浴前先排尿、排便。坐浴部位若有伤口，坐浴盆、溶液及用物必须无菌。女性患者经期、妊娠后期、产后2周内、阴道出血和**盆腔急性炎症不宜坐浴（2011）**，以免引起和加重感染。

5. **温水浸泡（2019） 用于手、足、前臂、小腿部感染；43～46℃**；持续时间30分钟。

基础巩固

常用温度见表1-15-1。

表1-15-1 常用温度

事项	温度	事项	温度
温水擦浴	32～34℃	鼻饲液	38～40℃
高锰酸钾溶液坐浴	41～43℃	灌肠液	39～41℃
热水坐浴	40～45℃	温水浸泡	43～46℃
乙醇擦浴	30℃	热水袋	成人：60～70℃；昏迷、老人、婴幼儿、感觉迟钝，循环不良患者等：<50℃

实战演练

【A1 型题】

1. 不可用冷疗的病情是

A. 鼻出血 B. 头皮下血肿的早期

C. 中暑 D. 压力性损伤

E. 牙痛

【答案】 D

【考点】 冷疗的禁忌证

【解析】 冷疗的禁忌证包括：①血液循环障碍。②组织损伤、破裂。③慢性炎症或深部化脓病灶。④对冷过敏。⑤对昏迷、感觉异常、心脏病及体质虚弱者应慎用冷疗。⑥冷疗的禁忌部位有心前区、足底、耳郭、腹部等部位。压力性损伤是局部组织的损伤，冷疗会降低血液循环障碍，增加组织损伤，且影响伤口愈合。故选 D。

2. 属热疗适应证的是

A. 急性阑尾炎 B. 鼻翼旁疖肿

C. 牙痛 D. 急性乳腺炎

E. 软组织挫伤 10 小时内

【答案】 D

【考点】 热疗的禁忌证

【解析】 热疗的禁忌证：①因会掩盖病情，急腹症未明确诊断前禁用。②热疗可使血流量增多，导致细菌及毒素进入血循环，故面部危险三角区感染时禁用。③热疗会使血管扩张，促进血液循环，从而加重皮下的出血，各种脏器内出血时禁用。④软组织损伤或扭伤早期禁用热疗。故选 D。

3. 有创面的部位做湿热敷，尤其应注意的是

A. 床单上垫橡胶单 B. 皮肤涂凡士林

C. 保持合适的水温 D. 严格执行无菌操作

E. 及时更换敷料

【答案】 D

【考点】 湿热敷的注意事项

【解析】 有伤口或创面者，按无菌操作进行，热敷后按换药法处理伤口。故选 D。

4. 下列患者使用热水袋时，水温可以为 60～70℃的是

A. 昏迷患者 B. 瘫痪患者 C. 婴幼儿患者

D. 老年患者 E. 腹泻患者

【答案】 E

【考点】 热水袋的温度调节

【解析】 在使用热水袋热敷时，对于一般患者，可以使用 60～70℃的水温，而对于意识不清、老年人、婴幼儿、麻醉未清醒、末梢循环不良患者，应当将水温调低至 50℃。故选 E。

5. 使用冰帽物理降温，肛温不得低于

A. 37℃ B. 36℃ C. 35℃

D. 33℃ E. 30℃

【答案】 E

【考点】 冰帽降温的注意事项

【解析】 冰帽的使用目的是使头部降温，降低脑组织代谢，减少耗氧量，减轻脑细胞损害，预防脑水肿。使用时注意观察头部皮肤变化，每 10 分钟查看 1 次局部皮肤颜色；注意心率的变化，无心房颤动、心室颤动及房室传导阻滞的发生；放置于颈部处的冰块不宜过重，以免影响呼吸和颈静脉回流；维持肛温在 33℃左右，不宜低于 30℃，以防心房颤动等并发症发生。故选 E。

6. 为防止脑水肿，用冰槽降温时患者的肛温维持在

A. 25℃ B. 28℃ C. 30℃

D. 33℃ E. 35℃

【答案】 D

【考点】 冰槽降温的观察

【解析】 冰槽降温法常用于头部降温，可以有效预防脑水肿。操作时患者头部置于冰槽中，双耳塞不脱脂棉球，双眼覆盖凡士林纱布。降温过程中要注意观察降温效果与患者反应，维持肛温在 33℃左右，不可低于 30℃，以防心室颤动等并发症出现。故选 D。

7. 关于冷疗法影响因素的叙述，不正确的是

A. 在相同温度下，湿冷的效果优于干冷

B. 用冷时间越长，效果越好

C. 用冷面积越大，效果越强

D. 皮肤较薄的区域对冷的敏感性强

E. 老年人对冷刺激的敏感性较迟钝

【答案】 B

【考点】 影响冷疗法效果的因素

【解析】 冷疗法应用的时间对治疗效果有直接影响，在一定时间内其效应随着时间的增加而增强，以达到最大的治疗效果。但如果时间过长，会产生继发效应而抵消治疗效果，甚至还可引起不良反应，如皮肤苍白、冻伤等。故选 B。

8. 为患者进行热疗时，下列说法正确的是

A. 温水擦浴时水温应为 27～37℃

B. 麻醉未清醒的患者应用热水袋温度为 50～60℃
C. 温水坐浴时水温为 50～60℃
D. 温热敷时水温是 60～70℃
E. 温水浸泡时水温应为 50℃

【答案】 A
【考点】 热疗水温度的调节
【解析】 热水袋使用：一般患者水温在 60～70℃；老年人、小儿、昏迷、感觉障碍的患者要注意防止烫伤，温度不应超过 50℃；温水擦浴一般应使用低于患者皮肤温度的温水，即 32～34℃；温水坐浴时水温应为 40～50℃；温热敷时水温 50～60℃；温水浸泡时水温应为 43～46℃。故选 A。

9. 婴幼儿使用热水袋的水温应低于
A. 45℃　B. 50℃　C. 55℃
D. 60℃　E. 65℃

【答案】 B
【考点】 应用热水袋的温度控制
【解析】 对于昏迷、老人、婴幼儿、感觉迟钝、循环不良等患者，热水袋水温应低于 50℃。故选 B。

10. 为降温作温水擦浴，水温宜选用
A. 56～60℃　B. 45～50℃　C. 40～45℃
D. 37～40℃　E. 32～34℃

【答案】 E
【考点】 擦浴的水温
【解析】 温水擦浴适用于高热患者降低体温，一般应使用低于患者皮肤温度的温水，即 32～34℃温水进行擦浴，这样可以很快将患者的皮肤温度传导发散。擦浴前先放冰袋于头部以助降温，并防止擦浴时表皮血管收缩，血液集中到头部引起充血；放热水袋于足部，使患者舒适并加速擦浴的反应。故选 E。

【A2 型题】

11. 患者，女，19 岁。爬山时左踝部扭伤，导致局部肿胀、疼痛，立即来医院就诊，正确的处理措施是
A. 按摩患处　B. 热湿敷
C. 局部用冰块冷敷　D. 局部用热水袋热敷
E. 用红外线烤灯照射

【答案】 C
【考点】 踝关节扭伤的处理原则
【解析】 发生踝关节扭伤后应立即至医院急诊就诊，在就诊前如有条件可按 RICE 原则进行处理，RICE 原则包括休息（rest），进一步理解就是免除负重；冰敷（ice）；加压包扎（compression）；抬高患肢（elevation）。就诊后由医生对伤情进行评估决定治疗方案。所以应该给患者局部用冰块冷敷，故选 C。

12. 患者，男，18 岁。篮球比赛时不慎踝部扭伤，应立即给予
A. 局部按摩　B. 红外线照射
C. 松节油涂擦　D. 局部冷湿敷
E. 放置热水袋

【答案】 D
【考点】 冷湿敷的适应证
【解析】 患者属于组织扭伤早期，应给予冷敷，可以减轻局部组织的充血和出血。故选 D。

13. 患者，女，35 岁。体温 39.5℃。对该患者使用冰袋降温时，措施不妥的是
A. 随时观察冰袋有无漏水
B. 冰块融化后应及时更换
C. 用冷时间为 30 分钟左右
D. 冰袋使用后 1～2 小时应测体温
E. 局部皮肤出现苍白、发绀应立即取下冰袋

【答案】 D
【考点】 使用冰袋的主要事项
【解析】 使用冰袋时，要随时观察冰袋有无漏水，冰块融化后应及时更换，同时密切观察患者的皮肤，如出现发绀、麻木应立即取下，用冷时间一般是 30 分钟，冰袋使用后半小时测一次体温。故选 D。

14. 患者，男，28 岁。肛瘘手术后，拟行热水坐浴，其浸泡时间为
A. 5～10 分钟　B. 10～15 分钟
C. 15～20 分钟　D. 20～30 分钟
E. 30～40 分钟

【答案】 C
【考点】 坐浴时间
【解析】 坐浴时一般要用 40～45℃的热水，时间不得太长，一般是 15～20 分钟。故选 C。

15. 患者，女，23 岁。急性胃肠炎，腹痛怕冷，可以在患者腹部
A. 放置热水袋　B. 湿热敷　C. 红外线照射
D. 湿冷敷　E. 乙醇按摩

【答案】 A
【考点】 冷热疗法
【解析】 热敷治疗的方法通常有干热敷和湿热敷两种。用热水袋热敷是常用干热敷的方法之一，一般用于保暖、解痉、镇痛和保持舒适，用水温计测量水温，调节水温到 60～70℃。由于患者的疾病已经明确，所以可以在腹部使用热水袋。故选 A。

【A3/A4 型题】

（16~18 题共用题干）

婴儿室有一早产儿，体温不升，需用热水袋保暖。

16. 灌热水袋时，下列操作方法不正确的是

A. 调节水温为 60~70℃

B. 将热水灌入袋中 1/2~2/3 满

C. 放平热水袋排尽空气

D. 拧紧塞子，擦干

E. 倒提热水袋轻挤，检查是否漏水

【答案】 A

【考点】 热疗法

【解析】 用热水袋时对老年人、小儿、昏迷等，水温应低于 50℃，以免烫伤。故选 A。

17. 使用热水袋过程中，下列护理措施不正确的是

A. 直接将热水袋置于所需处

B. 及时更换热水

C. 观察皮肤变化

D. 严格执行交接班制度

E. 记录热疗部位、时间、效果、反应

【答案】 A

【考点】 冷热疗法

【解析】 使用热水袋时应加布套，避免热水袋与患者皮肤直接接触，增进舒适。而对于新生儿、老年人等特殊患者，还应再用一块毛巾包裹或置于两层盖被之间。故选 A。

18. 使用热水袋过程中发现皮肤潮红应

A. 将水温调低

B. 改用热湿敷

C. 立即停用，局部涂凡士林

D. 立即停用，局部涂甲紫

E. 立即停用，局部涂乙醇

【答案】 C

【考点】 冷热疗法

【解析】 使用热水袋过程中发现皮肤潮红应立即停用，局部涂凡士林。故选 C。

【B1 型题】

（19~20 题共用备选答案）

A. 减少脑细胞耗氧，利于脑细胞功能恢复

B. 放松肌肉、韧带、肌腱等组织，解除疼痛

C. 保暖，促进血液循环

D. 促使白细胞释放蛋白溶解酶，溶解坏死组织

E. 降低毛细血管通透性，减轻组织充血肿胀

19. 在牙痛时应用冷疗，目的是

【答案】 E

20. 在浅表性炎症后期用热疗的目的是

【答案】 D

【考点】 热疗法和冷疗法目的比较

【解析】 冷疗时可使血管收缩，降低毛细血管通透性，减轻组织充血肿胀；减少脑细胞耗氧，利于脑细胞功能恢复。热疗可放松肌肉、韧带等组织，解除疼痛；保暖，促进血液循环；促使白细胞释放蛋白溶解酶，溶解坏死组织。故 19 题选 E，20 题选 D。

第十六章　病 情 观 察

考点直击

年份	分值	考点
2023	3	皮肤与黏膜的观察；昏迷；瞳孔观察
2022	2	病情观察的方法；瞳孔缩小的常见疾病
2020	1	嗜睡
2019	3	昏迷
2018	2	浅昏迷；瞳孔观察
2017	1	瞳孔观察
2016	3	病情观察的方法；嗜睡；深昏迷
2015	2	瞳孔观察

考点集萃

第一节　概　　述

一、病情观察的意义

为疾病的诊断、治疗和护理提供科学依据；有助于判断疾病的发展趋向和转归，在患者的诊疗和护理过程中做到心中有数；及时了解治疗效果和用药反应；有助于及时发现危重症患者病情变化的征象等，以便采取有效措施及时处理，防止病情恶化，挽救患者生命。

二、护理人员应具备的条件（★★）

必须具备一定的医学知识，严谨的工作作风，一丝不苟、高度负责的责任心及敏锐的观察力，要做到“五勤”，即勤巡视、勤观察、勤询问、勤思考、勤记录。

三、病情观察的方法（★★★）

视诊是最基本的检查方法之一。还有听诊、叩诊、触诊、嗅诊，与医生、家属、亲友交流等。

名师点拨：**病情观察的最佳办法是与患者直接交谈，多接触（2016/2022）。**

第二节　病情观察的内容

一、一般情况的观察（★★）

1. 发育与体型发育状态

（1）成人发育正常状态的判断指标：胸围约为身高的1/2、双上肢展开的长度约等于身高、坐高约等于下肢的长度。

（2）体型：①均称型（正力型），即身体各部分匀称适中。②瘦长型（无力型），身体瘦长，颈长肩窄，胸廓扁平，腹上角<90°。③矮胖型（超力型），身短粗壮，颈粗肩宽，胸廓宽厚，腹上角>90°。

2. 饮食与营养状态。

3. 面容与表情　见表 1-16-1。

表 1-16-1　面容与表情

分类	表现	常见情况
急性病容	表情痛苦、面颊潮红、呼吸急促、鼻扇、口唇疱疹等	急性感染性疾病
慢性病容	面色苍白或灰暗、面容憔悴、目光暗淡、消瘦无力	恶性肿瘤、肝硬化、严重结核病
二尖瓣面容	双颊紫红、口唇发绀	风湿性心脏病
贫血面容	面色苍白、唇舌及结膜色淡、表情疲惫乏力	贫血

4. 体位、姿势与步态。

5. 皮肤与黏膜　心源性水肿多为下肢水肿；肾源性水肿多为**晨起眼睑、颜面水肿（2023）**。

二、生命体征的观察（★★★）

1. 体温

（1）正常体温：口温约 37℃；肛温约 37.5℃；腋温约 36.5℃。

（2）常见热型

1）**稽留热（2013）**：体温持续在 39～40℃，达数天或数周，24 小时波动范围不超过 1℃。见于肺炎链球菌肺炎、**伤寒**等。

2）**弛张热：体温在 39℃以上，24 小时内温差达 2℃以上，体温最低时仍高于正常水平（2010）**。见于败血症、**风湿热（2010）**、化脓性疾病等。

3）**间歇热**：体温骤然升高至 39℃以上，持续数小时或更长，然后下降至正常或正常以下，经过一个间歇，体温又升高，并反复发作，即高热期和无热期交替出现。见于疟疾。

易错知识梳理

稽留热 24 小时波动范围不超过 1℃。弛张热 24 小时内温差达 1℃以上。间歇热高热期与无热期交替出现。

4）**不规则热**：发热无一定规律，且持续时间不定。见于流行性感冒、癌性发热等。

名师点拨：**高热时每 4 小时测量 1 次（2010）**，待体温恢复正常 3 天后，改为每日 2 次。

2. 脉搏　正常成人在安静状态下脉率为 60～100 次/分。

3. 血压　正常成人安静状态下的血压为收缩压 90～139mmHg，舒张压 60～89mmHg，脉压 30～40mmHg。成年人收缩压≥140mmHg 和/或舒张压≥90mmHg 为高血压；血压低于 90/60mmHg 为舒张压。

4. 呼吸　16～20 次/分，节律规则，呼吸运动均匀无声且不费力。男性及儿童以腹式呼吸为主，女性以胸式呼吸为主。

三、意识状态的观察（★★★）

意识障碍一般可分为以下几种。

1. **嗜睡（2010）　是最轻度的意识障碍（2016/2020）**。患者持续睡眠，但能被言语或轻度刺激唤醒，醒后能正确、简单而缓慢地回答问题，但反应迟钝，刺激去除后又很快入睡。

2. **意识模糊** 表现为思维和语言不连贯，对时间、地点、人物的定向力完全或部分发生障碍，可有错觉、幻觉、躁动不安、**谵妄**或精神错乱。

3. **昏睡（2011）** 患者熟睡，不易唤醒。压迫眶上神经等强刺激可被唤醒，**答非所问**，停止刺激后又熟睡。

4. **昏迷（2019/2023）** **最严重的意识障碍**。

（1）**浅昏迷（2014）**：意识丧失，无自主动作，呼之不应，**对疼痛刺激（如压迫眶上缘）可有痛苦表情及躲避反应（2018）**。瞳孔对光反射、角膜反射可存在。可有大小便失禁或尿潴留。

（2）**中昏迷**：对周围事物及各种刺激均无反应，**对剧烈刺激可表现为防御反射**、角膜反射减弱，瞳孔对光反射迟钝、眼球无转动。

（3）**深昏迷：意识完全丧失，对各种刺激均无反应（2016/2019）**。

临床上还可以使用格拉斯哥昏迷评分量表（GCS），对患者的意识障碍及其严重程度进行观察与测定。**GCS 包括睁眼反应、语言反应和运动反应 3 个子项目（2011/2019）**。GCS 量表总分范围为 3～15 分，15 分表示正常（2013），低于 3 分者为深昏迷。

四、瞳孔的观察（★★★）

1. 瞳孔的变化 图 1-16-1。

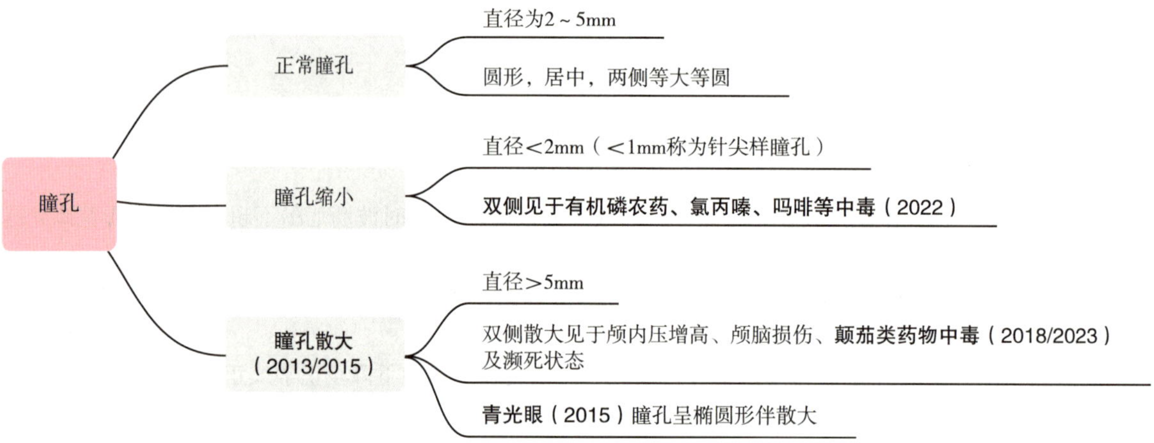

图 1-16-1 瞳孔的变化

名师点拨：瞳孔先缩小后散大，提示为小脑幕切迹疝。**瞳孔不等大见于颅内病变（2017）**。

2. 对光反应 正常瞳孔对光反应灵敏，瞳孔对光反应消失见于危重或深昏迷患者。

实战演练

【A1 型题】

1. 意识全部丧失，所有反射均消失的状态称为
   A. 嗜睡 B. 昏睡 C. 意识模糊
   D. 浅昏迷 E. 深昏迷

【答案】 E

【考点】 意识障碍严重程度分级

【解析】 昏迷是最严重的意识障碍，按其程度又可分为浅昏迷和深昏迷。其中当患者处于深昏迷时，意识完全丧失，对各种刺激均无反应。全身肌肉松弛，肢体呈弛缓状态，深浅反射均消失，偶有深反射亢进及病理反射出现。故选 E。

2. 正常人瞳孔直径为
   A. 1～2mm B. 2～3mm C. 2～5mm

D. 4~6mm　　E. 5mm 以上

【答案】 C

【考点】 瞳孔的大小

【解析】 在一般亮度下，正常人的瞳孔直径为2~5mm，双侧对称，随光线的强弱而缩小和扩大。故选 C。

3. 护士对患者进行病情观察的最佳途径是

A. 进行交接班时　　B. 通过阅读病历

C. 与患者日常接触中　　D. 加强医护间的联系

E. 经常查看护理记录

【答案】 C

【考点】 病情观察的途径

【解析】 病情观察是医护人员对患者的病史和现状进行全面系统了解，对病情作出综合判断的过程。护士在对患者的病情进行观察时，主要可以运用各种感觉器官如视、触、叩、听、嗅等以达到全面准确收集患者资料的目的，因此对患者病情的观察主要来源于与患者的日常接触中。故选 C。

4. 测血压时袖带缠得过紧可使

A. 血压偏低　B. 脉压加大　C. 收缩压偏高

D. 舒张压偏高　E. 舒张压偏低

【答案】 A

【考点】 测血压法

【解析】 人为测量血压的影响因素：袖带宽窄、袖带松紧、衣袖过紧、手臂高低、放气速度等。使用太窄或太短或太松的气袖测出的血压值偏高，用太宽或太长或太紧的气袖测出的血压值偏低，衣袖过紧测得的血压偏低，手臂高于心房血压值偏低，放气速度过快血压偏高等。故选 A。

【A2 型题】

5. 患者，男，29 岁。因轻生偷服敌敌畏约 200ml 急送医院诊治。护士应着重观察患者的指征是

A. 皮肤与黏膜　B. 瞳孔　C. 面容

D. 呕吐物　E. 病理反射

【答案】 B

【考点】 病情观察的内容

【解析】 敌敌畏中毒后会有头痛、恶心、呕吐、腹痛、腹泻、流口水、瞳孔缩小，视物模糊，大量出汗，呼吸困难，严重时瞳孔缩小如针尖大小或不等大等表现，因此应该着重观察瞳孔。故选 B。

6. 患者，男，77 岁。体温 39.6℃，皮肤潮红，脉搏加快，给予药物降温。为防止虚脱应重点观察有无

A. 头晕、出汗、疲倦

B. 皮肤苍白、无汗、寒战

C. 脉搏细速、呼吸渐慢、出汗

D. 脉搏细速、面部潮红、头晕

E. 血压下降、脉搏细速、四肢厥冷

【答案】 E

【考点】 病情观察的内容

【解析】 使用药物降温，尤其是年老体弱者，应防止出现虚脱或休克现象，应重点观察血压、脉搏是否出现血压下降、脉搏细速、四肢厥冷。故选 E。

【A3/A4 型题】

（7~9 题共用题干）

患者，男，22 岁。诊断为大叶性肺炎。

7. 该患者的面容和表情可能出现

A. 面色灰暗，双目无神

B. 面容惊愕，眼裂增大

C. 面色苍白，唇舌色淡

D. 面色潮红，鼻扇，呼吸急促，口唇疱疹

E. 牙关紧闭，面肌痉挛，呈苦笑状

【答案】 D

【考点】 大叶性肺炎临床表现

【解析】 大叶性肺炎时，患者会有咳嗽、咳痰、发热、急性病容表现，出现面色潮红，鼻扇，呼吸急促，口唇疱疹等。故选 D。

8. 该患者的体温始终在 39.5~40.0℃波动，其热型是

A. 间歇热　B. 稽留热　C. 波浪热

D. 弛张热　E. 不规则热

【答案】 B

【考点】 大叶性肺炎的热型

【解析】 间歇热指体温骤然升到 39℃以上，持续数小时或更长时间然后下降到正常，进过一个间歇又反复发作，常见于疟疾。稽留热指体温持续在 39.5~40.0℃，24 小时波动不超过 1℃，常见于伤寒、肺炎链球菌性肺炎。根据题意，可知该患者热型属于稽留热，故选 B。不规则热是指体温在 24 小时内变化不规则，持续时间不定，多见于肿瘤性发热等。

9. 遵医嘱应用青霉素静脉滴注，应特别注意观察

A. 尿量　B. 血电解质变化

C. 有无低血糖反应　D. 有无过敏反应

E. 心电图变化

【答案】 D

【考点】 青霉素使用的注意事项

【解析】 青霉素使用前，一定要详细询问有无过敏史，并做青霉素皮试，如阴性才可使用，开始滴注时也要缓慢，注意滴注过程中有无变态反应。故选 D。

第十七章　危重症患者的抢救与护理

考点直击

年份	分值	考点
2023	5	吸痰法；常用洗胃溶液、注意事项；人工呼吸机潮气量
2019	2	吸痰法；危重症患者的护理
2018	5	缺氧程度判断；吸氧法；吸痰法；洗胃法
2016	2	吸氧法
2015	3	吸痰法；常用洗胃溶液

考点集萃

第一节　常用抢救技术

一、氧气吸入法（★★★）

（一）吸氧的适应证及缺氧程度的判断

1. 氧气疗法的适应证

（1）低张性缺氧：主要特点为动脉血氧分压降低，动脉血氧含量减少，组织供氧不足。常见于高山病、慢性阻塞性肺部疾病、先天性心脏病等。

（2）血液性缺氧：由于血红蛋白数量减少或性质改变，造成血氧含量降低或血红蛋白结合的氧不易释放所致。常见于贫血、一氧化碳中毒、高铁血红蛋白血症等。

（3）循环性缺氧：由于组织血流量减少使组织供氧量减少所致。常见于休克、心力衰竭、大动脉栓塞等。

（4）组织性缺氧：由于组织细胞利用氧异常所致。常见于氰化物中毒、大量放射线照射等。

2. **缺氧程度的判断（2018）**

（1）**轻度低氧血症**：PaO_2>50mmHg，SaO_2>80%，无发绀，不需氧疗。

（2）**中度低氧血症**：PaO_2 30~50mmHg，SaO_2 60%~80%，有发绀、呼吸困难，需氧疗。

（3）**重度低氧血症**：PaO_2<30mmHg，SaO_2<60%（2013），显著发绀、呼吸极度困难、出现三凹征，是氧疗的绝对适应证。

（二）吸氧法

1. 鼻导管给氧法

（1）单侧鼻导管给氧法：鼻导管插入长度为鼻尖至耳垂的2/3。此法患者不易耐受。

（2）双侧鼻导管给氧法：将双侧鼻导管插入鼻孔内约1cm，是目前临床上常用的给氧方法之一。

2. 鼻塞法　此法刺激性小，患者较为舒适。

3. **面罩法　氧流量一般需5~10L/min。可用于病情较重及张口呼吸者（2016）。**

4. **氧气头罩法　主要用于小儿（2016）。**

5. **氧气枕法**　用于家庭氧疗、危重患者的抢救或转运途中。

6. **注意事项**

（1）严格遵守操作规程，注意用氧安全，切实做好“四防”，即防震、防火、防热、防油。

（2）使用氧气时，应先调节流量后应用。停用氧气时，应先拔出导管，再关闭氧气开关。

（3）常用湿化液有冷开水、蒸馏水。急性肺水肿用20%~30%乙醇。

（4）氧气筒内氧勿用尽，**压力表至少要保留 0.5MPa（5kg/cm^2）（2018）**，以免灰尘进入筒内，再充气时引起爆炸。

（5）**吸氧浓度（%）=21+4×氧流量（L/min）（2018）**。

7. **不良反应** 当氧浓度高于60%、持续时间超过24小时，可能出现氧疗副作用。

（1）**氧中毒：**胸骨下不适、疼痛、灼热感，继而出现呼吸增快、恶心、呕吐、烦躁、断续的干咳。预防措施是避免长时间、高浓度氧疗，经常做血气分析。

（2）**肺不张（2011）：烦躁，呼吸、心率增加，血压上升，继而出现呼吸困难、发绀、昏迷**。预防措施是鼓励患者做深呼吸，多咳嗽和经常改变卧位、姿势，防止分泌物阻塞。

（3）呼吸道分泌物干燥：氧气吸入前一定要先湿化再吸入。

（4）晶状体后纤维组织增生：仅见于新生儿，以早产儿多见。由于视网膜血管收缩、视网膜纤维化，最后出现不可逆转的失明，因此应控制氧浓度和吸氧时间。

（5）呼吸抑制：Ⅱ型呼吸衰竭者主要依靠缺氧对外周化学感受器的刺激来维持呼吸，吸入高浓度氧，解除缺氧对呼吸的刺激作用，使呼吸中枢抑制加重，甚至呼吸停止。因此Ⅱ型呼吸衰竭患者应给予低浓度、低流量（1~2L/min）吸氧。

二、吸痰法（★★★）（2018/2019/2023）

1. 一般负压为成人40.0~53.3kPa；儿童<40kPa。
2. 插管时不可有负压。吸痰管退出后，应用生理盐水抽吸冲洗。
3. 吸痰时动作轻柔，**左右旋转并向上提拉。每次吸痰时间<15 秒（2015）**，以免造成缺氧。
4. 若口腔吸痰有困难，可由鼻腔吸引；昏迷患者可用压舌板或张口器帮助张口。
5. **先吸口咽部分泌物，再吸气管内分泌物（2011）**。若气管切开吸痰，**先吸气管切开处，再吸口（鼻）**部。
6. 痰液黏稠时，可配合叩击、蒸汽吸入、雾化吸入，提高吸痰效果。
7. 贮液瓶内吸出液应及时倾倒。
8. 吸痰管每次更换。吸痰用物每班更换或每日更换1~2次。
9. 在吸痰前、后可适当加大氧流量，避免吸痰引起的低氧血症。

> 名师点拨：**为传染病患者吸痰，痰液滴落地面应立即消毒处理（2015）**。

三、洗胃法（★★★）

（一）目的

1. 解毒 服毒后4~6小时内洗胃最有效。
2. 减轻胃黏膜水肿、炎症。
3. 手术或某些检查前的准备。

> **易错知识梳理**
>
> 幽门梗阻患者饭后常有滞留现象，引起上腹胀满、不适、恶心、呕吐等症状，通过洗胃，减轻潴留物对胃黏膜的刺激，减轻胃黏膜水肿、炎症。

（二）洗胃溶液

按医嘱根据毒物性质准备洗胃溶液（表1-17-1）。一般用量为10 000~20 000ml，洗胃溶液温度25~38℃为宜。

表 1-17-1　常用洗胃溶液

毒物种类	灌洗溶液	禁忌药物
酸性物	**镁乳（2013/2015）**、蛋清水、牛奶	强酸药物
碱性物	5%醋酸、白蜡、蛋清水、牛奶	强碱药物
氰化物	**口服 3%过氧化氢溶液引吐（2013）**；（1：15 000）~（1：20 000）高锰酸钾洗胃	—
敌敌畏	**2%~4%碳酸氢钠溶液（2013）**、1%盐水、（1：15 000）~（1：20 000）高锰酸钾溶液	—
1605、1059、4049（乐果）	**2%~4%碳酸氢钠溶液（2023）**	**高锰酸钾（2014）**
美曲膦酯	**1%盐水或清水，（1：15 000）~（1：20 000）高锰酸钾（2010）**	**碱性药物（2010/2014）**
DDT、666	温开水或生理盐水洗胃，50%硫酸镁导泻	油性泻药
巴比妥类（安眠药）	（1：15 000）~（1：20 000）高锰酸钾，硫酸钠导泻	硫酸镁
异烟肼	（1：15 000）~（1：20 000）高锰酸钾，硫酸钠导泻	—
灭鼠药（磷化锌）（2010）	（1：15 000）~（1：20 000）高锰酸钾、0.5%硫酸铜洗胃（每次10ml，每5~10分钟口服一次，配合用压舌板等刺激舌根引吐）	鸡蛋、牛奶、**脂肪及其他油类**

名师点拨：**碱性溶液可使美曲膦酯的毒性增加（2013）**。

（三）洗胃方法

1. 口服催吐法　**适用于清醒能主动配合的患者（2018）**。

2. 电动吸引器洗胃法　利用负压吸引原理。

（1）胃管插入 55~60cm。

（2）开动吸引器。

（3）灌注洗胃液：关闭吸引器，夹紧贮液瓶上的引流管，开放输液管，使溶液流入胃内。

（4）吸出灌入液：夹紧输液管，开放贮液瓶上的引流管，开动吸引器。

（5）反复灌洗，直至洗出液澄清无味为止。

3. 全自动洗胃机洗胃法　按“手吸”键，吸出胃内容物；再按“自动”键，仪器即开始对胃进行自动冲洗，直至洗出液澄清无味为止。

4. 漏斗胃管洗胃法　**利用虹吸原理洗胃（2013）**。

5. 注射器洗胃法　适用于幽门梗阻、胃手术前洗胃。

6. 洗胃时注意观察洗出液的性质、颜色、气味、量及患者面色、脉搏、呼吸和血压的变化；**如患者有腹痛、休克，洗出液呈血性，应立即停止洗胃（2010）**。

（四）注意事项

1. **准确掌握洗胃禁忌证和适应证**

（1）适应证：非腐蚀性毒物中毒，如有机磷、安眠药中毒等。

（2）**禁忌证：强腐蚀性毒物（如强酸、强碱）中毒（2011）**，肝硬化伴食管-胃底静脉曲张，胸主动脉瘤，近期内有上消化道出血及胃穿孔、胃癌等。

（3）患者吞服强酸、强碱等腐蚀性药物，禁忌洗胃，以免造成穿孔。可给予药物或牛奶、豆浆、蛋清、米汤等以保护胃黏膜。

（4）上消化道溃疡、食管静脉曲张、胃癌等患者一般不洗胃，昏迷患者洗胃应谨慎。

2. 急性中毒应采用“口服催吐法”，必要时进行洗胃。

3. 选择洗胃液时应考虑　**当中毒物质不明时，抽胃内容物送检后可选用温开水或生理盐水洗胃（2010/2014）**。待毒物性质明确后，再采用对抗剂洗胃。

4. 洗胃液一次灌洗量 300~500ml，不得超过 500ml（2023）。

名师点拨：一些常用操作溶液量归纳：①伤寒患者灌肠时，溶液不超过 500ml。②洗胃液一次不超过 500ml。③膀胱高度充盈且极度虚弱的患者，第一次放尿≤1000ml。④一次放羊水量不超过 1500ml。

5. 幽门梗阻患者在饭后 4~6 小时或空腹时洗胃，胃内潴留量=洗出量-灌入量。

四、人工呼吸器的使用（★★）

1. 简易呼吸器　最简单的借助器械加压的人工呼吸装置。

（1）体位：抢救者站于患者头顶处，患者头后仰，托起下颌，面罩紧扣口、鼻部。

（2）挤压呼吸囊：**一次挤压 500ml 的空气进入肺内（2011/2013）**，频率 10 次/分；患者若有自主呼吸，应注意与人工呼吸同步，即患者吸气初顺势挤压呼吸囊，达一定潮气量后完全松开气囊，让患者自行完成呼气动作。

2. 人工呼吸机

（1）调节呼吸机参数（表 1-17-2），开机。

表 1-17-2　呼吸机主要参数的设置（2010/2023）

项目	数值
呼吸频率（R）	10~16 次/分
每分钟通气量（VE）	8~10L/min
潮气量（Vr）	**10~15ml/kg**（600~800ml）
吸呼气时间比（I/E）	（1∶1.5）~（1∶3.0）
吸入氧浓度	30%~40%（一般<60%）

（2）**呼吸机与患者气道紧密相连**

1）**面罩法**：适用于神志清楚，能合作并间断使用呼吸机的患者。

2）**气管插管法**：适用于**神志不清**的患者。

3）**气管切开法**：适用于长期使用呼吸机的患者。

（3）注意事项：见图 1-17-1。

（4）呼吸机撤离指征：神志清楚，呼吸困难的症状消失，缺氧完全纠正。血气分析基本正常；心功能良好，生命体征稳定，无严重心律失常，无威胁生命的并发症。

第二节　危重症患者的护理（★★★）

1. 病情监测。

2. 保持呼吸道通畅。

3. 加强临床基础护理

（1）保持患者良好的个人卫生：按要求为患者进行晨晚间护理。**上睑不能闭合应涂敷金霉素等眼药膏或用凡士林纱布覆盖双眼（2019）**。

（2）**口腔护理：保持口腔卫生，增进食欲。**

（3）皮肤护理：做到“六勤一注意”，即勤观察、勤翻身、勤擦洗、勤按摩、勤更换、勤整理，注意交接班。

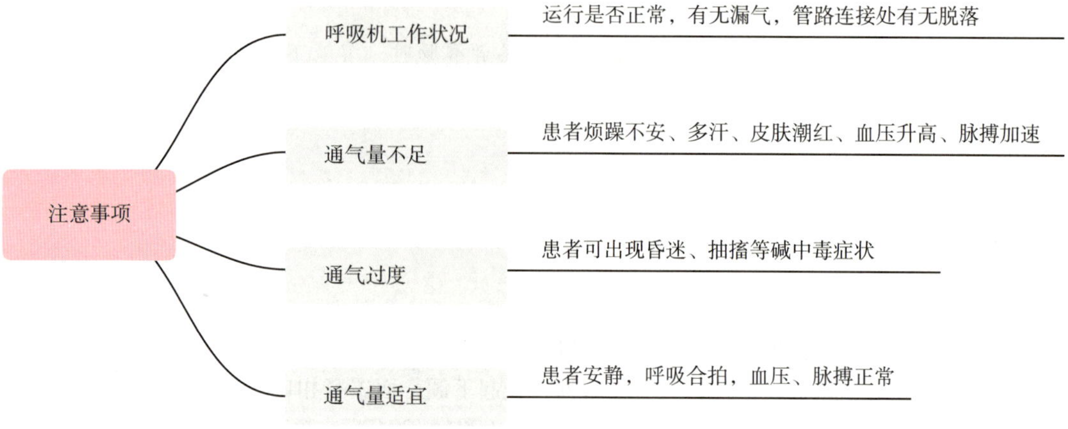

图 1-17-1　注意事项

4. 维持排泄功能，注意患者安全。对谵妄、躁动和意识障碍的患者，要注意安全，合理使用保护具；防止意外发生。牙关紧闭、抽搐的患者，可用牙垫、开口器，防止舌咬伤，同时室内光线宜暗，工作人员动作要轻，避免因外界刺激而引起抽搐。

5. 保持肢体功能，经常为患者翻身，做四肢的主动或被动运动。

6. 做好呼吸咳嗽训练，防止坠积性肺炎。

7. 保持导管通畅，防止逆行感染。

8. 做好心理护理，鼓励家属及亲友探视患者。

实战演练

【A1 型题】

1. 护理危重患者，下列哪项措施是错误的

A. 眼睑不能自行闭合，覆盖凡士林纱布
B. 定时帮助患者更换体位
C. 为患者定时做肢体被动运动
D. 牙关紧闭、抽搐患者的病室光线应较暗
E. 发现患者心搏骤停，首先通知医生

【答案】 E

【考点】 危重患者的护理

【解析】 对眼睑不能自行闭合者覆盖凡士林纱布，可保护患者的角膜，A 正确。定时更换体位以避免发生压力性损伤，B 正确。肢体被动运动可防止肌肉萎缩，防止肢体发生栓塞，C 正确。光线刺激可能引发患者抽搐，D 正确。发现患者心搏骤停，应立即予以心肺复苏，争分夺秒进行抢救，E 错误。故选 E。

2. 鼻导管吸氧的患者要求吸氧浓度为 37%，应为患者调节氧流量为

A. 3L/min　B. 4L/min　C. 5L/min
D. 6L/min　E. 7L/min

【答案】 B

【考点】 氧疗法

【解析】 氧气浓度与流量的关系为：氧气浓度=21+4×氧流量。本题氧浓度为 37%，故选 B。

3. 可以针对病因不明的急性中毒进行洗胃的溶液是

A. 冰水　B. 生理盐水
C. 1∶5000 高锰酸钾　D. 2%碳酸氢钠
E. 2%~4%鞣酸

【答案】 B

【考点】 洗胃溶液的选择

【解析】 毒物不明时，应抽取胃内容物送检，同时选用温开水或生理盐水洗胃，待中毒性质明确后，再采用对抗剂洗胃。故选 B。

4. 为传染病患者吸痰时，错误的做法是

A. 痰液黏稠可叩拍背部
B. 吸痰前穿隔离衣戴手套
C. 一次吸痰时间不超过 15 秒
D. 痰液滴落地面应立即清洁处理
E. 一次性吸痰管放入高危品袋中焚烧

【答案】 D

【考点】 吸痰法

【解析】 吸痰法是指经口、鼻腔或人工气道将呼吸道的分泌物吸出，以保持呼吸道通畅，为预防吸入性肺炎、肺不张、窒息等并发症的一种临床常用急救技术。在给传染病患者吸痰时，如有痰液溅出，应采取灭菌措施，常用纱布包裹后焚烧处理，只做清洁处理是不正确的。故选 D。

5. 误服硫酸后，需保护胃黏膜时可选用的溶液是

A. 镁乳 B. 白醋 C. 高锰酸钾

D. 过氧化氢 E. 碳酸氢钠

【答案】 A

【考点】 常用洗胃溶液

【解析】 口服强酸中毒者，应取仰卧位。可垫高患者足部，禁催吐、洗胃，禁用碳酸氢钠，以免引起穿孔。尽快用镁乳或服生蛋清、牛奶等洗胃，以保护食管、胃黏膜，减轻胃黏膜水肿、炎症。故选 A。

【A2 型题】

6. 患者，男，20 岁。破伤风患者，抽搐频繁，引起肘关节脱臼，呼吸道分泌物多，有窒息可能，此时应首先处理的是

A. 气管切开

B. 静脉点滴破伤风抗毒素

C. 脱臼复位

D. 鼻饲流质饮食

E. 输液应用青霉素

【答案】 A

【考点】 常用抢救技术

【解析】 对患者进行护理评估，患者首先有窒息的可能，因此首先要处理的是切开气管，使呼吸道通畅。故选 A。

7. 患者，女，18 岁。从田里干完农活回家，误将装在饮料瓶里的敌敌畏喝了两口，患者意识清楚，来门诊求治，首选的方法是

A. 漏斗洗胃 B. 口服催吐 C. 口服白醋

D. 洗胃机洗胃 E. 口服牛奶

【答案】 B

【考点】 洗胃法

【解析】 口服药物急性中毒的清醒可合作患者首选口服催吐洗胃法，本题患者意识清楚，故选 B。

8. 患者，男，30 岁。因车祸引起右胸部损伤，极度呼吸困难，发绀，呼吸音消失，并有严重的皮下气肿，判断为张力性气胸，急救应立即

A. 吸氧 B. 快速静脉输液

C. 输血 D. 气管切开

E. 胸腔穿刺排气

【答案】 E

【考点】 张力性气胸急救

【解析】 张力性气胸是可迅速致死的危急重症。急救需迅速使用粗针头穿刺胸膜腔减压，并外接单向活瓣装置；使胸腔内高压气体易于排出，而外界空气不能进入胸腔。进一步处理应安置闭式胸腔引流，使用抗生素预防感染。可适当调节恒定负压的吸引装置，以利加快气体排出，促使肺膨胀。持续漏气而肺难以膨胀时需考虑开胸探查手术。故选 E。

9. 患者，女，20 岁。因误服汽油而导致急性中毒，宜选用下列何种溶液洗胃

A. 温开水 B. 米汤 C. 液状石蜡

D. 高锰酸钾 E. 亚甲蓝

【答案】 C

【考点】 危重患者的抢救和护理

【解析】 汽油是以脂及烃为主要成分的碳氢化合物，为无色或淡黄色液体，易燃，易挥发，带有特殊气味，不溶于水，易溶于脂肪及有机溶剂。口服汽油中毒者应立即口服 200ml 液状石蜡以减少吸收，服用大量者应用液状石蜡洗胃。故选 C。

【A3/A4 型题】

（10～11 题共用题干）

患者，男，35 岁。患化脓性扁桃体炎，医嘱青霉素皮试，护士在做青霉素皮试后约 5 分钟，患者突然感到胸闷、气促，面色苍白，出冷汗，脉细弱，血压下降，呼之不应。

10. 抢救时首选的药物为

A. 异丙肾上腺素 B. 盐酸肾上腺素

C. 呼吸兴奋药 D. 地塞米松

E. 升压药

【答案】 B

【考点】 青霉素过敏抢救措施

【解析】 患者的临床表现符合过敏性休克表现，生命体征不稳，首选肾上腺素，因为它为 β 受体激动药，可提高血压、增加心肌收缩力。故选 B。

11. 抢救中患者突然心搏骤停，急救方法为

A. 立即静脉注射肾上腺素

B. 心内注射异丙肾上腺素

C. 行心搏胸外按压建立循环

D. 给予氧气吸入，纠正缺氧

E. 注射洛贝林以兴奋呼吸

【答案】 C

【考点】 心搏骤停急救

【解析】 心搏骤停急救步骤为早期识别心搏骤停、早期心肺复苏和早期除颤。早期心肺复苏的救治顺序：①人工循环。②开放气道。③人工呼吸。胸外心脏按压是建立人工循环的主要方法。故选 C。

【B1 型题】

（12～13 题共用备选答案）

A. 鼻导管法　B. 鼻塞法　C. 面罩法

D. 头罩法　E. 氧气枕法

12. 主要用于小儿的吸氧方法是

【答案】 D

13. 可用于病情较重，氧分压明显下降者的吸氧方法是

【答案】 C

【考点】 氧气吸入的方法

【解析】 头罩法弥补了儿童喜欢乱动从而影响吸氧效果的缺陷，主要用于小儿，故 12 题选 D。面罩法对气道黏膜刺激小，给氧效果好，简单易行，患者也感到舒适，尤其适用于病情较重的患者，故 13 题选C。

（14～16 题共用备选答案）

A. 2%～4%碳酸氢钠溶液

B. 温水或生理盐水

C. 3%过氧化氢溶液

D. 硫酸钠溶液

E. 硫酸铜溶液

14. 氰化物中毒患者洗胃时，应选用

【答案】 C

15. 敌敌畏中毒患者洗胃时，应选用

【答案】 A

16. 为促进安眠药毒物快速排出，应选用

【答案】 D

【考点】 洗胃溶液的选择

【解析】 根据中毒的不同选择不同的洗胃液。氰化物中毒时，选用（1∶15 000）～（1∶20 000）的高锰酸钾溶液或3%过氧化氢溶液洗胃。故第 14 题选 C。敌敌畏中毒时，灌洗溶液可用2%～4%碳酸氢钠溶液、1%的盐水或（1∶15 000）～（1∶20 000）的高锰酸钾溶液。故第 15 题选 A。安眠药中毒时，要用（1∶15 000）～（1∶20 000）的高锰酸钾溶液洗胃，硫酸钠溶液导泻，促进毒物排除。故第 16 题选 D。

第十八章 临 终 护 理

考点直击

年份	分值	考点
2023	7	临床死亡期；临终关怀的概念；丧亲者居丧期的护理；尸体护理
2022	2	临床死亡期；临终关怀模式
2019	4	生物学死亡期；忧郁期
2018	3	临床死亡期；临终患者的护理；尸体护理
2017	1	否认期
2016	3	生物学死亡期
2015	5	临床死亡期；临终关怀；眼部的护理；尸体护理；丧亲者居丧期的护理

考点集萃

第一节 概 述

一、濒死与死亡的定义（★★）

1. 濒死 即临终，指患者在已接受治疗性或姑息性治疗后，虽然意识清醒，但病情加速恶化，各种迹象显示生命即将终结。

2. 死亡是指个体的生命功能的永久终止。

二、死亡的标准（★★★）

1. 传统判断死亡的标准是心搏、呼吸的永久性停止。

2. 目前主张的死亡标准是**脑死亡**。不可逆的脑死亡是生命活动结束的象征。其诊断标准有：无感受性和反应性，无运动和呼吸，无反射，脑电波平坦。

三、死亡过程的分期（★★★）

1. **濒死期** 又称临终期。脑干功能依然存在。各种迹象表明生命即将终结。

2. **临床死亡期**（2022/2023） 是临床上判断死亡的标准。表现为心搏、呼吸完全停止，各种反射消失，**瞳孔散大**（2018）。**此期一般持续5~6分钟**（2015），若超过这个时间，大脑将发生不可逆的变化。

3. 生物学死亡期 见图1-18-1。

易错知识梳理

生物学死亡期也称细胞死亡，**不可逆**。尸冷、尸斑、尸僵及尸体腐败等相继出现。若患者死亡时为侧卧位，则应将其转为仰卧位，把头垫高以防脸部颜色改变。

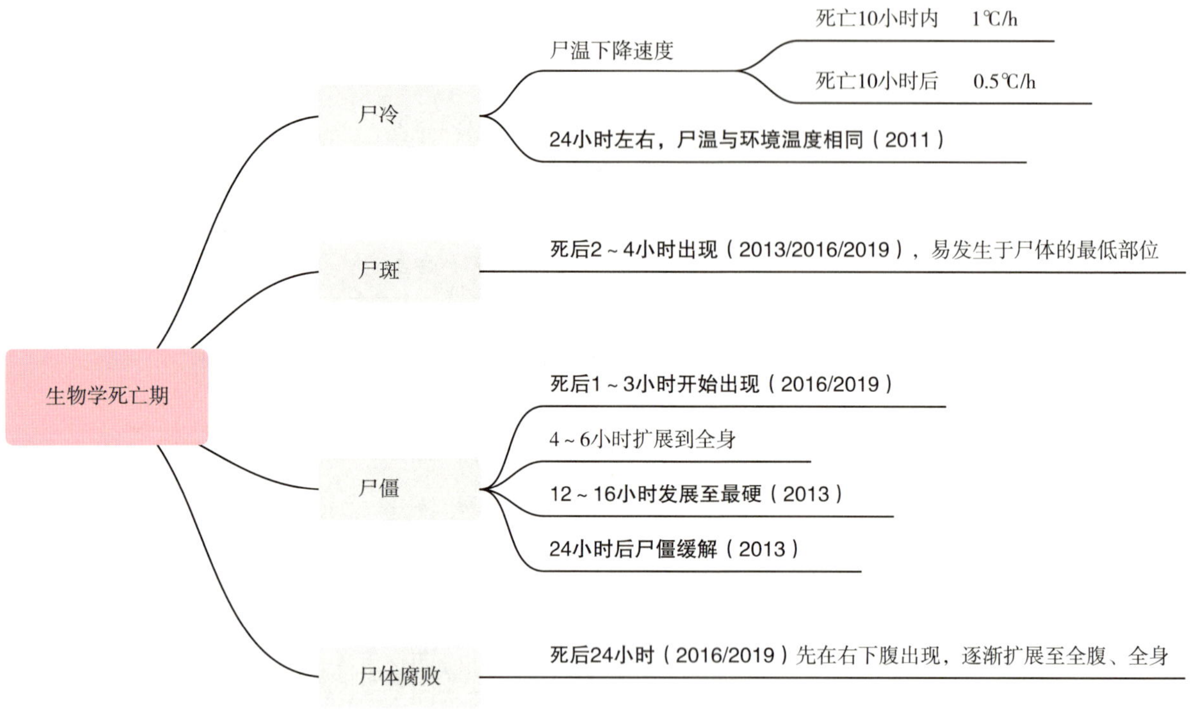

图 1-18-1　生物学死亡期

第二节　临 终 关 怀

一、临终关怀的概念（★★）

临终关怀是以对症为主的照料（2011/2015），目的在于提高临终患者的生命质量，**维护其尊严（2023）**，让其能够无痛苦、舒适地走完人生的最后旅途，并使家属的身心健康得到维护和增强。

> 名师点拨：临终关怀不以延长患者的生存时间为目的。

二、临终关怀的发展

1976 年桑德斯博士在美国创办“圣克里斯多福临终关怀院”。1988 年 7 月，我国天津医学院成立了中国第一个临终关怀研究中心。1988 年 10 月，在上海诞生了中国第一所临终关怀医院——南汇护理院。

三、临终关怀的研究对象

临终患者及家属的需求；临终患者的全面照护；临终患者家属的照护；死亡教育；**临终关怀模式（2022）**及其他。

四、临终关怀的组织形式和理念

1. 理念　以照料为中心；维护人的尊严和权利；提高临终患者的生命质量为宗旨；加强死亡教育以使其接纳死亡；提供全面的整体照护。

2. 组织形式　独立的临终关怀院；附设临终关怀机构；居家式临终关怀；癌症患者俱乐部。

第三节　临终患者的护理（★★★）

一、临终患者的生理变化及护理

1. 生理变化

（1）肌肉张力丧失，循环功能减退，胃肠道蠕动减弱。

（2）呼吸功能减退，表现为呼吸频率不规则，呼吸深度由深变浅。

（3）知觉改变，开始为视觉逐渐减退。**听觉常是最后消失的感觉（2010）**。

（4）意识改变与疼痛。

2. **护理（2018）**

（1）改善呼吸功能：保持室内空气新鲜，定时通风换气；神志清醒者可采用半坐卧位，昏迷者可采用仰卧位头偏向一侧或侧卧位；保持呼吸道通畅；吸氧。

（2）减轻疼痛：观察；稳定情绪、转移注意力；协助患者选择减轻疼痛的最有效方法；使用音乐疗法、按摩、放松术等。

（3）促进患者舒适：维持良好、舒适的体位；加强皮肤护理；加强口腔护理；保暖，给予热水袋时水温应低于50℃。

（4）加强营养，增进食欲：主动向临终患者及家属解释恶心、呕吐的原因，以减轻其焦虑心理；少量多餐，给予高蛋白、高热量、易于消化的流质或半流质饮食，便于患者吞咽。

（5）**减轻感知觉改变的影响（2010/2014）**

1）环境应安静，有一定的保暖设施，适当的照明以避免临终患者因视觉模糊产生害怕、恐惧心理。

2）眼部的护理：**眼睑不闭者，可以用红霉素、金霉素等眼药膏或凡士林纱布敷在裸露的角膜上（2014/2015）**，以保护角膜，防止角膜干燥发生溃疡或结膜炎。

3）与患者交谈时语调应柔和，语言要清晰，不要窃窃私语。

二、临终患者的心理变化及护理

1. 临终患者的心理变化

（1）**否认期（2017）**：**最早出现的反应**，表现为**震惊（2014）**与否认，**四处求医（2014）**，他们常说的话是："不，不是我！""这不是真的！一定是搞错了！"。

（2）**愤怒期**：气愤、暴怒和嫉妒。患者常常迁怒于家属及医护人员或责怪不公平。

（3）**协议期**：接受自己已患绝症的现实，积极配合治疗，希望能发生奇迹（2012）。常常表示："假如你给我一年时间，我会……"

（4）**忧郁期（2010/2019）**：巨大的失落感，表现为悲伤、情绪低落、沉默寡言、哭泣。

（5）**接受期**：平静，坦然，不再抱怨命运，喜欢独处，睡眠时间增加，情感减退。"好吧，既然是我，那就去面对吧。""我准备好了。"

> 名师点拨：临终患者心理变化分期与肿瘤患者心理变化分期一致。

2. 临终患者的心理护理

（1）否认期：真诚对待患者，不欺骗。经常陪伴在患者身旁，尽量满足患者心理方面的需求。

（2）愤怒期：有爱心、耐心，认真地倾听患者的倾诉，允许患者以发怒、抱怨、不合作行为来宣泄其内心的不满、恐惧，同时预防意外事故。

（3）协议期：对于患者提出的各种合理要求，护士应尽可能地予以答应，以满足患者的心理需求。

（4）忧郁期：允许其以不同的方式发泄情感，如忧伤、哭泣等，预防患者的自杀倾向。

（5）接受期：主动地帮助患者了却未完成的心愿，尊重患者，加强基础护理，使患者平静、安详、有尊严地离开人间。

第四节 死亡后护理

一、概述（★★）

尸体护理应在确认患者死亡，医生开具**死亡诊断书**（2023）后尽快进行，以防尸体僵硬。

二、尸体护理（★★★）

1. 目的 使尸体清洁，维护良好的尸体外观，易于辨认。安慰家属，减少哀痛。

2. **操作步骤**（2018/2023）

（1）携用物至床旁，屏风遮挡，以维护死者隐私，减少对同病室其他患者情绪的影响。

（2）劝慰家属请家属暂离病房或共同进行尸体护理。若家属不在，应尽快通知家属来院。

（3）撤去一切治疗用品。

（4）**尸体仰卧，头下置一软枕，防止面部淤血变色**（2010/2011/2014/2015）。

（5）洗脸，有义齿者代为装上，闭合口、眼。

（6）用棉花垫塞于口、鼻、耳、肛门、阴道等孔道，防止体液外溢。棉花勿外露。

（7）清洁全身。脱去衣裤，擦净全身，更衣梳发。用松节油或乙醇擦净胶布痕迹，有伤口者更换敷料，有引流管者应拔出后缝合伤口或用蝶形胶布封闭并包扎。

（8）包裹尸体。将一张尸体识别卡系在尸体右手腕部，将第二张尸体识别卡缚在尸体腰前尸袋（尸单）上。传染病患者的尸体用尸单包裹后装入不透水袋。

（9）运送尸体至太平间，将第三张尸体识别卡放尸屉外面。

（10）操作后处理

1）处理床单位。非传染病患者按一般出院患者方法处理，传染病患者按传染病患者终末消毒方法处理。

2）整理病历，完成各项记录，按出院手续办理结账。体温单上记录死亡时间，注销各种执行单。

3）整理患者遗物交家属，若家属不在，应由两人清点后，列出清单交护士长妥善保管。

3. **注意事项** 传染病患者的尸体应使用消毒液擦洗，并用消毒液浸泡的棉球填塞各孔道，尸体用尸单包裹后装入不透水的袋中，并作出传染标识。

第五节 临终患者家属及丧亲者护理（★★）

一、临终患者家属的护理

1. 心理反应 个人需要的推迟或放弃；家庭中角色与义务的调整与再适应；压力增加，社会交往减少。

2. 护理 满足家属照顾患者的需要；鼓励家属表达感情；指导家属对患者进行生活照顾；协助维持家庭的完整性；满足家属本身生理、心理和社会方面的需求。

二、丧亲者护理

1. 目的

（1）冲击与怀疑期：拒绝接受丧失，感觉麻木，否认，暂时拒绝接受死亡事件，让自己有充分的时间加以调整，此期在意外死亡事件中表现得最为明显。

（2）逐渐承认期：典型特征是哭泣。

（3）恢复常态期：着手处理死者的后事，准备丧礼。

（4）克服失落感期：设法克服痛苦的空虚感，常常回忆过去的事情。

（5）理想化期：家属产生想象，认为失去的人是完美的。

（6）恢复期：悲哀的感觉不会简单消失，常忆起逝者，并永远怀念逝者。

2. 影响丧亲者居丧期悲伤心理的因素 对死者的依赖程度及亲密度；患者病程的长短；死者的年龄与家人

年龄；家属的文化水平与性格；其他支持系统；失去亲人后的生活改变。

3. **丧亲者居丧期的护理（2015/2023）　做好死者的尸体护理；心理疏导：鼓励其宣泄感情**；尽量满足丧亲者的需要；鼓励丧亲者之间相互安慰；协助解决实际困难；协助建立新的人际关系；协助培养新的兴趣，鼓励丧亲者参加各种社会活动；对丧亲者的访视。

基础巩固

生物学死亡期

1. 尸冷　死亡后尸体温度的下降有一定规律，死亡后10小时内尸温下降速度约为1℃/h，10小时后为每小时0.5℃/h，24小时左右，尸温与环境温度相同。

2. 尸斑　死亡后2~4小时，最易发生于尸体的最低部位。

3. 尸僵　在死后1~3小时开始出现，4~6小时扩展到全身，12~16小时发展至最硬，24小时后尸僵缓解。

实战演练

【A1 型题】

1. 危重患者上睑不能闭合时应

A. 滴氯霉素眼药水　B. 滴生理盐水

C. 戴有色眼镜　D. 覆盖凡士林纱布

E. 覆盖无菌生理盐水纱布

【答案】 D

【考点】 临终患者的眼部护理

【解析】 对于上睑无法闭合的患者，除清洁眼外部还要保持眼湿润，可以用刺激性小的眼药膏敷在裸露的角膜上，如涂红霉素、金霉素眼膏或覆盖凡士林纱布，以保护角膜，防止角膜干燥发生溃疡或结膜炎。故选D。

2. 死亡的诊断依据不包括

A. 反射消失　B. 呼吸、心搏停止

C. 四肢冰冷　D. 瞳孔散大而固定

E. 心电图呈直线

【答案】 C

【考点】 死亡的诊断依据

【解析】 临床上判断死亡的主要指标为自主呼吸停止，瞳孔散大，各种反射消失，心电图呈直线，因此A、B、D、E均为正确的诊断依据。休克患者也可能出现四肢冰冷。故选C。

3. 濒死期患者临终阶段的心理反应，一般排列顺序为

A. 否认期、忧郁期、协议期、愤怒期、接受期

B. 否认期、协议期、愤怒期、接受期、忧郁期

C. 否认期、愤怒期、协议期、忧郁期、接受期

D. 忧郁期、愤怒期、否认期、协议期、接受期

E. 忧郁期、否认期、愤怒期、协议期、接受期

【答案】 C

【考点】 临终患者的心理变化

【解析】 1996年，美国精神病学家提出临终患者的五个心理阶段，依次为：否认期、愤怒期、协议期、忧郁期、接受期，被公认为是现代临终关怀运动中最权威、最准确剖析临终患者心理学特征的学说。故选C。

4. 常温下大脑缺血缺氧持续时间超过多少分钟即可造成不可逆性伤害

A. 1~3分钟　B. 4~6分钟　C. 7~9分钟

D. 10~12分钟　E. 13~15分钟

【答案】 B

【考点】 缺血缺氧对大脑的损伤

【解析】 人体大脑对缺血缺氧反应最敏感，缺血缺氧达4~6分钟便会造成不可逆损伤。故选B。

5. 临终患者最早出现的心理反应期是

A. 否认期　B. 愤怒期　C. 协议期

D. 忧郁期　E. 接受期

【答案】 A

【考点】 临终患者心理变化

【解析】 ①否认期：当患者知道自己可能会死亡时，第一个反应就是否认病情恶化的事实。②愤怒期：否认而确定无望时产生的愤怒、怨恨的情绪。③协议期：为了延长生命，提出种种“协议性”的要求。④忧郁期：认识到自己接近死亡，心情伤感，抑郁。⑤接受期：患者面临死亡已有准备，表情淡漠，却很平静。故选A。

6. 临床上进行尸体护理的依据是

A. 医生作出死亡诊断后　B. 呼吸停止

C. 各种反射消失　　D. 心搏停止
E. 意识丧失
【答案】A
【考点】尸体护理依据
【解析】尸体护理是对临终患者实施整体护理的最后步骤，也是临终关怀的重要内容之一，体现了人道主义精神和崇高的护理职业道德。尸体护理应在确认患者死亡，医生开具死亡诊断书后尽快进行。故选A。

7. 不符合脑死亡的判断标准的是
A. 对刺激无感受性及反应性
B. 运动、无呼吸
C. 无反射
D. 脑电波平坦
E. 心搏停止
【答案】E
【考点】脑死亡的诊断标准
【解析】1968年美国哈佛大学提出的脑死亡标准是：①无感受性及反应性。②无运动、无呼吸。③无反射。④脑电波平坦。上述标准24小时内反复复查无改变，并排除体温低于32℃及中枢神经抑制剂的影响，即可作出脑死亡的诊断。故选E。

8. 对于丧亲者的护理，不妥的是
A. 认真进行尸体护理　B. 鼓励家属宣泄感情
C. 尽力提供经济支持　D. 进行心理辅导
E. 对丧亲者随访
【答案】C
【考点】临终患者家属的护理
【解析】患者去世后，丧亲者会面临许多需要解决的家庭实际问题，临终关怀中医护人员应了解家属的实际困难如经济问题、社会支持系统等，并积极地提供支持和帮助，但这并不意味着医护人员要尽力为丧亲者提供经济支持。故选C。

9. 濒死期患者最后消失的感觉常是
A. 视觉　B. 听觉　C. 味觉
D. 嗅觉　E. 触觉
【答案】B
【考点】临终患者的生理变化
【解析】临终患者知觉的改变，表现为视觉逐渐减退，由视物模糊到视力消失，而听觉常是人体最后消失的一个感觉，其次患者还可有其他生理变化。故选B。

10. 下列哪项不是临床死亡期的特征
A. 呼吸停止
B. 心搏停止
C. 各种反射消失
D. 延髓处于深度抑制状态
E. 组织细胞新陈代谢停止
【答案】E
【考点】临床死亡期的特征
【解析】临床死亡期的主要特征为中枢神经系统的抑制过程已由大脑皮质扩散到皮质下部位，延髓处于极度抑制和功能丧失状态。表现为心搏、呼吸完全停止，瞳孔散大，各种反射消失，但各种组织细胞仍有微弱而短暂的代谢活动。此期一般持续5~6分钟，超过此时间，大脑将发生不可逆的变化。但在低温条件下，尤其是头部降温、脑耗氧降低时，临床死亡期可延长达1小时或更久。故选E。

11. 进行尸体护理，下列做法不妥的是
A. 置尸体去枕平卧
B. 装上活动义齿（假牙）
C. 必要时用绷带托扶下颌
D. 有伤口者要更换敷料
E. 各孔道用棉花填塞
【答案】A
【考点】尸体护理的操作
【解析】头下应置一枕头，防止面部淤血，A错误。如有义齿应尽量戴好以维持死者面部容貌，B正确。用绷带托扶下颌以维持死者面部容貌，C正确。如有伤口应更换清洁敷料，D正确。对腔隙如鼻、耳、口腔、肛门、阴道等仍可能流血或仍有液体渗出者，可用棉球、凡士林纱布等堵塞，但应防止堵塞过多而引起容貌改变，E正确。故选A。

【A2型题】

12. 患者，男，65岁。肝癌晚期，极度衰弱。此时医护人员应采取的主要措施是
A. 以对症照料为主
B. 以治愈疾病为主
C. 尽量延长患者的生存时间
D. 实施安乐死
E. 放弃一切治疗
【答案】A
【考点】临终关怀的理念
【解析】临终关怀是针对各种疾病晚期，治疗不再生效，生命即将结束者进行的照护，一般在死前3~6个月实施临终关怀。临终关怀的理念是以照料为中心，是从以治愈为主的治疗转变为以对症为主的照料。故选A。

13. 患者，女，54岁。患乳腺癌广泛转移，病情日趋恶化。患者对医务人员工作不满，常对其陪伴亲

属发脾气，该患者的心理反应处于

A. 忧郁期　B. 愤怒期　C. 协议期

D. 否认期　E. 接受期

【答案】 B

【考点】 肿瘤患者心理变化过程

【解析】 愤怒期患者常表现为生气与激怒，往往将愤怒的情绪向医护人员、朋友、家属等接近他的人发泄。故选 B。

14. 患者，女，35 岁。因车祸丈夫突然去世后患者出现一过性活动受限，生活不能自理。其主要原因是

A. 神经系统功能受损　B. 心理因素

C. 全身乏力　D. 生理因素

E. 严重疾病

【答案】 B

【考点】 心理应激

【解析】 患者的丈夫突然去世后，患者出现了心理应激，最终通过大脑调动神经内分泌免疫网络而产生了一系列的病理生理反应。这种病理生理反应作用到患者的生理方面，引发了生理的疾病，导致患者产生了功能性疾病，生活不能自理。故选 B。

15. 患者，男，46 岁。严重外伤抢救无效，患者对任何刺激均无反应，呼吸及心搏停止，脑电波平直，该患者处于

A. 脑死亡期　B. 深昏迷　C. 躯体死亡期

D. 浅昏迷　E. 濒死期

【答案】 A

【考点】 死亡过程的分期

【解析】 死亡过程是一个逐渐进展的过程，一般分为 3 期，即濒死期、临床死亡期、生物学死亡期。濒死期指的是临终状态，表现为意识模糊或丧失，各种反射均减弱。临床死亡期也叫脑死亡期，表现为心搏、呼吸完全停止，瞳孔散大、各种反射消失。根据题意，该患者处于临床死亡期。故选 A。生物学死亡期指全身器官、组织、细胞生命活动停止，相继出现尸冷、尸斑、尸僵及尸体腐败等现象。

【B1 型题】

（16~18 题共用备选答案）

A. 1~3 小时　B. 2~4 小时　C. 12~16 小时

D. 20 小时　E. 24 小时

16. 尸僵出现的时间是患者死亡后

【答案】 A

17. 尸斑出现的时间是患者死亡后

【答案】 B

18. 尸体腐败出现的时间是患者死亡后

【答案】 E

【考点】 生物学死亡期的尸体变化

【解析】 尸僵一般在死后 1~3 小时开始出现，4~6 小时扩散到全身，12~16 小时发展到最硬，24 小时后尸僵开始减弱，肌肉逐渐变软，为尸僵缓解。故 16 题选 A。一般尸斑出现的时间是死亡后 2~4 小时。最易发生在尸体的最低部位。故 17 题选 B。尸体腐败常见的表现有尸臭、尸绿等，一般死后 24 小时先在右下腹出现，逐渐扩散至全腹，最后波及全身。故 18 题选 E。

第二部分　内科护理学

第一章　绪　　论

考点直击

年份	分值	考点
2023	2	嗅诊；腹部叩诊
2021	1	一般状态检查
2020	2	奇脉；呼吸气味的改变
2019	5	呼吸气味的改变；血液、尿液检查；血清钾测定；造影检查
2018	3	脉搏短绌；奇脉；桶状胸
2017	4	常用肾功能检查；新技术的应用
2016	1	血液检查
2015	3	脉搏短绌；胸和胸膜检查；血液检查

考点集萃

第一节　护理体检

护理体格检查是护理人员运用自己的感官或借助于传统的检查器具，客观评估患者身体状况的最基本的检查方法。

一、基本检查方法（★★★）

1. 视诊　即用视觉来观察患者全身和局部状态的检查方法。

2. 听诊　是利用耳直接或借助听诊器或其他仪器听取患者身体各个部分发出的声音，并分析判断声音所代表的不同含义。

3. 触诊　是通过手的感觉来感知患者身体某部位有无异常的检查方法。

> 名师点拨：触诊时压力适当，由浅入深，先触诊健侧后触诊患侧。

4. 叩诊　是指通过手指叩击或手掌拍击被检查部位体表，使之震动而产生音响，根据所感到的震动和所听到的音响特点来了解被检查部位脏器的大小、形状、位置及密度，如确定肺下界、心界大小、有无腹水及腹水的量等。

5. **嗅诊**（2023）　是指利用嗅觉来辨别患者的各种气味，以判断与其健康状况关系的一种检查方法。

二、护理体检的准备工作

1. 物品准备　治疗盘内应有体温计、血压计、手电筒、压舌板、听诊器、叩诊锤、皮尺以及记录用纸笔等。

2. 环境准备　环境应安静、温度适宜、光线充足，必要时使用屏风遮挡。

3. 患者准备　检查前应对患者做好解释工作，避免患者有心理负担；患者应取舒适的体位。

三、一般状态检查（★★★）（2021）

（一）全身一般状况

1. 发育与体型发育　成人发育正常状态的判断指标：胸围约为身高的1/2，双上肢展开的长度约等于身高，坐高约等于下肢的长度。

2. 营养状态　临床上一般分为良好、中等、不良和肥胖4个等级。

3. 面容与表情

（1）急性病容：表情痛苦、面颊潮红、呼吸急促、鼻扇等。

（2）慢性病容：面色苍白或灰暗、面容憔悴、目光暗淡、消瘦无力等，常见于慢性消耗性疾病，如恶性肿瘤、肝硬化、严重结核病等。

（3）**二尖瓣面容：**双颊紫红、口唇发绀，一般见于风湿性心脏病患者。

（4）贫血面容：面色苍白、唇舌及结膜色淡、表情疲惫乏力。

除以上面容外，还有甲状腺功能亢进症面容、满月面容、脱水面容等。

易 错 知 识 梳 理

常见病态面容有急性病容、慢性病容、病危面容、二尖瓣面容、甲亢面容、满月面容、肢端肥大症面容等，注意区分各自表现。

4. 体位　常见体位有自主体位、被动体位、被迫体位。

5. 姿势与步态　健康成人躯干端正，肢体动作灵活自如，步态稳健。

6. 体温　见图2-1-1。

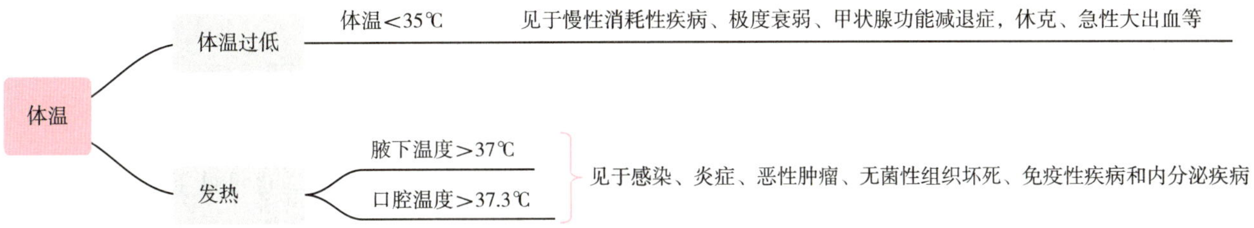

图2-1-1　体温

7. 脉搏

（1）心动过速（速脉）：脉率超过100次/分。常见于发热、甲状腺功能亢进症（甲亢）、心力衰竭、血容量不足等。

（2）心动过缓（缓脉）：脉率少于60次/分。常见于颅内压增高、房室传导阻滞、甲状腺功能减退、阻塞性黄疸等。

（3）**脉搏短绌：脉率少于心率（2018），心律完全不规则，心率快慢不一，心音强弱不等。常见于房颤患者（2015）。**

名师点拨：脉搏短绌的测量方法：由两名护士一人测脉搏，一人测心率，测心率护士看表叫"开始"，测1分钟结束。脉搏短绌者以分数式记录，记录方式为心率/脉率。

（4）交替脉：节律正常，而强弱交替出现的脉搏。常见于高血压心脏病、冠状动脉粥样硬化性心脏病等。

（5）水冲脉：脉搏骤起骤降，急促而有力。常见于主动脉瓣关闭不全、甲状腺功能亢进症。

（6）**奇脉**：吸气时脉搏明显减弱或消失。**常见于心包积液（2018/2020）**和缩窄性心包炎，是心包压塞的重要体征之一。

8. 血压　正常成人安静状态下的血压为收缩压 90～139mmHg，舒张压 60～89mmHg，脉压 30～40mmHg。

9. 呼吸

（1）频率异常：①呼吸过速（气促），>24 次/分。②呼吸过缓，<12 次/分。

（2）深度异常：①深度/库斯莫呼吸，深而规则，见于糖尿病酮症酸中毒和尿毒症酸中毒等。②浅快呼吸，浅表不规则，可呈叹息样。见于呼吸肌麻痹、濒死者。

（3）节律异常：①**潮式（陈-施）呼吸**。呼吸由浅慢逐渐变为深快，再由深快转为浅慢至呼吸暂停数秒，重复以上过程。②比奥呼吸。呼吸和呼吸暂停交替出现。常临终前发生。

（4）声音异常：①蝉鸣样呼吸，喉头水肿、异物。②鼾声呼吸，昏迷。

（5）呼吸气味的改变：①恶臭味，支气管扩张或肺脓肿。②肝腥（肝臭）味，肝性脑病（肝昏迷）。③氨（尿）味，尿毒症。④**烂苹果味，糖尿病酮症酸中毒（2020）**。⑤**刺激性大蒜味，有机磷农药中毒（2019）**。

10. 意识状态　参见第一部分第十六章第二节“病情观察的内容”。

（二）皮肤、黏膜检查

1. 颜色

（1）苍白：全身性苍白见于贫血；局部性苍白主要发生于四肢末端，如血栓闭塞性脉管炎。

（2）发红：血红蛋白增多，毛细血管扩张，血流加速所致。生理性因素有饮酒、运动，病理性因素有发热、阿托品中毒等。

（3）发绀：皮肤黏膜呈发绀，是因为血液中还原血红蛋白的绝对量超过 50g/L 而引起。**易在舌、唇、耳郭、面颊、肢端出现**，多见于先天性心脏病、心肺功能不全和某些中毒的患者。

（4）黄染

1）黄疸：由于血液中的胆红素浓度过高，渗入皮肤和黏膜而使其发黄。见于胆道阻塞、肝细胞损害或溶血性疾病。

2）过多食用胡萝卜、南瓜、柑橘等可使皮肤黄染，但黄染部位多在手掌、足底皮肤。

（5）色素沉着：可见于慢性肾上腺皮质功能减退及肝硬化等。

2. 皮疹。

3. 皮下出血　直径≤2mm 称瘀点；直径 3～5mm 称紫癜；直径≥5mm 称瘀斑；片状出血伴局部皮肤隆起者称为血肿。

4. 蜘蛛痣　**其产生与肝脏对体内雌激素灭能减弱有关**。常见于慢性肝病患者，也可见于健康的妊娠期妇女。

5. 水肿　皮下组织的细胞内或组织间隙液体潴留过多所致。

6. 弹性　检查部位是手背或上臂内侧部位皮肤。

7. 湿度　出汗增多见于风湿热、结核病、甲状腺功能亢进等；盗汗（夜间睡后出汗）见于肺结核活动期；冷汗（手脚皮肤发凉、大汗淋漓）见于休克；**无汗时皮肤异常干燥见于维生素 A 缺乏症**、黏液性水肿、脱水等。

（三）淋巴结检查

1. 检查顺序　头颈部：耳、枕部、颌下、颈部、锁骨上。上肢：腋窝、滑车上。下肢：腹股沟部（先上群、后下群）、腘窝部。

2. 检查方法　包括视诊和触诊，触诊：将示、中、环指 3 指并拢，其指腹平放于被检查部位的皮肤上进行滑动触诊。

3. 检查内容　部位、大小与形状、数目、质地、有无压痛、活动度等。

4. 临床意义

（1）局部淋巴结肿大

1）非特异性淋巴结炎：急性炎症引起的淋巴结肿大常有压痛，表面光滑，无粘连。

2）淋巴结结核：常见颈部淋巴结结核，多发性质地较硬，大小不等，可互相粘连。

3）恶性肿瘤淋巴结转移：肿大的淋巴结无痛、质硬，与周围组织粘连。

（2）全身性淋巴结肿大：遍及全身，大小不等，不粘连。可见于急、慢性淋巴结炎，淋巴瘤，各型急、慢性白血病。

四、胸部检查（★★★）

（一）胸部体表标志

1. 骨骼标志　胸骨角两侧与左、右第2肋软骨相连接，以此作为标志来计数前胸壁上的肋骨和肋间隙。**第7颈椎棘突最为突出，低头时更加明显**，以此作为标志来计数胸椎或棘突。

2. 胸部体表标志线　前正中线、锁骨中线、腋前、腋中线、腋后线。

（二）胸廓、胸壁

1. 胸廓　正常成人前后径小于左右径。

（1）**桶状胸：前后径增大（2018）**，见于慢性阻塞性肺气肿及支气管哮喘发作。

（2）扁平胸：胸廓扁平，前后径常不到横径的一半。见于瘦长体型者。

（3）佝偻病胸：鸡胸、佝偻病串珠、肋膈沟为佝偻病所致的胸部病变，多见于儿童。漏斗胸见于佝偻病、胸骨下部长期受压者。

（4）一侧胸廓膨隆：见于一侧大量胸腔积液、气胸、液气胸等。

（5）局限性胸壁膨隆：见于心脏肥大、大量心包积液、主动脉瘤、皮下气肿等。

（6）一侧或局限性胸廓凹陷：见于肺不张、肺萎缩、肺纤维化等。

2. 胸壁　有无胸部皮下气肿、局部压痛、胸骨压痛或叩击痛。

（三）肺和胸膜检查

1. 视诊　呼吸运动见图2-1-2。

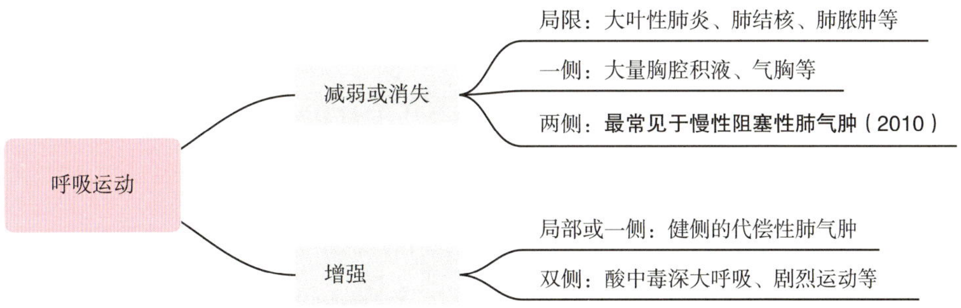

图2-1-2　呼吸运动

2. 触诊

（1）胸廓扩张度。

（2）触觉语颤：**语颤增强见于肺实变、压迫性肺不张、较浅而大的肺空洞（2015）**；语颤减弱或消失见于肺泡内含气量增多、支气管阻塞、胸壁距肺组织距离加大、体质衰弱者因发音较弱而语颤减弱。

3. 叩诊

（1）正常肺部叩诊呈清音；在肺与肝或心交界的重叠区域，叩诊为浊音；未被肺遮盖的心脏或肝脏为实音；前胸左下方为胃泡区，叩诊呈鼓音。背部从肩胛上区到第9~11肋下缘，除脊柱部位外，叩诊都呈清音。

（2）病理性叩诊音

1）浊音或实音：见于肺炎、肺结核、肺肿瘤、胸腔积液等。

2）**鼓音：见于气胸患者**。

3）**过清音：如肺气肿、支气管哮喘发作时**。

4. 听诊

（1）正常呼吸音

1）支气管呼吸音：吸气时弱而短、呼气时强而长。

2）肺泡呼吸音：吸气音较呼气音强，且音调更高、时限更长。

3）支气管肺泡呼吸音：吸气音和呼气音的强弱、音调、时限大致相等。

（2）啰音

1）干啰音：是支气管有病变的表现。

2）湿啰音：湿啰音两肺散在性分布，常见于支气管炎、支气管肺炎；**两肺底分布，多见于肺淤血、肺水肿**；一侧或局限性分布，常见于肺炎、肺结核、支气管扩张症等。

（3）胸膜摩擦音：见于胸膜炎症、原发性或继发性胸膜肿瘤、肺部病变累及胸膜等。

（四）心脏检查

1. 心脏视诊

（1）心前区隆起：见于先天性心脏病伴右心室增大者，成人有大量心包积液时。

（2）心尖搏动：一般位于**第 5 肋间左锁骨中线内侧 0.5~1.0cm 处**，搏动直径 2.0~2.5cm。

2. 心脏触诊

（1）心前区搏动：凸起性冲动标志着心室收缩期，内向性凹陷为心室舒张期。

（2）震颤：器质性心脏病特征性体征之一。

（3）心包摩擦感：在胸骨左缘第 4 肋间最易触及。

3. 心脏叩诊

（1）叩诊方法：叩诊音由清音变为浊音时表示已达被肺脏遮盖的心脏边缘，即心脏的相对浊音界。两侧心脏相对浊音界之间的区域，称为心脏浊音区，它能反映心脏的实际大小和形状。

（2）心脏浊音界改变。

1）左心室增大：心脏浊音界向左下扩大，心脏浊音区呈靴形。因常见于主动脉瓣关闭不全。

2）右心室增大：显著增大时，心脏相对浊音界向左、右两侧扩大，向左增大较为显著。常见于肺心病、单纯二尖瓣狭窄等。

4. 心脏听诊

（1）瓣膜听诊区：见图 2-1-3。

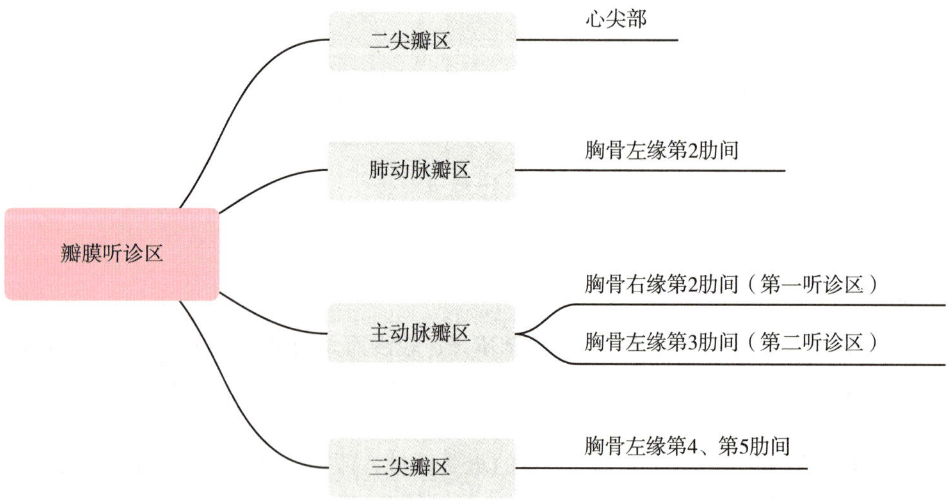

图 2-1-3 瓣膜听诊区

易错知识梳理

听诊顺序：二尖瓣区、肺动脉瓣区、主动脉瓣区、主动脉瓣第二听诊区、三尖瓣区。

（2）心率：正常成人心率为 60~100 次/分，3 岁以下小儿较快。

（3）心律：呼吸性窦性心律不齐、期前收缩、心房颤动。

（4）心音

1）第一心音：增强见于发热、甲亢、二尖瓣狭窄；减弱见于心肌炎、心肌病、心肌梗死等。

2）心音分裂：固定性第二心音分裂见于房间隔缺损。

（5）额外心音

1）舒张期奔马律：左室舒张早期奔马律提示左室功能低下、心肌功能严重障碍，右室舒张早期奔马律常见于右室扩张及右心衰竭。

2）开瓣音：又称二尖瓣开放拍击音。只见于二尖瓣狭窄的患者。

（6）心脏杂音

1）二尖瓣关闭不全的收缩期杂音为吹风样。

2）二尖瓣狭窄的舒张期杂音为隆隆样。

3）主动脉瓣关闭不全的杂音为叹气样。

4）感染性心内膜炎或梅毒性主动脉瓣关闭不全的杂音可为乐音样。

5）动脉导管未闭的杂音为机器声样。

（7）**心包摩擦音：听诊时患者取坐位前倾**，深呼气后屏住呼吸时易听到。心包摩擦音见于结核性、化脓性、风湿性及急性非特异性心包炎。

（五）血管检查

1. 视诊

（1）**肝颈静脉回流征**：右心功能不全的重要体征。

（2）毛细血管搏动征：常见于主动脉瓣关闭不全，也见于其脉压增大的疾病。

名师点拨：脉压增大的疾病有主动脉瓣关闭不全、重症贫血、甲状腺功能亢进、动脉导管未闭等。

2. 听诊

（1）主动脉瓣关闭不全及部分脉压增大的疾病，可听到**枪击音**。

（2）甲亢患者在肿大的甲状腺上可闻及病理性动脉杂音。

3. **周围血管征** 包括头部随脉搏搏动呈点头运动、颈动脉搏动明显，毛细血管搏动征、水冲脉、枪击音。

名师点拨：周围血管征主要见于主动脉瓣关闭不全、甲亢、严重贫血等脉压增大的疾病。

五、腹部检查（★★★）

（一）腹部分区

一般用九区法。

（二）视诊

1. 腹部外形 正常人腹部外形平坦对称；弥漫性全腹膨隆见于腹水、胃肠胀气等；局部膨隆见于肿块或肿大的脏器等；**腹部凹陷如舟状者见于恶病质及严重脱水**。

2. 腹部呼吸运动 男性和小儿以腹式呼吸为主；腹式呼吸运动减弱见于腹膜炎症、腹水、急性腹痛等。

3. 腹壁静脉 腹壁静脉怒张见于肝硬化及上、下腔静脉梗阻。

4. 胃肠型和胃肠蠕动波 **幽门梗阻者上腹部可见胃型或胃蠕动波；肠梗阻可见肠型或肠蠕动波**。

（三）听诊

1. 肠鸣音 正常人为4~5次/分；超过10次/分为肠鸣音活跃，同时伴响亮、高亢、金属音为肠鸣音亢进；肠鸣音少于正常为肠鸣音减弱；如持续3分钟以上才听到1次或听不到肠鸣音，称肠鸣音减弱或消失，提示有肠麻痹存在。

2. 振水音 正常人餐后或者饮大量液体可有上腹部振水音，若在清晨空腹或者餐后6小时以上仍出现振水音，提示幽门梗阻或胃扩张。

（四）叩诊

1. 肝叩诊　正常人肝浊音界位于右锁骨中线第5肋间水平至右肋弓下缘，肝浊音界扩大见于肝癌、肝脓肿患者，缩小见于肝硬化、暴发性肝衰竭患者，消失见于急性胃肠道穿孔患者。

2. 胃泡鼓音区叩诊　位于左前胸下部，为胃内含气所致。

3. 肾叩诊　当肾炎、肾盂肾炎、肾结石时，可有不同程度叩击痛。

4. 膀胱叩诊　了解膀胱充盈度。

5. 移动性浊音叩诊　根据游离腹水随体位转换而发生浊音区的改变，**腹水在1000ml以上可叩出（2023）**。见于肝硬化腹水、结核性腹膜炎等。

（五）触诊

1. 腹壁紧张度　正常腹壁柔软，紧张度增加见于腹膜炎、血腹、大量腹水，弥漫性腹膜炎出现"板状腹"，结核性腹膜炎出现"揉面感"。

2. 压痛及反跳痛　当腹腔脏器炎症未累及壁腹膜时仅有压痛，若累及壁腹膜即可引起反跳痛，**腹膜炎三联征包括腹肌紧张度增加、压痛及反跳痛**。

3. 肝脏触诊　正常成人的肝脏在肋下缘一般触不到，在剑突下可触及肝下缘，多在3cm以内。

六、神经系统检查（★★★）

（一）瞳孔

参见第一部分第十六章第二节"病情观察的内容"。

（二）生理反射

1. 浅反射　是刺激皮肤、黏膜引起的反射。如膜反射（深昏迷者消失）、腹壁反射。

2. 深反射　是刺激肌腱或骨膜引起的反射。如肱二头肌反射、膝反射、跟腱反射。

3. 病理反射　巴宾斯基（Babinski）征，阳性表现为蹈趾背伸，其余四趾呈扇形展开，为锥体束病损的体征，见于脑出血、脑肿瘤等。

4. **脑膜刺激征　颈强直、克尼格（Kernig）征和布鲁津斯基（Brudzinski）征**。见于脑膜炎、蛛网膜下腔出血等。

名师点拨：脑膜刺激征：颈强直、克尼格征和布鲁津斯基征；腹膜刺激征：压痛、反跳痛、腹肌紧张；膀胱刺激征：尿频、尿急、尿痛。

基础巩固

脉搏

1. 心动过速（速脉）：脉率超过100次/分；
2. 心动过缓（缓脉）：脉率少于60次/分；
3. 脉搏短细：脉率少于心率。

实战演练

【A1型题】

1. 肝炎患者眼结膜黄染的原因是
   A. 血中胆固醇增高　B. 血中二氧化碳增高
   C. 血中氧含量增高　D. 血中胆红素增高
   E. 红细胞破坏增多

【答案】D

【考点】黄疸型肝炎的病理生理

【解析】由于肝炎病毒使肝细胞破坏、肝组织破坏重构、胆小管阻塞，导致血中结合胆红素与非结合胆红素均增高，引起皮肤、黏膜和眼球巩膜等部分发黄。故选 D。

2. 面颊潮红，呼吸急促，烦躁不安，痛苦呻吟，为

A. 病危面容

B. 慢性病容

C. 急性病容

D. 甲状腺功能亢进面容

E. 二尖瓣面容

【答案】 C

【考点】 常见症状的护理

【解析】 急性病容常见面色潮红，兴奋不安，鼻扇，呼吸急促，烦躁不安，表情痛苦。多见于急性感染性疾病，比如肺炎链球菌肺炎、疟疾、流行性脑脊髓膜炎等。故选 C。

3. 腹部叩及移动性浊音，标志腹水量为

A. 200ml 以上　B. 500ml 以上　C. 600~800ml

D. 1000ml 以上　E. 2000ml 以上

【答案】 D

【考点】 腹部浊音

【解析】 当腹腔内含有一定量液体（游离腹水超过 1000ml）时，可查得随体位不同而变动的浊音，称移动性浊音。见于肝硬化腹水、结核性腹膜炎等患者。故选 D。

4. 触觉语颤增强见于

A. 大叶性肺炎　B. 阻塞性肺不张

C. 肺气肿　D. 气胸

E. 大量胸膜腔积液

【答案】 A

【考点】 触觉语颤的临床意义

【解析】 触觉语颤增强是肺部含气量减少，如肺组织炎性实变及肺组织受压萎缩，使肺组织致密度增高及传导性能良好所致。大叶性肺炎的实变期肺组织发生炎性实变，触觉语颤增强，故选 A。

5. 腹部触诊有“揉面感”提示

A. 腹水　B. 急腹症

C. 结核性腹膜炎　D. 急性胰腺炎

E. 急性阑尾炎

【答案】 C

【考点】 结核性腹膜炎的临床表现

【解析】 结核性腹膜炎全身症状主要是发热和盗汗。腹部症状包括腹痛、腹胀；腹泻、便秘；主要体征包括腹部压痛与反跳痛、腹壁柔韧感，腹部包块和腹水。其中，腹壁揉面感是结核性腹膜炎的临床特征。故选 C。

6. 心脏病患者脉搏呈强弱交替出现而节律正常，应安排其

A. 卧床休息

B. 正常作息，但限制剧烈活动

C. 参与日常生活活动

D. 做康复期锻炼

E. 恢复半天轻工作

【答案】 A

【考点】 生命体征的观察与护理

【解析】 交替脉是一种节律正常而强弱交替出现的脉搏，主要由于心室的收缩功能强弱交替出现所致，是心肌损害的一种表现。见于高血压性心脏病、心功能不全和冠状动脉粥样硬化性心脏病，所以应该卧床休息。故选 A。

7. 下列不是触诊内容的是

A. 肢体末梢湿度　B. 心包摩擦音

C. 腹部包块的位置　D. 颈部淋巴结的移动度

E. 心前区震颤

【答案】 B

【考点】 触诊

【解析】 心包摩擦音属于听诊内容。触诊是医护人员通过手的感觉进行判断的诊断方法，是借助身体的触觉去感觉所触及部位的表面光滑度、温度、湿度、弹性、可动度或内脏器官的外形、大小、硬度及移动度等情况。故选 B。

8. 正常人肺部的叩诊音是

A. 清音　B. 实音　C. 鼓音

D. 过清音　E. 浊音

【答案】 A

【考点】 叩诊检查

【解析】 正常人的叩诊可出现清音、鼓音、浊音和实音四种叩诊音。清音主要出现在肺部；鼓音主要出现在左下胸的胃泡区及腹部；浊音主要出现在心或肝被肺的边缘所覆盖的部分；实音主要出现于心或肝、肌肉等区域。故选 A。

9. 库斯莫尔呼吸特征是

A. 呼吸幅度由浅至深，再浅至停

B. 呼吸与暂停相交替

C. 呼吸表浅、快速

D. 呼吸深大、频率稍快

E. 呼吸急促、有屏气

【答案】 D

【考点】 库斯莫尔呼吸的特征

【解析】 库斯莫尔呼吸又称深度呼吸，是一种深而规则的大呼吸。见于糖尿病酮症酸中毒和尿毒症酸中毒等，以便排出较多的二氧化碳，调节血中的酸

碱平衡。故选 D。呼吸和呼吸暂停现象交替出现为间断呼吸；呼吸幅度由浅至深，再浅至停为潮式呼吸；浅表不规则的呼吸，有时呈叹息样，为浮浅呼吸。

10. 体温降低见于

A. 无菌性炎症　B. 大量失血　C. 组织破坏
D. 恶性肿瘤　E. 免疫反应

【答案】 B

【考点】 机体一般状态检查

【解析】 体温<35℃称体温过低，见于慢性消耗性疾病、极度衰弱、甲状腺功能减退、休克、急性大出血患者等；体温>37.5℃称为发热，见于感染、炎症、内出血、恶性肿瘤、无菌性组织破坏、抗原-抗体性疾病和内分泌疾病等。故选 B。

11. 角膜反射检查的正确描述是

A. 用棉签细毛轻触角膜中央部位
B. 正常反射是两侧眼睑迅速闭合
C. 是深反射的一种
D. 浅昏迷时角膜反射消失
E. 角膜反射消失的临床意义同巴宾斯基征阳性

【答案】 B

【考点】 浅反射

【解析】 角膜反射是浅反射的一种，将一手示指置于患者眼前约 30cm 处，引导其向内上方注视，另一手用细棉签纤维由患者眼外侧从视野外向内接近并轻触患者的角膜，注意避免触及睫毛，正常时可见该眼睑迅速闭合，称为直接角膜反射。如刺激一侧角膜，对侧也出现眼睑闭合反应，称为间接角膜反射。深昏迷患者角膜反射完全消失。故选 B。

12. 胸腔前后径短于左右横径 50%见于

A. 肺气肿患者　B. 老年人
C. 慢性消耗性疾病者　D. 佝偻病患者
E. 矮胖体型者

【答案】 C

【考点】 胸廓外形的改变

【解析】 胸腔前后径短于左右横径一半称为扁平胸，见于瘦长体型者以及慢性消耗性疾病如肺结核等。故选 C。佝偻病胸为佝偻病所致的胸廓改变，多见于儿童；桶状胸见于矮胖体型者及老年人，也可见于肺气肿或哮喘发作期。

13. 淋巴细胞增多多见于

A. 化脓菌感染　B. 寄生虫病　C. 病毒性感染
D. 皮肤病　E. 过敏性疾病

【答案】 C

【考点】 淋巴细胞增多的临床意义

【解析】 淋巴细胞由淋巴器官产生，是机体免疫应答功能的重要细胞成分。淋巴细胞增多，如果是小孩，属于正常；如果是成人，提示病毒感染、某些细菌感染、慢性感染、某些血液病如再生障碍性贫血等情况。其中多见于病毒感染。故选 C。

【B1 型题】

（14~16 题共用备选答案）

A. 胃十二指肠穿孔　B. 急性结石性胆囊炎
C. 急性胰腺炎　D. 急性阑尾炎
E. 急性机械性肠梗阻

14. 墨菲征阳性见于

【答案】 B

15. 腹部平片查见膈下游离气体见于

【答案】 A

16. 听诊腹部高调肠鸣音见于

【答案】 E

【考点】 实验室及其他检查的鉴别

【解析】 深吸气时，发炎的胆囊触及正在加压的大拇指，引起疼痛，患者因疼痛而突然屏气，这就是胆囊触痛征，为墨菲征阳性，墨菲征阳性则说明胆囊有问题，可能是急性胆囊炎者（结石和非结石）。故 14 题选 B。腹腔内游离气体，站立位时气体位于膈下，如果与腹腔液体相连时，显示出气液平面。这是胃十二指肠穿孔的一个重要征象。故 15 题选 A。肠鸣音亢进多见于机械性肠梗阻。此类患者肠腔扩大，积气增多，活跃的肠鸣音可产生较强的共鸣，因而在腹部可听到高亢的金属性音调，故 16 题选 E。

考点集萃

第二节　常用实验室检查

一、实验室检查护理准备（★★★）

1. 做好检查前准备和解释工作　如空腹与否、采集标本时间、运动、服用药物等。

2. 正确采集标本

（1）不能从正在输液的同一肢体的血管抽血。

（2）应尽量缩短止血带压迫的时间。

（3）避免人为溶血：注射器及针头应洁净干燥，止血带不要束缚太紧，针刺时不能使局部组织损伤过多，不能用手挤压局部组织迫使血液流出。抽得血液后，应先将针头卸掉，再将血液沿试管管壁徐徐注入试管内，以免用力挤压出或冲击致使红细胞破坏而溶血。

3. 标本采集后的处理　应及时送检。

二、血液检查（★★★）

1. 红细胞计数（RBC）　男（4.0~5.5）×10^{12}/L；女（3.5~5.0）×10^{12}/L。

2. **血红蛋白测定（Hb）**　男 120~160g/L；女 110~150g/L。

3. 白细胞计数（WBC）　成人（4~10）×10^9/L。

4. **血小板计数（PLT）　由骨髓成熟巨核细胞所产生，参考值为（100~300）×10^9/L（2015/2016/2019）**。

5. 出血时间测定　延长见于血小板减少性紫癜、再障、白血病等。

6. 凝血时间测定　延长见于血友病、严重的肝脏损害、阻塞性黄疸、弥散性血管内凝血等。

7. **红细胞沉降率**　简称血沉（ESR），结核病、风湿热活动期血沉加快。

8. **网织红细胞计数**　网织红细胞计数增减，可反映骨髓造血功能。

三、尿液检查（★★★）

（一）尿液一般性状检查

参见本书第一部分第十一章第一节“排尿的护理”。

（二）尿液化学检查

1. 尿蛋白的检验　如果检验尿液发现有蛋白质，则称蛋白尿。

2. 尿糖　尿糖定性的方法有班氏法和试纸法两种。

3. 尿胆红素　尿胆红素阳性见于急性黄疸性肝炎、阻塞性黄疸、胆汁淤滞等。

4. 尿液显微镜检查

（1）红细胞（血尿）：**尿沉渣镜检红细胞>3 个/HP，称镜下血尿（2019）**。

（2）白细胞：尿沉渣镜检白细胞>5 个/HP 则可诊断为镜下脓尿。

（3）管型：尿中出现多量管型表示肾实质有病理性变化。

5. 尿酮体检查　尿中的酮体是丙酮、乙酰乙酸和 β-羟丁酸的总称，阳性可见于糖尿病酮症酸中毒。

四、粪便检查（★★）

参见本书第一部分第十一章第二节“排便的护理”。

五、常用肾功能检查（★★★）

（一）肾小球滤过功能

1. 内生肌酐清除率（Ccr）

（1）标本采集法

1）素食（低蛋白）3 天、禁大量肉食、避免剧烈运动。

2）收集 24 小时尿（**甲苯防腐**），测定尿肌酐浓度。

3）同时取 2~3ml 抗凝血测血肌酐。

（2）正常范围：109~148L/24h（或 80~120ml/min），降低说明肾小球滤过功能减退。

2. 血肌酐（Scr）　血肌酐正常范围为 50~110μmol/L。血肌酐明显增高时，表示肾功能已严重损害。

3. **血尿素氮（BUN）（2017）**　血尿素氮正常范围为 3.2~7.1mmol/L。

（二）肾小管功能试验

1. 酚红排泌试验。

2. 尿浓缩与稀释功能试验。

六、常用肝功能检查（★★★）

1. 血清谷丙转氨酶测定（GPT） **急性肝炎 ALT 显著升高**，慢性肝炎、肝硬化、肝癌等 ALT 活性轻度升高，胆道疾病、心肌和骨骼肌损伤也可引起 ALT 升高。

2. 白蛋白与球蛋白比值（A/G）测定 为（1.5~2.5）∶1。

七、其他生化检查（★★★）

（一）血清电解质测定

1. 血钠、血氯化物、血钾 ①血清钠测定为 135~145mmol/L。②血清氯化物测定为 95~105mmol/L。③**血清钾测定为 3.5~5.5mmol/L（2019）**。

2. 血钙、血磷 ①血清钙测定为 2.25~2.75mmol/L。②血清磷测定为 0.80~1.60 mmol/L。

（二）血清酯类测定

血清总胆固醇为 2.86~5.98mmol/L；血清三酰甘油测定为 0.22~1.21mmol/L。

实战演练

【A1 型题】

1. 血小板正常值为
   A. $(10\sim30)\times10^9/L$　B. $(40\sim60)\times10^9/L$
   C. $(50\sim100)\times10^9/L$　D. $(100\sim300)\times10^9/L$
   E. $(300\sim500)\times10^9/L$

【答案】 D

【考点】 人体血小板的正常值范围

【解析】 血小板计数是出血性疾病的首选筛查项目之一，正常值为 $(100\sim300)\times10^9/L$。故选 D。

2. 尿常规检查的标本采集，不正确的是
   A. 盛尿的容器要清洁
   B. 留取尿量以 30~50ml 为宜
   C. 查肾脏疾病以留取晨尿最佳
   D. 女患者避免白带混入尿液内
   E. 月经期取后段尿

【答案】 E

【考点】 尿标本采集法

【解析】 做尿常规检查时，留取尿标本一般应尽量采用新鲜晨尿，因为夜间饮水较少，肾脏排到尿液中的多种成分都储存在膀胱内并进行浓缩，易于查到，提高阳性检出率。其他随机留取的尿液也可，但应以留取中段尿为好。按排尿的先后次序，可将尿液分为前段、中段、后段。因前段尿和后段尿容易被污染，因此，做尿常规和尿细菌学检查时，一般都留取中段尿。尿常规检查时，留取尿量以 30~50ml 为宜。一般要求女性留取尿标本时应避开经期，应防止阴道分泌物混入尿液中，以留取中段尿为好。留取尿液应使用清洁干燥的容器，以医院提供的一次性尿杯和尿试管为好，所留尿液应尽快送实验室检查。时间过长会有葡萄糖被细菌分解、管型破坏、细胞溶解等问题出现，会影响检查结果的准确性。故选 E。

3. 镜下血尿是指离心沉淀的尿沉渣中，每个高倍视野的红细胞数超过
   A. 1 个　B. 2 个　C. 3 个
   D. 4 个　E. 5 个

【答案】 C

【考点】 血尿

【解析】 新鲜尿沉渣每高倍视野红细胞>3 个，或 1 小时尿红细胞计数超过 10 万，称为镜下血尿。故选 C。

【A2 型题】

4. 患者，女，50 岁。有胃溃疡病史 8 年，近日来上腹部疼痛加剧，伴有呕吐、恶心、反酸等症状。遵医嘱做粪便潜血试验。嘱患者检查前 3 天可进食
   A. 卷心菜，猪血汤　B. 菠菜，红烧鱼
   C. 茭白，炒鸡蛋　D. 油豆腐，鸡血汤
   E. 青菜，炒猪肝

【答案】 C

【考点】 大便潜血试验的护理要点

【解析】 大便潜血试验应在素食 3 天后取粪便标本，试验 3 天前不要食用动物血、肉类、肝脏、铁剂以及富含叶绿素的食物，如菠菜、青菜。故选 C。

考点集萃

第三节　其他检查

一、X线检查（★★）

（一）检查前准备

1. 摄影检查　除急腹症外，腹部摄片前应先清理肠道，以免气体或粪便影响摄片质量。创伤患者摄片时，应尽量少搬动。

2. 造影检查　凡需用碘造影剂进行造影检查，**必须提前做碘过敏试验（2019）**。

（1）胃肠钡餐造影前的准备：①检查前3天禁服X线不能穿透的药物（如钡剂、铁、钙剂）及或影响胃肠蠕动的药物（如阿托品等）。②禁食10小时以上。③有幽门梗阻者，检查前应排出胃内容物。

（2）钡剂灌肠（结肠造影）检查前的准备：①检查前1天摄少渣半流质饮食，下午至夜间饮水1000ml左右。②检查当天禁早餐。③如做气钡双重造影者，检查前1天晚服泻药导泻如用番泻叶。④检查前2小时清洁灌肠。

（二）新技术的应用

1. 电子计算机体层摄影（CT）　**多排螺旋CT具有更高的分辨率和扫描速度（2017）。胸腹部扫描前禁食6~8小时，盆腔扫描前3天进食少渣、少胀气饮食**。

2. 磁共振成像（MRI）　**具有软组织分辨率高、直接多平面成像等优点（2017）**。除去患者随身携带的金属饰物。使用心脏起搏器的患者、危重患者需使用生命监护和生命维持系统者、动脉瘤行金属夹夹闭手术者，均禁行MRI检查。

3. 正电子发射体层显像　**可以客观描述人脑生理和病理代谢活动的图像（2017）**。

二、超声检查

1. 肝、胆、胰腺检查通常需要空腹，胆囊、胰腺检查前1天晚餐进清淡饮食，晚餐后禁食，次日晨排便后进行检查。

2. 子宫、附件、膀胱、前列腺检查前需要多饮水，保持膀胱充盈、将肠部上抬、便于显示盆腔内结构。

三、放射性核素检查

（一）脏器显像及功能检查前准备

1. 甲状腺吸碘功能测定：**停食含碘丰富的食物4~6周，如海带、紫菜、海鱼虾等。停服含碘药物以及影响甲状腺功能的药物4~6周**。检查当日空腹。

2. 胆系造影：检查前禁食6小时。

3. 脑平面显像：检查前给患者口服过氯酸钾400mg，嘱患者检查时闭眼或戴眼罩、耳塞。

（二）放射免疫分析检查前准备

1. 采血前一晚禁食油腻食物和饮酒。

2. 检查当日空腹静脉采血。

3. 采血时抽血速度不宜过快，以免血液产生气泡。

4. 采血后及时送检，或将血样置于-20℃保存。

5. 测定β_2微球蛋白时，晨尿后饮水300ml，间隔0.5~1.0小时再收集尿液，进行静脉采血。

实战演练

【B1 型题】

（1~2 题共用备选答案）

A. 静脉肾盂造影　　B. 肾动脉造影

C. X 线检查　　D. B 超检查

E. 膀胱镜检查

1. 诊断膀胱癌最直接、可靠的检查是

【答案】 E

2. 用于早期诊断肾癌的常用检查是

【答案】 D

【考点】 肾癌和膀胱癌的实验室检查

【解析】 膀胱镜检查是诊断膀胱癌最直接、最重要的方法，可以显示肿瘤的数目、大小、形态和部位。此外，膀胱镜观察到肿瘤后应获取组织做病理学检查。B 超检查能够准确区分肿瘤和囊肿，发现肾癌的敏感性极高，目前已经作为普查肾肿瘤的方法。故第 1 题选 E，第 2 题选 D。

第二章　呼吸系统疾病患者的护理

第一节　常见症状护理

考点直击

年份	分值	考点
2023	2	咳嗽的伴随症状；窒息的抢救
2019	2	咯血的护理
2018	1	窒息的抢救
2017	2	胸部叩击；吸气性呼吸困难

考点集萃

一、咳嗽、咳痰的护理（★★★）

（一）诱因

受凉、粉尘吸入、服用血管紧张素转换酶抑制剂等。

（二）临床表现

1. 咳嗽

（1）咳嗽的性质：干性咳嗽常见于咳嗽变异型哮喘、咽炎、气管异物等；湿性咳嗽常见于慢性支气管炎。

（2）咳嗽的音色：犬吠样咳嗽见于会厌、喉部疾患或异物吸入；金属音调咳嗽见于纵隔肿瘤、主动脉瘤或支气管肺癌压迫气管。

（3）咳嗽的时间：咳嗽变异型哮喘常在夜间咳嗽，慢性支气管炎、支气管扩张症患者在清晨起床或夜间刚躺下时咳嗽加剧。

2. 咳痰（图 2-2-1）

3. 伴随症状　咳嗽伴发热提示存在感染；咳嗽伴胸痛常表示病变已累及**胸膜（2023）**；伴呼吸困难显示有肺通气和/或换气功能的障碍。

（三）护理措施

1. 观察咳嗽、咳痰情况，记录痰液的颜色、量和性质。

2. 保持室内空气清新、洁净，维持合适的室温（18～20℃）和湿度（50%～60%）。

3. 给予足够热量、高蛋白、高维生素饮食；避免油腻、辛辣刺激的食物。**饮水量达到 1500ml/d，利于呼吸道黏膜的湿润，使痰液稀释。**

4. 促进有效排痰

（1）**有效咳嗽**：适用于神志清醒，一般状况良好、能够配合的患者。

（2）气道湿化：适用于痰液黏稠不易咳出者。

（3）胸部叩击：适用于久病体弱、长期卧床、排痰无力者。方法：**叩击者两手手指弯曲并拢，使掌侧呈杯状，从肺底自下而上、由外向内叩击胸壁（2017）**。

（4）**体位引流**：适用于肺脓肿、支气管扩张症等有大量痰液排出不畅时。

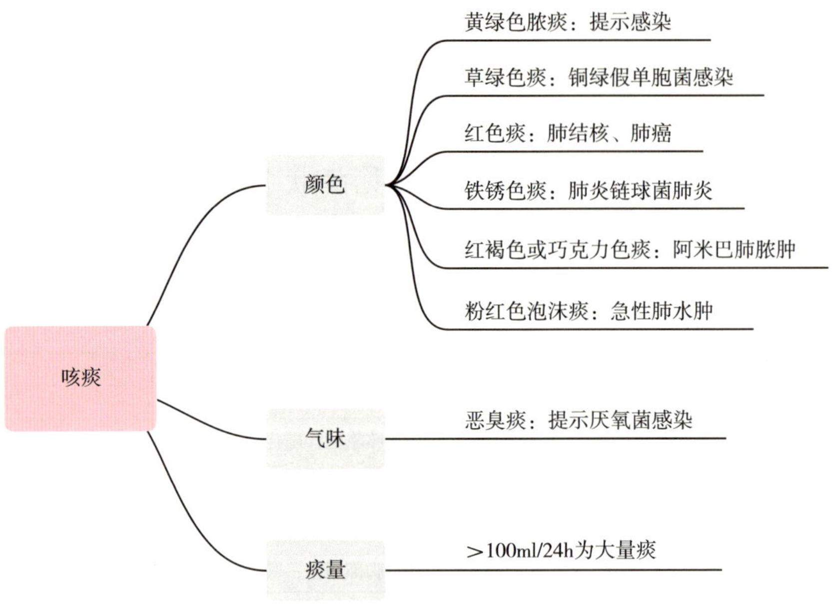

图 2-2-1 咳痰

（5）**机械吸痰：**适用于痰液黏稠无力咳出、意识不清或建立人工气道者。每次吸引时间少于 15 秒。

5. 用药护理 遵医嘱给予抗生素、镇咳及祛痰药。向湿性咳嗽及排痰困难患者说明**可待因等强镇咳药会抑制咳嗽反射**，加重痰液的积聚，切勿自行服用。

名师点拨：患者突发烦躁不安、面色苍白或发绀、出冷汗、呼吸急促、咽喉部有明显的痰鸣音，应考虑是否出现窒息。

二、咯血的护理（2019）（★★★）

（一）病因

呼吸系统疾病引起，也见于循环系统及其他系统疾病。

（二）临床表现

咯血者常有胸闷、喉痒和咳嗽等先兆症状。根据咯血量，临床将咯血分为痰中带血、少量咯血（每天<100ml）、中等量咯血（每天 100~500ml）和大量咯血（每天>500ml，或 1 次>100ml）。

窒息是咯血直接致死的主要原因。窒息时患者表现为咯血突然减少或中止，表情紧张或惊恐，大汗淋漓，两手乱动或指喉头，继而出现发绀、呼吸音减弱、**全身抽搐甚至心搏呼吸停止而死亡（2019）**。

（三）护理措施

1. 小量咯血者以静卧休息为主，**大量咯血患者应绝对卧床休息，取患侧卧位**。
2. **大量咯血者应禁食；**小量咯血者宜进少量温、凉流质饮食。保持排便通畅。
3. 安排专人护理并安慰患者。保持口腔清洁，及时清理患者咯出的血块及污染的衣物、被褥。
4. 痰液黏稠无力咳出者，可经鼻腔吸痰。咯血时轻轻拍击健侧背部，嘱患者**不要屏气**，以免诱发喉头痉挛，导致窒息。

名师点拨：咯血时应嘱患者不要屏气，拔除胸腔引流管时应嘱患者深吸气后屏住呼吸。

5. 用药护理

（1）**垂体后叶素**可收缩小动脉，减少肺血流量，从而减轻咯血。但也能引起子宫、肠道平滑肌收缩和冠状动脉收缩，故**冠心病、高血压患者及孕妇忌用**。静脉点滴时速度勿过快。

（2）年老体弱、肺功能不全者在应用镇静药和镇咳药后，应注意观察呼吸中枢和咳嗽反射受抑制情况。

6. 窒息的抢救（2023） **一旦患者出现窒息征象，应立即取头低足高位，面向一侧，轻拍背部，迅速排出气道和口咽部的血块（2018）**。必要时用吸痰管进行负压吸引。给予高浓度吸氧。做好气管插管或气管切开的准备与配合工作。

三、肺源性呼吸困难的护理（★★★）

（一）分型

1. **吸气性呼吸困难（2017）** 吸气显著困难，吸气时间延长，有明显的**三凹征（吸气时胸骨上窝、锁骨上窝、肋间隙出现凹陷）**。见于气管阻塞、气管异物、喉头水肿等。

2. 呼气性呼吸困难 呼气费力，呼气时间延长。见于支气管哮喘、阻塞性肺气肿。

3. 混合性呼吸困难 吸气、呼气均感费力，呼吸频率增加。见于重症肺炎、广泛性肺纤维化、大面积肺不张、大量胸腔积液等。

（二）临床表现

1. 呼吸的频率、深度和节律改变。

2. 伴随症状 咳嗽、咳痰、胸痛、发热、神志改变等。

3. 严重程度

1）轻度呼吸困难由中度及中度以上体力活动引起。

2）中度呼吸困难由轻度体力活动引起。

3）重度呼吸困难可由洗脸、穿衣等活动引起，甚至休息时也有发作。

（三）护理措施

1. 保持病室的环境安静舒适、空气洁净和温湿度适宜。

2. 协助患者清除呼吸道分泌物及异物，指导患者正确使用支气管舒张药。

3. 根据呼吸困难类型、严重程度不同，进行合理氧疗或机械通气。

4. 安慰患者，给予心理支持，使其保持情绪稳定。

5. 指导慢性阻塞性肺气肿患者做腹式呼吸和缩唇呼气的训练，以提高呼气相支气管内压力，防止小气道过早陷闭，利于肺内气体的排出。

基础巩固

不同痰液特点所提示的疾病见表2-2-1。

表2-2-1 不同痰液特点及其对应疾病

痰液特点	疾病
大量黄脓痰	肺脓肿或支气管扩张
红色或红棕色	肺结核、肺癌
粉红色泡沫痰	急性肺水肿
砖红色胶冻样	克雷伯菌肺炎
痰液恶臭	厌氧菌感染
铁锈色	肺炎链球菌肺炎

基础巩固

不同排痰措施的适应证和方法见表 2-2-2。

表 2-2-2　不同排痰措施的适应证和方法

方法	条件	方法要点
有效咳嗽	神志清，能配合	坐位，腹式呼吸 5~6 次，深吸气屏气 3~5 秒咳出
气道湿化	痰液黏稠	10~20 分钟，湿化温度 35~37℃
胸部叩击	久病卧床，排痰无力	手指弯曲并拢，使掌侧呈杯状；自下而上、由外向内；120~180 次/分；时间在餐后 2 小时至餐前 30 分钟内
体位引流	大量痰液排出不畅	每次 15~20 分钟，早晨清醒后或餐后 12 小时
机械吸痰	无力咳出，意识不清	每次时间少于 15 秒；两次间隔时间>3 分钟

实战演练

【A1 型题】

1. 痰呈黄色提示肺部感染的病原菌是

A. 肺炎克雷伯菌　B. 军团菌

C. 铜绿假单胞菌　D. 葡萄球菌

E. 厌氧菌

【答案】 D

【考点】 肺部感染的病原菌

【解析】 肺炎克雷伯菌感染患者痰液为暗红色胶冻样，A 错。军团菌感染患者少量黏液痰，可有血痰，B 错。铜绿假单胞菌感染痰液为绿色，C 错。厌氧菌感染痰液有恶臭，E 错。葡萄球菌中的金黄色葡萄球菌感染痰液呈黄色。故选 D。

2. 下列咳嗽、咳痰护理措施中，错误的是

A. 保持室内空气新鲜、清洁

B. 咳脓痰者注意口腔护理

C. 痰稠不易咳出时应多饮水

D. 协助痰多的卧床患者翻身

E. 痰多体弱无力咳嗽者施行体位引流

【答案】 E

【考点】 咳嗽、咳痰的护理

【解析】 为患者提供安静、整洁、舒适的病房，保持室内空气新鲜、洁净，注意通气；嘱患者多饮水，每天饮水 1500ml 以上，足够的水分可保证呼吸道黏膜的湿润和病变黏膜的修复，利于痰液稀释和排出；指导患者有效咳嗽，经常变换体位会有利于痰液咳出；痰液黏稠和排痰困难者，应用吸入疗法；对于肺脓肿、支气管扩张等大量痰液排出不畅者应用体位引流；无力咳出黏稠痰液、意识不清或排痰困难者，应用机械吸痰。故选 E。

3. 发生大咯血时患者应当

A. 咳嗽　B. 屏气

C. 少量流质饮食　D. 绝对卧床

E. 多交流

【答案】 D

【考点】 大咯血的护理

【解析】 发生大咯血的患者应绝对卧床，清醒的患者可选择半坐卧位或端坐卧位，昏迷的患者选择平卧位，头偏向一侧，防止窒息。故选 D。

4. 呼气性呼吸困难的病因是

A. 气管异物　B. 大气管肿瘤

C. 大片肺实变　D. 小支气管痉挛

E. 大量胸腔积液

【答案】 D

【考点】 呼气性呼吸困难的病因

【解析】 呼气呼吸困难的发生与支气管哮喘和慢性阻塞性肺疾病有关。吸气性呼吸困难发生与大气道的狭窄和梗阻有关，多见于上呼吸道机械性梗阻。故选 D。

5. 肺炎链球菌肺炎患者咳出痰液为

A. 白色泡沫痰　B. 绿色脓痰

C. 铁锈色痰　D. 红色胶冻样

E. 脓痰放置后分 3 层

【答案】 C

【考点】 痰液的颜色

【解析】 肺炎链球菌肺炎由肺炎链球菌所引起，肺段和肺叶呈急性实变，临床表现为寒战、高热、咳

嗽、咳铁锈色痰、胸痛和肺实变等体征。白色泡沫痰见于慢性支气管炎，脓绿痰见于铜绿假单胞菌感染，红色胶冻样痰见于克雷伯菌感染，脓痰放置后分 3 层见于肺脓肿。故选 C。

【A3/A4 型题】

（6~8 题共用题干）

患者，男，20 岁。长跑后冲凉水浴，当晚突发寒战、高热，右胸痛就诊。查体：面色潮红、呼吸急促、痛苦呻吟，体温 39~40℃，以肺炎收住院。

6. 患者的面容属于

A. 高热病容　B. 急性病容　C. 慢性病容
D. 病危面容　E. 休克面容

【答案】 B

【考点】 各种面容的临床表现

【解析】 面色潮红、呼吸急促、痛苦呻吟为急性面容。慢性病容指面容憔悴，面色晦暗，目光暗淡，见于慢性消耗性疾病；四肢厥冷、面色苍白，大汗及意识模糊为休克面容；面容枯槁、面色苍白或铅灰、表情淡漠、眼眶凹陷为病危面容。故选 B。

7. 患者的热型为

A. 稽留热　B. 反复热　C. 间歇热
D. 弛张热　E. 回归热

【答案】 A

【考点】 热型的判断

【解析】 稽留热指体温明显升高达 39~40℃以上，24 小时内体温波动相差不超过 1℃，常见于伤寒、大叶性肺炎。弛张热指 24 小时内体温波动相差超过 1℃，但最低点未达正常水平的体温曲线类型，常见于风湿热、败血症。间歇热指体温骤然升达高峰，持续数小时，又迅速降至正常水平，无热期可持续 1 天至数天，常见于疟疾。回归热是指高热持续数日后自行消退，但数日后又再出现的体温曲线类型，可见于回归热、霍奇金淋巴瘤等。此患者体温 39~40℃。故选 A。

8. 触诊检查可以发现右上肺

A. 触觉语颤消失　B. 触觉语颤减弱
C. 触觉语颤增强　D. 出现摩擦感
E. 发现异常搏动

【答案】 C

【考点】 肺炎触诊的内容

【解析】 触觉语颤减弱或消失见于肺气肿、支气管阻塞、大量胸腔积液或气胸、胸膜高度增厚粘连、胸壁皮下气肿或皮下水肿等。触觉语颤增强见于肺炎实变期、肺梗死、压迫性肺不张等。胸膜摩擦感见于胸膜炎症。故选 C。

第二节　急性上呼吸道感染

考点直击

年份	分值	考点
2023	1	急性上呼吸道感染的病因
2021	1	急性上呼吸道感染的病因
2017	2	急性上呼吸道感染的病因；急性疱疹性咽峡炎
2015	1	急性上呼吸道感染的辅助检查

考点集萃

本病全年均可发生，冬春季多发。可通过含有病毒的飞沫或被污染的手和用具传播。

一、病因（2013/2017/2021/2023）

急性上呼吸道感染有 70%~80%由病毒引起。其中主要包括鼻病毒、流感病毒、副流感病毒等。细菌感染以链球菌最为多见。

二、临床表现（★★★）（2011）

1. **普通感冒（2014）** 俗称“伤风”，成人多为鼻病毒感染所致。

2. 特殊类型上呼吸道感染

（1）**急性疱疹性咽峡炎：主要由柯萨奇病毒A组所致（2017）**，多见于儿童。表现为明显咽痛、发热，查体时可见咽部充血，软腭、咽及扁桃体表面有灰白色疱疹及浅溃疡，周围有红晕。

（2）急性咽-扁桃体炎：多由溶血性链球菌引起。有明显咽痛、畏寒、发热，体温可达39℃以上。查体可见咽部明显充血，扁桃体肿大、充血，表面有脓性分泌物。

三、辅助检查

1. 血常规 **病毒感染**时白细胞计数多为正常或减少，**淋巴细胞比例升高**。**细菌感染时，可见白细胞计数增多和中性粒细胞比例升高（2015）**，并有核左移现象。

2. 病原学检查 主要采用咽拭子进行微生物检测。

四、治疗要点

1. 病因治疗 普通感冒和单纯的病毒感染不必应用抗菌药，如并发细菌感染，可尝试经验用药。

2. 对症治疗 头痛、发热、全身肌肉酸痛者可给予解热镇痛药；**鼻塞可用1%新麻滴鼻液**。

五、护理措施（★★★）

1. 观察生命体征及咽痛、咳嗽等的变化。
2. 保持室内温、湿度适宜和空气流通。
3. 足够热量、高维生素、清淡易消化饮食，发热者应适当增加饮水量。
4. 注意隔离患者，减少探视，以避免交叉感染。

实战演练

【A1型题】

1. 急性上呼吸道感染最常见的病原体是

A. 肺炎链球菌　B. 葡萄球菌
C. 革兰阴性杆菌　D. 病毒
E. 溶血性链球菌

【答案】 D

【考点】 急性呼吸道感染常见的病原体

【解析】 急性上呼吸道感染的病原体90%以上为病毒，是小儿时期最常见的疾病，指鼻、鼻窦、咽、喉部的感染，一年四季均可发生，以冬春季节发病率最高，常可侵及口腔、中耳、眼部、颈淋巴结等邻近器官。本病预后良好。故选D。

【A2型题】

2. 患者，男，21岁。淋雨后突然寒战、高热、咳嗽。查体：血WBC总数 18×10^9/L，中性粒细胞0.9。其原因是

A. 病毒感染　B. 阿米巴感染
C. 结核分枝杆菌感染　D. 细菌感染
E. 幽门螺杆菌感染

【答案】 D

【考点】 急性上呼吸道感染血常规

【解析】 根据患者临床表现，考虑急性上呼吸道感染，病毒感染或细菌感染。病毒感染时白细胞数多为正常或减少，淋巴细胞比例升高。细菌感染时，可见白细胞计数和中性粒细胞增多。正常成年男性WBC范围为（4～10）$\times10^9$/L。该患者白细胞计数增多，中性粒细胞比例升高，考虑为细菌感染。故选D。

第三节　支气管哮喘

考点直击

年份	分值	考点
2023	1	发病机制
2022	4	定义、病因、症状、药物治疗
2021	3	定义、药物治疗
2020	3	定义、病因、药物治疗
2019	2	定义、药物治疗
2018	2	病因、药物治疗
2017	1	定义
2016	3	病因、症状、药物治疗
2015	3	哮喘的症状、药物治疗

考点集萃

支气管哮喘简称哮喘，是由多种炎症细胞（**如嗜酸性粒细胞、肥大细胞、T淋巴细胞、巨噬细胞、中性粒细胞等**）（2017/2021/2022）介导的**气道慢性炎症性疾病**（2019/2020/2021）。

一、病因及发病机制

（一）病因

哮喘与多基因遗传有关，受遗传因素（IgE）和环境因素双重影响。环境因素主要为哮喘的激发因素，包括如下几方面。

（1）**吸入性变应原**（2010）：如**花粉、动物毛屑**（2011/2016/2018/2020/2022）等各种特异和非特异性吸入物。

（2）感染：如细菌、病毒、原虫、寄生虫等。

（3）食物：如鱼、虾、蟹、蛋类、牛奶等。

（4）其他：气候改变、运动、妊娠、药物等。

（二）发病机制

可概括为免疫-炎症机制、神经机制和**气道高反应性**（2013/2023）及其相互作用。

二、临床表现（★★★）

（一）症状

典型表现为发作性**呼气性呼吸困难**（2011/2016/2022），伴有哮鸣音。发病前多有干咳、打喷嚏、流泪等先兆，患者常被迫坐起。发作严重时，表现为**张口抬肩**（2015）、大汗、喘气费力、烦躁不安，甚至发绀。

> 名师点拨：呼气性呼吸困难发生与支气管痉挛、狭窄和肺组织弹性减弱影响肺通气功能有关。多见于支气管哮喘和慢性阻塞性肺疾病。

若哮喘严重发作持续24小时以上，经合理应用缓解药物后仍有严重或进行性呼吸困难者，称为哮喘危重状态（哮喘持续状态）。

（二）体征

发作时胸部呈**过度充气**征象，双肺可闻及**广泛的哮鸣音**，**呼气音延长**。在轻度哮喘或非常严重哮喘发作时，哮鸣音可不出现。

三、辅助检查

1. 痰液检查　**嗜酸性粒细胞增多**。

2. 肺功能检查　发作时可有用力肺活量降低，残气量、功能残气量、肺总量增加，残气/肺总量比值增高。

3. 血气分析　严重发作时可有 PaO_2 降低。过度通气时表现为呼吸性碱中毒；气道阻塞严重时，表现呼吸性酸中毒；缺氧明显时，可合并代谢性酸中毒。

4. 胸部 X 线检查　发作时双肺透亮度增高，呈过度充气状态。

四、治疗要点（★★★）

（一）脱离变应原

是防治哮喘最有效的方法。

（二）药物治疗（2014）

1. 缓解哮喘发作

（1）**$β_2$ 受体激动药**：是控制哮喘**急性发作**的首选药物。常用药物有**沙丁胺醇**、特布他林和福莫特罗等。**首选给药方法为吸入法**（2010/2015/2018/2020/2021/2022）。

（2）**茶碱类**（2019）：可增强呼吸肌的收缩，还具有一定的抗炎作用。可引起心律失常、血压下降等，静脉给药时需缓慢静注。

（3）**抗胆碱药**：有舒张支气管及减少痰液的作用。尤其适用于夜间哮喘、痰多的患者。

2. 控制哮喘发作

（1）**糖皮质激素**：**当前控制哮喘发作最有效的药物**（2015）。主要通过抑制气道变应性炎症，降低气道高反应性。常用泼尼松口服 30～60mg/d。

> 名师点拨：糖皮质激素需要长期每天使用，以减少发作。吸入型糖皮质激素禁用于哮喘急性发作期。

（2）**色甘酸钠**：**对预防运动或变应原诱发的哮喘最为有效**（2016）。

五、护理措施（★★★）

1. 提供安静、舒适、温湿度适宜的环境。**呼吸困难**者采取**端坐位**。病室不宜摆放花草，避免使用皮毛、羽绒或蚕丝织物。

2. 给予心理疏导和安慰，消除过度的紧张状态。

3. 哮喘发作时，观察患者意识状态、呼吸频率、节律、深度等。

4. 呼吸困难者给予低流量、持续湿化吸氧。

5. 提供清淡、易消化、足够热量的饮食；应鼓励患者饮水，**饮水量>2500ml/d**。

> 名师点拨：肺炎链球菌肺炎、支气管扩张饮水量均>1500ml/d；哮喘饮水>2500ml/d。

6. 吸入糖皮质激素类药物后应漱口，以防口、咽部真菌感染。糖皮质激素宜在饭后服用，以减少对胃肠道黏膜的刺激，**指导患者不得自行减量或停药**。

7. 避免摄入引起过敏的食物；不养宠物；避免接触刺激性气体及**预防呼吸道感染**。

实战演练

【A1 型题】

1. 提示哮喘患者病情严重的情况是
   A. 大汗淋漓　B. 张口呼吸　C. 出现奇脉
   D. 发绀　E. 哮鸣音减弱或消失
   【答案】 E
   【考点】 哮喘的临床表现
   【解析】 哮喘发作时胸部呈过度充气征象，双肺闻及广泛的哮鸣音，呼气音延长，但重症哮喘的患者如呼吸困难加重，出现哮鸣音减弱或消失，常提示气道有严重阻塞，病情严重。故选 E。
2. 应用 β_2 受体激动药控制哮喘发作时，首选的给药方法是
   A. 口服法　B. 静滴法　C. 吸入法
   D. 肌注法　E. 舌下含化法
   【答案】 C
   【考点】 哮喘药物用药方法
   【解析】 β_2 受体激动药可以迅速松弛支气管平滑肌，还具有一定的抗气道炎症，增强黏膜纤毛的作用，是控制哮喘急性发作的首选药物，用药方法有定量气雾剂吸入、干粉吸入、持续雾化吸入等，也可用口服或静注，首选定量吸入法。故选 C。
3. 哮喘持续状态是指严重哮喘持续时间达
   A. 6 小时　B. 10 小时　C. 24 小时
   D. 48 小时　E. 12 小时
   【答案】 C
   【考点】 哮喘持续状态的诊断
   【解析】 哮喘急性发作持续 24 小时或以上，经一般处理不能缓解者称为哮喘持续状态。常因感染未控制；过敏原未消除；发作时张口呼气和大量出汗，使痰液黏稠形成痰栓阻塞小支气管或肺不张；精神紧张，进食不足，体力不支；心肺功能不全，缺氧，酸中毒，电解质紊乱，肾上腺皮质功能不全，对常用止喘药耐药或并发气胸等多种复杂原因引起。患者表现为严重呼吸困难，大汗，甚至呼吸衰竭，须及时抢救。故选 C。
4. 与支气管哮喘发作有关的免疫球蛋白是
   A. IgA　B. IgG　C. IgE
   D. IgD　E. IgM
   【答案】 C
   【考点】 支气管哮喘发病机制
   【解析】 支气管哮喘发病机制十分复杂，许多因素参与其中，其主要学说有变态反应学说、神经-受体失衡学说、气道炎症学说等。变态反应学说认为，外源性变应原进入患者体内，产生的 IgE 抗体吸附在肥大细胞和嗜碱性粒细胞表面，当这种变应原再次进入患者体内并与 IgE 抗体结合后，使肥大细胞脱颗粒，释放组胺等介质而致病。故选 C。
5. 发作性呼气性呼吸困难见于
   A. 肺不张　B. 胸膜粘连　C. 支气管扩张
   D. 支气管异物　E. 支气管哮喘
   【答案】 E
   【考点】 支气管哮喘临床表现及诊断
   【解析】 肺不张和胸膜粘连均不会表现为发作性呼吸困难。支气管扩张的典型症状为慢性咳嗽伴大量脓痰和反复咯血。支气管异物的一般表现为吸气性呼吸困难。哮喘的典型临床表现是发作性伴有哮鸣音的呼气性呼吸困难。故选 E。
6. 哮喘发作的典型表现为
   A. 进行性呼吸困难
   B. 吸气性呼吸困难
   C. 劳力性呼吸困难
   D. 阵发性加剧的呼吸困难
   E. 发作性呼气性呼吸困难
   【答案】 E
   【考点】 支气管哮喘临床表现
   【解析】 支气管哮喘是由多种细胞特别是肥大细胞、嗜酸性粒细胞和 T 细胞等参与的慢性气道炎症，哮喘发作的典型表现为发作性伴有哮鸣音的呼气性呼吸困难。故选 E。
7. 预防运动和过敏原诱发的哮喘最有效的药物是
   A. 氨茶碱　B. 异丙托溴铵　C. 沙丁胺醇
   D. 乙胺丁醇　E. 色甘酸钠
   【答案】 E
   【考点】 哮喘的药物治疗
   【解析】 治疗哮喘的药物分为控制药物和缓解药物，色甘酸钠主要用于预防季节性哮喘发作，但本药奏效慢，数日甚至数周后才收到防治效果，对正在发作哮喘者无效，对运动诱发性哮喘疗效较好。故选 E。
8. 同时患有支气管哮喘的高血压患者不能使用下列哪种降压药
   A. 呋塞米　B. 阿替洛尔　C. 硝苯地平
   D. 卡托普利　E. 哌唑嗪
   【答案】 B
   【考点】 哮喘的药物治疗

【解析】 β受体阻断药的副作用有心动过缓、支气管痉挛等，因此病态窦房结综合征、严重心动过缓、房室传导阻滞、支气管哮喘和急性左心衰竭患者禁用β受体阻断药。因此，本题选项中不能用于同时患有支气管哮喘的高血压患者的降压药物是阿替洛尔。故选B。

【A2型题】

9. 患儿，女，10岁。给宠物犬洗澡后即出现咳嗽、咳痰伴喘息发作，诊断为哮喘。引起该患儿哮喘发作最后可能的过敏原是

A. 花粉　B. 尘螨　C. 毛屑
D. 病毒感染　E. 细菌感染

【答案】 C
【考点】 哮喘发作特点
【解析】 该患者发作前有明确的发病诱因，最有可能的过敏原就是动物的毛屑。故选C。

10. 患者，女，32岁。突然出现发作性呼气性呼吸困难，怀疑哮喘，去医院就诊时已经缓解，有助于诊断的血常规变化是

A. 白细胞计数增多　B. 单核细胞增多
C. 淋巴细胞增多　D. 嗜酸性粒细胞增多
E. 嗜碱性粒细胞增多

【答案】 D
【考点】 支气管哮喘的辅助检查
【解析】 支气管哮喘的实验室检查时，血清IgE和嗜酸性粒细胞测定有助于本病的诊断。故选D。

【A3/A4型题】

（11～13题共用题干）
患者，男，28岁。因外出春游出现咳嗽、咳白黏痰伴喘息1天入院。查体：体温36.6℃，脉搏90次/分，呼吸28次/分，血压120/80mmHg，肺部可闻及广泛哮鸣音，既往有哮喘史。

11. 该患者哮喘发作最可能的诱因是

A. 花粉　B. 尘螨
C. 动物的毛屑　D. 病毒感染
E. 精神因素

【答案】 A
【考点】 支气管哮喘患者的病因
【解析】 以上均是哮喘发作的可能诱因。题干给出了条件“春游”，春天百花盛开，花粉多，最可能的诱因当然是花粉。故选A。

12. 该患者最可能的诊断是

A. 肺炎　B. 支气管扩张
C. 肺心病　D. 支气管哮喘
E. 慢性支气管炎

【答案】 D
【考点】 支气管哮喘的诊断
【解析】 患者春游后出现咳嗽，咳白黏痰。查体闻及肺部广泛哮鸣音，诊断为哮喘。而答案A、B、C、E肺部都不会有广泛的哮鸣音。故选D。

13. 患者因感冒使原有支气管哮喘发作，呼吸困难，有轻微发绀，神志清醒。该患者属于哪种呼吸困难

A. 喘息性　B. 吸气性　C. 浮浅性
D. 呼气性　E. 混合性

【答案】 D
【考点】 支气管哮喘病理
【解析】 支气管哮喘表现为发作性呼气性呼吸困难。故选D。

第四节　慢性支气管炎和阻塞性肺气肿

考点直击

年份	分值	考点
2023	1	呼吸功能锻炼
2022	3	阻塞性肺气肿的临床表现、急性加重期治疗
2021	1	缩唇呼吸
2019	2	阻塞性肺气肿的临床表现
2017	1	急性发作期的治疗
2015	3	肺功能检查

考点集萃

一、病因及发病机制（★★）

确切的病因尚不清楚，可能与下列因素有关。

1. 吸烟　为重要的发病因素。
2. 职业性粉尘和化学物质　烟雾、工业废气及室内空气污染等。
3. 空气污染。
4. **感染**　是慢性阻塞性肺疾病（COPD）发生发展的重要因素之一，主要病毒为流感病毒等；主要细菌为肺炎链球菌等。

名师点拨：**蛋白酶-抗蛋白酶缺乏或异常也是 COPD 的病因（2011）。**

二、临床表现（★★★）

（一）慢性支气管炎

主要为咳嗽、咳痰，或伴有喘息。咳嗽一般以**晨间咳嗽**为主，咳痰一般为白色黏液或浆液性泡沫痰，喘息或气急喘息明显者称为喘息性支气管炎。体征：急性发作期可在背部或双肺底听到干、湿啰音，咳嗽后可减少。

（二）阻塞性肺气肿（2022）

除有**慢性支气管炎症状（2019）**外，会有**逐渐加重的呼吸困难，**是 COPD 的标志性症状。体征：**桶状胸（2013/2019）**，呼吸浅快，严重者可有缩唇呼吸等；**触觉语颤减弱或消失**。**叩诊呈过清音（2022）**，两肺呼吸音减弱，呼气延长。

名师点拨：典型的肺气肿体征要点为桶状胸，语颤减弱；叩诊过清音；呼吸音减弱。考生需熟记。

三、辅助检查（★★★）（2015）

1. **肺功能检查（2015）**　是判断气流受限的主要客观指标。第一秒用力呼气量占用力肺活量比值减少，残气容积增加，**残气容积占肺总量百分比增加（2010），肺总量增加，肺活量降低，最大通气量降低（2015）**。
2. 胸部 X 线　可逐渐出现肺纹理增粗、紊乱，肺气肿时可有肋间隙增宽、两肺透亮度增加等表现。
3. 动脉血气分析　病情严重时用于判断呼吸衰竭的类型。
4. 其他　血常规、痰液检查等。

四、治疗要点（★★）

（一）稳定期治疗

1. 支气管舒张药　预防和减轻症状。常选用沙丁胺醇等。
2. 祛痰药　对痰不易咳出者可选用盐酸氨溴索。
3. **长期家庭氧疗　持续低流量吸氧，1~2L/min，每天 15 小时以上。**

（二）急性加重期治疗（2022）

1. 低流量吸氧　发生低氧血症者可用**鼻导管持续低流量（1~2L/min）、低浓度（28%~30%）吸氧，避免吸入氧浓度过高引起的二氧化碳潴留现象（2011）**，加重呼吸衰竭。

名师点拨：吸入氧浓度 FiO_2（%）= 21+4×氧流量（L/min）。

2. 控制感染　根据病原菌性质及药物敏感试验程度选择。**是急性发作期的主要治疗（2017）。**
3. 糖皮质激素　急性加重期患者可使用糖皮质激素。
4. 祛痰、镇咳、平喘　药物治疗同稳定期。年老体弱及痰多者，不宜使用**可待因**等强镇咳药。

五、护理措施（★★★）

1. 休息与活动　患者采取舒适的体位。活动以不感到疲劳、不加重症状为宜。
2. 观察咳嗽、咳痰，呼吸困难的程度，监测动脉血气分析和水、电解质、酸碱平衡情况。
3. 呼吸困难伴低氧血症者，遵医嘱给予氧疗。一般采用鼻导管持续低流量、低浓度吸氧。

名师点拨：氧疗有效的指标为患者呼吸困难减轻、呼吸频率减慢、发绀减轻、心率减慢、活动耐力增加。

4. 给予高热量、高蛋白质、高维生素饮食，少吃产气食物，保证足够饮水量，以利于痰液的稀释。
5. **呼吸功能锻炼（2023）**

（1）**缩唇呼吸：**其是通过缩唇形成的微弱阻力来延长呼气时间，增加气道压力，**延缓气道塌陷（2010/2021）**。

（2）**腹式呼吸：**通过腹肌的主动舒张与收缩加强腹肌训练，使呼吸阻力减低，肺泡通气量增加，提高呼吸效率。

6. 进行步行、慢跑、气功等体育锻炼。避免在呼吸道传染病流行期间，到人群密集的公共场所。

实战演练

【A1 型题】

1. 慢性支气管炎最突出的症状是

A. 长期反复咳嗽

B. 反复咳脓性痰

C. 间歇少量咯血

D. 逐渐加重的呼吸困难

E. 活动后心悸气急

【答案】 A

【考点】 慢性支气管炎的临床表现

【解析】 慢性支气管炎是由于感染或非感染因素引起气管、支气管黏膜及其周围组织的慢性非特异性炎症。临床上最突出的症状为慢性或反复的咳嗽、咳痰（多为白色黏液或泡沫状痰）或伴喘息。故选 A。

2. 阻塞性肺气肿的并发症不包括

A. 自发性气胸　　B. 肺部急性感染

C. 慢性肺源性感染　　D. 呼吸衰竭

E. 急性左心衰竭

【答案】 E

【考点】 阻塞性肺气肿的并发症

【解析】 阻塞性肺气肿可并发慢性呼吸衰竭、自发性气胸、慢性肺源性心脏病、肺部感染等。其中慢性肺源性心脏病可诱发右心衰竭，但不引起急性左心衰竭。故选 E。

3. 有呼吸系统疾病，不适宜做剧烈咳嗽的患者为

A. 流行性感冒　　B. 支气管肺炎

C. 肺炎链球菌肺炎　　D. 肺气肿

E. 支气管哮喘

【答案】 D

【考点】 阻塞性肺气肿患者护理措施

【解析】 肺气肿是指终末细支气管远端（呼吸细支气管、肺泡管、肺泡囊和肺泡）的气道弹性减退，过度膨胀、充气和肺容积增大或同时伴有气道壁破坏的病理状态。阻塞性肺气肿患者的潜在并发症有自发性气胸和呼吸衰竭，故不适宜做剧烈咳嗽，以防

止并发气胸。故选 D。

4. 慢性支气管炎发展为阻塞性肺气肿突出的症状是

A. 反复咳嗽，进行性加剧

B. 反复感染，咯血

C. 发热、咳嗽、咳脓痰

D. 呼吸困难、咳大量脓痰

E. 逐渐加重的呼吸困难

【答案】 E

【考点】 慢性支气管炎的临床表现

【解析】 慢性支气管炎症状主要是咳嗽、咳痰，痰多为白色黏液或泡沫状，晨起或体位变动时较明显。早期在气候寒冷或突变时发生，病重则四季均咳嗽。逐渐加重的呼吸困难是阻塞性肺气肿的标志性症状。故选 E。

5. 符合阻塞性肺气肿的肺功能检查结果是

A. 潮气量增加　　B. 肺活量增加

C. 肺总量减低　　D. 最大通气量降低

E. 第一秒用力呼气量增加

【答案】 D

【考点】 阻塞性肺气肿的辅助检查

【解析】 阻塞性肺气肿指终末细支气管远端气囊腔（包括呼吸性细支气管、肺泡管、肺泡囊和肺泡）的持久性膨胀、扩大，伴气腔壁结构破坏而无明显纤维化为病理特征的一种疾病。其引起的后果是导致气体容易进而不容易出。肺功能检查时肺总量、功能残气量和残气量增高，肺活量减低。肺活量是一次呼吸的最大通气量，可知最大通气量降低。故选 D。

6. 慢性阻塞性肺疾病，加强腹式呼吸的原因是

A. 有利于痰液排出

B. 增加肺泡张力

C. 使呼吸幅度扩大，增加肺泡通气量

D. 借助腹肌进行呼吸

E. 间接增加肋间肌活动

【答案】 C

【考点】 慢性阻塞性肺疾病的治疗

【解析】 肌肉训练包括全身性运动与呼吸肌锻炼，前者包括步行、登楼梯、踏车等，后者有腹式呼吸锻炼等。加强腹式呼吸训练主要是使呼吸幅度扩大，增加肺泡通气量，改善患者活动能力，提高生活质量。故选 C。

【A2 型题】

7. 患者，男，57 岁。慢性支气管炎合并肺气肿。近日痰多不易咳出，并伴有喘鸣、头痛、烦躁症状，白天嗜睡，夜间失眠。护士在晨间护理时，发现患者表情淡漠，此时可考虑患者为

A. 窒息先兆　　B. 肺脓肿

C. 休克早期　　D. 二氧化碳麻醉

E. 病毒性肺炎

【答案】 D

【考点】 肺气肿的并发症

【解析】 肺气肿发生窒息时首先会有喘息、皮肤发绀表现，根据题意可排除 A。肺脓肿主要表现为咳大量脓痰，痰液分层，因此排除 B。休克时会有冷汗、血压下降等循环血量不足的表现，排除 C。二氧化碳麻醉也叫肺性脑病，表现为失眠、精神错乱、狂躁或表情淡漠、神志恍惚等，因此可判断该患者是并发了肺性脑病。故选 D。

8. 患者，男，65 岁。慢性支气管肺炎 10 余年，近 1 个月来出现进行性呼吸困难，晨起咳嗽严重，痰量较多，呈脓性。查体：肺部可闻及啰音，呼吸音减弱。为进一步明确诊断，辅助检查不包括

A. 血常规检查　B. 胸部 X 线　C. 胃肠钡餐

D. 痰液检查　E. 肺功能检查

【答案】 C

【考点】 慢性支气管肺炎的辅助检查

【解析】 确诊慢性支气管肺炎的辅助检查包括以下几个方面。①胸部 X 线检查或胸部透视有斑片状阴影。②痰培养或胸腔穿刺液培养有致病菌生长。③血培养致病菌阳性。④肺穿刺肺组织病毒分离或细菌培养阳性。⑤咽拭子病毒分离阳性。钡餐口服后检查胃肠道称为钡餐检查。故选 C。

【A3/A4 型题】

（9～10 题共用题干）

患者，男，68 岁。慢性咳嗽、咳痰 10 年，近 2 年来，劳动时出现气短，近两日感冒后病情加重，咳脓痰且不易咳出。查体：T 36.8℃，神志清，桶状胸，双肺叩诊过清音，呼吸音低，以慢性支气管炎合并慢性阻塞性肺气肿入院治疗。

9. 对上述患者进行哪项检查有助于确诊

A. 心电图　　B. 胸部 X 线检查

C. 痰液检查　　D. 血气分析

E. 脑脊液检查

【答案】 D

【考点】 慢性支气管炎和阻塞性肺气肿的辅助检查

【解析】 慢性支气管炎主要症状是：咳嗽、咳痰，或伴喘息，急性加重的主要原因是呼吸道感染。

该类患者应尽早进行血气分析，以判断是否存在呼吸衰竭、酸碱失衡及电解质紊乱。故选 D。

10. 患者目前最主要的治疗措施是
   A. 抗生素控制感染
   B. 应用镇咳药
   C. 给予吸氧
   D. 进行缩唇或腹式呼吸训练
   E. 使用支气管扩张药

【答案】 A

【考点】 慢性支气管炎和阻塞性肺气肿的治疗要点

【解析】 患者属于慢性支气管炎急性加重期，该期的治疗原则包括抗生素控制感染、镇咳祛痰、平喘，其中抗生素控制感染最主要。故选 A。

第五节　慢性肺源性心脏病

考点直击

年份	分值	考点
2021	1	并发症
2019	2	发病机制、并发症
2018	1	病因
2017	1	发病机制
2015	1	慢性肺源性心脏病的发病机制

考点集萃

一、病因及发病机制（★★）

（一）病因

1. 支气管、肺疾病　**以慢性阻塞性肺疾病最为常见（2018）**。
2. 肺血管疾病　慢性血栓栓塞性肺动脉高压、肺小动脉炎。
3. 胸廓运动障碍性疾病。

（二）发病机制

由于肺组织、肺血管或胸廓的慢性病变引起肺组织结构和/或功能异常，产生肺血管阻力增加，**肺动脉压力增高（2013/2015/2019），使右心室扩张和/或肥厚**，伴或不伴右心衰竭。

名师点拨：缺氧是形成肺动脉高压的最重要因素，**可导致肺血管收缩、痉挛（2017）**。

二、临床表现（★★★）

（一）肺、心功能代偿期

1. 症状　咳嗽、咳痰、气促，活动后可有心悸、呼吸困难、乏力。
2. 体征　可有不同程度的发绀和肺气肿体征。偶有干湿啰音，心音遥远。

（二）肺、心功能失代偿期

1. 呼吸衰竭

（1）症状：呼吸困难加重，夜间为甚，常有头痛、失眠、白天嗜睡，甚至出现**表情淡漠、神志恍惚、谵妄**

等肺性脑病的表现。

（2）体征：明显发绀、球结膜充血、水肿，严重时出现颅内压升高。

2. 右心衰竭

（1）症状：明显气促、心悸、食欲缺乏、腹胀、恶心、少尿等。

（2）体征：发绀更明显，颈静脉怒张，心率增快，可出现心律失常，剑突下可闻及收缩期杂音。肝大并有压痛，肝颈静脉回流征阳性，下肢水肿，重者可有腹水。

（三）并发症

肺性脑病、酸碱失衡及电解质紊乱、心律失常、休克等**是肺心病死亡的首要原因（2011/2019/2021）**。

三、辅助检查（★★★）

1. X线检查　有肺动脉高压征、右心室增大征，为诊断慢性肺心病的主要依据。
2. 心电图检查　主要表现有电轴右偏、肺性P波。
3. 超声心动图检查。
4. 血气分析　低氧血症或合并高碳酸血症。PaO_2<60mmHg和/或$PaCO_2$>50mmHg，提示出现呼吸衰竭。
5. 血液检查　红细胞及血红蛋白可升高，全血及血浆黏滞度增加。

四、治疗要点（★★）

（一）急性加重期

1. 控制感染　参考痰菌培养及药敏试验选择抗生素。
2. 氧疗　纠正缺氧和二氧化碳潴留。
3. 控制心力衰竭　经上述治疗无效时，可选用以下药物。

（1）利尿药：**以缓慢、小量、间歇**为原则。

（2）正性肌力药：应选用作用快、排泄快的洋地黄类药物，剂量宜小。

（二）缓解期

原则上采用中西医结合的综合治疗措施，以增强免疫功能、去除诱发因素，使肺、心功能得到部分或全部恢复。如长期家庭氧疗、营养疗法和调节免疫功能等。

五、护理措施（★★★）

1. 心肺功能失代偿期，应绝对卧床休息。呼吸困难者取**半卧位**。
2. 给予高纤维素、易消化清淡饮食，防止因便秘、腹胀而加重呼吸困难。避免含糖高的食物，以免引起痰液黏稠。有水肿者应限制钠水摄入。
3. **持续低流量、低浓度给氧（2011），氧流量1～2L/min，浓度为25%～29%**。防止高浓度吸氧抑制呼吸，加重二氧化碳潴留，导致肺性脑病。

名师点拨：慢性缺氧患者应低流量、低浓度持续给氧，如慢性肺源性心脏病、Ⅱ型呼吸衰竭等。

4. 患者烦躁不安时，应警惕呼吸衰竭、电解质紊乱的发生，切勿随意使用安眠、镇静药，以免诱发或加重肺性脑病。
5. 酌情进行体育锻炼和呼吸功能锻炼，提高机体免疫功能。

实战演练

【A1 型题】

1. 慢性肺源性心脏病发病的关键环节是
   A. 气管阻塞 B. 肺泡膨大 C. 右室肥大
   D. 肺动脉高压 E. 右房肥大

【答案】 D

【考点】 慢性肺源性心脏病发病机制

【解析】 慢性肺源性心脏病是由于肺组织、肺血管或胸廓的慢性病变引起组织结构和/或功能异常，产生肺血管阻力增加，肺动脉压力增高，使右心室扩张和/或肥厚，伴或不伴右心衰竭的心脏病，并排除先天性心脏病和左心病变引起者。故选 D。

2. 慢性肺源性心脏病早期可出现
   A. 全心肥大 B. 左室肥大 C. 右室肥大
   D. 左房肥大 E. 心包积液

【答案】 C

【考点】 慢性肺源性心脏病的表现

【解析】 慢性肺源性心脏病是由于支气管、肺、胸廓或肺动脉血管的慢性病变引起肺结构、功能异常，肺血管阻力增加，肺动脉高压可加重右心室后负荷，引起右心室代偿性肥厚、扩张，随着肺动脉压力持续升高，超过右心室代偿能力，右心失代偿，导致右室扩大、右心衰竭，故慢性肺心病早期可出现右室肥大。故选 C。

3. 诱发肺源性心脏病心功能失代偿的最常见原因是
   A. 过度劳累 B. 补液过快 C. 呼吸道感染
   D. 摄盐过多 E. 心律失常

【答案】 C

【考点】 慢性肺源性心脏病病因

【解析】 心功能失代偿期主要表现为呼吸衰竭和心力衰竭，多数患者以呼吸衰竭为主，而后发生心力衰竭。肺心病的诱因有过度劳累、补液过多、感染等。其中，急性呼吸道感染是最常见的诱因。呼吸道感染导致咳嗽、咳痰、喘憋加重，进而心力衰竭、呼吸衰竭加重，严重时可引起肺性脑病。故选 C。

4. 下列最适用于慢性阻塞性肺气肿患者缓解期的治疗措施是
   A. 口服抗生素预防感染
   B. 应用平喘药
   C. 间断吸氧
   D. 增强体质和进行缩唇、腹式呼吸
   E. 使用支气管扩张药

【答案】 D

【考点】 慢性阻塞性肺气肿治疗

【解析】 慢性阻塞性肺气肿主要由慢性支气管炎引起，二者密不可分，在治疗时常将两病视为统一体即 COPD 治疗，其缓解期治疗宜扶正固本，加强锻炼、增强体质，提高机体抵抗力，预防复发。故选 D。

【A2 型题】

5. 患者，男，67 岁。患慢性支气管炎并发阻塞性肺气肿 15 年。近日因受凉病情加重，发热，咳脓痰，严重呼吸困难，明显发绀，昼睡夜醒，球结膜充血水肿。此时首先应考虑其并发
   A. 肺梗死 B. 肺性脑病
   C. 自发性气胸 D. 急性肺部感染
   E. 右心衰竭

【答案】 B

【考点】 慢性肺源性心脏病的并发症

【解析】 本题患者慢性阻塞性肺疾病病史 15 年，从严重呼吸困难，明显发绀可知此患者发展成为慢性肺源性心脏病，由于慢性阻塞性肺疾病的首要并发症是肺性脑病。故选 B。

6. 患者，男，45 岁。患慢性肺源性心脏病，喘憋明显，略有烦躁。在治疗过程中，应慎用镇静药，以避免
   A. 洋地黄中毒 B. 双重感染
   C. 脱水、低血钾 D. 诱发肺性脑病
   E. 加重心力衰竭

【答案】 D

【考点】 慢性肺源性心脏病治疗

【解析】 肺性脑病是由于呼吸功能衰竭所致缺氧、CO_2 潴留而引起的精神障碍、神经系统症状的一种综合征。镇静药会抑制延髓呼吸中枢，会使慢性肺心病患者的缺氧、CO_2 潴留加重而诱发肺性脑病。故选 D。

7. 患者，男，38 岁。因长期咳嗽伴脓痰于近日发生下肢水肿。查体：桶状胸、颈静脉怒张、肝大、肝颈静脉回流征（+），其所患疾病为
   A. 慢性支气管炎
   B. 慢性阻塞性肺气肿
   C. 支气管扩张
   D. 慢性肺源性心脏病合并右心衰竭
   E. 肝炎

【答案】 D

【考点】 慢性肺源性心脏病患者的临床表现

【解析】 患者长期咳嗽伴脓痰，于近日发生下肢水肿，查体见桶状胸，应考虑基础疾病为慢性阻塞性肺疾病。患者无明显诱因出现下肢水肿，应为伴发慢性肺源性心脏病。肺源性心脏病是指由于肺组织、胸廓或肺动脉病变引起肺动脉高压，发生向心性肥大，最后发展为右心衰竭的心脏病。结合患者颈静脉怒张、肝大、肝颈静脉回流征（+）的查体表现，明确右心衰竭的诊断。故选 D。

第六节　支气管扩张症

考点直击

年份	分值	考点
2023	1	症状、体位引流
2021	2	症状、护理措施
2018	1	临床表现
2016	2	临床表现、护理措施
2015	2	支气管扩张症的临床表现、X 线检查

考点集萃

一、病因（★★）

1. 主要病因是支气管-肺组织感染和支气管阻塞。幼儿期的**麻疹、百日咳、支气管肺炎**是最常见的病因。
2. 重症肺炎、慢性阻塞性肺疾病、肺结核等也可引起支气管扩张症。

名师点拨：支气管扩张症的早期病理改变为气管柱状扩张。

二、临床表现（★★★）（2015/2016/2018/2023）

（一）症状

1. **慢性咳嗽、大量脓痰　晨起、临睡时咳嗽和咳痰加重（2010）。痰液静置后分 3 层（2010/2011/2013/2021），**上层为泡沫，中层为浆液，下层为脓性物与坏死组织。
2. 反复咯血　部分患者以反复咯血为唯一症状，临床上称为干性支气管扩张症。

名师点拨：咯血多见于肺结核、支气管扩张症和支气管肺癌。

3. 反复肺部感染。
4. 慢性感染中毒症状，可出现发热、乏力、消瘦、贫血等。

（二）体征

病变重或继发感染时，在下胸部、背部可闻及固定而**持久的局限性粗湿啰音**。部分患者伴有杵状指（趾）。

三、辅助检查

1. X 线检查　**典型者可见不规则阴影（2015）**，感染时阴影内可有液平面。

2. 纤维支气管镜检查　有助于发现患者的出血部位或阻塞原因。还可局部灌洗。

四、治疗要点（★★★）

1. 控制感染　出现急性感染时需应用抗生素。
2. 改善气流受限　应用支气管舒张药。
3. 清除气道分泌物　祛痰药、振动、拍背、体位引流等。

> 名师点拨：减少支气管扩张症的继发感染及全身中毒症状最重要的措施为清除气道分泌物，加强痰液引流。

4. 外科治疗　充分内科治疗后无效且病变为局限性支气管扩张。

五、护理措施（★★★）

1. 急性感染或病情严重者应卧床休息，**大咯血时绝对卧床休息（2016/2021）**。

2. 提供高热量、高蛋白质、富含维生素饮食。鼓励患者多饮水，>1500ml/d，以提供充足的水分，使痰液稀释，利于排痰。

3. **体位引流（2014/2023）**

（1）引流前准备：引流前遵医嘱给予支气管舒张药。

（2）引流体位：**抬高病灶部位的位置，使引流支气管开口向下**。

（3）引流时间：每次15~30分钟，一般于**饭前**进行，每日2~3次。

（4）引流的观察：如患者出现**咯血、心律失常、高血压、低血压、眩晕或发绀**，应立即停止引流并通知医生。

（5）引流后护理：引流结束后，帮助患者采取舒适体位，给予漱口。观察并记录患者痰液的性质、量及颜色。

> 名师点拨：体位引流适用于肺脓肿、支气管扩张症等有大量痰液排出不畅时。禁用于有明显呼吸困难和发绀者、近1~2周内曾有大咯血史、严重心血管疾病或年老体弱不能耐受者。

实战演练

【A1型题】

1. 支气管扩张症患者在施行体位引流时，错误的护理是

A. 引流在晚间睡前进行
B. 根据病变部位选择体位
C. 引流时鼓励患者深呼吸
D. 引流时间每次30分钟以上
E. 引流完毕后给予漱口

【答案】 D

【考点】 支气管扩张症体位引流的护理常规

【解析】 指导患者采取不同的体位引流，让病变部位处于高位，使痰液顺流至气管，间歇做深呼吸后用力咳嗽；同时由外向内，由下向上轻拍背部，以利引流，每日2~3次，每次15~30分钟。如果引流过程中出现咯血、头晕、发绀、疲劳等，应及时停止。故选D。

2. 支气管扩张症患者的痰液是

A. 白色黏痰　B. 铁锈色痰　C. 黄绿色痰
D. 分层痰　E. 暗红色胶冻样痰

【答案】 D

【考点】 支气管扩张症临床表现

【解析】 支气管扩张症患者晨起及晚上临睡时咳嗽和咳痰尤多，将痰放置数小时后可分3层，上层为泡沫黏液，中层为浆液性痰，下层为脓性物和坏死组织，如合并有厌氧菌感染，则痰及呼气具有臭味。故选D。

【A2型题】

3. 患者，女，40岁。咳嗽10余年，经常于感冒后加

重，咳大量脓痰，3 天前突然咯血 150ml，查体：心肺无明显阳性体征，X 线胸片示双肺下野纹理增多，最可能的诊断是

A. 慢性支气管炎　　B. 慢性肺脓肿
C. 支气管肺癌　　D. 支气管内膜结核
E. 支气管扩张症

【答案】 E

【考点】 支气管扩张症的诊断要点

【解析】 支气管扩张症最常见的症状为慢性咳嗽、咳痰、咯血和反复肺部感染。临床症状的轻重与支气管病变的轻重与感染程度有关。胸部 X 线检查示：①由于支气管壁慢性感染、管壁增厚及周围结缔组织增生，病变区肺纹理增多，增粗、排列紊乱，伴有肺实质性炎症。②急性发作时局部有片状影，急性感染消失后也常留下小片状、小块状病变及纤维化。根据患者的感染病史、咯血与实验室检查结果可诊断患者为支气管扩张症。故选 E。

4. 患者，女，38 岁。咳嗽，咳痰 5 年余，近 1 个月来咳嗽、咳痰加重，伴有咯血，咳痰在晨起或夜间卧床时加重，痰量多时可达 400ml，静置后可分为 3 层。该患者典型的 X 线表现为

A. 两肺透亮度增加
B. 肺纹理增多、紊乱
C. 边界毛糙的结节状阴影
D. 肺段或肺叶淡薄、均匀阴影
E. 不规则蜂窝状透亮阴影或沿支气管的卷发状阴影

【答案】 E

【考点】 支气管扩张症 X 线检查

【解析】 根据患者的临床表现，可初步判断为支气管扩张症，支气管扩张症患者 X 线检查典型者可见不规则的蜂窝状透明阴影或沿支气管的卷发状阴影，感染时阴影内可有液平面，故选 E。

5. 患者，男，32 岁，咳嗽、咳脓痰 1 年，间断咯血，量少。查体：背部可闻及湿啰音，有杵状指。首先考虑的诊断应是

A. 肺结核　　B. 支气管扩张　　C. 肺癌
D. COPD　　E. 肺脓肿

【答案】 B

【考点】 支气管扩张症的诊断

【解析】 支气管扩张症是由支气管及其周围肺组织的慢性炎症损坏管壁，引起支气管组织结构较严重的病理性破坏，导致支气管管腔扩张和变形。临床上以慢性咳嗽、大量脓痰和反复咯血为特征，听诊背部可闻及湿啰音，并可见发绀和杵状指。此患者症状符合支气管扩张症的诊断。故选 B。

【B1 型题】

（6~8 题共用备选答案）

A. 慢性支气管炎　　B. 支气管哮喘
C. 肺结核　　D. 支气管扩张症
E. 肺癌

6. 胸部听诊闻及局限而固定的湿啰音可见于

【答案】 D

7. 上腔静脉阻塞综合征可见于

【答案】 E

8. 锁骨上下部位咳嗽后闻及湿啰音可见于

【答案】 C

【考点】 呼吸系统常见体征

【解析】 慢性支气管炎早期无明显体征，晚期在背部和两肺下部闻及散在干湿啰音。支气管哮喘有广泛哮鸣音。肺结核听诊锁骨上下部位咳嗽后闻及湿啰音。故第 8 题选 C。支气管扩张症以慢性咳嗽、大量脓痰和反复咯血为特征，听诊背部可闻及固定湿啰音。故第 6 题选 D。肺癌时若有癌肿侵犯纵隔，压迫上腔静脉，上腔静脉回流受阻，引起头面颈部和上肢水肿，胸前淤血和静脉曲张，可有头痛头晕的症状称为上腔静脉阻塞综合征。故第 7 题选 E。

第七节　肺　　炎

考点直击

年份	分值	考点
2022	2	肺炎链球菌肺炎的临床表现、治疗
2021	1	细菌性肺炎

续　表

年份	分值	考点
2019	1	肺炎链球菌肺炎的临床表现
2018	2	细菌性肺炎；社区获得性肺炎
2017	2	肺炎链球菌肺炎的临床表现
2016	1	社区获得性肺炎
2015	1	肺炎链球菌肺炎的临床表现

考点集萃

一、分类（★★）

1. 按病因分类

（1）**细菌性肺炎：是最常见的肺炎，最常见病原菌是肺炎链球菌（2018/2021）**。

（2）非典型病原体所致肺炎：由支原体、军团菌和衣原体等引起。

（3）病毒性肺炎：由冠状病毒、腺病毒、流感病毒等引起。

（4）真菌性肺炎：由白念珠菌、放线菌等引起。

2. 按患病环境分类

（1）社区获得性肺炎：是指在医院外罹患的感染性肺实质炎症，**肺炎链球菌为最主要的病原体（2016/2018）**。

（2）医院获得性肺炎：其中以呼吸机相关肺炎最为多见。**常见病原菌包括铜绿假单胞菌、鲍曼不动杆菌、肺炎克雷伯菌、大肠埃希菌、金黄色葡萄球菌等**。

3. 按解剖分类　大叶性肺炎**致病菌以肺炎链球菌最为常见（2011）**；小叶性肺炎；间质性肺炎。

名师点拨：细菌性肺炎、大叶性肺炎和社区获得性肺炎的主要病原菌是肺炎链球菌。易合并脓胸的肺炎是金黄色葡萄球菌肺炎。

二、肺炎链球菌肺炎

肺炎链球菌肺炎是肺炎链球菌引起的肺炎，居社区获得性肺炎的首位。

（一）病因及发病机制

肺炎链球菌为革兰阳性球菌，是上呼吸道正常菌群。典型病理改变分为充血期、红色肝变期、灰色肝变期和消散期。

（二）临床表现（2011）

1. 症状　临床以急性起病，寒战、高热、全身肌肉酸痛为特征。可伴患侧胸痛并放射至肩部或腹部，故患者常取患侧卧位。患者体温可在数小时内达 39~41℃，呈**稽留热（2019/2022）**。典型患者发病 2~3 日可有**铁锈色痰（2011/2014/2017）**。

名师点拨：稽留热常见于伤寒、肺炎球菌性肺炎等。肺炎链球菌肺炎为铁锈色痰，**葡萄球菌肺炎为黄色脓痰（2015/2017）**。

2. 休克型肺炎　患者可出现**面色苍白**、**四肢厥冷**、**少尿或无尿**及**意识障碍**等休克体征。

3. 体征　急性病容，鼻扇，面颊绯红。肺实变时，触觉语颤增强，叩诊呈浊音，听诊闻及支气管肺泡呼吸音。

（三）辅助检查

1. 血常规　**白细胞计数增多**（10~20）×10^9/L，中性粒细胞比例增高（>80%），伴核左移，细胞内可见中毒颗粒。

2. X线检查　可见受累肺叶或肺段模糊或炎症浸润或实变阴影。

3. 细菌学检查　痰培养可确定病原体。

（四）治疗要点

1. **控制感染首选青霉素（2011/2022）**。疗程一般为7天，或热退后3天停药。

名师点拨：首选青霉素治疗的疾病有肺炎链球菌感染、破伤风、猩红热、梅毒等。大叶性肺炎首选青霉素治疗，支原体肺炎首选红霉素治疗。

2. 休克型肺炎　积极补充血容量；应用血管活性药，使收缩压维持在90~100mmHg；联合应用抗生素。

（五）护理措施

1. 卧床休息，给予能提供足够热量、蛋白质和维生素的流质或半流质饮食，鼓励患者多饮水。高热者应给予温水擦浴。注意保暖。

2. 当患者出现精神症状，体温不升或过高，应考虑并发症或其他疾病的可能性，如脓胸、心包炎、关节炎等。

3. 休克中毒型肺炎的抢救与护理

（1）立即取**仰卧中凹位**，注意保暖，遵医嘱给氧。

（2）迅速建立2条静脉通道。老年人及心肺功能欠佳者输液速度不宜过快，以免发生**心力衰竭**和**肺水肿**。

实战演练

【A1型题】

1. 易合并脓胸的肺炎是

A. 支原体肺炎　B. 腺病毒肺炎

C. 白念珠菌肺炎　D. 呼吸道合胞病毒肺炎

E. 金黄色葡萄球菌肺炎

【答案】 E

【考点】 肺炎的类型

【解析】 脓胸是指胸膜腔被致病菌侵入，发生感染积脓，从新生儿到老年人，任何年龄均可发生。脓胸多由化脓性细菌所引起。多数脓胸继发于肺部感染，金黄色葡萄球菌肺炎是常见原因。故选E。

2. 社区获得性肺炎中常见的是

A. 支原体肺炎　B. 肺炎链球菌肺炎

C. 军团菌肺炎　D. 衣原体肺炎

E. 革兰阴性杆菌肺炎

【答案】 B

【考点】 社区获得性肺炎

【解析】 肺炎链球菌肺炎是最常见的社区获得性肺炎。故选B。

3. 治疗肺炎链球菌肺炎，停用抗生素的指标一般是

A. 体温降至正常后3天　B. 体温降至正常后1周

C. 体温降至正常后2周　D. 症状、体征完全消失

E. X线显示炎症阴影完全消失

【答案】 A

【考点】 肺炎链球菌肺炎治疗

【解析】 肺炎链球菌肺炎治疗首选青霉素，疗程一般为7天，或在热退后3天停药。故选A。

【A2型题】

4. 患者，男，68岁。因寒战、高热、咳嗽1天而入院。诊断为肺炎链球菌肺炎，次日体温骤降，伴四肢厥冷、大汗及意识模糊，血压80/50mmHg，下列护理措施不妥的是

A. 去枕平卧位

B. 热水袋保暖

C. 迅速建立静脉通道

D. 快速滴入低分子右旋糖酐

E. 高流量吸氧

【答案】 B

【考点】 肺炎链球菌肺炎的治疗原则

【解析】 此患者体温骤降，伴四肢厥冷、大汗及意识模糊，血压80/50mmHg，已经出现休克表现，需要按照休克处理。切忌应用热水袋、电热毯等进行体表加温，以防皮肤血管扩张，使心、肺、脑、肾等重要脏器的血流灌注进一步减少。故选B。

5. 患者，男，19岁。因发热，伴有咳嗽，痰多2天入院。查体：面部潮红、多汗，脉搏、呼吸加快，临床已诊断为"左下叶性肺炎"。该患者一般还会具有下述阳性体征，但不包括

A. 左下肺X线显示大片云雾状阴影

B. 左下肺闻及较多水泡音

C. 左侧胸部语颤增强

D. 胸片显示左肺叶间裂积液

E. 左侧胸部可闻及弥漫性哮鸣音

【答案】 E

【考点】 肺炎临床表现

【解析】 题中患者为年轻男性，其所患肺炎很可能为肺炎链球菌肺炎，肺炎链球菌肺炎肺部体征可出现患侧肺部闻及较多水泡音、肺叶间裂积液、胸部语颤增强及肺X线显示大片云雾状阴影。而临床上，广泛而明显的哮鸣音是诊断支气管哮喘和喘息型慢性支气管炎的重要体征之一。故选E。

【A3/A4型题】

（6~7题共用题干）

患者，男，20岁，运动员。长跑后冲凉水浴，当晚11时突然寒战、高热（体温39.8℃）、咳嗽，自觉头痛、恶心、呕吐，右胸部疼痛到医院检查。白细胞 $27\times10^9/L$；血气分析 PaO_2 71mmHg，$PaCO_2$ 39mmHg；胸部X线检查可见右上叶呈均匀致密阴影，收入院治疗。凌晨5时，护士巡视病房时发现患者气促、烦躁不安、面色苍白、出冷汗，心率96次/分，血压80/50mmHg，入院后排尿一次约100ml。

6. 此时护士判断患者可能为

A. 呼吸衰竭　　B. 急性左心力衰竭

C. 休克型肺炎　　D. 肺性脑病

E. 急性肾衰竭

【答案】 C

【考点】 肺炎临床表现

【解析】 肺炎链球菌肺炎好发于青壮年，男性多见，患者常有受凉、淋雨、疲劳、醉酒史，半数病例有数日上呼吸道感染的先驱症状。起病急，有高热、伴寒战，痰少，可带血丝或呈铁锈色。白细胞计数多在 $(10\sim30)\times10^9/L$，胸部X线检查患处呈均匀致密阴影。可见该患者可能是肺炎，同时患者气促、烦躁不安、面色苍白、出冷汗，心率96次/分，血压80/50mmHg，可见已出现休克表现。故选C。

7. 护士应首先协助医生进行抢救治疗的是

A. 静脉给予青霉素

B. 静脉输入低分子右旋糖酐

C. 用热水袋保暖

D. 给予地西泮

E. 给予氧气吸入

【答案】 B

【考点】 肺炎的治疗要点

【解析】 因本患者发生休克，应立即补充血容量以抢救休克。静脉输入低分子右旋糖酐除可以扩充血容量的作用外，还可以降低血液黏滞性，改善微循环。故选B。

第八节　肺　结　核

考点直击

年份	分值	考点
2023	1	护理措施
2022	1	症状
2021	1	临床表现
2020	3	病因及发病机制；护理措施
2019	2	结核菌素试验；护理措施

续　表

年份	分值	考点
2018	2	药物治疗原则；护理措施
2017	2	病因及发病机制；结核菌素试验
2016	1	痰结核分枝杆菌检查
2015	3	肺结核的病因及发病机制；结核菌素试验；药物治疗原则

考点集萃

一、病因及发病机制（★★）

结核分枝杆菌**抗酸性染色**呈红色，人型和牛型可致病，其对酸、碱和消毒剂的耐受力较强，**在阴湿处能生存5个月以上，但在烈日暴晒下2小时或煮沸5分钟能被杀死（2020）。70%乙醇接触2分钟可杀菌（2015）。**传播途径主要是**呼吸道（2020）。成人最多见继发性肺结核中的浸润性肺结核（2017）。**

结核分枝杆菌进入人体后，可发生2种主要反应，如免疫反应和迟发型变态反应。

二、临床表现（★★★）（2021）

1. 症状　起病缓慢，可有**午后低热**、盗汗、食欲不佳、疲劳等。呼吸系统见咳嗽（干咳）、咯血等。**胸痛为结核性胸膜炎的首发或主要症状（2022）**。

2. 体征　可见周围淋巴结有不同程度肿大，婴儿可伴肝脾大。肺部体征不明显，与肺内病变不一致。

三、辅助检查（★★★）

1. **结核菌素试验（2019）　在左前臂掌侧面中、下1/3交界处皮内注射结核菌素（2017）**，使之形成直径6~10mm皮质，**注射后48~72小时测量结果（2010/2011）**，其结果见表2-2-3

易错知识梳理

表2-2-3　硬结直径

结果判断	硬结直径（mm）
阴性	<5
弱阳性	5~9
阳性	10~19
强阳性	≥20
极强阳性	除硬结外，还有**水疱、坏死或淋巴管炎**（2015）

2. **痰结核分枝杆菌检查（2010/2011/2016）**　是确诊结核最特异的方法。抗酸杆菌阳性说明病灶开放，具有传染性。

3. 影像学诊断　**胸部X线检查是早期诊断结核病的主要方法。**

四、治疗要点（★★）

1. 药物治疗　治疗原则为**早期、适宜、联合、规律、全程（2015/2018）**。

（1）常用药物：杀菌剂有异烟肼、**利福平**、**链霉素**和吡嗪酰胺。抑菌剂有乙胺丁醇、对氨基水杨酸钠、氨硫脲、卡那霉素等。常见药物及主要不良反应见表2-2-4。

表 2-2-4　常用抗结核药物不良反应

药名	不良反应
异烟肼	**周围神经炎（肢端感觉异常）（2013）**、偶有肝功能损害
利福平	肝功能损害、过敏反应
链霉素	听力障碍、眩晕、肾功损害
吡嗪酰胺	胃肠道不适、肝功能损害、高尿酸血症、关节痛
乙胺丁醇	视神经炎

（2）方法：严格执行统一标准方案，必须全程督导化疗管理，保证预期效果。

2. 对症治疗　毒性症状重者加用糖皮质激素。**咯血时镇静、口服止血药、患侧卧位；大咯血时缓慢静注垂体后叶素**。

五、护理措施（★★★）（2018/2019/2023）

1. 隔离护理

（1）患者宜**单居一室**，进行呼吸道隔离，每日用紫外线消毒。患者外出时应戴口罩。

（2）嘱患者在咳嗽或打喷嚏时，用双层纸巾遮住口鼻，防飞沫传染。将痰吐在纸上用火**焚烧**，或痰液经灭菌处理，如用5%苯酚或1.5%煤酚皂溶液浸泡2小时以上再弃去。接触痰液后流动水洗手。

> 名师点拨：结核患者痰液处理居家最便捷的方式为**焚烧**（2020）。被破伤风梭菌、产气荚膜杆菌、铜绿假单胞菌污染的敷料或纸张也可直接焚烧。

（3）患者餐具需煮沸消毒或用消毒液浸泡消毒，同桌共餐时使用公筷。

（4）**接种卡介苗**可保护易感人群。

2. 宜高热量、富含维生素、高蛋白质饮食。

3. 肺结核活动期的患者应注意休息，有高热等明显中毒症状及咯血者应**卧床休息**。

4. 向患者及其家人解释化疗的意义和注意事项。观察疗效及不良反应。

实战演练

【A1 型题】

1. 诊断肺结核的方法中，最可靠的是

A. 胃液分析　　B. 胸部 X 线

C. 结核菌素试验　　D. 红细胞沉降率检查

E. 痰结核分枝杆菌检查

【答案】 E

【考点】 肺结核的临床诊断

【解析】 痰分枝杆菌检查是确诊肺结核最特异的方法，也是制订化疗方案和考核疗效的主要依据。临床上以直接涂片镜检最常用，若抗酸杆菌阳性，肺结核诊断基本可成立。故选 E。

2. 可杀灭结核分枝杆菌的条件是

A. 放在阴湿处 2 小时　　B. 烈日暴晒 2 小时

C. 60℃水浸泡数分钟　　D. 放在通风处 2 小时

E. 放在阴凉干燥处 2 小时

【答案】 B

【考点】 结核分枝杆菌的灭活方法

【解析】 结核分枝杆菌对热、光照和紫外线照射非常敏感，烈日暴晒 2 小时可被杀死；煮沸 5 分钟即可被杀死。常用杀菌剂中，70%乙醇最佳，接触 2 分钟即可杀菌。将痰吐在纸上直接焚烧是最简易的杀菌方法。故选 B。

3. 结核菌素实验强阳性（+++）的表现是

A. 平均直径在 1~5mm

B. 红硬，平均直径在 5~9mm

C. 红硬，平均直径在 10~19mm

D. 红硬，平均直径≥20mm

E. 除硬结外，还有水疱、坏死或淋巴管炎

【答案】 D

【考点】 结核菌素试验

【解析】 平均直径 =（横径 + 纵径）/2。硬结直径≤ 5mm 为阴性（-）；5 ~ 9mm 为弱阳性（+）；10 ~ 19mm 为中阳性（++）；≥20mm 为强阳性；除硬结外，还有水疱，坏死或淋巴管炎为极强阳性（++++）。故选 D。

4. 关于结核病药物的治疗原则，不正确的叙述是

A. 早期治疗　B. 剂量适宜　C. 联合用药
D. 酌情停药　E. 规律用药

【答案】 D

【考点】 结核病药物治疗原则

【解析】 早期、联合、适量、规律和全程治疗是化学治疗的原则。早期治疗迅速控制病情及减少传染性，A 对。联合用药可以提高疗效，还可减少和预防耐药菌的产生，C 对。剂量合适，剂量过低不能达到有效的血药浓度，剂量过大易发生药物不良反应，B 对。规律用药，不可随意更改方案、遗漏或随意中断用药，以避免细菌产生耐药，E 对。故选 D。

5. 切断肺结核传播途径最关键的措施是

A. 每年进行胸部 X 线普查
B. 对结核菌素试验阳性且与患者密切接触的家属给予药物预防
C. 加强卫生宣教
D. 早期发现、彻底治疗肺结核患者
E. 接种卡介苗

【答案】 D

【考点】 肺结核的防治

【解析】 肺结核的传染源主要是继发性肺结核患者，结核分枝杆菌随痰排出体外而散播，故痰中查出结核分枝杆菌的患者才有传染性，故切断肺结核传播途径就是早期发现、彻底治疗肺结核患者。故选 D。

【A2 型题】

6. 患者，男，56 岁。近 2 个月来低热、咳嗽、咳痰、痰中偶带血丝，体重下降 3kg，X 线胸片示右上肺有炎症浸润及空洞性病变，最可能的诊断是

A. 肺脓肿　B. 肺结核
C. 肺癌　D. 支气管扩张合并感染
E. 肺囊肿合并感染

【答案】 B

【考点】 肺结核的临床表现

【解析】 根据患者临床表现有低热、咳嗽、咳痰、痰中偶带血丝，体重下降，X 线胸片示肺部有炎症浸润及空洞性病变，可判断其是肺结核。故选 B。

7. 患儿，男，8 岁。诊断为原发性肺结核，经治疗后其病理转归最可能是

A. 吸收好转　B. 产生空洞　C. 血行播散
D. 淋巴播放　E. 病灶蔓延扩大

【答案】 A

【考点】 肺结核的转归

【解析】 原发性肺结核多见于少年儿童及从边远山区、农村进城市的成人。症状多轻微而短暂，多有肺结核密切接触史，结核菌素试验多为强阳性，原发病灶一般吸收较快，不留任何痕迹。故选 A。

8. 患者，男，45 岁。患肺结核，突然出现喷射性大咯血，继而突然中断，表情恐怖，大汗淋漓，此时首要的护理措施是

A. 立即取半卧位
B. 加压给氧
C. 立即气管插管
D. 保持呼吸道通畅，清除血块
E. 人工呼吸

【答案】 D

【考点】 肺结核咯血的治疗

【解析】 肺结核患者咯血，中等量以上的咯血与小血管损伤或来自空洞的血管瘤破裂有关，此时首要处理是保持呼吸道通畅、清除血块。故选 D。

第九节　气　胸

考点直击

年份	分值	考点
2022	1	临床表现

续 表

年份	分值	考点
2021	3	气胸的病因；闭合性气胸的体征；排气疗法
2019	3	临床表现；手术治疗；胸腔闭式引流及护理
2018	2	病因；护理措施
2017	1	气胸的临床表现
2016	1	气胸的病因

考点集萃

一、病因及发病机制（★★）

1. 继发性自发性气胸　由于**肺结核、慢性阻塞性肺疾病**（2013/2018/2021）等肺部基础疾病可引起细支气管的不完全阻塞，形成肺大疱破裂。

2. 原发性自发性气胸　**多见于瘦高体型的男性青壮年**（2016），可能与吸烟、瘦高体型、非特异性炎症瘢痕或先天性弹力纤维发育不良有关。

抬举重物、用力过猛、剧咳、屏气等可成为促使气胸发生的诱因。

二、临床表现（★★★）

各类气胸患者的临床表现，见表 2-2-5。

表 2-2-5　各类气胸的临床表现（2010/2011/2019/2022）

分类	症状	体征
闭合性气胸	胸闷、**胸痛**、气促和呼吸困难	气管向健侧移位，伤侧胸部叩诊呈鼓音，**呼吸音减弱或消失**（2021）
开放性气胸	明显的呼吸困难、发绀，甚至休克	气体进出胸腔伤口时发出吸吮样声音；伤侧胸部叩诊呈鼓音，听诊呼吸音减弱或消失
张力性气胸	极度呼吸困难、发绀、大汗淋漓、意识障碍	**可触及皮下气肿，叩诊呈高度鼓音，呼吸音消失**

名师点拨：自发性气胸常表现为抬举重物、用力过猛、剧咳、屏气下突然发生的胸痛，**呼吸困难不能平卧**（2017）。

三、辅助检查（★★★）

1. **X 线检查**　是诊断气胸的重要方法。典型表现：被压缩肺边缘呈外凸弧形线状阴影，称为气胸线。大量积气时，纵隔和心脏向健侧移位。合并积液或积血时，可见气液平面。

2. 胸部 CT　表现为胸膜腔内极低密度气体影，伴有肺组织不同程度的萎缩改变。

四、治疗要点（★★★）

自发性气胸的治疗目的是促进患侧肺复张（首要）、消除病因及减少复发。

1. 稳定型小量闭合性气胸应采取保守治疗。

2. **排气疗法**（2010/2021）

（1）少量气胸、呼吸困难较轻、心肺功能尚好的闭合性气胸患者一般可在1~2周内自行吸收，无须处理。中量或大量气胸者可先行胸腔穿刺抽尽积气减轻肺萎陷，必要时行胸腔闭式引流术。

（2）呼吸困难明显、肺压缩程度较大的不稳定型气胸患者应采用胸腔闭式引流。

3. 对于复发性气胸、长期气胸、张力性气胸引流失败、血气胸等患者应采取**手术治疗**（2019）。

五、护理措施（★★★）

1. 应卧床休息，可不吸氧。如有明显的呼吸困难，应给予**半坐卧位**（2018），并给予吸氧。

2. 保持大便通畅，减少大便用力引起胸膜腔内压力升高，延误胸膜裂口愈合。

> 名师点拨：预防自发性气胸复发的最重要措施是避免屏气用力。

3. 排气治疗

（1）闭合性气胸：气量少于该侧胸腔容积20%时，可不抽气。

（2）**开放性气胸**：紧急封闭伤口，将开放性气胸转变为闭合性气胸后，再做胸腔闭式引流。

（3）**张力性气胸**：需紧急减压处理。

4. 胸腔闭式引流及护理

（1）目的：排出胸腔内液体、气体，恢复和保持胸膜腔负压，维持纵隔的正常位置，促使患侧肺迅速膨胀，防止感染。

（2）方法：**长管一端插至水平面下3~4cm**，另一端与患者的胸腔引流管连接。引流气体时，选在锁骨中线第2肋间或腋中线第3肋间插管；引流液体时，选在腋中线和腋后线之间的第6~8肋间。

（3）维持引流通畅：有气体或液体排出，或引流瓶长管中的水柱随呼吸上下波动提示引流管通畅。谨防引流管**折曲**、**受压**、**漏气**、**阻塞**等。

（4）常采用**半坐卧位**。鼓励患者深呼吸与咳嗽。

（5）观察并记录引流液颜色、量、性状。暗红色胸液多见于创伤后；引流液为鲜红色，伴有血块，常提示胸腔内有进行性出血。

（6）搬动患者或更换导管前，需要用两把血管钳将引流管**双重夹紧**。若胸腔引流管不慎滑出胸腔时，应嘱患者**呼气**，同时迅速用**凡士林纱布及胶布封闭引流口，并立即通知医生进行处理**（2019）。

（7）拔管护理

1）拔管指征：引流管无气体逸出且患者无呼吸困难等症状1~2天后，夹闭引流管1天患者无气急、呼吸困难，X线胸片示肺已全部复张，可拔除引流管。

2）拔管方法：患者坐在床边缘或躺向健侧，**嘱患者深吸气后屏气拔管**，并迅速用凡士林纱布覆盖，再盖上纱布，胶布固定。

实战演练

【A1型题】

1. 自发性气胸典型的临床表现是

A. 咳嗽、咳痰、咯血

B. 胸痛、干咳、呼吸困难

C. 胸痛、干咳、咯血

D. 咳痰、咯血、呼吸困难

E. 伴有哮鸣音的呼气性呼吸困难

【答案】 B

【考点】 自发性气胸的临床表现

【解析】 自发性气胸表现为在抬举重物、剧咳、用力过猛等诱因下，或在日常生活或休息时，突感一侧胸痛，如刀割样或针刺样，随即胸闷、气促，呼吸困难，可伴有刺激性咳嗽。故选B。

2. 原发性气胸多见于

A. 瘦弱老年人　　B. 瘦弱育龄期女性

C. 胖矮体型女性青年　D. 肥胖体型男性儿童
E. 瘦高体型男性青壮年

【答案】 E

【考点】 原发性气胸

【解析】 原发性气胸多见于瘦高体型的男性青壮年，常规X线检查除可发现胸膜下大疱外，肺部无显著病变。故选E。

【A2型题】

3. 患者，男，67岁。以慢性支气管炎并发慢性阻塞性肺气肿入院。于一阵干咳后突感左上胸剧烈刺痛，出现明显呼吸困难，不能平卧，听诊左肺呼吸音明显减弱。应考虑为
A. 自发性气胸　B. 急性心肌梗死
C. 急性肺炎　D. 渗出性脑膜炎
E. 肺栓塞

【答案】 A

【考点】 气胸的诊断

【解析】 慢性支气管炎、慢性阻塞性肺气肿等肺部基础疾病可引起细支气管的不完全阻塞，形成肺大疱破裂，从而导致气胸。气胸的临床症状为突感一侧针刺样或刀割样胸痛，持续时间较短，继而出现胸闷，呼吸困难，患侧呼吸音减弱或消失，根据此患者的既往病史和现有的临床表现，考虑患者可能为自发性气胸。故选A。

第十节 肺　癌

考点直击

年份	分值	考点
2023	1	晚期临床表现
2022	1	好发部位
2020	2	病因及发病机制；影像学检查
2019	1	咳嗽特点
2018	1	咳嗽特点
2017	1	影像学检查
2016	1	咳嗽特点
2015	2	肺癌的咳嗽特点；纤维支气管镜检查

考点集萃

临床最常见的肺癌可分为2类，即非小细胞癌和小细胞癌。非小细胞癌包括鳞状细胞癌（最常见，以中心型肺癌多见）、腺癌、大细胞癌。**小细胞肺癌是肺癌中恶性程度最高的一种（2013/2014）**。淋巴转移是肺癌常见的扩散途径。**肺癌的分布右肺多于左肺，上叶多于下叶（2022）**。

一、病因及发病机制

肺癌死亡率进行性增加的首要原因（2010）是吸烟（2020）。其他致病因素还有化学物质，如石棉、铬、镍等；空气污染；人体免疫状态、代谢活动、遗传因素、肺部慢性感染、支气管慢性刺激、结核病史；电离辐射等。

二、临床表现（★★）

1. 早期

（1）**咳嗽：最常见，为刺激性干咳（2013/2016/2018/2019），呈高调金属音（2015）**。

（2）**血痰：**痰中带血点、血丝或断续地少量咯血。

（3）胸痛：胸部不规则隐痛或钝痛。

（4）胸闷、局限性哮鸣、气促和发热等症状。

2. 晚期

（1）压迫或侵犯膈神经：同侧膈肌麻痹。

（2）压迫或侵犯喉返神经：引起声带麻痹、声音嘶哑。

（3）**压迫上腔静脉（2023）：**上腔静脉回流受阻，面部、颈部、上肢和上胸部静脉怒张，皮下组织水肿。可出现头痛、头晕或晕厥。

（4）侵犯胸膜及胸壁：可引起剧烈持续的胸痛和胸腔积液。

（5）侵入纵隔、压迫食管：可引起吞咽困难，支气管-食管瘘。

（6）上叶顶部肺癌：剧烈胸肩痛、上肢静脉怒张和运动障碍等。若压迫颈交感神经，则会引起同侧上睑下垂、瞳孔缩小、眼球内陷、面部无汗等颈交感神经综合征（Horner 征）表现。

（7）**肿瘤远处转移征象：**脑部头痛最为常见，肝区疼痛最常见，骨局部疼痛及压痛较常见，淋巴结肿大。

名师点拨：肿瘤远处转移征象可简单记为“转移部位出现疼痛”。

三、辅助检查（★★★）

1. **痰细胞学检查（2010）** 是肺癌普查和诊断的一种简便有效的方法。痰中找到癌细胞即可确诊。

2. 影像学检查　**肺部见块状阴影，边缘不清或呈分叶状，周围有毛刺（2017/2020）。**

3. **纤维支气管镜检查（2015）** 可钳取或穿刺病变组织作病理学检查，为明确诊断最可靠的检查。

四、治疗要点（★★★）

小细胞癌则以化学治疗和放射治疗为主。**小细胞癌对放化疗敏感性高，鳞状细胞癌次之，腺癌最差。**

名师点拨：小细胞癌恶性度最高，同时对放化疗敏感性最高。

五、护理措施（★★★）

1. 加强与患者的沟通，帮助其建立良好的心理与社会支持。

2. 观察胸痛的部位、性质、程度及镇痛效果，避免加重疼痛因素。给予镇痛药时应遵循世界卫生组织（WHO）推荐的按阶梯给药。

3. 给予高蛋白、高热量、高维生素、易消化的食物，避免产气食物。有吞咽困难者应给予流质饮食，进食宜慢，取半卧位。

4. 应用化疗药物的护理

（1）用药期间注意定期检测血常规和骨髓检查。

（2）输注化疗药物时，首选中心静脉置管，外周静脉要粗直；静脉注射时先用生理盐水冲洗，输注后再用生理盐水冲洗。

（3）避免在治疗前后 2 小时内进食；当出现恶心、呕吐时应停止进食。

（4）密切关注化疗药物的不良反应。

实战演练

【A1 型题】

1. 与肺癌发病关系最密切的因素是
A. 职业性致病因素　B. 长期吸烟
C. 免疫缺陷　D. 慢性肺部疾病
E. 遗传因素
【答案】 B
【考点】 肺癌的病因
【解析】 肺癌的发生与职业因素、吸烟、免疫缺陷、慢性肺部疾病及遗传等有关，其中吸烟是最重要的危险因素，吸烟量越多、时间越长，肺癌死亡率越高。故选 B。

2. 不属于肺癌的肺外表现的是
A. 女性闭经　B. 重症肌无力
C. 库欣综合征　D. 骨关节病综合征
E. 多发性肌内神经痛
【答案】 A
【考点】 肺癌的肺外表现
【解析】 肺癌的肺外表现有：癌肿性神经肌肉病变，累及周围神经肌肉，可表现为重症肌无力、多发性肌内神经痛等；分泌促肾上腺皮质激素样物导致肾上腺皮质激素增高，导致库欣综合征；异位促性腺激素可引起男性乳房发育和肺性骨关节病综合征。故选 A。

3. 肺癌患者进行纤维支气管镜检查后不能立即喝水，是为了防止
A. 呕吐　B. 喷嚏　C. 呃逆
D. 误吸　E. 咳嗽
【答案】 D
【考点】 原发性支气管肺癌护理措施
【解析】 原发性支气管肺癌进行纤维支气管镜检查后要禁食、水 2 小时，防止误吸。待麻醉消失、咳嗽和呕吐反射恢复后，可进温凉流质或半流质饮食，进食前试验小口喝水，无呛咳再进食。故选 D。

4. 生长速度快，恶性度高，对化疗敏感的肺癌是
A. 鳞状细胞癌　B. 小细胞未分化癌
C. 大细胞未分化癌　D. 腺癌
E. 支气管肺泡癌
【答案】 B
【考点】 原发性支气管肺癌病理分型和化学治疗
【解析】 小细胞未分化肺癌恶性程度高，生长快，侵袭性力强，远处转移早，对化疗有高度的反应性，化疗为小细胞未分化癌的首选治疗方案。非小细胞肺癌对化疗反应差，应以手术为主。故选 B。

5. 刺激性呛咳或带金属音的咳嗽应首先考虑
A. 上呼吸道感染　B. 肺部病变早期
C. 左心功能不全　D. 支气管扩张
E. 支气管肺癌
【答案】 E
【考点】 原发性支气管肺癌的临床表现
【解析】 刺激性咳嗽常见于急性或慢性咽喉炎、喉癌、急性支气管炎初期、气管受压、支气管异物、支气管肿瘤、胸膜疾病等；金属音咳嗽见于原发性支气管肺癌、纵隔肿瘤、主动脉瘤等，因癌肿直接压迫气管所致。故选 E。

【A2 型题】

6. 患者，男，52 岁。因胸痛、痰中带血 1 个月入院。X 线检查示右肺上叶有一不规则肿块，为明确诊断最可靠的检查是
A. CT 检查　B. 磁共振检查
C. 痰细胞学检查　D. 癌相关抗原检查
E. 纤维支气管镜检查
【答案】 E
【考点】 原发性支气管肺癌的辅助检查
【解析】 CT 检查可以发现普通 X 线检查所不能发现的病变；磁共振检查在明确肿瘤与大血管之间的关系上优于 CT，但在发现小病灶（<5mm）方面不如 CT 敏感；癌相关抗原检查对诊断体内是否有癌细胞有辅助作用；纤维支气管镜检查配合活组织检查是诊断的金标准。痰细胞学检查阳性率要受肿瘤的类型、标本是否符合要求及送检次数和病理医生的水平高低等因素影响，准确率不及支气管镜检查。故选 E。

7. 患者，男，50 岁。咳嗽，咳白色泡沫痰 5 个月，胸痛半个月。X 线检查示右下肺肺叶内近肺门处有一直径 3cm 分叶状阴影。CT 检查示不规则高密度肿块阴影，同侧肺门淋巴肿大，直径约 1.1cm。支气管纤维镜检查确认为鳞状细胞癌，行全肺切除术。术后第 1 天，BP 120/75 mmHg，P 86 次/分，R 20 次/分，T 37.5℃，尿量正常。以下护理措施中正确的是
A. 保持胸腔引流管通畅，使之呈全程开放状态
B. 侧卧位，以预防纵隔移位和压迫健侧肺而导致呼吸、循环功能障碍

C. 控制钠盐摄入，24 小时补液量应控制在 2000ml 以内，速度为 20~30 滴/分

D. 术后前 3 天以卧床为主，以预防引流管滑脱

E. 出院前告知患者，出院后不必再进行运动呼吸锻炼

【答案】 C

【考点】 全肺切除术后护理措施

【解析】 全肺切除术后，为了减轻或者纠正纵隔移位，全肺切除术的患者的胸腔引流管一般呈钳闭状态，以保证患侧术后有一定的积液，A 错误。全肺切除术者，避免过度侧卧，可取 1/4 侧卧位，以预防纵隔移位和压迫健侧肺而致呼吸、循环功能障碍，B 错误。控制钠盐摄入，24 小时补液量应控制在 2000ml 以内，速度为 20~30 滴/分，C 对。术后应该早期下床活动，预防肺不张，术后 2 日，就可以进行室内活动，以后要循序渐进增加活动量，D、E 错误。故选 C。

第十一节　慢性呼吸衰竭

考点直击

年份	分值	考点
2023	1	Ⅱ型呼吸衰竭的辅助检查
2021	3	诱因；临床表现（呼吸困难）；护理措施（给氧）
2020	1	诱因
2019	2	临床表现（呼吸困难）；Ⅱ型呼吸衰竭的辅助检查
2018	1	Ⅱ型呼吸衰竭的辅助检查
2017	1	诱因
2016	3	诱因；临床表现
2015	1	慢性呼吸衰竭的诱因

考点集萃

一、病因及发病机制（★★）

1. 气道阻塞性病变　如慢性阻塞性肺疾病、重症哮喘等。
2. 肺组织病变　如严重肺结核、肺水肿等。
3. 肺血管疾病　如肺栓塞等。
4. 胸廓与胸膜病变　如胸外伤造成的连枷胸、胸廓畸形、广泛胸膜增厚、气胸等。
5. 神经肌肉病变　如脑血管疾病、脊髓颈段或高位胸段损伤、**重症肌无力**等。

最常见的诱因是肺部感染（2011/2015/2016/2017/2020/2021）。

二、临床表现（★★★）

1. **呼吸困难　早期表现为呼吸困难**（2016/2019/2021），严重时呼吸浅快，可出现**“三凹征”**。并发 CO_2 麻醉时，出现**浅慢呼吸**或**潮式呼吸**。

2. **发绀**　是缺氧的典型表现，出现在口唇、指甲和舌。

3. 精神-神经症状　随着 $PaCO_2$ 升高，出现**先兴奋后抑制**症状。兴奋症状包括烦躁不安、昼夜颠倒甚至谵妄。二氧化碳潴留加重时可导致**肺性脑病**，出现抑制症状，表现为表情淡漠、肌肉震颤、间歇抽搐、嗜睡甚至昏迷等。

4. 循环系统表现　多数患者出现心动过速，严重缺氧和酸中毒时，可引起周围循环衰竭、心律失常甚至心搏骤停。

名师点拨：COPD、慢性肺源性心脏病、慢性呼吸衰竭引起的心功能不全为右心衰竭，**不引起左心衰竭**（2016）。

5. 消化、泌尿系统表现　严重呼吸衰竭时可损害肝、肾功能。部分患者可引起应激性溃疡而发生上消化道出血。

三、辅助检查（★★★）

诊断呼吸衰竭最主要的依据是动脉血气分析（2011）。

1. **Ⅰ型呼吸衰竭**　仅有缺氧，无二氧化碳潴留；$PaO_2<60mmHg$，$PaCO_2$ 降低或正常。

2. **Ⅱ型呼吸衰竭**（2010/2011/2013/2019/2023）　**既有缺氧，又有二氧化碳潴留**（2018）；$PaO_2<60mmHg$，$PaCO_2>50mmHg$。

四、治疗要点（★★★）

保持呼吸道通畅；氧疗；增加通气量，减少二氧化碳潴留；纠正酸碱平衡失调；病因治疗。中枢抑制为主所致的呼吸衰竭，可用呼吸兴奋药，尼可刹米最常用。

五、护理措施（★★★）

1. 给氧　Ⅰ型呼吸衰竭患者给予高浓度吸氧，**Ⅱ型呼吸衰竭的患者给予鼻导管持续低浓度**（25%~29%）、**低流量**（1~2L/min）**给氧**（2010/2021）。

名师点拨：Ⅱ型呼吸衰竭呼吸的维持主要依靠缺氧对外周化学感受器的刺激。吸高流量氧气使血氧分压升高，降低对外周化学感受器的刺激，因此要持续低流量吸氧。

2. 体位、休息与活动　一般呼吸衰竭的患者取**半卧位或坐位**，趴伏在床桌上，借此增加辅助呼吸肌的效能，促进肺膨胀。

3. 用药护理　①烦躁不安、失眠患者，慎用镇静药。②患者使用呼吸兴奋药时应保持呼吸道通畅，静滴时速度不宜过快。③出现恶心、呕吐、烦躁、**面色潮红**、皮肤瘙痒等**呼吸兴奋剂过量**现象时，需减慢滴速。

4. 保持呼吸道通畅　指导并协助患者进行有效的咳嗽、咳痰。饮水、口服或雾化吸入祛痰药可湿化痰液，使痰液便于咳出或吸出。

基础巩固

常见疾病吸氧护理

1. 轻、中度一氧化碳中毒　8~10L/min；严重者**高压氧**治疗。
2. 急性心力衰竭/急性肺水肿　6~8L/min，乙醇湿化吸氧。
3. 面罩法吸氧　一般为6~8L/min。
4. 急性心肌梗死急性期　4~6L/min，持续吸氧。
5. 慢性心力衰竭　2~4L/min，持续吸氧。
6. Ⅱ型呼吸衰竭　低浓度、低流量（1~2L/min）持续吸氧。
7. 慢性阻塞性肺疾病、肺源性心脏病　低浓度、低流量（1~2L/min）持续给氧。
8. 小儿肺炎　鼻导管吸氧0.5~1.0L/min；严重者面罩吸氧2~4L/min。

实战演练

【A1 型题】

1. 呼吸衰竭的主要诱因是
   A. 过度劳累　B. 精神紧张　C. 呼吸道感染
   D. 营养不良　E. 长期吸烟

【答案】C
【考点】呼吸衰竭的诱因
【解析】呼吸衰竭是指由于各种原因引起的肺通气和/或换气功能严重障碍，以致在静息状态下不能进行有效的气体交换，引起缺氧和/或二氧化碳潴留。其病因主要是呼吸道疾病引起肺组织病变，故其主要诱因为呼吸道感染。故选 C。

2. 慢性呼吸衰竭纠正缺氧和二氧化碳潴留的先决条件是
   A. 建立通畅的气道　B. 氧疗
   C. 使用呼吸兴奋药　D. 纠正代谢性酸中毒
   E. 保护脑细胞功能

【答案】A
【考点】慢性呼吸衰竭
【解析】缺氧伴二氧化碳潴留的呼吸衰竭为Ⅱ型呼吸衰竭。Ⅰ型呼吸衰竭患者给予高浓度吸氧，Ⅱ型呼吸衰竭的患者给予鼻导管持续低浓度低流量给氧。若要使氧疗有效，纠正缺氧和二氧化碳潴留，应先建立通畅的气道。故选 A。

3. 慢性呼吸衰竭患者出现的最早最突出的症状是
   A. 发绀　B. 呼吸困难
   C. 精神、神经症状　D. 其他器官损害
   E. 心血管系统症状

【答案】B
【考点】慢性呼吸衰竭的临床表现
【解析】多数呼吸衰竭患者有明显的呼吸困难，慢性呼吸衰竭表现为呼吸费力伴呼气延长，严重时呼吸浅快，并发 CO_2 麻醉时，出现浅慢呼吸或潮式呼吸，呼吸困难是慢性呼吸衰竭患者出现最早且最为明显的症状。故选 B。

4. 缺氧伴二氧化碳潴留的呼吸衰竭患者宜采用
   A. 高压给氧　B. 乙醇湿化给氧
   C. 间歇给氧　D. 高浓度持续给氧
   E. 低浓度持续给氧

【答案】E
【考点】呼吸衰竭的氧疗原则
【解析】此为Ⅱ型呼吸衰竭，宜持续、低流量给氧。因为此时中枢对高碳酸血症产生了适应。呼吸的维持依靠低氧的刺激。如果迅速纠正低氧，会使呼吸受到抑制，加重病情。故选 E。

5. 慢性呼吸衰竭对机体的影响不包括
   A. 肺性脑病　B. 上消化道出血
   C. 心律失常　D. 左心衰竭
   E. 脑水肿

【答案】D
【考点】慢性呼吸衰竭的临床表现
【解析】慢性呼吸衰竭对机体的影响如下。①呼吸功能紊乱。②发绀。③呼吸衰竭急性加剧时发生肺性脑病，甚至出现脑水肿。④心血管功能障碍，包括心律失常、肺动脉高压、右心衰竭、低血压等。⑤消化系统症状，如溃疡病症状、上消化道出血、肝功能异常。不包括左心衰竭，故选 D。

【A2 型题】

6. 患者，男，45 岁。呼吸衰竭，应用辅助呼吸和呼吸兴奋药过程中，出现恶心、呕吐、烦躁、面颊潮红、肌肉颤动等现象。考虑为
   A. 肺性脑病先兆　B. 呼吸兴奋药过量
   C. 痰液堵塞　D. 通气量不足
   E. 气胸

【答案】B
【考点】呼吸衰竭并发症
【解析】呼吸兴奋药的有效剂量和中毒剂量非常接近，故在治疗过程中严密观察患者有无中毒，主要会表现出烦躁不安，恶心、呕吐、面色潮红，大剂量会出现肌肉颤动甚至惊厥，而选项 A、C、D、E 均不会使患者出现恶心，呕吐现象。故选 B。

7. 患者，男，56 岁。血气分析 PaO_2 小于 60mmHg，$PaCO_2$ 大于 50mmHg 时宜选用的氧流量为
   A. 持续低流量　B. 持续高流量
   C. 间断低流量　D. 乙醇湿化高流量
   E. 高压氧

【答案】A
【考点】呼吸衰竭患者的治疗要点
【解析】从题干中可以判断患者是Ⅱ型呼吸衰竭，呼吸的维持主要是靠缺氧对外周化学感受器的刺激。若吸入高浓度的氧气，使 PaO_2 迅速上升，使外周化学感受器失去了缺氧的刺激，呼吸变慢而浅，因此，Ⅱ型呼吸衰竭氧疗原则是持续低流量、低浓度给氧。故选 A。

第十二节　急性呼吸窘迫综合征

一、病因病理（★★）

1. 病因　急性呼吸窘迫综合征（ARDS）是由心源性以外的各种内、外致病因素导致的急性进行性呼吸困难。**临床上以呼吸急促、呼吸窘迫、顽固性低氧血症为特征（2014）**。

2. 病理　ARDS主要病理特征为**肺微血管的高通透性（2016/2021）**所致的高蛋白质渗出性肺水肿和透明膜形成，可伴有肺间质纤维化。病理生理改变以肺顺应性降低、肺内分流增加及通气/血流比例失调为主。

二、临床表现（★★★）

初期突然出现**进行性呼吸窘迫、气促**，不能被通常氧疗所改善，多无阳性体征；进展期出现发绀，可闻及双肺有水泡音，出现管状呼吸音；末期患者深昏迷，出现严重心律失常及酸中毒。PaO_2 ≤25mmHg、$PaCO_2$≥55mmHg时，患者心跳、呼吸停止，抢救措施难以生效。

三、辅助检查（★★）

1. X线胸片　**早期无异常或肺纹理增多（2010）**，继之出现斑片状并逐渐融合成大片状浸润阴影。后期可出现肺间质纤维化改变。

2. **动脉血气分析（2014/2016）　以PaO_2<60mmHg、$PaCO_2$<35mmHg和高pH为典型表现（2011/2017/2019/2021）**。氧合指数（PaO_2/FiO_2为最常使用的指标，<300mmHg）是诊断ARDS的必要条件。

四、治疗要点（★★）

ARDS的治疗目标如下。①改善肺氧合功能，纠正缺氧：及早进行机械通气，选用呼气末正压（PEEP），先用3~5cmH_2O，逐渐增加，合适水平为5~15cmH_2O。②保护器官功能，防治并发症和治疗基础疾病。

五、预防（★★★）

积极治疗原发病，**控制输液速度（2010/2014）**，避免长时间高浓度吸氧。

六、护理措施（★★★）（2020/2022）

1. 机械通气的气道管理　①吸入气体加温和湿化。②及时吸痰。③气囊定时放气，充气时压力维持在20cmH_2O。④气管切开处每日严格换药1次。⑤妥善固定，防止脱出。

2. 保持呼吸道通畅　①指导患者进行有效咳嗽、咳痰。②每2小时翻身1次，拍背促使痰液咳出；昏迷者应取仰卧位，头后仰，托起下颌进行吸痰；多饮水，使用祛痰药。

3. 营养支持　宜早期开始胃肠营养。

第三章 循环系统疾病患者的护理

第一节 常见症状护理

考点直击

年份	分值	考点
2023	2	心脏解剖；晕厥的病因
2022	2	心脏解剖；心源性呼吸困难护理
2021	2	三尖瓣位置；劳力性呼吸困难
2019	1	急性主动脉夹层胸痛的特点
2015	1	心源性水肿的临床表现

考点集萃

一、循环系统解剖生理

（一）心脏

1. 左、右心房之间为房间隔，左、右心室之间为室间隔。
2. 左心房、室之间有二尖瓣，右心房、室之间有**三尖瓣**（2021）。
3. 心外膜与心包壁层之间形成心包腔，腔内含浆液，起润滑作用。
4. 心脏的血液供应来自左、右冠状动脉。
5. 心脏传导系统**起搏点是窦房结**（**自律性高**）（2022/2023）。

> 名师点拨：左心房、左心室之间是二尖瓣，右心房、右心室之间是三尖瓣；左肺有2个肺叶，右肺有3个肺叶。

（二）血管

循环系统的血管分动脉、静脉、毛细血管。毛细血管是血液与组织液进行**物质交换**的场所。

二、心源性呼吸困难护理（★★★）

（一）病因

最常见的是左心衰竭引起的肺淤血，亦见于右心衰竭、心包积液、心脏压塞时。

（二）临床表现

1. 劳力性呼吸困难　在体力活动时发生或加重，休息后缓解或消失，**常为左心衰竭最早出现的症状**（2021）。

2. 夜间阵发性呼吸困难　患者在夜间已入睡后因突然胸闷、气急而憋醒，被迫坐起，呼吸深快。重者可伴有咳嗽、咳白色泡沫痰、发绀、肺部哮鸣音，称为心源性哮喘。

3. 端坐呼吸　为严重肺淤血的表现，即静息状态下患者仍觉呼吸困难，不能平卧，被迫采取高枕卧位、半坐卧位、端坐位。

（三）护理措施

1. 患者有明显呼吸困难时应卧床休息，以减轻心脏负荷。劳力性呼吸困难者，应减少活动量。对夜间阵发性呼吸困难者，应给予高枕卧位或半卧位（2022）。对端坐呼吸者，可使用床上小桌，让患者扶桌休息，必要时双腿下垂。

2. **鼻导管吸氧（氧流量 2~4L/min）**。

3. 静脉输液时严格控制滴速，**输液速度为 20~30 滴/分**。

> 名师点拨：心源性呼吸困难和全肺切除患者的输液速度相同，皆为 20~30 滴/分（2011）。

4. 密切观察呼吸困难、发绀，听诊肺部湿啰音等。

三、心源性水肿护理（★★★）

（一）病因

最常见的病因是右心衰竭，其发生机制主要如下。①有效循环血量不足，继发性醛固酮分泌增多。②体循环静脉压增高，组织液回吸收减少。③淤血性肝硬化继发低蛋白血症。

（二）临床表现

下垂性、凹陷性水肿，常见于**卧床患者的腰骶部、会阴或阴囊部**（2015），非卧床患者的**足踝部、胫前**。重者可延及全身，甚至出现胸腔积液、腹水。

（三）护理措施

1. 体位　伴胸腔积液或腹水者宜采取半卧位。下肢水肿者如无明显呼吸困难，可抬高下肢。

2. 饮食护理　给予低盐、清淡、易消化饮食，伴低蛋白血症者可静脉补充白蛋白。限制钠盐摄入，**每天食盐摄入量在 5g 以下**。

3. 控制液体入量　以“量出为入”为原则，控制输液速度和总量，避免输注氯化钠溶液。

4. 使用利尿药的护理　主要不良反应是低钾血症。患者出现低钾血症时，常表现为**乏力、腹胀、肠鸣音减弱**等。服用排钾利尿药时多补充含钾丰富的食物，**外周静脉补钾时每 500ml 液体中 KCl 含量不宜超过 1.5g**。利尿药的应用时间选择早晨或日间为宜。

> 名师点拨：外周静脉补钾时每 500ml 液体中 KCl 含量不宜超过 1.5g，即 KCl 浓度不超过 0.3%。

5. 保护皮肤　保持床褥清洁、柔软、平整、干燥。定时协助患者变换体位。心力衰竭患者被迫采取半卧位或端坐位时，骶尾部易发生压力性损伤，注意保护局部皮肤。

四、心前区疼痛护理（★★★）

（一）病因

各种类型的心绞痛、急性心肌梗死、梗阻性肥厚型心肌病、急性主动脉夹层、急性心包炎、心血管神经症等。

（二）临床表现

见表 2-3-1。

表 2-3-1　几种常见胸痛特点比较

病因	特点
稳定型心绞痛	多位于胸骨后，呈发作性压榨样痛，休息或含服硝酸甘油后多可缓解
急性心肌梗死	程度重，持续时间长，含服硝酸甘油多不能缓解
梗阻性肥厚型心肌病	含服硝酸甘油无效甚至加重
急性主动脉夹层	**胸骨后或心前区撕裂样剧痛，向背部放射**（2019）

（三）护理措施

1. 评估患者疼痛的部位、性质、程度、持续时间，给予心电监测。
2. 安慰患者，解除紧张不安情绪，以减少心肌耗氧量。
3. 遵医嘱给予镇痛药或进行病因治疗。

五、心悸护理（★★★）

（一）病因

心律失常、心脏搏动增强、心血管神经症以及生理性因素。心悸一般无危险性，但少数由严重心律失常所致者可发生猝死。

（二）护理措施

1. 做好心理护理，保持情绪稳定，必要时遵医嘱给予镇静药，保证患者充分的休息与睡眠。
2. 伴呼吸困难、发绀时，给予2~4L/min氧气吸入。

六、晕厥护理（★★★）

（一）病因（2014/2023）

严重心律失常（如病态窦房结综合征、**房室传导阻滞**、室性心动过速）和器质性心脏病（如严重主动脉瓣狭窄、梗阻性肥厚型心肌病、急性心肌梗死）。

（二）临床表现

心脏供血暂停3秒以上发生近乎晕厥；5秒以上可发生晕厥；超过10秒可出现抽搐，称阿-斯综合征。

（三）护理措施

1. 向患者及知情者询问患者晕厥发作前有无诱因及先兆症状，了解晕厥发作时的体位、持续时间、伴随症状等。
2. 心律失常频繁发作，伴有头晕、晕厥或曾有跌倒病史者应卧床休息，协助生活护理。
3. 嘱患者避免剧烈活动、情绪激动或紧张、快速改变体位等，一旦有头晕、黑蒙等先兆时立即平卧，以免跌伤。

实战演练

【A1型题】

1. 维持正常循环功能的3个因素是
   A. 血容量、脉压、周围血管张力
   B. 周围血管张力、脉压、心功能
   C. 血容量、肾功能、心功能
   D. 心功能、肾功能、脉压
   E. 心功能、周围血管张力、血压

【答案】B

【考点】正常循环功能

【解析】有效循环血量是指单位时间内通过心血管系统进行循环的血量，但不包括贮存于肝、脾和淋巴血窦中或停滞于毛细血管中的血量。有效循环血量依赖充足的血容量、有效的心输出量和良好的周围血管张力。心功能决定心输出量。故选B。

2. 心脏冲动的起源部位是
   A. 房室结　B. 窦房结　C. 浦肯野纤维
   D. 心室　E. 心房

【答案】B

【考点】心脏的传导系统

【解析】心脏传导系统是由特殊心肌细胞构成，包括窦房结、结间束、房室结、希氏束、左右束支及其分支和浦肯野纤维。心脏传导系统的细胞均能发出冲动（自律性），但以窦房结的自律性最高，为正常人心脏的起搏点。故选B。

3. 心脏自身的血液供应主要来自
   A. 主动脉　B. 锁骨下动脉　C. 冠状动脉
   D. 肺动脉　E. 肺静脉

【答案】C

【考点】心脏的血液供应

【解析】心脏的血液供应来自左、右冠状动脉，根据冠状动脉分支的走向及分布的位置，可以推测其营养心脏的部位。①右心房、室——右冠状动脉。②左心室——其血液供应50%来自于左前降支，主要供应左心室前壁和室间隔；30%来自回旋支，主要供应左心室侧壁和后壁；20%来自右冠状动脉，供应范围包括左室下壁（膈面）、后壁和室间隔。③室间隔——前上 2/3 由前降支供血，后下 1/3 由后降支供血。④传导系统——窦房结的血液 60% 由右冠状动脉供给，40% 由左旋支供给；房室结的血液 90% 由右冠状动脉供给，10% 由左旋支供给；右束支及左前分支由前降支供血，左后分支由左旋支和右冠状动脉双重供血。故选 C。

4. 下列属于心源性呼吸困难的护理措施的是

A. 加强皮肤护理，预防压力性损伤

B. 夜间睡眠时保持半卧位

C. 准确测量尿量和体重

D. 加强心电监护

E. 饮食中限制蛋白质摄入量

【答案】 B

【考点】 心源性呼吸困难患者护理措施

【解析】 心源性呼吸困难临床表现为：①劳力性呼吸困难，最早出现，也是最轻的呼吸困难，在体力活动时发生或加重，休息即缓解。②阵发性夜间呼吸困难，常发生在夜间，患者平卧时肺淤血加重，于睡眠中突然憋醒，被迫坐起。大多于端坐休息、下床、开窗通风后症状可自行缓解。A 为长期卧床患者的护理，C 和 E 都为肾脏疾病患者的护理。D 为心律失常患者的护理。故选 B。

5. 心脏病患者出现心源性呼吸困难时，其护理措施下列不正确的是

A. 嘱患者平卧位，以减轻心脏负担

B. 保持情绪稳定，降低交感神经兴奋性

C. 给予吸氧

D. 加强生活护理，减少体力活动

E. 密切观察呼吸困难、心功能变化情况

【答案】 A

【考点】 心源性呼吸困难的护理

【解析】 心源性呼吸困难患者严重呼吸困难时，协助端坐位，对于有低氧血症者，纠正缺氧对缓解呼吸困难、保护心脏功能、减少缺氧性器官功能损害有重要的意义。应与家属一起安慰鼓励患者，帮助树立战胜疾病的信心，稳定患者情绪，以降低交感神经兴奋性，有利于减轻呼吸困难。密切观察呼吸困难有无改善，发绀是否减轻，评估活动耐力，制订活动目标和计划，协助和指导患者生活自理。故选 A。

第二节　心力衰竭

考点直击

年份	分值	考点
2023	1	急性心力衰竭的诱因
2022	2	慢性心力衰竭的诱因；急性心力衰竭的抢救配合与护理
2021	2	慢性心力衰竭的诱因；急性心力衰竭的临床表现
2020	3	急、慢性心力衰竭的诱因；洋地黄不良反应
2019	2	心功能分级；洋地黄不良反应的处理
2018	4	慢性心力衰竭的诱因；慢性左心衰竭的体征；洋地黄不良反应；急性心力衰竭的临床表现
2017	4	慢性心力衰竭的诱因；利尿药不良反应；急性心力衰竭的临床表现、抢救配合与护理
2016	2	慢性心力衰竭的诱因；洋地黄的用药护理
2015	4	慢性心力衰竭的诱因；慢性左心衰竭的临床表现；急性心力衰竭的抢救配合与护理

考点集萃

一、慢性心力衰竭患者的护理

（一）病因（★★）

1. 基本病因（图 2-3-1）

2. 诱因　**呼吸道感染是最常见和最主要的诱因（2016/2018/2020/2021/2022）**；此外，还有心理或生理

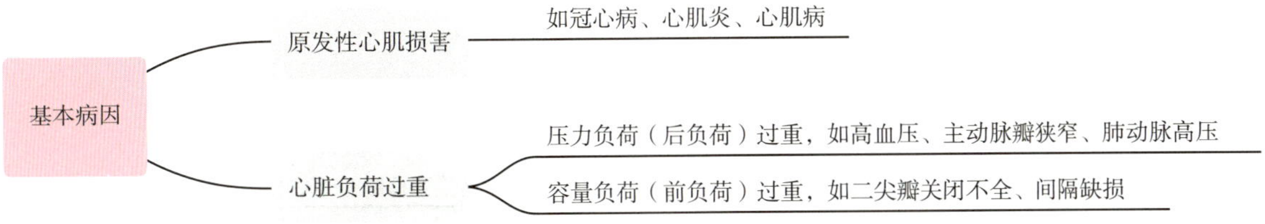

图 2-3-1　基本病因

压力过大、妊娠和分娩、血容量增加或锐减、治疗不当、严重心律失常等。

名师点拨：**气候急剧变化、剧烈运动通常不会诱发慢性心力衰竭（2015/2017）。**

（二）临床表现（★★★）

1. **左心衰竭（2010）**　表现为**肺淤血（2013/2015）**和心排血量降低。

（1）**呼吸困难（主要）：**劳力性呼吸困难、阵发性夜间呼吸困难、端坐呼吸。

（2）咳嗽、咳痰、咯血：痰液特点为白色泡沫样，若咳大量**粉红色泡沫痰**，则发生**急性肺水肿**（有哮鸣音）。

（3）疲倦、乏力、心悸。

（4）体征：肺部湿啰音，**可出现交替脉（2018）**，心尖区舒张期奔马律。

2. **右心衰竭**　表现为**体循环静脉淤血**。

（1）**消化道症状（最常见）：**腹胀、食欲缺乏、恶心等。

（2）对称性、下垂性、凹陷性水肿。

（3）**颈静脉怒张（主要体征）**和肝-颈静脉回流征阳性。

（4）肝大伴压痛。

3. 全心衰竭患者同时出现肺淤血及体循环静脉淤血的表现。

4. **心功能分级**

（1）Ⅰ级：日常活动不受限制，一般活动不引起疲乏、心悸、呼吸困难。

（2）**Ⅱ级（2014）：**体力活动轻度受限制，一般活动后出现上述症状。

（3）**Ⅲ级（2019）：**体力活动明显受限制，低于一般活动量时出现上述症状。

（4）Ⅳ级：不能从事任何体力活动，休息亦有心衰症状。

名师点拨：心功能分级主要看是否出现疲乏、心悸，以及在何种情况下出现（日常活动、轻微活动、休息）。

（三）辅助检查（★★）

1. X 线检查　心影大小及外形可进行病因诊断，肺淤血程度反映心功能状态。

2. 超声心动图　评估心脏功能，正常射血分数>50%。

3. 放射性核素检查、心-肺吸氧运动试验、有创性血流动力学检查。

4. 血浆脑钠肽（BNP）和氨基末端脑钠肽前体（NT-proBNP）　有助于心衰的诊断与鉴别诊断，判断心衰严重程度及疗效、预后。

（四）治疗要点（★★★）

1. 治疗基本病因、消除诱因（感染）。

2. 药物治疗（图 2-3-2）

3. 运动锻炼。

4. 心脏再同步化治疗（CRT）。

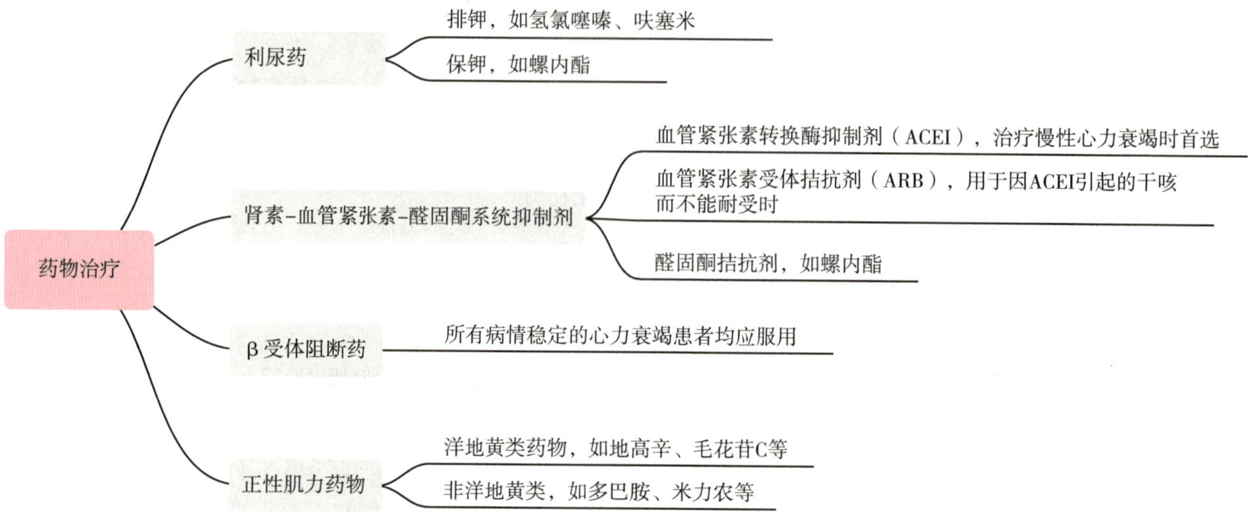

图 2-3-2　药物治疗

（五）护理措施（★★★）

1. 休息与活动　有明显呼吸困难者给予**高枕卧位或半卧位**；端坐呼吸者可双腿下垂。伴胸腔积液或腹水者宜采取半卧位。

心功能Ⅰ级：一般的体力活动，但避免剧烈运动。心功能Ⅱ级：轻体力工作和家务劳动，增加午睡时间。心功能Ⅲ级：卧床休息为主，日常生活自理或在协助下自理。心功能Ⅳ级：绝对卧床休息，日常生活由他人照顾。

名师点拨：心功能不同分级能进行的活动可与心功能分级的判断相互对照，记住一个即可。

2. 病情观察　监测患者发绀情况、肺啰音的变化以及血氧饱和度等变化。吸氧氧流量一般为2~4L/min。观察水肿情况，每日测体重，记录出入量。

3. 饮食护理　低盐清淡易消化饮食，少量多餐；食盐摄入少于5g/d。

4. 控制输液量和速度，以防诱发急性肺水肿。

5. 保护皮肤　定时变换体位，由于采取半坐卧位或端坐位，应注意保护**骶尾部皮肤**。

6. 用药护理　见表 2-3-2。

表 2-3-2　心力衰竭用药护理

药物	不良反应	预防和处理
利尿药	**低血钾（乏力、腹胀、肠鸣音减弱）**（2017）	食物补钾（橙汁/香蕉）；口服补钾（饭后）；**静脉补钾（≤1.5g/500ml 或 0.3%）**
ACEI	**干咳**、低血压、高钾血症	监测血压和血钾；**体位改变缓慢**；咳嗽无法耐受时停药
β受体阻断药	液体潴留、心动过缓、低血压	小剂量应用于以舒张功能不全为特征的轻、中度心力衰竭的治疗
洋地黄（2016）	胃肠道：恶心、呕吐；神经系统：**黄绿视**、头晕；**心血管系统（严重）：二联律（常见）**（2014/2018/2020）	①预防：**脉搏<60次/分或节律不规则停药**。②毒性反应处理：**立即停用**；血钾低补钾；纠正心律失常［**快速性：利多卡因或苯妥英钠**（2019）；**缓慢性：阿托品**］

名师点拨：当心肌严重受损时，低血钾或缺氧时，肝肾功能下降，洋地黄治疗剂量接近中毒量时均易发生洋地黄中毒。若是婴幼儿使用洋地黄，当心率<80 次/分时，应停药。

二、急性心力衰竭

以急性左心衰竭较为常见，多表现为**急性肺水肿或心源性休克**。

（一）病因和发病机制

1. 病因　急性心肌坏死和/或损伤；急性血流动力学障碍；慢性心力衰竭急性加重等。

名师点拨：**进食蛋白过多不属于急性心力衰竭的常见病因**（2010/2020/2023）。

2. 发病机制　心脏收缩力突然严重减弱，心排血量急剧减少，左室舒张末压迅速升高，肺静脉回流不畅，导致肺静脉压快速升高，肺毛细血管压随之升高使血管内液体渗入肺间质和肺泡内，形成急性肺水肿。

（二）临床表现（★★★）（2011/2021）

突发严重呼吸困难，呼吸频率可达 30～50 次/分，端坐呼吸，**咳粉红色泡沫痰（2017/2018）**，有窒息感。面色灰白或发绀，皮肤湿冷。

听诊两肺满布湿啰音和哮鸣音，心率快，心尖部可闻及舒张期奔马律，肺动脉瓣第二心音亢进。

（三）抢救配合与护理（★★★）（2010/2015/2022）

1. 体位　**立即取坐位，双腿下垂，以减轻肺淤血**（2011/2015/2017），烦躁不安者谨防跌倒受伤。

2. 氧疗　首先开放气道，给予**高流量**（6～8L/min）鼻导管吸氧，用**20%～30%的乙醇**湿化，使肺泡内泡沫的表面张力减低而破裂。

3. 开放两条静脉通道，遵医嘱正确使用药物。

（1）吗啡：皮下注射或静脉推注以镇静，观察患者有无呼吸抑制或心动过缓、血压下降等不良反应。呼吸衰竭、昏迷、严重休克者禁用。

（2）快速利尿药：呋塞米。

（3）血管扩张药：定时监测血压。

1）硝普钠：动、静脉血管扩张药，见光易分解，应现配现用，避光滴注，溶液的保存与应用不应超过24 小时。

2）硝酸甘油：扩张小静脉，降低回心血量。

3）重组人脑钠肽。

（4）洋地黄制剂：缓慢静脉注射，以**改善心肌收缩功能**（2010），尤其适用于快速心房颤动或已知有心脏增大伴左心室收缩功能不全的患者。

名师点拨：急性心力衰竭应用地高辛时选用缓慢静脉推注。

（5）氨茶碱：适用于伴支气管痉挛的患者。

4. 机械辅助治疗　对极危重患者，可采用主动脉内球囊反搏（IABP）。

5. 病情监测　严密监测血压、呼吸、血氧饱和度、心率，检查血电解质、血气分析等。观察患者意识状态，皮肤颜色、温度及出汗情况，肺部啰音或哮鸣音的变化，记出入量。

基础巩固

心功能分级

1. Ⅰ级　日常活动不受限制，一般活动不引起疲乏、心悸、呼吸困难。
2. Ⅱ级　体力活动轻度受限制，一般活动后出现上述症状。
3. Ⅲ级　体力活动明显受限制，低于一般活动量时出现上述症状。
4. Ⅳ级　不能从事任何体力活动，休息亦有心力衰竭症状。

实战演练

【A1 型题】

1. 左心衰竭所致呼吸困难是由于

A. 上腔静脉淤血　B. 体静脉淤血

C. 门静脉淤血　D. 下腔静脉淤血

E. 肺循环淤血

【答案】 E

【考点】 心力衰竭的发病机制

【解析】 左心衰竭主要表现为肺循环淤血，会导致呼吸困难、咳嗽、咳痰、咯血等。最早出现的是劳力性呼吸困难，经休息后缓解，最典型的是阵发性夜间呼吸困难，严重者可发生急性肺水肿。故选 E。

2. 慢性心力衰竭最常见的诱因是

A. 情绪激动　B. 贫血　C. 分娩

D. 呼吸道感染　E. 输液过多过快

【答案】 D

【考点】 慢性心力衰竭的诱因

【解析】 有基础心脏病的患者，其心力衰竭症状常由一些增加心脏负荷的因素所诱发。呼吸道感染是最常见、最重要的诱因，感染性心内膜炎也不少见。故选 D。

3. 抢救急性肺水肿患者加压吸氧时，湿化瓶内乙醇浓度是

A. 10%~20%　B. 20%~30%　C. 30%~40%

D. 40%~50%　E. 50%~70%

【答案】 B

【考点】 急性心力衰竭的治疗

【解析】 抢救急性肺水肿时患者加压吸氧，使肺泡内压增加，一方面可使气体交换加强，另一方面可以对抗组织液向肺泡内渗漏。吸氧同时使用抗泡沫剂，使肺泡内的泡沫消失，增加气体交换面积，一般湿化瓶内乙醇浓度为 20%~30%。故选 B。

4. 急性左心衰竭患者端坐位的目的是

A. 减轻体循环淤血　B. 减轻肺淤血

C. 减轻下肢水肿　D. 避免腹水发生

E. 避免血压升高

【答案】 B

【考点】 急性心力衰竭的治疗

【解析】 左心衰竭的主要表现为肺循环淤血，严重时表现为急性肺水肿。端坐位，双腿下垂，可以减少回心血量减轻心脏负荷，减轻肺淤血。故选 B。

5. 关于慢性心力衰竭发病机制，下列不妥的是

A. 慢性心力衰竭早期通过心率加快、心肌肥厚及心腔扩大可提高心输出量

B. 心力衰竭早期神经、内分泌系统被激活，增加血管阻力和水钠潴留以维持血液灌注压

C. 失代偿期心肌肥厚致心肌损伤和坏死

D. 失代偿期持续心脏扩大，可加重心肌损伤

E. 失代偿期神经、内分泌系统长期活性增加仍可维持血液灌注压

【答案】 E

【考点】 慢性心力衰竭的发病机制

【解析】 在慢性心力衰竭早期，机体通过心率加快、心肌肥厚、心脏扩大提高心肌收缩力，增加心脏容量。通过交感神经兴奋、肾素-血管紧张素-醛固酮系统的激活，代偿性增加血管阻力和水钠潴留，以维持灌注压。心房增加心房肽的释放，扩张血管，排钠利尿，对抗由于交感神经兴奋和肾素-血管紧张素-醛固酮系统激活造成的不利影响。到心力衰竭失代偿期，心肌肥厚到一定程度时，心肌蛋白质和核酸合成受抑制，发生心肌损伤和坏死，持续性心脏扩大使心肌耗氧量增加，加重心肌的损伤；神经、内分泌系统长期活性增加，加重血流动力学紊乱，直接损伤心肌细胞，导致心脏排出量不足，出现呼吸困难、乏力、循环淤血等心力衰竭症状。故选 E。

6. 长期卧床的心力衰竭患者，其水肿最易出现的部位是

A. 腹部　B. 踝部　C. 胫前部

D. 腰骶部　　E. 眼睑部

【答案】 D

【考点】 心力衰竭的临床表现

【解析】 心源性水肿的特点是早期出现在身体低垂及组织疏松的部位，卧床患者的水肿常发生在背、骶尾部、会阴部及胫前、足踝部，逐渐延及全身，重者可出现胸腔积液、腹水。长期卧床者，腰骶部为身体最低的部位，最易出现心源性水肿。故选 D。

7. 鼓励长期卧床的心力衰竭患者在床上做下肢活动，其目的主要是

A. 减少回心血量

B. 预防压力性损伤

C. 防止肌肉萎缩

D. 防止下肢静脉血栓形成

E. 及早恢复体力

【答案】 D

【考点】 心衰患者的护理

【解析】 鼓励长期卧床的心衰患者做一些肢体活动，逐渐增加活动量，活动时注意监测患者心率、呼吸、面色，出现异常立即停止活动，报告医生。让患者了解活动无耐力原因及限制活动的必要性，避免使心脏负荷突然增加的因素，指导卧床患者每 2 小时进行肢体活动，防止静脉血栓形成，必要时协助肢体被动运动。故选 D。

8. 左心衰竭的早期脉搏表现是

A. 脉搏短绌　　B. 缓脉　　C. 奇脉

D. 交替脉　　E. 水冲脉

【答案】 D

【考点】 左心衰竭早期的临床表现

【解析】 左心衰竭临床表现主要是由于肺淤血、肺水肿所致。主要表现为：①呼吸困难，包括劳力性呼吸困难、阵发性夜间呼吸困难等。②奔马律，交替脉，肺部啰音。故选 D。脉搏短绌见于心房颤动的患者。缓脉见于脾胃虚弱的患者。奇脉见于心包积液和缩窄性心包炎。水冲脉见于主动脉瓣关闭不全引起的脉压增大。

9. 充血性心力衰竭患者禁忌的灌肠溶液是

A. 生理盐水　　B. 甘油溶液

C. 1、2、3 溶液　　D. 肥皂水

E. 液状石蜡

【答案】 A

【考点】 心力衰竭灌肠的注意事项

【解析】 充血性心力衰竭是指在静脉回流正常的情况下，由于原发的心脏损害引起的心排血量绝对或相对低于机体代谢需要和心室充盈压升高，临床上出现以组织血流灌注不足以及肺循环和/或体循环淤血为主要特征的一种综合征，水钠潴留为心力衰竭的一个重要病理生理改变，合理应用利尿药为治疗充血性心力衰竭的一项重要措施。因此，要减少水钠的摄入，以免加重心脏负担，所以不能用生理盐水灌肠。故选 A。

【A2 型题】

10. 患者，男，68 岁。患心脏瓣膜病、心房颤动 20 年，服用地高辛 5 年。近 3 天突然出现恶心、呕吐，同时伴有心悸、头痛、头晕、视物模糊。心电图示室性期前收缩二联律。患者可能出现了

A. 消化性溃疡　　B. 心力衰竭　　C. 低血压

D. 高血压　　E. 洋地黄类药物中毒

【答案】 E

【考点】 洋地黄类药物中毒的临床表现

【解析】 洋地黄类药物中毒是服用地高辛后的常见潜在并发症，洋地黄中毒最重要的反应是各类心律失常，最常见者为室性期前收缩，多呈二联律或三联律。此外还有胃肠道反应，如食欲缺乏、恶心、呕吐等和神经系统症状，如头痛、倦怠、视物模糊等。故选 E。

11. 患者，女，60 岁。患高血压心脏病 10 年，近半年患者体力活动明显受限，轻度日常活动即可引起呼吸困难、心悸，此患者目前心功能处于

A. Ⅰ级　　B. Ⅱ级　　C. Ⅲ级

D. Ⅳ级　　E. Ⅴ级

【答案】 C

【考点】 心功能分级

【解析】 Ⅰ级：患者患有心脏病，但平时一般活动不引起疲乏、心悸、呼吸困难、心绞痛等症状。Ⅱ级：体力活动轻度受限。休息时无自觉症状，但平时一般活动可出现上述症状，休息后很快缓解。Ⅲ级：体力活动明显受限。休息时无症状，低于平时一般活动量时即可引起上述症状，休息较长时间后症状方可缓解。Ⅳ级：不能从事任何体力活动。休息时亦有心力衰竭的症状，体力活动后加重。故选 C。

12. 患儿，男，8 个月。室间隔缺损，因咳嗽打嗝 3 天收治，半小时前患儿突发面色灰白，烦躁不安，呼吸困难，心率 180 次/分，呼吸 60 次/分，肝脏肋下可触及。最可能的原因是

A. 急性呼吸衰竭　　B. 急性心力衰竭

C. 肺水肿　　D. 病毒性心肌炎

E. 急性重型肝炎

【答案】 B

【考点】 急性心力衰竭的诊断要点

【解析】 先天性心脏病患儿若出现心率增快、呼吸困难、端坐呼吸、吐泡沫样痰、水肿、肝大等表现，提示心力衰竭，应立即置患儿于半卧位，给予吸氧，及时与医生取得联系。故选 B。

13. 患者，男，56 岁。突然心悸、气促、咳粉红色泡沫痰，血压 195/90mmHg，心率 136 次/分，应首先备好下列哪组药物

A. 毛花苷 C，硝酸甘油，异丙肾上腺素

B. 硝普钠，毛花苷 C，呋塞米

C. 毒毛花苷 K，硝普钠，普萘洛尔

D. 胍乙啶，酚妥拉明，毛花苷 C

E. 硝酸甘油，毛花苷 C，多巴胺

【答案】 B

【考点】 急性左心衰竭的治疗

【解析】 根据病情可以判断患者是急性心力衰竭：急性肺水肿、呼吸困难、血压升高、心率加快。应该对症治疗，抢救患者生命。心衰患者的治疗原则是：扩血管，强心，利尿。所以应该选择的药物是硝普钠，毛花苷 C，呋塞米。故选 B。

14. 患者，女，66 岁。风湿性心脏病近 10 年，近 3 年来轻于日常活动后即可发生心悸、气短，医生诊断为慢性左心衰竭，责任护士指导患者正确的活动和休息原则是

A. 需严格卧床休息

B. 以卧床休息为主，间断起床活动

C. 尽量维持自理，适当限制体力活动

D. 可适当从事轻体力工作，需增加活动间歇时间

E. 可不限制活动，适当增加午休时间

【答案】 C

【考点】 心力衰竭时活动的原则

【解析】 该患者于日常活动后即可发生心悸、气短，属于心功能Ⅱ级。心功能Ⅱ级的活动量应该是适当限制体力活动，增加午睡时间，不影响轻体力劳动或家务劳动。故选 C。

【A3/A4 型题】

（15～17 题共用题干）

患者，男，68 岁。风湿性心脏病，二尖瓣狭窄 10 余年。3 天前受凉后出现咳嗽，咳黄色黏痰，伴发热，伴胸闷、心悸、气短，上 5 层楼梯需中间休息 5 分钟，自服感冒药后未见改善，急诊以“风湿性心脏病、心力衰竭、肺部感染”收入院。

15. 引起该患者发生心力衰竭的基本病因是

A. 原发性的心肌损害　B. 右心房代偿性扩张

C. 心室后负荷过重　D. 心室舒张充盈受限

E. 心室前负荷过重

【答案】 D

【考点】 心力衰竭的基本病因

【解析】 二尖瓣狭窄时瓣膜极度增厚，使瓣膜活动显著受限，使瓣膜一直呈“鱼口”状，心室舒张充盈受限，容易导致左心房扩大，左心房持续升压，导致肺循环淤血，长期的肺循环压力增高，易致心力衰竭，因此心力衰竭的主要原因就是二尖瓣狭窄时心室舒张充盈受限。故选 D。

16. 导致患者发生心力衰竭的主要诱因是

A. 肺部感染　B. 心律失常

C. 缺乏休息　D. 恶劣的气候

E. 用药不当

【答案】 A

【考点】 心力衰竭的诱因

【解析】 心力衰竭的常见诱因有感染、心律失常、生理或心理压力过大，妊娠和分娩、血容量增加等、药物使用不当等，排除 C、D。根据题意得知该患者是由于 3 天前受凉才诱发心力衰竭，可知该患者主要诱因就是肺部感染。故选 A。

17. 护士根据患者目前的情况，判断患者心功能分级属于

A. Ⅰ级　B. Ⅱ级　C. Ⅲ级

D. Ⅳ级　E. Ⅴ级

【答案】 B

【考点】 心功能分级

【解析】 心功能分为四级。Ⅰ级：患者患有心脏病但体力活动不受限。Ⅱ级：体力活动轻度受限，休息时无症状，但平时一般的活动会出现症状，休息后很快缓解。根据题意可知，该患者属于Ⅱ级。故选 B。

第三节 心律失常

考点直击

年份	分值	考点
2023	1	窦性心动过缓
2021	3	窦性心动过速；心房颤动的心电图特征；心房颤动的抗凝治疗
2019	1	正常窦性心律起源于窦房结
2018	4	窦性心动过速；房性期前收缩的病因；心室颤动的临床表现、治疗要点
2017	1	正常窦性心律起源于窦房结
2016	4	常用抗心律失常药；心房颤动、心室颤动的临床表现
2015	3	正常窦性心律起源于窦房结；窦性心律失常；心房颤动的心电图特征

考点集萃

心律失常指心脏冲动的频率、节律、起源部位、传导速度或激动次序的异常。

一、窦性心律失常（★★★）

正常窦性心律的冲动起源于窦房结（2010/2013/2015/2017/2019），成人频率为60~100次/分。心电图显示窦性心律的P波在Ⅰ、Ⅱ、aVF导联直立，aVR导联倒置，PR间期为0.12~0.20秒。

窦性心动过速与窦性心动过缓的比较见表2-3-3。

表2-3-3 窦性心动过速与窦性心动过缓

	窦性心动过速（2021）	窦性心动过缓
心率	**超过100次/分**（多为100~150次/分），偶有高达200次/分（2015/2018）	**低于60次/分**（2023）
病因	吸烟、饮酒、情绪激动，发热、甲状腺功能亢进（**甲亢**）（2010）、贫血	睡眠、**运动员**（2010），急性下壁心肌梗死、颅内疾病、高钾
治疗原则	一般不用，必要时β受体阻断药，如美托洛尔	一般不用，出现症状短期用阿托品，应考虑心脏起搏治疗

窦性心动过缓常同时伴发窦性心律不齐（不同**PP间期的差异大于0.12秒**）。

二、期前收缩（★★）

（一）房性期前收缩

房性期前收缩指激动起源于窦房结以外心房任何部位的一种主动性异位心律。

1. **病因（2018）** 各种器质性心脏病。

2. 临床表现 患者一般无明显症状，频发房性期前收缩者可感胸闷、心悸。

3. 心电图特征 ①P波提前发生，与窦性P波形态不同。②其后多见不完全性代偿间歇。③下传的QRS波群形态通常正常。

4. 治疗原则 通常无须治疗。当有明显症状时，应给予药物如β受体阻断药。

（二）室性期前收缩

室性期前收缩，又称室性早搏，简称室早。**期前收缩>5个/分称为频发性期前收缩（2014）**。

1. 病因　常见于冠心病、心肌病、心肌炎、风湿性心脏病与二尖瓣脱垂者。此外，药物中毒、电解质紊乱、精神不安、过量烟酒等亦能诱发。

2. 临床表现　患者可感到心悸，类似电梯快速升降的**失重感**或代偿间歇后有力的心脏搏动。听诊时，室性期前收缩之第二心音强度减弱。桡动脉搏动减弱或消失。如室性期前收缩频发，成对出现或呈短阵室性心动过速，多源性或R波落在前一个QRS-T波群的T波上，常为**心室颤动的先兆（2014）**。

3. 心电图特征　①提前发生的QRS波群，宽大畸形，时限通常大于0.12秒。②室性期前收缩与其前面的窦性搏动之间间期恒定。③室性期前收缩后可见一完全性代偿间歇。④室性期前收缩的类型：可孤立或规律出现。**二联律**指每个窦性搏动后跟随一个室性期前收缩；**三联律**指每2个窦性搏动后出现1个室性期前收缩。

4. 治疗要点　无明显症状，不必使用药物治疗。如有明显症状，应避免诱发因素；药物宜选用β受体阻断药等。**室性期前收缩常用利多卡因（2014）**、美西律、胺碘酮等。

名师点拨：常见抗心律失常药见表2-3-4。

表2-3-4　常用抗心律失常药

种类		代表药物	药理作用
Ⅰ	ⅠA	奎尼丁	抑制 Na^+ 内流，亦减少 K^+ 外流
	ⅠB	利多卡因、苯妥英钠、美西律	抑制 Na^+ 内流，促进 K^+ 外流
	ⅠC	普罗帕酮、氟卡尼	重度阻滞 Na^+ 通道
Ⅱ		普萘洛尔、美托洛尔	β受体阻断药
Ⅲ		胺碘酮	**延长动作电位时程（2016）**
Ⅳ		维拉帕米	**钙通道阻滞药（2016）**

三、颤动（★★★）

（一）心房颤动

1. 病因　常发生于原有心血管疾病者，如冠心病、高血压性心脏病、风湿性心脏瓣膜病等。正常人在情绪激动、运动或急性乙醇中毒时亦可发生心房颤动。

2. 临床表现　心室率不快时有心悸、胸闷，心室率超过150次/分时可诱发心绞痛或心衰。**心房颤动并发体循环栓塞的危险性甚大（2010）**，栓子来自左心房。**二尖瓣狭窄或二尖瓣脱垂合并心房颤动时，脑栓塞的发生率更高（2013）**。**当心室率快时可有脉搏短绌（2016）**。

3. **心电图特征（2011/2014/2015/2021）**　①**P波消失，代之以大小不等、形态不一、间隔不匀的f波**，频率为350~600次/分。②RR间隔极不规则，心室率通常在100~160次/分。③QRS波群形态一般正常。

4. 治疗原则

（1）治疗基础心脏病，控制诱发因素。

（2）控制心室率：可选用β受体阻断药或钙通道阻滞药等。

（3）**同步直流电复律**：持续发作伴血流动力学障碍者宜首选电复律。

（4）抗凝治疗：**体循环栓塞**是慢性心房颤动极重要的并发症，也是患者致残甚至致死的主要原因。目前认为**华法林**是心房颤动时预防脑卒中和外周血管栓塞的一线用药（2021）。

（二）心室颤动

1. 病因　常见于缺血性心脏病。此外，抗心律失常药物、严重缺氧、电击伤等亦可引起。

2. 临床表现　**突发意识丧失、抽搐、呼吸停止甚至死亡（2018）**。触诊大动脉搏动消失、听诊心音消失、血压无法测到。**心室颤动为致命性心律失常（2016）**。

3. 心电图特征　波形、振幅及频率均极不规则，无法辨认 QRS 波群、ST 段与 T 波。

4. 治疗要点　**立即做非同步直流电除颤（2018）**，同时做胸外心脏按压和人工呼吸。

四、护理措施

1. 休息与活动　心律失常发作不适时采取舒适体位，避免左侧卧位；无器质性心脏病的患者，鼓励其正常工作和生活，严重心律失常患者或快速心室率引起血压下降者，应卧床休息。

2. 给氧　伴呼吸困难、发绀时，给予**氧气**吸入。

3. 用药护理　抗心律失常药物静注时速度宜慢（腺苷除外）。**胺碘酮**静脉用药易引起静脉炎，应选择**大血管**。奎尼丁心脏毒性较强：窦性停搏、房室传导阻滞、晕厥等，还有胃肠道反应、视听障碍等。

4. 心电监护　对严重心律失常者，应持续心电监护。发现频发（每分钟在 5 次以上）、多源性、成对的室性期前收缩，室性心动过速，心房颤动，窦性停搏，三度房室传导阻滞等，立即报告医生。安放监护电极前注意清洁皮肤，用**乙醇棉球**去除油脂，电极放置部位应避开胸骨右缘及心前区，1~2 天更换电极片。

5. 心脏电复律护理　患者平卧于**绝缘**的**硬板床**上，开放静脉通道，给予氧气吸入，连接好心电导联线。地西泮 0.3~0.5mg/kg 缓慢静注。将两电极板上均匀涂满导电糊或包以生理盐水浸湿的纱布，分别置于**胸骨右缘第 2~3 肋间和心尖部**，两电极板之间距离不应小于 10cm。

6. 心脏起搏治疗术后护理

（1）安装植入式起搏器者需保持平卧位或略向左侧卧位 4~6 小时，术侧肢体肩关节不宜过度活动，勿用力咳嗽，以防电极脱位，安置临时起搏器患者需绝对卧床。

（2）术后 24 小时内进行心电监护，观察起搏频率和心率是否一致。

（3）保持切口处皮肤清洁干燥，严格无菌换药。

（4）出院指导：随身携带起搏器卡；避免强磁场和高电压的场所；每天自测脉搏 2 次，避免剧烈运动，装有起搏器的一侧上肢应避免做用力过度或幅度过大的动作；定期复查。

名师点拨：心律失常不适时避免左侧卧位，左侧卧位时患者常能感觉到心脏的搏动而使不适感加重。

实战演练

【A1 型题】

1. 最严重的心律失常是
A. 窦性心律失常　B. 室性期前收缩二联律
C. 心房颤动　D. 心室颤动
E. 室性期前收缩三联律
【答案】D
【考点】各种心律失常的特点
【解析】心室扑动和心室颤动简称室扑和室颤，是严重的心律失常，常见于缺血性心脏病，临床表现包括突发的意识丧失、抽搐、呼吸停止甚至死亡。触诊大动脉搏动消失，听诊心音消失，血压无法测到。故选 D。

2. 有可能危及生命的心律失常是
A. 心房颤动
B. 阵发性室上性心动过速
C. 窦性心动过缓
D. 阵发性室性心动过速
E. 频发单源性室性期前收缩
【答案】D
【考点】阵发性室性心动过速的并发症
【解析】阵发性室性心动过速在发作时可严重影响心排血量，使心、脑、肾等重要脏器血供明显减少，造成血流动力学障碍而出现心绞痛、低血压、晕厥甚至猝死。由于阵发性室性心动过速容易发展成为心室颤动，因此，必须紧急处理，治疗药物首选利多卡因。故选 D。

3. 窦性心动过速不发生于哪种情况
A. 发热　B. 甲状腺功能亢进症
C. 运动　D. 贫血
E. 甲状腺功能减退症
【答案】E

【考点】 心律失常患者的护理

【解析】 成年人窦性心律的频率在 100～150 次/分，偶尔高达 200 次/分时称为窦性心动过速，可由多种原因引起。生理状态下可因运动、焦虑、情绪激动引起，也可发生在应用肾上腺素、异丙肾上腺素等药物之后。在发热、血容量不足、贫血、甲状腺功能亢进症、呼吸功能不全、低氧血症、低钾血症、心力衰竭等其他心脏疾患时极易发生。故选 E。

4. 心律失常患者中最易发生脉搏短绌的类型是

A. 心房扑动　　B. 心房颤动

C. 心室颤动　　D. 室性期前收缩

E. 窦性心律不齐

【答案】 B

【考点】 脉搏短绌的特点

【解析】 脉搏短绌即在同一单位时间内，脉率少于心率，心律完全不规则，心率快慢不一，心音强弱不等，最常见于心房颤动患者，是房颤的一个重要体征。故选 B。

【A2 型题】

5. 患者，女，35 岁。因觉心悸到医院行心电图检查，心电图结果为窦性心律、心率 125 次/分，诊断为心律失常，此患者的心律失常是

A. 窦性心动过缓　　B. 窦性心动过速

C. 窦性心律不齐　　D. 室性期前收缩

E. 房性期前收缩

【答案】 B

【考点】 窦性心律失常

【解析】 患者是窦性心律，心率 125 次/分。而窦性心动过速时心率增快至 100～150 次/分，少数人可达 200 次/分。生理性者大多为一过性。系器质性心脏病所致者，则心动过速持续较久。可知患者为窦性心动过速。故选 B。

【A3/A4 型题】

（6～7 题共用题干）

患者，男，56 岁。心脏瓣膜病伴二尖瓣狭窄 6 年，头晕、心悸、心前区不适 3 小时。查体：脉率 90 次/分，心率 110 次/分，第一心音强弱不等，心律极不规则，心电图示 P 波消失，代之以大小形态不等及脉律不一样的 f 波，QRS 波群形态正常。

6. 患者的脉搏是

A. 奇脉　　B. 水冲脉　　C. 交替脉

D. 短绌脉　　E. 脉搏减小

【答案】 D

【考点】 短绌脉的定义

【解析】 短绌脉即在同一单位时间内，脉率少于心率。其特点为心律完全不规则，心率快慢不一，心音强弱不等。故选 D。

7. 该患者可能发生了

A. 心房颤动　　B. 心室颤动

C. 房性期前收缩　　D. 室性期前收缩

E. 窦性心律不齐

【答案】 A

【考点】 心房颤动的心电图特征

【解析】 心房颤动的心电图特征：P 波消失，代之以大小不等、形态不一、间隔不匀的颤动波，称 f 波；R-R 间隔极不规则；QRS 波群形态一般正常，符合题干要求。另外心房颤动也是二尖瓣狭窄患者的并发症之一。故选 A。

【B1 型题】

（8～9 题共用备选答案）

A. 钙通道阻滞药

B. β 受体阻断药

C. 膜稳定作用为主的药物

D. 延长动作电位时程为主的药物

E. 兴奋迷走神经药物

8. 胺碘酮抗心律失常的作用机制是

【答案】 D

9. 维拉帕米抗心律失常的作用机制是

【答案】 A

【考点】 抗心律失常药物的药理作用

【解析】 胺碘酮属于Ⅲ类抗心律失常药，可延长心房和心室肌纤维的动作电位时间和不应期，延长房室结传导时间；能选择性扩张血管平滑肌，增加冠状动脉血流量，减少心肌耗氧量。维拉帕米属Ⅳ类抗心律失常药，为钙通道阻滞药，能扩张血管增加冠脉流量及肾血流量，有缓和降压作用，减弱心肌收缩力，降低心肌耗氧量。故第 8 题选 D，第 9 题选 A。

第四节　心脏瓣膜病

考点直击

年份	分值	考点
2023	2	致病微生物；二尖瓣狭窄的体征
2021	2	心脏瓣膜病好发部位；风湿性心脏病的首要并发症
2019	3	心脏瓣膜病好发部位；二尖瓣、主动脉瓣狭窄的并发症
2018	2	心脏瓣膜病好发部位；二尖瓣狭窄的体征
2017	1	致病微生物
2016	3	心脏瓣膜病好发部位；二尖瓣狭窄的并发症；风湿性心脏病的首要并发症
2015	2	二尖瓣狭窄、主动脉瓣关闭不全的体征

考点集萃

心脏瓣膜病是由于多种原因引起的单个或多个瓣膜的功能或结构异常，导致瓣口狭窄和/或关闭不全。**以二尖瓣最常受累**（2016/2018/2019/2021）。我国最常见的心脏瓣膜病是风湿性心脏病（风心病）。**其致病微生物是A组乙型溶血性链球菌**（2010/2011/2017/2023）。

一、临床分型及表现（★★★）

风湿性心脏病临床分型及表现，见表2-3-5。

表2-3-5　风湿性心脏病的临床分型

	二尖瓣狭窄	二尖瓣关闭不全	主动脉瓣狭窄	主动脉瓣关闭不全
症状	常见劳力性呼吸困难，咳嗽，咯血，声音嘶哑	重者疲乏无力、呼吸困难	疲乏无力、头晕、心绞痛，呼吸困难	心悸、心前区不适、头部动脉搏动感，呼吸困难
病理生理	左心房压力增高→左心房扩张→肺淤血→肺动脉高压、**右心室后负荷增加**（2011）	左心房和左心室肥大	左心室后负荷加重→左心室肥大→左心房后负荷增加	左心房、左心室肥大和扩张→肺淤血→肺动脉高压
体征	“二尖瓣面容”，**口唇及双颧发绀；心尖部隆隆样舒张期杂音**（2015/2018/2023）	**心尖区收缩期高调吹风样杂音**（2014）	主动脉瓣区喷射状全收缩期杂音	**第二主动脉区可听到舒张早期叹息样杂音，脉压增大**（2015），周围血管征
X线	左心房增大，**心影呈梨形**	左心房增大，左心衰：肺淤血	心影正常或左室增大	左室增大，升主动脉扩张
心电图	“二尖瓣型P波”	左心房肥厚	左心室肥厚伴ST-T改变	左心室肥厚伴ST-T改变
超声心动图（2014）	**明确诊断**	**明确诊断的敏感性较高**（2010）	明确诊断和判定狭窄程度	明确诊断
并发症	心房颤动、右心衰竭、**动脉栓塞（脑部多见）**（2013/2016/2019）	感染性心内膜炎较多见	心房颤动、房室传导阻滞、**室性心律失常**（2019）	**亚急性感染性心内膜炎（溶血性链球菌）**

注：**心力衰竭为首要并发症，是致死、就诊的主要原因**（2016/2021）。**最常见的心律失常为房颤**（2010）。

名师点拨：周围血管征包括随心脏搏动的点头征、颈动脉和桡动脉扪及水冲脉、毛细血管搏动征、股动脉枪击音等。

二、治疗要点（★★★）

内科治疗包括预防风湿活动和感染性心内膜炎，针对并发症治疗。外科治疗为有效措施，包括瓣膜修补术和人工瓣膜置换术。

三、护理措施（★★★）

1. 休息与活动　卧床休息，限制活动量。待病情好转后再逐渐增加活动。

2. 饮食　给予高热量、高蛋白、高维生素的清淡易消化饮食。

3. 心力衰竭预防和护理　预防和控制感染，纠正心律失常，避免劳累和情绪激动等诱因，评估患者有无呼吸困难、乏力、少尿等症状，检查有无肺部湿啰音、肝大、下肢水肿等体征。一旦发生则按心力衰竭进行护理。

4. 动脉栓塞预防和护理

（1）休息与活动：左心房内有巨大附壁血栓者绝对卧床休息。病情允许时应鼓励并协助患者翻身、活动下肢或下床活动。

（2）遵医嘱用药：抗心律失常、抗血小板聚集的药物。

（3）栓塞的观察与处理：密切观察有无栓塞征象，一旦发生，立即报告医生，给予抗凝或溶栓等处理。

名师点拨：脑栓塞可引起言语不清、偏瘫、瞳孔大小不等；四肢动脉栓塞可引起四肢疼痛、皮肤颜色和温度改变；肺动脉栓塞可引起突然剧烈胸痛、呼吸困难、发绀。

四、健康指导

1. 改善居住环境中潮湿、阴暗等不良条件，保持室内空气流通、干燥，阳光充足。适当锻炼，加强营养，注意防寒保暖，预防呼吸道感染。避免重体力劳动、剧烈运动或情绪激动。

2. 在拔牙、内镜检查、导尿术、分娩、人工流产等手术操作前应告诉医生自己有风心病史，便于预防性使用抗生素。

实战演练

【A1 型题】

1. 引起风湿性心瓣膜病患者死亡的主要原因是

A. 栓塞　B. 心律失常
C. 心源性休克　D. 充血性心力衰竭
E. 亚急性感染性心内膜炎

【答案】 D

【考点】 风湿性心脏瓣膜病并发症

【解析】 风湿性心脏瓣膜病的并发症有心房颤动、心力衰竭、低血压、栓塞等，其中充血性心力衰竭是心脏瓣膜病首要的并发症，也是就诊和致死的主要原因。故选 D。

2. 风湿性心脏病最易受累的瓣膜是

A. 三尖瓣　B. 主动脉瓣　C. 二尖瓣
D. 肺动脉瓣　E. 联合瓣膜

【答案】 C

【考点】 风湿性心脏病

【解析】 风湿性心脏病简称风心病，是指由于风湿热活动，累及心脏瓣膜而造成的心脏瓣膜病变。表现为二尖瓣、三尖瓣、主动脉瓣中有一个或几个瓣膜狭窄和/或关闭不全。二尖瓣为最常见受累部位。故选 C。

3. 心脏前负荷过重见于
   A. 高血压　B. 主动脉瓣狭窄
   C. 二尖瓣狭窄　D. 肺动脉高压
   E. 二尖瓣关闭不全

【答案】 E
【考点】 二尖瓣关闭不全的病理生理
【解析】 心脏前负荷为容量负荷，后负荷为压力负荷。二尖瓣关闭不全时，在心室收缩期一部分血液反流至心房，和心脏舒张期从静脉系统进入心房的血液一起流入心室，作为心室的前负荷。所以二尖瓣关闭不全前负荷过重。故选 E。

4. 最常引起急性肺水肿的风湿性心脏病类型是
   A. 二尖瓣狭窄　B. 二尖瓣关闭不全
   C. 主动脉瓣狭窄　D. 主动脉瓣关闭不全
   E. 三尖瓣狭窄

【答案】 A
【考点】 心脏瓣膜病的病理生理
【解析】 二尖瓣狭窄使左心房压力剧增，直接传播到肺静脉，引起肺静脉压力增加，导致肺水肿。二尖瓣关闭不全增加了左心室的容量负荷，先出现左心室、左心房的代偿反应，失代偿才会引起肺静脉负荷增加。主动脉瓣狭窄直接增加了左心室的压力，主动脉瓣关闭不全增加了左心室的容量负荷，左心室失代偿才会顺延到左心房和肺。故选 A。

5. 预防风湿性心脏瓣膜病的根本措施是
   A. 长期服用抗风湿药物　B. 积极防治链球菌感染
   C. 防止复发，卧床休息　D. 增加营养，避免过劳
   E. 居室要防寒避湿

【答案】 B
【考点】 风湿性心脏瓣膜病的治疗
【解析】 风湿性心脏瓣膜病是我国最常见的心脏病之一，也是导致心脏瓣膜病最主要的原因。链球菌感染是风湿病的最主要病因，因此积极防治链球菌感染是风湿性心脏瓣膜病防治的根本措施。故选 B。

6. 二尖瓣狭窄患者最重要的体征是
   A. 肺动脉瓣第二音亢进
   B. 心尖部舒张期杂音
   C. 主动脉瓣区舒张期杂音
   D. 主动脉瓣第二音亢进
   E. 心尖区舒张期奔马律

【答案】 B
【考点】 二尖瓣狭窄的临床表现
【解析】 二尖瓣狭窄的临床表现为心尖部可触及舒张期震颤；心尖部可闻及舒张期隆隆样杂音，是最重要的体征；心尖部第一心音亢进及二尖瓣开放拍击音；肺动脉瓣区第二心音亢进、分裂。故选 B。

【A2 型题】

7. 患者，女，65 岁。体检发现其胸骨右缘第 2 肋间可触及收缩期震颤，最可能的原因是
   A. 二尖瓣狭窄　B. 主动脉瓣狭窄
   C. 肺动脉瓣狭窄　D. 主动脉瓣关闭不全
   E. 肺动脉瓣关闭不全

【答案】 B
【考点】 主动脉瓣狭窄的临床表现
【解析】 主动脉瓣狭窄心尖搏动相对局限、持续有力。第一心音正常，第二心音常为单一性，严重狭窄者呈逆分裂。肥厚的左心房强有力收缩产生明显的第四心音。主动脉瓣第一听诊区（胸骨右缘第 2 肋间）可闻及粗糙而响亮的吹风样收缩期杂音，主要向颈动脉传导，常伴震颤。故选 B。

8. 患者，男，51 岁。体检发现血压脉压增大，可能的疾病是
   A. 缩窄性心包炎　B. 心包积液
   C. 主动脉瓣关闭不全　D. 低血压
   E. 主动脉瓣狭窄

【答案】 C
【考点】 心脏瓣膜病的临床表现
【解析】 脉压指收缩压与舒张压之间的差值，正常范围是 30~40mmHg。一般大于 60mmHg，称为脉压增大，小于 20mmHg 称为脉压减小。主动脉瓣关闭不全颈动脉搏动明显，血压收缩压升高，舒张压降低，脉压增大而产生周围血管征。故选 C。

9. 患者，女，30 岁。风湿性心脏病二尖瓣狭窄 4 年，近 1 个月重体力劳动时出现呼吸困难入院。昨夜 12 时患者突然憋醒，端坐位，大汗淋漓，咳嗽，咳粉红色泡沫痰，心率 120 次/分，两肺满布湿啰音及哮鸣音。责任护士给予患者吸氧的正确方法是
   A. 持续低流量吸氧　B. 高流量吸氧
   C. 间断给氧　D. 高流量乙醇湿化吸氧
   E. 低流量乙醇湿化吸氧

【答案】 D
【考点】 心脏瓣膜病的治疗
【解析】 患者有基础心脏病，最近劳力性呼吸困难，突然阵发性夜间呼吸困难，提示为急性左心衰竭。应立即高流量鼻管给氧，在吸氧的同时使用抗泡沫剂使肺泡的泡沫消失，增加气体交换面积，一般使用 50%的乙醇置于滤瓶中。故选 D。

第五节　冠状动脉粥样硬化性心脏病

考点直击

年份	分值	考点
2023	2	心肌梗死的临床表现、辅助检查
2022	1	心肌梗死的护理措施
2021	2	前壁心肌梗死、下壁心肌梗死
2020	2	心绞痛的病因与发病机制、辅助检查
2019	3	心绞痛与心肌梗死的临床表现、辅助检查；心绞痛的药物治疗；心肌梗死的病因与发病机制
2018	1	心绞痛的药物治疗
2017	3	心绞痛的病因与发病机制、临床表现
2016	1	心绞痛的病因与发病机制
2015	3	心绞痛的病因与发病机制、辅助检查；心肌梗死的辅助检查

考点集萃

一、心绞痛

（一）病因与发病机制（★★）

本病的基本病因是**冠状动脉粥样硬化（2015/2017/2020）**，**最重要的危险因素是脂质代谢异常（总胆固醇、甘油三酯、低密度脂蛋白升高）（2017）**。当冠状动脉粥样硬化致冠状动脉狭窄或部分分支闭塞时，一旦心脏负荷突然增加，**心肌缺血缺氧，心肌内积聚过多的代谢产物，刺激心脏内自主神经的传入纤维末梢引起心绞痛（2010/2016）**。

（二）心绞痛与心肌梗死临床表现、辅助检查（★★★）

见表 2-3-6。

表 2-3-6　心绞痛与心肌梗死临床表现、辅助检查（2019）

	心绞痛（2010/2014）	心肌梗死
临床表现	①诱因：体力劳动、情绪激动、饱餐、寒冷、吸烟。②**疼痛**：胸骨体中、上段之后压榨性疼痛，持续 3～5 分钟，**不超过 15 分钟，休息或含服硝酸甘油可缓解（2017）**。③体征：面色苍白、心率增快、血压升高	①先兆：新发生心绞痛或原有心绞痛加重。②**疼痛：最早最突出（2011）**。程度更剧烈，持续数小时，**休息和服用硝酸甘油不缓解**。③心律失常：**75%～95%的患者发生（2023）。室性心律失常最多。心室颤动是急性心肌梗死早期死因**。④低血压和休克：多为**心源性休克**，主要原因是**左心室输出量下降（2013）**。⑤心力衰竭：主要为急性左心衰竭。⑥体征：心律不齐；心尖部奔马律。⑦并发症：乳头肌功能失调、心脏破裂、栓塞
辅助检查	①**心电图：最常用（2015）**，ST 段压低。②**冠状动脉造影：可确诊（2020）**。③运动负荷试验阳性	①心电图：**ST 段抬高呈弓背向上，宽而深的 Q 波，T 波倒置**。②**心肌肌钙蛋白：最特异、敏感的首选指标（2015/2023）**。③肌酸激酶同工酶、肌酸激酶、天门冬氨酸氨基转移酶、乳酸脱氢酶升高，**肌酸激酶出现最早恢复最快（2010/2011）**

易错知识梳理

前壁心肌梗死易发生快速室性心律失常，如室性心动过速、**室性期前收缩（2021）**等。下壁心肌梗死常易发生慢性心律失常，如**房室传导阻滞（2021）**。

（三）治疗要点（★★）

1. 发作时的治疗

（1）**发作时应立即休息**。一般患者在停止活动后症状即可缓解。

（2）药物治疗：宜选用作用较快的**硝酸酯制剂（2010/2014/2018/2019）**，如**硝酸甘油舌下含化**，1~2 分钟内显效，约 30 分钟后作用消失。

2. 缓解期的治疗　避免各种已知的可以改变的诱因。药物治疗：阿司匹林、β 受体阻断药、硝酸酯制剂、钙通道阻滞药等。非药物治疗包括运动锻炼疗法、血管重建治疗等。

（四）护理措施（★★★）

1. 休息与活动　心绞痛发作时应立即停止活动，缓解期一般不需要卧床休息。根据患者活动能力制订活动计划，避免剧烈运动。

2. 疼痛观察　评估患者疼痛的部位、性质、程度、持续时间，给予心电监测。

3. 用药护理　发作时舌下含服硝酸甘油，服药后 3~5 分钟仍不缓解可重复使用，**每隔 5 分钟** 1 次，**连续 3 次仍未**能缓解者，及时报告医生。注意防止低血压发生。

名师点拨：硝酸甘油见光易分解，应放在棕色瓶内存放于干燥处，以免潮解失效。

4. 减少或避免诱因　保持排便通畅，调节饮食，禁烟酒，保持心境平和。

5. 饮食护理　摄入低热量、低脂、低胆固醇、低盐饮食，多食蔬菜、水果和粗纤维食物，少量多餐。

二、心肌梗死

（一）病因与发病机制（★★★）

在冠脉严重狭窄（2011）的基础上，**心肌缺血达 1 小时以上，即可发生急性心肌梗死（2019）**。

（二）治疗要点（★★）

1. 一般治疗

（1）绝对卧床休息，保持环境安静，解除焦虑。

（2）常规给氧：急性期持续吸氧 4~6L/min，若发生急性肺水肿调整为 6~8L/min，并以 20%~30% 乙醇湿化。

（3）监测心电、血压、呼吸。

（4）阿司匹林：抗血小板聚集，为溶栓治疗前常规用药。

2. 解除疼痛　哌替啶 50~100mg 肌注或吗啡 5~10mg 皮下注射，较轻者可用可待因或罂粟碱。

3. 再灌注心肌　起病 3~6 小时（最多 12 小时）内使闭塞的冠状动脉再通。

（1）急诊经皮冠脉介入术（PCI）：有条件的医院对具备适应证的患者应尽快实施直接 PCI，多可获得更好的治疗效果。

（2）溶栓疗法

1）适应证：①2 个或 2 个以上相邻导联 ST 段抬高，或病史提示急性心肌梗死伴左束支传导阻滞，起病时间<12 小时，患者年龄<75 岁。②ST 段显著抬高的心肌梗死患者年龄>75 岁。③ST 段抬高，发病时间已达 12~24 小时，有进行性缺血性胸痛，广泛 ST 段抬高者。

2）禁忌证：①出血性脑卒中史。②近期（2~4 周）有活动性内脏出血、外科大手术、创伤史。③未控制的重度高血压。④疑有主动脉夹层。⑤出血性疾病或有出血倾向者，严重肝肾功能损害及恶性肿瘤等。

3）溶栓药物：**链激酶** 150 万 U 静滴，30~60 分钟内滴完。**尿激酶** 150 万~200 万 U，30 分钟内静滴。

4. 消除心律失常（2013）　心肌梗死时发现室性期前收缩或室性心动过速，立即用**利多卡因静注**。**发生心室颤动，尽快采用电除颤（2011）**。室性心动过速药物疗效不满意时应及早用同步直流电复律。缓慢性心律失常，可用**阿托品**。**二度或三度房室传导阻滞，伴有血流动力学障碍者，宜用临时心脏起搏器（2011）**。

5. 控制休克　补充血容量及应用升压药、血管扩张药和纠正酸中毒等。

6. 治疗心力衰竭　主要是治疗急性左心衰竭，以应用利尿药为主。急性心肌梗死 **24 小时内不宜用洋地黄**

制剂。

名师点拨：洋地黄制剂禁忌证为急性心肌梗死24小时内、肥厚型心肌病。

（三）护理措施（★★★）（2011/2022）

1. 休息　急性期应绝对卧床休息，保持环境安静，限制探视。

2. 饮食　急性期给予流质饮食。过渡到低脂、低胆固醇、清淡饮食，提倡少量多餐。

3. 给氧　鼻导管给氧，**增加心肌供氧**，减轻缺血和疼痛。

4. 疼痛的护理　遵医嘱给予吗啡或哌替啶，注意有无呼吸抑制。给予硝酸酯类药物时应监测血压的变化。

5. 溶栓治疗的护理

（1）注意观察有无不良反应：过敏反应表现为寒战、发热、皮疹等。低血压。出血。

（2）判断溶栓是否成功：①胸痛2小时内基本消失。②心电图ST段于2小时内回降>50%。③2小时内出现再灌注性心律失常。④肌钙蛋白峰值提前至发病后12小时内，血清CK-MB峰值提前出现（14小时以内）。

6. 提高活动耐力　运动原则为有序、有度、有恒。运动项目为有氧步行、慢跑、太极拳等。

7. 预防便秘　增加富含纤维素食物的摄入。适当腹部按摩（按顺时针方向）。常规应用缓泻剂。床边使用坐便器。出现排便困难，使用开塞露或低压盐水灌肠。

8. 经皮冠状动脉介入治疗术后护理　防止出血与血栓形成，停用肝素4小时后，复查全血凝固时间，凝血时间在正常范围之内，拔除动脉鞘管，压迫止血，加压包扎，股动脉穿刺患者需要卧床24小时，术肢制动。同时，严密观察生命体征，有无胸痛。观察足背动脉搏动情况，鞘管留置部位有无出血、血肿。

9. 潜在并发症　溶栓治疗后24小时内。发现频发或多源性室性期前收缩、成对出现室性过速及严重的房室传导阻滞时，应立即通知医生，遵医嘱使用利多卡因等药物。

实战演练

【A1型题】

1. 急性心肌梗死24小时内应禁用的药物是

A. 呋塞米　B. 利多卡因　C. 硝酸甘油

D. 洋地黄　E. 尿激酶

【答案】 D

【考点】 洋地黄类药物的禁忌证

【解析】 由于洋地黄治疗量与中毒量接近，易发生中毒。易发生洋地黄中毒的情况有：缺氧、心肌严重受损、低钾、肾功能不全、老年人用药等，因此急性心肌梗死24小时内不宜使用洋地黄类药物。故选D。

2. 发生心绞痛的最主要原因是

A. 主动脉瓣狭窄　B. 主动脉痉挛

C. 全身小动脉痉挛　D. 冠状动脉粥样硬化

E. 肺动脉痉挛

【答案】 D

【考点】 心绞痛的病因

【解析】 心脏的供血来源于冠状动脉，当冠状动脉粥样硬化时，血管变狭窄，导致冠状动脉供血不足，心肌暂时性的缺血、缺氧，引起心前区的疼痛。故选D。

3. 冠状动脉粥样硬化性心脏病确诊的依据是

A. 心电图　B. 心脏彩超　C. X线检查

D. 动态心电图　E. 冠状动脉造影

【答案】 E

【考点】 冠状动脉粥样硬化性心脏病的检查

【解析】 冠状动脉造影是目前冠心病诊断的“金标准”，可以明确冠状动脉有无狭窄、狭窄的部位、程度、范围等，并可据此指导进一步治疗。故选E。

4. 诊断急性心肌梗死特异性最高的心肌酶是

A. CK-MM和LDH_1　B. CK-MM和LDH_2

C. CK-MB和LDH_1　D. CK-MB和LDH_2

E. CK-BB和LDH_1

【答案】 C

【考点】 急性心肌梗死的检查

【解析】 急性心肌梗死时血清心肌酶含量增高，常测定的是3种酶：肌酸激酶（CK）、谷草转氨酶（GOT）、乳酸脱氢酶（LDH）。这些血清酶存在于心肌，在肝、脑、血细胞、骨骼肌中也存在，当这些组织受损时均升高。对心肌损害特异性最高的是 CK-MB 与 LDH_1，它们分别是 CK 与 LDH 的同工酶。故选 C。

5. 典型心绞痛不发生于
   A. 卧床时　B. 寒冷时　C. 情绪激动时
   D. 饱餐时　E. 吸烟时

【答案】 A

【考点】 心绞痛的诱因

【解析】 典型的心绞痛为劳力性心绞痛，劳累、情绪激动、饱食、受寒、吸烟、阴雨天气、急性循环衰竭等为常见的诱因。卧床时发作的为自发性心绞痛，与劳力没有关系。故选 A。

【A2 型题】

6. 患者，男，60 岁。因心前区压榨样疼痛 4 小时余伴冷汗、恐惧，来院急诊，护士采取的措施中不妥的是
   A. 拍胸部 X 线片　B. 抽血送检
   C. 简单护理体检　D. 心电监护
   E. 监测血压

【答案】 A

【考点】 心肌梗死的处理

【解析】 根据题干所述，考虑患者为急性心肌梗死。此时护士采取的措施有：①简单的护理体检。②监测生命体征。③心电监护。④抽血化验心肌酶等。故选 A。

7. 患者，男，57 岁。因心肌梗死入院。主管护士评估后确定其有以下健康问题。应优先解决的问题是
   A. 舒适改变：心前区疼痛
   B. 营养失调：低于机体需要量
   C. 活动无耐力
   D. 气体交换受损
   E. 知识缺乏

【答案】 A

【考点】 心肌梗死患者的首优护理诊断

【解析】 心肌梗死是指心肌的缺血性坏死，为在冠状动脉病变的基础上，冠状动脉的血流急剧减少或中断，使相应的心肌出现严重而持久地急性缺血，最终导致心肌的缺血性坏死。急性心肌梗死主要表现是突发心前区持续的压榨性疼痛，不缓解，而首优护理问题是指会威胁生命，需立即行动解决的问题，所以患者的首优问题是舒适改变：心前区疼痛。故选 A。

8. 患者，女，65 岁，肥胖。有高血脂史及高血压 180/100mmHg，近日心前区发生疼痛。如考虑为心绞痛，胸痛性质应是
   A. 隐痛持续整天　B. 锻炼后可减轻
   C. 阵发针刺样痛　D. 刀割样痛
   E. 压迫、发闷或紧缩感

【答案】 E

【考点】 心绞痛的症状

【解析】 典型心绞痛发作是突然发生的位于胸骨体上段或中段之后的压榨性、闷胀性或窒息性疼痛，亦可能波及大部分心前区，可放射至左肩、左上肢前内侧，达环指和小指，偶可伴有濒死的恐惧感觉，往往迫使患者立即停止活动，重者还出汗。故选 E。

9. 患者，女，60 岁。高血压 10 年，3 个月来间断胸骨后或心前区疼痛，持续 1~2 分钟，经入院检查确诊为冠心病心绞痛。医生嘱用硝酸甘油，责任护士知道用药注意事项，请找出下列不妥的是
   A. 嘱患者舌下含服硝酸甘油
   B. 含服该药后应平卧，以防发生高血压
   C. 该药可扩张冠脉，增加血量，且可扩张血管，减轻心脏负担
   D. 该药不良反应有头胀、面红、头晕、心悸
   E. 出现不良反应需立即停药，不可再服用

【答案】 B

【考点】 心绞痛的治疗

【解析】 在心绞痛的治疗中，硝酸甘油十分重要，0.3~0.6mg，舌下含化，迅速为唾液所溶解而吸收，1~2 分钟即开始起作用，约半小时后作用消失。与各种硝酸酯一样，硝酸甘油的副作用有头晕、头胀痛、头部跳动感、面红、心悸等，偶有血压下降。第一次用药时，患者宜平卧片刻，以防低血压。故选 B。

【A3/A4 型题】

（10~11 题共用题干）

患者，女，60 岁。3 小时前胸骨后压榨样疼痛发作，伴呕吐、冷汗及濒死感而入院。护理体检：神清，合作，心率 112 次/分，律齐，交替脉。心电图检查显示有急性广泛性前壁心肌梗死。

10. 该患者存在的最主要护理问题是
   A. 活动无耐力　B. 心输出量减少
   C. 体液量过多　D. 潜在心律失常
   E. 潜在感染

【答案】 B

【考点】 急性心肌梗死的护理原则

【解析】 急性心肌梗死诊断明确。其主要出现左心室舒张和收缩功能障碍的一些血流动力学变化，

严重程度和持续时间取决于梗死的部位、程度和范围。最主要的病理变化就是心输出量减少。故选 B。

11. 首要的护理措施是

A. 吸氧　　B. 监测生命体征
C. 建立静脉通路　　D. 绝对卧床休息
E. 心理护理

【答案】 D

【考点】 急性心肌梗死的护理措施

【解析】 急性心肌梗死的护理措施：①保证身心休息，急性期绝对卧床，避免诱因减少疼痛发作。②病情观察，检测心电图、心律、心率、血压、血流动力学的变化。观察尿量、意识改变。观察疼痛性质，建立静脉通路，遵医嘱及时给药。③饮食护理，合理饮食。低热量、低脂、低胆固醇，总热量不宜过高，以维持正常体重为度。④用药护理，应用抗凝药物应严密观察有无出血倾向。⑤心理教育，调整生活方式，缓解压力，克服不良情绪，养成良好生活习惯。防范危险因素，积极治疗高血压、高血脂、糖尿病、控制体重于正常范围，戒除烟酒等不良嗜好。患者属于急性期，故首要的是卧床休息。故选 D。

【B1 型题】

（12~13 题共用备选答案）

A. 胸骨中上段压榨性疼痛
B. 尖锐的心前区疼痛
C. 心尖部乳头下持续性闷痛
D. 心前区闷痛
E. 持续性疼痛伴有烦躁、大汗、濒死感

12. 心绞痛表现为

【答案】 A

13. 急性心肌梗死表现为

【答案】 E

【考点】 冠状动脉粥样硬化性心脏病的临床表现

【解析】 心绞痛的特点是胸骨中上段压榨性疼痛，含服硝酸甘油后几分钟内缓解。急性心肌梗死患者疼痛为最早、最突出的症状，其性质和部位与心绞痛相似，但程度更剧烈，伴有烦躁、大汗、濒死感，含服硝酸甘油后无效。故第 12 题选 A，第 13 题选 E。

第六节　病毒性心肌炎

考点直击

年份	分值	考点
2022	1	阿-斯综合征
2021	1	治疗要点
2019	1	护理措施
2017	1	病毒性心肌炎的治疗要点

考点集萃

一、病因与发病机制（★★）

很多种病毒都可能引起心肌炎，其中以柯萨奇病毒、孤儿病毒、脊髓灰质炎病毒较常见，**尤其是柯萨奇病毒 B 组感染最常见**。

名师点拨：急性疱疹性咽峡炎主要是柯萨奇病毒 A 组感染所致，病毒性心肌炎为柯萨奇病毒 B 组感染最常见。

病毒性心肌炎的发病机制：当各种因素所致机体抵抗力降低时，病毒直接侵犯心肌，造成心肌细胞溶解；由于免疫反应造成心肌损伤。组织学特征为心肌细胞的溶解、间质水肿、炎症细胞浸润。

二、临床表现（★★★）

1. 病毒感染症状　发病前 1~3 周有病毒感染前驱症状，如发热、全身倦怠感或恶心、呕吐等。

2. 心脏受累症状　心悸、胸闷、呼吸困难等，甚至出现**阿-斯综合征（2022）**、心源性休克、猝死。

3. 体征　**可见与发热程度不平行的心动过速（2010）**，各种心律失常，心尖部第一心音减弱，或有肺部啰音、颈静脉怒张、肝大等心力衰竭体征。

三、辅助检查（★★）

1. 血液生化及心肌损伤标志物检查　红细胞沉降率增快、C 反应蛋白升高；急性期或心肌炎活动期心肌肌酸激酶同工酶（CK-MB）、肌钙蛋白 T、肌钙蛋白 I 增高。

2. 病原学检查　血清柯萨奇病毒 IgM 抗体效价明显增高。

3. 心电图　以 ST-T 段改变及多种心律失常常见。严重者可出现病理性 Q 波、完全性房室传导阻滞。

四、治疗要点（★★）

1. 一般治疗　**急性期绝对卧床休息（2010/2013/2017/2021）**，补充高维生素、高蛋白质的清淡食物。

2. 对症治疗　积极治疗心力衰竭、频发室性期前收缩、完全性房室传导阻滞等。

3. **抗病毒治疗**　是治疗的关键，应早期应用抗病毒药物。

五、护理措施（★★★）

1. 急性期卧床休息可减轻心脏负荷，减少心肌耗氧，**重症病毒性心肌炎患者应卧床休息 4 周至 3 个月（2014/2019）**。

2. 对重症病毒性心肌炎患者，急性期应严密心电监护直至病情平稳。

3. 进食高蛋白、高维生素、清淡易消化饮食，尤其是补充富含维生素 C 的食物如新鲜蔬菜、水果，以促进心肌代谢与修复。

4. 患者出院后需继续休息，1 年内避免剧烈运动或重体力劳动、妊娠等。

实战演练

【A1 型题】

1. 病毒性心肌炎患者急性期最重要的治疗是

A. 补充营养　B. 绝对卧床休息

C. 静滴大剂量维生素 C　D. 静滴复方丹参

E. 抗心律失常治疗

【答案】 B

【考点】 病毒性心肌炎的护理

【解析】 病毒性心肌炎是自限性疾病，尚无特效药物。在急性期卧床休息可减轻心脏负荷，减少心肌耗氧，有利于心功能的恢复，防止病情加重或转为慢性病程。重症病毒性心肌炎患者应至少卧床休息 4 周，或 2~3 个月。可见绝对卧床休息是病毒性心肌炎最重要的治疗之一。故选 B。

2. 感冒后出现与体温不成比例的心动过速应考虑为

A. 窦性心动过速　B. 病窦综合征

C. 甲亢　D. 病毒性心肌炎

E. 心肌病

【答案】 D

【考点】 病毒性心肌炎的体征

【解析】 病毒性心肌炎可见与发热程度不平行的心动过速，心尖部第一心音减弱。故选 D。

第七节 原发性高血压

考点直击

年份	分值	考点
2023	1	病因
2022	1	并发症
2021	2	3 级高血压；高血压危险度分层
2020	1	药物治疗
2019	3	高血压脑病；高血压急症的治疗；饮食指导
2018	1	并发症
2017	1	并发症
2016	2	高血压脑病；降压药应用原则
2015	1	原发性高血压的并发症

考点集萃

一、血压分类和定义

1. 高血压定义　在非药物的状态下，收缩压≥140mmHg 和/或舒张压≥90mmHg。
2. 目前，我国采用的血压分类和标准见表 2-3-7。

表 2-3-7　血压水平分类和定义

分类	收缩压（mmHg）		舒张压（mmHg）
正常血压	<120	和	<80
正常高值血压	120～139	和/或	80～89
高血压	≥140	和/或	≥90
1 级高血压（轻度）	140～159	和/或	90～99
2 级高血压（中度）	160～179	和/或	100～109
3 级高血压（重度）（2021）	≥180	和/或	≥110
单纯收缩期高血压	≥140	和	<90

注：当收缩压和舒张压分属于不同分级时，以较高的级别为标准。以上标准适用于任何年龄的成年男性和女性。

名师点拨：高血压每增加一级，收缩压增加 20mmHg，舒张压增加 10mmHg。

二、病因与发病机制（★★★）

1. **病因（2023）**　遗传因素以及摄盐过多、精神应激、超重和肥胖等。

2. 发病机制　交感神经系统活动亢进、**肾性水钠潴留（2014）**、肾素-血管紧张素-醛固酮系统（RAAS）激活、**胰岛素抵抗（2010）**等。

三、临床表现（★★★）

1. 一般表现　头痛、头晕、疲劳、心悸、耳鸣等。

2. **并发症（2018）**　是致残甚至致死的主要原因。**长期高血压易导致脑血管（最常见）、心脏、肾脏（2015/2017/2022）损害**。

3. 高血压急症　血压突然和显著升高（超过 180/120mmHg），同时伴有进行性重要靶器官功能不全的表现，包括高血压脑病、颅内出血、急性左心衰竭等。

4. **高血压脑病（2011/2013/2014/2016/2019）**　指当血压突然升高超过脑血流自动调节的阈值时，导致脑小动脉痉挛或脑血管调节功能失控，产生严重脑水肿的一种急性脑血管疾病。

名师点拨：脑水肿有颅内压增高表现，为剧烈头痛、喷射性呕吐、视盘水肿。

5. 预后　根据高血压水平和危险因素决定预后。高血压危险度分层见表 2-3-8。

表 2-3-8　高血压危险度分层

危险分层	1 级高血压	2 级高血压	3 级高血压
低危险层	不伴有危险因素	—	—
中危险层	**伴 1~2 个危险因素**	**不伴或伴有 1 个危险因素**	—
高危险层（2021）	伴有 3 个危险因素或有靶器官损害	—	—
很高危险层	有靶器官损害或有相关临床表现	—	**仅有 3 级高血压（2013）**

四、辅助检查

尿常规、血糖、血脂、血清电解质、肾功能、胸部 X 线片及心电图等。

五、治疗要点（★★★）

1. 非药物治疗　①尽量控制体重，使体重指数<24kg/m^2。②减少钠盐摄入，增加钾盐摄入。③减少脂肪摄入。④戒烟、限酒。⑤适当运动。⑥减少精神压力。

2. 药物治疗　见表 2-3-9。

表 2-3-9　常用降压药及不良反应

	利尿药	β 受体阻断药	钙通道阻滞药（CCB）	血管紧张素转换酶抑制剂（ACEI）
代表药物	呋塞米、氢氯噻嗪	美托洛尔、普萘洛尔	**硝苯地平**、维拉帕米	卡托普利
不良反应	低钾血症、高尿酸血症	心动过缓、支气管收缩	颜面潮红、头痛、**胫前水肿**	干咳、味觉异常、皮疹

注：肾衰竭合并高血压通常宜选用选择 3 种或 3 种以上降压药；**高血压伴哮喘时禁用 β 受体阻断药（2011/2020）**。

降压药应用原则（2016）：①小剂量开始。②优先选择长效制剂。③联合用药。④个体化用药。

3. 高血压急症的治疗

（1）**硝普钠：首选药（2019）**，同时扩张动脉和静脉。

（2）硝酸甘油：不良反应有心动过速、颜面潮红、头痛。

六、护理措施（★★★）

1. 避免受伤　避免重体力活动，患者有头晕、视物模糊、耳鸣等症状时，卧床休息。避免光线暗、有障碍物、地面滑、厕所无扶手等危险因素，必要时病床加用床档。

2. **饮食指导（2019）**　限制钠盐摄入，**每天钠盐摄入量应少于6g**，增加钾盐摄入。控制能量摄入，以控制体重。减少脂肪摄入，少吃肥肉和动物内脏，补充适量蛋白质，多吃蔬菜。

名师点拨：低盐饮食有肾炎、心脏病、肝硬化腹水、高血压等。

3. 运动指导　可选择步行、慢跑、太极拳等。避免对抗性或竞争性活动。

4. 用药指导　监测血压的变化，观察药物不良反应。长期药物治疗，按时按量服药，**不能擅自突然停药（2010）**。

5. **直立性低血压**　表现为乏力、头晕、心悸、出汗等。指导患者预防直立性低血压的方法，即避免长时间站立；改变姿势时动作宜缓慢；服药后休息一段时间再下床活动；避免用过热的水洗澡或蒸汽浴；不宜大量饮酒。**发生时下肢抬高位平卧（2011）**。

6. 高血压急症　绝对卧床休息，抬高床头，避免一切不良刺激和不必要的活动。保持呼吸道通畅，吸氧。安抚患者情绪，必要时用镇静药。迅速建立静脉通路，遵医嘱尽早应用降压药，控制滴速。

实战演练

【A1型题】

1. 高血压脑病指的是
   A. 脑小动脉严重痉挛致脑水肿
   B. 血黏稠致脑血栓形成
   C. 脑血管内压高而破裂
   D. 脑肿瘤
   E. 外来血栓堵塞脑动脉

【答案】A

【考点】高血压脑病的定义

【解析】高血压脑病是指当血压突然升高超过脑血流自动调节的阈值（中心动脉压大于140mmHg）时，脑血流出现高灌注，毛细血管压力过高，渗透性增强，导致脑水肿和颅内压增高，甚至脑疝的形成，引起一系列暂时性脑循环功能障碍的临床表现。故选A。

2. 有关高血压发病机制中最重要的是
   A. 血容量过多
   B. 内分泌因素
   C. 肾功能异常
   D. 高级神经中枢功能失调
   E. 血管内皮功能失常

【答案】D

【考点】高血压的病理生理

【解析】引起高血压的各种因素使大脑皮层下神经中枢功能发生改变，各种神经递质浓度与活性改变，导致交感神经系统活性亢进，血浆儿茶酚胺浓度升高，阻力小动脉收缩增强；另外，高血压的机制还包括肾性水钠潴留、肾素-血管紧张素-醛固酮系统激活、细胞膜转运异常等。故选D。

3. 对原发性高血压患者做健康指导，不正确的是
   A. 宜低盐、低脂、低胆固醇、低热量饮食
   B. 1级高血压应注意休息，避免过劳
   C. 缓解期适当运动，控制体重
   D. 血压高时服药，不高时不用服药
   E. 每日定时测血压

【答案】D

【考点】高血压的护理常规

【解析】高血压患者应该定期测量血压，定时服用降压药，自己不随意减量或停药，可在医生指导下及根据现病情加予调整，防止血压反跳。宜低盐、低脂、低胆固醇、低热量饮食。适当运动，控制体重。故选D。

4. 长期高血压易导致脏器出现相关并发症，常累及的脏器是
   A. 心、脑、肾　B. 心、肺、脑　C. 心、肝、肾
   D. 肝、肾、脑　E. 肝、肾、肺

【答案】 A

【考点】 高血压的并发症

【解析】 高血压常见的并发症有冠心病、糖尿病、心力衰竭、高脂血症、肾病、周围动脉疾病、中风、左心室肥厚等，在高血压的各种并发症中，以心、脑、肾的损害最为显著。故选 A。

5. 高血压患者降压时，出现头晕、视物模糊、眩晕，应该

A. 增加降压药剂量 B. 撤换降压药

C. 给予镇静药 D. 立即平卧

E. 调整生活节奏

【答案】 D

【考点】 原发性高血压治疗要点

【解析】 高血压患者用药降压时，要逐步降压，出现头晕、视物模糊、眩晕表现说明此时降压快过，脑供血不足，故应使患者立即平卧，增加回心血量，进而增加脑供血量。故选 D。

6. 有关老年高血压患者用药，正确的是

A. 大剂量开始 B. 可联合用药 C. 降压宜快

D. 间断用药 E. 可自行调整剂量

【答案】 B

【考点】 降压药物应用原则

【解析】 应用降压药时要遵循以下原则：①小剂量开始，A 错误。②降压药需要长期或终身应用，不能擅自停药或自行调整药量，D、E 错误。③联合用药，可以采用 2 种或多种降压药联合治疗，B 正确。④个体化，根据患者具体情况和耐受性选择适合患者的降压药，降压不宜太快，尤其是对于老年人，C 错误。故选 B。

7. 原发性高血压最严重的并发症是

A. 脑出血 B. 充血性心力衰竭

C. 肾衰竭 D. 冠心病

E. 糖尿病

【答案】 A

【考点】 原发性高血压的并发症

【解析】 原发性高血压因脑血管缺血与变性、粥样硬化，形成动脉瘤或闭塞性病变，从而发生脑出血、脑血栓、腔隙性脑梗死等，其中高血压并发脑出血多数是脑小动脉病变在血压骤升时破裂所致，起病急骤、病情凶险、死亡率非常高，是最严重的并发症。故选 A。

8. 根据 2018 年中国高血压防治指南规定的血压分级标准，其中 1 级高血压标准为

A. 收缩压 140～159mmHg，舒张压 90～99 mmHg

B. 收缩压≥180mmHg，舒张压≥110mmHg

C. 绝大多数患者高血压病因不明

D. 血压升高是某些疾病的表现之一

E. 收缩压 160～179mmHg，舒张压 100～110 mmHg

【答案】 A

【考点】 高血压的分级

【解析】 高血压的分级无论在临床工作中还是在考试中都是十分重要的。根据表 2-3-7，故选 A。

【A2 型题】

9. 患者，男，31 岁。头痛、乏力 5 个月，视物模糊 5 天。查体：血压 180/100mmHg，尿蛋白（++），尿红细胞 20 个/HP，眼底视网膜动脉痉挛，黄斑部有渗出与出血，视神经盘无水肿，B 超示双肾体积缩小，最可能的诊断是

A. 肾性高血压 B. 肾动脉狭窄

C. 急进性肾炎 D. 原发性高血压肾损害

E. 恶性高血压肾损害

【答案】 B

【考点】 高血压病因

【解析】 肾动脉狭窄是由多种病因引起的一种肾血管疾病，临床上主要表现为肾血管性高血压和缺血性肾病，B 超可显示肾体积缩小。此患者的症状为肾血管性高血压引起的眼底病变和缺血性肾病的临床表现。故选 B。

10. 患者，男，83 岁。平素体健，社区医生为其查体测量血压结果为 140/60mmHg，心率 59 次/分，律齐，心尖部偶可闻及第三心音，呼吸 18 次/分。该检查结果病理意义最大的是

A. 呼吸频率加快 B. 收缩压升高

C. 出现异常心音 D. 心率低于正常

E. 脉压增大

【答案】 E

【考点】 原发性高血压辅助检查

【解析】 血压正常值为<120/80mmHg。脉压=收缩压-舒张压，正常值为 30～40mmHg。第三心音是心室舒张早期血流冲击心室壁和乳头肌引起。呼吸频率正常为 16～20 次/分。题中脉压为 80mmHg，可见是最有病理意义的指标。故选 E。

第四章　消化系统疾病患者的护理

第一节　常见症状护理

考点直击

年份	分值	考点
2023	1	腹胀的护理
2022	1	呕血与黑便的病因
2018	2	呕血与黑便的病因、临床表现
2016	1	黄疸的病因

考点集萃

一、恶心与呕吐的护理

（一）病因

胃炎、胃癌、肝胆炎症等。

（二）临床表现

上消化道出血时呕吐物呈咖啡色；消化性溃疡并发**幽门梗阻**呕吐物含**酸性发酵宿食**；低位肠梗阻时呕吐物带粪臭味。

（三）护理措施

1. 失水征象监测　①生命体征：血容量不足时可出现心率加快、呼吸急促、血压降低，特别是直立性低血压。代谢性碱中毒时，患者呼吸变浅、慢。②准确记录每天的出入量、尿比重、体重。③是否出现乏力、口渴、皮肤黏膜干燥和弹性减低，尿量减少、尿比重增高，烦躁、神志不清、昏迷等表现。④监测血清电解质、酸碱平衡状态。

2. 观察患者呕吐的特点，记录呕吐的次数及呕吐物的性质、量、颜色、气味。呕吐时头偏向一侧，以免误吸，吐毕时给予漱口。

3. 补充水分和电解质　给予口服补液时，应少量多次饮用，以免引起恶心、呕吐，必要时静脉补液。

二、腹胀

（一）病因

可由胃肠道积气、积食或积粪、腹水、气腹、腹腔内肿物、胃肠功能紊乱、胃肠道梗阻等引起，亦可由低钾血症所致。

（二）临床表现

腹部胀满、膨隆的不适感、嗳气、肛门排气增多。当腹胀严重时可有胀痛感，并伴有恶心、呕吐、食欲缺乏等症状。

（三）护理措施

1. **减轻腹胀**，**可采用肛管排气（2023）**、灌肠或使用缓泻剂、薄荷油腹部按摩等方法。

2. 严重腹胀时，可禁食并行间歇性胃肠减压，注意观察引流的颜色、性质、量。

3. 鼓励患者多活动，促进肠蠕动。

4. 鼓励患者少食多餐，多食用蔬菜、高纤维食品，限制食用易产气的食物如豆类、牛奶、坚果等。有腹水的患者应摄入高蛋白、高热量、高维生素、低钠饮食。腹水患者一般不限制饮水，当血钠在 130mmol/L 时限制饮水。

5. 对于有腹水的患者应每日测腹围、体重。应用利尿药期间，准确记录出入量。

6. 进行腹腔穿刺的护理时，严格无菌操作，观察患者生命体征，穿刺后穿刺部位用无菌纱布覆盖，注意有无渗液，记录腹水的颜色、性质、量，每次放腹水**不宜超过** 3000ml，大量放腹水后应**卧床休息** 8~12 小时。

三、腹痛

（一）病因

急性腹痛多由腹腔脏器的急性炎症、扭转或破裂，空腔脏器梗阻或扩张，腹腔内血管阻塞等引起；慢性腹痛的原因常为腹腔脏器的慢性炎症、腹腔脏器包膜的张力增加、消化性溃疡等。

（二）临床表现

腹痛可表现为隐痛、钝痛、灼痛、胀痛、刀割样痛、钻痛或绞痛等，可为持续性或阵发性疼痛。

（三）护理措施

1. 监测腹痛的部位、性质、程度，发作的时间、频率，持续时间以及其他症状。

2. 非药物性方法 ①行为疗法如指导式想象、深呼吸等。②除急腹症外，对疼痛局部可应用热水袋进行热敷。③针灸镇痛。

3. 癌性疼痛应遵循按需给药的原则。急性剧烈腹痛诊断未明时，不可随意使用镇痛药物，以免掩盖症状，延误病情。

4. 急性剧烈腹痛患者应卧床休息。协助患者取适当的体位，烦躁不安者应防止坠床。

四、腹泻

（一）病因

腹泻多由肠道疾病引起，其他原因有药物、全身性疾病、过敏和心理因素等。

（二）临床表现

小肠病变引起的腹泻粪便呈糊状或水样，大量水泻易导致脱水和电解质丢失，部分慢性腹泻患者可发生营养不良。大肠病变引起的腹泻粪便可含脓、血、黏液，病变累及直肠时可出现里急后重。

（三）护理措施

1. 观察排便情况、伴随症状等。

2. 饮食以少渣、易消化食物为主，避免生冷、多纤维、味道浓烈的刺激性食物。急性腹泻应根据病情和医嘱，给予禁食、流质饮食、半流质饮食或软食。

3. 急性起病、全身症状明显的患者应卧床休息，注意腹部保暖。可用热水袋热敷腹部，以减弱肠道运动，减少排便次数，并有利于减轻腹痛。

4. 应用止泻药时注意观察患者排便情况，腹泻得到控制应及时停药。应用解痉镇痛药如阿托品时，注意药物不良反应如口干、视物模糊、心动过速等。

5. 排便后应用温水清洗肛周，保持清洁干燥，涂无菌凡士林或抗生素软膏以保护肛周皮肤。

6. 严密监测患者生命体征、神志、尿量的变化。

7. 及时遵医嘱口服补液，必要时静脉补液。

五、呕血与黑便

（一）病因

呕血与黑便见于上消化道出血（2018/2022），常见病因为**消化性溃疡**、急性糜烂出血性胃炎、**食管-胃底静脉曲张破裂**和胃癌。

（二）临床表现

上消化道出血者均有**黑便**，但不一定有**呕血**。上消化道出血量为 5ml 左右，可出现**大便潜血试验阳性**，出血量达 50~70ml 时（2018），可产生黑便（2011）。

（三）护理措施

1. 严密观察病情变化，注意呕血的持续时间、频率、呕血颜色、性质、量，是否有黑便及黑便的次数、量。

2. 必要时静脉输液，遵医嘱补充液体和止血药。

3. 禁食且禁食期间保持口腔清洁。

4. 注意休息，减少活动。

六、黄疸

（一）病因

血清总胆红素超过 34.2μmol/L 时临床出现黄疸（2016）。常分为肝细胞性黄疸、胆汁淤积性黄疸和溶血性黄疸。

（二）临床表现

巩膜、黏膜和皮肤黄染，可有全身皮肤瘙痒。随肝功能下降，患者可出现乏力、发热、食欲缺乏、恶心、呕吐、厌油腻、腹胀、便秘、腹泻等。

（三）护理措施

密切观察病情变化；保证充足的休息，做好皮肤护理，保持大便通畅；保证充足的营养，适当进食粗纤维食物。

实战演练

【A1 型题】

1. 有关呕血与黑便的描述，不正确的是

A. 呕血一般都有黑便

B. 出血量 5ml，大便潜血试验阳性

C. 出血量 60ml，出现黑便

D. 出血量超过 300ml，出现黑便

E. 黑便必有呕血

【答案】 E

【考点】 呕血和黑便的比较

【解析】 成人每日消化道出血为 5ml 左右，大便潜血试验阳性。每日出血量为 50~70ml，可出现黑便。胃内储积血量在 250~300ml 可引起呕血，呕血时因部分血液经肠道排出体外，经过消化后变成黑色，故可形成黑便。但是有黑便时，未必有呕血。故选 E。

2. 临床上可观察到黄疸时，血清总胆红素应超过

A. 8.55μmol/L　B. 17.1μmol/L　C. 25.65μmol/L

D. 34.2μmol/L　E. 42.75μmol/L

【答案】 D

【考点】 黄疸

【解析】 血清中胆红素升高可使皮肤黏膜和巩膜黄染。正常胆红素最高为 17.1μmol/L，超过 34.2μmol/L 时出现黄疸。故选 D。

第二节　胃　炎

考点直击

年份	分值	考点
2023	1	胃动力药的用药时间
2022	2	幽门螺杆菌感染；胃镜检查
2021	2	幽门螺杆菌感染；慢性胃炎的临床表现
2020	1	幽门螺杆菌感染
2019	1	幽门螺杆菌感染

续 表

年份	分值	考点
2018	2	幽门螺杆菌感染；慢性胃炎的胃镜检查
2017	3	幽门螺杆菌感染；慢性胃炎的临床表现；胃炎的饮食护理
2016	2	幽门螺杆菌感染；胃炎的饮食护理
2015	1	幽门螺杆菌感染（慢性胃炎最主要病因）

考点集萃

一、急性单纯性胃炎

（一）病因

1. 细菌毒素或微生物感染　以沙门菌属、嗜盐菌为最常见，毒素以金黄色葡萄球菌毒素最常见。
2. 急性应激状态、精神心理因素。
3. 高浓度乙醇。
4. 物理因素　进食过冷、过热、刺激性食物。

（二）临床表现

1. 症状　中上腹不适、腹痛、食欲缺乏、恶心、呕吐等。
2. 体征　上腹部或脐部有轻压痛，肠鸣音亢进。

（三）辅助检查

大便检查：若有胃肠炎，可为阳性。

（四）治疗要点

1. 去除病因，卧床休息，可暂时禁食或予以清淡流质饮食，多饮水。
2. 对于腹痛剧烈患者，可遵医嘱予以局部热敷或解痉药。
3. 对于脱水和电解质紊乱的患者，遵医嘱予以补液。

二、急性糜烂性胃炎

（一）病因与发病机制

1. 长期服用某些药物　最常引起胃黏膜炎症的药物是非甾体类抗炎药（NSAIDs），可通过抑制胃黏膜生理性前列腺素的合成，削弱胃黏膜的屏障作用。

2. 饮烈性酒。

3. 急性应激　各种严重的脏器功能衰竭、严重创伤、大面积烧伤、大手术、颅脑病变和休克等导致胃黏膜屏障破坏，引起胃黏膜糜烂和出血。

（二）临床表现

多数患者症状不明显，或症状被原发病掩盖。有症状者主要表现上腹不适或隐痛。上消化道出血是该病突出的临床表现，突发的呕血和/或黑便为首发症状。

（三）辅助检查

1. 大便检查　大便潜血试验阳性。

2. 胃镜检查　一般应在大出血后24～48小时内进行，镜下可见胃黏膜多发性糜烂、出血灶和浅表溃疡，表面附有黏液和炎性渗出物。

（四）治疗要点

1. 针对病因和原发疾病采取防治措施。

2. 处于急性应激状态者在积极治疗原发病的同时，应使用抑制胃酸分泌或具有黏膜保护作用的药物，以预防急性胃黏膜损害的发生。

3. 药物引起者须立即停用。常用 H_2 受体阻断药或质子泵抑制剂抑制胃酸分泌，或硫糖铝和米索前列醇等保护胃黏膜。

三、急性腐蚀性胃炎（★★）

（一）病因

由于误食或有意吞服强酸、强碱或其他腐蚀剂引起的急性胃黏膜炎症。

（二）临床表现

口腔、咽喉、胸骨后及上腹部剧痛，并伴有吞咽疼痛甚至吞咽困难。可有频繁的恶心、呕吐，呕吐物为出血性黏膜腐片。可因服用腐蚀剂不同，在口腔、唇、咽喉部黏膜上出现不同颜色的灼痂。

（三）治疗要点

1. 采取抢救措施，一般禁忌洗胃。
2. 禁食。
3. 给予有针对性的解毒药。
4. 可给予抗生素预防感染。

四、慢性胃炎

（一）病因与发病机制（★★）

1. **幽门螺杆菌感染　最主要的病因（2010/2013/2014/2015/2016/2017/2018/2019/2020/2021/2022）**。
2. 十二指肠胃反流　与各种原因引起的胃肠道动力异常、肝胆疾病及远端消化道梗阻有关。
3. 药物和毒物　服用非甾体类抗炎药可破坏黏膜屏障。许多毒素也可能损伤胃，其中酒精最为常见。
4. 自身免疫　以富含壁细胞的胃体黏膜萎缩为主。
5. 其他　有人认为慢性胃炎与年龄有关，慢性萎缩性胃炎是一种老年性改变。

（二）临床表现（★★★）（2017/2021）

多数患者无任何症状，部分有上腹痛或不适、食欲缺乏、饱胀、嗳气、反酸、恶心和呕吐等表现，症状常与进食和食物种类有关。少数可有少量上消化道出血。

（三）辅助检查（★★★）

胃镜及胃黏膜活组织检查是最可靠的确诊方法（2018/2022）。

（四）治疗要点（★★）

1. 根除幽门螺杆菌感染　常用四联疗法：1 种质子泵抑制剂+2 种抗生素+1 种铋剂。
2. 对症处理　非甾体类抗炎药引起，应停药并给予抗酸药；胆汁反流，可用氢氧化铝凝胶来吸附；胃动力学改变，可服用多潘立酮等。
3. 自身免疫性胃炎的治疗　有恶性贫血可肌注维生素 B_{12}。

五、护理措施（★★★）

1. 休息与活动　急性发作时卧床休息，可用热水袋热敷胃部，病情缓解时，进行适当的锻炼。
2. 用药护理　见表 2-4-1。

表 2-4-1　慢性胃炎用药

	胶体铋剂	甲硝唑	硫糖铝	胃动力药
服药时间	餐前半小时	餐后半小时	餐前 1 小时和睡前	**餐前 1 小时和睡前 1 小时（2023）**
不良反应	齿、舌变黑，黑便	恶心、呕吐	便秘	—

名师点拨：胶体铋剂和铁剂服用注意事项易混淆，考生应记忆铁剂为两餐间服用，可用吸管吸入，避免与牙齿接触，以防牙齿被染黑。

3. 饮食护理　少量多餐，高热量、高蛋白、高维生素、易消化的饮食为原则。避免摄入过咸、过甜、过辣的刺激性食物以及浓茶、咖啡等饮料，嗜酒者应戒酒。**有少量出血可给牛奶、米汤等流质以中和胃酸（2016/2017）**，有利于黏膜的修复。急性大出血或呕吐频繁时应禁食。

实战演练

【A1 型题】

1. 慢性胃炎常见的病原菌是
   A. 幽门螺杆菌　B. 四联球菌　C. 链球菌
   D. 支原体　E. 衣原体

【答案】 A

【考点】 慢性胃炎的发病机制

【解析】 目前认为约 90% 慢性胃炎由幽门螺杆菌感染所引起，且感染后机体一般难以将其清除而变成慢性感染。此外，饮食、环境、自身免疫因素、服用非甾体类抗炎药等也可引起慢性胃炎。故选 A。四联球菌广泛存在于人和动物的皮肤上，不引起胃部的感染。

2. 慢性胃炎的主要临床表现是
   A. 消化不良　B. 节律性上腹痛
   C. 呕血　D. 无节律性上腹痛
   E. 贫血

【答案】 D

【考点】 慢性胃炎

【解析】 慢性胃炎缺乏特异性症状，主要的临床表现就是无节律性上腹痛。故选 D。

3. 胃炎患者，有少量出血，恰当的饮食是
   A. 高热量、高纤维饮食
   B. 无特别禁忌
   C. 牛奶、米汤等温凉流质饮食
   D. 易消化、营养丰富饮食
   E. 少渣、半流质饮食

【答案】 C

【考点】 胃炎患者的饮食指导

【解析】 胃炎并有少量出血的患者最适宜饮食为牛奶、米汤等温凉流质饮食。一是可以中和胃酸，起到保护胃黏膜的作用，二是温凉流质可以促使血管收缩，起到止血作用。故选 C。

4. 慢性胃炎用多潘立酮最佳时间是
   A. 晨起时　B. 饭前　C. 饭后
   D. 饭中　E. 睡前

【答案】 B

【考点】 多潘立酮的服用最佳时间

【解析】 对胃黏膜有刺激的药物或助消化药宜在饭后服用。促进睡眠的如地西泮等在睡前服用。利尿药宜晨起服用。胃肠动力药如多潘立酮，加速胃排空，应在饭前服。故选 B。

【A2 型题】

5. 患者，男，34 岁。反复上腹痛伴反酸、嗳气、腹胀满 4 年，时有恶心、呕吐。查体：上腹部轻压痛，大便潜血试验阳性，结合辅助检查诊断为慢性胃窦炎。下列为确诊的主要依据的是
   A. 消化道症状　B. 上腹部轻压痛
   C. 大便潜血试验阳性　D. 纤维胃镜检查
   E. 胃肠 X 线钡餐检查

【答案】 D

【考点】 胃炎的诊断

【解析】 胃镜检查是诊断胃炎的最好方法，胃镜检查能观察胃黏膜的改变，在进行胃镜检查的同时还可以钳取胃黏膜组织做组织切片，在显微镜下观察组织的病变情况，综合胃镜及病理检查结果确定诊断。故选 D。

6. 患者，男，43 岁。于中午进餐后，晚 6 时出现上腹痛，伴呕吐。护理查体：T 37.7℃，上腹部压痛明显，但无反射痛，肠鸣音亢进，血、便常规无异常。该患者最可能患的疾病是
   A. 急性胃炎　B. 急性胰腺炎　C. 急性胆囊炎
   D. 急性肠炎　E. 胃溃疡

【答案】 A

【考点】 急性胃炎的临床表现、辅助检查及诊断

【解析】 急性胃炎一般在暴饮暴食或食用了污染食物、服用对胃有刺激的药物后数小时至 24 小时发病。主要临床表现如下。①上腹痛：正中偏左或脐周压痛，呈阵发性加重或持续性钝痛，伴腹部饱胀、不适。②恶心、呕吐：呕吐物为未消化的食物，吐后感觉舒服，也有的患者直至呕吐出黄色胆汁或胃酸。③腹泻：伴发肠炎者出现腹泻，随胃部症状好转而停止，可为稀便和水样便。急性胰腺炎、急性胆囊炎会出现血常规异常。急性肠炎大便会有异常。胃溃疡多为餐后 1～2 小时疼痛。故选 A。

第三节 消化性溃疡

考点直击

年份	分值	考点
2023	1	临床表现
2022	1	消化性溃疡的主要病因
2021	1	胃溃疡的疼痛特点
2020	2	十二指肠溃疡的疼痛特点；消化性溃疡的辅助检查
2019	3	消化性溃疡的临床表现、并发症及护理
2018	2	消化性溃疡的临床表现
2017	3	十二指肠溃疡的疼痛特点；消化性溃疡的并发症、辅助检查
2016	3	十二指肠溃疡的疼痛特点；消化性溃疡的并发症、治疗要点
2015	3	消化性溃疡的主要病因、并发症；十二指肠溃疡（DU）的临床表现

考点集萃

一、病因与发病机制（★★★）

消化性溃疡的发生是由于对胃、十二指肠黏膜有损害作用的侵袭因素与黏膜自身防御/修复因素之间失去平衡的结果。

1. **幽门螺杆菌感染　主要病因**（2010/2011/2015）。

名师点拨：幽门螺杆菌是慢性胃炎和消化性溃疡的主要病因。

2. 非甾体类抗炎药　如阿司匹林、吲哚美辛等。
3. 胃酸和胃蛋白酶　消化性溃疡的最终形成是由于胃酸和胃蛋白酶对黏膜自身消化所致。**胃酸在其中起决定性作用，是溃疡形成的直接原因**（2022）。
4. 其他因素　吸烟、遗传、胃十二指肠运动异常、应激。

二、临床表现（★★★）

临床特征为**慢性过程**，周期性发作，**发作时上腹痛呈节律性**（2010/2019/2023），**与进食有关**。见表2-4-2。

表2-4-2　胃溃疡和十二指肠溃疡

	十二指肠溃疡（DU）（2015/2018）	胃溃疡（GU）（2018）
人群	青壮年	中老年
机制	侵袭因素增强	防御/修复因素减弱
好发部位	球部	胃角、胃窦、胃小弯
疼痛特点	空腹痛，进食可缓解；也常发生于午夜至凌晨	**餐后疼痛，1~2小时后缓解**（2011/2014/2021）

名师点拨：**十二指肠溃疡疼痛的发生主要是胃酸刺激溃疡面所致（2017/2020）**，进食后疼痛缓解的原因是**胃酸被中和（2010/2016）**。

1. 除上腹疼痛外，可有反酸、嗳气、恶心、呕吐等消化不良症状。

2. 体征 胃溃疡活动期有上腹部固定而局限的压痛，十二指肠溃疡压痛点常偏右。

3. 特殊类型的消化性溃疡 ①无症状性溃疡。②老年人消化性溃疡。③复合型溃疡。④幽门管溃疡。⑤球后溃疡。

4. 并发症

（1）**出血：为消化性溃疡最常见的并发症（2016/2017）**。轻者表现黑便、呕血，重者可出现周围循环衰竭。

（2）穿孔：急性穿孔最常见。引起**急性弥漫性腹膜炎**，突发的剧烈腹痛，腹肌强直，**呈板状腹（2011）**。X 线示膈下有游离气体。

（3）幽门梗阻：少数病例可出现，主要发生于 DU 或幽门管溃疡。**主要表现为餐后上腹部饱胀，频繁呕吐宿食，严重时可引起水和电解质紊乱，并有营养不良和体重下降症状（2019）**。

（4）癌变：**若原有的疼痛节律消失，大便潜血试验持续阳性，应警惕癌变的可能（2015）**。

三、辅助检查（★★★）

1. **胃镜和胃黏膜活组织检查 首选确诊方法（2011/2017/2020）**。

名师点拨：胃镜是慢性胃炎和消化性溃疡的确诊方法。

2. X 线钡餐检查 溃疡的 X 线直接征象是**龛影**，对溃疡诊断有确诊价值。

3. 幽门螺杆菌检测 是消化性溃疡的常规检测项目。

4. 胃液分析 胃溃疡患者胃酸分泌正常或稍低于正常，十二指肠溃疡患者常有胃酸分泌过高。

5. 大便潜血试验 阳性提示溃疡有活动，如胃溃疡患者持续阳性，应怀疑有癌变。

四、治疗要点（★★★）

1. 抑制胃酸分泌的药物 H_2 受体阻断药，如西咪替丁、雷尼替丁、法莫替丁等。质子泵抑制剂，**最强的胃酸分泌抑制剂：如奥美拉唑（2011/2016）**、兰索拉唑等。碱性抗酸药有氢氧化铝凝胶、铝碳酸镁等。

2. 保护胃黏膜药物 如硫糖铝和枸橼酸铋钾。

3. 根除幽门螺杆菌治疗 1 种质子泵抑制剂+2 种抗生素+1 种铋剂的四联疗法。

4. 手术治疗 大量出血经内科治疗无效、急性穿孔、瘢痕性幽门梗阻、胃溃疡疑有癌变及正规治疗无效的顽固性溃疡可选择手术治疗。

五、护理措施（★★★）

1. 休息与活动 活动期卧床休息，较轻者则应鼓励其适当活动。

2. 用药护理 见表 2-4-3。对服用非甾体类抗炎药者，若病情允许应停药。

表 2-4-3 消化性溃疡用药护理

	氢氧化铝凝胶	西咪替丁	奥美拉唑
服用方法	片剂嚼服	餐中或餐后即刻，睡前顿服	—
注意事项	避免与奶制品及酸性食物同服	与抗酸药间隔≥1 小时；哺乳期停用	用药时避免需集中注意力的工作，开车
不良反应	食欲缺乏、软弱无力	男性乳腺发育、阳痿及性功能紊乱	头晕、头痛

3. 饮食护理

（1）进餐方式：有规律地定时进食，少食多餐，避免餐间零食和睡前进食。

（2）食物选择：症状较重的患者以面食为主，软米饭。两餐之间可饮用脱脂牛奶，但不宜过多，脂肪摄取应适量，应避免刺激性强的食物。戒烟、酒。十二指肠溃疡患者可在疼痛前或疼痛时进食碱性食物，如苏打饼干。

名师点拨：机械性刺激强的食物指生、冷、硬、粗纤维多的蔬菜、水果，如洋葱、韭菜、芹菜等。化学性刺激强的食物有浓肉汤、咖啡、浓茶和辣椒、酸醋等调味品等。

4. 并发症的护理

（1）**急性穿孔（2011）**：伴有休克者应上身及下肢抬高20°，生命体征平稳后改为半卧位。禁食、胃肠减压。输液和营养支持。应用抗生素。严密观察患者生命体征及腹部情况的变化。

名师点拨：胃溃疡急性穿孔无须禁止导尿。作为急症，不能采取服用中药的方法治疗。

（2）合并大出血：平卧位，有呕血者，头偏向一侧。补充血容量、止血，暂禁食，严密观察血压、脉搏、尿量、中心静脉压和周围循环情况。

（3）合并瘢痕性幽门梗阻：完全梗阻者禁食，非完全梗阻者进无渣、半流质饮食，输血、输液。持续胃肠减压，术前3日，**每晚用300~500ml温生理盐水洗胃，以减轻胃壁水肿和炎症（2011/2019）**。

基础巩固

胃溃疡及十二指肠溃疡疼痛节律性

1. 胃溃疡　胃角、胃窦及胃小弯；疼痛特点：进食—疼痛—缓解。
2. 十二指肠溃疡　十二指肠球部；疼痛特点：疼痛—进食—缓解。

实战演练

【A1 型题】

1. 消化性溃疡患者应避免口服

A. 链霉素　B. 庆大霉素

C. 泼尼松　D. 多潘立酮

E. 甲氧氯普胺

【答案】 C

【考点】 消化性溃疡的药物治疗

【解析】 长期服用非甾体抗炎药、糖皮质激素、氯吡格雷、化疗药物、双膦酸盐、西罗莫司等药物的患者可以发生消化性溃疡。泼尼松为糖皮质激素，因此应避免服用。故选C。

2. 呕吐严重且呕吐量大的是

A. 胃炎　B. 幽门梗阻　C. 胃溃疡

D. 胆石症　E. 肝炎

【答案】 B

【考点】 消化性溃疡并发症

【解析】 幽门梗阻的患者常有上腹部胀痛、胀满、嗳气和反酸，尤其在饭后更明显；而呕吐则多在夜间发生，可以吐出隔日或隔夜的食物残渣，且有酸腐味，一般无胆汁。呕吐量可以很大，甚至一次可以达1L以上。呕吐后腹胀和腹痛可以减轻或暂时缓解，但这些症状可以反复出现。故选B。

3. 十二指肠溃疡的典型临床表现是

A. 可向右肩部放射　B. 夜间痛不明显

C. 持续性绞痛　D. 夏季好发

E. 饥饿痛

【答案】 E

【考点】 十二指肠溃疡的临床表现

【解析】 消化性溃疡有3个典型特征，即慢性过程；周期性发作且发作呈季节性，多在秋冬或冬春之交发病；发作时上腹痛呈节律性。对于十二指肠溃疡表现为空腹痛。故选 E。

4. 消化性溃疡最常见的并发症为

A. 穿孔　B. 出血　C. 幽门梗阻

D. 癌变　E. 感染

【答案】 B

【考点】 消化性溃疡的并发症

【解析】 消化性溃疡的并发症有出血、穿孔、幽门梗阻与癌变。其中出血是消化性溃疡最常见的并发症。故选 B。

5. 对消化性溃疡有确诊价值的是

A. X 线钡餐检查　B. 胃镜检查

C. 胃液分析　D. 大便潜血试验

E. 幽门螺杆菌检查

【答案】 B

【考点】 消化性溃疡的辅助检查

【解析】 胃镜检查是诊断胃炎的最好方法，胃镜检查能观察胃黏膜的改变，在进行胃镜检查的同时还可以钳取胃黏膜组织做组织切片，在显微镜下观察组织的病变情况，综合胃镜及病理检查结果确定诊断。故选 B。

6. 十二指肠球部溃疡的治疗中，最重要的是

A. 抵制胃酸分泌　B. 保护胃黏膜

C. 少食多餐　D. 早期手术

E. 抗幽门螺杆菌

【答案】 A

【考点】 十二指肠球部溃疡的治疗

【解析】 十二指肠球部溃疡研究发现十二指肠溃疡患者中部分或相当部分存在基础酸排量（BAO）、夜间酸分泌和最大酸排量（MAO）等高于正常人，因此胃酸分泌过多是导致十二指肠球部溃疡的主因。保护胃黏膜是治疗胃溃疡的首要，出现溃疡穿孔出血时要行早期手术。少食多餐和抗幽门螺杆菌是常规治疗护理手段。故选 A。

7. 消化性溃疡大出血患者护理措施不包括

A. 迅速建立静脉通路　B. 冰盐水洗胃

C. 应用三腔二囊管　D. 暂禁食

E. 观察大便颜色及量

【答案】 C

【考点】 消化性溃疡患者的护理措施

【解析】 A、B、D、E 都是消化性溃疡大出血患者的护理措施，C 是食管-胃底静脉曲张破裂出血患者的特殊护理措施，只在食管-胃底静脉曲张时使用。故选 C。

【A2 型题】

8. 患者，男，65 岁。胃溃疡病史 30 年。近 2 周上腹部持续疼痛，服用治疗胃溃疡的药物无效，并伴有黑便多次。患者可能的并发症为

A. 出血　B. 癌变　C. 幽门梗阻

D. 穿孔　E. 胃炎

【答案】 B

【考点】 胃溃疡的并发症

【解析】 少数胃溃疡可发生癌变，对于长期胃溃疡病史，年龄在 45 岁以上，经严格内科治疗 4~6 周症状无好转，大便潜血试验持续阳性者，应怀疑为癌变。患者 65 岁，有多年溃疡病史，疼痛节律改变，且有黑便，药物治疗无效，首先考虑为胃癌。故选 B。

9. 患者，男，35 岁。诊断为消化性溃疡 2 个月。近日原有疼痛节律消失，变为持续性上腹痛，伴频繁呕吐，呕吐物中含有隔日宿食。该患者最可能发生的并发症是

A. 上消化道出血　B. 穿孔

C. 幽门梗阻　D. 癌症

E. 肝性脑病

【答案】 C

【考点】 胃溃疡的并发症

【解析】 确诊消化性溃疡 2 个月，近日原有疼痛节律消失，变为持续性上腹痛，频繁呕吐，呕吐物中含有隔日宿食。溃疡病变刺激幽门括约肌，引起其痉挛或幽门区水肿，由此发生梗阻，诊断为消化性溃疡合并幽门梗阻。

【B1 型题】

（10~11 题共用备选答案）

A. 枸橼酸铋钾　B. 法莫替丁

C. 吲哚美辛　D. 硫糖铝

E. 阿托品

10. 可破坏胃黏膜屏障的药物是

【答案】 C

11. 可保护胃黏膜、杀灭幽门螺杆菌的药物是

【答案】 A

【考点】 消化性溃疡患者的治疗要点

【解析】 吲哚美辛会抑制胃黏膜分泌前列腺素 E，前列腺素 E 有保护胃黏膜的作用，当前列腺素 E 抑制或分泌减少时，可造成胃黏膜损伤，破坏胃黏膜屏障。故第 10 题选 C。胶体铋剂与质子泵抑制剂合用能抑制幽门螺杆菌，与抗生素连用可提高根除率。故第 11 题选 A。法莫替丁是 H_2 受体拮抗药，属抑制胃酸的药物；硫糖铝可保护胃黏膜；阿托品为竞争性 M 胆碱受体阻断药。

第四节 溃疡性结肠炎

考点直击

年份	分值	考点
2022	1	消化系统表现
2021	2	消化系统表现；饮食护理
2019	1	病变部位
2017	2	病因与发病机制；并发症
2016	1	消化系统表现
2015	1	溃疡性结肠炎的并发症

考点集萃

一、病因与发病机制（2017）

可能与环境因素、遗传因素、感染因素、免疫因素有关。

二、临床表现（★★★）

1. 症状

（1）消化系统表现：主要表现为**腹泻（最突出）**（2016/2021）、黏液脓血便与**腹痛**。**有疼痛—便意—便后缓解的规律**（2011/2013/2022），多伴有**里急后重**，为直肠炎症刺激所致。

名师点拨：溃疡性结肠炎和慢性细菌性痢疾的病变部位多位于**乙状结肠和直肠**（2019），故进行保留灌肠时患者应采取左侧卧位。

（2）全身表现：低热或中热，高热提示有并发症或急性暴发型。重症患者可出现衰弱、贫血、水和电解质平衡紊乱等。

（3）肠外表现：口腔黏膜溃疡、结节性红斑、外周关节炎等。

2. 体征　患者呈慢性病容，重者呈消瘦贫血貌。轻者仅有左下腹轻压痛。重症者常有明显腹部压痛和鼓肠。

3. **并发症**（2015/2017）　中毒性巨结肠、直肠结肠癌变、大出血、急性肠穿孔、肠梗阻等。

三、辅助检查（★★）

1. 血液检查　红细胞和血红蛋白减少，白细胞计数增多。红细胞沉降率增快和C反应蛋白增高是活动期的标志。

名师点拨：红细胞沉降率增快和C反应蛋白增高是溃疡性结肠炎和类风湿关节炎活动期的标志。

2. 大便检查　有黏液脓血，镜检可见红细胞和脓细胞。
3. 自身抗体检测　鉴别溃疡性结肠炎和克罗恩病。
4. 结肠镜检查　可直接观察病变肠黏膜并进行活检。

名师点拨：胃镜检查前禁食 8 小时；结肠镜检查前 4 小时不可进食。

5. X 线钡剂灌肠检查　重型或暴发型不宜做，以免加重病情或诱发中毒性巨结肠。

四、治疗要点

1. 氨基水杨酸制剂　**柳氮磺吡啶**是本病常用的首选药物。
2. 糖皮质激素　对急性发作期有较好的疗效。
3. 免疫抑制剂　硫唑嘌呤或巯嘌呤用于对糖皮质激素治疗效果不佳或对糖皮质激素依赖的慢性持续型病例。
4. 手术治疗　并发大出血、肠穿孔、中毒性巨结肠或经内科治疗无效且伴有严重毒血症状者可选用手术治疗。

五、护理措施

1. 病情观察　观察患者腹泻的次数、性质，腹泻伴随症状，监测患者生命体征、神志、尿量的变化，有无脱水表现，有无低钾血症表现。若有反跳痛、腹肌紧张、肠鸣音减弱等，应注意中毒性巨结肠和肠穿孔等并发症。

2. 用药护理　应用柳氮磺吡啶，可出现恶心、呕吐、皮疹等。嘱餐后服药，定期复查血常规；应用糖皮质激素者，要注意激素不良反应，不可随意停药，防止反跳现象；应用硫唑嘌呤或巯嘌呤可出现骨髓抑制，监测白细胞计数。

3. **饮食护理（2014/2021）**　食用质软、易消化、少纤维素又富含营养、有足够热量的食物。避免食用冷饮、水果、多纤维的蔬菜及其他刺激性食物，**忌食牛乳和乳制品**。**病情严重者禁食**。

4. 排便护理　排便后应用温水清洗肛周，保持清洁干燥，涂无菌凡士林或抗生素软膏以保护肛周皮肤。

实战演练

【A1 型题】

1. 溃疡性结肠炎最突出的消化系统症状是
   A. 腹泻　B. 腹痛　C. 腹胀
   D. 食欲缺乏　E. 恶心、呕吐

【答案】 A

【考点】 溃疡性结肠炎症状

【解析】 溃疡性结肠炎消化系统的表现主要有腹泻、黏液脓血便和腹痛。其中腹泻和黏液脓血便见于大多数溃疡性结肠炎患者，是本病活动期的重要表现。故选 A。

2. 溃疡性结肠炎并发症不包括
   A. 肠梗阻　B. 腹膜炎
   C. 中毒性巨结肠　D. 肠穿孔
   E. 结肠癌变

【答案】 B

【考点】 溃疡性结肠炎的并发症

【解析】 溃疡性结肠炎是一种病因不明的直肠和结肠慢性非特异性炎症性疾病，病变主要限于大肠的黏膜与黏膜下层。可并发中毒性巨结肠、直肠结肠癌变、大出血、急性肠穿孔、肠梗阻，一般不引起腹膜炎，故选 B。

3. 治疗溃疡性结肠炎的首选药物是
   A. 甲硝唑　B. 糖皮质激素　C. 柳氮磺吡啶
   D. 前列腺素　E. 阿莫西林

【答案】 C

【考点】 溃疡性结肠炎的治疗

【解析】 治疗药物首选柳氮磺吡啶。灌肠药物有锡类散、利多卡因等。口服药物有柳氮磺吡啶和奥沙拉嗪。有继发感染的情况，可用头孢菌素或甲硝唑等。如果较为严重，可同时应用皮质类固醇激素。故选 C。

第五节 肝硬化

考点直击

年份	分值	考点
2023	1	饮食护理
2022	2	病因；实验室检查
2021	5	病因；失代偿期肝硬化；上消化道出血；肝性脑病
2020	1	病因
2019	3	病因；侧支循环的建立和开放；避免腹内压骤增
2018	2	病因；饮食护理
2017	3	脾大；上消化道出血；辅助检查
2016	5	蜘蛛痣；腹水；上消化道出血；辅助检查；饮食护理
2015	1	肝硬化的病因（我国以病毒性肝炎最常见）

考点集萃

一、病因与发病机制（★★★）

1. **病毒性肝炎　在我国最常见**（2010/2011/2014/2015/2018/2019/2020/2021/2022）。

2. 慢性酒精中毒　长期大量饮酒，**乙醇及其中间代谢产物乙醛的毒性作用可直接损伤肝细胞**（2010）。其是引起酒精性肝炎、肝硬化的病因。

3. 非酒精性脂肪性肝炎。

4. 药物或化学毒物。

5. 胆汁淤积等。

二、临床表现（★★★）

（一）代偿期肝硬化

以乏力、食欲缺乏、低热为主要表现，可伴有腹胀、恶心、上腹隐痛及腹泻等。肝轻度大，质地偏硬，可有轻度压痛。

（二）失代偿期肝硬化（2021）

1. 肝功能减退的临床表现

（1）全身症状和体征：疲倦、乏力、精神不振；不规则低热，消瘦、面色灰暗黝黑（肝病面容）、皮肤巩膜黄染、水肿等。

（2）消化系统症状：食欲缺乏为最常见症状，进食后上腹饱胀。可有腹痛、肝区隐痛，**黄疸**是肝功能严重减退的表现。

（3）出血倾向和贫血：由于肝合成凝血因子减少，出现鼻出血、牙龈出血、皮肤紫癜和胃肠出血等。由于营养不良，可有不同程度的贫血。

（4）内分泌失调

1）雌激素增多、雄激素和糖皮质激素减少：肝对雌激素的灭活功能减退。男性患者常有性功能减退等；女性患者可有月经失调等。部分患者在面颈部、上胸、肩背等上腔静脉引流区域出现**蜘蛛痣**（2016）；手掌大小鱼际和指端腹侧部位皮肤发红，称为**肝掌**。

2）胰岛素增多：因肝脏对胰岛素灭活减少，易发生**低血糖**。

2. 门静脉高压的临床表现 **脾大、侧支循环的建立和开放、腹水**。

（1）脾大：轻度、中度大。**脾功能亢进时，脾对血细胞破坏增加，使外周血中白细胞、红细胞和血小板减少（2017）**。

（2）侧支循环的建立和开放：门静脉系与腔静脉系之间的交通支如下：①食管下段和胃底静脉曲张，破裂出血时，出现呕血、黑便及休克等表现。②腹壁静脉曲张：在脐周和腹壁可见迂曲静脉**以脐为中心向上及下腹壁延伸（2019）**。③痔核形成，破裂时引起便血。

> 名师点拨：最重要的门腔静脉交通支是胃底、食管下段交通支。

（3）**腹水：是肝硬化肝功能失代偿期最为显著的临床表现（2014）。属于漏出液（2016/2021）**。大量腹水时腹部隆起，腹壁绷紧发亮，可发生脐疝，膈抬高，出现呼吸困难、心悸。

3. 肝脏情况 早期肝脏增大，表面平滑，中等硬；晚期肝脏缩小，表面结节状，质地坚硬。

（三）并发症

1. **上消化道出血 最常见（2010/2013/2021）**，突然大量的呕血和黑便，**由于食管下段或胃底静脉曲张破裂失血所致（2016/2017）**，可导致失血性休克或诱发肝性脑病。

2. 感染 发热、腹痛、腹胀、腹膜刺激征、腹水迅速增长或持续不减。

3. **肝性脑病 晚期肝硬化最严重并发症，也是最常见死亡原因（2021）**。

4. 门静脉血栓或海绵样变。

5. 肝肾综合征 是肝硬化终末期最常见的严重并发症之一。表现为少尿或无尿、氮质血症、稀释性低钠血症和低尿钠。

6. 电解质和酸碱平衡紊乱 低钠、低钾、低氯血症与代谢性碱中毒。

7. 肝肺综合征 严重肝病伴肺血管扩张和低氧血症。

三、辅助检查（★★★）

1. 实验室检查

（1）血常规：失代偿期常有不同程度的贫血。**脾功能亢进时白细胞和血小板计数亦减少（2010/2013）**。

（2）尿液检查：失代偿期可有蛋白尿、血尿和管型尿。黄疸时尿中出现胆红素。

（3）肝功能试验：肝细胞受损时多以谷丙转氨酶增高较显著，但肝细胞严重坏死时谷草转氨酶常高于谷丙转氨酶。**白蛋白（A）降低（2022），球蛋白（G）增高，A/G 比值倒置（2010/2011/2017）**。

2. **肝活组织检查 作为代偿期肝硬化诊断的金标准（2016）**。

四、治疗要点（★★）

1. 腹水治疗

（1）限制钠和水的摄入：限钠可加速腹水消退。血钠<125mmol/L 时，需限制水的摄入。

（2）**利尿药：**应用最广泛的治疗腹水的方法，**首选螺内酯**。

（3）提高血浆胶体渗透压：定期输注血浆、新鲜血或白蛋白。

（4）难治性腹水的治疗

1）大量放腹水加输注白蛋白：一般第一次放腹水的量不超过 1000 ml，同时静脉输注白蛋白，继续使用利尿药。

2）腹水浓缩回输：将放出的腹水经超滤或透析浓缩后，回输至患者静脉内，不可回输有感染的腹水或癌性腹水。

3）经颈静脉肝内门体分流术。

2. 门静脉高压症的手术治疗 包括各种分流、断流术和脾切除术等，目的是降低门脉系统压力和消除脾功能亢进。脾切除术是治疗脾功能亢进的有效方式。

3. 肝移植　晚期肝硬化的最佳治疗方法。

五、护理措施（★★★）

1. 休息与体位　肝硬化代偿期患者参加轻工作；失代偿期患者以卧床休息为主，可抬高下肢，减轻水肿。阴囊水肿者可用托带托起阴囊，大量腹水者可取**半卧位**，以使膈下降，有利于呼吸运动。

> 名师点拨：胸腔疾病、胸部创伤或心脏疾病引起呼吸困难的患者，也采取半坐卧位。

2. 饮食护理　**高热量、高蛋白质、高维生素、易消化饮食（2018）**，严禁饮酒，适当摄入脂肪，动物脂肪不宜过多摄入。血氨升高时应限制或禁食蛋白质，**有腹水者应给予低盐或无盐饮食（2016），限制进水量（2011）。避免坚硬、粗糙的食物，以防损伤曲张的静脉导致出血（2011/2023）**。

> 名师点拨：不同疾病患者摄盐情况如下。肝硬化有腹水者给予低盐或无盐饮食；肾小球肾炎低于3g/d；血液透析2~3g/d；心力衰竭低于5g/d；高血压低于6g/d。

3. 用药护理　利尿速度不宜过快，每天体重减轻一般不超过0.5kg，有下肢水肿者每天体重减轻不超过1kg。注意维持水、电解质和酸碱平衡。

4. 腹腔穿刺放腹水的护理　术前测量体重、腹围、生命体征，排空膀胱以免误伤；放腹水的过程中突然出现昏迷应停止操作；术毕缚紧腹带，以免腹内压骤然下降；记录抽出腹水的量、性质和颜色，腹水培养接种应在床旁进行，每个培养瓶至少接种10ml腹水。

5. 避免腹内压骤增　**如剧烈咳嗽、打喷嚏、用力排便等（2019）**。

6. 皮肤护理　沐浴时应注意避免水温过高，或使用有刺激性的皂类和沐浴液，沐浴后可使用性质柔和的润肤品；患者因皮肤干燥、水肿、黄疸可出现皮肤瘙痒，给予止痒处理，嘱患者勿用手抓搔，以免皮肤破损。

实战演练

【A1型题】

1. 皮肤出现蜘蛛痣见于

A. 肺炎　　B. 再生障碍性贫血

C. 缺铁性贫血　　D. 严重肝硬化

E. 肾盂肾炎

【答案】D

【考点】肝硬化的临床表现

【解析】肝硬化失代偿期时主要表现为肝功能减退和门静脉高压所致的全身多系统症状和体征，内分泌失调是肝功能减退的临床表现之一，主要是由于体内雄激素转化为雌激素增多，而肝脏对雌激素的灭活功能减退，导致体内雌激素蓄积增多所致。蜘蛛痣是肝硬化失代偿时期内分泌失调的典型表现之一。故选D。

2. 在我国，肝硬化的主要病因是

A. 血吸虫病　　B. 病毒性肝炎　　C. 胆石症

D. 胆道蛔虫病　　E. 胃溃疡

【答案】B

【考点】肝硬化的病因

【解析】在我国病毒性肝炎引起肝硬化最常见，主要为乙型、丙型和丁型肝炎病毒感染。经过慢性肝炎阶段发展为肝硬化，或急性或亚急性肝炎有大量肝细胞坏死和肝纤维化时直接演变为肝硬化。故选B。

3. 对肝硬化具有确诊价值的检查是

A. X线检查　　B. 肝功能检查　　C. 免疫学检查

D. 肝穿刺活检　　E. 血生化检查

【答案】D

【考点】肝硬化的实验室检查

【解析】B超引导下的肝穿刺活组织检查可作为代偿期肝硬化诊断的金标准，有利于早期确诊，有助于明确肝硬化的病因，确定肝硬化的病理类型、炎症和纤维化程度，鉴别慢性肝炎、肝硬化与原发性肝癌，指导治疗和判断预后。故选D。

【A2 型题】

4. 患者，男，46 岁。乙肝 10 年。今进食后突然呕血 600ml。查体：右上腹部压痛，腹水征（+），肝质硬，体积变小，边缘锐利，表面有小结节。患者呕血最可能的原因是

A. 应激性溃疡　B. 消化性溃疡
C. 肝癌结节破裂出血　D. 急性糜烂性胃炎
E. 食管-胃底静脉破裂

【答案】 E

【考点】 肝硬化的并发症

【解析】 患者进食后呕血，有明显诱因，腹水是门静脉高压所致，门静脉高压易导致食管-胃底静脉曲张，出血诱因多见于粗糙食物、胃酸侵蚀、腹内压增高及剧烈咳嗽等。故选 E。

5. 患者，男，45 岁。肝硬化病史 4 年，3 日未排便，出现嗜睡和幻觉。在给予灌肠时，不宜采用的灌肠溶液是

A. 生理盐水　B. 生理盐水+醋　C. 肥皂水
D. 清水　E. 温水

【答案】 C

【考点】 肝硬化的治疗

【解析】 肝性脑病患者可采用灌肠和导泻的方法清除肠内毒物。灌肠应使用生理盐水或酸性溶液，忌用肥皂水，因其为碱性，可增加氨的吸收，加重肝性脑病。故选 C。

【A3/A4 型题】

（6~8 题共用题干）

患者，男，50 岁。确诊乙型肝炎 20 年，长期需要家人照顾其生活起居。今日该患者因食欲缺乏、厌油、腹胀 3 个月，加重 1 个月入院。查体：全身散在皮肤紫癜，腹部膨隆，叩诊移动性浊音阳性，肝脏触诊质硬有结节感，边缘较薄，无压痛。实验室检查：谷丙转氨酶显著升高，甲胎蛋白正常。

6. 最可能的诊断是

A. 酒精性肝病　B. 肝硬化
C. 原发性肝癌　D. 结核性腹膜炎
E. 腹腔内肿瘤

【答案】 B

【考点】 肝硬化的诊断标准

【解析】 肝硬化的症状体征主要包括如下几种。①一般症状：疲倦乏力，常有食欲缺乏或伴有恶心、呕吐、腹胀，腹泻等症状，与肝功能障碍和门静脉高压有关。②出血倾向多见，由凝血因子缺乏及脾功能亢进血小板减少而引起皮肤黏膜出现出血点或瘀斑。③腹水的出现常提示肝硬化已进入晚期，是失代偿期的表现，常有腹胀，叩诊移动性浊音阳性。④早期肝大，表面光滑，中等硬度，晚期缩小、坚硬，表面结节状不平，边锐利，肋下不能触及时，剑突下多可触到，一般无压痛。⑤血清酶学检查：肝硬化时，常有谷丙转氨酶（GPT）和谷草转氨酶（GOT）升高，反映肝细胞损害的程度，甲胎蛋白无明显变化。故选 B。

7. 若该患者入院第 3 天早饭后感腹胀不适，并呕吐咖啡渣样液体，随即出现乏力、皮肤湿冷。测 BP 80/50mmHg，HR 138 次/分。则该患者目前首要的护理问题是

A. 体液不足
B. 焦虑
C. 活动无耐力
D. 营养失调：低于机体需要量
E. 潜在并发症：休克

【答案】 E

【考点】 休克的临床表现

【解析】 患者呕吐咖啡渣样液体之后，出现乏力、皮肤湿冷等临床症状，BP 80/50mmHg，HR 138 次/分；可能是由于肝硬化导致胃底静脉曲张破裂，患者有发生低容量性休克的危险，因此要建立静脉通路，为患者补充血容量，改善组织低灌注与缺氧。故选 E。

8. 为了早期预防患者肝性脑病的发生，最应该采取的措施是

A. 指导患者禁烟、禁酒
B. 积极补充血容量
C. 清理消化道内积血
D. 放腹水时严格无菌操作
E. 给予高热量、高蛋白、易消化的饮食

【答案】 C

【考点】 肝性脑病的治疗要点

【解析】 为了早期预防患者肝性脑病的发生，应该及早识别以及祛除肝性脑病发作的诱因。常见的诱因包括上消化道出血，高蛋白饮食，快速、大量地排钾利尿和放腹水，使用麻醉、镇痛、安眠、镇静的药物。因此要及时清理消化道内积血，及时控制感染和上消化道出血；避免快速、大量地排钾利尿和放腹水；注意纠正水、电解质和酸碱平衡失调，缓解便秘，并控制使用麻醉、镇痛、安眠、镇静的药物。故选 C。

第六节　原发性肝癌

考点直击

年份	分值	考点
2023	3	甲胎蛋白测定；并发症；治疗要点
2021	3	病因与发病机制；治疗要点
2020	2	并发症；辅助检查
2019	2	病因与发病机制；甲胎蛋白测定
2018	3	病因与发病机制；甲胎蛋白测定
2017	2	病因与发病机制；甲胎蛋白测定
2016	1	治疗要点
2015	2	原发性肝癌的病因与发病机制；治疗要点

考点集萃

一、病因与发病机制（★★）（2015/2017/2018/2019）

1. **病毒性肝炎（慢性肝炎）（2011/2013/2018/2021）**　我国90%的肝癌患者乙型肝炎病毒（HBV）检测阳性。

2. 肝硬化　**原发性肝癌合并肝硬化多为大结节性肝硬化（2013）**。

3. 其他　如黄曲霉毒素、长期饮用蓝绿藻污染水、亚硝胺、烟酒、肥胖等。

二、临床表现（★★★）

1. 症状

（1）**肝区疼痛**：最常见、最主要和首发症状。多呈间歇性或持续钝痛、胀痛或刺痛。

（2）消化道症状：食欲缺乏、腹胀、恶心、呕吐等。

（3）全身症状：消瘦、乏力、发热且抗生素治疗无效，而吲哚美辛栓可退热。

（4）伴癌综合征：低血糖、红细胞增多症、高胆固醇血症及高钙血症。

2. 体征　**肝大与肿块**为中、晚期肝癌最主要体征。黄疸和腹水为晚期肝癌重要体征。

3. 其他　合并肝硬化者，有肝掌、蜘蛛痣、脾大、腹水和腹壁静脉曲张等。

易错知识梳理

并发症：①上消化道出血。②肝性脑病。③继发感染。④**癌结节破裂出血（2020/2023）**，癌结节破裂限于肝包膜下，可有局部疼痛，小破口出血可表现为血性腹水，大量出血可导致休克和死亡。

三、辅助检查（★★）

1. **甲胎蛋白（AFP）测定**　AFP测定可用于普查，有助于发现无症状的早期患者，如**AFP呈持续阳性或定量>400μg/ml（2020）**，并排除妊娠、活动性肝病、生殖腺胚胎性肿瘤等，应高度怀疑肝细胞癌。AFP测定是**早期诊断的重要方法和最有价值的肿瘤标志物（2017/2018/2019/2023）**。

2. **B超**　肝癌筛查的首选方法。

3. **肝动脉造影** 常用于诊断小肝癌。

4. **肝穿刺活组织检查** 确诊肝癌的最可靠方法。

> 名师点拨：应注意若问题是某一癌症的确诊方法，选项中出现"组织活检"或"病理学"字样，该选项最有可能是正确答案。

四、治疗要点

早期手术切除是目前治疗肝癌最有效的方法（2010/2011/2016/2021/2023）。肝动脉栓塞治疗是非手术治疗的常用方法（2015/2021）。

五、护理措施（★★★）

（一）术前护理

1. 疼痛护理 评估疼痛发生的时间、部位、性质、诱因和程度；遵医嘱按照三级镇痛原则给予镇痛药，并观察药物效果及不良反应。

2. 改善营养状况 宜采用**高蛋白、高热量、高维生素、易消化饮食**；少量多餐。合并肝硬化有肝功能损害者，应适当限制蛋白质摄入；补充维生素 K 和凝血因子等。

3. 护肝治疗 保证充分睡眠和休息，禁酒。遵医嘱给予支链氨基酸治疗，避免使用红霉素、巴比妥类、盐酸氯丙嗪等有损肝脏的药物。

4. 维持体液平衡 对肝功能不良伴腹水者，严格控制水和钠盐的摄入量；准确记录 24 小时出入量。

5. 预防出血 ①肝癌合并肝硬化，术前 3 天开始给予维生素 K。②**避免剧烈咳嗽、用力排便等致腹内压骤升的动作和外伤等**。③应用 H_2 受体阻断药。④突发腹痛，伴腹膜刺激征，应高度怀疑为肝癌破裂出血。

6. 肠道准备 口服肠道不吸收的抗菌药。

> 名师点拨：肠道不吸收的抗菌药有新霉素、甲硝唑、庆大霉素等，目的是减少氨的生成。

（二）术后护理

1. 术后禁食 2~3 天，开始进食可先摄入流质并少量多餐。

2. 并发症的观察及护理

（1）出血：血压平稳，可取半卧位。术后 1~2 天应卧床休息，**不鼓励患者早期活动**，避免剧烈咳嗽和打喷嚏等，以防止术后肝断面出血。保持引流通畅，术后当日可引出鲜红血性液体 100~300ml，若血性液体增多，应警惕腹腔内出血。

> 名师点拨：肠道手术后主张早期下床活动，预防肠粘连；而肝切除手术后不鼓励早期活动，预防断面出血。

（2）膈下积液及脓肿：术后体温下降后再度升高，或术后发热持续不退，同时伴右上腹部胀痛、脉速、白细胞计数增多，中性粒细胞比例升高，达 0.9 以上等，应疑有膈下积液或膈下脓肿，B 超等影像学检查可明确诊断。

护理措施：①保持引流通畅，每日更换引流袋。若引流量逐日减少，一般在手术后 3~5 天拔除引流管。②若已形成膈下脓肿，行穿刺抽脓或置管引流；鼓励患者取半坐位，以利于呼吸和引流。③高热者给予物理降温，多饮水。

（3）肝性脑病：测定肝功能并监测血氨浓度，观察患者有无轻微的性格异常、定向力减退、嗜睡与躁动交替，黄疸是否加深。

实战演练

【A1 型题】

1. 原发性肝癌最有效的治疗方法是

A. TACD　　B. 免疫治疗　　C. 放射性治疗

D. 冰冻治疗　　E. 手术治疗

【答案】 E

【考点】 原发性肝癌的治疗

【解析】 手术切除仍旧是目前治疗肝癌首选和最有效的方法。根据患者的综合情况，可做根治性肝切除或姑息性肝切除。适合手术者应尽早手术切除。故选 E。

2. 引起原发性肝癌的原因不包括

A. 乙型病毒性肝炎

B. 肝硬化

C. 饮食中含多量粗纤维

D. 长期饮用蓝绿藻污染水

E. 黄曲霉毒素

【答案】 C

【考点】 原发性肝癌的病因

【解析】 原发性肝癌的病因与发病机制尚未完全肯定，可能与多种因素的综合作用有关，如病毒性肝炎、肝硬化、黄曲霉毒素、饮用水污染，其他因素还有长期饮酒、吸烟等。故选 C。

3. 原发性肝癌普查常首选

A. CT　　B. AFP

C. MRI　　D. 碱性磷酸酶（AKP）

E. B 超

【答案】 B

【考点】 原发性肝癌的辅助检查

【解析】 AFP 广泛用于原发性肝癌的普查、诊断，判断治疗效果及预后复发。AFP 是当前诊断肝细胞癌最特异的标志物。B 超是肝癌筛查的首选检查。CT 是临床疑诊肝癌者或确诊为肝癌拟行手术治疗者的常规检查。MRI 用于临床怀疑肝癌而 CT 未能发现病灶，或病灶性质不能确定时。AKP 有助于 AFP 阴性的原发性肝癌的诊断和鉴别。故选 B。

第七节　肝性脑病

考点直击

年份	分值	考点
2020	1	治疗要点
2018	2	临床表现
2017	2	护理措施；饮食护理
2016	1	饮食护理
2015	3	肝性脑病的治疗要点；护理措施

考点集萃

一、病因与发病机制（★★★）

1. 病因　肝炎后肝硬化是引起肝性脑病最常见的原因。**常见的诱因有上消化道出血（2011）**、高蛋白饮食、大量排钾利尿和放腹水、催眠镇静药和麻醉药、便秘、感染等。

2. **发病机制**　**氨**是促发肝性脑病最主要的神经毒素，氨代谢紊乱引起氨中毒是肝性脑病的重要发病机制。氨的生成过多和/或代谢清除减少，使血氨升高，通过血脑屏障干扰大脑能量代谢。

二、临床表现（★★★）

1. 0期（潜伏期）　无行为、性格异常，无神经系统病理征，脑电图正常，只有心理或智力测试时有轻微异常。

2. 1期（前驱期）　焦虑、欣快、激动、淡漠等轻度精神异常，可有**扑翼样震颤（2018），为肝性脑病特征性体征**。

3. 2期（昏迷前期）　嗜睡、行为异常、言语不清、书写及定向力障碍。有腱反射亢进、肌张力增高及巴宾斯基征阳性等神经体征。此期扑翼样震颤存在。

4. 3期（昏睡期）　昏睡，但可以唤醒，醒时尚可应答，但常有神志不清和幻觉。四肢被动运动常有抵抗力，锥体束征阳性。扑翼样震颤仍可引出。

5. 4期（昏迷期）　昏迷，不能唤醒。浅昏迷时，对疼痛等强刺激尚有反应；深昏迷时，各种腱反射消失。扑翼样震颤无法引出。

轻微肝性脑病患者的反应常降低，不宜驾车及高空工作。**肝功能损害严重的肝性脑病患者有明显黄疸、出血倾向和肝臭（2018）**。

> 名师点拨：对于肝性脑病分期，1期：焦虑、激动等轻度精神异常；2期：嗜睡、行为异常；3期：昏睡、幻觉；4期：昏迷，不能唤醒。

三、辅助检查（★★★）

1. 血氨　慢性肝性脑病患者血氨增高，急性肝性脑病患者血氨可正常。
2. 脑电图检查　一期脑电图正常，二期至四期脑电图异常。
3. 心理智能测验　用于肝性脑病的早期诊断和轻微肝性脑病的筛选。
4. 影像学检查　急性患者可发现脑水肿，慢性患者可发现脑萎缩。

四、治疗要点（★★）

1. 去除诱因。

2. 减少肠内氮源性毒物的生成与吸收　①灌肠或导泻**可用生理盐水或弱酸性溶液灌肠（2015）**。②**口服**抗生素如新霉素、甲硝唑等，以抑制肠道细菌，减少氨的生成。③**口服乳果糖（2013/2020），降低肠道pH，**抑制肠道细菌生长，并可减少氨的吸收。④服用益生菌制剂维护肠道正常菌群。

3. 促进体内氨的代谢　静脉滴注谷氨酸钾、谷氨酸钠、精氨酸可降低血氨；口服或静脉滴注以支链氨基酸为主的混合液，可纠正氨基酸代谢紊乱。

> 名师点拨：肝昏迷伴脑水肿时禁用谷氨酸钠，以免加重水肿；伴肾衰竭时禁用谷氨酸钾，以免引起**高钾血症（2010）**。

4. 肝移植　治疗各种终末期肝病的一种有效手段。

5. 营养支持治疗。

6. 并发症治疗　保持呼吸道通畅，深昏迷者，应作气管切开排痰给氧；可用冰帽降低颅内温度，保护脑细胞功能；静脉滴注甘露醇等脱水药，防治脑水肿。

五、护理措施（★★★）（2014/2015）

1. 病情观察　注意肝性脑病的早期征象，如冷漠或欣快，行为异常，以及扑翼样震颤。评估患者意识障碍的程度。监测并记录患者生命体征及瞳孔变化。

2. 去除和避免诱发因素　①**上消化道出血为最常见的诱因**，用生理盐水或弱酸性溶液灌肠，忌用肥皂水。②避免快速利尿和大量放腹水。③**避免应用催眠镇静药（2015）、麻醉药，如吗啡、水合氯醛（2013）**、哌替啶等。④防止及控制感染。⑤保持排便通畅。

名师点拨：**肝性脑病患者灌肠忌用肥皂水等碱性溶液（2017）**，充血性心力衰竭和水钠潴留患者灌肠禁用生理盐水。

3. 用药护理　新霉素可出现听力或肾损害，用药期间监测听力和肾功能。乳果糖因在肠内产气较多，可引起腹胀、腹绞痛、恶心、呕吐。

4. 昏迷患者的护理　取仰卧位，头偏向一侧；深昏迷患者作气管切开以排痰、供氧；保持床褥干燥、平整，定时翻身；尿潴留患者留置导尿管；给患者做肢体的被动运动。

5. 饮食护理

（1）给予高热量、低脂饮食，肝硬化腹水患者以**尿量增加 1000ml** 为标准。

（2）**蛋白质的摄入（2016/2017）**：①急性期首日禁蛋白饮食，供给足够的热量和维生素，以糖类为主。昏迷者应忌食蛋白质，**清醒后可逐步增加蛋白饮食，最好给予植物蛋白，如豆制品（2011）**。②慢性肝性脑病患者无禁食蛋白质必要。③**植物和奶制品蛋白优于动物蛋白**。

（3）不宜用维生素 B_6。

6. 生活护理　安排专人护理，患者以卧床休息为主。烦躁患者加床栏，必要时使用约束带。

基础巩固

肝性脑病与肺性脑病的鉴别见表 2-4-4。

项目	肝性脑病	肺性脑病
原发病	严重肝病	肺疾病伴发呼吸功能衰竭
病因	血氨增高	低氧血症和高碳酸血症
临床表现	意识障碍、行为失常和昏迷	兴奋、烦躁不安、球结膜水肿

实战演练

【A1 型题】

1. 血氨升高是肝性脑病的发病机制之一，氨吸收的主要部位在

A. 胃　B. 十二指肠　C. 小肠

D. 结肠　E. 直肠

【答案】D

【考点】肝性脑病的发病机制

【解析】血氨主要指肠道、肾和骨骼肌生成的氨。氨在肠道的吸收主要是以非离子型氨（NH_3）弥散进入结肠黏膜，其吸收率比离子型氨（NH_4^+）高得多。游离的 NH_3 有毒性，且能透过血脑屏障，NH_3 与 NH_4^+ 的互相转化受 pH 梯度改变的影响。当结肠内 pH>6 时，NH_3 大量弥散入血；pH<6 时，则 NH_3 从血液转至肠腔，随粪便排泄。故选 D。

2. 肝性脑病患者可以出现肝臭的时期是

A. 昏迷期　B. 昏睡期　C. 前驱期

D. 昏迷前期　E. 轻微肝性脑病

【答案】A

【考点】肝性脑病的临床表现

【解析】轻微肝性脑病患者的反应常降低，不宜驾车及高空工作。肝性脑病昏迷期的患者肝功能损害严重，可有明显黄疸、出血倾向和肝臭，且易并发各种感染、肝肾综合征和脑水肿等。故选 A。

3. 关于肝性脑病患者的护理措施，不妥的叙述是

A. 禁蛋白饮食　B. 弱酸溶液灌肠

C. 保持大便通畅　D. 烦躁者给镇静药

E. 注意观察生命体征

【答案】A

【考点】肝性脑病患者的护理措施

【解析】 肝性脑病患者对营养的要求重点不在于限制蛋白质的摄入，而在于保持正氮平衡。对于肝性脑病患者急性期首日禁蛋白质饮食，慢性肝性脑病患者无禁食蛋白质的必要。故选 A。

4. 诱发肝性脑病可能性最小的是
  A. 大量排钾利尿药　B. 反复灌肠、服用泻药
  C. 上消化道出血　D. 蛋白质饮食
  E. 大量抽吸腹水

【答案】 B

【考点】 肝性脑病的诱因

【解析】 肝性脑病的诱因常见的有上消化道出血、高蛋白饮食、大量排钾利尿和放腹水、催眠镇静药和麻醉药、便秘、感染、尿毒症、低血糖、外科手术等。而反复灌肠和导泻是为了减少氨的生成和吸收，预防感性脑病的发生。故选 B。

5. 肝性脑病患者并发上消化道出血时，应避免输入的血液制品为
  A. 库存血　B. 新鲜血　C. 白蛋白
  D. 血浆　E. 血小板

【答案】 A

【考点】 上消化道出血的输血原则

【解析】 上消化道出血后，肠道中血液的蛋白质消化产物被吸收，引起血中尿素氮浓度增高，且停留在肠道内的血液分解成氨进一步加重肝性脑病。此时不宜输入库存血，因为库存血由于长时间放置含氨量较高，会加重病情。故选 A。

【A2 型题】

6. 患者，女，50 岁。肝硬化病史 10 余年伴大量腹水，近日出现意识障碍、血氨增高、肝肾功能减退，下列治疗不妥的是
  A. 选用谷氨酸钾，降低血氨
  B. 精氨酸静脉滴注
  C. 口服乳果糖，降低肠腔 pH，减少氨的形成和吸收
  D. 静脉注射支链氨基酸补充能量，降低血氨
  E. 忌用一切对肝肾功能损害的药物

【答案】 D

【考点】 肝硬化的治疗要点

【解析】 肝硬化的治疗要点为严格限制蛋白质的摄入，如病情允许，可选择植物蛋白质；减少氨的吸收和加强氨的排出；清除肠道积血，可采取口服或鼻饲乳果糖等治疗手段；保护肝脏等。静脉注射支链氨基酸的目的是可以竞争性抑制芳香族氨基酸进入大脑，减少假性神经递质的形成，而非补充能量。故选 D。

7. 患者，男，57 岁。肝硬化病史 10 年，近 3 天来大便不畅，逐渐出现嗜睡、幻觉。脑电图表现异常，节律变慢，出现 δ 波。医生给予弱酸性溶液灌肠，其目的是
  A. 减少氨的吸收　B. 减少血氨形成
  C. 促进体内尿素形成　D. 减少肠道氨的形成
  E. 取代脑中假性神经传导介质

【答案】 A

【考点】 肝性脑病的护理措施

【解析】 由题干得出该患者并发肝性脑病，肠道内保持酸性环境有利于血液中的 NH_3 逸出肠黏膜进入肠腔与 H^+结合成 NH_4^+ 随粪便排出，减少血氨的吸收入血，防止肝性脑病的加重，有效减轻症状。故选 A。

8. 患者，男，48 岁。患肝硬化已 4 年，今日饮酒后突然大量呕血，伴神志恍惚、四肢湿冷、血压下降。该患者最容易发生
  A. 自发性腹膜炎　B. 心力衰竭
  C. 肾衰竭　D. 肝性脑病
  E. 水、电解质紊乱

【答案】 D

【考点】 肝性脑病的临床表现和发病机制

【解析】 肝脏严重受损时，如存在以下诱因，易导致肝性脑病。①上消化道出血是最常见的诱因。②摄入过多的含氮物质，如饮食中蛋白质过多，口服甲硫氨酸等。③水、电解质紊乱及酸碱平衡失调。④缺氧与感染。⑤低血糖。⑥便秘。⑦催眠、镇静药及手术。

【A3/A4 型题】

（9~10 题共用题干）

患者，45 岁，患肝硬化 6 年。近 2 日突然呕血约 1000ml，现出现烦躁不安、言语不清、睡眠倒错，有扑翼样震颤，脑电图异常。

9. 根据病情推断该患者处于
  A. 肝性脑病的前驱期　B. 肝性脑病的昏迷前期
  C. 肝性脑病的昏睡期　D. 肝性脑病的昏迷期
  E. 肝癌晚期的潜伏期

【答案】 B

【考点】 肝性脑病的分期

【解析】 肝性脑病的潜伏期无行为、性格异常，只在智力测试或心理测试时有轻微异常；前驱期有烦躁不安、睡眠倒错、有扑翼样震颤；昏迷前期的症状又加上言语不清、脑电图异常，以意识错乱、睡眠障

碍、行为失常为主；昏睡期以神经错乱为主，可唤醒；昏迷期患者昏迷不能唤醒，扑翼样震颤不能引出。故选 B。

10. 对该患者的护理措施中，不正确的是

A. 低热量饮食　　B. 暂停蛋白质摄入

C. 清除肠内积血　　D. 生理盐水灌肠

E. 口服 50%硫酸镁溶液

【答案】 A

【考点】 肝性脑病的护理措施

【解析】 肝硬化的护理措施为严格限制蛋白质的摄入，给予高热量饮食，如病情允许，可选择植物蛋白质；减少氨的吸收和加强氨的排出；清除肠道积血可采取口服或鼻饲乳果糖、生理盐水灌肠、口服 50%硫酸镁溶液等治疗手段；保护肝脏等。故选 A。

【B1 型题】

（11～12 题共用备选答案）

A. 高热量、高蛋白质、高维生素、易消化饮食

B. 低动物脂肪、低胆固醇、少糖、少盐饮食

C. 高热量、高维生素、高效价、低蛋白质饮食

D. 低盐、高维生素、低蛋白质饮食

E. 高热量、低脂肪、低盐、忌蛋白质饮食

11. 肝硬化患者选用

【答案】 A

12. 肝性脑病患者选用

【答案】 E

【考点】 肝硬化和肝性脑病的饮食护理

【解析】 肝硬化患者给予高热量、高蛋白质、高维生素、易消化的食物，应禁酒及避免食入粗糙、尖锐或刺激性食物。同时应根据病情变化及时更改饮食，如血氨偏高者应限制或禁食蛋白质，待病情好转后再逐渐增加蛋白质摄入量；有腹水时应给予低盐或无盐饮食，故第 11 题选 A。肝性脑病患者忌食蛋白质，因为蛋白质可在肠内细菌和消化酶作用下产生氨，被肠道吸收后加重昏迷，故第 12 题选 E。

第八节　急性胰腺炎

考点直击

年份	分值	考点
2022	2	急性胰腺炎的常见病因、临床表现
2021	3	急性胰腺炎的病因与发病机制、临床表现
2020	2	急性胰腺炎的病因与发病机制、辅助检查
2019	3	急性胰腺炎的病因与发病机制、临床表现、辅助检查
2018	2	急性胰腺炎的病因与发病机制；轻症急性胰腺炎的治疗
2017	2	急性胰腺炎的病因与发病机制、辅助检查
2016	2	急性胰腺炎的临床表现、辅助检查
2015	1	急性胰腺炎的病因与发病机制

考点集萃

一、病因与发病机制（★★）

我国以胆道疾病常见（2013/2017/2019/2020/2021/2022），西方国家以大量饮酒引起者多见。

1. 胆道疾病　胆石症最常见，胆道感染、胆道蛔虫病。

2. 胰管梗阻。
3. 十二指肠乳头邻近部位的病变。
4. **酗酒和暴饮暴食（2011/2015/2018）**。

名师点拨：**脂肪肝不是急性胰腺炎的常见病因（2010）**。

二、临床表现（★★）

1. 症状

（1）**腹痛：主要表现和首发症状（2013/2019/2021）**，常在暴饮暴食或酗酒后突然发生。疼痛剧烈而持续，呈钝痛、钻痛、绞痛或刀割样痛，可有阵发性加剧。腹痛常位于中上腹，向腰背部呈带状放射，一般胃肠解痉药无效。腹痛的位置与病变的部位有关，如胰头的病变重者，腹痛以右上腹为主，并向右肩放射；病变在胰尾者，则腹痛以左上腹为重，并向左肩放射。**病变累及全胰时，疼痛范围较宽，并呈束带状向腰背部放射（2010）**。

急性胆囊炎与急性胰腺炎腹痛比较，见表2-4-5。

表2-4-5 急性胆囊炎和急性胰腺炎的腹痛比较

	诱因	部位	性质	放射
急性胆囊炎	饱餐、进食油腻食物	右上腹	阵发性绞痛	放射至右肩
急性胰腺炎	暴饮暴食或酗酒	中上腹	钝痛、钻痛、绞痛或刀割样痛，持续阵发性加剧	腰背部呈带状放射

（2）恶心、呕吐及腹胀：呕吐物为胃内容物，重者可混有胆汁，甚至血液。

（3）发热：中度以上发热，持续3~5天。

（4）低血压或休克：重症胰腺炎常发生。患者有烦躁不安、皮肤苍白、湿冷等；极少数患者可突然出现休克，甚至猝死。

（5）水、电解质及酸碱平衡紊乱：多有轻重不等的脱水。呕吐频繁者代谢性碱中毒。重症者显著脱水和代谢性酸中毒，**伴血钾、血镁、血钙降低（2016/2021/2022）**。

2. 重症急性胰腺炎体征　急性重病面容，腹肌紧张，全腹压痛和反跳痛，伴麻痹性肠梗阻时腹胀，肠鸣音减弱或消失。出现移动性浊音，腹水呈血性。两侧腰部皮肤呈暗灰蓝色，称Grey-Turner征。或出现脐周围皮肤青紫，称Cullen征。

3. 并发症

（1）局部并发症：主要表现为胰腺脓肿和假性囊肿。

（2）全身并发症：急性肾衰竭、急性呼吸窘迫综合征、心力衰竭等，病死率极高。

三、辅助检查（★★）

1. 白细胞计数增多及中性粒细胞核左移。
2. **血尿淀粉酶测定（2016/2017/2019/2020）**　见图2-4-1。

易错知识梳理

病情严重程度与淀粉酶升高程度并不一致，出血坏死型胰腺炎淀粉酶值可正常或低于正常。

名师点拨：若题干中出现血清淀粉酶过高，则为急性胰腺炎；若题干中出现急性胰腺炎，则检查先考虑选血清淀粉酶。

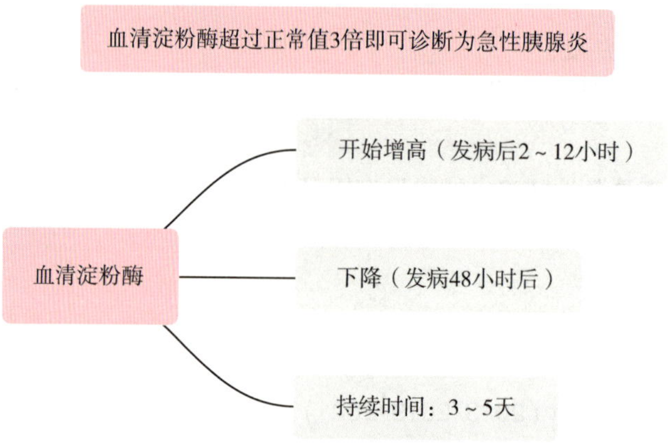

图 2-4-1　血清淀粉酶

3. C 反应蛋白在胰腺坏死时明显升高。

4. 其他生化检查　暂时性血糖升高和低钙血症。**坏死型胰腺炎，血糖持久升高（2011）**，C 反应蛋白明显升高。

四、治疗要点（★★★）

1. 轻症急性胰腺炎治疗　①**禁食及胃肠减压：减少胃酸分泌，进而减少胰液分泌（2018）**。②补充血容量，维持水、电解质和酸碱平衡。③腹痛剧烈者可予哌替啶。④应用抗生素。⑤抑酸治疗。

2. 重症急性胰腺炎治疗　除上述治疗措施外，还应：①营养支持。②减少胰液分泌，生长抑素和其拟似物奥曲肽。③抑制胰酶活性。

3. 并发症治疗　对急性出血坏死型胰腺炎伴腹腔内大量渗液者，或伴急性肾衰竭者，可采用腹膜透析治疗；急性呼吸窘迫综合征除药物治疗外，可做气管切开和应用呼吸机治疗；并发糖尿病者可使用胰岛素。

五、护理措施（★★★）

1. 休息与体位　绝对卧床休息，保证睡眠。腹痛时取弯腰、前倾坐位或屈膝侧卧位。

2. **饮食护理（2011）**　①禁食和胃肠减压，症状消失及检查正常后给予少量无脂流质。②补充水分及电解质，保证有效血容量。早期给予肠外营养，如无梗阻，过渡到肠内营养。③鼻空肠管用于禁食、禁饮 1 周以上。④避免暴饮暴食，从低脂、低糖饮食开始，避免刺激性强、产气多、高脂和高蛋白食物，戒烟酒。

3. 用药护理　腹痛剧烈者，可遵医嘱给予哌替啶，禁用吗啡，以防引起 Oddi 括约肌痉挛。若疼痛持续存在伴高热，考虑并发胰腺脓肿；如疼痛剧烈，腹肌紧张、压痛和反跳痛明显，提示并发腹膜炎。

> 名师点拨：胆管结石和急性胰腺炎疼痛剧烈时禁用吗啡，防止引起 Oddi 括约肌痉挛，加重病情。

4. 防治低血容量性休克　如患者出现神志改变、脉搏细弱、血压下降、尿量减少、皮肤黏膜苍白、冷汗等低血容量性休克的表现，应积极配合医生进行抢救。

实战演练

【A1 型题】

1. 有关急性胰腺炎患者尿淀粉酶与血清淀粉酶，描述正确的是

A. 两者同时增高　　B. 尿淀粉酶先增高

C. 血清淀粉酶先增高　　D. 尿淀粉酶不增高

E. 尿淀粉酶持续增高

【答案】 C

【考点】 急性胰腺炎时血清淀粉酶与尿淀粉酶的变化特点

【解析】 血清淀粉酶一般在起病后 2~12 小时开始升高，48 小时后开始下降，持续 3~5 天。尿淀粉酶升高较晚，在发病后 12~14 小时开始升高，下降缓慢，持续 1~2 周。故选 C。

2. 急性胰腺炎恢复期应

A. 限制钠盐　　B. 限制蛋白质摄入
C. 低糖、低脂饮食　　D. 多吃肉汤、鸡汤
E. 禁食

【答案】 C

【考点】 急性胰腺炎的护理措施

【解析】 急性胰腺炎恢复期饮食护理：①严禁酒，食低脂，尽量不要喝肉汤，汤内的油脂和钠盐均较高。②患者易出现营养不良，应吃富含营养的食物，选择植物蛋白、豆腐等保证蛋白质平衡，要低糖、低钠，以免引起胰腺充血水肿等不良反应。

【A2 型题】

3. 患者，男，32 岁。昨晚与朋友饮酒后突发上腹部持续而剧烈疼痛，并向腰背部放射，伴恶心、呕吐，呕吐物为胃内容物，吐后腹痛不缓解，来医院就诊。实验室检查：血清淀粉酶 650U/L，初步诊断为急性胰腺炎。最可能的病因是

A. 胆管结石　　B. 酗酒和暴饮暴食
C. 胰管结石　　D. 十二指肠液反流
E. 急性胆囊炎

【答案】 B

【考点】 急性胰腺炎的病因

【解析】 大量饮酒和暴饮暴食均可导致胰液分泌增加，并刺激 Oddi 括约肌痉挛，十二指肠乳头水肿，胰液排出受阻，使胰管内压增加，引起急性胰腺炎。根据题干中的发病过程和实验室检查，考虑为酗酒和暴饮暴食引起。故选 B。

4. 患者，女，44 岁。胆石症患者。今餐后 1 小时突发恶心、呕吐，腹痛，抽搐。腹痛位于上腹正中，为持续性刀割样，阵发性加剧，向腰背部呈带状放射，弯腰抱膝可使疼痛减轻。查血淀粉酶 680U/L，患者抽搐的原因最可能是

A. 低血糖　　B. 低血钙　　C. 高血糖
D. 高血钾　　E. 低血氯

【答案】 B

【考点】 急性胰腺炎的症状

【解析】 患者患有胆石症，进食后腹痛、恶心、呕吐，血清淀粉酶升高，表明患者患有急性胰腺炎，出血坏死型者可出现低钙血症及血糖升高，低钙血症引起手足抽搐，符合患者表现。故选 B。

5. 患者，男，41 岁。于饱餐、饮酒后突然出现中上腹持久剧烈疼痛，伴有反复恶心，呕吐出胆汁。查体：上腹壁压痛，腹壁轻度紧张，测血清淀粉酶明显增高，诊断为急性胰腺炎，对该患者首选的处理措施为

A. 禁食、胃肠减压　　B. 适当补钙、补钾
C. 外科手术准备　　D. 屈膝侧卧位
E. 应用吗啡

【答案】 A

【考点】 急性胰腺炎临床表现、辅助检查、治疗要点

【解析】 急性胰腺炎治疗原则为尽量解除胰腺的自身消化。可通过禁食、胃肠减压及应用酶抑制剂等减少胰腺酶的分泌。此外，防止继发感染、缓解疼痛、纠正水、电解质紊乱、维持主要脏器功能也极为重要。故选 A。

【A3/A4 型题】

（6~9 题共用题干）

患者，男，36 岁。饮酒后中上腹持续刀割样疼痛 2 小时，伴恶心、呕吐来急诊。查体：上腹部轻度压痛，无反跳痛，血淀粉酶 540U/L。

6. 应首先考虑为

A. 急性阑尾炎　　B. 急性肠炎
C. 消化性溃疡穿孔　　D. 急性胰腺炎
E. 急性胆囊炎

【答案】 D

【考点】 急性胰腺炎的临床表现

【解析】 急性阑尾炎主要表现为转移性右下腹痛，排除 A。急性肠炎会有恶心、呕吐、腹泻症状，排除 B。消化性溃疡穿孔表现为持续性腹部剧痛，全腹肌紧张如板状，压痛显著，全腹可引出反跳痛，膈下有游离气体，白细胞计数显著增多，血淀粉酶无变化，排除 C。急性胰腺炎多数为突然发病，表现为剧烈的上腹痛，并多向肩背部放射，患者自觉上腹及腰背部有“束带感”，血淀粉酶会升高，可判断该患者是急性胰腺炎，D 正确。急性胆囊炎表现为右上腹阵发性绞痛，常在饱餐、进食油腻食物后或夜间发作，疼痛可放射至右肩及右肩下部，E 排除。故选 D。

7. 若患者腹痛波及全腹，并出现压痛及反跳痛，血压下降，Grey-Turner 征（+），应考虑为

A. 急性坏死性胰腺炎　　B. 急性阑尾炎
C. 合并胆囊结石　　D. 败血症
E. 急性腹膜炎

【答案】 A

【考点】 急性胰腺炎的分型

【解析】 急性胰腺炎根据症状不同可以分为单纯型和坏死型胰腺炎，单纯型胰腺炎可不发热或仅有轻度发热；出血坏死型胰腺炎则可出现高热，Grey-Turner 征（+）。故选 A。

8. 下列情况预后最凶险的是

A. 血钙<2.0mmol/L　B. 血尿淀粉酶持续下降

C. 高胆红素血症　D. 出现黄疸

E. 高血糖

【答案】 A

【考点】 急性胰腺炎的实验室检查

【解析】 低血钙程度与临床严重程度平行，若低于 2.0mmol/L 则预后不良。淀粉酶的高低不一定反映病情轻重，排除 B。高胆红素血症时即可在出现黄疸，C、D 重复，可排除。血糖升高较常见，持久空腹血糖高于 10mmol/L 反映胰腺坏死，排除 E。故选 A。

9. 此患者的治疗要点不包括

A. 禁食

B. 应用抑制胰腺分泌的药物

C. 降血压

D. 进行胃肠减压

E. 解痉镇痛

【答案】 C

【考点】 急性胰腺炎的治疗要点

【解析】 急性胰腺炎的治疗包括：①禁食及胃肠减压。②静脉输液，补充血容量，维持水、电解质和酸碱平衡。③腹痛剧烈者可给予哌替啶。④抗感染。⑤抑制胰腺分泌治疗。该患者无须降压治疗。故选 C。

第九节　结核性腹膜炎

考点直击

年份	分值	考点
2019	1	腹壁柔韧感
2016	1	腹壁柔韧感

考点集萃

一、病因与发病机制（★★）

本病是由于结核分枝杆菌感染腹膜引起，多继发于体内其他部位结核病。可见于任何年龄，以中青年多见。结核性腹膜炎的病理改变可表现为渗出型、粘连型、干酪型，前两型多见。

二、临床表现（★★★）

多数起病缓慢，少数起病急骤，以急性腹痛、高热为主要表现。

1. 症状

（1）全身症状：结核毒血症状常见，主要是发热和盗汗。以低热和中等热为最多。

（2）腹部症状：①腹痛。多位于脐周或右下腹，间歇性发作，常为痉挛性阵痛，进餐后加重，排便或肛门排气后缓解。②腹泻、便秘。腹泻常见，一般每天不超过 4 次。粪便呈糊状，一般不含脓血，不伴有里急后重。③腹胀。多数患者可出现不同程度的腹胀。

2. 体征

（1）全身状况：患者呈慢性病容，后期有明显的营养不良。

（2）腹部体征：①腹部压痛与反跳痛。多数患者有腹部压痛，一般轻微，少数压痛明显，且有反跳痛，常见于干酪型。②**腹壁柔韧感**（2011/2016/2019）。最具特异性的体征。③腹部包块。见于粘连型或干酪型。多位于脐周，大小不一，边缘不整，表面粗糙呈结节感，不易推动。④腹水。多为少量至中量腹水。

3. 并发症 肠梗阻常见，多发生于粘连型。肠瘘一般多见于干酪型。

三、辅助检查（★★）

1. 血常规、红细胞沉降率与结核菌素试验 可有轻度至中度贫血，多为正细胞正色素性贫血。白细胞计数大多正常，干酪型患者或腹腔结核病灶急性扩散时，白细胞计数增高。多数患者**红细胞沉降率增快**，可作为活动性病变的指标。结核菌素试验呈强阳性有助于结核感染的诊断。

2. 腹水检查 腹水多为**草黄色渗出液**。

3. X线检查 腹部X线平片检查有时可见钙化影，提示钙化的肠系膜淋巴结结核。X线胃肠钡餐造影检查可发现肠粘连、肠结核、肠瘘、肠腔外肿块等征象。

4. 腹腔镜检查 活组织检查有确诊价值。一般适用于有游离腹水的患者，禁用于腹膜有广泛粘连者。

5. 超声、CT、MRI检查 可见增厚的腹膜、腹水、腹腔内包块及瘘管。

四、治疗要点（★★）

1. 抗结核化学药物治疗 详见本部分第二章第八节“肺结核”。对于一般渗出型患者，应强调**全程规则治疗**；对粘连型或干酪型患者，需加强**药物的联合应用**，并适当延长抗结核治疗的疗程。

2. 腹腔穿刺放液治疗 对大量腹水者，可适当放腹水以减轻症状。

3. 手术治疗 对经内科治疗未见好转的肠梗阻、肠穿孔及肠瘘均可行手术治疗。

五、护理措施（★★★）

1. 疼痛护理 严密观察腹痛的性质、部位及伴随症状。

2. 腹水的护理 必要时协助医生做腹腔穿刺，操作协助患者时**取半卧位**，穿刺后用无菌敷料覆盖穿刺部位。

3. 饮食护理 给予高热量、高蛋白、高维生素、易消化的食物。腹泻明显的患者应少食乳制品以及富含脂肪和粗纤维的食物。对于严重营养不良的患者，应协助医生进行静脉营养治疗，每周测体重。

4. 健康教育 指导患者加强营养，劳逸结合，遵医嘱按疗程服药，不可自行停药，注意监测不良反应，有不适及时复查。

实战演练

【A1型题】

腹部柔韧感见于

A. 化脓性腹膜炎　　B. 急性胰腺炎

C. 胃炎　　D. 溃疡性结肠炎

E. 结核性腹膜炎

【答案】 E

【考点】 结核性腹膜炎的临床表现

【解析】 结核性腹膜炎的腹部体征有腹部压痛与反跳痛、腹壁柔韧感、腹部包块与腹水，其中腹壁柔韧感是结核性腹膜炎的特征性体征。故选E。

第十节 上消化道大出血

考点直击

年份	分值	考点
2023	1	黑便
2020	1	治疗护理
2019	2	消化性溃疡最常见的病因；内镜检查

续　表

年份	分值	考点
2018	2	临床表现；三（四）腔二囊管的应用与护理
2017	2	消化性溃疡最常见的病因；病情监测
2016	2	治疗护理；三（四）腔二囊管的应用与护理
2015	1	立即建立静脉通道

考点集萃

一、病因与发病机制（★★★）

常见病因有消化性溃疡（最常见）（2011/2014/2017/2019）、急性糜烂出血性胃炎、食管-胃底静脉曲张破裂和胃癌。

二、临床表现（★★★）

1. **呕血与便血　是本病特征性表现（2013）**。出血部位在幽门以上者常有呕血和黑便，在幽门以下者可仅表现为黑便。**呕血呈棕褐色咖啡渣样，黑便呈柏油样（2018）**，黏稠而发亮；出血量大且速度快时，呕血呈鲜红色或血块，粪便呈暗红。

2. 失血性周围循环衰竭　可出现头昏、心悸、口渴、晕厥等一系列组织缺血的表现。呈现休克状态时，患者表现为面色苍白、口唇发绀，皮肤湿冷，呈灰白色；精神萎靡、烦躁不安。

3. 贫血及血常规变化　有急性失血性贫血。3~4小时后，出现失血性贫血的血常规改变。

4. 氮质血症　上消化道大量出血后，肠道中血液的蛋白质消化产物被吸收，引起血中尿素氮浓度增高。

5. 发热　在24小时内出现发热，一般不超过38.5℃，可持续3~5天。

三、辅助检查（★★★）

1. **内镜检查　上消化道出血定位、定性诊断的首选检查方法（2011/2019）**。

2. X线钡餐造影检查　适用于不宜或不愿进行内镜检查者。

四、治疗要点（★★）

（一）补充血容量

立即建立静脉通道（2015）。立即配血，等待配血时先输入平衡液或葡萄糖盐水、右旋糖酐。血容量明显不足、失血性休克、血红蛋白低于70g/L或血细胞比容低于25%均为紧急输血的指征。

（二）止血

1. 非曲张静脉上消化道大量出血的止血措施

（1）抑制胃酸分泌药：H_2受体阻断药或质子泵抑制剂。

（2）内镜直视下止血：适用于有活动性出血或暴露血管的溃疡。

（3）手术治疗、介入治疗。

2. 食管-胃底静脉曲张破裂出血的止血措施

（1）药物止血

1）抗利尿激素：使内脏血管收缩，减少门静脉血流量。

2）**生长抑素及其拟似物：**为食管-胃底静脉曲张破裂出血最常用的止血药，如14肽天然生长抑素、奥曲肽。

（2）三（四）腔二囊管压迫止血：不推荐作为首选止血措施。

（3）内镜直视下止血、手术治疗。

五、护理措施（★★★）

1. 休息与活动　大出血者绝对卧床休息，取平卧位并将下肢略抬高，以保证脑部供血。呕吐时头偏向一侧，防止窒息或误吸；清除气道内的异物，保持呼吸道通畅。给予吸氧。

> 名师点拨：上消化道大出血取平卧位，下肢略抬高，不同于休克体位，也不是头低足高位。下肢静脉曲张的患者，卧位时抬高患肢30°~40°。

2. 治疗护理　立即建立静脉通道，配合医生实施输血、输液、各种止血治疗。输液开始宜快。**肝病患者忌用吗啡、巴比妥类药物；宜输新鲜血（2020），因库存血含氨量高，易诱发肝性脑病（2016）**。

> 名师点拨：大量输注库存血可引起高钾血症和代谢性碱中毒。同时急性肾衰竭禁止输注库存血。

3. 用药护理　**冠心病、高血压、孕妇禁用抗利尿激素（2011）**。

4. **三（四）腔二囊管的应用与护理（2010/2018）**

（1）插管前检查气囊有无漏气。先向胃内注气150~200ml，再向食管注气100ml。管外端0.5kg沙袋持续牵引。经胃管冲洗胃腔，减少氨在肠道的吸收。出血停止后，放松牵引，放出囊内气体，观察24小时，未再出血可拔管。拔管前口服液状石蜡20~30ml。气囊压迫一般以3~4天为限。留置管道期间，定时做好鼻腔、口腔的清洁。

（2）定时测量气囊内压力，**12~24小时放松牵引，放气15~30分钟（2016）**。

5. 病情监测　①监测生命体征、精神和意识状态、皮肤和甲床色泽、出入量（尿量>30ml/h）、呕吐物和粪便的性质、颜色及量等。②出血量的估计（图2-4-2）。

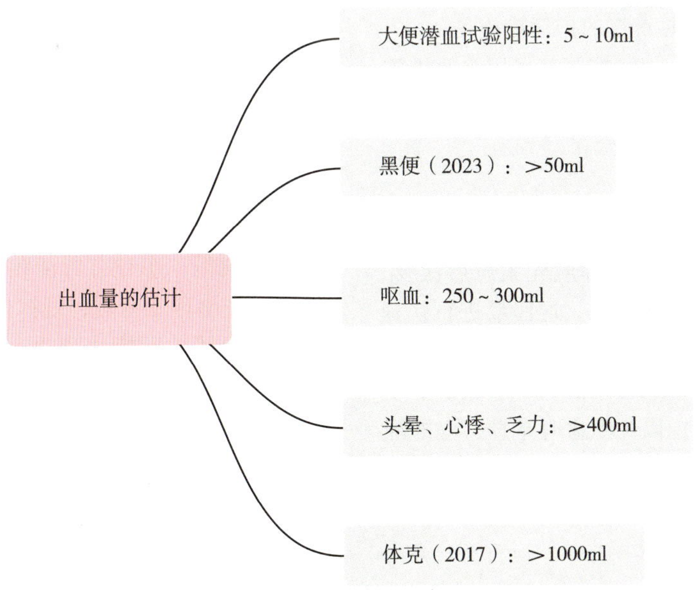

图2-4-2　出血量的估计

6. 饮食护理　急性大出血伴恶心、呕吐以及活动性出血者禁食。少量出血无呕吐者，可进温凉、清淡流质。出血停止后改为营养丰富、易消化、无刺激性半流质、软食，少量多餐。曲张静脉破裂者限制钠和蛋白质摄入，戒烟酒。**避免粗糙、坚硬、刺激性食物，细嚼慢咽，避免曲张的静脉破裂出血（2014）。**

实战演练

【A1 型题】

1. 提示上消化道出血停止的临床表现是
   A. 肠鸣音亢进　B. 排黑便次数增加
   C. 脉压变小　D. 肢端转红、温暖
   E. 脉搏细速

【答案】 D

【考点】 上消化道出血继续或再次出血的临床表现

【解析】 上消化道出血继续或再次出血的临床表现如下。①反复呕血，甚至呕吐物由咖啡色转为鲜红色。②黑便次数增多且粪质稀薄，色泽转为暗红色，伴肠鸣音亢进。③周围循环衰竭的表现经补液、输血而未改善，或好转后又恶化，血压波动，中心静脉压不稳定。④红细胞计数、血细胞比容、血红蛋白测定不断下降，网织红细胞计数持续增高。⑤在补液足够、尿量正常的情况下，血尿素氮持续或再次增高。⑥门静脉高压的患者原有脾大，在出血后常暂时缩小，如不见脾恢复肿大亦提示出血未止。而皮肤逐渐转暖、出汗停止则提示血液灌注好转。故选 D。

2. 上消化道大出血伴休克时首选的护理措施是
   A. 迅速建立静脉通道　B. 按医嘱采用止血措施
   C. 准备急救物品　D. 稳定患者情绪
   E. 迅速配血

【答案】 A

【考点】 上消化道出血的护理措施

【解析】 一般护理措施的选择应先紧急后次要，对于休克患者应首先建立静脉通路，遵医嘱进行快速补液抢救。待休克缓解后再根据病情作其他相应的治疗。其他护理措施还包括将患者平卧，下肢抬高，头偏一侧，保持呼吸道通畅，以免呕血时窒息，立即配血，补充血容量，注意给予保暖、吸氧、心理支持，使用三腔二囊管及药物止血等。故选 A。

3. 上消化道呕出大量鲜红色血，且不易控制的常见病为
   A. 消化性溃疡出血
   B. 应激性溃疡出血
   C. 食管-胃底静脉曲张破裂出血
   D. 急性出血性胃炎出血
   E. 胃癌出血

【答案】 C

【考点】 上消化道出血的病因

【解析】 以上 5 个选项均是上消化道出血的病因。其中，食管-胃底静脉曲张破裂的发病与门静脉压力正相关。发病急，出血量大，不易自止，病情危重，病死率高。故选 C。

【A2 型题】

4. 患者，男，65 岁。胃溃疡病史 20 年，常于餐后出现中上腹疼痛，服氢氧化铝可缓解。近 1 年来疼痛不似从前有规律，且服氢氧化铝也难缓解，伴消瘦，来诊。大便潜血试验阳性，最可能的诊断是
   A. 胃溃疡伴溃疡出血　B. 胃十二指肠溃疡出血
   C. 胃癌出血　D. 慢性胃炎出血
   E. 食管静脉曲张破裂出血

【答案】 C

【考点】 上消化道大量出血患者的临床表现

【解析】 患者有胃溃疡病史，可排除 D、E。消化性溃疡出现癌变时，规律性疼痛消失，服用氢氧化铝不能缓解，可能出现进行性消瘦，可排除 A、B。故选 C。

第五章　泌尿系统疾病患者的护理

第一节　常见症状护理

考点直击

年份	分值	考点
2023	2	肾源性水肿的部位、饮食护理
2017	1	少尿
2016	1	肾源性水肿

考点集萃

一、常见症状

（一）肾源性水肿

一般发生在组织疏松部位，如**眼睑及面部**（2016/2023）。肾源性水肿按发生机制可分为如下两类。

1. 肾炎性水肿　主要指肾小球滤过率下降，而肾小管重吸收功能相对正常造成球-管失衡和肾小球滤过分数下降，导致水钠潴留而产生水肿。多见于急、慢性肾炎。

2. 肾病性水肿　主要指长期大量蛋白尿造成血浆蛋白减少，血浆胶体渗透压降低，液体从血管内进入组织间隙，产生水肿。常见于肾病综合征。

名师点拨：考生应注意肾源性水肿与心源性水肿的区别，心源性水肿主要出现在身体低垂部位及组织疏松的部位，如胫前、足踝部。

（二）肾性高血压

肾脏疾病常伴有高血压，称肾性高血压，具有原发性高血压一般的症状，如头痛、头晕、失眠、耳鸣等。

（三）尿量异常（图 2-5-1）

易错知识梳理

肾性多尿见于各种原因所致的肾小管功能不全，非肾性多尿多见于糖尿病、尿崩症和溶质性利尿等。

（四）蛋白尿

由肾小球滤过膜损伤，通透性增加引起（2011）。**每天尿蛋白含量持续超过 150mg**（2011），蛋白质定性试验呈阳性反应。若每天持续超过 3.5g/1.73m^2 或者 50mg/kg，称大量蛋白尿，尿蛋白定性试验表现为（+++~++++）。

（五）血尿

新鲜尿沉渣每高倍视野红细胞>3 个，称为镜下血尿（2010）。尿外观呈血样或洗肉水样，1L 尿含 1ml 血液即为肉眼血尿。

（六）尿路刺激征

尿频、尿急、尿痛，可伴有排尿不尽感及下腹坠痛。尿频指尿意频繁而每次尿量不多；尿急指一有尿意即

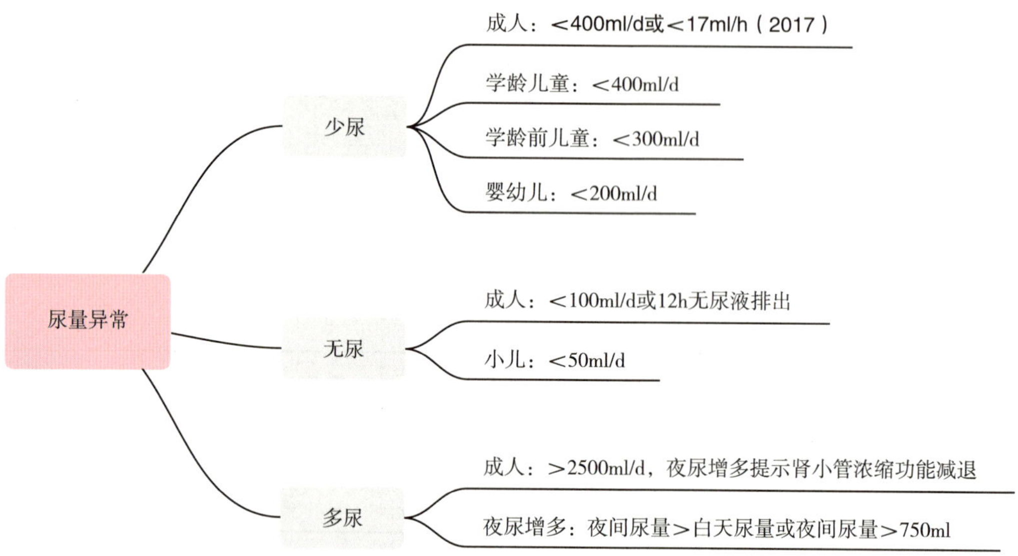

图 2-5-1　尿量异常

尿急难忍的感觉；尿痛指排尿时伴有会阴或下腹部疼痛。

（七）肾区疼痛及肾绞痛

肾区痛系肾盂、输尿管内张力增高或包膜受牵拉所致，表现为肾区胀痛或隐痛、肾区压痛和叩击痛阳性。

肾绞痛是一种特殊的肾区痛，主要由输尿管内结石、血块等移行所致。其特点为疼痛常突然发作，可向下腹外阴及大腿内侧部位放射。

二、护理措施

（一）肾源性水肿

1. 水肿的护理　严重水肿的患者应卧床休息。下肢明显水肿者，卧床休息时可抬高下肢，以增加静脉回流，减轻水肿。阴囊水肿者可用吊带托起。水肿减轻后，患者可起床活动，但应避免劳累。

2. 饮食护理　限制水、钠和蛋白质摄入。

（1）限制钠的摄入，每天以 3g 以内为宜。

（2）若每天尿量达 1000ml 以上，一般不需严格限水，但不可过多饮水。严重水肿伴少尿每日摄水量应限制在 1000ml 以内，给予无盐饮食。

（3）蛋白质摄入：严重水肿伴低蛋白血症患者，可给予蛋白质每日每千克体重 1g，其中 60%以上为**优质蛋白（2023）**，轻中度水肿每日每千克体重 0.5~0.6g 蛋白质。

（4）补充足够的热量以免引起负氮平衡，每天摄入的热量不低于 126kJ/kg。

（5）补充各种维生素。

3. 病情观察　记录 24 小时出入液量，监测尿量变化；隔日测量患者体重；观察水肿的消长情况；监测患者的生命体征，尤其是血压等。

4. 用药护理　遵医嘱使用利尿药，观察药物的疗效及不良反应。长期使用利尿药应监测血清电解质和酸碱平衡情况，观察有无低钾血症、低钠血症、低氯性碱中毒。

5. 皮肤护理　水肿较重的患者应注意衣着柔软、宽松。长期卧床者，应嘱其经常变换体位，防止发生压力性损伤。协助患者做好全身皮肤的清洁。水肿患者肌注时，应先将水肿皮肤推向一侧后进针，拔针后用无菌干棉球按压穿刺部位，以防进针口渗液而发生感染。严重水肿者应避免肌注。

（二）尿路刺激征

1. 休息　急性发作期应注意卧床休息，宜取屈曲位，尽量勿站立或坐直。

2. 增加水分的摄入 在无禁忌证的情形下，应尽量多饮水、勤排尿。达到不断冲洗尿路的目的，减少细菌在尿路的停留时间。

3. 保持皮肤黏膜的清洁。

4. 缓解疼痛 指导患者进行膀胱区热敷或按摩，以缓解局部肌肉痉挛，减轻疼痛。

5. 高热护理 体温>39℃，应进行物理降温。

6. 用药护理 碳酸氢钠可碱化尿液，减轻尿路刺激征。此外，尿路刺激征明显者可遵医嘱予以阿托品、普鲁苯辛等抗胆碱药物。

实战演练

【A1 型题】

1. 肾源性水肿一般最先发生的部位是

A. 眼睑及面部 B. 骶尾部 C. 心包

D. 胸腔 E. 双下肢

【答案】 A

【考点】 肾源性水肿发生部位

【解析】 肾源性水肿分为肾炎性水肿和肾病性水肿两类。肾源性水肿一般先发生在组织疏松部位，如眼睑及面部，严重者全身水肿，甚至有胸腔积液、腹水。肾源性水肿多伴有血压增高、蛋白尿及血尿等。故选 A。

2. 肾源性水肿患者进食蛋白应选用

A. 优质低蛋白 B. 高蛋白

C. 优质蛋白 D. 以植物蛋白为主

E. 大量豆浆

【答案】 C

【考点】 肾源性水肿患者饮食护理

【解析】 严重水肿伴低蛋白血症患者，可给予蛋白质每日每千克体重 1g，其中 60%以上为优质蛋白，轻中度水肿每日每千克体重 0.5~0.6g 蛋白质。故选 C。

【A2 型题】

3. 患者，男，23 岁。全身高度水肿 4 周。实验室检查：血浆清蛋白降低，血脂增高，尿蛋白（+++），尿红细胞（+）。患者水肿最重要的原因是

A. 继发醛固酮增多 B. 抗利尿激素增多

C. 全身毛细血管扩张 D. 肾小球滤过率下降

E. 血浆胶体渗透压降低

【答案】 E

【考点】 肾源性水肿成因

【解析】 由大量蛋白尿、低蛋白血症、水肿、高脂血症，可判断患者为肾病综合征。肾源性水肿主要指长期大量蛋白尿造成血浆蛋白减少，血浆胶体渗透压降低，液体从血管内进入组织间隙，产生水肿。此外，继发性有效血容量较少可刺激肾素-血管紧张素-醛固酮系统，使抗利尿激素分泌增多，进一步加重水肿。故选 E。

第二节 慢性肾小球肾炎

考点直击

年份	分值	考点
2021	2	慢性肾小球肾炎的临床表现、饮食护理
2020	2	慢性肾小球肾炎的病因与发病机制、饮食护理
2018	1	慢性肾小球肾炎的饮食护理
2017	1	慢性肾小球肾炎的临床表现
2016	1	慢性肾小球肾炎的健康教育
2015	3	慢性肾小球肾炎的临床表现

考点集萃

一、病因与发病机制

由各种原发性肾小球疾病迁延不愈发展而成，病因大多尚不清楚。发病的诱因是**免疫介导炎症（2020）**。

二、临床表现

1. 血尿　常为首发症状，几乎见于所有患者。
2. **蛋白尿（2015/2021）**　绝大多数患者有蛋白尿，多为轻至中度。
3. 水肿　常为首发症状，**主要为肾小球滤过率下降导致水钠潴留所引起（2015）**。多为眼睑、颜面水肿和/或双下肢水肿。
4. 高血压　部分患者以高血压为突出表现。
5. **肾功能慢性进行性损害（2015）**　可因感染、劳累、血压升高或服用肾毒性药物而急剧恶化，**去除诱因后可有一定缓解（2017）**。

三、辅助检查

1. 尿液检查　尿蛋白常为（+~+++），尿蛋白定量为1~3g/24h。
2. 其他　早期血常规检查可有轻度贫血，晚期血肌酐及血尿素氮升高，内生肌酐清除率明显下降。B超检查可见晚期双肾缩小、皮质变薄。

四、治疗要点

1. 避免诱因、防止感染、禁用肾毒性药物。
2. **饮食护理（2014）**　**优质低蛋白、低磷饮食（2018），注意补充必需氨基酸（2011/2021）；明显水肿和高血压时，需低盐饮食（<3g/d）（2010/2014/2020）**。
3. 降压、抗凝、调脂治疗。

五、护理措施（2014）

1. 休息　严重水肿的患者应卧床休息，以增加肾血流量和尿量。
2. 饮食护理　优质低蛋白饮食0.6~1.0g/(kg · d)，明显水肿和高血压时，钠的摄入量小于6g/d。适当增加碳水化合物的摄入，控制磷的摄入。
3. 病情观察　观察水肿、高血压、肾功能减退及贫血的程度。
4. 用药护理　指导患者坚持长期用药，禁止使用肾毒性药物。
5. 健康教育　**避免劳累、受凉、感染、妊娠、预防接种等加重病情的诱因（2016）**，坚持遵医嘱用药。

实战演练

【A1型题】

1. 不符合慢性肾小球肾炎患者肾功能状况的描述是
   A. 呈慢性进行性损害
   B. 感染、劳累可使肾功能急剧恶化
   C. 高血压对肾功能有影响
   D. 一些药物可加重肾功能损害
   E. 肾功能损害是不可逆的

【答案】 E

【考点】 慢性肾小球肾炎的表现

【解析】 慢性肾小球肾炎临床特点为病程长，起病初期无明显症状，以后缓慢持续进行性发展。慢性肾小球肾炎进程主要取决于疾病的病理类型，但下列因素可促进肾功能急剧恶化，如感染、劳累、妊娠、应用肾毒性药物、预防接种以及高蛋白、高脂或高磷饮食。高血压可引起肾小动脉硬化性损伤。有些药物可以引起一过性肾功能损伤，停药后肾功能大部分恢复。故选E。

2. 慢性肾小球肾炎的主要致病因素是
   A. 链球菌直接感染　B. 病毒直接感染
   C. 免疫介导炎症　D. 感染后毒素作用
   E. 代谢产物潴留

【答案】 C

【考点】 慢性肾小球肾炎病因和发病机制

【解析】 极少数慢性肾小球肾炎是由急性肾炎发展而来，绝大多数与溶血性链球菌、乙型病毒性肝炎等感染有关。本病属免疫复合物疾病，由免疫复合物或细菌毒素等激活补体引起一系列炎症反应。故选 C。

3. 关于慢性肾小球肾炎患者健康指导的叙述，错误的是
   A. 进行适当锻炼
   B. 禁烟酒
   C. 注意保暖，预防感冒
   D. 为避免劳累，应停止工作
   E. 避免一切加重疾病或使其复发的因素

【答案】 D

【考点】 慢性肾小球肾炎的健康指导

【解析】 慢性肾小球肾炎的患者若尿蛋白不多、水肿不明显、无严重的高血压及肾功能损害时，可以从事轻工作，但要避免体力活动、防止感染。故选 D。

4. 应用环磷酰胺治疗慢性肾小球肾炎，应特别注意
   A. 胃肠道反应　B. 血压升高
   C. 继发感染　D. 出血性膀胱炎
   E. 低血钾

【答案】 D

【考点】 慢性肾小球肾炎的治疗

【解析】 环磷酰胺对泌尿系统的副作用主要是出血性膀胱炎，如尿频、尿急、膀胱尿感强烈、血尿，甚至排尿困难。应多饮水，增加尿量以减轻症状。故选 D。

5. 慢性肾炎患者给予低蛋白、低磷饮食的目的是
   A. 控制高血压
   B. 预防低钙血症
   C. 预防高钠血症
   D. 减轻肾小球内高压、高灌注及高滤过状态
   E. 减轻肾性水肿

【答案】 D

【考点】 慢性肾小球肾炎的治疗

【解析】 慢性肾小球肾炎应给予优质低蛋白、低磷饮食，以减轻肾小球毛细血管高灌注、高压力和高滤过状态，延缓肾小球硬化和肾功能减退。有明显水肿和高血压时需低盐饮食。故选 D。

【A2 型题】

6. 患者，女，38 岁。患慢性肾小球肾炎，不会加重肾损害的因素是
   A. 妊娠　B. 劳累　C. 感染
   D. 预防接种　E. 心脏期前收缩

【答案】 E

【考点】 慢性肾小球肾炎的影响因素

【解析】 慢性肾小球肾炎进程主要取决于疾病的病理类型，但下列因素可促使肾功能急剧恶化，如感染、劳累、妊娠、应用肾毒性药物、预防接种以及高蛋白、高脂或高磷饮食。故选 E。

7. 患者，男，45 岁。患慢性肾炎，血压 150/100mmHg，中度水肿。降压治疗时首选的药物是
   A. 肼屈嗪　B. 双嘧达莫　C. 卡托普利
   D. 氢氯噻嗪　E. 福辛普利钠

【答案】 D

【考点】 慢性肾炎的治疗

【解析】 噻嗪类利尿药通过排钠，使肾脏对氯化钠的排泄增加，降低血容量而降压，是慢性肾炎水肿合并高血压的基础用药。故选 D。

8. 患者，女，50 岁。患慢性肾小球肾炎 20 年，近来精神萎靡、食欲缺乏，24 小时尿量 80ml，下腹部空虚，无胀痛，请评估该患者的排尿型态为
   A. 尿潴留　B. 尿失禁　C. 少尿
   D. 无尿　E. 排尿正常

【答案】 D

【考点】 慢性肾小球肾炎的临床表现

【解析】 正常人在一般情况下，24 小时尿量在 1500ml 左右，若经常超过 2500ml 者称为多尿。如 24 小时尿量少于 400ml，或每小时尿量小于 17ml，称为少尿。如 24 小时尿量少于 100ml，或者 12 小时全无尿，则称为无尿。故选 D。

第三节 原发性肾病综合征

考点直击

年份	分值	考点
2023	2	发病机制；临床表现（水肿）
2022	2	原发性肾病综合征的临床表现；药物治疗
2021	1	原发性肾病综合征的病因与发病机制
2020	1	原发性肾病综合征的临床表现
2019	2	原发性肾病综合征的临床表现；药物治疗
2018	2	原发性肾病综合征的临床表现；药物治疗
2017	2	原发性肾病综合征的病因与发病机制；饮食护理
2016	2	原发性肾病综合征的病因与发病机制；药物治疗
2015	2	原发性肾病综合征的药物治疗；预防感染

考点集萃

一、病因与发病机制

肾病综合征可分为**原发性**和继发性两大类。前者指原发的肾小球疾病，**如急性肾炎（2021）、慢性肾炎等发生的肾病综合征（2017）**。其发病机制为**免疫介导性炎症所致（2010/2013/2016/2023）**的肾损害。后者指继发于全身性或其他系统疾病的肾损害。

二、临床表现（2011/2018/2020/2022）

1. 大量蛋白尿 **尿蛋白>3.5g/d**。

名师点拨：大量蛋白尿是肾病综合征最基本的病理改变。

2. 低蛋白血症 血浆清蛋白<30g/L。

3. **水肿 是肾病综合征最突出的体征（2019），其发生与低蛋白血症所致血浆胶体渗透压明显下降有关（2011/2023）**。严重水肿者可出现体腔积液。

4. 高脂血症。

5. 并发症 **感染（主要）（2013）**；血栓、栓塞；急性肾损伤；动脉硬化、冠心病等。长期大量蛋白尿可导致严重的蛋白质营养不良，儿童生长发育迟缓。

三、辅助检查

1. 尿液检查 **尿蛋白定性（+++ ~ ++++），尿蛋白>3.5g/d（2010）**。

2. 血液检查 **血浆清蛋白低于30g/L**，血中胆固醇、甘油三酯可增高。

3. 肾功能检查 肌酐清除率正常或降低，血肌酐、尿素氮可正常或升高。

4. 肾脏B超检查 双侧肾脏可正常或缩小。

5. **肾活组织病理检查（2011）** 可明确肾小球病变病理类型。

四、治疗要点

1. 一般治疗 严重水肿、体腔积液时应卧床休息至水肿消退，但应保持适度的床上及床旁活动。肾病综合征缓解后，可逐步增加活动量。给予高热量、低脂、高维生素、低盐及富含可溶性纤维的饮食。肾功能良好者给予正常量的**优质蛋白**，肾功能减退者则给予优质低蛋白。水肿时应限盐（<3g/d）。

名师点拨：除肾病综合征应摄入优质蛋白外，其他肾脏疾病均为低蛋白饮食。

2. 对症治疗 利尿消肿，减少尿蛋白，降脂治疗。

3. **药物治疗（2011）**

（1）糖皮质激素：**为首选药物（2018/2019/2022）。使用原则（2015）为起始足量、缓慢减药（2016）和长期维持**。

（2）细胞毒药物：环磷酰胺是目前最常用的细胞毒药物。注意其不良反应，如骨髓抑制、中毒性肝炎、出血性膀胱炎、脱发、性腺抑制。

（3）环孢素。

名师点拨：糖皮质激素不良反应有水钠潴留、血压升高、血糖上升、精神兴奋、消化道出血、骨质疏松、继发感染、伤口不愈合以及类肾上腺皮质功能亢进症的表现如满月脸、水牛背、多毛、向心性肥胖等。

五、护理措施

1. 适当的休息和活动 全身严重水肿，合并胸腔积液、腹水，出现呼吸困难者应绝对卧床休息，取半卧位。

2. 饮食护理 正常量的**优质蛋白**为0.8~1.0g/(kg·d)，供给足够的热量，不少于30~35kcal/(kg·d)。**少食富含饱和脂肪酸的食物（2017）**，多吃不饱和脂肪酸（植物油及鱼油）。水肿和高血压时，钠的摄入量小于3g/d。水的摄入根据病情而定，高度水肿而尿少者应严格控制入量。准确记录出入量。

3. 用药护理 遵医嘱用药，注意观察药物不良反应。应用激素大剂量冲击治疗时，应注意保护性隔离。使用环磷酰胺时，鼓励患者多饮水，保证尿量，防止发生出血性膀胱炎。

4. 皮肤护理 保持皮肤清洁、干燥，经常更换体位。

5. 预防感染 保持环境清洁，进行预防感染指导，**对预防复发极为重要（2015）**。

实战演练

【A1 型题】

1. 原发性肾病综合征的主要病因是

A. 遗传因素 B. 过敏因素 C. 免疫因素

D. 理化因素 E. 感染因素

【答案】 C

【考点】 原发性肾病综合征的病因

【解析】 肾病综合征可分为原发性和继发性两大类。原发性肾病综合征指原发于肾脏本身的肾小球疾病，其发病机制为免疫介导性炎症所致的肾损害。引发原发性肾病综合征的肾小球疾病的病理类型有微小病变、系膜增生性肾小球肾炎、膜性肾病、局灶阶段性肾小球硬化、系膜毛细血管性肾小球肾炎。故选C。

2. 肾病综合征的治疗，不合理的措施是

A. 必要时补充白蛋白

B. 必要时可应用阿司匹林

C. 用激素治疗4周，无效加用环磷酰胺

D. 有激素治疗，尿蛋白减少立即减量

E. 必要时应用环孢素

【答案】 D

【考点】 肾病综合征治疗措施

【解析】 肾病综合征的早期，给予较高的优质蛋白摄入以有助于缓解低蛋白血症及所致的并发症，A 正确。口服抗血小板药物阿司匹林能预防血栓及栓塞并发症，B 正确。环磷酰胺为细胞毒药物，可协同激素治疗，一般不作为首选或单独治疗用药，C 正确。肾病综合征激素治疗应缓慢减药，D 错误。环孢素能选择性抑制辅助性 T 细胞及细胞毒性 T 细胞，用于治疗激素及细胞毒药物无效的难治性肾病综合征，E 正确。故选 D。

3. 原发性肾病综合征患者水肿的主要原因是

A. 蛋白质合成障碍　　B. 低蛋白血症

C. 高脂血症　　D. 循环血容量不足

E. 肾小管重吸收蛋白障碍

【答案】 B

【考点】 原发性肾病综合征发病机制

【解析】 原发性肾病综合征有蛋白尿、低蛋白血症、水肿、高脂血症。血浆清蛋白下降、血浆胶体渗透压降低、血浆中水分由血管内转入组织间隙直接形成水肿。低蛋白可以导致血浆渗透压降低，导致水肿。故选 B。

【A3/A4 型题】

（4～6 题共用题干）

患者，男，10 岁。全身水肿，尿少半个月，BP 100/80mmHg，Hb 140g/L。尿蛋白（+++），24 小时定量 8.0g，血尿素氮（BUN）6mmol/L，血肌酐正常，诊断为肾病综合征，基层医院给呋塞米后尿量增加。1 周后突发腰痛，尿量明显减少，血 BUN 升至 18mmol/L，尿镜检红细胞满视野。

4. 最可能的诊断为

A. 肾病综合征并泌尿系统感染

B. 肾病综合征并原发性腹膜炎

C. 肾病综合征并肾静脉血栓

D. 肾病综合征并肾前性氮质血症

E. 肾病综合征并范科尼综合征

【答案】 D

【考点】 肾病综合征的并发症

【解析】 肾病综合征并发泌尿系统感染会有尿频、尿急、尿痛等尿路感染的表现，排除 A。并发原发性腹膜炎会有腹肌紧张、压痛、反跳痛等表现，排除 B。发生肾静脉血栓时血液呈高凝状态，血小板会减少，排除 C。并发肾前性氮质血症时，血尿素氮会升高，根据题意可知患者并发了肾前性氮质血症，D 正确。并发范科尼征时有肾性糖尿、多种氨基酸尿、高钙尿症、低钙血症、低钾血症、低磷血症、近端肾小管性酸中毒、低尿酸血症、肾小管性蛋白尿等，排除 E。故选 D。

5. 该患者肾病综合征首选的治疗药物为

A. 泼尼松　　B. 环磷酰胺

C. 静脉输注白蛋白　　D. 静脉输注甘露醇

E. 呋塞米

【答案】 A

【考点】 肾病综合征的用药

【解析】 肾病综合征以肾上腺皮质激素为主要治疗药物，包括控制水肿，维持水、电解质平衡，供给适量的营养，预防和控制感染。正确使用肾上腺皮质激素，反复发作或对激素耐药者配合应用免疫抑制药。故选 A。

6. 患者的饮食应为

A. 高蛋白质饮食　　B. 低蛋白质饮食

C. 优质蛋白质饮食　　D. 优质高蛋白质饮食

E. 优质低蛋白质饮食

【答案】 E

【考点】 肾病综合征的饮食护理要点

【解析】 肾病综合征一般给予正常量的优质蛋白，但当肾功能不全时，应根据内生肌酐清除率调整蛋白质的摄入量；供给足够的热量，少食富含饱和脂肪酸的动物脂肪，以控制高脂血症；注意维生素及元素铁、钙等的补充，给予低盐饮食以减轻水肿。该患者合并肾前性氮质血症有肾功能不全，应给予优质低蛋白饮食。故选 E。

【B1 型题】

（7～8 题共用备选答案）

A. 随体位而变化　　B. 水肿指压凹陷不明显

C. 限于眶周　　D. 体腔积液甚为少见

E. 水肿从踝部开始

7. 单纯性肾病的水肿

【答案】 A

8. 急性肾炎的水肿

【答案】 B

【考点】 单纯性肾病综合征和急性肾炎的典型临床表现

【解析】 单纯性肾病综合征的临床表现主要是全身凹陷性水肿，以颜面、下肢、阴囊明显，随体位变化而改变。故第 7 题选 A。急性肾炎的水肿为“下行性”的非凹陷性水肿，晨起眼睑、颜面明显。故第 8 题选 B。

第四节　肾盂肾炎

考点直击

年份	分值	考点
2023	2	感染途径；临床表现
2022	1	护理措施
2021	1	病因
2020	1	感染途径
2019	1	病因
2018	2	易感因素；健康教育
2017	1	病因
2016	2	感染途径；急性肾盂肾炎的临床表现
2015	3	病因；急性肾盂肾炎的临床表现；健康教育

考点集萃

一、病因与发病机制

1. 病因　主要为细菌感染所致，**以大肠埃希菌最常见**（2013/2015/2017/2019/2021）。

2. 感染途径　**大多是上行感染**（2016/2020/2023），血行感染少见，还有淋巴管感染、直接感染。

3. 发病机制　细菌进入泌尿系统后是否引起感染，与机体的防御功能和细菌本身的致病力有关。

4. **易感因素**（2018）

（1）女性尿道短而直，尿道口离肛门近而易被细菌污染。尤其在经期、妊娠期、绝经期和性生活后较易发生感染。

（2）尿流不畅或尿液反流：尿路梗阻、泌尿系统畸形和结构异常。

（3）使用尿道插入性器械。

（4）机体抵抗力低下。

（5）尿道口周围或盆腔炎症。

二、临床表现

1. **急性肾盂肾炎**（2010/2016/2023）

（1）全身表现：常有寒战、**高热**，伴有头痛、全身酸痛、无力、食欲缺乏。轻者全身表现较少，甚至缺如。

（2）泌尿系统表现：常有尿频、尿急、尿痛等膀胱刺激症状，多伴有腰痛或肾区不适，肋脊角压痛和/或叩击痛。可有**脓尿**（2015）和**血尿**。部分患者可无明显的膀胱刺激症状，而以全身症状为主，或表现为血尿伴低热和腰痛。

（3）并发症：并发症较少。当细菌毒力强、合并尿路梗阻或机体抵抗力下降时可发生肾乳头坏死和肾周脓肿。

2. 慢性肾盂肾炎　临床表现多不典型，病程长，迁延不愈。急性发作时与急性肾盂肾炎类似。

三、辅助检查

1. 尿常规　尿中白细胞计数显著增多，**出现白细胞管型提示肾盂肾炎**；红细胞也增加，少数可有肉眼血尿；尿蛋白常为阴性或微量。

2. 尿细菌学检查　**新鲜清洁中段尿**细菌定量培养菌落计数≥10^5/ml，如能排除假阳性，则为真性菌尿。

名师点拨：**肾盂肾炎尿中白细胞数每高倍镜视野应大于5个（2011）。**

3. 影像学检查　对于慢性肾盂肾炎，可行腹部平片、静脉尿路造影检查。

4. 其他　急性肾盂肾炎的血常规可有白细胞计数增多，中性粒细胞核左移。

四、诊断要点

典型尿路感染可根据膀胱刺激征、尿液改变和尿液细菌学检查加以确诊。不典型患者则主要根据尿细菌学检查作出诊断。尿细菌学检查的诊断标准为新鲜清洁中段尿细菌定量培养菌落计数>10^5/ml。

五、治疗要点

1. 急性肾盂肾炎

（1）应用抗菌药，慎用氨基糖苷类抗生素：轻型肾盂肾炎宜口服有效抗菌药物10~14天。严重肾盂肾炎有明显毒血症状者需肌注或静脉给药。

（2）碱化尿液：口服碳酸氢钠片，可增强抗菌药的疗效，减轻尿路刺激症状。

2. 慢性肾盂肾炎　先寻找并去除病因；应用抗菌药。

六、护理措施

1. 保证充足的休息和睡眠，给予清淡、营养丰富、易消化食物。高热者注意补充水分，同时做好口腔护理。

2. 监测体温、尿液性状的变化，有无腰痛加剧。如高热持续不退或体温升高，且出现腰痛加剧等，应考虑可能出现肾周脓肿、肾乳头坏死等并发症，需及时通知医生。

3. 用药护理　口服复方磺胺甲噁唑期间要注意多饮水。并同时服用碳酸氢钠，以增强疗效、减少磺胺结晶的形成。

4. 健康教育

（1）保持规律生活，避免劳累，坚持体育运动。

（2）**多饮水、勤排尿是预防尿路感染最简单有效的措施（2022），也是急性肾盂肾炎最重要的护理措施（2011/2015/2018）**。

（3）注意个人卫生，尤其女性要注意会阴部及肛周皮肤的清洁，特别是月经期、妊娠期、产褥期。与性生活有关的反复发作者，应注意性生活后立即排尿。

（4）指导患者按时、按量、按疗程服药，勿随意停药，并定期随访。

实战演练

【A1型题】

1. 肾盂肾炎的最常见感染途径是

A. 上行感染　B. 血行感染

C. 淋巴管感染　D. 直接感染

E. 接触感染

【答案】 A

【考点】 肾盂肾炎的感染途径

【解析】 肾盂肾炎主要致病菌为大肠埃希菌，感染途径包括上行感染、血行感染、淋巴管感染及直接感染，其中上行感染是最常见的感染途径，即致病菌由尿道上行入膀胱引起膀胱炎，继而沿输尿管向上蔓延至肾脏，导致肾盂肾炎。故选A。

2. 急性肾盂肾炎患者取中段尿进行细菌培养有诊断意义的是

A. 细菌数大于10^2/ml

B. 细菌数大于10^4/ml

C. 细菌数大于10^5/ml

D. 细菌数小于 10^5/ml

E. 细菌数在 10^2/ml～10^5/ml

【答案】 C

【考点】 肾盂肾炎辅助检查

【解析】 中段尿进行细菌培养细菌数大于 10^5/ml 为真性菌尿，诊断尿路感染；10^4/ml～10^5/ml 为可疑，应复查；小于 10^4/ml 为污染。故选 C。

3. 急性肾盂肾炎患者最重要的护理措施是

A. 卧床休息，多饮水　B. 分散注意力

C. 观察药物毒副作用　D. 每日查尿常规

E. 每日尿培养 1 次

【答案】 A

【考点】 急性肾盂肾炎的护理

【解析】 多饮水可以利用尿液的冲刷作用清除大部分细菌和炎症物质，减少炎症对膀胱和尿道的刺激。此外，多饮水还可以帮助患者散热。急性肾盂肾炎患者停药后需要查尿常规和尿培养，不需要每日 1 次；分散注意力和观察药效都不能够缓解患者的症状。故选 A。

【B1 型题】

（4～6 题共用备选答案）

A. 血尿　B. 蛋白尿　C. 乳糜尿

D. 脓尿　E. 少尿或无尿

4. 急性肾盂肾炎常见的尿液特点为

【答案】 D

5. 慢性肾小球肾炎常见的尿液特点

【答案】 B

6. 慢性肾衰竭常见的尿液特点为

【答案】 E

【考点】 尿液性质的判断

【解析】 血尿常见于急性肾小球肾炎、输尿管结石、泌尿系统肿瘤等。蛋白尿多见于慢性肾小球肾炎、肾病综合征患者。故第 5 题选 B。乳糜尿多见于丝虫病患者。脓尿常见于尿路感染患者，如急性肾盂肾炎。故第 4 题选 D。少尿或无尿多见于肾衰竭患者。故第 6 题选 E。

第五节　慢性肾衰竭

考点直击

年份	分值	考点
2023	1	血液系统表现
2020	1	发病机制
2019	2	消化系统表现；肾功能检查
2017	1	肾功能检查
2016	2	伴发心力衰竭的原因；血液系统表现
2015	2	血液系统表现；水肿的护理

考点集萃

一、病因与发病机制

1. 病因　**我国**常见的病因依次为**原发性肾小球肾炎**、糖尿病肾病、高血压肾小动脉硬化、狼疮性肾炎等。

2. 发病机制　①肾小球高滤过、高灌注、高压力学说。②**健存肾单位学说：相当数量肾单位破坏，残余健全肾单位代偿（2013/2020）**。③矫枉失衡学说。

二、临床表现

慢性肾衰竭的临床表现与代谢产物潴留有关（2011）。

1. 代谢紊乱　水、电解质和酸碱平衡失调；糖、脂肪、蛋白质代谢障碍。

名师点拨：慢性肾衰竭少尿期可出现“三高、三低”，即高钾、高磷、高镁；低钠、低钙、低氯。多尿期为低钠、低钾。

2. 各系统症状体征

（1）消化系统：**食欲缺乏是最常见和最早期表现（2011/2019）**。

（2）心血管系统：高血压和左心室肥大；心力衰竭（常见死因）；心包炎；尿素症心肌病；动脉粥样硬化。

名师点拨：**慢性肾衰竭伴发心力衰竭的原因大多与水钠潴留、高血压有关，部分亦与严重贫血、代谢性酸中毒、电解质紊乱、心肌病变（尿毒症性心肌病）有关（2011/2014/2016）**。

（3）呼吸系统：气促，晚期患者呼气中有尿味。

（4）血液系统：贫血；出血倾向。

名师点拨：贫血是因为肾衰竭时，肾脏分泌促红细胞生成素能力减少，**红细胞生成素减少（2013/2014/2015/2016/2023）**，导致红细胞生成减少和破坏增加。

（5）皮肤：**瘙痒**；面色苍白或色素沉着异常呈**黄褐色**，为本病特征性面容。

（6）肾性骨营养不良症：发生由活性维生素 D_3 不足及继发性甲状腺旁腺功能亢进所致。

（7）精神、神经系统：肾衰竭早期常精神萎靡、疲乏、失眠，逐渐出现精神异常，幻觉、抑郁、淡漠，严重者昏迷。

（8）内分泌失调：女性表现为闭经、不孕，男性表现为阳痿、不育等。

（9）感染：主要死因之一，常见肺部感染、尿路感染和皮肤等部位感染。

三、辅助检查

1. 血常规　红细胞计数减少，血红蛋白常<80g/L。

2. 尿常规　尿蛋白（+ ~ +++），晚期可阴性。**蜡样管型**对诊断有意义。红细胞、白细胞增多表示病情活动或有感染。夜尿多，尿比重低，严重者尿比重固定在 1.010~1.012。

3. 肾功能检查　**血肌肝、尿素、尿酸增高（2017）**；**内生肌酐清除率降低，是肾衰竭的敏感指标（2019）**。

四、诊断要点

根据慢性肾衰竭的临床表现，肾小球滤过率下降，血肌酐、血尿素氮升高，影像学检查示双肾缩小，即可作出诊断。

五、治疗要点

1. 治疗原发病和纠正加重慢性肾衰竭的因素。

2. 饮食治疗　个体化低蛋白饮食，应用必需氨基酸或 α-酮酸。

3. 控制高血压和肾小球内高压力　首选血管紧张素转换酶抑制剂（ACEI）和血管紧张素Ⅱ受体阻断药（ARB）。

4. 纠正贫血、控制感染。

5. 纠正水、电解质和酸碱平衡失调

（1）水、钠平衡失调：水肿者应限制盐和水的摄入。有明显水肿、高血压时，可使用利尿药（如呋塞米），已透析者应加强超滤。严重水钠潴留、急性左心衰竭者，应尽早透析治疗。

（2）高钾血症：①**10%葡萄糖酸钙（2010）**10～20ml 稀释后缓慢静注。②5%碳酸氢钠 100～200ml 静滴。③50%葡萄糖液 50ml 加普通胰岛素 10U 缓慢静注。

（3）代谢性酸中毒：碳酸氢钠口服或静滴。

（4）钙、磷代谢失调：若血磷高、血钙低时，应限制磷的摄入，应用磷结合剂，如进餐时口服碳酸钙，也可口服葡萄糖酸钙。

6. 替代治疗　透析治疗、肾移植。

六、护理措施

1. 休息与活动　卧床休息，避免过度劳累。

2. **饮食护理**　保证足够热量供给、限制蛋白质的摄入，且饮食中 50%以上的蛋白质为**优质蛋白**。有高钾血症时，**应限制含钾量高的食物。**

3. **水肿的护理（2015）**　在血压升高、水肿、少尿时，应严格限制水钠摄入。准确记录 24 小时出入量，控制水的摄入<1500ml/d，给予**低盐（<2g/d）饮食**。每天监测体重，定时测量生命体征及血清电解质。

4. 病情观察　密切观察有无**高钾血症**及低钙血症的征象。

> 名师点拨：低钙血症主要表现为肌肉抽动、手足抽搐、腱反射亢进。高钾血症主要表现为乏力、四肢软瘫，心电图 T 波高而尖，QT 间期延长。

5. **皮肤护理（2014）**　避免皮肤过于干燥，应以**中性肥皂**和沐浴液进行皮肤清洁，洗后涂上润肤剂，以避免皮肤瘙痒。指导患者修剪指甲，避免搔抓。水肿患者及时更换体位。

6. 用药护理　当患者蛋白质摄入低于 0.6g/(kg·d)，补充必需氨基酸或 α-酮酸。应用促红细胞生成素纠正患者贫血，**避免输入库存血**。

7. 健康教育

（1）消除或避免加重病情的各种因素。

（2）适当活动，以增强机体抵抗力，但需避免劳累，防寒保暖。

（3）严格遵从慢性肾衰竭的饮食原则。

（4）**避免使用肾毒性药物如庆大霉素（2010）**、链霉素等，不要自行用药。有计划地使用血管以及尽量保**护前臂、肘等部位的大静脉**，对于日后进行血透治疗很重要。已行血液透析者应指导其保护好动静脉瘘管，腹膜透析者保护好腹膜透析管道。

基础巩固

1. 急性肾小球肾炎　适量蛋白质和脂肪，低盐（1～2g/d，水肿消退后 3～5g/d）。
2. 慢性肾小球肾炎　低磷，优质低蛋白 0.6～0.8g/（kg·d），水肿、高血压患者限盐（<3g/d）。
3. 肾病综合征　优质蛋白 0.8～1.0g/（kg·d），热量≥30～35kcal/（kg·d），水肿时低盐（<3g/d）。
4. 慢性肾衰竭　高维生素、高热量、优质低蛋白、低磷高钙。
5. 急性肾衰竭　限制优质蛋白质摄入 0.8g/（kg·d），对有高分解代谢、营养不良或接受透析的患者，优质蛋白摄入量在 1.0～1.2g/（kg·d）。
6. 泌尿系统感染　易消化、高热量、高蛋白质和富含维生素的流质或半流质饮食。

实战演练

【A1 型题】

1. 慢性肾衰竭患者皮肤瘙痒的原因是
   A. 久不洗浴　B. 尿素刺激　C. 皮肤发炎
   D. 汗液刺激　E. 末梢神经炎
   【答案】 B
   【考点】 慢性肾衰竭患者的皮肤改变
   【解析】 皮肤瘙痒是慢性肾衰竭最常见的症状之一，皮肤失去光泽、干燥、脱屑，尿素随汗在皮肤排出，可形成尿素霜，刺激皮肤引起瘙痒，有时难以忍受，皮肤瘙痒也与甲状旁腺功能亢进引起的钙沉着于皮肤有关。故选 B。
2. 慢性肾衰竭最常见的病因为
   A. 慢性肾盂肾炎　B. 慢性肾小球肾炎
   C. 肾结核　D. 多囊肾
   E. 系统性红斑狼疮
   【答案】 B
   【考点】 慢性肾衰竭的病因
   【解析】 各种原发性和继发性肾脏疾病均可导致慢性肾衰竭。其中常见病因有原发性和继发性肾小球疾病、梗阻性肾病、慢性间质性肾炎、肾血管疾病、先天性和遗传性肾病等。我国常见的病因依次为肾小球肾炎、糖尿病肾病、高血压肾病、多囊肾、梗阻性肾病等。故选 B。
3. 慢性肾衰伴发心力衰竭的原因，一般不包括
   A. 水钠潴留　B. 高血压　C. 严重贫血
   D. 消化道出血　E. 尿毒症性心肌病变
   【答案】 D
   【考点】 慢性肾衰心血管系统的表现
   【解析】 心力衰竭是慢性肾衰竭常见的死亡原因。其发生大多与水钠潴留、高血压有关，部分亦与严重贫血、代谢性酸中毒、电解质紊乱、心肌病变（尿毒症性心肌病）有关。故选 D。
4. 慢性肾衰竭患者贫血的最主要原因是
   A. 铁缺乏　B. 促红细胞生成素缺乏
   C. 叶酸缺乏　D. 营养不良
   E. 消化道出血
   【答案】 B
   【考点】 肾性贫血
   【解析】 尿毒症患者常伴有贫血，且多为正常色素性正细胞性贫血。导致贫血的主要原因是由于肾脏促红细胞生成素生成减少所致，故称为肾性贫血。其他原因包括铁摄入不足、叶酸缺乏、营养不良、红细胞寿命缩短、慢性贫血、感染等。故选 B。
5. 护理肾衰竭少尿期患者，下列叙述正确的是
   A. 大量补液　B. 摄入含钾食物
   C. 禁用库存血　D. 及时补充钾盐
   E. 加强蛋白质摄入
   【答案】 C
   【考点】 肾衰竭患者的护理措施
   【解析】 肾衰竭患者多伴有水肿，应限制钠水摄入，不能大量补液，A 错误。肾衰竭患者少尿期易发生高钾血症，因此食物中应限制钾的摄入，B 和 D 错误。库血中含钾量高，故尿毒症患者应避免输库血，C 正确。应低蛋白饮食，且蛋白的摄入量根据肾小球滤过率的不同而进行调整，E 错误。故选 C。

【A2 型题】

6. 患者，男，63 岁。慢性肾衰竭，血钾>6.5mmol/L 时，给予 10%葡萄糖酸钙静脉注射，其作用机制是缓解
   A. 血总钙降低　B. 脑水肿
   C. 血游离钙降低　D. 低血钾
   E. 碱中毒
   【答案】 A
   【考点】 慢性肾衰竭的治疗要点
   【解析】 慢性肾衰竭高钾血症会导致严重心律失常，甚至心搏骤停，还可能出现肌无力或麻痹。血钾>6.5mmol/L 时，给予葡萄糖酸钙静注可提高血钙浓度，保护心肌。故选 A。
7. 患者，女，57 岁。慢性肾衰竭，有食欲缺乏、恶心、口臭、失眠、皮肤瘙痒，以下护理计划中正确的是
   A. 给予低热量饮食　B. 每日口腔护理 1 次
   C. 勤用温水擦洗皮肤　D. 病室光线充足
   E. 晚间睡前不宜饮水
   【答案】 C
   【考点】 慢性肾衰护理
   【解析】 A 错误，慢性肾衰患者应供给患者足够的热量，以减少体内蛋白质的消耗。B 错误，慢性肾衰患者胃肠道症状较明显，口中常有尿味，应加强口腔护理；可给予硬的糖果、口香糖来刺激食欲，减轻恶心、呕吐。D 错误，病室要求安静并严格消毒。E 错误，可以饮水，但不宜大量饮水，以免加重肾脏负

担。故选 C。

8. 患者，男，56 岁。患尿毒症，精神萎靡。下腹无胀满，24 小时尿量为 60ml。患者的排尿状况属于

A. 正常　B. 无尿　C. 少尿

D. 尿潴留　E. 尿量偏少

【答案】 B

【考点】 慢性肾衰竭患者的临床表现

【解析】 正常人在一般情况下，24 小时尿量在 1500ml 左右，若经常超过 2500ml 者称为多尿。如 24 小时尿量少于 400ml，或每小时尿量小于 17ml，称为少尿。如 24 小时尿量少于 100ml，或者 12 小时无尿，则称为无尿。故选 B。

第六章　血液及造血系统疾病患者的护理

第一节　常见症状护理

考点直击

年份	分值	考点
2022	1	出血的原因
2021	1	贫血的表现
2019	1	鼻出血的预防
2017	2	贫血的表现；鼻出血的预防

考点集萃

一、常见症状（★★★）

（一）贫血

1. 原因　红细胞生成减少或破坏过多，失血。

2. 临床表现　疲乏、困倦、软弱无力为贫血最常见和出现最早的症状，神经系统常可出现头晕、头痛、耳鸣等，**严重贫血者因脑缺血缺氧可出现晕厥（2017/2021）**。**皮肤、黏膜苍白**是贫血最突出的体征。检查以**睑结膜、口唇与口腔黏膜、舌质、甲床及手掌**等部位的结果较可靠。

易错知识梳理

皮肤、黏膜苍白是贫血最突出的体征，环境温度、皮肤色素及水肿等因素均会影响皮肤的颜色。

（二）继发感染

发热的主要原因是由于**白细胞计数减少**和功能缺陷、免疫抑制剂的应用以及贫血或营养不良等，导致机体抵抗力下降所致。

（三）出血或出血倾向

1. 常见原因　**血小板计数减少**（2022）及其功能异常、毛细血管脆性或通透性增加、血浆中凝血因子缺乏以及循环血液中抗凝血物质增加。

2. 临床表现　多表现为自发性出血或轻度受伤后出血不止。出血部位可遍及全身，以皮肤、牙龈及鼻腔出血最为多见。严重者可发生颅内出血而导致死亡。

二、护理（★★★）

（一）发热护理措施

1. 卧床休息，采取舒适体位，必要时吸氧。维持室温为 20~24℃、湿度为 55%~60%。
2. 鼓励患者进食高热量、高维生素、营养丰富的半流饮食或软食。发热时每日液体入量在 3000ml 为宜。
3. 高热患者可先给予物理降温，**有出血倾向者**禁用乙醇或温水拭浴。必要时遵医嘱给予药物降温。

（二）出血倾向护理措施

1. 注意观察患者出血的部位、主要表现形式、发展或消退情况等。

2. 一般护理

（1）若出血仅局限于皮肤黏膜，无须太多限制活动；若血小板计数<50×10^9/L，**应减少活动**，增加卧床休息时间；严重出血或血小板计数<20×10^9/L者，必须**绝对卧床休息**。

（2）鼓励患者进食高蛋白、高维生素、易消化的软食或半流质，禁食过硬、粗糙的食物。

（3）保持排便通畅，排便时不可用力，便秘者可使用开塞露或缓泻药。

3. 皮肤出血的预防与护理　高热患者禁用乙醇或温水拭浴降温。护理操作动作轻柔；结扎止血带不宜过紧和时间过长；注射或穿刺部位拔针后需适当延长按压时间；注射或穿刺部位应交替使用。

4. 鼻出血的预防与护理　指导患者勿用力擤鼻；**避免用手抠鼻痂和外力撞击鼻部（2017/2019）**。少量出血时，可用棉球或明胶海绵填塞，无效者可用0.1%肾上腺素棉球或凝血酶棉球填塞，并局部冷敷。出血严重时，可用凡士林纱条行后鼻腔填塞术。

5. 口腔、牙龈出血的预防与护理　用软毛牙刷刷牙，忌用牙签剔牙。尽量避免食用煎炸、坚硬的食物，进食时要细嚼慢咽。牙龈渗血时，可用凝血酶或0.1%肾上腺素棉球、明胶海绵片贴敷牙龈或局部压迫止血，并及时清洁口腔。

6. 眼底及颅内出血的预防与护理　避免情绪激动、剧烈咳嗽和屏气用力等。

实战演练

【A1型题】

皮肤白皙的贫血患者就诊，护士检查时最能反映贫血的部位是

A. 面颊皮肤及上腭黏膜

B. 手背皮肤及口腔黏膜

C. 耳郭皮肤

D. 颈部皮肤及舌面

E. 睑黏膜、指甲、口唇

【答案】 E

【考点】 贫血的表现

【解析】 该患者皮肤白皙，因此不能依靠皮肤苍白来判断是否贫血，可排除A、B、C、D。故选E。

第二节 贫　血

考点直击

年份	分值	考点
2023	1	再生障碍性贫血的骨髓检查
2022	2	贫血严重程度的划分标准；再生障碍性贫血的临床表现
2021	1	补铁治疗
2020	1	铁吸收不良
2019	2	补铁治疗；再生障碍性贫血的骨髓检查
2018	2	铁吸收不良；缺铁性贫血的饮食护理
2017	3	铁丢失过多；缺铁性贫血的血常规；再生障碍性贫血的治疗要点
2016	4	铁丢失过多；补铁治疗；再生障碍性贫血的骨髓象、治疗要点
2015	4	铁代谢的生化检查；再生障碍性贫血的发病机制、血常规、治疗要点

考点集萃

一、缺铁性贫血患者的护理

（一）病因与发病机制（★★★）

1. **铁摄入量不足** 妇女、儿童缺铁性贫血的主要原因。
2. **铁吸收不良（2011/2018/2020）** 见于胃大部切除、慢性萎缩性胃炎、长期的腹泻等患者。
3. 铁丢失过多 **慢性失血是成人缺铁性贫血最常见和最重要的病因（2013/2016/2017）**。
4. 幽门螺杆菌的感染也是重要病因。

名师点拨：缺铁对造血系统的影响：体内缺铁时，大量原卟啉不能与铁结合成为血红素，血红蛋白生成减少，从而发生小细胞低色素性贫血。

（二）临床表现（★★★）

1. 缺铁原发病的表现 如消化性溃疡、慢性胃炎的临床表现。
2. 贫血表现 面色苍白、乏力、易倦、头晕、头痛、心悸等。
3. 缺铁性贫血的特殊表现

（1）组织缺铁表现：如皮肤干燥、角化，毛发干枯易脱落，指（趾）甲扁平、脆薄易裂；黏膜损害多表现为口角炎、舌炎。

（2）神经、精神系统异常：过度兴奋、易激惹、难以集中注意力、发育迟缓等。可发生末梢神经炎或神经痛，少数患者可有**异食癖**。

4. 贫血严重度的划分标准 见表2-6-1。

表2-6-1 贫血严重度的划分标准（2022）

贫血的严重度	血红蛋白浓度	临床表现
轻度	>90g/L	症状轻微
中度	60~90g/L	活动后感心悸、气促
重度	30~59g/L	静息状态下仍感心悸、气促
极重度	<30g/L	常并发贫血性心脏病

（三）辅助检查（★★★）

1. 血常规 **呈小细胞低色素性贫血（2017）**。
2. 骨髓检查 增生活跃，以红系增生为主，尤以中、晚幼红细胞为主。
3. 铁代谢的生化检查 **血清铁蛋白是诊断贮存铁缺乏的指标，可作为确诊依据（2015）**；骨髓铁染色是诊断缺铁的金指标。

（四）治疗要点（★★）

1. **病因治疗（2011）** 是根治缺铁性贫血的关键所在。
2. **补铁治疗（2016）** 首选口服铁剂，**铁剂治疗有效者网织红细胞数最先开始上升（2014）**。为补足体内贮存铁，**血红蛋白恢复正常后，仍需继续服用铁剂3~6个月（2019/2021）**。

（五）护理措施（★★★）

1. **饮食护理** 保持均衡饮食，避免偏食或挑食；**增加含铁丰富食物的摄取，如动物肉类、肝脏、血、海带等（2018）**，多吃富含维生素C的食物，忌与牛奶、浓茶、咖啡同服。此外，婴儿提倡母乳喂养，及时添加辅食。

2. **口服铁剂的应用与指导（2011）**

（1）铁剂不良反应及预防：不良反应有恶心、呕吐和排黑便等。建议饭后或餐中服用，从小剂量开始。

（2）避免与牛奶、茶、咖啡、抗酸药及 H_2 受体阻断药同服，可服用**维生素 C、乳酸或稀盐酸**等。

名师点拨：铁剂可与酸的东西同服。

（3）口服液体铁剂时使用吸管，避免牙染黑。

（4）粪便会变成黑色，此为铁与肠内硫化氢生成黑色的硫化铁所致。

3. 休息与运动　轻度贫血者，避免过度疲劳。中度贫血者，增加卧床休息时间，活动时以不加重症状为准；重度贫血者绝对卧床休息。

名师点拨：**治疗营养性缺铁性贫血，血红蛋白正常后，患者仍需服铁剂 3~6 个月（2010）。**

二、再生障碍性贫血（再障）

（一）病因与发病机制（★★）

1. **药物及化学物质**　最常见的致病因素。以氯霉素最多见。
2. 物理因素　各种电离辐射。
3. 病毒感染　以病毒性肝炎与再生障碍性贫血的关系较明确。
4. 遗传因素。

名师点拨：**再生障碍性贫血属于造血干细胞疾病（2010/2015）。**

（二）临床表现（2022）（★★★）

主要为**进行性贫血、出血、感染**，以呼吸道感染最常见。重型再生障碍性贫血与非重型再生障碍性贫血的鉴别见表 2-6-2。

表 2-6-2　重型再生障碍性贫血与非重型再生障碍性贫血的鉴别

判断指标	重型再生障碍性贫血	非重型再生障碍性贫血
首发症状	感染、出血	贫血为主
起病与病情进展	起病急，进展快，病情重	起病缓，进展慢，病情轻
中性粒细胞绝对值	$<0.5\times10^9/L$	$>0.5\times10^9/L$
血小板	$<20\times10^9/L$	$>20\times10^9/L$
网织红细胞绝对值	$<15\times10^9/L$	$>15\times10^9/L$
骨髓	多部位增生极度低下	增生减低或活跃
预后	多于 6~12 个月内死亡	多数可长期存活

（三）辅助检查（★★★）

1. 血常规　**全血细胞减少（2013/2015）**，但三系细胞减少的程度不同。**网织红细胞绝对值低于正常（2011）**，白细胞计数多减少，以中性粒细胞减少为主，**血小板计数减少（2011）**，出血时间延长。

名师点拨：全血细胞减少可见于再障，也可见于肝硬化脾大。

2. 骨髓检查　**为确诊的主要依据（2010/2016/2019/2023）**，骨髓涂片肉眼观察有较多脂肪滴。

（四）治疗要点（★★）

1. 支持疗法

（1）加强保护措施：注意饮食及环境卫生，**重型再障需要保护性隔离（2010）**；避免诱发或加重出血；去除导致骨髓损伤或抑制的因素。

（2）对症治疗

1）控制感染。

2）控制出血：应用止血药，出血严重可输注浓缩血小板。

3）纠正贫血：血红蛋白低于60g/L伴缺氧症状者，输注浓缩红细胞。

2. 针对不同发病机制的治疗

（1）**免疫抑制剂：为治疗重型再生障碍性贫血的首选药物（2015/2017）**。抗胸腺细胞球蛋白联合环孢素为标准疗法之一。

（2）**雄激素：为治疗慢性再生障碍性贫血的首选药（2014/2016）**。

（3）造血生长因子、造血干细胞移植用于重型再生障碍性贫血。

（五）护理措施（★★★）

1. 预防感染　保持病室内空气清新，物品清洁。严格执行各项无菌操作。加强口腔护理。保持皮肤清洁、干燥。睡前、便后用1∶5000高锰酸钾溶液坐浴。**粒细胞绝对值≤0.5×10^9/L者，应给予保护性隔离**。

名师点拨：化疗时，若白细胞<1.0×10^9/L，要进行保护性隔离；再生障碍性贫血时，粒细胞绝对值≤0.5×10^9/L者，应给予保护性隔离。

2. 雄激素应用　丙酸睾酮为油剂，**采取深部、缓慢、分层肌注，轮换注射部位**，检查局部有无硬结。长期应用应定期检查肝功能。不良反应有毛发增多、声音变粗、乳房缩小等，随着剂量减少，会逐渐消失。

3. 颅内出血护理　**若患者突然出现头痛、视物模糊、喷射性呕吐甚至昏迷，双侧瞳孔变形不等大，则提示有颅内出血（2011）**。

配合抢救：①去枕平卧，头偏向一侧。②随时吸出呕吐物。③吸氧。④建立静脉通道，按医嘱静滴或静注20%甘露醇、呋塞米等，同时输血。⑤保留尿管。⑥观察并记录生命体征、意识状态以及瞳孔、尿量的变化。

4. 休息与活动　轻度贫血者，避免过度疲劳。中度贫血者，增加卧床休息时间，活动时以不加重症状为准；重度贫血者，绝对卧床休息。

实战演练

【A1 型题】

1. 成人缺铁性贫血的主要病因是

A. 需要量增加而摄入不足

B. 铁吸收不良

C. 慢性失血

D. 理化因素

E. 生物因素

【答案】 C

【考点】 缺铁性贫血的病因

【解析】 缺铁性贫血是体内贮存铁缺乏，导致血红蛋白合成减少而引起的一种小细胞低色素性贫血，病因主要包括铁摄入量不足、铁吸收不良及铁丢失过多，其中慢性失血是成人缺铁性贫血最常见和最重要的病因。故选C。

2. 确诊缺铁性贫血的化验项目是
   A. 网织红细胞　B. 红细胞总数　C. 血红蛋白
   D. 血清尿液铁　E. 血清铁蛋白
   【答案】 E
   【考点】 缺铁性贫血
   【解析】 缺铁性贫血是指体内贮存铁缺乏，导致血红蛋白合成减少而引起的一种小细胞低色素性贫血。缺铁性贫血是机体铁缺乏症的最终表现，也是各类贫血中最常见的一种。血清铁蛋白低于12μg/L，是早期诊断贮存铁缺乏的一个常用指标，可准确反映体内贮存铁情况，能作为缺铁依据。故选E。

3. 下列除哪项外均可出现中性粒细胞减少
   A. 病毒感染　B. 伤寒
   C. 再生障碍性贫血　D. 化疗反应
   E. 缺铁性贫血
   【答案】 E
   【考点】 中性粒细胞比例下降的原因
   【解析】 缺铁性贫血呈小细胞低色素性贫血。血片中可见红细胞体小、中心浅染区扩大。网织红细胞计数多正常或轻度增高。白细胞和血小板计数可正常或减少。而选项A、B、C、D肯定会发生中性粒细胞比例下降。故选E。

4. 治疗慢性再生障碍性贫血的首选药物是
   A. 糖皮质激素　B. 免疫抑制剂
   C. 造血生长因子　D. 雄激素
   E. 雌激素
   【答案】 D
   【考点】 再生障碍性贫血的治疗用药
   【解析】 再生障碍性贫血是由多种原因导致造血干细胞的数量减少，功能障碍所引起的一类贫血。临床上根据起病缓急和症状严重程度将再生障碍性贫血分为重型再生障碍性贫血和非重型再生障碍性贫血两类。非重型再生障碍性贫血起病和进展较缓慢因此也可称为慢性再生障碍性贫血。临床上治疗非重型再生障碍性贫血的首选药物是雄激素，其主要作用是促进红细胞生长。故选D。

5. 缺铁性贫血最主要的是缺
   A. 贮存铁　B. 血清铁　C. 蛋白质
   D. 甲状腺素　E. 钴
   【答案】 A
   【考点】 缺铁性贫血的发病机制
   【解析】 铁在体内的分布大致可以分为功能状态铁（血红蛋白、肌红蛋白等）和贮存铁（铁蛋白和含铁血黄素）。缺铁性贫血最主要的是缺贮存铁。故选A。

6. 再生障碍性贫血患者应用丙酸睾酮治疗，该药的正确使用方法是
   A. 该药吸收快，需要深部肌内注射
   B. 如用药1个月见效，即可停药
   C. 该药副作用较少，用量可以适当加大
   D. 长期用药，肝功能不受损害
   E. 需经常更换注射部位，防止注射处发生肿块
   【答案】 E
   【考点】 再生障碍性贫血的治疗要点
   【解析】 雄激素是治疗慢性再生障碍性贫血的首选药物，疗程至少3个月以上，雄性化及肝脏损害都是丙酸睾酮的副作用，肌内注射应经常更换注射部位，防止注射处发生肿块。故选E。

【A2 型题】

7. 患者，男，36岁。突发高热，严重贫血及皮肤广泛瘀斑，最有助于确诊的检查是
   A. 大便潜血试验　B. CT　C. 尿液检查
   D. 骨髓检查　E. B超
   【答案】 D
   【考点】 再生障碍性贫血的实验室检查
   【解析】 由患者的贫血和出血症状可初步判断该患者为再生障碍性贫血，而骨髓检查是确诊再生障碍性贫血的主要依据。骨髓涂片可以通过肉眼观察到较多的脂肪滴。故选D。

8. 患者，男，45岁。血红蛋白（Hb）量40g/L，白细胞（WBC）计数2.5×10^9/L，血小板（PLT）计数20×10^9/L，最有可能的是
   A. 缺铁性贫血　B. 溶血性贫血
   C. 再生障碍性贫血　D. 慢性失血
   E. 急性白血病
   【答案】 C
   【考点】 再生障碍性贫血的辅助检查和诊断
   【解析】 Hb、WBC、PLT均减少，全血细胞减少，考虑为再生障碍性贫血。缺铁性贫血、再生障碍性贫血、慢性失血中WBC、PLT不减少。急性白血病时WBC增多。故选C。

9. 患者，女，25岁。妊娠6个月，因头晕、心悸、气短、面色苍白入院，诊断为营养性巨幼细胞贫血，应多补充的食物不包括
   A. 谷类　B. 动物肝、肾　C. 新鲜水果
   D. 绿叶蔬菜　E. 紫菜、木耳、香菇
   【答案】 E
   【考点】 营养性巨幼细胞贫血的饮食护理
   【解析】 营养性巨幼细胞贫血主要因缺乏维生

素 B_{12} 和/或叶酸所致。应改变不良的饮食习惯：建议进食富含叶酸和维生素 B_{12} 的食品，如叶酸缺乏者应多吃绿叶蔬菜、水果、谷类和动物肉类等；维生素 B_{12} 缺乏者要多吃动物肉类、肝、肾、禽蛋以及海产品；婴幼儿和妊娠妇女对叶酸的需要量增加，要注意及时补充。故选 E。

【A3/A4 型题】

（10～11 题共用题干）

患者，女，48 岁。因长期疲乏无力、头晕、视物模糊而就诊。血常规：血红蛋白 80g/L，红细胞 3.28×10^{12}/L，入院后深入检查发现，患者除血清铁、铁蛋白，骨髓含铁血黄素、铁粒幼细胞均低于正常外，总铁结合力高于正常。

10. 该患者最可能的诊断是

A. 再生障碍性贫血　B. 铁粒幼细胞性贫血
C. 缺铁性贫血　D. 巨细胞贫血
E. 珠蛋白生成障碍性贫血

【答案】 C

【考点】 缺铁性贫血的鉴别诊断

【解析】 再生障碍性贫血表现主要为贫血、出血及感染，血常规中中性粒细胞绝对值 0.5×10^9/L，血小板数<20×10^9/L，网织红细胞<1%，排除 A。铁粒幼细胞性贫血主要表现为贫血、有肝脾大，血常规显示低色素性贫血，可见幼红细胞，网织红细胞正常或轻度升高，白细胞和血小板正常，排除 B。缺铁性贫血除贫血症状外，血常规中血清铁、铁蛋白，骨髓含铁血黄素、铁粒幼细胞均低于正常外，总铁结合力高于正常，可判断该患者是缺铁性贫血，C 正确。故选 C。

11. 护士向患者宣教，要想彻底治愈本病，除非患者能做到

A. 增加营养　B. 补充叶酸
C. 纠正偏食　D. 注射维生素 B_{12}
E. 补充铁剂

【答案】 C

【考点】 缺铁性贫血的治疗要点

【解析】 病因治疗是根治缺铁性贫血的关键所在，包括改变不合理的饮食结构与方式，积极治疗原发病，如慢性胃炎、消化性溃疡等。故选 C。

【B1 型题】

（12～13 题共用备选答案）

A. 小细胞低色素性贫血　B. 大细胞性贫血
C. 正常细胞性贫血　D. 小细胞高色素性贫血
E. 溶血性贫血

12. 再生障碍性贫血属于

【答案】 C

13. 维生素 B_{12}、叶酸缺乏所致的贫血属于

【答案】 B

【考点】 贫血的发病机制

【解析】 再障由骨髓造血障碍引起，以全血细胞减少为特征，呈正细胞正色素性贫血。故第 12 题选 C。维生素 B_{12}、叶酸缺乏导致脱氧核糖核酸合成障碍，呈大细胞正色素性贫血。故第 13 题选 B。

第三节　免疫性血小板减少症

考点直击

年份	分值	考点
2023	1	糖皮质激素治疗
2022	1	护理措施
2021	1	糖皮质激素治疗
2019	1	辅助检查
2018	1	糖皮质激素治疗
2017	1	糖皮质激素治疗
2015	1	糖皮质激素治疗

考点集萃

一、病因与发病机制（★★）（2011/2013）

1. 感染。
2. 免疫因素　抗血小板抗体增高，破坏血小板，也影响巨核细胞成熟，使血小板生成减少。
3. 肝、脾与骨髓因素　肝、脾与骨髓不但是血小板相关抗体和抗血小板抗体产生的主要部位，也是血小板被破坏的重要场所。
4. 其他　免疫性血小板减少症多见于成年女性，可能与雌激素有关。

二、临床表现（★★★）

免疫性血小板减少症的分型及临床表现见表 2-6-3。

表 2-6-3　免疫性血小板减少症分型及临床表现

表现	急性型	慢性型
人群	儿童	青年女性
起病形式	起病急	起病隐匿缓慢
出血	全身皮肤瘀点、瘀斑；鼻腔、牙龈出血；颅内出血是致死原因，表现为突发头痛、意识障碍、抽搐等	相对较轻，女性患者月经过多
预后	自限性，数周内恢复	反复发作，少有自行缓解

三、辅助检查（★★★）

1. 血常规　急性型发作期血小板 $<20\times10^9/L$。
2. 骨髓检查　有血小板形成的**巨核细胞显著减少**（2019）。
3. 其他　束臂试验阳性、出血时间延长、血块收缩不良。

四、治疗要点（★★）

1. 一般疗法　血小板明显减少（$<20\times10^9/L$）、出血严重者应卧床休息，防止创伤。

> 名师点拨：血红蛋白 $<60g/L$ 或血小板 $<20\times10^9/L$ 时绝对卧床休息。血小板 $<20\times10^9/L$ 可能发生内脏出血。

2. **糖皮质激素　为首选药物**（2010/2015/2017/2018/2021/2023）。
3. 脾切除。
4. 免疫抑制剂。
5. 急重症的处理　免疫球蛋白是免疫性血小板减少症紧急救治最有效的方法之一。另外还有血小板输注、大剂量甲泼尼龙、血浆置换。

五、护理措施（2022）（★★★）

1. 病情监测　血小板计数 $<20\times10^9/L$，应警惕颅内出血。有严重而广泛出血、疑有或已发生颅内出血者，

要及时通知医生。

2. 休息与活动（图 2-6-1）

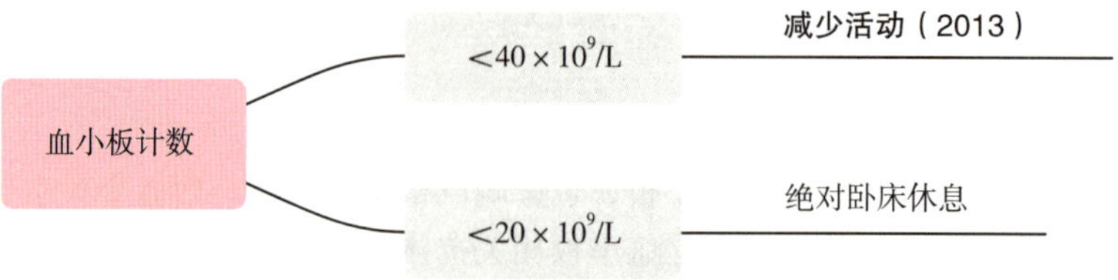

图 2-6-1 血小板计数和休息与活动的关系

3. 避免加重出血 避免粗硬食物，不服用可能引起血小板减少的药物，如阿司匹林等。保持充足的睡眠、情绪稳定和大便通畅，有效控制高血压等。

4. 用药护理 遵医嘱服用糖皮质激素，不可自行停药或减量。长期使用糖皮质激素会引起身体外形的变化、胃肠道反应或出血、诱发感染等，向患者解释在停药后不良反应可逐渐消失。指导患者餐后服药、自我监测粪便颜色、预防各种感染等。

5. 成分输血护理 输注前认真核对；血小板取回后，应尽快输入；新鲜血浆最好于采集后 6 小时内输完。观察有无输血反应。

实战演练

【A1 型题】

1. 治疗免疫性血小板减少症慢性型的首选方案为

A. 输新鲜血小板　B. X 线脾区照射
C. 使用止血药　D. 使用糖皮质激素
E. 做脾切除

【答案】 D

【考点】 免疫性血小板减少症的治疗要点

【解析】 免疫性血小板减少症是指因免疫异常所致的获得性血小板减少症，是一种自身免疫性疾病。糖皮质激素（泼尼松）为 ITP 慢性型的首选治疗药物，对于不能用激素维持及减量后复发的患者，应尽早做脾切除。故选 D。

【A2 型题】

2. 患者，女，32 岁。免疫性血小板减少症，血小板计数下降为 $15×10^9/L$，护士应警惕患者出现

A. 肛周疼痛　B. 皮肤出血点增多
C. 发热　D. 剧烈头痛
E. 咳嗽

【答案】 D

【考点】 免疫性血小板减少症的并发症

【解析】 免疫性血小板减少症患者当血小板低于 $20×10^9/L$ 时可发生内脏出血，如呕血、便血、咯血、血尿、阴道流血等，颅内出血是本病致死的主要原因，多表现为突发剧烈头痛、意识障碍、抽搐，双侧瞳孔不等大、对光反射迟钝或消失等。因此，要警惕患者有无头痛。故选 D。

3. 患者，男，32 岁。因牙龈出血来院。检查：血小板 $5.0×10^{12}/L$，出血时间 5 分钟，红细胞计数 $4.0×10^9/L$，白细胞计数 $5.0×10^9/L$，网织红细胞 1%。应考虑为

A. 上述化验均属正常　B. 免疫性血小板减少症
C. 再生障碍性贫血　D. 白血病
E. 粒细胞减少症

【答案】 B

【考点】 免疫性血小板减少症的症状

【解析】 患者主要症状为血小板减少、出血时间延长，而白细胞、红细胞正常，考虑为免疫性血小板减少症。再生障碍性贫血常见全血细胞减少（三系减少），白血病时（异常）白细胞计数增多，粒细胞减少症时白细胞计数减少。故选 B。

第四节　白　血　病

考点直击

年份	分值	考点
2023	1	白血病的病因
2022	1	急性白血病感染的原因
2019	1	器官和组织浸润的表现
2018	1	急性白血病的发热表现
2017	2	急性白血病的出血表现、骨髓检查
2016	3	白血病的病因；慢性粒细胞白血病的慢性期表现
2015	3	急性白血病的骨髓检查；静脉炎及药物外渗预防与护理；慢性粒细胞白血病的慢性期表现

考点集萃

病因（2016/2023）已经证明C型RNA肿瘤病毒与白血病发病有密切关系，另外还有放射因素、化学因素及遗传因素等。

一、急性白血病患者的护理

（一）临床表现（★★★）

1. **贫血**　常为首发症状，呈进行性加重。贫血的原因主要是由于骨髓中白血病细胞极度增生与干扰，造成正常红细胞生成减少。

2. 发热　**持续发热**是急性白血病**最常见**的症状和就诊的主要原因之一。**发热的主要原因是感染（2010/2011/2014），感染的最主要原因是成熟粒细胞缺乏（2018/2022）**。**继发感染**是导致急性白血病患者**死亡**最常见的原因之一。

3. 出血　**最主要原因为血小板减少（2017）**。出血以皮肤瘀点、鼻出血、牙龈出血、女性患者月经过多等较常见。眼底出血可致视力障碍，严重时发生颅内出血而导致死亡。

4. **器官和组织浸润的表现（2010/2014/2019）**

（1）肝、脾和淋巴结：急性白血病轻中度肝脾大。约50%患者就诊时伴有淋巴结肿大，多见于急淋。

（2）骨骼和关节：骨骼、关节疼痛是白血病常见的症状，如胸骨下段局部压痛。还可在眼眶部形成粒细胞肉瘤（绿色瘤）。

（3）口腔和皮肤：牙龈增生、肿胀；皮肤出现蓝灰色斑丘疹等。

（4）中枢神经系统白血病：由于化学药物难以通过血脑屏障，隐藏在中枢神经系统的白血病细胞不能被有效杀灭。轻者表现为头痛、头晕，重者可有呕吐、视神经盘水肿、颈项强直、抽搐等。

（5）睾丸：出现无痛性肿大，多为一侧性。

（二）辅助检查（★★★）

1. 血常规　多数患者白细胞计数增多，甚至可大于$100\times10^9/L$。血涂片分类检查可见原始和幼稚细胞。

2. **骨髓检查　骨髓穿刺检查是急性白血病的必查项目和确诊的主要依据（2015）。原始细胞、幼稚细胞增生明显活跃（2017）**。原始细胞占全部骨髓有核细胞的30%以上，则可作出急性白血病的诊断。

3. 细胞化学　用于急淋、急粒及急单白血病的诊断与鉴别诊断。

（三）治疗要点（★★）

1. 对症支持治疗

（1）防治感染：查明感染部位及病原菌，使用有效抗生素。

（2）改善贫血：严重贫血可吸氧，输浓缩红细胞或全血。

（3）防治出血：血小板低者可输单采血小板悬液或新鲜血。

（4）防治尿酸性肾病：嘱患者多饮水或给予静脉补液，以保证足够尿量；应碱化尿液和口服别嘌醇。

（5）纠正水、电解质及酸碱平衡失调。

2. **化学药物治疗** 最主要的方法。

名师点拨：侵蚀性葡萄胎、绒毛膜癌以及白血病的治疗以化疗为主，不同于一般的肿瘤以手术治疗为主。

（1）诱导缓解：使患者在较短的时间内完全缓解，即患者的症状和体征消失；血常规的白细胞计数分类中无幼稚细胞；骨髓检查中相关系列的原始细胞与幼稚细胞之和≤5%。

名师点拨：急性非淋巴细胞白血病诱导缓解方案（“标准”方案）是 **DA 方案**（2011）。

（2）缓解后治疗：彻底消灭残存的白血病细胞，防止病情复发。

3. 中枢神经系统白血病的防治 选用**甲氨蝶呤**（2011）、阿糖胞苷等。

4. 造血干细胞移植。

（四）护理措施（★★★）

1. 病情观察 注意观察皮肤、鼻腔、牙龈是否有出血，有无颅内出血的症状，注意血常规、骨髓检查的变化。

2. 一般护理 血小板计数 $<50\times10^9/L$，应减少活动；严重出血或血小板计数 $<20\times10^9/L$ 者，绝对卧床休息。鼓励进食高蛋白、高维生素、易消化的软食或半流质，**禁食过硬、粗糙的食物**。**保持排便通畅**，以免腹压骤增而诱发内脏出血，便秘者可使用开塞露或缓泻药。

3. 化疗药物的不良反应

（1）**静脉炎及药物外渗**（2014/2015）**预防与护理**：首选中心静脉置管，如果应用外周浅表静脉，要尽量选择粗直的静脉；静脉注射时先用生理盐水冲洗，输注完毕后再用生理盐水冲洗；先输注对血管刺激性小的药物。药物外渗的处理：停止输入；**回抽药液**；评估外渗情况；局部滴入生理盐水或用解毒剂；利多卡因局部封闭；50%硫酸镁涂在患处；冷敷；抬高受累部位。

（2）骨髓抑制预防与护理：遵医嘱定期检查血常规和骨髓检查。

（3）消化道反应的防护：避免在治疗前后 2 小时内进食；当出现恶心、呕吐时应停止进食；治疗前 1~2 小时给予止吐药物；避免进食高糖、高脂、产气和辛辣的食物，避免饭后立即平卧。

（4）心脏毒性预防与护理：柔红霉素、多柔比星、高三尖杉酯碱类药物可引起心肌及心脏传导损害（2018）。用药前后应监测患者心率、心律及血压；用药时缓慢静滴，<40 滴/分；注意观察患者面色和心率，以患者无心悸为宜。

（5）其他不良反应预防与护理：长春新碱可引起末梢神经炎、手足麻木感，停药后可逐渐消失。门冬酰胺酶可引起过敏反应，用药前应皮试。

二、慢性粒细胞白血病患者的护理

（一）临床表现（★★★）

1. 慢性期 随病情发展可出现乏力、低热、多汗、体重减轻等。**脾大为最突出的体征**（2015/2016）。大多数患者可有胸骨中下段压痛。

2. 加速期　主要表现为原因不明的高热、虚弱、体重下降，脾脏迅速肿大，骨、关节痛以及逐渐出现贫血、出血。

3. 急变期　急变期表现与急性白血病类似。

名师点拨：慢性淋巴细胞白血病的首发症状是淋巴结肿大，急性白血病首发症状是**贫血**（2016）。注意区分。

（二）辅助检查（★★★）

1. 慢性期血常规　中性粒细胞增多。

2. 慢性期骨髓检查　中性中幼、晚幼和杆状核细胞明显增多。

3. 慢性期染色体检查　90%以上慢性粒细胞白血病患者血细胞中出现Ph染色体。

（三）治疗要点（★★★）

1. 化学治疗　**羟基脲**为首选化疗药物。

2. **异基因造血干细胞移植**　根治性标准治疗。

（四）护理措施（★★★）

1. 休息　减少活动，尽量卧床休息，并取左侧卧位，尽量避免弯腰和碰撞腹部，以避免脾破裂。

2. 病情观察　每天测量患者脾脏的大小、质地并做好记录。注意有无脾区疼痛、发热、脾区拒按、闻及摩擦音等脾栓塞或脾破裂的表现。

3. 饮食护理　高热量、高蛋白、高维生素、易消化吸收的饮食，化疗期间每天饮水量3000ml以上。

实战演练

【A1型题】

1. 急性白血病患者易感染的最主要原因是

A. 缺少白蛋白　B. 缺少红细胞

C. 没有预防接种　D. 缺乏成熟中性粒细胞

E. 缺乏血小板

【答案】 D

【考点】 急性白血病的表现

【解析】 继发感染是造成白血病患者死亡的最常见原因之一，正常成熟中性粒细胞的生成减少是造成患者容易继发感染最重要的原因。故选D。

2. 慢性白血病患者护理体检最突出的体征是

A. 巨大脾脏　B. 肝大　C. 胸骨压痛

D. 皮肤瘀斑　E. 浅表淋巴结肿大

【答案】 A

【考点】 慢性粒细胞白血病

【解析】 我国慢性白血病以慢性粒细胞白血病多见，其特点为病程发展缓慢，外周血粒细胞显著增多且不成熟，脾明显增大，自然病程可经历慢性期、加速期和急变期。脾大为最主要的体征，脾大可达脐平面，甚至可伸入骨盆，质地坚实、平滑，无压痛。故选A。

3. 诊断急性白血病最可靠的依据是

A. 骨髓检查见原始白细胞超过30%

B. 有肝、脾大，淋巴结肿大

C. 血白细胞计数剧增或剧减

D. 骨髓象见较多中幼及晚幼白细胞

E. 有出血、贫血、感染三大症状

【答案】 A

【考点】 急性白血病的辅助检查

【解析】 骨髓穿刺检查是急性白血病必要的检查项目和确诊的主要依据，骨髓检查见原始白细胞超过30%，则可作出急性白血病的诊断。故选A。

4. 急性白血病化疗期间多饮水是因为

A. 加强血流动

B. 稀释血中药物浓度

C. 多尿可缓解对肾的损害

D. 预防尿酸性肾病

E. 减少对膀胱的刺激

【答案】 D

【考点】 急性白血病患者的护理措施

【解析】 由于白血病细胞大量破坏，使血清及尿液中的尿酸水平明显升高，尿酸结晶的析出可积聚于肾小管，导致患者出现少尿甚至急性肾衰竭。因此需多饮水，以保证足够尿量，预防尿酸性肾病。故选 D。

【A2 型题】

5. 急性白血病患者出现头痛、恶心、呕吐、颈项强直等症状常提示

A. 颅内出血　　B. 败血症

C. 脑膜白血病　　D. 上消化道出血

E. 脑栓塞

【答案】 C

【考点】 急性白血病的临床表现

【解析】 中枢神经系统白血病（包括脑膜白血病）轻者可表现为头痛、头晕，重者出现呕吐、视神经盘水肿、视物模糊、颈项强直、抽搐、昏迷等。故选 C。

6. 患者，女，26 岁。近 2 个月来出现乏力、腹部憋胀，B 超检查提示脾大，血细胞检查 Ph 染色体阳性，白细胞计数为 88×10^9/L，核粒细胞为主。该患者最可能的诊断为

A. 再生障碍性贫血　　B. 慢性粒细胞白血病

C. 急性粒细胞白血病　　D. 急性粒-单细胞白血病

E. 急性单核细胞白血病

【答案】 B

【考点】 慢性粒细胞白血病的鉴别诊断

【解析】 慢性粒细胞白血病出现乏力、低热、多汗或盗汗、体重减轻等代谢亢进的表现。大多数患者可有胸骨中下段压痛，巨脾为最突出的体征，血常规中可见各阶段的中性粒细胞，以中性中幼、晚幼和杆状核粒细胞为主，且数量显著增多，90%以上的慢粒白血病患者血细胞中出现 Ph 染色体，因此可判断该患者可能是慢性粒细胞白血病。故选 B。

【B1 型题】

（7~9 题共用备选答案）

A. 贫血　　B. 出血　　C. 发热

D. 脾大　　E. 淋巴结肿大

7. 常为急性白血病患者的首发症状是

【答案】 A

8. 常见慢性淋巴细胞白血病首发体征是

【答案】 E

9. 慢性粒细胞白血病患者最显著的体征是

【答案】 D

【考点】 白血病的临床表现

【解析】 贫血常为急性白血病首发症状，呈进行性加重，半数患者就诊时已为重度贫血。贫血的原因主要是由于骨髓中白血病细胞极度增生与干扰，造成正常红细胞生成减少。故第 7 题选 A。慢性淋巴细胞白血病早期常无症状，常因发现无痛性淋巴结肿大或不明原因的淋巴细胞绝对值升高而就诊。患者有轻度乏力、易疲劳等非特异性表现，一旦进入进展期，除全身淋巴结和脾大外可表现为体重减轻、反复感染、出血和贫血症状。故第 8 题选 E。慢性粒细胞白血病的最突出体征是脾大，肝大不如脾大明显，淋巴结不肿大。故第 9 题选 D。

第七章　内分泌与代谢性疾病患者的护理

第一节　常见症状护理

考点直击

年份	分值	考点
2015	1	呆小症

考点集萃

一、常见症状（★★）

（一）色素沉着

皮肤或黏膜色素量增加或颜色加深。主要是**促肾上腺皮质激素（ACTH）**分泌增加所致。表现为全身皮肤呈弥漫性棕褐色。

（二）身材矮小

常见原因

（1）生长激素及生长激素释放激素缺乏：如**侏儒症**。表现为最终身高<130cm，身体比例适当，骨龄落后，面容幼稚，皮肤细腻，第二性征缺如，常有不育，但**智力无障碍**。

（2）甲状腺激素分泌不足：如**呆小症（2015）**。表现为下肢短；骨龄落后，性发育迟缓，**智力低下**。

名师点拨：呆小症与幼年甲状腺功能减退者常可出现身材矮小；慢性肾上腺皮质功能减退症常表现为皮肤色素沉着。

（三）消瘦

指实际体重比标准体重低10%以上。与营养物质分解代谢增强、胃肠功能紊乱有关。前者易饥饿、食欲亢进、体重下降；后者食欲缺乏、消化不良、呕吐、腹泻、体重减轻。

（四）肥胖

指实际体重超出标准体重20%。与摄入过多或消耗过少，代谢性疾病如甲状腺功能减退（甲减）、肾上腺皮质增生、垂体功能不全等有关。轻度肥胖一般无自觉症状，中、重度肥胖患者稍事活动后即感疲劳、气急。易发生高血压、冠心病。

二、护理（★★）

（一）消瘦护理措施

1. 根据原发病制订饮食计划，如甲状腺功能亢进（甲亢）患者要给予高蛋白、高热量、高维生素饮食；糖尿病患者应给予低糖、低脂、高蛋白、高纤维素饮食，总热量应根据理想体重、劳动强度等决定，肾上腺皮质功能低下者应给予高蛋白、高糖、高维生素、高钠低钾饮食。
2. 对食欲缺乏者，应注意食物的色、香、味调配，可少食多餐。
3. 对于极度消瘦者可遵医嘱给予静脉营养。

4. 嘱患者多卧床休息，积极治疗原发病。

（二）肥胖护理措施

给予低脂、低热量、少盐、粗纤维、富含维生素饮食；鼓励患者加强运动；心理护理；遵医嘱给予控制体重的药物。

实战演练

【A1 型题】

1. 对脑和长骨的发育最为重要的激素是

A. 生长素　B. 甲状腺激素　C. 雄激素
D. 雌激素　E. 甲状旁腺激素

【答案】 B

【考点】 甲状腺激素的生理作用

【解析】 生长素促进腺垂体相应促激素的分泌与合成，从而调节腺垂体的分泌活动。甲状腺激素促进物质与能量代谢及生长和发育过程，对脑和长骨的发育至关重要。雄激素促进男性生殖器官的发育和男性第二性征的出现并维持其正常状态。雌激素促进女性生殖器官的发育和女性第二性征的出现并维持其正常状态。故选 B。

2. 小儿生长激素缺乏症的叙述，不正确的是

A. 智力发育迟缓
B. 骨龄落后，青春期发育迟缓
C. 1 岁以后出现生长缓慢，但体型匀称
D. 特发性下丘脑、垂体功能障碍是主要原因
E. 是腺垂体分泌的生长激素不足所致的生长发育障碍

【答案】 A

【考点】 生长激素的生理作用

【解析】 甲状腺激素是促进物质与能量代谢及生长和发育过程，对脑和长骨的发育至关重要。小儿缺乏甲状腺激素会引起智力发育迟缓，生长激素缺乏则无此影响。故选 A。

第二节　弥漫性甲状腺肿、甲状腺功能亢进症

考点直击

年份	分值	考点
2023	2	病因；血清游离三碘甲状腺原氨酸（FT_3）、游离甲状腺素（FT_4）测定
2022	1	基础代谢率
2021	3	单纯性突眼；甲状腺危象
2020	1	血清总三碘甲状腺原氨酸（TT_3）、总甲状腺素（TT_4）测定
2019	3	甲状腺毒症表现；甲状腺肿大；甲状腺危象的防治
2018	2	临床表现
2017	1	甲状腺危象
2016	4	病因；甲状腺肿大；单纯性突眼；妊娠期甲状腺功能亢进症的治疗
2015	5	病因；眼征；甲状腺危象；基础代谢率；TT_3测定

考点集萃

一、病因与发病机制

弥漫性甲状腺肿（Graves 病）（2014）为自身免疫病的一种特殊类型。

1. 遗传因素　弥漫性甲状腺肿有显著的遗传倾向。

2. 免疫因素　**自身免疫功能紊乱，是 Graves 病的主要病因（2010/2015/2016/2023）。**

3. 环境因素　如感染、性激素、创伤、劳累、精神刺激等，可能是疾病发生和病情恶化的重要**诱因（2013）**。

二、临床表现（★★★）（2018）

1. 甲状腺毒症表现

（1）高代谢综合征：疲乏无力、怕热多汗、皮肤潮湿、**多食善饥（2019）**等。

（2）精神神经系统：神经过敏、多言好动、紧张焦虑、失眠不安、记忆力减退等，手、眼睑震颤，腱反射亢进。

（3）心血管系统：心悸、胸闷、气短，第一心音亢进，心律失常（以房性期前收缩最常见）。

（4）消化系统：消化不良而出现排便次数增多。

（5）肌肉与骨骼系统：主要表现为甲状腺毒症性周期性瘫痪，主要累及下肢，伴有低钾血症。少数患者发生**甲亢性肌病**。

（6）生殖系统：女性常有月经减少或闭经。男性有性功能障碍。

（7）造血系统：外周血淋巴细胞比例升高，单核细胞增多，但白细胞计数减少。血小板寿命缩短，可伴发血小板减少性紫癜。

2. **甲状腺肿大（2018）**　常为**弥漫性、对称性**肿大，质地不等、**无压痛（2016/2019）**。可触及震颤，闻及血管杂音，为本病重要的体征。

3. 眼征　分为单纯性突眼和浸润性突眼两类。

（1）单纯性突眼：与交感神经兴奋性增加，**眼外肌及提上睑肌张力增高有关（2016/2021）**。包括下述表现：①眼球向前突出，突眼度≤18mm。②瞬目减少。③上眼睑挛缩，睑裂增宽。④上睑后缩，下视时上睑不能随眼球下移。⑤辐辏反射减弱，双眼聚合不良等。

（2）浸润性突眼：与自身免疫炎症反应有关，眼球后水肿、淋巴细胞浸润，突眼度>18mm；患者主诉怕光、复视、视力减退，可合并眼肌麻痹。

> 名师点拨：甲状腺腺体内有单个的自主性高功能结节，患者无眼球突出属于高功能性瘤；甲状腺腺体呈弥漫性肿大，两侧对称，伴有眼球突出属于原发性甲状腺功能亢进（甲亢）；甲状腺腺体呈结节性，两侧不对称，不伴有眼球突出，属于**甲状腺癌（2015）**。

4. **甲状腺危象**　是甲状腺毒症急性加重的一个综合征，**发生原因可能与短时间内大量 T_3、T_4 释放入血有关（2010/2011/2021）**。

（1）主要诱因：①应激状态，如感染、手术等。②严重躯体疾病，如心力衰竭、低血糖症等。③口服过量甲状腺激素制剂。④严重精神创伤。⑤手术中过度挤压甲状腺。

（2）**临床表现（2015/2017/2021）**：早期表现为原有的甲亢症状加重，并出现高热、大汗、心动过速（140 次/分以上）、烦躁不安、谵妄、呼吸急促、恶心、呕吐、腹泻，严重者可有心衰、休克及昏迷等。

三、辅助检查（★★★）

1. 基础代谢率（BMR）（图 2-7-1）

2. 血清甲状腺激素测定

（1）**血清游离甲状腺素（FT_4）与游离三碘甲状腺原氨酸（FT_3）（2023）**：是临床诊断甲亢的首选指标。

（2）血清 TT_3、TT_4：为甲状腺功能基本筛选试验。**TT_3 是诊断 T_3 型甲亢的特异性指标（2015）**。

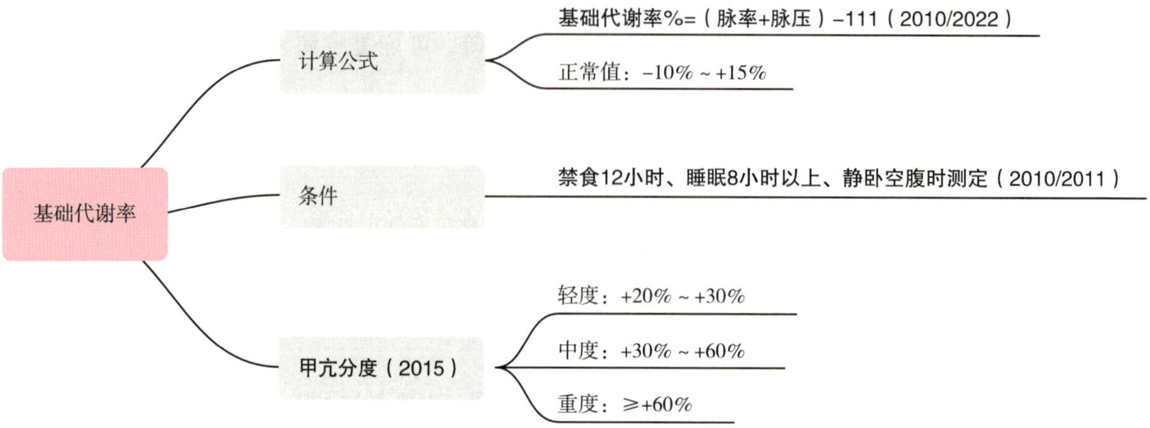

图 2-7-1 基础代谢率

易错知识梳理

TT_3、TT_4：**不受外来碘干扰，甲亢时增高（2020）**。

TT_3、TT_4：受血清甲状腺结合球蛋白（TBG）的影响，妊娠等因素使 TBG 变化时不应依靠此项检查作出诊断。

3. **促甲状腺激素（TSH）测定** 是反映甲状腺功能最敏感的指标。
4. 促甲状腺激素释放激素（TRH）兴奋试验 当静注 TRH 后 TSH 升高者可排除本病。
5. 甲状腺^{131}I 摄取率 甲亢时^{131}I 总摄取量增高，高峰前移。
6. 三碘甲状腺原氨酸（T_3）抑制试验 用于鉴别单纯性甲状腺肿和甲亢。
7. TSH 受体抗体（TRAb） 检出阳性，有助于早期诊断。
8. 影像学检查。

四、治疗要点（★★）

1. 抗甲状腺药物（ATD）治疗

（1）适应证：①病情轻、中度患者。②甲状腺轻、中度肿大者。③年龄<20 岁，或孕妇、高龄或由于其他严重疾病不宜手术者。④手术前或^{131}I 治疗前的准备。⑤手术后复发而不宜进行^{131}I 治疗者。

（2）常用药物：分为**硫脲类**和**咪唑类**两类。硫脲类有**甲硫氧嘧啶**（MTU）及**丙硫氧嘧啶**（PTU）等；咪唑类有**甲巯咪唑**和**卡比马唑**等，作用为抑制甲状腺素（TH）的合成。

（3）**不良反应：主要是粒细胞减少（2011）及药疹**。

2. 其他药物治疗 复方碘口服溶液；β 受体阻断药。
3. ^{131}I 治疗。
4. 手术治疗。
5. **甲状腺危象的防治（2019）**

（1）抑制 TH 合成：首选 PTU。

（2）抑制 TH 释放：加服**复方碘口服溶液，或碘化钠溶液**静滴。

（3）β 受体阻断药：普萘洛尔。

（4）糖皮质激素：泼尼松。

（5）上述治疗效果不满意时，可选用血液透析、腹膜透析或血浆置换等措施。

6. 妊娠期甲状腺功能亢进症的治疗 ATD 治疗：**首选 PTU（2016）**，因该药不易通过胎盘。
7. 哺乳时期的 ATD 治疗 首选 PTU，禁用^{131}I 治疗。

五、护理措施（★★★）

1. 营养失调的护理

（1）经常测量体重。

（2）给予高热量、高蛋白、高维生素及矿物质丰富的饮食。鼓励患者多饮水，每天饮水 2000～3000ml。禁止摄入刺激性的食物及饮料，减少粗纤维食物的摄入，避免含碘丰富的食物。

（3）用药护理

1）**粒细胞减少：白细胞计数<3×10⁹/L 或中性粒细胞计数<1.5×10⁹/L 应停药**。

2）**药疹：** 较常见，可用抗组胺药控制，不必停药。如出现皮肤瘙痒、团块状等严重皮疹则应立即停药。

3）出现肝脏受损时，立即停药。

2. 一般护理

（1）休息与活动：活动时以不感疲劳为度，适当增加休息时间。病情重、有心力衰竭或严重感染者应严格卧床休息。

（2）保持环境安静、通风良好。

3. **眼部护理（2013）** 外出戴深色眼镜，经常以**眼药水**湿润眼；**睡前**涂抗生素眼膏，**戴眼罩**。指导患者勿用手直接揉眼，睡觉或休息时**抬高头部**。定期眼科角膜检查。**低盐饮食**。

4. 甲状腺危象的护理

（1）指导患者避免感染、严重精神刺激、创伤等诱因。

（2）紧急处理配合：绝对卧床休息，呼吸困难时取半卧位，立即给予吸氧；及时准确给药；密切观察病情变化。

基础巩固

甲亢与甲减的对比见表 2-7-1。

表 2-7-1　甲亢与甲减的对比

	甲亢	甲减
一般表现	怕热多汗、体重下降、低热	怕冷少汗、体重增加、皮肤干燥
精神神经系统	记忆力减退、神经过敏、失眠、易怒	记忆力减退、智力低下、嗜睡
心血管系统	心动过速，脉压增大，甲亢性心脏病	心动过缓、血压低、甲减性心脏病
消化系统	多食、易饥、腹泻	畏食、便秘
肌肉运动系统	肌无力	肌无力
内分泌系统	月经失调、男性阳痿	月经失调、男性阳痿

实战演练

【A1 型题】

1. 毒性弥漫性甲状腺肿患者甲状腺肿大的描述，错误的是

A. 柔软　B. 双侧对称　C. 压痛明显

D. 可有震颤　E. 能随吞咽运动

【答案】 C

【考点】 毒性弥漫性甲状腺肿的临床表现

【解析】 毒性弥漫性甲状腺肿甲状腺呈弥漫性对称性肿大，质软，吞咽时上下移动，多数患者的甲状腺肿大对称。甲状腺的血流量增多，故在上下叶外侧可闻及血管杂音、扪及震颤，尤以腺体上部较明显。触之无明显压痛。故选 C。

2. 测得基础代谢率是+40%。其甲状腺功能为

A. 正常　B. 轻度甲状腺功能亢进

C. 中度甲状腺功能亢进　D. 重度甲状腺功能亢进

E. 偏低

【答案】 C

【考点】 基础代谢率的范围

【解析】 基础代谢率正常值是 -10%～15%，20%～30%是轻度甲状腺功能亢进，30%～60%是中度甲状腺功能亢进，60%以上是重度甲状腺功能亢进。现在基础代谢率是40%，所以应该是中度甲状腺功能亢进。故选C。

3. 确诊甲状腺功能亢进的化验是
   A. 三酰甘油增高
   B. 三碘甲状腺原氨酸增高
   C. $β_1$ 微球蛋白增高
   D. 磷酸肌酸激酶减少
   E. 谷丙转氨酶减少

【答案】 B

【考点】 甲状腺功能亢进的诊断指标

【解析】 血清游离甲状腺素与游离三碘甲状腺原氨酸不受血甲状腺结合球蛋白影响，直接反映甲状腺功能状态，是临床诊断甲亢的首选指标。故选B。

4. 对甲状腺功能亢进患者突眼的护理措施，最重要的是
   A. 抬高头部　B. 生理盐水湿敷
   C. 抗生素眼膏涂眼　D. 戴墨镜或用眼罩
   E. 限制水钠摄入防止眼压增高

【答案】 D

【考点】 甲状腺功能亢进患者的眼部护理

【解析】 对甲状腺功能亢进患者的眼部护理包括：①指导患者保护眼，即戴墨镜或用眼罩（D），睡前涂抗生素眼膏（C），眼睑不能闭合者可生理盐水湿敷（B）。②指导患者减轻眼部症状，如抬高头部（A）和限制钠盐摄入可减轻球后水肿引起的眼压增高（E）。③定期眼科角膜检查，以防角膜溃疡造成失明。A、B、C、D、E都是正确的护理措施，但对眼球伤害最直接的是来自光线、灰尘和异物的侵害，所以D最重要。故选D。

【A2型题】

5. 患者，女，28岁。甲状腺功能亢进病史半年，妊娠3个月，甲状腺功能亢进症状加重，治疗宜选用
   A. 甲状腺次全切除术　B. 放射性^{131}I治疗
   C. 丙硫氧嘧啶　D. 普萘洛尔
   E. 碘剂

【答案】 C

【考点】 甲状腺功能亢进的处理原则

【解析】 目前对于甲状腺功能亢进症普遍采用3种疗法：抗甲状腺药物治疗，放射性碘治疗和手术治疗。对于发生在妊娠初期的甲状腺功能亢进，宜先选用丙硫氧嘧啶（PTU）治疗，经PTU治疗控制症状后，可选择在妊娠4～6个月做甲状腺次全切术。故选C。

6. 患者，男。怕热多汗3年余，心率110次/分，食欲好但逐渐消瘦。检查发现FT_3、FT_4增高。昨日突然出现昏睡，体温达到40℃，心率160次/分，呕吐少量胃内容物、腹泻、大汗。此患者最可能发生了
   A. 急性左心衰　B. 急性胃肠炎　C. 甲状腺危象
   D. 败血症　E. 垂体危象

【答案】 C

【考点】 甲状腺功能亢进的并发症

【解析】 甲状腺危象是甲状腺功能亢进最严重的并发症，多发生在甲状腺功能亢进未治疗或控制不良患者，在感染、手术、创伤或突然停药后，出现以高热、大汗、心动过速、心律失常、严重呕泻、意识障碍等为特征的临床综合征。故选C。

【B1型题】

（7～9题共用备选答案）
   A. 原发性甲状腺功能亢进
   B. 继发性甲状腺功能亢进
   C. 高功能腺瘤
   D. 单纯性甲状腺肿
   E. 甲状腺癌

7. 甲状腺腺体内有单个的自主性高功能结节，患者无眼球突出属于

【答案】 C

8. 甲状腺腺体呈弥漫性肿大，两侧对称，伴有眼球突出属于

【答案】 A

9. 甲状腺腺体呈结节性，两侧不对称，不伴有眼球突出，属于

【答案】 B

【考点】 甲状腺功能亢进的表现

【解析】 按引起甲状腺功能亢进的原因，可分为3类。①原发性甲状腺功能亢进：最常见，患者甲状腺腺体多呈弥漫性肿大，两侧对称，常伴有眼球突出。故第8题选A。②继发性甲状腺功能亢进：较少见，患者先有结节性甲状腺肿多年，以后逐渐出现功能亢进症状。腺体呈结节状肿大，两侧不对称，无眼球突出。故第9题选B。③高功能腺瘤：少见，甲状腺内有单个的自主性高功能结节，结节周围的甲状腺组织呈萎缩改变。患者无眼球突出。故第7题选C。

第三节　糖　尿　病

考点直击

年份	分值	考点
2023	1	糖化血红蛋白测定
2022	2	1 型糖尿病病因；并发症
2021	1	DKA 的呼吸特点
2019	2	糖尿病微血管病变；DKA 的治疗
2018	1	血糖测定
2017	3	1 型糖尿病的发病机制；糖尿病酮症酸中毒（DKA）的呼吸特点；并发症（心血管病变）
2016	2	血糖测定；运动锻炼
2015	3	1 型糖尿病的发病机制；并发症（心血管病变）；胰岛素不良反应

考点集萃

一、病因与发病机制（★★★）

1. 1 型糖尿病　绝大多数 1 型糖尿病是**自身免疫性疾病**。**病毒［柯萨奇病毒、埃可（ECHO）病毒、巨细胞病毒、风疹病毒等］（2013）**感染可启动胰岛 β 细胞的自身免疫反应，**使体内胰岛素分泌绝对缺乏（2015/2017/2022）**，导致糖尿病。

2. 2 型糖尿病　早期以胰岛素抵抗为主，晚期以胰岛素分泌缺陷为主。

二、临床表现（★★★）

1 型糖尿病多青少年期起病，起病急，症状明显，如不给予胰岛素治疗，有自发酮症倾向。2 型糖尿病多发于成年人和老年人，患者多肥胖，起病缓慢，随着病程延长可出现各种急慢性并发症。

（一）代谢紊乱症群

①三多一少，即多尿、多饮、多食和体重减轻。②皮肤瘙痒。③其他症状，如四肢酸痛、麻木、腰痛、性欲减退等。

（二）并发症

1. 急性并发症

（1）**糖尿病酮症酸中毒（DKA）**：多数患者在意识障碍前感疲乏、四肢无力、极度口渴、多饮多尿，随后出现食欲缺乏、恶心、呕吐，患者常伴头痛、嗜睡、烦躁、**呼吸深快有烂苹果味（2010/2011/2017/2021）**。

（2）**高渗性高血糖综合征**：起病时常先有多尿、多饮，但多食不明显，或反而食欲缺乏，失水随病程进展逐渐加重，出现神经-精神症状，表现为嗜睡、幻觉等，最后陷入**昏迷**。

（3）感染：疖、痈等皮肤化脓性感染多见，可致败血症或脓毒血症。

2. 慢性并发症

（1）**糖尿病大血管病变：动脉粥样硬化**，可引起冠心病、缺血性或出血性脑血管病、肾动脉硬化、肢体动脉硬化等。

（2）**糖尿病微血管病变（2019）**

1）**糖尿病肾病**：Ⅰ、Ⅱ期仅有肾本身的病理改变。Ⅲ期开始出现微量清蛋白尿。Ⅳ期尿蛋白逐渐增多，可伴有水肿和高血压，肾功能减退。V期出现明显的尿毒症症状。是**1型糖尿病**的主要死亡原因。

2）**糖尿病视网膜病变：**Ⅰ、Ⅱ、Ⅲ期为背景性视网膜期，出现微血管瘤、出血、硬性渗出物，之后出现棉絮状软性渗出物；Ⅳ、Ⅴ、Ⅵ期为增生性视网膜病变，出现新生毛细血管和玻璃体积血，机化物形成，最后视网膜剥离而失明。

3）**心血管病变：**是糖尿病**最严重而突出**的并发症，**血管病变所致心、脑、肾等严重并发症是糖尿病患者死亡的主要原因（2015/2017）**。

（3）**糖尿病神经病变：**以周围神经病变最常见，通常为对称性，患者先出现肢端感觉异常，随后有肢体疼痛，后期可有肌力减弱以至肌萎缩和瘫痪。

（4）**糖尿病足：**主要表现为足趾变黑、足部溃疡与坏疽。

3. 低血糖症。

三、辅助检查（★★★）

1. 尿糖测定　不能准确反映血糖的变化。

2. 血糖测定　空腹和餐后2小时血糖升高是诊断糖尿病的主要依据。**空腹血糖≥7.0mmol/L（2016/2018）**和/或**餐后2小时血糖≥11.1mmol/L**可确诊本病。

3. 75g葡萄糖耐量试验（OGTT）　对诊断有疑问者可进行。于服糖或静脉注射葡萄糖溶液后0.5、1、2、3小时取血测血糖。

4. **糖化血红蛋白 A_1c（$GhbA_1c$）测定（2023）**　$GhbA_1c$测定可反映**取血前8~12周**血糖的平均水平，监测糖尿病病情变化。

名师点拨：2型糖尿病控制标准：空腹血糖为4.4~7.0mmol/L；餐后两小时血糖≤10.0mmol/L。老年人适当放宽标准。

四、治疗要点（★★★）

首选综合治疗：①包括糖尿病教育、饮食治疗、运动锻炼、药物治疗和自我监测5个方面。②包括降糖、降压、调脂和改变不良生活习惯4项措施。

1. 药物治疗

（1）口服药物治疗

1）促胰岛素分泌剂：①**磺脲类**。作用于胰岛β细胞表面的受体促进胰岛素释放。有功能的胰岛β细胞在30%以上才可降血糖。常用格列苯脲、格列吡嗪、格列齐特等。餐前服用。②**非磺脲类**。如瑞格列奈和那格列奈，其作用机制是直接刺激胰岛β细胞分泌胰岛素。

2）增加胰岛素敏感性药物：①**双胍类**。可增加外周组织对葡萄糖的摄取和利用；并改善胰岛素敏感性，减轻胰岛素抵抗。其是肥胖或超重的2型糖尿病患者第一线药物。常用药物有二甲双胍。②**噻唑烷二酮**。也称格列酮类，主要作用是增强靶组织对胰岛素的敏感性，减轻胰岛素抵抗。常用药物有罗格列酮和吡格列酮两种。

3）**α葡萄糖苷酶抑制剂：**通过抑制小肠黏膜上皮细胞表面的α葡萄糖苷酶而延缓碳水化合物的吸收，**降低餐后高血糖**。有阿卡波糖、伏格列波糖2种制剂。

（2）胰岛素治疗

1）适应证：①1型糖尿病。②糖尿病伴急、慢性并发症者，如酮症酸中毒。③2型糖尿病患者经饮食、运动、口服降糖药物治疗血糖不能满意控制者。

2）使用原则：胰岛素的应用需在一般治疗和饮食治疗的基础上进行。一般从小剂量开始，根据血糖水平逐渐高速。应力求模拟生理性胰岛素分泌模式。

名师点拨：考生需掌握各类降糖药的降糖机制并注意区分。

2. 糖尿病酮症酸中毒的治疗（2019）

（1）补液：当血糖降至13.9mmol/L左右时改用5%葡萄糖液，并加入短效胰岛素。

（2）小剂量胰岛素治疗：4~6U/h，当血糖降至13.9mmol/L时，改用5%葡萄糖液并加入短效胰岛素。

（3）纠正电解质及酸碱平衡失调。

（4）防治诱因和处理并发症。

3. 高渗性高血糖综合征的治疗　严重失水时应积极补液。输液的同时给予小剂量胰岛素治疗。当血糖降至16.7mmol/L时，改用5%葡萄糖溶液并加入普通胰岛素，根据尿量补钾。

五、护理措施（★★★）

1. 饮食护理

（1）制订总热量：根据理想体重计算每天所需总热量。

（2）食物分配：**糖类**占饮食总热量的**50%~65%**，**蛋白质**含量一般不超过总热量的**15%**，**脂肪**占总热量的**20%~30%**。对病情稳定的2型糖尿病患者**每天3餐可按1/5、2/5、2/5或按1/3**分配。

（3）控制总热量；严格限制各种甜食，可使用甜味剂；监测体重变化。

2. 运动锻炼　①以有氧运动为主，如散步。②合适的运动强度为活动时患者的心率应达到个体60%的最大耗氧量。简易计算法为：心率=170-年龄。③运动的注意事项：运动前评估；**宜在餐后1小时运动（2016）**，不在空腹时运动，携带糖果，防止低血糖发生；运动时随身携带糖尿病卡，做好运动日记。

3. 口服用药的护理

（1）**磺脲类药**应从**小剂量开始**，于**餐前半小时**口服。该药的主要不良反应是低血糖。

（2）**双胍类**药物不良反应有腹部不适、口中金属味等，**餐中或餐后服药**或从小剂量开始可减轻不适症状。

（3）α葡萄糖苷酶抑制剂应**与第一口饭同时服用**，服用后常有腹部胀气等症状。

（4）**瑞格列奈应餐前服用**，不进餐不服药。

（5）噻唑烷二酮主要不良反应为水肿。

4. 使用胰岛素的护理

（1）注射途径：①仅短效胰岛素可静滴：速度为0.1U/(kg·h)。②皮下注射。

（2）**注意事项（2013）**

1）准确用药。

2）**吸药顺序**：胰岛素混合使用时，应先抽吸短效胰岛素，再抽吸长效胰岛素。

3）胰岛素的保存：未开封的胰岛素放于冰箱2~8℃冷藏保存，正在使用的胰岛素在常温下（不超过30℃）可使用28~30天，避免太阳直晒、剧烈晃动。

4）选用皮下注射法，常用上臂三角肌、臀大肌、腹部等部位，注射部位要经常更换。

5）注射胰岛素时应严格无菌操作，防止发生感染。

6）注意监测血糖。

（3）**胰岛素不良反应：低血糖反应（2015）**；过敏反应，注射部位皮下脂肪萎缩或增生。

5. 潜在并发症——糖尿病足

（1）定期足部观察与检查。

（2）保持足部清洁，避免感染：勤换鞋袜，每天清洁足部。

（3）预防外伤：不要赤脚走路；外出时不可穿拖鞋；指甲应避免修剪得太短，应与脚趾平齐；不要用化学药消除鸡眼。

（4）促进肢体血液循环：适当运动，临睡前温水泡脚。

（5）积极控制血糖，戒烟。

6. 潜在并发症——**低血糖（2022）**

（1）一般患者血糖≤2.8mmol/L，糖尿病患者血糖≤3.9mmol/L为低血糖，表现为肌肉颤抖、心悸、出汗、饥饿感等。

（2）急救措施：轻者口服糖水，**重者静脉注射50%葡萄糖溶液20~40ml**。

（3）预防措施

1）不能随意更改和增加药物种类、剂量。

2）老年糖尿病患者血糖不宜控制过严，一般空腹血糖不超过7.8mmol/L，餐后血糖不超过11.1mmol/L即可。

3）普通胰岛素注射后应在30分钟内进餐。

4）初用降糖药时要从小剂量开始。

7. 潜在并发症：酮症酸中毒、高渗性昏迷

（1）定期监测血糖，密切观察酮症酸中毒、高渗性昏迷的征象。

（2）急救配合与护理：①立即开放2条静脉通路。②患者绝对卧床休息，注意保暖，给予低流量持续吸氧。

基础巩固

1. 糖尿病性酮症酸中毒　烂苹果味。
2. 慢性肾衰竭（晚期）　尿味。
3. 有机磷农药中毒　大蒜味。
4. 支气管扩张　恶臭味。

基础巩固

1、2型糖尿病的对比见表2-7-2。

表2-7-2　1、2型糖尿病的对比

	1型糖尿病	2型糖尿病
发病机制	胰岛素绝对缺乏	胰岛素抵抗和/或伴胰岛素分泌不足
遗传易感性	有	更强
易患人群	年轻人	中老年
起病方式	多急少缓	缓慢且隐匿
三多一少	典型	不典型或无症状
酮症酸中毒	易发生	不易发生
主要死因	糖尿病肾病	心脑血管病
治疗	胰岛素	药物治疗、胰岛素

实战演练

【A1型题】

1. 1型糖尿病发病的机制是

A. 老年人肾小球排糖减少

B. 吃糖过多，短期内无法排出

C. 胰岛素分泌绝对不足

D. 肝糖原快速释放糖

E. 老年人肾小管重吸收糖多

【答案】 C

【考点】 1型糖尿病发病机制

【解析】 绝大多数1型糖尿病是自身免疫性疾病，由遗传因素和环境因素共同参与其发病过程。发病机制是某些外界因素作用于有遗传易感性的个体，激活一系列自身免疫反应，引起β细胞破坏和衰竭，体内胰岛素分泌不足进行性加重，导致糖尿病。故选C。

2. 符合1型糖尿病特征的是

A. 超体重者占多数

B. 一般不需要胰岛素治疗

C. 酮症发生少

D. 有家族发病倾向

E. 主要见于年轻人

【答案】 E

【考点】 1型糖尿病的特征

【解析】 1型糖尿病是原发性糖尿病，多见于青少年期起病，是由于β细胞破坏导致胰岛素绝对缺

乏，必须用胰岛素治疗，有自发酮症的倾向。故选 E。

3. 诊断糖尿病的标准是空腹血糖值不低于

A. 5.0mmol/L B. 6.0mmol/L C. 7.0mmol/L

D. 8.0mmol/L E. 9.0mmol/L

【答案】 C

【考点】 糖尿病的诊断标准

【解析】 糖尿病应结合临床症状和实验室检查结果联合诊断，目前国际上通用的是 1999 年由 WHO 提出的糖尿病诊断标准：糖尿病症状+随机血糖≥11.1mmol/L 或空腹血浆血糖≥7.0mmol/L 或葡萄糖负荷后两小时血糖≥11.1mmol/L。故选 C。

4. 糖尿病患者运动治疗的最佳时间是

A. 晨起锻炼 B. 餐后 2 小时

C. 睡前 D. 餐后 1 小时

E. 餐前 1 小时

【答案】 D

【考点】 糖尿病的运动治疗

【解析】 糖尿病患者于餐后 1 小时开始运动为佳，因为此时血糖水平升高。注意避免药物作用高峰时运动，以免发生低血糖。故选 D。

5. 使用胰岛素治疗过程中应告知患者警惕出现下列哪种情况

A. 低血糖 B. 过敏反应

C. 酮症反应 D. 肾功能损害

E. 胃肠道反应

【答案】 A

【考点】 胰岛素治疗的不良反应

【解析】 胰岛素治疗的不良反应包括低血糖反应、过敏反应和注射部位皮下脂肪萎缩或增生、水肿和视物模糊，以低血糖反应最常见，患者表现为头昏、心悸、多汗、饥饿甚至昏迷。一旦发生，应及时检测血糖，并根据病情进食糖类食物或静脉推注 50% 葡萄糖。故选 A。

6. 对可疑糖尿病患者最有诊断价值的诊断检查是

A. 尿糖定性试验 B. 尿糖定量测定

C. 空腹血糖测定 D. 口服葡萄糖耐量试验

E. 胰岛细胞抗体测定

【答案】 D

【考点】 糖尿病的诊断

【解析】 葡萄糖耐量试验又称 OGTT 试验，是在当血糖升高的程度未达到糖尿病诊断标准，使诊断模棱两可时，而进行的一种进一步确诊糖尿病的检验措施。让患者在空腹情况下口服 75g 葡萄糖，于 0.5、1、2、3 小时取血测血糖。故选 D。

7. 有关胰岛素的应用及护理，下列不妥的是

A. 注射部位应经常更换

B. 速效胰岛素和精蛋白锌胰岛素合用时应先抽吸精蛋白锌胰岛素，后抽吸速效胰岛素

C. 不使用时应保存在冰箱内

D. 使用前应先复温

E. 剂量必须准确

【答案】 B

【考点】 糖尿病的护理措施

【解析】 使用胰岛素的注意事项如下。①准确用药：制剂、种类准确，按时注射。②吸药顺序：先抽吸短效胰岛素，再抽吸长效胰岛素，然后混匀。③胰岛素的保存：5℃冰箱保存，禁止冷冻，为防止注射部位脂肪萎缩，使用前 1 小时取出恢复室温。④注射部位的选择与更换：采用皮下注射法，宜选择皮肤疏松部位，如上臂三角肌、臀大肌、大腿前侧、腹部等，注射部位要经常更换。故选 B。

【A2 型题】

8. 患者，男，32 岁。患 1 型糖尿病，查体餐后 2 小时血糖 15mmol/L，给予胰岛素静滴。静滴时患者自觉多汗、手抖、饥饿，应考虑其原因是

A. 低血压 B. 低血糖 C. 静滴过快

D. 药物过敏 E. 精神紧张

【答案】 B

【考点】 糖尿病患者低血糖反应

【解析】 低血糖临床表现呈发作性，发作时间、频率随病因不同而异，具体可分为两类。①自主神经过度兴奋表现：多有肌肉颤抖、心悸、出汗、饥饿感、软弱无力、紧张、焦虑、流涎、面色苍白、心率加快、四肢冰冷等。②脑功能障碍表现：初期为精神不集中、思维和语言迟钝、头晕、嗜睡、视物不清、步态不稳等。本题中患者符合低血糖的描述。故选 B。

9. 患者，男，50 岁。为 2 型糖尿病患者，实际体重超过标准体重 25%，其饮食总热量应

A. 按实际体重计算再酌减

B. 按实际体重计算再酌增

C. 按标准体重计算再酌减

D. 按标准体重计算再酌增

E. 按标准体重计算不增不减

【答案】 C

【考点】 糖尿病的治疗

【解析】 每日总热量的计算根据患者标准体重、生理条件、劳动强度和工作性质而定。故可排除 A、

B。对于肥胖患者还应在总量的基础上酌减，以使患者的体重下降至超过标准体重5%。故选C。

10. 患者，女，67岁。患2型糖尿病21年，社区护士查体时发现下肢水肿，遂到门诊查尿蛋白（++），尿糖（+++），血糖13.1 mmoL/L，血尿素氮和肌酐尚正常。上述情况提示患者可能已合并

A. 肾小球硬化症　　B. 冠状动脉粥样硬化
C. 动脉粥样硬化　　D. 周围神经病变
E. 自主神经病变

【答案】 A

【考点】 糖尿病的并发症

【解析】 微血管病变主要表现为糖尿病肾病和视网膜病，糖尿病肾病表现为蛋白尿、水肿、高血压等，周围神经病变表现肢端感觉障碍。该病例中查尿蛋白（++），尿糖（+++），血糖13.1 mmoL/L，血尿素氮和肌酐等指标都明显提示泌尿系统的病变。故选A。

11. 患者，男，53岁。患糖尿病，于某日餐前突然感到饥饿难忍、全身无力、心悸、出虚汗，继而神志恍惚，护士立即采取的措施是

A. 配血、备血　　B. 协助患者饮糖水
C. 进行血压监测　　D. 建立静脉通路
E. 专人护理

【答案】 B

【考点】 糖尿病的并发症

【解析】 低血糖的临床表现为肌肉颤抖、心悸、出汗、饥饿感、软弱无力，紧张、焦虑、性格改变，神志改变、认知障碍，严重时发生抽搐、昏迷。由题可知此患者并发低血糖，应尽快给予糖分补充，解除脑细胞缺糖症状。故选B。

【B1型题】

（12～13题共用备选答案）

A. 甲状腺功能亢进患者
B. 糖尿病患者
C. 嗜铬细胞瘤
D. 尿崩症患者
E. 库欣综合征患者

12. 高热量饮食用于

【答案】 A

13. 饮食治疗为基本措施的为

【答案】 B

【考点】 内分泌疾病的治疗

【解析】 甲状腺功能亢进患者属于高代谢症候群故需要高热量饮食；糖尿病的治疗中以饮食和运动治疗为基础。故第12题选A，第13题选B。

第八章　风湿性疾病患者的护理

考点集萃

第一节　常见症状护理

一、关节疼痛、肿胀及功能障碍（★★★）

关节疼痛是关节受累最常见的首发症状。评估关节疼痛的起病形式、部位、性质等特点有助于诊断和鉴别诊断。疼痛的关节均可有肿胀和压痛，具体见表 2-8-1。

表 2-8-1　常见风湿病关节受累特点

关节	类风湿关节炎（RA）	强直性脊柱炎	骨性关节炎	痛风	系统性红斑狼疮（SLE）
周围关节炎	有	有	有	有	有
起病	缓	缓	缓	急骤	不定
首发	PIP、MCP、腕	膝、腕、踝	膝、腰、DIP	第一跖趾关节	手关节或其他部位
疼痛性质	持续、休息后加重	休息后加重	活动后加重	痛剧烈，夜加重	不定
肿胀性质	软组织为主	软组织为主	骨性肥大	红、肿、热	少见
畸形	常见	部分	小部分	少见	偶见
演变	对称性多关节炎	不对称下肢大关节炎，少关节炎	负重关节症状明显	反复发作	
脊柱炎和骶髂关节病变	偶有	必有，功能受限	腰椎增生，唇样变	无	无

注：PIP 指近端指间关节，MCP 指掌指关节，DIP 指远端指间关节。

二、多器官系统的损害症状（★★★）

风湿性疾病可累及皮肤、肺、胃肠道、肾、心脏、神经、血液等各器官和组织。如类风湿关节炎患者可在肘关节附近出现皮下结节；系统性红斑狼疮患者多数面部对称性皮疹，部分患者有狼疮性肾炎，还可累及消化道导致吞咽困难、便秘，累及肺还可出现呼吸困难。

实战演练

【A1 型题】

风湿性疾病不会累及的组织是

A. 骨　　B. 关节及肌腱　　C. 肌肉

D. 滑膜　　E. 筋膜

【答案】 C

【考点】 风湿性疾病的范畴

【解析】 风湿性疾病泛指影响骨、关节及周围软组织，如肌肉、滑膜、肌腱、筋膜、神经等的一组疾病。故选 C。

第二节　系统性红斑狼疮

考点直击

年份	分值	考点
2023	2	肾的临床表现；护理诊断
2022	4	肾的临床表现；免疫学检查；饮食护理；健康教育
2021	1	病因
2020	2	发病机制；皮肤护理
2019	3	发病机制；肾的临床表现；护理诊断
2018	1	抗 Sm 抗体
2017	3	糖皮质激素治疗；皮肤护理
2016	2	首优护理诊断；抗 Sm 抗体
2015	4	系统性红斑狼疮的发病机制；首优护理诊断；抗 Sm 抗体；糖皮质激素治疗

考点集萃

一、病因与发病机制

系统性红斑狼疮（SLE）病因未明，**可能与遗传、雌激素、环境等有关（2011/2013/2021）。发病机制为以上因素引起的自身免疫反应（2011/2020），是一种自身免疫病（2014/2015/2019）**。

二、临床表现（★★）（2011）

1. 全身症状　大多数患者可出现发热、疲倦、乏力、体重减轻等。

2. 皮肤与黏膜　**蝶形红斑**是 SLE 最具特征性的皮肤改变，表现为鼻梁和双颧颊部呈蝶形分布的红斑。约 80% 患者有广泛或局限性斑丘疹，多见于日晒部位。

> 名师点拨：**一般 SLE 的首优护理诊断都是有皮肤完整性受损的危险（2010/2011/2014/2015/2016）**。

3. 关节与肌肉疼痛　约 90% 患者有关节痛，**大多数关节肿痛是首发症状**，最常见于指、腕、膝等关节，呈对称性。

4. 肾　几乎所有的 SLE 患者均有肾损伤，称**狼疮性肾炎（2019/2022/2023），肾衰竭和感染是致死主要原因（2013）**。

5. 心血管　以心包炎最常见，还可有心肌炎、心内膜炎等。

6. 血液系统　最常见的是**正细胞色素性贫血**。

三、辅助检查（★★）

1. 一般检查　红细胞沉降率增快，肝功能和肾功能可出现异常。

2. 免疫学检查

（1）**抗核抗体（ANA）**：是目前SLE首选的筛查项目，但特异性低。

（2）**抗Sm抗体（2010/2015/2016/2018/2022）和抗dsDNA抗体**：是诊断SLE的标志性抗体之一。

3. 补体　补体低下，尤其是C3低下常提示有SLE活动。

四、护理诊断

1. **皮肤完整性受损（2019/2023）**。
2. 疼痛　慢性关节疼痛。
3. 口腔黏膜受损。
4. 潜在并发症　慢性肾衰竭。
5. 焦虑。

五、治疗要点（★★）

目前仍无根治方法，治疗目的在于控制病情及维持临床缓解。

（1）**糖皮质激素**：可控制炎症，抑制免疫反应，**是目前治疗SLE的首选药物，常用泼尼松（2011/2015/2017）**。

名师点拨：常用糖皮质激素还有甲泼尼龙等。

（2）非甾体类抗炎药：主要用于有发热、关节肌肉疼痛的轻症患者，如**阿司匹林**等。

（3）抗疟药：对皮疹、关节痛及轻型患者有效。常用**羟氯喹**，久服对视力有影响。

（4）其他：雷公藤总苷、生物制剂等。

六、护理措施（★★★）

1. **皮肤护理（2017）**

（1）保持皮肤清洁干燥，每天用温水擦洗，**忌用碱性肥皂（2020）**。忌染发和烫发。

（2）**阳光照射裸露皮肤是引起系统性红斑狼疮发病与病情加重的主因（2017）**，因此要**避免阳光直接照射裸露皮肤（2010）**，忌日光浴。

（3）避免接触刺激性物品，如染发烫发剂、定型发胶、农药等。

（4）避免服用容易诱发风湿病症状的药物，如普鲁卡因、肼屈嗪等。

2. 活动与休息　急性期及疾病活动期应卧床休息。

3. 饮食护理　鼓励进食**高糖、高蛋白和高维生素饮食（2022）**，少食多餐，宜软食，**忌食芹菜、无花果**、蘑菇、烟熏食物及刺激性食物。肾功能不全者，应给予**低盐**、优质低蛋白饮食，限制水钠。

4. 口腔护理　保持口腔清洁。有口腔黏膜破损时，每天晨起、睡前和进餐前后用漱口液漱口；有口腔溃疡者用中药冰硼散或锡类散涂敷溃疡部；对有口腔感染病灶者，遵医嘱局部使用抗生素。

5. 用药护理　严格遵医嘱用药，不可擅自改变药物剂量或突然停药。

6. **健康教育（2022）**

（1）避免诱因：避免阳光照射、妊娠、分娩、药物及手术等。外出时可戴宽边帽子，穿长袖衣及长裤。育龄妇女应避孕。病情活动伴有心、肺、肾功能不全者属妊娠禁忌。

易错知识梳理

系统性红斑狼疮要注意避孕，病情稳定及肾功能正常者可在医生指导下妊娠。

（2）在疾病的缓解期，患者应逐步增加活动，但要避免过度劳累。

（3）皮肤护理：切忌挤压皮肤斑丘疹，预防皮损处感染。

基础巩固

1. 系统性红斑狼疮　关节痛为**对称性**。
2. 类风湿关节炎　对称性关节炎，主要侵犯腕关节、近端指间关节、掌指关节及跖趾关节等**小关节**。
3. 风湿热　游走性、多发性关节炎，常累及膝、踝、肘、腕等**大关节**。

实战演练

【A1 型题】

1. 系统性红斑狼疮特异性的检查是
   A. 抗 Sm 抗体　B. 抗 DNA 抗体　C. 狼疮细胞
   D. 抗核抗体　E. 白细胞总数

【答案】 A

【考点】 系统性红斑狼疮的特异性检查

【解析】 抗 Sm 抗体：Sm 是细胞核中的酸性核蛋白，特异性高，但敏感性低，一般认为抗 Sm 抗体是 SLE 的标志抗体。故选 A。

2. 治疗系统性红斑狼疮的首选药物是
   A. 氯丙嗪　B. 避孕药　C. 泼尼松
   D. 肼屈嗪　E. 普鲁卡因

【答案】 C

【考点】 系统性红斑狼疮的治疗

【解析】 系统性红斑狼疮的治疗目的在于控制病情及维持临床症状。原则是活动且病情重者，给予强有力的药物控制，病情缓解后，给予维持性治疗。糖皮质激素（如泼尼松）为目前治疗重症自身免疫性疾病的常选药物，可显著抑制炎症反应，抑制抗原抗体反应的作用。故选 C。

3. 下列关于系统性红斑狼疮患者的护理措施中，不妥的是
   A. 经常用清水洗脸
   B. 忌用碱性肥皂
   C. 避免使用肾脏损害药物
   D. 多食芹菜、香菜类绿叶蔬菜
   E. 经常检查口腔和皮肤病情况

【答案】 D

【考点】 系统性红斑狼疮的护理措施

【解析】 SLE 患者皮肤完整性受损，故应保持皮肤清洁、干燥，避免局部皮肤受压时间过长，避免接触化学制品。户外活动，减少阳光照射，以免皮损加重。做好口腔护理，预防霉菌感染。对指、趾、鼻尖、耳垂等部位广泛小动脉炎合并雷诺现象者，应注意保暖以免肢体末梢冻伤和坏死。选项 C，因肾脏损害较早且常见，是最重要的内脏损害，也是系统性红斑狼疮致死的主因，故应避免使用肾脏损害药物。选项 D，SLE 患者应不食用或少食用具有增强光敏感作用的食物，如无花果、紫云英、油菜及芹菜等。蘑菇、香菇等蕈类和某些食物染料及烟草也会有诱发 SLE 的潜在作用，尽量避免食用。故选 D。

【A2 型题】

4. 患者，女，36 岁。患系统性红斑狼疮 3 年，未婚。脸部有较严重的蝶形红斑，怕见人。且有不规则发热。患者首要的护理诊断是
   A. 体温过高　B. 绝望
   C. 焦虑　D. 皮肤完整性受损
   E. 思维过程改变

【答案】 D

【考点】 系统性红斑狼疮常见护理问题

【解析】 该患者现存 3 个护理问题：①体温过高。②皮肤完整性受损，与疾病所致的血管炎性反应等因素有关。③焦虑，与患者面部毁容等有关。SLE 患者多为不规则的长期低、中度热，通常无须进行物理或药物降温，所以不作为首要的护理诊断。皮肤完整性受损不仅会造成患者不适，还可能诱发感染，并且也是引起焦虑的原因，因此是目前患者的首要护理问题。故选 D。

5. 患者，女，34 岁。患系统性红斑狼疮病史 2 年。近日因体温升高、关节红肿有压痛、出现面部红斑、蛋白尿而入院治疗。下列处理中不妥的是
   A. 维持激素治疗　B. 安排在背阳的病室
   C. 加强肢体锻炼　D. 慎用阿司匹林
   E. 经常用清水洗脸

【答案】 C

【考点】 系统性红斑狼疮的治疗

【解析】 活动期治疗时常用糖皮质激素和免疫抑制剂。因系统性红斑狼疮患者多有皮肤损害，故应避免阳光暴晒和紫外线照射。可用清水洗脸。急性活动期要卧床休息，避免活动，以加重病情。患者出现蛋白尿，累及肾脏，应慎用阿司匹林。故选 C。

【A3/A4 型题】

（6~8 题共用题干）

患者，女，23 岁，未婚。不规则低热伴大、小关节疼痛月余。面部有较严重的蝶形红斑，怕见人，口腔内有溃疡灶，右膝、左踝关节轻度红肿，有压痛，无畸形。实验室检查：尿蛋白（+），颗粒管型（+），WBC3.5×10^9/L，ANA（+），狼疮细胞（-）。

6. 你考虑此患者为

A. SLE　　B. 类风湿关节炎

C. 肾小球肾炎　　D. 上呼吸道感染

E. 风湿性关节炎

【答案】 A

【考点】 SLE 的诊断

【解析】 蝶形红斑是系统性红斑狼疮最具特征性的皮肤改变，根据该患者有不规则低热伴大、小关节疼痛，且口腔内有溃疡灶的临床表现及实验室检查，可诊断为系统性红斑狼疮。故选 A。

7. 如对上述患者做进一步检查，最不可能出现的表现是

A. 血小板减少　　B. 红细胞增多

C. 抗 Sm 抗体阳性　　D. 补体 C3 降低

E. 抗双链 DNA 抗体阳性

【答案】 B

【考点】 SLE 的实验室检查

【解析】 活动性 SLE 患者常有慢性贫血，白细胞、血小板减少，A 正确。SLE 患者实验室检查中也会有抗 Sm 抗体阳性、补体 C3 降低、抗双链 DNA 抗体阳性，均有助于 SLE 的诊断，C、D、E 正确。故选 B。

8. 该患者最主要的护理问题是

A. 体温过高　　B. 皮肤完整性受损

C. 绝望　　D. 焦虑

E. 知识缺乏

【答案】 B

【考点】 SLE 的护理诊断

【解析】 参见本节 A2 型题第 4 题解析。故选 B。

第三节　类风湿关节炎

考点直击

年份	分值	考点
2023	1	病理改变
2022	1	临床表现
2021	3	发病机制；一般治疗；休息与体位
2020	2	发病机制；临床表现
2019	3	病理改变；关节表现；晨僵护理
2018	3	临床表现；糖皮质激素治疗；手术治疗
2017	3	发病机制；晨僵、畸形表现
2016	3	病理改变；临床表现；休息与体位
2015	2	类风湿关节炎的发病机制；特异性关节外表现

考点集萃

一、病因与发病机制

病因尚无定论，但与某些细菌（**溶血性链球菌**）（2013）、支原体、病毒、原虫等感染及遗传因素引起的**自身免疫反应**（2015/2017/2020/2021）有关。**类风湿关节炎（RA）的最基本病理改变为自身抗体 IgM**

（2010/2019）引起的关节滑膜炎症（2011/2014/2016/2023）及由此造成的关节软骨和骨质破坏，最终导致关节畸形。

二、临床表现（★★）（2016/2018/2020/2022）

大部分患者隐匿起病，在出现明显的关节症状前可有乏力、全身不适、发热、食欲缺乏等症状。

1. 关节表现　典型表现为对称性多关节炎。**主要侵犯小关节，以腕关节、近端指间关节、掌指关节及跖趾关节最常见（2019）**。

（1）**晨僵**：病变的关节在静止不动后可出现半小时甚至更长时间的僵硬，以晨起时最明显，活动后可减轻。晨僵持续时间与关节滑膜炎症严重程度成正比，**常被作为观察本病活动性的指标之一（2017）**。

（2）痛与压痛：关节痛往往是最早的关节症状，呈对称性、持续性。受累关节的皮肤可出现褐色色素沉着。

> 名师点拨：风湿热的关节炎以游走性和多发性为特点；类风湿关节炎呈对称性、持续性；系统性红斑狼疮关节痛为对称性。

（3）肿胀：多呈对称性。

（4）**畸形（2015）**：急性发作期，由于滑液增加和关节外软组织肿胀，使关节肿胀呈梭形，特别是近端指间关节，称梭状指。

（5）功能障碍。

2. **特异性关节外表现（2015）　类风湿结节（2013）**提示RA病情活动，但与病情发展和关节表现不一致。

基础巩固

1. Colles骨折　手腕侧面呈“餐叉样”畸形，正面呈“枪刺样”畸形。
2. 正中神经损伤　猿手。
3. 尺神经损伤　“爪状”手。
4. 腓总神经受压　足下垂。
5. 类风湿关节炎　梭状指。

三、辅助检查（★★）

1. 血液检查　有轻至中度贫血。白细胞及分类多正常。红细胞沉降率增快，是滑膜炎症的活动性指标。
2. 炎性标志物　C反应蛋白增高说明本病的活动性。
3. 免疫学检查　**类风湿因子（RF）多呈阳性（2012），其效价与本病活动性和严重性成正比。**
4. 关节滑液检查　关节有炎症时滑液及滑液中的白细胞计数增多。
5. X线检查（图2-8-1）　以手指和腕关节的X线片最有价值。

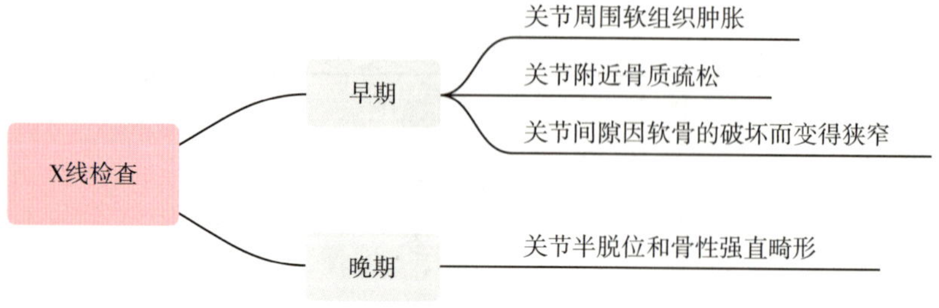

图2-8-1　X线检查

四、治疗要点（★★）

1. 一般治疗　包括休息、关节制动（急性期）、**关节功能锻炼（恢复期）（2021）**、物理疗法等。卧床休息只适宜于急性期、发热以及内脏受累的患者。

2. 药物治疗

（1）**非甾体类抗炎药（2011）**：主要是通过阻止前列腺素合成来控制关节肿痛、晨僵和发热。常用阿司匹林、吲哚美辛、布洛芬。

（2）缓慢病情抗风湿药：常用药物有甲氨蝶呤、雷公藤、金制剂、青霉胺、环磷酰胺、环孢素等。

（3）糖皮质激素：**泼尼松（2018）**，症状控制后递减，逐渐以非甾体药代替。

3. **手术治疗　包括关节置换和滑膜切除手术（2018）**。

五、护理措施（★★★）

1. 休息与体位　急性期应卧床休息，但不宜绝对卧床。关节置于功能位，肩关节不处于外旋位；膝关节保持伸直位；足下放置足板以免足下垂。**缓解期应进行功能锻炼（2016/2021）**。

名师点拨：风湿性关节炎急性期保持关节功能位，不鼓励活动四肢。缓解期时重要的护理措施是**进行功能锻炼（2010/2014）**。

2. 病情观察　了解关节疼痛的部位、有无畸形，晨僵的程度，以判断病情及疗效。

3. **晨僵护理（2019）**　鼓励患者早晨起床后行温水浴，或用热水浸泡僵硬的关节，而后活动关节；也可用听音乐等方法分散注意力；夜间睡眠戴弹力手套保暖；鼓励患者参加日常活动，应避免长时间不活动。

4. 预防关节失用　鼓励患者及早下床活动，肢体锻炼由被动向主动渐进，活动强度应以患者能承受为限。运动前可进行病变关节理疗。

实战演练

【A1 型题】

1. 类风湿关节炎常见临床表现不包括

A. 晨僵　　B. 关节痛与畸形
C. 肺间质病变　　D. 蛋白尿
E. 高热

【答案】 D

【考点】 类风湿关节炎的临床表现

【解析】 类风湿关节炎的关节表现为晨僵、痛与压痛、肿胀、畸形和功能障碍，A、B 正确。关节外表现为发热、乏力、体重下降、皮下结节和血管炎，E 正确。侵犯肺部可引起胸膜炎和肺间质性病变，心脏受累可引起心包炎和冠状动脉炎，C 正确。故选 D。

2. 类风湿关节炎最基本的病理损害是关节的

A. 滑膜炎症　　B. 软骨炎症
C. 骨质疏松　　D. 腔隙增大
E. 腔隙变窄

【答案】 A

【考点】 类风湿关节炎的病理

【解析】 滑膜炎是类风湿关节炎的基本病理改变，类风湿结节和类风湿血管炎是 RA 重要的病变。故选 A。

3. 类风湿关节炎活动期的关节护理，错误的是

A. 注意姿势，减轻疼痛
B. 预防压力性损伤
C. 保持关节功能
D. 禁忌病变关节活动
E. 使用支架，避免关节畸形

【答案】 D

【考点】 类风湿关节炎的关节护理

【解析】 减轻疼痛、保护关节功能、避免关节畸形、预防并发或伴发症为类风湿关节炎的护理重点。急性期病变关节可以制动（但不是禁忌活动），以防止关节僵硬。故选 D。

【A2 型题】

4. 患者，女，40 岁。因关节肿痛伴僵硬多年，诊断为类风湿关节炎，其发病的相关因素是

A. 遗传因素　B. 感染因素

C. 环境因素　D. 化学物理因素

E. 自身免疫因素

【答案】 E

【考点】 类风湿关节炎病因

【解析】 类风湿关节炎是一种以慢性对称性周围性多关节炎为主要临床表现的异质性、系统性、自身免疫性疾病。类风湿关节炎是免疫紊乱所致的炎症反应性疾病，不仅体液免疫紊乱，而且有细胞免疫紊乱。故选 E。

5. 患者，女，52 岁。手足关节痛 3 年余。查体：双手指间肌肉萎缩，手指向尺侧偏，X 线片显示关节腔变窄，关节半脱位，抗“O”300U，红细胞沉降率 380mm/h，此患者最可能的诊断是

A. 退行性骨关节病　B. 类风湿关节炎

C. 先天性关节畸形　D. 风湿性关节炎

E. 系统性红斑狼疮

【答案】 B

【考点】 类风湿关节炎的鉴别诊断

【解析】 退行性骨关节病早期骨关节炎的疼痛，是在一夜的休息之后出现，稍事活动则消失，以后又在活动后发生疼痛。疾病的发展表现随时间的推进而逐渐加重，严重时影响睡眠。关节强硬是主要的体征，软骨下骨板硬化和骨赘形成是骨性关节炎的基本 X 线特征。类风湿关节炎表现为对称性多关节炎，多侵犯小关节，晨僵、关节畸形，红细胞沉降率加快，根据患者有溶血性链球菌感染史，可得知该患者是类风湿关节炎。故选 B。

6. 患者，男，38 岁。双手掌指关节肿胀疼痛 2 年，晨起有黏着感，活动后渐缓，查血类风湿因子（+）。诊断为类风湿关节炎，为保持关节功能应注意

A. 进食高热量、高蛋白饮食

B. 长期卧床休息

C. 坚持进行关节功能锻炼

D. 短期卧床休息

E. 长期服抗生素预防感染

【答案】 C

【考点】 类风湿关节炎关节的护理要点

【解析】 类风湿关节炎患者要强调休息和治疗性锻炼的重要性，防止关节畸形和肌肉萎缩，护士应指导患者锻炼，在症状基本控制后，鼓励患者及早下床活动，必要时提供辅助工具，避免长时间不活动。肢体锻炼由被动向主动渐进，活动强度应以患者能承受为限。故选 C。

【B1 型题】

（7~8 题共用备选答案）

A. 无全身症状　B. 无关节畸形

C. 多系统脏器损害　D. 关节畸形

E. 乏力、发热、体重减轻

7. 类风湿关节炎患者最重要的临床表现是

【答案】 D

8. 系统性红斑狼疮患者除关节炎外，最重要的临床表现是

【答案】 C

【考点】 风湿性疾病的临床表现

【解析】 类风湿关节炎除了有关节痛、关节肿胀、压痛、晨僵等表现外，晚期患者一般会有关节畸形。故第 7 题选 D。约 80% 系统性红斑狼疮患者皮肤与黏膜可有皮肤损害，表现为蝶形红斑，多数有关节痛，表现为不对称的多关节痛，呈间歇性。除此之外，早期可仅侵犯 1~2 个器官，表现不典型，以后可侵犯多个器官，所以系统性红斑狼疮患者除关节炎外，最重要的临床表现是多系统脏器损害。故第 8 题选 C。

第九章　理化因素所致疾病患者的护理

考点集萃

第一节　概　　述

急性中毒患者的护理（★★★）

急性中毒患者的处理原则是立即终止接触毒物，清除已进入体内的毒物，如有特效解毒剂，可予以应用。

（一）立即终止接触及清除毒物

毒物由呼吸道或皮肤侵入时，应立即将患者撤离中毒现场，移至空气清新的地方。脱去污染的衣服，用肥皂水或温水清洗接触部位的皮肤和毛发。

（二）清除体内尚未吸收的毒物

1. **催吐**　适用于**神志清楚**并能配合的患者，昏迷、惊厥及吞服腐蚀性毒物者禁忌催吐。

2. 洗胃　一般在**服毒后6小时内**洗胃效果最好。对**吞服腐蚀性毒物**的患者，洗胃可引起消化道穿孔，一般不宜采用。对昏迷、惊厥患者洗胃时应注意保护呼吸道，避免误吸。

洗胃时，首先抽出全部胃液作毒物分析，洗胃液每次注入300~500ml，反复灌洗至回收液清亮、无特殊气味。一般洗胃液总量为10L左右。洗胃液以生理盐水和清水最常用，也可根据毒物性质选择。

3. 导泻　常用硫酸钠或硫酸镁溶液，口服或胃管灌入。严重腹泻及重度虚脱患者不宜导泻。

易错知识梳理

急性中毒者清除体内尚未吸收的毒物的方式主要有催吐（神志清楚）、洗胃（6小时内）和导泻（硫酸钠或硫酸镁）。

（三）促进已吸收毒物排出

利尿排毒，吸氧，血液净化疗法。

（四）特殊解毒剂的应用

1. 特殊解毒剂　①金属解毒：依地酸二钙用于铅中毒，二巯丙醇多用于锑、铅、汞、砷、铜等中毒。②高铁血红蛋白血症解毒药：常用亚甲蓝。③氰化物解毒：一般采用亚硝酸盐-硫代硫酸钠疗法。④有机磷农药中毒解毒药：阿托品、碘解磷定等。

2. 一般解毒剂　①保护剂：吞服腐蚀性毒物后，可用牛奶、蛋清、米汤、植物油等保护胃肠道黏膜。②溶剂：液状石蜡可用于溶解煤油、汽油。③中和剂：吞服强酸，可用弱碱中和，强碱可用弱酸中和。④吸附剂：炭。

（五）对症治疗

保护脑、心、肾、肝等重要器官。

实战演练

【A1型题】

1. 急性中毒的处理原则，下列不妥的是

　A. 吸入性中毒立即撤离现场

　B. 皮肤黏膜沾染中毒尽快冲洗

　C. 口服腐蚀剂者不应催吐

　D. 服毒超过6小时禁忌洗胃

　E. 洗胃后可进行导泻

【答案】 D

【考点】 急性中毒的治疗

【解析】 急性中毒病情变化迅速，应该紧急进行抢救。①立即终止接触毒物：口服毒性药物要立即停止服用。呼吸道侵入有毒气体或蒸汽、雾气时要立即将患者转移到空气新鲜的地方。皮肤侵入的毒物，除离开中毒现场外，还要立即脱去污染的衣物，并清洗接触部位的皮肤。②清除尚未吸收的毒物：常用催吐和洗胃方法，早期彻底清除毒物，昏迷、惊厥患者、口服腐蚀剂者不应催吐，洗胃应尽早进行，一般在服毒后6小时内洗胃有效，但超过6小时，由于部分毒物仍可滞留在胃内，故多数有洗胃的必要；洗胃后灌入泻药以清除进入肠道的毒物。③促进已吸收毒物排出：利尿、吸氧、人工透析、血液灌流。④特殊解毒剂的应用。⑤对症治疗。故选D。

【A2型题】

2. 患者，男，50岁。在田间劳动时不慎美曲膦酯农药中毒，立即被送急诊。抢救时禁用的措施为

A. 清水洗胃

B. 2%碳酸氢钠洗胃

C. 1∶5000高锰酸钾洗胃

D. 1%盐水洗胃

E. 硫酸钠导泻

【答案】B

【考点】美曲膦酯中毒的洗胃禁忌

【解析】碳酸氢钠溶液属于碱性液体，而美曲膦酯在遇碱性药物时会分解出毒性更强的敌敌畏，其分解的过程随碱性的增强和温度的升高而加速，因此发生美曲膦酯中毒时禁忌用碱性溶液洗胃。故选B。

第二节 急性有机磷农药中毒

考点直击

年份	分值	考点
2023	2	临床表现；胆碱酯酶活力测定
2022	2	发病机制；临床检查
2021	1	发病机制
2019	1	胆碱酯酶活力测定
2018	1	发病机制
2017	2	发病机制；毒蕈碱样症状
2016	2	临床检查；洗胃
2015	2	毒蕈碱样症状；胆碱酯酶活力测定

考点集萃

一、病因与发病机制（★★★）

1. 病因　职业性中毒；生活性中毒如误服或服毒自杀。

2. 发病机制　有机磷毒物与体内的胆碱酯酶结合，**乙酰胆碱酯酶失活**（2010/2011/2014/2017/2018/2021/2022），使**乙酰胆碱**代谢紊乱，大量积聚，产生严重的神经功能紊乱。

二、临床表现（★★★）

1. 胆碱能神经兴奋及危象

（1）**毒蕈碱样症状**：临床表现为恶心、呕吐、腹痛、**多汗、流涎**、腹泻、心搏减慢和**瞳孔缩小**（2015/2017）、支气管痉挛和分泌物增加、呼吸困难，严重者出现肺水肿。

（2）**烟碱样症状**（2011）：主要是**肌肉震颤**，常先从眼睑、面、舌开始，逐步发展至四肢，全身肌肉抽

搐，而后发生肌力减退和瘫痪。

（3）中枢神经系统症状：主要为头晕、头痛、疲乏、**共济失调**、烦躁不安、谵妄、抽搐和昏迷等。

名师点拨：急性中毒症状缓解后，迟发性脑病发生前，多在急性中毒后24～96小时突然死亡，称**"中间综合征"**（2023）。

2. 其他表现　敌敌畏、美曲膦酯、对硫磷、内吸磷等接触皮肤后可引起过敏性皮炎，并可出现水疱和脱皮，严重者可出现皮肤化学性烧伤，影响预后。有机磷农药滴入眼部可引起结膜充血和瞳孔缩小。

3. 急性中毒程度

（1）轻度中毒：恶心、呕吐、头晕、头痛、多汗、流涎、瞳孔缩小。

（2）中度中毒：上述症状外加肌纤维震颤、瞳孔明显缩小、轻度呼吸困难、腹痛。

（3）重度中毒：上述症状外加昏迷、肺水肿、呼吸麻痹、脑水肿。

名师点拨：急性有机磷中毒的主要死因是呼吸衰竭。

三、辅助检查（★★）

1. **胆碱酯酶活力测定**（2015/2019/2023）　**胆碱酯酶**是有机磷农药中毒的特异性指标，但酶的活力下降程度与病情及预后不完全一致。轻度中毒时胆碱酯酶活力为50%～70%；中度时为30%～50%；重度时为<30%。

2. 临床检查　典型临床表现，有机磷农药接触史，**呼出气体与尿液有特殊大蒜气味**（2016/2022）。

四、治疗要点（★★）

1. 现场急救　尽快清除毒物是挽救患者生命的关键。对于皮肤染毒者应立即脱去污染衣服，并用大量清水反复冲洗，**禁用热水和乙醇**擦洗。口服中毒且意识清醒者立即催吐。

2. 清除体内毒物

（1）洗胃：口服中毒者用清水、**2%碳酸氢钠溶液**（美曲膦酯忌用）（2010/2013/2014/2016）或**1∶5000高锰酸钾溶液**（对硫磷忌用）反复洗胃，直至洗清为止。

（2）灌肠：呼吸受到抑制时，**不能用硫酸镁**导泻。

（3）吸附剂与血液净化。

3. 联合应用抗胆碱药和胆碱酯酶复能剂

（1）抗胆碱药：**阿托品**。

1）原则是**及时、足量、重复**给药，直至阿托品化。

2）**阿托品化**：瞳孔较前扩大、**面颊潮红**、口干、皮肤干燥，心率加快，肺部啰音明显减少或消失。达到阿托品化后，应减药或停药。

3）**阿托品中毒**：患者瞳孔扩大、神志模糊、烦躁不安、抽搐、昏迷和尿潴留等，应立即停用阿托品。

（2）胆碱酯酶复能剂：早期足量应用，但剂量不宜过大。可使胆碱酯酶恢复活性。包括**碘解磷定**、**氯解磷定**及**双复磷**。

4. 其他治疗　保持呼吸道通畅；给氧及应用人工呼吸机等。

五、护理措施（★★★）

1. 病情观察　定时测量生命体征，观察神志变化。

（1）急性肺水肿：胸闷、呼吸困难、咳粉红色泡沫痰。

（2）急性脑水肿：意识障碍伴头痛、剧烈呕吐、抽搐。

（3）中间综合征：急性中毒症状缓解后突然出现颈、上肢和**呼吸肌麻痹**等表现。
2. 保持呼吸道通畅。
3. 吸氧　鼻导管 4～5L/min 吸氧。
4. 体位　清醒者半卧位，昏迷者平卧，头偏向一侧。
5. 建立静脉通道、及时用药，必要时可给予呼吸兴奋剂尼可刹米，**忌用吗啡、巴比妥类**等抑制呼吸中枢的药物。

基础巩固

瞳孔变化
1. 桥脑出血、有机磷农药中毒　针尖样瞳孔。
2. 霍纳（Horner）综合征　瞳孔缩小。
3. 心搏骤停、颅内动脉瘤、结核性脑膜炎、颅底肿瘤　瞳孔散大。
4. 小脑幕切迹疝　瞳孔先缩小后散大。
5. 阿托品中毒　瞳孔扩大。

实战演练

【A1 型题】

1. 有机磷农药中毒的烟碱样症状是
A. 瞳孔小如针尖　B. 大汗淋漓
C. 呕吐物有大蒜味　D. 肌纤维颤动
E. 呼吸困难
【答案】 D
【考点】 有机磷中毒的临床表现
【解析】 烟碱样症状主要是横纹肌运动神经过度兴奋，表现为肌纤维颤动。常先从眼睑、面部、舌肌开始，逐渐发展至四肢，全身肌肉抽搐，患者常有全身紧束感，后期出现肌力减退和瘫痪，如发生呼吸肌麻痹可诱发呼吸衰竭。故选 D。

2. 对有机磷农药中毒有诊断价值的检查是
A. 碳氧血红蛋白测定　B. 碱性磷酸酶测定
C. 氧合血红蛋白测定　D. 胆碱酯酶活力测定
E. 血淀粉酶测定
【答案】 D
【考点】 有机磷中毒的诊断检查
【解析】 有机磷毒物进入体内后迅速与体内的胆碱酯酶结合，使胆碱酯酶丧失水解乙酰胆碱的功能，导致胆碱能神经递质大量积聚，作用于胆碱受体，产生严重的神经功能紊乱，特别是呼吸功能障碍，从而影响生命活动。胆碱酯酶活力测定是有机磷农药中毒的特异性标志酶。故选 D。

3. 有机磷农药中毒后出现毒蕈碱样症状的原因是
A. 交感神经兴奋　B. 乙酰胆碱持续存在
C. 锥体束受损　D. 脊髓前角炎
E. 农药直接作用
【答案】 B
【考点】 有机磷农药的发病机制
【解析】 有机磷农药进入体内后迅速与体内的胆碱酯酶结合，形成磷酰化胆碱酯酶，使胆碱酯酶失去催化乙酰胆碱水解为胆碱和乙酰的能力，造成乙酰胆碱在体内大量积聚，引起胆碱能神经先兴奋后抑制，从而产生一系列临床中毒症状。故选 B。

4. 氯解磷定治疗有机磷中毒的作用机制为
A. 促进毒物排泄　B. 改善毒蕈碱样症状
C. 抑制腺体分泌　D. 解除平滑肌痉挛
E. 恢复胆碱酯酶活性
【答案】 E
【考点】 急性有机磷中毒的治疗
【解析】 氯解磷定是胆碱酯酶复能剂，此类药物能夺取磷酰化胆碱酯酶中的磷酸基团，使胆碱酯酶恢复活性，且能解除烟碱样症状如肌束震颤，但对解除毒蕈碱样症状和防止呼吸中枢的抑制效果差。故选 E。

【A2 型题】

5. 患者，男，46 岁。2 小时前误服美曲膦酯 50ml，来院急诊救治。查体：患者神志不清，脉搏稍快，呼吸有蒜臭味。应首先安排
A. 2%碳酸氢钠溶液洗胃
B. 1∶5000 高锰酸钾溶液洗胃
C. 50%硫酸镁溶液导泻
D. 配合医生给予解毒药
E. 清水催吐

【答案】 B

【考点】 有机磷中毒的治疗

【解析】 由题干中 2 小时前误服美曲膦酯 50ml 可知患者发生了有机磷中毒，由于洗胃是迅速清除胃内毒物的有效方法，一般在服毒后 6 小时内洗胃有效，此患者 2 小时前误服美曲膦酯，故应首先安排洗胃。美曲膦酯中毒禁用 2%碳酸氢钠洗胃。故选 B。

【A3/A4 型题】

（6~9 题共用题干）

患者，男，17 岁。在田间喷洒农药 3 小时，昏倒在地，现场人员将患者急送医院。查体：血压 90/60mmHg。呼吸 24 次/分，昏迷，角膜反射消失，瞳孔如针尖大，呼气有蒜味，多汗，流涎，两肺布满湿啰音，肌肉间断颤动。

6. 若要确定诊断，最有价值的检查是

A. 碳氧血红蛋白测定　B. 脑血管造影

C. 血常规测定　D. 头颅 CT 或 MRI 检查

E. 全血胆碱酯酶活力测定

【答案】 E

【考点】 有机磷中毒的诊断

【解析】 诊断有机磷中毒的依据为有机磷农药接触史，典型症状和体征，特殊大蒜气味及全血胆碱酯酶活力测定。本题中患者有接触史，临床表现符合有机磷中毒的表现，确诊可以测定全血胆碱酯酶活力。故选 E。

7. 目前患者最主要的护理诊断是

A. 气体交换受损　B. 体液不足

C. 有误吸的危险　D. 知识缺乏

E. 急性意识障碍

【答案】 E

【考点】 有机磷中毒的护理诊断

【解析】 有机磷中毒的护理诊断如下。①急性意识障碍、昏迷：与有机磷农药中毒有关。②体液不足、脱水：与有机磷农药致严重吐泻有关。③气体交换受损：与有机磷农药中毒致细支气管分泌物过多有关。④有误吸的危险：与保留胃管有关。⑤低效性呼吸型态、呼吸困难：与有机磷农药致肺水肿、呼吸肌麻痹、呼吸中枢受抑制有关。⑥知识缺乏：缺乏有机磷农药毒性知识。其中急性意识障碍与昏迷是最主要的护理诊断。故选 E。

8. 对患者的处理不应包括

A. 立即脱去患者的外衣

B. 反复用肥皂水清洗皮肤、头发和指甲缝隙

C. 用清水反复洗胃

D. 根据医嘱给予阿托品

E. 给氧

【答案】 C

【考点】 有机磷中毒的急救

【解析】 此患者在田间喷洒农药而致有机磷中毒，毒物吸收途径为呼吸道吸收和皮肤吸收，应立即脱去患者的外衣，反复用肥皂水清洗皮肤、头发和指甲缝隙，根据医嘱给予阿托品，给氧。用清水反复洗胃适用于口服有机磷农药中毒者，C 错误。故选 C。

9. 在用药过程中患者病情好转，意识逐渐清醒，但突然患者出现烦躁不安、谵妄、瞳孔扩大，患者最可能发生了

A. 阿托品用量不足　B. 阿托品化

C. 阿托品中毒　D. 脑出血

E. 脑梗死

【答案】 C

【考点】 有机磷中毒的急救

【解析】 阿托品能阻断乙酰胆碱对副交感神经和中枢神经系统毒蕈碱受体的作用，对减轻、清除毒蕈碱样症状和对抗呼吸中枢抑制有效，如达到阿托品化后继续用药可致阿托品中毒，患者表现为烦躁不安、谵妄、瞳孔扩大。故选 C。

第三节　急性一氧化碳中毒

考点直击

年份	分值	考点
2023	2	脑最易受损；辅助检查
2022	2	血液碳氧血红蛋白测定；吸氧
2021	1	发病机制
2020	1	发病机制；迟发性脑病

续 表

年份	分值	考点
2019	2	脑最易受损；治疗要点
2018	2	发病机制；迟发性脑病
2017	3	发病机制；治疗要点；吸氧
2016	2	中度中毒临床表现；病情观察
2015	2	血液碳氧血红蛋白测定；防治并发症和后发症

考点集萃

一、病因与发病机制（★★★）

一氧化碳中毒（CO）是 CO 经呼吸道进入体内，**与血红蛋白结合，形成碳氧血红蛋白（COHb），使血红蛋白丧失携氧的能力和作用（2010/2013/2017/2018/2020/2021）**，造成组织窒息。**CO 中毒时脑最易受损（2011/2019/2023）**。

二、临床表现（★★）

1. 轻度　头痛、眩晕、心悸、恶心、呕吐、四肢无力，甚至出现短暂的昏厥。
2. 中度　在轻型症状的基础上出现虚脱或浅昏迷。**面色潮红、口唇呈樱桃红色（2011/2016）**。
3. 重度　患者呈现**深昏迷**，各种反射消失，大小便失禁，四肢湿冷，血压下降，呼吸急促，会很快死亡。
4. **迟发性脑病（2018/2020）**　部分急性 CO 中毒患者于昏迷苏醒后，经 **2~60 天的假愈期**，会再度昏迷，并出现痴呆木僵型精神病、癫痫、感觉运动障碍或周围神经病变等精神神经后发症。多发生于急性中毒后 **1~2 周**。

三、辅助检查（图 2-9-1）

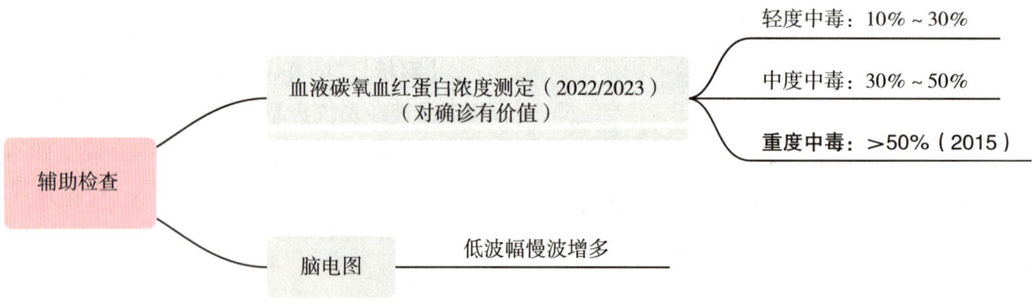

图 2-9-1　辅助检查

四、治疗要点

1. **迅速将患者转移到空气新鲜的地方（2017/2019）**，保暖，保持呼吸道通畅。

> 名师点拨：但凡急救，首要步骤均是使患者脱离危险环境，再对生命有最大威胁的损伤进行处理。

2. 纠正缺氧　轻中度中毒者给予鼻导管**高浓度**（>60%）、**高流量（8～10L/min）吸氧（2022）**，重度中毒者给予高压氧治疗。
3. **防治脑水肿**　最常用的是 20% 甘露醇，快速静脉滴注。

4. 治疗感染和控制高热。

5. 应用能量合剂促进脑细胞代谢。

6. 防治并发症和后发症　昏迷期间保持呼吸道通畅，必要时行气管切开。定时翻身以防发生压力性损伤和肺炎。**急性 CO 中毒患者从昏迷中苏醒后，应尽可能休息观察 2 周（2015）**，以防迟发型脑病的发生。

五、护理措施（★★★）

1. 病情观察　定时测量生命体征，观察神志变化。**观察患者有无头痛、喷射性呕吐等脑水肿征象（2016）**。

2. 保持呼吸道通畅　昏迷患者平卧，头偏向一侧。

3. 吸氧　**高压氧舱治疗是抢救 CO 中毒的首选方案（2017）**。也可给予高浓度（>60%）、高流量（8~10L/min）吸氧。

4. 建立静脉通道，及时用药。

5. 恢复期护理　患者清醒后仍要休息两周，可加强肢体锻炼。

实战演练

【A1 型题】

1. 重度一氧化碳中毒时，患者血液中的碳氧血红蛋白浓度是

A. >10%　　B. >20%　　C. >30%

D. >40%　　E. >50%

【答案】 E

【考点】 一氧化碳中毒血红蛋白浓度

【解析】 一氧化碳中毒临床表现主要为缺氧，其严重程度与 COHb 的饱和度成比例关系。轻者 COHb饱和度达 10%~20%。中度患者 COHb 饱和度达 30%~40%。重者患者伴有 COHb 饱和度>50%。故选 E。

2. 急性 CO 中毒患者苏醒后，应继续观察的时间是

A. 24 小时　　B. 1 周　　C. 2 周

D. 1 个月　　E. 2 个月

【答案】 C

【考点】 一氧化碳中毒的治疗

【解析】 一氧化碳中毒患者昏迷期间保持呼吸道通畅，定时翻身以防止发生压力性损伤和肺炎。急性 CO 中毒患者苏醒后，应该休息观察 2 周，以防迟发性脑病和心脏后发症的发生。故选 C。

【A2 型题】

3. 患者，女，28 岁。因一氧化碳中毒送入院，护士观察病情时，应特别警惕的并发症是

A. 水、电解质紊乱　　B. 迟发性脑病

C. 昏迷　　D. 脑水肿

E. 肺水肿

【答案】 D

【考点】 一氧化碳中毒后的并发症

【解析】 一氧化碳重度中毒患者表现为深昏迷、抽搐、呼吸困难、呼吸浅而快、面色苍白、四肢湿冷、周身大汗，可有大小便失禁、血压下降。最后可因脑水肿、呼吸循环衰竭而死亡。因脑水肿有致死可能，应特别警惕。故选 D。

第四节　中　暑

考点直击

年份	分值	考点
2023	1	治疗要点
2020	1	病因与发病机制
2019	1	病因与发病机制

续 表

年份	分值	考点
2018	3	热衰竭；热痉挛；热射病
2016	3	人体散热的主要方式；热射病；日射病
2015	1	热衰竭

考点集萃

一、病因与发病机制（★★★）

当环境温度过高（>35℃）（2020）、湿度高（>60%）、通风不良及强辐射时，人体产热增加且散热障碍或汗腺功能障碍时（2010/2019）发生中暑。

> 名师点拨：人体散热的主要方式是**蒸发、辐射、对流、传导（2013/2016）**。

二、临床表现（★★★）

1. 先兆中暑　乏力、大汗、口渴、头晕、恶心、胸闷、体温正常或略高。

2. 轻度中暑　除以上症状外，有面色潮红、皮肤灼热、体温升高至38℃以上。

3. 重症中暑

（1）**热衰竭（中暑衰竭）（2015）：最常见**。大汗致水钠流失，引起**周围循环衰竭**，表现为头痛、头晕、口渴、脉细速，血压降低，**体温基本正常（2018）**。

（2）**热痉挛**（中暑痉挛）：大汗后饮水过多致血钠、血氯浓度降低，引起肌肉痉挛，以腓肠肌痉挛多见。**体温正常（2018）**。

（3）**热射病**（中暑高热）：典型表现为**高热、无汗、意识障碍（2016）**，即“三联征”。**体温可达40℃以上（2013/2018）**。

（4）日射病：脑组织充血、水肿，出现剧烈头痛、头晕、眼花、烦躁不安、昏迷甚至惊厥，**头部温度高，体温多正常（2016）**。

三、治疗要点（★★★）（2023）

首先应将患者脱离高温环境，迅速转移到阴凉通风处休息。

1. 热衰竭　静脉补给生理盐水、葡萄糖溶液和氯化钾。

2. 热痉挛　饮用含盐饮料。

3. 热射病

（1）物理降温：乙醇擦浴或使用冰袋。

（2）药物降温：常用**氯丙嗪**。

（3）对症治疗：昏迷患者保持呼吸道畅通，给予吸氧；积极纠正水、电解质紊乱，维持酸碱平衡。脱水、酸中毒者应补液纠正酸中毒。并发休克、脑水肿、心力衰竭时，应给予相应及时治疗。

> 名师点拨：热衰竭和热痉挛因为体温正常，不需要进行降温。

四、护理措施（★★★）

1. 病情观察 定时测量生命体征，观察神志及体温变化。
2. 昏迷者保持呼吸道通畅。
3. 室温维持在 20~25℃，通风良好。
4. 物理降温时肛温低于 38℃时停止降温。
5. 补液速度不宜过快，以免促发心力衰竭。
6. 高热惊厥患者遵医嘱静脉或肌内注射地西泮。

实战演练

【A1 型题】

1. 不属于人体散热主要方式的是

A. 蒸发 B. 辐射 C. 对流
D. 传导 E. 呼吸

【答案】 E

【考点】 人体散热的方式

【解析】 人体散热的主要方式有辐射、对流、传导、蒸发。故选 E。

2. 中暑痉挛时最常见的发生肌肉痉挛部位是

A. 腹直肌 B. 腓肠肌 C. 前臂肌群
D. 上臂肌群 E. 肩胛肌

【答案】 B

【考点】 中暑的临床表现

【解析】 中暑痉挛多发生于大量出汗及口渴，饮水多而盐分补充不足致血中氯化钠浓度急速明显降低时，肌肉会突然出现阵发性的痉挛性疼痛，以腓肠肌疼痛痉挛为其特征性表现。故选 B。

【A2 型题】

3. 患者，男，49 岁。中午在烈日下劳动，3 小时后恶心、头晕、头痛，面色苍白，大汗，脉速、呼吸浅快，意识不清，血压 79/49mmHg。应考虑的是

A. 中毒 B. 热衰竭 C. 热痉挛
D. 热射病 E. 日射病

【答案】 B

【考点】 热衰竭的诊断

【解析】 重度中暑包括热痉挛、热衰竭和热射病。热痉挛是突然发生的活动中或活动后痛性肌肉痉挛。热衰竭是由于大量出汗导致体液和体盐丢失过多所致，其征象为大汗、头痛、头晕、口渴、脉细速，血压降低，体温基本正常。热射病主要表现为高热、无汗、意识障碍。日射病表现为剧烈头痛、头晕、眼花、烦躁不安、昏迷甚至惊厥，头部温度高，体温多正常。故选 B。

【B1 型题】

（4~6 题共用备选答案）

A. 面色苍白、大汗、四肢湿冷
B. 头部温度高，体温基本正常
C. 面色潮红、多汗、口唇呈樱桃红色
D. 早期多汗，体温可达 40℃ 以上，继而无汗干热
E. 皮肤苍白、出冷汗、血压下降、体温基本正常

4. 属于 CO 中毒的临床表现是

【答案】 C

5. 属于热射病的临床表现是

【答案】 D

6. 属于日射病的临床表现是

【答案】 B

【考点】 理化因素所致疾病的临床表现

【解析】 CO 中毒表现为对光反射和角膜反射迟钝，腱反射减弱，呼吸、脉搏加快，面色潮红，口唇呈樱桃红色。热射病患者表现为高热、无汗、口干、昏迷、血压升高、呼吸衰竭等现象，体温达到 40℃ 以上，皮肤干热无汗，神志障碍，脏器衰竭等。日射病是指在烈日下劳动或运动时，因头部持续受到强烈日光照射，日光中紫外线穿过颅骨直接作用于脑膜及脑组织，引起头部血管扩张，导致脑及脑膜充血，头部温度急剧升高，以致神志异常，继发各脏器功能障碍的一种疾病。故第 4 题选 C，第 5 题选 D，第 6 题选 B。

第十章　神经系统疾病患者的护理

考点集萃

第一节　常见症状护理

一、头痛的护理（★★★）

（一）病因

各种原因刺激颅内、外的疼痛敏感结构都可以引起疼痛。

（二）临床表现

不同类型的头痛特点，见表 2-10-1。

表 2-10-1　不同类型的头痛特点

类型	头痛特点
偏头痛	搏动性跳痛，**伴呕吐**
发热性头痛	搏动性跳痛
脑膜炎、蛛网膜下腔出血性头痛	头痛剧烈，**伴呕吐**
三叉神经痛	面部阵发性电击样短促剧痛
高血压性头痛	搏动性跳痛，晨起重
眼病性头痛	午后加重
颅内压增高性头痛	夜间加重，体位变动而加重，**伴呕吐**
颅内占位性头痛	晨间加剧且进行性加重，镇痛药无效
腰穿后头痛、外伤性头痛	体位变动而加重

（三）护理措施

1. 保持环境安静，光线暗淡，温度适宜。
2. 观察头痛的性质、强度变化，是否伴有其他症状。
3. 当颅内压增高患者**出现**瞳孔不等大、意识变化、呼吸不规则等**脑疝先兆**时，应及时通知医生并**快速滴注20%甘露醇**。

名师点拨：颅内压增高时一般首选 20% 甘露醇，但新生儿缺血缺氧性脑病出现脑水肿时首选呋塞米。

4. **脑梗死**患者头部**禁用冷敷及冰袋**，以免影响脑部供血。**脑出血**患者可**头部降温或冷敷**，以减轻脑水肿；偏头痛患者遵医嘱口服麦角胺制剂可缓解。
5. **颅内压增高**患者保持大便通畅，便秘者**禁止灌肠**，可给予开塞露等润滑剂。

易错知识梳理

脑梗死患者头部禁用冷敷及冰袋；脑出血患者可头部降温或冷敷。

二、感觉障碍的护理（★★★）

（一）病因

主要由感染、脑血管疾病、脑外伤、药物及中毒、脑肿瘤、尿毒症、糖尿病等引起。

（二）临床表现

不同类型的感觉障碍特点，见表 2-10-2。

表 2-10-2　不同类型的感觉障碍特点

类型	病变部位	特点
末梢型感觉障碍	多发性周围神经病	**四肢远端呈手套或袜套型感觉**
节段型感觉障碍	**脊髓某些节段病变**	**节段性带状分布的感觉障碍；脊髓空洞症导致的节段性痛觉缺失、触觉存在，称为分离性感觉障碍**
传导束型感觉障碍	**感觉传导束损害**	**出现受损以下部位的感觉障碍，其性质可为感觉缺失（内囊病变的偏身感觉缺失或减退**，脊髓横贯性损害的截瘫型或四肢瘫型感觉缺失或减退），感觉分离（脊髓半切综合征）
交叉型感觉障碍	脑干病变（如延髓外侧或脑桥病变）	病变同侧面部感觉障碍，对侧肢体痛觉、温度觉障碍
皮质型感觉障碍	中央后回及旁中央小叶附近	精细感觉障碍（形体觉、两点辨别觉、定位觉、图形觉）

（三）护理措施

1. 注意保暖，防止烫伤，对有肢体感觉障碍的患肢不用热水袋，洗澡时注意水温。慎用冰袋。
2. 衣服应宽松柔软，避免搔抓重压，以防感染。
3. 深感觉障碍者外出行走特别是夜晚要有人陪伴搀扶。
4. 对偏瘫有感觉障碍者避免局部长期受压，防止压力性损伤。

三、瘫痪的护理（★★★）

（一）病因

感染、脑血管病变、肿瘤、外伤、中毒、脑先天畸形及寄生虫均可引起。

（二）瘫痪性质

可分为上运动神经元瘫痪（中枢性瘫痪）和下运动神经元瘫痪（周围性瘫痪）。

（三）瘫痪部位

1. **内囊病变**　一侧上下肢瘫痪，称为**偏瘫**（2010/2013/2014）。
2. **一侧脑干病变**　**交叉瘫**（2013）。
3. **脊髓横贯性损伤**　双下肢瘫痪，称为**截瘫**。
4. **肌肉病变**　肌肉性瘫痪。

（四）伴随症状

瘫痪严重者可伴有语言障碍、压力性损伤、大小便失禁、坠积性肺炎、泌尿系统感染、便秘、吞咽障碍，生活不能自理。

（五）护理措施

1. 做好生活护理，病情稳定后鼓励患者用健侧肢体取物、移动身体等。
2. 对卧床患者保持床单清洁干燥，每 2 小时翻身一次，患侧肢体应置于功能位。
3. 病室保持空气流通，注意保暖，鼓励患者多咳嗽，协助患者翻身拍背。进食应缓慢，吞咽困难时鼻饲。

4. 做好口腔护理。

5. 排尿困难的患者可按摩下腹部以助排尿，留置尿管每4小时开放一次。

6. 急性期后应尽早对患侧肢体进行**按摩**和**被动运动**，出现自主运动后，鼓励患者以自主运动为主，在床上练习坐起、翻身和患肢运动。患肢功能恢复到一定程度时应及时协助患者离床活动，避免碰伤、坠床。当自主运动恢复后，尽早对患者进行自理能力训练。

7. 安全护理。

四、昏迷的护理（★★★）

（一）病因

脑部病变（如脑炎、脑出血、脑肿瘤等）及全身性病变（中毒性肺炎、肺性脑病、糖尿病昏迷、农药中毒等）。

（二）昏迷程度

1. 浅昏迷　随意运动消失，对声、光等刺激毫无反应，但强刺激时，患者可有痛苦表情，呻吟及下肢防御反射等。

2. 深昏迷　对各种刺激均无反应，各种反射消失，意识全部丧失。

（三）伴随症状及体征

可伴呼吸异常、脉搏慢而洪大、偏瘫、颈强直、瞳孔变化。

（四）护理措施

1. 密切观察患者生命体征，若体温高热、脉搏渐弱减慢、呼吸不规律、血压波动、瞳孔散大，表示病情严重。应记录、分析，及时通知医生处理。

2. 保持呼吸道通畅，患者取**平卧位**，肩下垫高并使颈部伸展，防止舌根后坠。**头偏向一侧**。准备好吸引器，及时吸痰。做好气管切开和使用呼吸机的准备。

3. 预防泌尿系统感染，长期尿潴留或尿失禁患者应留置导尿管，检查导尿管是否通畅，记录尿量、尿色。恢复意识后及时撤掉导尿管并诱导患者自行排尿。

4，昏迷患者如有不安表情及轻微躁动考虑其有便意，可提供便器。若便秘3天可使用开塞露或缓泻剂，以防患者用力排便时导致颅内压升高。大便失禁时随时做好肛门及会阴部清洁，涂保护性润滑油，并保持床铺干净平整。

5. 预防呼吸道感染，去除义齿，每日清洁口腔2次，口腔溃疡可涂溃疡膏或锡类散。

6. 张口呼吸的患者应将沾有温水的3层纱布盖在其口鼻上。可在翻身同时拍背吸痰，吸痰时严格执行无菌操作。**每次气管吸痰≤15秒**。

7. 预防坠积性肺炎，随时观察患者体温、呼吸及痰的性质、量、颜色的变化。保持皮肤清洁，预防压力性损伤。

8. 鼻饲高蛋白、高维生素流质饮食，保证每天热量供应。做好鼻饲护理。

实战演练

【A1型题】

1. 感觉障碍的患者护理措施，不正确的是
A. 保暖、防冻、防烫　B. 防止肢体受压
C. 预防压力性损伤　D. 不宜多翻身
E. 消除焦虑情绪

【答案】 D

【考点】 感觉障碍患者的护理

【解析】 对有感觉障碍者避免局部长期受压，注意多翻身，防止压力性损伤。故选D。

【A2型题】

（2~4题共用备选答案）
A. 末梢型　B. 皮质型　C. 后根型
D. 脊髓型　E. 内囊病变

2. 对侧偏身感觉障碍常见于

【答案】 E

3. 对称性四肢远端的感觉障碍类型属于

【答案】 A

4. 受损节段平面以下双侧全部感觉缺乏或减退的感

觉障碍类型属于

【答案】 D

【考点】 不同类型的感觉障碍特点

【解析】 对侧偏身感觉障碍见于内囊病变，同时伴有对侧偏瘫和对侧同向偏盲，称“三偏征”。故第2题选E。末梢型感觉障碍表现为四肢远端呈手套或袜套型感觉。故第3题选A。脊髓型感觉障碍是脊髓不同高度的双侧损害，表现为躯体及四肢节段性全部感觉丧失或减退并伴有截瘫或四肢瘫和大小便功能障碍。故第4题选D。

第二节 急性脑血管疾病

考点直击

年份	分值	考点
2023	1	脑出血最常见的病因
2021	2	脑出血最常见的病因；脑血栓
2019	2	脑出血最常见的病因；短暂性脑缺血发作的主要病因
2018	1	脑出血最常见的病因
2017	1	内囊出血
2016	2	短暂性脑缺血发作的主要病因；脑桥出血
2015	1	内囊出血

考点集萃

一、病因与发病机制（★★★）

（一）出血性脑血管疾病

1. 脑出血

（1）**高血压并发细小动脉硬化：为脑出血最常见的病因（2014/2018/2019/2021/2023）**。

（2）颅内动脉瘤、脑动静脉畸形、脑动脉炎等。

2. **蛛网膜下腔出血（SAH）**：最常见的病因为**先天性动脉瘤破裂**，其次是动静脉畸形和高血压性动脉硬化。

（二）缺血性脑血管疾病

1. 短暂性脑缺血发作（TIA） **主要病因是动脉硬化（2016/2019）**。

2. 脑血栓形成 ①**脑动脉粥样硬化**。②脑动脉炎。③其他如胶原系统疾病、先天性血管畸形、肿瘤等。

3. 脑栓塞

（1）心源性：为脑栓塞最常见的原因，如心房颤动、风湿性心脏瓣膜病等。

（2）非心源性：主动脉弓及其发出的大血管动脉粥样硬化斑块与附着物及肺静脉血栓脱落，也是脑栓塞的重要原因。

（3）来源不明性。

二、临床表现（★★★）

（一）出血性脑血管疾病

1. 脑出血

（1）多在**情绪紧张**、**兴奋**、排便、**用力**时发病。

（2）起病突然，病情进展快。血压常明显升高，并出现头痛、呕吐、偏瘫、失语、意识障碍等。

（3）**内囊出血最常见**（2011/2013/2015/2017），表现为**对侧偏瘫、偏身感觉障碍及同向性偏盲**（“即三偏征”）。**桥脑出血时可有针尖样瞳孔**（2016）。

2. 蛛网膜下腔出血

（1）起病急骤，由于突然用力等诱因，出现**剧烈头痛、呕吐**、面色苍白、全身冷汗，病情发展迅速。

（2）意识障碍，可伴有局灶性或全身性癫痫发作。

（3）发病数小时后查体可发现**脑膜刺激征阳性**。

（二）缺血性脑血管疾病

1. **短暂性脑缺血发作** 发作好发于老年人，男性多于女性。

（1）临床特征：①发作突然。②历时短暂，**最长不超过 24 小时**（2013）。③局灶性脑或视网膜功能障碍的症状。④完全恢复。⑤常反复发作。

（2）TIA 的症状：取决于受累血管的分布。

1）颈动脉系统 TIA：**一过性黑蒙、雾视**等，一侧面部或肢体的无力或麻木。

2）椎-基底动脉系统 TIA：通常表现为眩晕、头晕、构音障碍、**发作性跌倒**、复视、交叉性运动或感觉障碍等。

2. 脑血栓（2010/2021）

（1）好发于中老年人，年轻发病者以脑动脉炎为多见；男性稍多于女性。

（2）多数患者在**安静休息时发病**，不少患者在**睡眠**中发生。常表现为失语、口眼歪斜、**偏瘫**等。

3. 脑栓塞

（1）风湿性心脏病引起者以中青年为多，冠心病及大动脉病变引起者以中老年居多。

（2）安静与活动时均可发病，以活动中发病多见。

（3）局限性抽搐、偏盲、偏瘫、偏身感觉障碍、失语等。

> 名师点拨：脑出血常在白天情绪激动、活动时发病，脑血栓常在睡眠或安静休息时发病。

三、辅助检查（★★）

1. 血液检查 血常规、血糖等。

2. CT 检查 **脑缺血**出现**低密度灶**。是确诊**脑出血**（蛛网膜下腔出血除外）的**首选检查**方法，发病后出现**高密度影**。

3. 脑脊液检查 脑出血显示压力增高（>200mmH_2O），**脑脊液呈均匀一致血性**。脑缺血时脑脊液正常。重症脑出血根据临床表现可以确定诊断者，不宜行腰穿检查，以免诱发脑疝。

> 名师点拨：CT 检查示高密度影——脑出血或者蛛网膜下腔出血；CT 检查示低密度影——脑梗死。

四、治疗要点（★★）

1. 出血性脑血管疾病 以降低颅内压和控制血压为主要措施，同时应用止血药。降低颅内压**首选 20%甘露醇**快速静滴，头痛剧烈、过度烦躁不安者可根据医嘱适当给予镇静止痛药。**慎用**阿司匹林等可能影响凝血功能的非甾体类消炎镇痛药或吗啡、哌替啶等可能影响呼吸功能的药物。

2. 缺血性脑血管疾病 以抗凝治疗为主，同时应用扩血管药和扩容剂。**脑血栓发病 3~4 小时内可做溶栓**治疗。对重症脑血栓急性期，不宜口服倍他司汀和桂利嗪。

五、护理措施（★★★）

1. 密切观察病情 观察生命特征、意识、瞳孔的变化，有无颅内压增高表现。

2. **脑出血**患者应绝对卧床休息，**发病24~48小时内避免搬动患者**（2011）。侧卧位，头部稍抬高。**蛛网膜下腔出血**患者应**绝对卧床4周**。**脑血栓**患者取**平卧位，头部禁止用冰袋或冰敷**。严密观察病情，警惕脑疝。

3. 饮食护理　急性**脑出血**患者在**24小时内禁食**。鼓励能吞咽的患者进食，选择黏稠食物，少量多餐；给患者提供充足的进餐时间，以利充分咀嚼；进食时**取坐位或高侧卧位**，食物应送至口腔**健侧近舌根处**。不使用吸水管，用杯子饮水，杯中的水至少过半；床旁备吸引装置。

4. 用药护理　使用溶栓抗凝药物时密切观察意识和血压变化，监测出-凝血时间、凝血酶原时间，观察有无出血倾向，警惕颅内出血。

5. 心理护理。

6. 肢体功能训练　急性期应绝对卧床休息，每2小时翻身一次，患肢保持功能位置，进行按摩及被动运动。脑血栓患者的患肢在**发病后1周**就应进行康复训练。

7. 言语训练。

实战演练

【A1型题】

1. 短暂性脑缺血发作的主要病因是

A. 动脉硬化　　B. 结节性动脉炎

C. 先天性血管畸形　　D. 风湿性心脏瓣膜病

E. 持久发作心房颤动

【答案】 A

【考点】 短暂性脑缺血发作的病因

【解析】 短暂性脑缺血发作的病因主要为在脑动脉粥样硬化或管腔狭窄的基础上，当发生低血压或血压波动时，致病变血管的血流减少，出现一过性脑缺血症状。当血压回升时，局部血流恢复正常，症状消失。故选A。

2. 在动脉硬化基础上安静状态下缓慢起病，2~3天达高峰，脑脊液多正常考虑为

A. 急性感染性多发性神经炎

B. 蛛网膜下腔出血

C. 短暂性脑缺血

D. 脑出血

E. 脑血栓形成

【答案】 E

【考点】 急性脑血管疾病的临床表现

【解析】 脑血栓形成多于安静状态下发病，多与脑血管动脉粥样硬化有关，发病缓慢呈逐渐进展。A为急性发病。B也为急性发病，伴剧烈头痛、呕吐。C为一过性症状，可自行缓解。D常于体力活动或情绪激动时发病，有反复呕吐、头痛和血压升高。故选E。

3. 观察脑出血患者时，发现哪种情况提示出血已停止

A. 瞳孔先缩小后散大　　B. 意识障碍变浅

C. 血压继续升高　　D. 呼吸不规则

E. 脉搏变慢

【答案】 B

【考点】 脑出血患者的生命体征

【解析】 脑出血患者会有颅压增高表现。初期可出现嗜睡、反应迟钝。严重者常迅速转入意识模糊或昏迷，伴有瞳孔散大，对光反应消失。生命体征变化为血压升高、脉搏徐缓、呼吸不规则、体温升高等病危状态甚至呼吸停止。故选B。

4. 脑出血最常见的部位是

A. 脑桥　　B. 脑干　　C. 大脑半球

D. 内囊　　E. 小脑

【答案】 D

【考点】 脑出血的常见部位

【解析】 脑出血指原发性非外伤性脑实质内出血，也称自发性脑出血。基底节区出血最为常见，出血占全脑出血的70%（以壳核出血最为常见）。因为供应此处的豆纹动脉从大脑中动脉成直角发出，在原有血管病变基础上，承受压力较高的血流冲击，易导致血管破裂出血。故选D。

5. 脑血栓形成患者表现为

A. 情绪激动时突然昏迷伴偏瘫

B. 头痛、呕吐剧烈伴颈强直，无瘫痪

C. 红细胞及血红蛋白均减少

D. 晨起床时发现一侧肢瘫，神志清楚

E. 漱口时发现一侧口角歪斜

【答案】 D

【考点】 脑出血的临床表现

【解析】 脑血栓的临床表现如下。前驱症状：头痛、眩晕、肢体麻木、无力等。起病情况：相对缓慢，夜间醒来或清晨起来时发现一侧肢体活动不灵，

有失语、偏瘫等局灶性症状，意识常清楚或轻度障碍。症状逐渐加重，于数日内达高峰，神志清楚，或轻度短暂障碍。D 项为最常见的典型的临床表现。故选 D。

6. 对高血压脑出血患者急性期处理的最重要的环节是

A. 用镇静药，防止癫痫发作
B. 用抗生素，防治继发感染
C. 立即使血压下降至正常以下，防止再出血
D. 立即使用止血药
E. 抗水肿，降低颅内压

【答案】 E

【考点】 急性脑血管疾病的治疗要点

【解析】 高血压脑出血病的治疗原则有：①维持呼吸道畅通，充分给氧。②静脉输液维持营养与水、电解质平衡。③控制血压。④防止再出血。⑤降低颅内压，控制脑水肿。⑥防治并发症。⑦手术治疗（符合手术指征者）。以上措施均为脑出血病患者的处理措施。因颅内高压引起脑水肿易形成脑疝，危及生命，应优先处理，故最重要的环节是降低颅内压。故选 E。

7. 桥脑出血，瞳孔表现为

A. 一侧瞳孔散大
B. 一侧瞳孔缩水
C. 针尖样瞳孔
D. 双侧瞳孔对光反应消失
E. 双侧瞳孔散大固定

【答案】 C

【考点】 桥脑出血体征

【解析】 桥脑出血可见双侧针尖样瞳孔和固定于正中位，少量出血表现为交叉性瘫痪或共济失调性偏瘫，两眼向病灶侧凝视麻痹或核间性眼肌麻痹，可无意识障碍。故选 C。

8. 脑血栓形成患者发病时间常在

A. 感觉风寒时　　B. 剧烈运动时
C. 情绪激动时　　D. 睡眠或安静时
E. 血压剧烈上升时

【答案】 D

【考点】 脑出血的发病特点

【解析】 脑血栓形成多见于中老年人，男女均可发生，男性稍多。老人的血黏度较高，血液在血管中流动缓慢，加上血管较硬、较脆，缺少弹性，特别是脑部血管较细，一旦血液流动受阻，很快就会形成脑血栓。起病突然，常于安静休息或睡眠时发病。故选 D。

【A2 型题】

9. 患者，男，57 岁。高血压 15 年，昨天与人争吵后突然倒地昏迷。查体：有一侧上下肢瘫痪，口角歪斜。应考虑为

A. 癫痫发作　　B. 急性心肌梗死
C. 脑血栓形成　　D. 脑出血
E. 蛛网膜下腔出血

【答案】 D

【考点】 脑出血的诊断

【解析】 脑出血最常见的病因为高血压合并有动脉硬化。患者高血压病史为 15 年，肯定有了动脉硬化，再加上有明确的诱因及临床表现（一侧上下肢瘫痪、口角歪斜），考虑为脑出血。故选 D。

10. 患者，男，67 岁。3 周前因脑血管意外导致左侧肢体瘫痪，患者神志清楚，说话口齿不清，体质瘦弱，大小便失禁，护士帮助其更换衣服的步骤是

A. 先脱右侧，后穿左侧
B. 先脱右侧，后穿右侧
C. 先脱左侧，后穿右侧
D. 先脱左侧，后穿左侧
E. 先脱左侧，不穿左侧

【答案】 B

【考点】 偏瘫患者的护理

【解析】 帮助患者更换衣服应该先脱健侧再脱患侧，先穿患侧再穿健侧。本患者左侧瘫痪。故选 B。

11. 患者，男，64 岁。急性脑出血，头痛、恶心、喷射性呕吐，呼吸快而不规则，血压明显增高，意识障碍。下列护理措施对该患者不适用的是

A. 绝对安静卧床
B. 头部禁止使用冰袋或冷敷
C. 及时清除口腔分泌物和呕吐物
D. 头部略抬高，稍向后仰
E. 若 24 小时后病情稳定，可行鼻饲流质饮食

【答案】 B

【考点】 急性脑血管疾病的护理措施

【解析】 绝对卧床，避免各种刺激，稍抬高床头，减轻脑水肿；保持呼吸道通畅，头偏向一侧，及时吸出口鼻痰液及分泌物；持续高热会加重脑缺氧及水肿，及时控制高热，采用物理及药物降温，用冰袋、冰水或冷水毛巾冷敷患者头部（亦可用冰棒替代）可减少脑出血量，降低颅内压，保护脑细胞，同时加强口腔护理，病情稳定后可行鼻饲流质饮食。

故选 B。

12. 患者，男，70 岁。因突然昏迷 1 小时入院。查体：左侧鼻唇沟变浅，左上、下肢瘫痪。以下错误的护理是

A. 暂禁食　　B. 去枕平卧　　C. 吸氧

D. 留置导尿管　　E. 控制入液量

【答案】 B

【考点】 脑出血的护理措施

【解析】 此昏迷患者可能是由于脑出血引起的昏迷。昏迷患者的体位：患者绝对卧床、平卧位、头转向一侧，以免呕吐物误入气管。头转向一侧是体位的重点，故在平卧位的基础上还要强调头转向一侧。故选 B。

13. 患者，男，65 岁。晨起发现不能说话，左侧肢体瘫痪，口角歪斜，神志清楚，此患者很可能是

A. 急性感染性多发性神经根炎

B. 癫痫　　C. 蛛网膜下腔出血

D. 脑梗死　　E. 脑出血

【答案】 D

【考点】 脑梗死的临床表现

【解析】 急性感染性多发性神经根炎临床表现为急性、对称性、弛缓性肢体瘫痪，排除 A。癫痫表现为某一局部或一侧肢体的强直，阵挛性发作，或感觉异常发作，历时短暂，意识清楚，若发作范围沿运动区扩及其他肢体或全身时可伴意识丧失，发作后患肢可有暂时性瘫痪，排除 B。蛛网膜下腔出血主要表现是突发剧烈头痛、呕吐、意识障碍，检查有脑膜刺激征阳性，排除 C。脑梗死表现为头痛、头晕、眩晕、恶心呕吐、运动性和/或感觉性失语，甚至昏迷，肢体偏瘫或轻度偏瘫、偏身感觉减退、步态不稳、肢体无力，D 正确。脑出血表现为剧烈头痛、头晕、呕吐，迅速出现意识障碍，出血越多，意识障碍越重，鼾声呼吸，可伴有抽搐或大小便失禁，同时有上消化道出血，排除 E。故选 D。

【A3/A4 型题】

（14～16 题共用题干）

患者，男，74 岁。因脑出血已在家卧床 2 个月，大小便失禁，不能自行翻身，近日尾骶部皮肤呈紫红色，压之不褪色。

14. 该患者尾骶部皮肤表现为哪一期压力性损伤

A. 淤血红润期　　B. 淤血浸润期

C. 炎性浸润期　　D. 浅层溃疡期

E. 深层溃疡期

【答案】 C

【考点】 压力性损伤的临床分期

【解析】 压力性损伤的分期如下。①淤血红润期：局部皮肤出现红、肿、热、麻木或触痛。②炎性浸润期：受压表面皮色转为紫红，出现水疱，极易破溃，显露出潮湿红润的创面。③溃疡期：轻者浅层组织感染，脓液流出，溃疡形成；重者坏死组织发黑，脓性分泌物增多，有臭味。患者尾骶部皮肤呈紫红色，压之不褪色，属炎性浸润期。故选 C。

15. 给予的护理措施不妥的是

A. 每 2 小时翻身 1 次

B. 保持衣裤及床铺干燥

C. 尿湿后用温水擦净皮肤

D. 每天按摩尾骶部

E. 使用气垫床

【答案】 D

【考点】 压力性损伤的护理

【解析】 患者处于炎性浸润期，皮肤因水肿变薄而出现水疱，此时极易破溃，应注意保护皮肤，避免不必要的摩擦和损伤，防止发生感染。因此，不应每天按摩尾骶部。A、B、C、E 均为正确的护理措施。故选 D。

16. 为预防患者发生其他并发症，应着重指导家属学会的护理技术是

A. 鼻饲灌食　　B. 皮下注射　　C. 测量血压

D. 被动活动　　E. 更换敷料

【答案】 D

【考点】 压力性损伤的护理

【解析】 压力性损伤患者定时翻身。患者长期卧床，应着重指导家属学会被动活动的方法，经常翻身变换体位从而防止局部组织长期受压，产生其他并发症。故选 D。

第三节　癫　　痫

考点直击

年份	分值	考点
2023	1	癫痫的病因与发病机制
2022	1	癫痫持续状态
2021	2	全身性发作表现；护理措施
2020	2	临床表现；脑电图检查
2019	3	癫痫持续状态；脑电图检查；护理措施
2018	2	强直-阵挛发作；癫痫持续状态的治疗
2017	2	特发性癫痫与遗传有关；强直-阵挛发作
2016	3	特发性癫痫与遗传有关；辅助检查
2015	3	强直阵挛发作；护理措施

考点集萃

一、病因与发病机制（2023）

1. 症状性癫痫　由各种明确的中枢神经系统结构损伤引起。

2. 特发性癫痫　病因不明，可能与**遗传因素**相关（2016/2017）。

3. 隐源性癫痫　病因不明。

二、临床表现（★★）（2020）

1. 部分性发作　为痫性发作的最常见类型。

（1）单纯部分性发作：以局部症状为特征，无意识障碍，发作持续时间一般不超过 1 分钟。表现为局部抽搐、一侧肢体麻木感或针刺感，全身症状可有多汗、苍白、潮红等，可有各种遗忘症、精神症状及自动症。

（2）复杂部分性发作：有意识障碍，常出现精神症状、自动症和遗忘症。

（3）部分性继发全身性发作。

2. **全身性发作**（2021）

（1）失神发作：意识短暂丧失，持续 5~10 秒，发作和停止均突然，事后立即清醒，对发作无记忆。

（2）肌阵挛发作：为突然、短暂、快速的肌肉收缩，可累及全身。

（3）阵挛性发作：为全身重复性阵挛发作，恢复多较强直阵挛发作快。

（4）强直性发作：全身骨骼肌强直性收缩，常伴自主神经症状。

（5）**强直阵挛发作（大发作）：以意识丧失和双侧强直后出现阵挛为特征**（2015/2017/2018）。

（6）失张力发作：肌张力突然降低，造成张口、颈垂、肢体下垂和跌倒。

3. 癫痫持续状态　**癫痫连续发作之间意识尚未完全恢复又频繁再发，或癫痫发作持续 30 分钟以上不自行停止**（2010/2013/2019/2022）。

4. 难治性癫痫。

名师点拨：惊厥持续状态指惊厥持续 30 分钟以上，或 2 次发作间歇期意识不能完全恢复者。

三、辅助检查（★★）

1. **脑电图检查（2010/2016/2019/2020）** 癫痫发作时，可见特异性脑电图改变。

名师点拨：脑血管疾病首选 CT 检查，可鉴别脑出血与脑栓塞。癫痫首选脑电图检查，可见特异性脑电图改变。

2. CT 和 MRI　可确定脑结构异常或病变，对癫痫及癫痫综合征诊断和分类有帮助。

四、治疗要点（★★）

1. 发作时治疗　原则上是预防外伤及其他并发症。**立即让患者就地平卧，保持呼吸道通畅，及时给氧**。防止受伤、骨折和脱臼。

2. 发作间歇期　药物治疗原则为从单一药物开始，从小剂量开始，逐渐加量。坚持长期规律服药，疗程一般在 4~5 年，不能突然停药。停药应缓慢并逐渐减量。

3. 癫痫持续状态的治疗　处理原则是尽快制止发作，**首选地西泮（2013/2014）10~20mg 静注（2018）**，保持呼吸道通畅。

名师点拨：癫痫发作的首要步骤是**清除呼吸道分泌物，保持呼吸道通畅（2011）**。

五、护理措施（★★★）

1. **保持呼吸道通畅（2019）** 癫痫大发作时让患者就地卧倒，取头低侧卧或平卧，头偏向一侧，下颌稍向前，**切勿用力按压抽搐身体（2015/2021）**；松开衣扣和裤带；取下活动性义齿，及时清除口鼻腔分泌物；立即在上下臼齿间放置压舌板，防止舌咬伤。必要时用舌钳将舌拖出。癫痫持续状态者插胃管鼻饲，防止误吸；必要时备好床旁吸引器和气管切开包。

2. 病情监测　严密观察生命体征及神志、瞳孔变化。

3. 用药指导　告诉患者抗癫痫药物治疗的原则，指导患者掌握药物疗效及不良反应的观察，鼓励遵医嘱坚持长期正确服药。

名师点拨：癫痫患者可进行的日常活动是**太极拳（2015）**。

实战演练

【A1 型题】

1. 癫痫大发作时，护理措施错误的是
   A. 扶持患者卧倒
   B. 解开患者的衣领、衣扣和腰带
   C. 在患者上下臼齿间放压舌板
   D. 将患者的头部侧向一边
   E. 按压抽搐肢体

【答案】E

【考点】癫痫的治疗要点

【解析】大发作时应解开患者衣领、腰带，以保持呼吸通畅；在患者上下臼齿间放压舌板，以防止舌部咬伤；将患者的头部侧向一边，利于分泌物流出造成窒息。但不宜按压肢体，以免造成骨折。故选 E。

2. 下列不符合癫痫的药物治疗原则的是
   A. 药物剂量由小到大，逐步增加
   B. 定期监测血常规及肝肾功能和药物浓度
   C. 一般情况不主张联合用药
   D. 撤换药物时要果断、迅速
   E. 根据发作类型选择最佳药物

【答案】 D

【考点】 癫痫的治疗要点

【解析】 临床上应用抗癫痫药物治疗时，总的原则是使用最少的药物和最小的药物剂量完全控制癫痫发作。常用的抗癫痫药各有特点，对不同类型的发作，疗效也不一样，应根据发作类型选用药物。抗癫痫药传统的使用方法是常先用一种药物，由小剂量开始逐渐加量，一般情况不主张联合用药，在排除某些因素（如剂量不足等）而确认单一药物治疗失败，或在发作类型多样，或发作严重时才考虑用第二种药物。不应突然停药，必须遵循逐渐停药的原则。突然停药可能导致发作增多，甚至出现癫痫持续状态。抗癫痫药物都有各种各样的毒副反应，定期注意血常规、肝脏功能、肾脏功能的检查。故选 D。

【A2 型题】

3. 患者，男，20 岁。癫痫病史 5 年，因自行终止用药导致癫痫持续状态。遵医嘱首选控制药物是
   A. 苯妥英钠 B. 苯巴比妥 C. 地西泮
   D. 乙琥胺 E. 扑米酮

【答案】 C

【考点】 癫痫持续状态的治疗

【解析】 癫痫持续状态时，首选地西泮 10～20mg，以不超过 2mg/min 的速度静注，复发者可在 30 分钟内重复应用，或予地西泮 60～100mg 溶于 5% 葡萄糖盐水中，于 12 小时内缓慢静滴。故选 C。

【A3/A4 型题】

（4～6 题共用题干）

患者，男，35 岁。有癫痫大发作史 20 年，低血压病史 15 年。昨晚起大发作频繁，一直意识不清，并有发热 38℃。今下午送急诊室。

4. 这种发作类型临床称为
   A. 癫痫小发作 B. 癫痫连续发作
   C. 癫痫持续状态 D. 复杂部分性发作
   E. 单纯部分性发作

【答案】 C

【考点】 癫痫的临床表现

【解析】 癫痫小发作表现为突然短暂意识丧失，发作不超过 30 秒，自行恢复，排除 A。癫痫连续发作是发作频繁，连续发作多次不止，但间歇期意识恢复，生命体征正常者，则称为连续性癫痫发作，但可发展成癫痫持续状态，排除 B。癫痫持续状态是指癫痫发作之后意识未完全恢复又再次发作，或发作持续 30 分钟以上不能自行停止，一直意识不清，C 正确。单纯部分发作常以一侧肢体、局部肌肉感觉障碍或节律性抽动为特征，一般不超过 1 分钟，无意识障碍，排除 D。复杂部分性发作主要特征是意识障碍，常出现精神症状及自动症，排除 E。故选 C。

5. 首选药物是
   A. 苯妥英钠缓慢静脉注射
   B. 异戊巴比妥钠缓慢静脉注射
   C. 苯巴比妥肌注
   D. 水合氯醛灌肠
   E. 地西泮缓慢静脉注射

【答案】 E

【考点】 癫痫持续状态的用药

【解析】 为了尽快控制发作，可依次选用以下药物：①地西泮 10～20mg 静注，注射速度不超过 2mg/min，无效则改用其他药物。②10% 水合氯醛。③苯妥英钠。故选 E。

6. 患者最易产生的并发症是
   A. 脑缺氧 B. 四肢瘫痪 C. 心动过缓
   D. 脑水肿 E. 碱中毒

【答案】 A

【考点】 癫痫持续状态的并发症

【解析】 癫痫持续状态最容易产生的并发症是由于长时间的意识障碍导致的脑缺氧，如不及时处理可造成严重的不可逆的脑损害或致残、致死。故选 A。

第四节　急性感染性多发性神经根炎

考点直击

年份	分值	考点
2020	1	蛋白-细胞分离现象
2018	1	蛋白-细胞分离现象
2017	1	蛋白-细胞分离现象
2016	1	蛋白-细胞分离现象

考点集萃

一、病因与发病机制

病因及发病机制不明，众多证据提示该病为**免疫介导**的周围神经病。可能与空肠查曲菌感染有关。

二、临床表现（★★★）

1. 发病情况　任何年龄、季节均可发病。病前1~3周常有呼吸道或消化道感染症状或疫苗接种史。
2. 起病形式　多为急性起病，大部分患者症状常于2周左右达高峰。
3. 弛缓性瘫痪　首发症状多为**四肢对称性迟缓性无力**，自远端向近端发展或自近端向远端加重，并可累及躯干。
4. 感觉障碍　主观感觉为手足麻木。感觉缺失或减退相对较轻，呈手套、袜子样分布。少数患者可有肌肉疼痛。
5. 自主神经症状　主要有血压升高，出汗多，尿潴留，心律失常等。自主神经受损是病情危重的标志。

三、辅助检查（★★）

脑脊液压力一般正常，化验可出现典型的**蛋白-细胞分离现象**（2016/2017/2018/2020）。肌电图为神经源性损害，神经传导速度可有不同程度减低。神经活检可见周围神经节段性髓鞘脱失或轴突变性。

四、治疗要点（★★）

1. 激素治疗　在5%葡萄糖500ml中加入**地塞米松**静滴。
2. 血浆置换治疗。
3. 辅助呼吸。
4. 免疫球蛋白治疗。
5. 其他治疗。

五、护理措施（★★★）

1. **保持呼吸道通畅**至关重要，鼓励患者咳嗽，叩背排痰、雾化，必要时吸痰。
2. 密切观察呼吸困难的程度及缺氧症状。
3. 饮食护理给予高热量、高维生素、清淡易消化的饮食，多吃新鲜水果、蔬菜，补充足够的B族维生素，吞咽困难者给予鼻饲。戒烟、酒。

实战演练

【A1 型题】

1. 下述几项中哪项是急性感染性多发性神经根炎脑脊液的特征性表现

A. 细胞数正常　　B. 混浊

C. 蛋白-细胞分离　　D. 米汤样改变

E. 呈血性改变

【答案】 C

【考点】 急性感染性多发性神经根炎脑脊液的特征性表现

【解析】 脑脊液蛋白-细胞分离是本病特征性表现，蛋白增高而细胞数正常，出现在病后3周，但第1周正常。故选C。

2. 手套或袜子型感觉减退可见于

A. 癫痫

B. 急性感染性多发性神经根炎

C. 脑出血

D. 帕金森病

E. 蛛网膜下腔出血

【答案】 B

【考点】 急性感染性多发性神经根炎的临床表现

【解析】 急性感染性多发性神经根炎早期出现感觉异常，病情进展可出现肢体远端对称性深浅感觉减退或缺失，呈手套或袜子型分布。故选B。

第三部分　外科护理学

第一章　水、电解质、酸碱代谢失调患者的护理

考点直击

年份	分值	考点
2023	2	高渗性脱水的特点；低钾血症的临床表现
2022	1	见尿补钾
2021	4	高渗性缺水的表现；低钾血症的临床表现；见尿补钾；补液原则
2020	1	第三间隙
2019	3	等渗性缺水的治疗；高钾血症；代谢性酸中毒的治疗原则
2018	3	细胞外液；见尿补钾；代谢性酸中毒的治疗原则
2017	3	低钾血症的病因；对抗心律失常；见尿补钾
2016	6	正常皮肤和呼吸蒸发的水分；低渗性缺水的表现；高钾血症的心电图；补钾原则；代谢性酸中毒的临床表现
2015	2	正常皮肤和呼吸蒸发的水分；高钾血症的临床表现

考点集萃

第一节　正常体液平衡

一、水的平衡

（一）体液组成及分布

1. 成年男性体液量约占体重的60%；女性体液量约占50%；婴幼儿可高达70%~80%。

2. 体液的组成（图3-1-1）　体液的主要成分是水和电解质，细胞内、外液的渗透压相似。细胞外液约占体重的20%。

3. 第一间隙容纳细胞内液，是细胞进行物质代谢的场所；第二间隙容纳细胞外液的主体部分，即组织间液和血浆，该部分属功能性细胞外液；具有快速平衡水、电解质的作用。**第三间隙（2020）**系指存在于体内各腔隙中的一小部分细胞外液，包括胸腔液、心包液、腹腔液、脑脊液等，属非功能性细胞外液。

（二）体液平衡及调节

1. 正常人体每天水分摄入量和排出量的平衡，见表3-1-1。

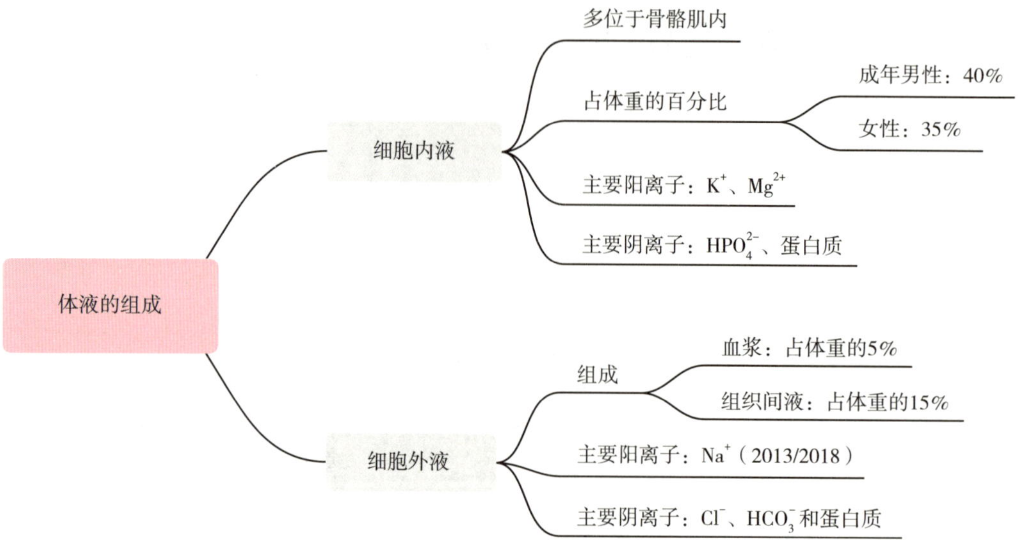

图 3-1-1 体液的组成

表 3-1-1 正常人体每天水分摄入量和排出量的平衡

摄入量（ml）		排出量（ml）	
饮水	1600	尿	1500
食物	700	皮肤蒸发	500
代谢氧化生水	200	呼吸道蒸发	300
		粪便	200
总计	2500	总计	2500

2. 人体在正常生理条件下，**皮肤和呼吸蒸发的水分**（2013/2015/2016）每日约 800ml，因为是不显的，又称为不显性失水。在异常情况下，失水量可能更多，如体温升高可增加水分蒸发。

二、电解质的平衡

1. 电解质平衡 与维持体液电解质平衡相关的主要电解质为 Na^+ 和 K^+。

正常成人对钠盐、钾盐的日需要量分别为 5～9g 和 2～3g，过剩的钠和钾主要经尿液（大部分）和汗液（小部分）排出体外，以维持正常血清**钠**（135～145mmol/L）和**钾**（3.5～5.5mmol/L）水平。肾脏“保钠能力”远超过“保钾能力”，若体内钠不足时，尿钠量将明显减少；与之相比，体内钾不足时，肾脏排钾不能随之减少，故易引起**缺钾**。

2. 体液平衡的调节 主要通过神经-内分泌系统和肾调节。

三、酸碱平衡

正常 pH 为 7.35～7.45，人体主要依靠体液中存在的缓冲对和具有调节作用的器官进行代偿调节。

1. 缓冲系统 血浆中主要的缓冲对为 HCO_3^-/H_2CO_3、$HPO_4^{2-}/H_2PO_4^-$，以 HCO_3^-/H_2CO_3 最为重要，其比值决定血浆 pH，当 HCO_3^-/H_2CO_3 保持于 20∶1 时，血浆 pH 维持于 7.4。

2. 器官调节 主要为肺和肾。

（1）肺：主要通过调节**二氧化碳**的排出量调节酸碱平衡。延髓的中央化学感受器对脑脊液中 CO_2 和 pH 变化高度敏感。在缺氧状态下，中央化学感受器受抑制，而位于颈动脉体和主动脉体的周围化学感受器兴奋，促进肺排出 CO_2，从而降低动脉血二氧化碳分压（$PaCO_2$），并调节血浆 H_2CO_3 浓度。

（2）肾：主要通过 Na^+-H^+ 交换、HCO_3^- 重吸收、分泌 NH_4^+ 和排泄有机酸四种方式调节体内酸碱失衡。

第二节　水和钠代谢紊乱

一、病因（★★★）

水和钠代谢紊乱的病因，见表 3-1-2。

表 3-1-2　水和钠代谢紊乱的病因

分类	病因
等渗性缺水	消化液的急性丧失（如**大量呕吐**、**肠梗阻**）；体液的急性丧失（如**急性腹膜炎**、**大面积烧伤早期**）
低渗性缺水	胃肠道消化液持续性丧失、大面积创面的慢性渗液、治疗性原因（使用排钠利尿药）
高渗性缺水	水分摄入不足（如长期禁食，吞咽困难，昏迷）；水分丧失过多（如大面积烧伤、高热、大量出汗）
水中毒	肾功能不全，排尿能力下降；ADH 分泌过多；机体摄水过多或静脉输液过多

二、病理生理（★★）

1. 等渗性缺水　水和钠成比例丢失，细胞外液减少时，引起肾素-血管紧张素-醛固酮系统兴奋，**促进醛固酮分泌**以增加 Na^{+} 和水的重吸收，使细胞外液量得以恢复。

2. 低渗性缺水　**失钠多于失水（2010）**，减少 ADH 分泌，使肾小管重吸收水分减少、**尿量增加**，以提高细胞外液渗透压；后期醛固酮和抗利尿激素增加，尿量减少。

3. 高渗性缺水　失水多于失钠，细胞外液渗透压高于细胞内液，细胞内液向细胞外液转移。

（1）刺激视丘下部的口渴中枢，患者出现**口渴**感而主动饮水，以增加体内水分和降低渗透压。

（2）刺激 ADH 分泌增加，**尿量减少**，以恢复细胞外液量和渗透压。

4. 水中毒　细胞内液的渗透压高于细胞外液，细胞外液向细胞内液转移，使细胞内、外液量都增加而渗透压均降低。细胞外液量的增加抑制醛固酮分泌，使远曲小管和肾小球对 Na^{+} 和水重吸收减少、**尿量增加**。

三、临床表现（★★★）

1. 等渗性缺水　患者出现恶心、呕吐、口唇干燥、眼窝凹陷、皮肤弹性降低和少尿等症状，常伴代谢性酸中毒。

2. 低渗性缺水　**临床上最常见（2016）**。

（1）轻度缺钠：血清钠<135mmol/L，出现疲乏、头晕，尿量增多。

（2）中度缺钠：血清钠<130mmol/L，出现恶心、呕吐、脉细速，尿量减少。

（3）重度缺钠：血清钠<120mmol/L，出现休克；神志不清，木僵或抽搐。

3. 高渗性缺水（2021）

（1）轻度：缺水量占体重的 2%～4%，出现**口渴（2011）**。

（2）中度：缺水量占体重的 4%～6%，出现**极度口渴、烦躁、口干舌燥，尿少，尿比重高（2011）**。

（3）重度：缺水量大于体重的 6%，出现谵妄、幻觉甚至昏迷。

4. 水中毒

（1）急性水中毒：颅内压增高，严重者可发生**脑疝**。

（2）慢性水中毒：软弱无力、恶心、呕吐等症状，一般无凹陷性水肿。

名师点拨：不同性质脱水的特征，见表3-1-3。

表3-1-3　不同性质脱水的特征

	低渗性脱水	等渗性脱水	高渗性脱水
丢失成分	失钠>失水	成比例丧失	失水>失钠（2023）
血钠（mmol/L）	<135	135～150	>150
表现	嗜睡	萎靡	烦躁、谵妄

四、辅助检查（★★）

包括实验室检查、血清电解质检查和动脉血气分析。

五、治疗要点（★★）

尽早处理病因，再做相应处理。

1. 等渗性缺水　**可用等渗盐水或平衡盐溶液补充血容量**（2019）。但等渗盐水中 Cl^- 高于血清中 Cl^-，大量补充有致高氯性酸中毒的危险。

2. 低渗性缺水　静脉输注高渗盐水或含盐溶液。轻度、中度缺钠者，一般补充5%葡萄糖盐溶液；重度缺钠者先输晶体溶液，后输胶体溶液，再给高渗盐水（3%～5%氯化钠溶液）200～300ml，以进一步恢复细胞外液量和渗透压。

3. 高渗性缺水　鼓励饮水，无法口服者经**静脉补充5%葡萄糖溶液**或0.45%低渗盐水。

4. 水中毒　立即停止水分摄入，重者加用渗透性利尿药如20%甘露醇或呋塞米。

基础巩固

1. 等渗性缺水　失水等于失钠。
2. 低渗性缺水　失钠多于失水。
3. 高渗性缺水　失水多于失钠。

第三节　其他电解质代谢异常

一、钾代谢异常

（一）病因病理及临床表现（★★★）

钾代谢异常的病因及临床表现，见表3-1-4。

表3-1-4　钾代谢异常的病因及临床表现

	低钾血症（2023）	高钾血症（2019）
钾	<3.5mmol/L	>5.5mmol/L
病因	①体内钾分布异常；**碱中毒**。②钾摄入不足（2017）。③钾丧失过多如呕吐、腹泻	①体内钾分布异常；**酸中毒**。②钾排除减少，如急性肾衰竭。③钾摄入过多，如输入大量库存血
临床表现	**肌无力：最早出现**（2021）；消化道功能障碍：恶心呕吐；传导阻滞和节律异常；代谢性碱中毒：头晕、躁动	**微循环障碍**（2015）、感觉异常、乏力、四肢软瘫、腹胀和腹泻等；心搏骤停为最严重表现

（二）辅助检查（★★）

1. **低钾血症　血清钾<3.5mmol/L（2010）**。

心电图示：早期为 T 波降低、变平或倒置，随后出现 ST 段降低，QT 间期延长和 U 波。

2. **高钾血症**　血清钾>5.5mmol/L。

心电图示：早期为 **T 波高而尖（2016）**，QT 间期延长，随后 QRS 波增宽和 PR 间期延长。

（三）治疗要点（★★）

1. 低钾血症　去除病因，分次补钾。

2. 高钾血症

（1）积极治疗原发疾病。

（2）禁用一切含钾药物和溶液，避免进食高钾食物。

（3）降低血清钾浓度：促进 K^+ 转移入细胞内；促使 K^+ 排泄。

（4）**对抗心律失常：用 10%葡萄糖酸钙 20～30ml 静脉缓慢推注（2017）**。

（四）护理措施（★★★）

1. 恢复血清钾水平，严密监测患者的血钾、心率、心律、心电图。

2. 低钾血症者补钾原则

（1）尽量口服补钾：常选用 10%氯化钾溶液或枸橼酸钾口服。

（2）见尿补钾：**尿量是补钾最重要的参考指标（2016/2018/2022）。尿量>40ml/h（2011/2017/2021）**或>500ml/d 方可补钾。

（3）**控制补钾浓度（2010）：静脉补液中钾浓度不宜超过 0.3%（2016）；禁止静脉推注钾（2011）**。

（4）速度勿快：补钾速度不宜超过 **60 滴/分钟**。

（5）总量限制：总量不宜超过 3～6g/d。

二、钙代谢异常

（一）分类

1. 低钙血症　血清钙浓度低于 2.25mmol/L，外科患者多见。

2. 高钙血症　血清钙浓度高于 2.75mmol/L。

（二）病因（★★★）

1. 低钙血症　可发生于急性重症胰腺炎、坏死性筋膜炎及小肠瘘、甲状旁腺受损、降钙素分泌亢进等。

2. 高钙血症　主要见于甲状旁腺功能亢进、骨转移性癌、服用过量维生素 D 等。

（三）临床表现（★★★）

1. 低钙血症　易激惹、口周和指（趾）尖麻木及针刺感、**手足抽搐**、肌疼痛、腱反射亢进，以及面神经（Chvostek）征阳性。

2. 高钙血症　主要表现为便秘和多尿。血清钙>4.5mmol/L 时可危及生命。

（四）治疗要点（★★）

1. 低钙血症　处理原发疾病，补钙。

2. 高钙血症　处理原发疾病，促进肾排泄。

三、磷代谢异常

（一）分类

1. 低磷血症　血清无机磷浓度低于 0.8mmol/L。

2. 高磷血症　血清无机磷浓度高于 1.6mmol/L。

（二）病因（★）

1. 低磷血症　摄入过少；排泄增多；磷转移入细胞内。

2. 高磷血症　摄入或吸收过多；排泄减少；磷从细胞内释出。

（三）临床表现（★）

1. 低磷血症　神经、肌肉症状。抽搐、精神错乱、昏迷，甚至死亡。

2. 高磷血症　导致继发性低钙血症。

（四）治疗要点（★★）

1. 低磷血症　治疗原发疾病，采取预防措施。

2. 高磷血症　治疗原发疾病，促进磷的排出，应用磷结合剂。

第四节　酸碱平衡失调

一、病因病理（★★）

常见酸碱平衡失调的分类及病因，见表3-1-5。

表3-1-5　常见酸碱平衡失调的分类及病因

分类	病因
代谢性酸中毒	①体内酸性物质生成过多。②H^+排出减少。③碱性物质丢失过多。④酸性物质摄入过多
代谢性碱中毒	①胃液丢失过多。②碱性物质摄入过多。③低钾血症。④利尿药的应用
呼吸性酸中毒	凡引起肺泡**通气不足**的疾病均可致呼吸性酸中毒
呼吸性碱中毒	凡引起**肺过度通气**的因素均可致呼吸性碱中毒

二、临床表现（★★★）

1. 代谢性酸中毒　轻者可无症状，重者可有疲乏、眩晕、嗜睡及烦躁不安等。最突出的表现是呼吸深而快，呼出气体可有**酮味**。**患者面色潮红、心率加快、血压偏低（2016）**。

2. 代谢性碱中毒　轻者无明显表现，有时可有呼吸变浅、变慢或精神方面的异常，如谵妄和嗜睡等。代谢性碱中毒多伴低钾血症。

3. 呼吸性酸中毒　胸闷、气促、呼吸困难，重者可伴血压下降、谵妄、昏迷等。患者因严重酸中毒所致的高钾血症，可出现突发性心室纤颤。

4. 呼吸性碱中毒　**呼吸急促**；手足和口周麻木及针刺感。

三、辅助检查（★★）

常见酸碱平衡失调的动脉血气分析结果，见表3-1-6。

表3-1-6　常见酸碱平衡失调的动脉血气分析结果

分类	动脉血气分析结果
代谢性酸中毒	①代偿：pH<7.35，HCO_3^-降低，$PaCO_2$正常。②失代偿：pH正常，HCO_3^-和BE降低
代谢性碱中毒	①代偿：pH和HCO_3^-升高，$PaCO_2$正常。②失代偿：pH正常，HCO_3^-和BE升高
呼吸性酸中毒	pH降低，$PaCO_2$升高，HCO_3^-可正常
呼吸性碱中毒	pH增高，$PaCO_2$和HCO_3^-下降

四、治疗原则（★★）

1. 代谢性酸中毒　消除病因。**轻者经补液纠正缺水后多自行纠正，重者（HCO_3^-<15mmol/L）补液同时用**

5%碳酸氢钠溶液治疗（2018/2019）。

2. 代谢性碱中毒　关键在于解除病因。

3. 呼吸性酸中毒　积极治疗原发疾病，改善患者通气。

4. 呼吸性碱中毒　用纸袋罩住口鼻，以增加 CO_2 吸入，或吸入含 5% CO_2 的 O_2。

第五节　液体疗法及护理

一、护理评估（★★★）

（一）身体状况

生命体征，脱水状况（皮肤黏膜、弹性、眼窝、尿量、意识状态等情况）。

（二）辅助检查

1. 实验室检查　血 pH、血气分析；钾、钠、钙、磷等电解质变化。

2. 心电图检查　钾代谢异常时可出现明显变化。

二、护理措施（★★★）

1. 体液不足时补液计划（图 3-1-2）　生理需要量为 2000~2500ml。累积损失量是指在制订补液计划前已经丢失的体液量，按脱水程度补充。继续损失量是指在补液过程中继续丧失的体液量，包括外在性和内在性失液。第一天是纠正体液紊乱的关键。

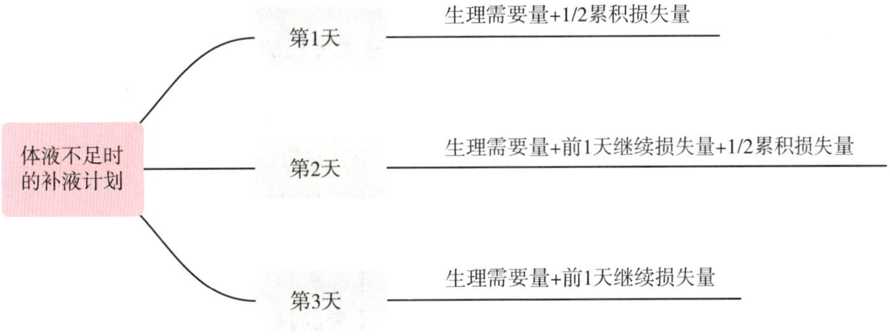

图 3-1-2　体液不足时的补液计划

易错知识梳理

补液原则（2021）：先盐后糖，先晶后胶，先快后慢，见尿补钾。

2. **高渗性脱水，饮水或输注 5%葡萄糖溶液为首选（2011）**。低渗性脱水，轻者以等渗盐水输入，中度者需补充高渗性盐水。等渗性脱水，一般以等渗盐水和 5% 葡萄糖溶液交替输入。

3. 体液过多则应限制入水量，脱水利尿。

4. 病情观察及补液监测，如脱水状况、生命体征、尿量、意识状态、中心静脉压与血压、心电图、生化指标。

实战演练

【A1 型题】

1. 人体细胞外主要的阳离子是

A. Na^+　B. K^+　C. Ca^{2+}

D. Mg^{2+}　E. NH_4^+

【答案】A

【考点】体液的组成及分布

【解析】 K^+和Mg^{2+}是细胞内液中的主要阳离子，参与构成细胞内的渗透压。人体内钙绝大部分储存在骨骼中，只有极少一部分以Ca^{2+}的形式存在于细胞外液中，因此不是细胞外液主要的阳离子。NH_4^+在体液中主要参与调节体内的酸碱平衡，不参与构成细胞内外渗透压。Na^+是细胞外液中最重要的阳离子，构成细胞外液的渗透压。故选A。

2. 在体液平衡中，下列不对的是

A. 细胞内液约占体重的40%

B. 细胞外液约占体重的20%

C. 组织间液约占体重的15%

D. 血浆约占体重的5%

E. 它们之间是非动态平衡

【答案】 E

【考点】 体液代谢平衡

【解析】 体液可分为细胞内液和细胞外液。细胞内液大部分存在于骨骼肌中，男性约占体重的40%，女性约占体重的35%，A正确。细胞外液则在男性、女性均约占体重的20%，B正确。细胞外液可分为血浆和组织间液两部分。血浆量约占体重的5%，D正确。组织间液约占体重的15%，C正确。它们之间处于动态平衡中，E错误。故选E。

3. 临床上最常见的水钠代谢紊乱是

A. 高渗性脱水 B. 低渗性脱水 C. 等渗性脱水

D. 急性水中毒 E. 慢性水中毒

【答案】 C

【考点】 水钠代谢紊乱

【解析】 等渗性脱水是指水和钠成比例丧失，血清钠和细胞外液渗透压维持在正常范围内，可造成细胞外液量迅速减少，又称急性缺水或混合性缺水，外科患者最易发生。故选C。

4. 正常人每日无形失水量为

A. 200ml B. 300ml C. 450ml

D. 650ml E. 800ml

【答案】 E

【考点】 水的平衡

【解析】 正常人每日主要通过皮肤的非显性蒸发和肺的呼吸蒸发途径无形失水。每天由皮肤非显性蒸发的水约500ml，通过呼吸蒸发的水约300ml，故每日无形失水总量为800ml。故选E。

5. 高渗性脱水早期的主要临床表现是

A. 尿少 B. 口渴 C. 血压下降

D. 神志淡漠 E. 皮肤弹性降低

【答案】 B

【考点】 高渗性脱水的临床表现

【解析】 高渗性脱水即水和钠同时丧失，但缺水多于缺钠，故血清钠高于正常范围，细胞外液呈高渗状态。当缺水多于缺钠时，细胞外液渗透压增加，抗利尿激素分泌增多，肾小管对水的重吸收增加，尿量减少。醛固酮分泌增加，钠和水的再吸收增加，以维持血容量。将高渗性缺水分为轻、中、重三度。轻度缺水：除有口渴外，多无其他症状。缺水量为体重的2%~4%，为缺水早期表现。少尿、皮肤弹性差为中度缺水表现，排除A、E。而C、D则为重度缺水。故选B。

6. 严重高渗性脱水的患者首选补液的液体是

A. 生理盐水 B. 平衡盐溶液

C. 5%葡萄糖溶液 D. 5%碳酸氢钠溶液

E. 5%葡萄糖盐水

【答案】 C

【考点】 高渗性脱水的治疗

【解析】 高渗性脱水时无法口服的患者，可静脉滴注5%葡萄糖溶液或0.45%低渗盐水。补液量可根据每丧失体重的1%补液400~500ml计算。能口服尽量口服，不能口服者可静脉输注5%葡萄糖或低渗盐水溶液。故选C。

7. 有关钾代谢，下列说法错误的是

A. 钾摄入多则排出多，摄入少则排出少

B. 维持细胞内渗透压

C. 血清钾值为3.5~5.5mmol/L

D. 大部分经肾排出

E. 对心肌有抑制作用

【答案】 E

【考点】 电解质代谢

【解析】 体内钾总含量的98%存在于细胞内，是细胞内最主要的电解质，是细胞静息电位形成的离子基础，在维持神经肌肉组织兴奋性和心肌正常功能等方面发挥重要作用，大部分经肾排出。正常血钾浓度为3.5~5.5mmol/L。故选E。

8. 高钾血症患者典型的心电图表现是

A. P波高而尖 B. T波高而尖 C. U波突出

D. ST段降低 E. P-R间期缩短

【答案】 B

【考点】 高钾血症的心电图表现

【解析】 正常血钾浓度为3.5~5.5mmol/L，当血清钾>5.5mmol/L时称为高钾血症。典型的心电图改变为早期T波高而尖，QT间期延长，随后出现QRS波增宽，PR间期延长。心电图的改变对于高钾血症有辅助诊断的价值。故选B。

9. 由于水摄入不足，尿量及比重可出现

A. 尿量减少，比重降低 B. 尿量减少，比重增高

C. 尿量正常，比重正常　D. 尿量增加，比重增高
E. 无尿

【答案】 B

【考点】 水的平衡

【解析】 高渗性缺水常见的原因为水分摄入不足和水分丧失过多。由于水分摄入不足，渗透压升高，抗利尿激素分泌增加，尿量减少，尿比重升高。故选 B。

10. 低血钾常发生于

A. 钾离子摄入减少
B. 醛固酮分泌减少
C. 钾离子进入细胞内减少
D. 肾脏排钾减少
E. 代谢性酸中毒

【答案】 A

【考点】 低血钾的原因

【解析】 缺钾或低钾血症的常见原因有：①长期进食不足。②应用呋塞米、依他尼酸等利尿药，肾小管性酸中毒，急性肾衰竭的多尿期以及盐皮质激素（醛固酮）过多等，使钾从肾排出过多。③补液患者长期接受不含钾盐的液体，或静脉营养液中钾盐补充不足。④呕吐、持续胃肠减压等，钾从肾外途径丧失。⑤钾向组织内转移，见于大量输注葡萄糖和胰岛素，或者代谢性、呼吸性碱中毒时。故选 A。

11. 对低钾患者静脉补钾，最重要的参考指标是

A. 给药速度　B. 药液浓度　C. 患者尿量
D. 用药总量　E. 患者精神状态

【答案】 C

【考点】 补钾的原则

【解析】 补钾要遵循不宜过浓、不宜过快、不宜过早、见尿补钾的原则，最重要的补钾指标是尿量，每小时尿量大于 40ml 或每日尿量大于 500ml 方可补钾。故选 C。

12. 低钾与高钾血症相同的症状是

A. 心动过速　B. 乏力、软瘫　C. 舒张期停搏
D. 腹胀、呕吐　E. 心电图 T 波低平

【答案】 B

【考点】 血钾异常的临床表现

【解析】 低钾血症的主要表现有肌无力、乏力、软瘫、腱反射消失及食欲缺乏、恶心、呕吐、腹胀、肠蠕动消失等肠麻痹表现。心脏受累主要表现为传导阻滞和节律异常，典型的心电图改变为早期出现 T 波降低、变平或倒置，随后出现 ST 段降低、QT 间期延长和 U 波。高钾血症可表现为神志模糊、感觉异常和肢体软弱乏力等，严重者可有微循环障碍的表现。常有心动过缓或心律不齐。最危险者可致心搏骤停。高钾血症时心电图的改变为早期 T 波高而尖，P 波波幅下降，随后出现 QRS 增宽。因此，低钾血症与高钾血症相同的症状是乏力、软瘫。故选 B。

13. 纠正体液代谢紊乱时，第 1 天补液量为

A. 患者 CO_2CP 值×体重×0.3
B. 生理需要量+1/2 已丧失量+前 1 天尿量
C. 生理需要量+1/2 已丧失量
D. 显性失水+不显性失水-内生水
E. 前 1 天损失量+生理需要量

【答案】 C

【考点】 液体疗法

【解析】 对高渗性脱水和等渗性脱水，按缺水程度估算失水量。对低渗性脱水，按缺钠程度估算失钠量，再将其换算为等渗盐水量。已丧失量是粗略的估算，一般第 1 天只补给估算量的 1/2，其余量第 2 天再酌情补给。故第 1 天补液量为生理需要量+1/2 已丧失量。故选 C。

14. 代谢性酸中毒的发生是

A. 体内 H_2CO_3 增高所致
B. 体内 HCO_3^- 减少所致
C. 大量利尿所致
D. 呕吐大量胃内容物所致
E. 体内钾缺乏所致

【答案】 B

【考点】 代谢性酸中毒的病因

【解析】 代谢性酸中毒的病因：①产酸过多，如严重损伤、腹膜炎、休克、高热、饥饿等使酸性物质生成增多。②失碱过多，如肠瘘、胆瘘等使碱性消化液丢失过多。③排酸减少，如急性肾衰竭时，排 H^+ 和再吸收 $NaHCO_3$ 受阻，使血中 H^+ 增多和 $NaHCO_3$ 减少。A 为呼吸性酸中毒，C、D、E 为碱中毒。故选 B。

【A2 型题】

15. 患者，男，43 岁。因呕吐、腹泻 2 天入院。查体：患者神情淡漠，皮肤弹性减退，眼球凹陷，血压偏低，尿量减少，尿比重低。此情况应考虑为

A. 高渗性脱水　B. 低渗性脱水　C. 等渗性脱水
D. 水中毒　E. 低钾血症

【答案】 B

【考点】 低渗性脱水的诊断

【解析】 低渗性脱水表现为患者有疲乏感，头

晕、手足麻木、口渴不明显，尿中钠减少。常有恶心、呕吐，脉搏细速，血压不稳定，视物模糊，尿量少，尿比重降低等表现。重者神志不清、肌腱反射减弱或消失，出现木僵，甚至昏迷，常发生休克。故选B。

16. 患者，男，25岁。因高热2日未能进食，自述口渴、口干、尿少色黄。查体：口舌干燥，皮肤弹性差，眼窝凹陷，尿比重为1.028，血清钠浓度为156mmol/L，首先应给输入

A. 3%~5%的氯化钠溶液

B. 5%碳酸氢钠溶液

C. 5%葡萄糖溶液

D. 葡萄糖盐水

E. 平衡液

【答案】 C

【考点】 高渗性脱水的补液

【解析】 根据题意可知该患者是高渗性脱水，此时血钠浓度高于正常，补液时要先补充已丧失的液体，可静脉输注5%葡萄糖溶液或低渗盐水溶液。故选C。

17. 患儿，男，9个月。呕吐、腹泻3日，尿量略少，皮肤弹性稍差，口唇微干，眼窝轻度凹陷，血清钠浓度为140mmol/L，其脱水的程度为

A. 重度脱水　B. 无脱水　C. 中度脱水

D. 极重度脱水　E. 轻度脱水

【答案】 E

【考点】 脱水的程度的判断

【解析】 脱水的程度常以丢失液体量占体重的百分比来表示。①轻度脱水：表示有2%~4%体重体液的减少，精神稍差，略有烦躁不安；查体时见皮肤稍干燥，弹性尚可，眼窝和前囟稍凹陷；哭时有泪，口唇黏膜略干，尿量稍减少。②中度脱水：表示有4%~6%的体重减少；精神萎靡或烦躁不安；皮肤苍白、干燥、弹性较差，眼窝和前囟明显凹陷，哭时泪少；口唇黏膜干燥；四肢稍凉，尿量明显减少。③重度脱水：表示有6%以上的体重减少，呈重病容，精神极度萎靡，表情淡漠，昏睡甚至昏迷；皮肤发灰或有花纹，弹性极差；眼窝和前囟深凹陷，眼闭不合，两眼凝视，哭时无泪；口唇黏膜极干燥；因血容量明显减少可出现休克症状。故选E。

18. 患者，男，25岁。腹泻伴中度脱水、酸中毒，经补液及纠酸治疗后出现腹胀，心音低钝，四肢腱反射减弱，患者最可能是

A. 高钠血症　B. 低钠血症　C. 低血糖症

D. 低钙血症　E. 低钾血症

【答案】 E

【考点】 低钾血症的临床表现

【解析】 高钠血症表现为口渴、口干、尿少色黄、口舌干燥，皮肤弹性差，眼窝凹陷，尿比重高，排除A。低钠血症主要症状为软弱乏力、恶心、呕吐、头痛、肌肉痛性痉挛、神经精神症状和可逆性共济失调等，严重时会引起脑细胞水肿和颅高压，排除B。低血糖症状表现为激动不安、饥饿、软弱、出汗、心动过速、收缩压升高、舒张压降低、震颤、一过性黑蒙、意识障碍，甚至昏迷，排除C。低钙血症轻症时出现手指、脚趾及口周的感觉异常、四肢发麻、刺痛，手足抽动；当血钙进一步降低时，可发生手足搐搦，排除D。故选E。

【A3/A4型题】

（19~20题共用题干）

患者，男，39岁。因阵发性腹痛、呕吐6小时，以“肠梗阻”入院。患者烦躁，面色发红、皮肤湿冷、脉搏细弱，血压90/70mmHg。

19. 患者可能发生的酸碱失衡为

A. 代谢性酸中毒　B. 呼吸性碱中毒

C. 代谢性碱中毒　D. 呼吸性酸中毒

E. 代谢性酸中毒合并呼吸性酸中毒

【答案】 C

【考点】 代谢性碱中毒的病因

【解析】 胃液丧失过多是外科患者发生代谢性碱中毒最常见的原因，代谢性碱中毒的原发因素是细胞外液丢失大量的 H^+ 或吸收大量的碱，以致 HCO_3^- 增多，而该患者因为呕吐丢失大量的胃液，可丢失大量的氢离子、钠离子与氯离子而导致代谢性碱中毒。故选C。

20. 护理措施不正确的是

A. 吸氧、输液　B. 仰面

C. 置热水袋热敷　D. 监测中心静脉压

E. 测尿量

【答案】 C

【考点】 休克的护理措施

【解析】 根据患者的临床表现为面色发红、皮肤湿冷、脉搏细弱，血压90/70mmHg，可以判断患者发生了低血容量休克，所以要为患者补充血容量，恢复有效循环血量。监测中心静脉压与尿量，判断心脏是否有效灌注。采取休克体位，将患者头和躯干抬高20°~30°，下肢抬高15°~20°。休克时体温降低，应予以保暖，但是不可以使用热水袋，以免周围血管扩张，减少回心血量，加重休克表现。故选C。

（21～22 题共用备选答案）

A. HCO_3^- 下降，pH 上升，$PaCO_2$ 下降

B. HCO_3^- 下降，pH 下降，$PaCO_2$ 下降

C. HCO_3^- 正常或上升，pH 上升，$PaCO_2$ 下降

D. HCO_3^- 上升，pH 上升，$PaCO_2$ 正常或上升

E. HCO_3^- 下降，pH 下降，$PaCO_2$ 正常

21. 代谢性酸中毒

【答案】 B

22. 代谢性碱中毒

【答案】 D

【考点】 代谢性酸中毒和代谢性碱中毒病理生理比较

【解析】 详见表 3-1-7。

表 3-1-7　代谢性酸中毒和代谢性碱中毒病理生理比较

名称	代谢性参数（BE、HCO_3^-）	呼吸性参数（$PaCO_2$）	pH
单纯性			
代谢性酸中毒（代酸）	下降	下降（代偿）	下降或正常偏酸
代谢性碱中毒（代碱）	上升	上升（代偿）	上升或正常偏碱
呼吸性酸中毒（呼酸）	上升（代偿）	上升	上升可正常偏酸
呼吸性碱中毒（呼碱）	下降（代偿）	下降	下降或正常偏碱
复合型			
代谢合并呼酸	下降	上升	下降
代谢合并呼碱	下降	下降	下降、上升或正常
代碱合并呼碱	上升	下降	上升
代碱合并呼酸	上升	上升	下降、上升或正常
代酸合并代碱	上升（AG 增加）	下降、上升或正常	下降、上升或正常

本题中，A 为呼吸性碱中毒，E 为呼吸性酸中毒。故第 21 题选 B，第 22 题选 D。

第二章　外科营养支持患者的护理

考点直击

年份	分值	考点
2023	3	BMI；肠外营养的营养素及制剂、护理措施
2022	1	肠外营养的护理措施
2021	1	肠外营养营养素及制剂
2020	1	低蛋白型营养不良
2018	3	低蛋白型营养不良；肠内营养供给途径
2017	1	手术、创伤后早期的高血糖现象
2016	3	营养疗法的适应证；肠外营养营养素及制剂；肠内营养的护理措施
2015	1	手术、创伤后早期的高血糖现象

考点集萃

第一节　概　　述

一、手术、创伤后、严重感染后营养代谢特点（★★）

三大营养素为糖、蛋白质及脂肪。糖原的储备有限，在饥饿状态下仅能供 12 小时之用；蛋白质为体内各器官、组织的重要组分，一旦消耗将影响脏器功能，故不能视作能量贮备物；只有**脂肪**是饥饿时的主要能量来源。手术、创伤应激后的神经-内分泌变化使体内三大营养素处于分解代谢增强而合成降低的状态。

1. 糖代谢　手术、创伤后早期，葡萄糖的消耗基本维持在约 120g/d。**肝糖原分解增强**；此时胰岛素水平正常或升高，出现**高血糖现象**（2011/2015/2017）。

2. 蛋白质　较大的手术、创伤后，骨骼肌群进行性分解，糖异生增强。呈现氮的负平衡。

3. 脂肪　手术创伤后，由于儿茶酚胺的作用，体内脂肪被动用，氧化利用率增加。

二、营养不良的类型（★★）

1. 消瘦型营养不良　为能量缺乏型，以人体测量指标值下降为主。

2. **低蛋白型营养不良**（2018/2020）　为蛋白质缺乏型，主要表现为血浆蛋白质水平降低和/或组织水肿，故又称水肿型；体重下降不明显。

3. 混合型营养不良　又称蛋白质-能量缺乏型营养不良，同时兼有上述两种类型的临床特征。

三、营养不良的诊断（★★★）

1. 病史　处于慢性消耗性疾病、手术创伤、感染等应激状态的患者常较长时间不能正常饮食或消耗、丢失明显。

2. 人体测量指标

（1）体重：是评价营养状况的一项重要指标。3 个月体重下降>5%，或 6 个月内体重下降>10%。

（2）体重指数（BMI）：BMI＝体重（kg）／［身高（m）］^{2}，正常值 18.5≤BMI<24，BMI<18.5 为低体重，24.0~27.9 为**超重（2023）**，≥28.0 为肥胖。

（3）三头肌皮褶厚度：可间接判断体内脂肪量。正常参考值：男性为 11.3~13.7mm；女性为 14.9~18.1mm。

（4）臂肌围：判断骨骼肌或体内瘦体组织群量。

3. 实验室检测指标

（1）肌酐身高指数（%）：肌酐是蛋白质的代谢产物，尿中肌酐排泄量与体内骨骼肌量基本成比例，故可用于判断体内骨骼肌含量。

$$\text{肌酐身高指数}(\%)=\frac{\text{尿肌酐排泄量}(mg/24h)}{[\text{身高}(cm)-100]\times 23(\text{女性为}18)}\times 100\%$$

（2）血浆蛋白质：血浆清蛋白、转铁蛋白和前清蛋白等。

（3）氮平衡：用于初步评判体内蛋白质合成与分解代谢状况。当氮的摄入量大于排出量时为正氮平衡，反之则为负氮平衡。

（4）整体蛋白质更新率：是更精确的判断体内蛋白质合成或分解状态的方法。

（5）免疫指标：多以细胞免疫系统受损为主。

四、营养疗法的适应证（★★★）

1. **近期体重下降大于正常体重的 10%（2014）**。
2. **血浆清蛋白<30g/L（2016）**。
3. 连续 7 天以上不能正常进食。
4. 已明确为营养不良。
5. 具有营养不良风险或可能发生手术并发症的高危患者。

第二节　肠内营养

肠内营养（EN）指经胃肠道，包括经口或喂养管，提供维持人体代谢所需营养素的一种方法。

一、适应证（★★）

胃肠道具备吸收各种营养素的能力并耐受肠内营养制剂。

二、禁忌证（★★）

①肠梗阻。②消化道活动性出血。③腹腔或肠道感染。④严重腹泻或吸收不良。⑤**休克（2010/2011）**。

三、肠内营养剂分类（★★）

1. 大分子聚合物　自制匀浆膳；大分子聚合物制剂。适合于胃肠功能完整或基本正常者。
2. **要素饮食（2011）　特点是化学成分明确、无须消化、无渣，可直接被胃肠道吸收、利用**。
3. 平衡制剂　多用于单纯营养不良的患者，起支持作用。
4. 特殊制剂　指在常用配方中增加或去除某种营养素以满足特殊疾病状态下患者代谢的需要。

四、肠内营养的给予方法（★★★）

1. 供给途径

（1）经鼻胃管或胃造瘘：**适用于胃肠功能良好的患者（2018）**。

（2）经鼻肠管或空肠造瘘：**适用于胃功能不良、误吸危险性较大或消化道手术后必须胃肠减压、又需长期肠内营养支持者（2018）**。

（3）经口进食。

2. 输注方式

（1）按时分次给予：将配好的营养液用注射器缓慢注入喂养管内；每次 200ml 左右，每日 6~8 次。

（2）间隙重力输注：将配好的营养液经输液管与喂养管连接，借重力将营养液缓慢滴入胃肠内，每次250~400ml，每日4~6次。

（3）连续经泵输注：应用输液泵12~24小时均匀持续输注（临床推荐），胃肠道不良反应较少，营养效果好。

五、护理措施（★★★）

1. 预防误吸

（1）妥善固定喂养管。

（2）取合适的体位：伴有意识障碍、胃排空迟缓、经鼻胃管或胃造瘘管输注营养液的患者应取半卧位，以防营养液反流和误吸。经鼻肠管或空肠造瘘管滴注者可取随意卧位。

（3）及时估计胃内残留量：若残留量每次超过200ml，应延迟或暂停输注。

（4）加强观察：若患者突然出现**呛咳、呼吸急促或咳出类似营养液的痰液**，疑有误吸，应鼓励和刺激患者咳嗽，以排出吸入物和分泌物，必要时经鼻导管或气管镜清除误吸物。

2. 避免黏膜和皮肤损伤。

3. 维持患者正常的排便型态

（1）控制输注量和速度：从少量开始，250~500ml/d，在1周内逐渐达到全量。速度以20ml/h起，逐步加速并维持滴速为100ml/h。

（2）营养液的滴注温度：以接近正常体温为宜，一般为38~40℃。

（3）避免营养液污染、变质：营养液应现配现用；保持调配容器的清洁、无菌。

4. 观察和预防感染性并发症　主要是误吸导致的吸入性肺炎，急性腹膜炎，肠道感染。

（1）吸入性肺炎：误吸导致的吸入性肺炎多见于经鼻胃管喂养者。

（2）急性腹膜炎：多见于经空肠造瘘输注营养液者。加强观察，按医嘱应用抗生素。

（3）肠道感染：避免营养液污染、变质。配置的营养液暂时不用时应放于4℃冰箱保存，并于24小时内用完。

第三节　肠外营养

肠外营养（PN）系指通过静脉途径提供人体代谢所需的营养素。当患者被禁食，所需营养素均经静脉途径提供时，称为全胃肠外营养（TPN）。

一、适应证（★★）

①营养不良。②**胃肠道功能障碍**。③因疾病或治疗限制不能经胃肠道摄食。④**高分解代谢状态**。⑤抗肿瘤治疗期间不能正常饮食者。

二、禁忌证

①严重水、电解质及酸碱平衡失调。②出凝血功能紊乱。③休克。

三、营养素及制剂（★★）（2016/2021）

1. 葡萄糖　成人需要量为3.0~3.5g/(kg·d)。

2. 脂肪　脂肪乳剂的供给量占总能量的30%~40%，甘油三酯剂量为0.7~1.3g/(kg·d)。

3. 氨基酸　构成肠外营养配方中的**氮源（2023）**，用于合成人体蛋白质。供给量为1.2~1.5g/(kg·d)，严重应激、创伤时可增至1.5~2.0g/(kg·d)；占总能量的15%~20%。

4. 维生素和矿物质。

四、输注方法（★★★）

1. 输注途径　包括周围静脉和中心静脉途径，长期、全量补充时以选择中心静脉途径为宜。

易错知识梳理

周围静脉途径操作简单、相对安全，但所给营养液的浓度、速度、时间受到限制，一般不能超过2周。中心静脉途径可较长时间使用，但并发症较多且严重。

2. 输注方式

（1）全营养混合液（TNA）：又称全合一混合液（AIO），强调同时提供完全的营养物质和有效利用。

（2）单瓶：在不具备以全营养混合液方式输注条件时，采取单瓶输注方式。

五、并发症及其预防（★★★）

气胸、血管损伤、胸导管损伤、空气栓塞、导管移位、感染、代谢紊乱、血栓性浅静脉炎。

六、护理措施（★★★）（2023）

1. 促进患者舒适感

（1）体位：妥善固定静脉穿刺针，协助患者取舒适体位。

（2）控制输液速度，**避免输液过快**（2016/2022）。葡萄糖输注速度不超过200ml/h，常连续匀速输注，输注20%的脂肪乳剂250ml需4~5小时。

（3）保证营养液及输注器具清洁无菌。

2. 合理输液，维持患者体液平衡。

3. 营养液中严禁添加其他治疗用药。

4. 高热的护理 肠外营养输注过程中出现高热的可能原因：①营养液产热。②营养物的过敏。③导管感染。需查明原因后处理。

5. 导管护理 穿刺插管部位每日消毒、更换敷料，注意有无红肿感染现象，如有感染应通知医生并拔管，同时管端做细菌培养。保持导管通畅，输注结束时用肝素稀释液封管，防止血栓形成。

基础巩固

1. 肠内营养适应证 ①吞咽和咀嚼困难。②意识障碍或昏迷致无进食能力。③消化道疾病稳定期。④高分解代谢状态。⑤慢性消耗性疾病。

2. 肠外营养适应证 ①营养不良。②胃肠道功能障碍。③因疾病或治疗限制不能经胃肠道摄食。④高分解代谢状态。⑤抗肿瘤治疗期间不能正常饮食者。

实战演练

【A1型题】

1. 人体在术后早期应激状态下出现的代谢改变是

A. 肝糖原合成增加 B. 高血糖

C. 肌肉蛋白质分解增强 D. 大量脂肪分解

E. 胰岛素水平升高

【答案】 B

【考点】 外科患者的代谢变化

【解析】 人体在术后早期应急状态下首先出现高血糖伴胰岛素抵抗。因为手术创伤后糖异生活跃，葡萄糖生成明显增加，胰岛素分泌受抑制，机体对胰岛素反应降低，出现胰岛素抵抗。故选B。

2. 下列不属于营养疗法适应证的是

A. 近期体重下降超过正常体重的10%

B. 血清清蛋白<20g/L

C. 连续7日以上不能正常进食者

D. 已确诊为营养不良者

E. 可能发生高分解代谢的应激状态患者

【答案】 B

【考点】 营养疗法适应证

【解析】 食物是人类赖以生存的物质基础，合理的饮食及平衡的营养是维持健康的基本条件之一，不合理的饮食不利于健康。临床上对营养失调或存在营养失调潜在危险的患者，常采用与之相适应的营养疗法以纠正营养失衡状态。血清清蛋白<30g/L 是营养疗法的适应证，B 错误。故选 B。

3. 全胃肠外营养支持患者可能发生的最严重的代谢并发症是
   A. 高钾血症
   B. 低钾血症
   C. 肝功能异常
   D. 高血糖高渗性非酮性昏迷
   E. 高氨血症

【答案】 D

【考点】 肠外营养的并发症

【解析】 肠外营养的并发症如下。①与导管有关的并发症：空气栓塞，气胸、血胸、纵隔血肿、胸导管损伤等，与留置导管有关的栓子形成、导管的扭结和折断有关。②感染性并发症。③代谢性并发症。糖代谢异常：高糖高渗性非酮症性昏迷和低血糖为最严重的代谢性并发症；补充不足所致：水、电解质及酸碱失衡、必需脂肪酸缺乏和微量元素缺乏等；胃肠外营养本身所致胆囊结石等。故选 D。

4. 不能用于肠外营养的是
   A. 脂肪乳剂　B. 葡萄糖　C. 氨基酸
   D. 维生素　E. 大分子聚合物

【答案】 E

【考点】 肠外营养液的成分

【解析】 常用的肠外营养液成分包括脂肪乳剂、氨基酸、脂溶性维生素、水溶性维生素、水和电解质、葡萄糖，不包括大分子聚合物。故选 E。

【A2 型题】

5. 患者，女，37 岁。十二指肠溃疡出血，胃大部切除术。术后早期最适当的营养途径是
   A. 鼻胃管饲　B. 胃造口管饲
   C. 鼻肠管饲　D. 回肠造口管饲
   E. 中心静脉营养支持

【答案】 C

【考点】 胃大部切除术后的营养途径

【解析】 胃大部切除术后禁食，等病情缓解后需给予营养物质，最好的途径就是鼻肠管饲，能保证有效吸收，减轻对残胃黏膜的刺激。故选 C。

第三章　外科休克患者的护理

考点直击

年份	分值	考点
2023	1	休克的分类、治疗要点
2019	4	休克的病理生理；补充血容量；脓毒症休克的临床表现；维持正常体温
2018	3	休克的病理生理；补充血容量；建立静脉通路
2017	2	休克的病理生理；动态监测尿量与尿比重
2016	7	休克的病理生理；补充血容量；建立静脉通路；维持正常体温
2015	2	补充血容量；动态监测尿量与尿比重

考点集萃

第一节　概　　述

休克是机体受到强烈的致病因素侵袭后，导致有效循环血量锐减，组织血液灌流不足引起的以微循环障碍、代谢障碍和细胞受损为特征的病理性综合征，是严重的全身性应激反应。

一、病因与分类（★★）

按原因将其分为低血容量性休克、脓毒症休克、心源性休克、神经源性休克和过敏性休克 5 类，其中**低血容量性休克**与脓毒症休克在外科最常见（2023）。

二、病理生理（★★）

有效循环血容量锐减（2016/2017/2018/2019）和组织灌注不足以及由此引起的代谢改变、炎症介质释放与继发性损害是各类休克的共同病理生理基础。

1. 微循环障碍

（1）微循环收缩期：在休克早期，循环血量锐减时，血压下降，交感肾上腺轴兴奋引起大量儿茶酚胺释放，使心搏加快，心输出量增加，并选择性地使外周（如骨骼肌、皮肤）小血管和内脏（如肾和肠道）小血管、微血管平滑肌收缩，保证心、脑供血。可致“少灌多流”。

（2）微循环扩张期：**毛细血管前括约肌松弛，后括约肌仍收缩**（2016）。组织缺血缺氧而处于缺氧代谢状态，产生大量酸性代谢产物，同时释放舒张血管的组胺、缓激肽等介质。可致“多灌少流”。

（3）微循环衰竭期：休克的不可逆阶段。由于血液浓缩、黏稠度增加，加之酸性环境中的**血液高凝状态**（2016），易致微血栓，甚至发生弥散性血管内凝血（DIC）。随之纤维蛋白溶解系统被激活，可出现严重的出血倾向。组织细胞自溶、死亡，多器官功能受损。

2. 代谢改变

（1）能量代谢障碍：由于组织灌注不足和细胞缺氧，体内葡萄糖以无氧酵解为主。应激状态使儿茶酚胺和肾上腺皮质激素明显升高，可致：①促进糖异生，抑制糖降解，血糖升高。②抑制蛋白合成，促进蛋白分解。③脂肪分解代谢增加。

（2）代谢性酸中毒：随着无氧代谢的加重，同时肝脏因灌注量减少，处理乳酸的能力减弱，引起代谢性酸中毒。

3. 炎症介质释放和细胞损伤。

4. 内脏器官的继发损伤　若2个或2个以上器官或系统同时或序贯发生功能衰竭，称为**多器官功能障碍综合征**（MODS），是休克的主要死因。

（1）肺：**低灌注和缺氧可损伤肺毛细血管和肺泡上皮细胞（2010）**。患者出现进行性呼吸困难和缺氧，称为急性呼吸窘迫综合征（ARDS）。

（2）肾：休克时儿茶酚胺、抗利尿激素和醛固酮分泌增加，引起肾血管收缩、肾血流量减少，使肾滤过率降低，尿量减少。患者可出现急性肾衰竭（ARF）。

（3）心：除心源性休克外，其他类型休克早期一般无心功能异常。晚期可有局灶性心肌坏死和心力衰竭。

（4）脑：休克晚期，脑灌注压和血流量下降引起脑缺氧并丧失对脑血流的调节作用。毛细血管周围胶质细胞肿胀、血管通透性升高致血浆外渗可引起继发脑水肿。

（5）肝：肝灌注障碍导致肝解毒及代谢功能减弱并加重代谢紊乱及酸中毒。可出现黄疸、转氨酶升高等，严重时出现肝性脑病和肝衰竭。

（6）胃肠道：急性胃黏膜糜烂、应激性溃疡或上消化道出血。

三、临床表现（★★★）

1. 休克代偿期　中枢神经系统兴奋性增高，交感-肾上腺轴兴奋，患者表现为**精神紧张**、烦躁不安、**面色苍白**、**四肢湿冷**、**脉搏加快**、**呼吸增快**；血压变化不大，但脉压缩小；**尿量正常**或减少。若处理及时，休克可纠正。反之，病情继续发展，进入休克抑制期。

2. 休克失代偿期　此期患者意识改变明显，表现为**表情淡漠**、反应迟钝，甚至出现意识模糊或昏迷。可有**口唇肢端发绀**、四肢冰冷、**脉搏细速**、**血压进行性下降**。严重者全身皮肤、黏膜明显发绀，四肢厥冷、脉搏微弱、血压测不出、尿少或无尿。

四、治疗要点（★★）

1. 一般急救

（1）现场救护：包括创伤处包扎、固定、制动及控制大出血。如局部压迫或止血带等，必要时使用抗休克裤。

（2）保证呼吸道通畅：松解领扣，解除气道压迫；使头仰伸，清除呼吸道异物或分泌物，保持气道通畅。给氧。

（3）取休克体位：头和躯干抬高20°～30°，下肢抬高15°～20°，以增加回心血量。

（4）其他：注意保暖，及早建立静脉通路，遵医嘱应用镇痛剂等。

2. **补充血容量（2015/2018/2019/2023）**　当血细胞比容低于30%时，给予浓缩红细胞；大量出血时可快速输注全血。

3. 积极处理原发病。

4. 纠正酸碱平衡失调　严重代谢性酸中毒，常用5%碳酸氢钠溶液。

5. 应用血管活性药物

（1）血管收缩药：常用去甲肾上腺素、多巴胺和间羟胺等。能兴奋心肌、收缩血管、升高血压及增加冠状动脉血流量。

> **易错知识梳理**
>
> 血管收缩剂使小动脉收缩，可暂时升高血压，但可使组织缺氧更加严重，应慎重选用。

（2）血管扩张药：常用酚妥拉明、酚苄明、阿托品等。可解除小动脉痉挛，关闭动-静脉短路，改善微循环，**血压下降**。故只能在血容量已基本补足而患者循环障碍未见好转时才考虑使用。

（3）强心药：最常用的是强心苷。可增强心肌收缩力，减慢心率。

6. 弥散性血管内凝血（DIC）的治疗　早期行肝素抗凝治疗，DIC 晚期使用抗纤溶药。

7. 应用皮质类固醇　严重休克及脓毒症休克患者可使用糖皮质激素。

第二节　低血容量性休克

一、病因病理（★★）

低血容量性休克时外科最常见的休克类型。主要由于**各种原因引起短时间内大量出血及体液丢失或液体积聚在第三间隙，使有效血容量降低所致（2010）**。

二、临床表现（★★）

表现为中心静脉压降低、回心血量减少、心排量下降所致的血压降低、心率加快、器官功能不全。

三、治疗要点（★★）

补充血容量与控制出血并重，治疗病因。

第三节　脓毒症休克

一、病因病理（★★）（2011）

常见于急性腹膜炎、急性化脓性阑尾炎等。其主要致病菌是革兰阴性菌，又称为内毒素休克。内毒素可引起血管痉挛，损伤血管内皮细胞；同时，可促使体内多种炎性介质释放，引起全身炎症反应综合征（SIRS），甚至导致休克及 MODS。

二、临床表现（★★）（2019）

1. 分类　低排高阻型休克又称低动力型休克、冷休克，是最常见的类型；高排低阻型休克又称高动力型休克、暖休克，临床较少见。

2. 临床表现（图 3-3-1）　可分为冷休克和暖休克。病情加重时暖休克可转为冷休克。

三、治疗要点（★★）

纠正休克与控制感染并重。

1. 补充血容量　**首先快速输入平衡盐溶液（2016）**，再补充适量的胶体液。

2. 控制感染　尽早处理原发病灶，行药物敏感试验，以选用敏感抗生素。

3. 纠正酸碱失衡　轻度酸中毒，在补足血容量后即可缓解。重度酸中毒，补充血容量的同时，使用碳酸氢钠。

4. 应用血管活性药物　经补充血容量、纠正酸中毒后，休克仍未见好转者，应考虑应用血管扩张药。

5. 应用皮质类固醇　能抑制多种炎症介质的释放，稳定细胞内溶酶体，缓解 SIRS。使用时间不宜超过 48 小时。

6. 其他　包括营养支持，DIC 及重要器官功能不全的处理等。

第四节　护理措施（★★★）

一、迅速补充血容量，维持体液平衡

1. 建立静脉通路　迅速建立 1~2 条静脉输液通道，大量快速补液（除心源性休克外），**先输入晶体液，后输入胶体液（2016/2018）**。同时**监测中心静脉压（CVP）（2011）**。

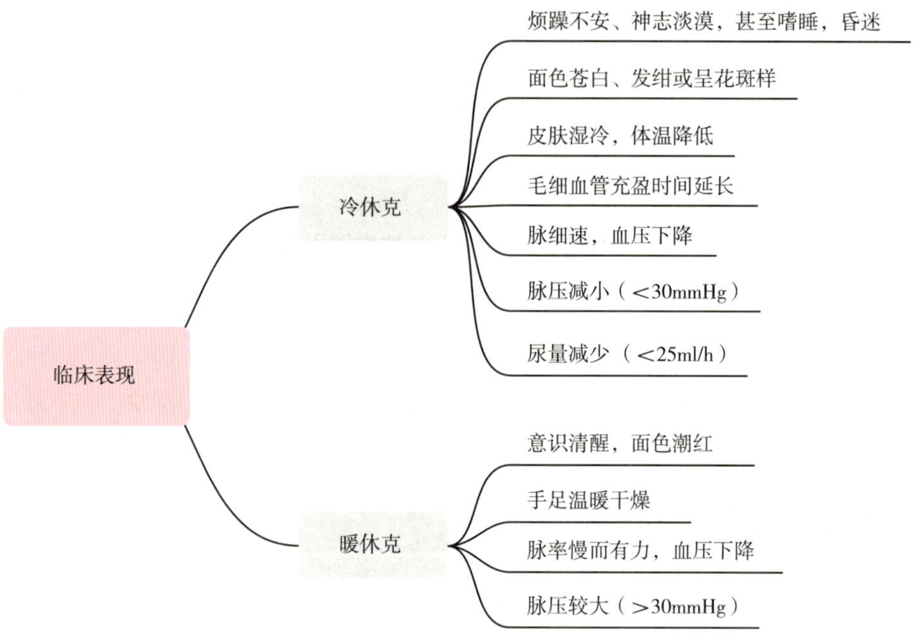

图 3-3-1 临床表现

2. 合理补液　根据心功能、肺功能、失血、失液量、血压及 CVP 值调整输液量和速度。若血压及 CVP 均低时，提示血容量严重不足，应予以快速大量补液；若血压降低而中心静脉压升高，提示患者有心功能不全或血容量超负荷，应减慢速度，限制补液量，以防肺水肿及心功能衰竭。

3. 观察病情变化　定时监测脉搏、呼吸、血压及 CVP 变化，并观察患者的意识、面唇色泽、肢端皮肤颜色、温度及尿量变化。

4. 准确记录出入量　输液时，尤其在抢救过程中，应有专人准确记录输入液体的种类、数量、时间、速度等，并详细记录 24 小时出入量以作为后续治疗的依据。

5. 动态监测尿量与尿比重　留置尿管，并测定每小时尿量和尿比重。尿量可反映肾灌流情况，是**反映组织灌流情况最佳的定量指标（2013/2015/2017）**，若患者**尿量>40ml/h**，提示**休克好转**。

二、改善组织灌注，促进气体正常交换

1. 取休克体位　**将患者置于仰卧中凹位（2013），即头和躯干抬高 20°～30°，下肢抬高 15°～20°（2011）**，以利膈肌下移促进肺扩张，并可增加肢体回心血量，改善重要内脏器官的血供。

2. 使用抗休克裤。

3. 用药护理：低浓度、慢速度开始，每 5～10 分钟测 1 次血压，血压平稳后每 15～30 分钟测 1 次，并进行心电监护。严防药液外渗。逐渐降低药物浓度、减慢速度后撤除。

4. 维持有效的气体交换：经鼻导管给氧，氧浓度为 40%～50%，氧流量为 6～8L/min。维持呼吸道通畅。

三、观察和防治感染

四、维持正常体温

室内温度在 20℃左右为宜（2016），忌用热水袋、电热毯等进行体表加温（2016/2019）。

五、预防皮肤受损和意外受伤

实战演练

【A1 型题】

1. 治疗休克的基本措施是

A. 扩充血容量　B. 应用血管活性药物

C. 纠正代谢紊乱　D. 增强心功能

E. 治疗原发病

【答案】 A

【考点】 休克的治疗

【解析】 休克的处理是综合治疗，除治疗原发病外，还要补充血容量、纠正微循环障碍、增强心功能、应用血管活性药物等，其中补充血容量是治疗休克的最基本措施，原则为及时、快速、足量、先晶后胶，而处理原发病是治疗休克的前提。故选 A。

2. 各类休克共同的病理生理改变是

A. 心输出量减少　B. 有效循环血量锐减

C. 外周血管阻力升高　D. 组织细胞坏死

E. 酸碱平衡失调

【答案】 B

【考点】 休克的病理生理改变

【解析】 各类休克的共同病理生理改变是有效循环血量锐减和组织灌注不足及由此导致的微循环、代谢改变和内脏器官继发性损害等。故选 B。

3. 急性肠梗阻易引起的休克是

A. 失血性休克　B. 过敏性休克

C. 低血容量性休克　D. 神经源性休克

E. 心源性休克

【答案】 C

【考点】 休克的分类

【解析】 低血容量性休克是体内或血管内大量丢失血液、血浆或体液，引起有效血容量急剧减少所致的血压降低和微循环障碍。如严重腹泻、急性肠梗阻引起的剧烈呕吐、大量排尿或广泛烧伤时大量丢失水、盐或血浆，食管-胃底静脉曲张破裂、胃肠道溃疡引起大量内出血，肌肉挫伤、骨折、肝脾破裂引起的创伤性休克及大面积烧伤所致的血浆外渗均属低血容量性休克。故选 C。

4. 由脾破裂出血引起的休克属于

A. 低血容量性休克　B. 创伤性休克

C. 脓毒症休克　D. 过敏性休克

E. 心源性休克

【答案】 A

【考点】 休克的分类

【解析】 休克可分为低血容量性、感染性、心源性、神经源性和过敏性休克 5 类。低血容量性休克常因大量出血或体液丢失，或液体积存于第三间隙，导致有效循环量降低。故选 A。

5. 脓毒症休克常见的并发症不包括

A. 呼吸窘迫综合征　B. 肺水肿

C. 心功能障碍　D. 肾衰竭

E. 弥散性血管内凝血

【答案】 B

【考点】 脓毒症休克的并发症

【解析】 脓毒症休克的主要致病因素是革兰阴性菌的内毒素，其可诱发体内炎性机制而引起全身炎症反应综合征，进一步发展为微循环障碍、代谢改变及器官功能障碍，甚至导致多器官功能衰竭，A、D、E 属于多器官功能障碍综合征，C 属于功能障碍，均正确。肺水肿在脓毒症休克中较少见，主要发生在快速补液过程中。故选 B。

6. 肝脾破裂出血导致低血容量性休克，遵医嘱应快速输入

A. 营养液　B. 利尿药　C. 镇静药

D. 强心药　E. 晶体胶体液

【答案】 E

【考点】 低血容量休克的补液原则

【解析】 发生失血性休克时的处理原则是补充血容量与控制出血并重，根据血压和脉率变化估计失血量。可先经静脉快速滴注晶体液和人工胶体液，以增加回心血量和心输出量。然后再根据患者血压恢复情况和血细胞比容等来决定要不要输入血液或血液制品。故选 E。

7. 休克患者在补充足够液体后，血压偏低，中心静脉压正常，应给予

A. 强心药　B. 利尿药　C. 血管扩张药

D. 血管收缩药　E. 大量皮质激素

【答案】 A

【考点】 休克的治疗

【解析】 中心静脉压在反映全身血容量方面比动脉血压要早，补充足够液体后，中心静脉压正常，说明扩容治疗已经相当充分，而此时动脉压仍低，说明心功能不良，可予以强心药治疗。故选 A。

8. 脓毒症休克患者补液应首选

A. 5%葡萄糖液　B. 5%碳酸氢钠溶液

C. 平衡盐溶液　D. 血浆制品

E. 新鲜血浆

【答案】 C

【考点】 脓毒症休克的补液原则

【解析】 脓毒症休克在补液治疗时应首先快速输入平衡盐溶液，再补充适量的胶体液（人工胶体液，血浆或全血）。补液期间密切监测 CVP，以调节输液种类、量和速度等，确保机体维持理想的血流动力学状态。故选 C。

【A2 型题】

9. 患者，男，30 岁。外伤后 1 天，患者表现为表情淡漠，皮肤发绀，脉率104次/分，血压 70/50mmHg，中心静脉压低于 5mmH_2O，该患者目前应属于以下哪种情况

A. 休克早期　B. 休克期　C. 休克晚期

D. 酸中毒　E. 碱中毒

【答案】 B

【考点】 休克的分期诊断

【解析】 休克早期患者有皮肤苍白、四肢发冷、心搏呼吸加快、尿量减少等症状。休克期主要临床表现为血压进行性下降，少尿甚至无尿，心搏无力，患者神志淡漠甚至转入昏迷；皮肤发凉加重、发绀，脉搏细速，中心静脉压降低，心、脑、肺、肾等脏器出现功能障碍甚至衰竭。根据题干叙述症状，患者已进入休克期。故选 B。

10. 患者，女，32 岁。因休克进行扩容治疗，在快速输液时，中心静脉压为 15cmH_2O，BP 80/60mmHg。应采取的措施是

A. 暂停输液　B. 用升压药

C. 加快输液速度　D. 减慢输液速度

E. 减慢输液加用强心药

【答案】 E

【考点】 休克时的治疗要点

【解析】 休克扩容时滴速宜先快后慢，用量应视患者具体情况和原心肾功能状况而定，输液过程中要严密观察 CVP，中心静脉压降低时应给予强心药。故选 E。

【B1 型题】

（11～12 题共用备选答案）

A. 微动脉、微静脉收缩　B. 血液处于高凝状态

C. 静脉回心血量增加　D. 组织灌注量增加

E. 毛细血管后括约肌收缩

11. 微循环扩张期表现为

【答案】 E

12. 微循环衰竭期表现为

【答案】 B

【考点】 休克微循环的表现

【解析】 微循环扩张期，此期毛细血管前括约肌舒张，而毛细血管后括约肌仍处于收缩状态，大量血液滞留在毛细血管网内，使循环血量进一步减少；同时，毛细血管网扩大开放范围，使毛细血管容积增大，血液停滞在内，使回心血量大减，心排血量进一步降低，血压下降，故第 11 题选 E。微循环衰竭期，此期出现弥散性血管内凝血，使血液灌流停止，细胞缺氧更为加重，造成细胞自溶，并且损害其他细胞，引起各器官的功能性和器质性损害。故第 12 题选 B。

第四章　多器官功能障碍综合征

考点直击

年份	分值	考点
2022	3	弥散性血管内凝血（DIC）的抗凝疗法；肾后性急性肾衰竭的病因病理；急性呼吸窘迫综合征（ARDS）的护理措施
2021	4	ARDS 的病理、动脉血气分析；急性肾衰竭的少尿期、营养支持
2020	2	ARDS 的护理措施；肾前性急性肾衰竭的病因病理
2019	2	ARDS 的动脉血气分析；肾后性急性肾衰竭的病因病理
2018	1	多器官功能障碍综合征的病因
2017	2	ARDS 的动脉血气分析；急性肾衰竭的少尿期
2016	4	多器官功能障碍综合征的病因；ARDS 的病理、动脉血气分析；DIC 的抗凝疗法
2015	3	急性肾衰竭的少尿期；DIC 的 3P 试验、抗凝疗法

考点集萃

第一节　概　　述（★★）

多脏器功能衰竭是指机体在严重创伤、感染、中毒、大手术后等应激状态下短时间内同时或相继发生 2 个或 2 个以上器官功能衰竭。

一、病因

多器官功能障碍中，**最常见的首发器官是肺脏（2010/2014/2016）**，然后是**肾、肝、心及中枢神经系统（2018）**。

二、临床类型

1. 一期速发型　病情发展急骤，发病 24 小时后有 2 个或 2 个以上器官同时发生功能衰竭。
2. 二期迟发型　先 1 个器官发生功能衰竭，后经过一段时间，继而发生多器官功能障碍。

三、预防

尽快纠正休克；防治感染；营养支持，纠正水和电解质、酸碱代谢紊乱；脏器功能维护。

第二节　急性肾衰竭

急性肾衰竭是多种原因引起的短时间内肾功能急剧下降，出现含氮代谢废物蓄积，水、电解质和酸碱平衡紊乱及全身各系统并发症。

一、病因病理（★★）

1. **肾前性（2020）**　指各种原因引起**肾血流灌注不足**所致的肾小球滤过率降低。①血容量不足。②心输出量减少。③周围血管扩张。④肾血管收缩及肾自身调节受损。

2. 肾性 肾实质损伤所致：①**急性肾小管坏死（最常见）**。②急性间质性肾炎。③肾小球或肾微血管疾病。④肾大血管疾病。

3. 肾后性 **急性尿路梗阻所致（2019/2022）**。

二、临床表现（★★★）

1. 少尿期 一般持续1~2周。**少尿（<400ml/d）**或**无尿（<100ml/d）**。可有**高钾血症（最危险的并发症，最常见死因）（2011/2013/2017/2021）**、高血镁、高血磷，低血钙、低血钠、低血氯；代谢性酸中毒；水钠潴留导致**水中毒可引起肺水肿（呼吸困难、粉红色泡沫痰）、脑水肿（颅内压增高）、高血压等（2015）**。

名师点拨：颅内压增高表现为头痛、呕吐及意识障碍。

2. 多尿期 尿量>400ml/d进入多尿期，最多可达3000ml，有时会高达5000~7000ml，各项肾功生化指标下降，症状好转，但易发生低钾、低钠血症。

3. 恢复期 患者尿量正常，病情稳定，各项化验指标平稳。

三、治疗和护理要点（★★★）

1. 纠正可逆病因。

2. 维持体液平衡 补液量=显性失水+隐性失水-内生水，**“量出为入”**，每天大致的进液量可按前一天尿量加500ml计算。理想控制标准是每日减轻体重0.5kg，血钠维持在130mmol/L，中心静脉压基本正常，无肺水肿、脑水肿、心力衰竭等并发症。

3. 营养支持 ①少尿期3天内不宜摄入**蛋白质（2021）**，进行血液透析者可进食少量优质蛋白。②血钾高者忌用富含钾的食物，如紫菜、菠菜、橘子等，不输入库存血。

4. 对症治疗

（1）高钾血症：最有效方法是血液透析。

（2）代谢性酸中毒：如HCO_3^-<15mmol/L，予5%碳酸氢钠100~250ml静滴。对严重酸中毒者应立即开始透析。

（3）感染：尽早应用对肾无毒的抗生素。

5. 血液透析治疗 注意监测血电解质、凝血时间、肾功能、肝功能、血糖、血脂等。

6. 恢复期 摄入易消化的高蛋白饮食。

基础巩固

尿液异常

1. 少尿 尿量<400ml/d。
2. 无尿 尿量<100ml/d或12小时无尿。
3. 多尿 尿量>2500ml/d。

第三节 弥散性血管内凝血

弥散性血管内凝血（DIC）是由多种致病因素激活机体的凝血系统，导致机体弥漫性微血栓形成、凝血因子大量消耗并继发纤溶亢进，从而引起全身性出血、微循环障碍乃至单个或多个器官功能衰竭的一种临床综合征。

一、病因（★★）

许多疾病可导致DIC的发生，如感染性疾病（最多见）、恶性肿瘤、休克、手术与创伤等。

名师点拨：导致 DIC 发生的疾病中以感染性疾病最多见，过敏性紫癜最常见的病因是感染。

二、病理（★★）

1. 高凝期　组织因子释放或其类似物质直接作用，激活机体的凝血系统，血液高凝，导致弥漫性微血栓形成。凝血时间缩短。

2. 消耗性低凝期　激活纤溶系统，继发纤溶。随着大量血小板及凝血因子被消耗和纤溶酶形成后对凝血因子的降解作用增强，使血液处于低凝状态，从而导致广泛性出血。血小板计数减少；出、凝血时间延长；凝血酶原（PT）和部分凝血活酶时间延长；纤维蛋白原定量减少。

3. 继发性纤溶期　纤溶酶原转化为纤溶酶，纤维蛋白（原）降解产物出现，使血液凝固性更低，更易出血。**血浆鱼精蛋白副凝试验（3P 试验）阳性（2015）**，D-二聚体定量增高或定性阳性。

三、治疗和护理要点（★★★）

1. 去除诱因、治疗原发病是有效救治 DIC 的前提和基础。

2. 抗凝疗法　**肝素是 DIC 首选的抗凝药，应早期及时运用（2013/2015/2016/2022）**。肝素的主要不良反应是**出血**。故用药前及用药后 2 小时要测定凝血时间。凝血时间约 20 分钟为适宜，<12 分钟提示肝素不足，>30 分钟提示肝素过量。若应用肝素后大出血，须用等量的**鱼精蛋白**拮抗。

易错知识梳理

肝素治疗 DIC，应早期及时应用。DIC 纤溶亢进时单独使用肝素，有加重出血的危险。

3. 补充凝血因子和血小板。

4. 抗纤溶治疗　适用于以继发性纤溶亢进为主的 DIC 晚期患者。常用药有氨基己酸、氨甲苯酸等。

实战演练

【A1 型题】

1. 多系统器官功能衰竭中最常见的衰竭器官是

A. 心脏　B. 肺脏　C. 肝脏

D. 肾脏　E. 胰腺

【答案】B

【考点】多器官功能衰竭的临床表现

【解析】多器官功能障碍综合征是指在严重感染、创伤或大手术等急性疾病过程中，同时或相继并发一个以上系统或/和器官的急性功能障碍或衰竭，一般肺先受累，次为肾、肝、心血管、中枢系统、胃肠、免疫系统和凝血系统功能障碍。故选 B。

2. 急性肾衰竭少尿期患者早期死亡的最常见原因是

A. 感染　B. 水中毒

C. 尿毒症　D. 高钾血症

E. 代谢性酸中毒

【答案】D

【考点】急性肾衰竭

【解析】高钾血症是急性肾衰竭最严重的并发症之一，也是少尿期的首位死因。主要因肾脏排钾减少、感染、高分解状态、代谢性酸中毒引起。患者可出现恶心、呕吐、四肢麻木、烦躁、胸闷等症状，并可发生房室传导阻滞、室性心动过缓等心律失常，严重时出现心室颤动或心搏骤停。故选 D。

3. 弥散性血管内凝血患者早期及时运用的治疗药物是

A. 氨甲苯酸　B. 6-氨基己酸

C. 鱼精蛋白　D. 肝素

E. 维生素 K

【答案】D

【考点】DIC 的治疗要点

【解析】DIC 的治疗原则是序贯性、及时性、个体性及动态性。在有效去除和治疗原发病的基础上，抗凝是终止 DIC，减轻器官功能损伤，重建凝血-抗凝血功能平衡的重要措施。而在抗凝治疗时，肝素是 DIC 首选的抗凝药物。故选 D。

【A2 型题】

4. 患者，男，57 岁。肾衰竭少尿期，出现呼吸困难、头痛、软瘫、心律不齐、心动过缓，腹胀，可能的原因是

A. 低钾血症　B. 高钾血症　C. 水中毒
D. 尿毒症　E. 酸中毒

【答案】 B

【考点】 急性肾衰竭的临床表现

【解析】 高钾血症是急性肾衰竭少尿期最主要和最危险的并发症，表现为四肢无力，可致呼吸困难；神志改变如神志淡漠或昏迷；心肌抑制作用可致心动过缓、心律失常，甚至心搏骤停。故选 B。

5. 患者，男，41 岁。因外伤大出血而致急性肾衰竭，前一天尿量为 200ml，胃肠引流 250ml，护士计算其今天的补液量约为

A. 1500ml　B. 3000ml　C. 1000ml
D. 600ml　E. 500ml

【答案】 C

【考点】 补液原则

【解析】 急性肾衰竭少尿期补液：24 小时液体入量（ml）= 不显性失水+前一日尿量+异常丢失量-内生水。每日不显性失水为 400～500ml/m^2，内生水可按每日 50～100ml/m^2 计算。成人体的表面积为 1.5～2.0m^2，故补液量为 950～1250ml。故选 C。

【A3/A4 型题】

（6～7 题共用题干）

患者，男，34 岁。因外伤造成脾破裂入院，手术后第 2 天出现烦躁不安、恶心、呕吐。查体：T 38.5℃，P 120 次/分，R 23 次/分。尿量 24 小时为 250ml，尿比重 1.010，血钠 135mmol/L，血钾 7.0mmol/L，pH 7.3，尿素氮 22mmol/L。

6. 该患者可能发生了

A. 失血性休克　B. 急性肾衰竭
C. 高钾血症　D. 尿毒症
E. 心功能不全

【答案】 B

【考点】 肾衰竭临床表现、辅助检查和诊断

【解析】 由于外伤等因素导致引起的急性肾衰竭，表现尿量减少，高钾血症，氮质血症等，本例外伤导致脾破裂（肾前性因素）手术，术后出现上述异常表现。A 诊断不符合，未提及血容量不足的表现。C 只为其中一个表现。D 尿毒症还需做 Cr 的测定。E 诊断的表现病例中也未提及。故选 B。

7. 该患者的治疗原则应是

A. 保护肾功能，纠正水、电解质和酸碱平衡紊乱
B. 限制钾盐摄入
C. 迅速扩容，纠正休克
D. 保护心功能
E. 积极处理原发病

【答案】 A

【考点】 肾衰竭的治疗

【解析】 急性肾衰竭治疗原则是维持内环境稳定，即保护肾功能，纠正水、电解质和酸碱平衡紊乱等。限制钾盐摄入是急性肾衰竭预防和治疗高钾血症的措施。对于低血容量性休克应迅速扩容，纠正休克。积极处理原发病为任何疾病的根本治疗原则，对于该患者肾功能不全时需要采取保护肾功能的措施。故选 A。

（8～9 题共用题干）

患者，男，41 岁。因车祸伤致颅内血肿。深昏迷，脑疝形成。实施颅内血肿清除。去骨瓣减压手术。术中输血 3600ml。术后入 ICU。患者出现皮肤紫斑。切口部位有出血。

8. 应首先考虑的诊断是

A. 弥散性血管内凝血
B. 多器官功能衰竭
C. 肾衰竭
D. 呼吸功能衰竭
E. 循环功能衰竭

【答案】 A

【考点】 弥散性血管内凝血的临床表现

【解析】 患者进行了大手术，术中大量输血，由于输入的库存血中缺乏血小板及凝血因子，或过量的枸橼酸钠引起凝血障碍，以及凝血因子消耗，导致输血过程中或输血后，皮肤黏膜出现瘀点或瘀斑，穿刺部位可见大块瘀斑或手术伤口渗血，严重者出现血尿，所以应首先考虑出现了 DIC。故选 A。

9. 在抢救过程中应及时使用

A. 止血药　B. 抗生素　C. 升压药
D. 抗凝药　E. 利尿药

【答案】 D

【考点】 弥散性血管内凝血的处理措施

【解析】 预防和去除引起 DIC 的病因是防治 DIC 的根本措施，在高凝期可应用抗凝药物如肝素、低分子右旋糖酐、阿司匹林等阻止凝血过程的发动与进行，预防新血栓的形成。故选 D。

第五章　麻醉患者的护理

考点直击

年份	分值	考点
2023	1	蛛网膜下腔阻滞的并发症
2022	1	硬膜外阻滞的并发症
2021	1	常用局麻药
2020	1	吸入麻醉
2018	1	围麻醉期的术前用药（抗胆碱药）
2017	1	围麻醉期的术前用药
2015	2	蛛网膜下腔阻滞的术中并发症；围麻醉期的术前用药（镇痛药）

考点集萃

第一节　概　　述

1. 全身麻醉（全麻）　产生中枢神经系统抑制，使患者**意识消失**而周身不感到疼痛。

2. 局部麻醉（局麻）　患者局部无痛而**神志清醒**。

3. 椎管内麻醉　将局部麻醉药物注入椎管内的某一腔隙，使部分脊神经的传导功能发生可逆性阻滞的麻醉方法。

第二节　全身麻醉

全身麻醉是目前临床上最常用的麻醉方法。**全麻患者表现为神志消失，全身的痛觉丧失、遗忘、反射抑制和一定程度的肌肉松弛（2010）**。

一、吸入麻醉（★★★）

指麻醉药经呼吸道吸入进入体内产生全身麻醉作用的方法，在临床麻醉中**应用最广泛（2022）**。

> 名师点拨：护理吸入性麻醉患者时应特别警惕肺不张。

二、静脉麻醉（★★★）

指药物经静脉进入体内产生全身麻醉的方法。常用硫喷妥钠、氯胺酮、依托咪酯、咪达唑仑及丙泊酚。

三、静脉复合麻醉（★★）

静脉复合麻醉：全静脉麻醉的深度缺乏明显的标志，给药时机较难把握，有时麻醉可突然减浅。因此，常在麻醉减浅时，间断吸入挥发性麻醉药如普鲁卡因、氯胺酮、芬太尼。

四、麻醉后护理（★★★）

1. 一般护理　头偏向一侧；密切监测生命体征；保持呼吸道通畅；防止意外伤害，苏醒过程中常出现躁动不安或幻觉等，注意适当防护，必要时加以约束。

2. 并发症

（1）反流与误吸：为预防反流和误吸，应减少胃内物滞留，促进胃排空，降低胃液 pH，降低胃内压，加强对呼吸道的保护。

（2）呼吸道梗阻

1）上呼吸道梗阻：不全梗阻表现为呼吸困难并有鼾声；完全梗阻时有鼻扇和三凹征。一旦发生，迅速将下颌托起，放入口咽或鼻咽通气管，清除咽喉部分泌物和异物。喉头水肿者，给予糖皮质激素，严重者行气管切开。

2）下呼吸道梗阻：轻者出现肺部啰音，重者出现呼吸困难、发绀、血压下降。一旦发现，立即报告医生并协助处理。

（3）通气量不足：表现为 CO_2 潴留或/和低氧血症，血气分析示 $PaCO_2>50mmHg$，$pH<7.30$。应给予机械通气维持呼吸。

（4）低氧血症：患者吸空气时，$SPO_2<90\%$，$PaO_2<60mmHg$ 或吸纯氧时 $PaO_2<90mmHg$，即可诊断为低氧血症。表现为呼吸急促、发绀、躁动不安等。一旦发生，及时给氧，必要时行机械通气。

（5）低血压：一旦发生，首先减浅麻醉，补充血容量，必要时暂停手术操作，给予血管收缩药。

（6）**高血压：**最常见并发症。除原发性高血压者外，多与麻醉浅、镇痛药用量不足、未能及时控制手术刺激引起的应激反应有关。有高血压病史者，应在全麻诱导前静脉注射芬太尼。

（7）心律失常：以窦性心动过速和房性期前收缩多见。对频发室性期前收缩及室颤者，给予药物治疗和电复律；术前偶发室性期前收缩者，可于诱导同时给予利多卡因静脉注射。

（8）高热、抽搐和惊厥：一旦发现体温升高，应积极进行物理降温，特别是头部降温，以防脑水肿。

第三节　椎管内麻醉

一、蛛网膜下腔阻滞（★★）

蛛网膜下腔阻滞是将局麻药注入蛛网膜下腔，作用于神经前根和后根，产生不同程度的阻滞，又称腰麻。适用于持续 2~3 小时以内的下腹部、盆腔、下肢和肛门会阴部手术。

二、硬膜外阻滞（★★★）

硬膜外阻滞是将局麻药注入硬脊膜外腔，阻滞脊神经传导功能，使其所支配区域的感觉或/和运动功能丧失的麻醉方法，又称硬膜外麻醉。适用于除头部以外的任何部位的手术。

三、护理（★★★）

（一）蛛网膜下腔阻滞

1. 麻醉后去枕平卧 6~8 小时，以预防术后头痛（2013）。

2. 并发症

（1）术中并发症

1）血压下降或心率减慢：**血压下降因交感神经被阻滞所致（2015）**。血压下降者，先加快输液速度，增加血容量；必要时用麻黄碱，以收缩血管、维持血压；心率过缓者可静脉注射阿托品。

2）呼吸抑制：常见于胸段脊神经阻滞者。表现为肋间肌麻痹、胸式呼吸减弱、潮气量减少、咳嗽无力、发绀。应谨慎用药，给氧。一旦呼吸停止，立即行气管插管人工呼吸或机械通气。

3）恶心、呕吐：由低血压、迷走神经功能亢进、手术牵拉腹腔内脏等所致。给氧、升高血压，暂停手术牵拉以减少迷走神经刺激，必要时用氟哌利多镇吐。

（2）术后并发症

1）头痛：发生率为4%~37%，主要因腰椎穿刺时刺破硬脊膜和蛛网膜，**脑脊液漏出**，导致颅内压下降和颅内血管扩张刺激所致（2023）。予以平卧休息，可按医嘱给予镇痛剂或安定类药物。

易错知识梳理

典型头痛常位于枕部、顶部或颞部，抬头或坐起时加重。

2）**尿潴留**（2014）：因支配膀胱的副交感神经恢复较晚，下腹部、肛门或会阴部手术后切口疼痛、手术刺激膀胱或患者不习惯床上排尿所致。

（二）硬膜外阻滞

1. 麻醉后平卧4~6小时，不用去枕。

2. 并发症　**全脊髓麻醉是硬膜外阻滞最危险的并发症**（2010/2022）。系因穿刺针或导管误入蛛网膜下腔，将全部或大部分局麻药误注入蛛网膜下腔而引起的全脊髓神经阻滞现象。表现为注药后数分钟内出现呼吸困难、血压下降、意识模糊或消失，甚至呼吸心搏骤停。

基础巩固

麻醉后一般处理

1. 全身麻醉　去枕平卧6~8小时，头偏向一侧。
2. 蛛网膜下腔阻滞　去枕头平卧6~8小时。
3. 硬膜外阻滞　平卧4~6小时，不用去枕。

第四节　局部麻醉

一、常用局麻药

1. 酯类　包括普鲁卡因、氯普鲁卡因、丁卡因和可卡因等。
2. **酰胺类**（2021）　包括利多卡因、布比卡因、依替卡因和罗哌卡因等。

二、局麻药中毒（★★★）

（一）常见原因

①用药过量。②误注入血管内。③注射部位血液供应丰富或局麻药中未加入血管收缩药。④患者全身情况差，对局麻药耐受能力降低等。

（二）临床表现

中枢性中毒反应表现为舌或口唇麻木、头痛头晕、耳鸣、视物模糊、言语不清、肌肉颤搐、意识不清、惊厥、昏迷，甚至呼吸停止。心血管毒性表现为先面色潮红、血压升高、心律失常，后面色苍白、心输出量减少、血压下降，甚至心脏停搏。

（三）治疗要点（2011）

一旦发生，立即停药、尽早给氧、加强通气。遵医嘱予地西泮静脉或肌内注射；抽搐、惊厥者还加用硫喷妥钠缓慢静脉注射。

三、局麻的护理（★★★）

（一）一般护理

一般无须特殊护理。若术中用药剂量较大、手术时间较长，应嘱患者在术后休息片刻，经观察无异常后方能离院。

（二）不良反应护理

①限量使用。②局麻药内加入适量肾上腺素。③麻醉前给予巴比妥类或苯二氮䓬类药物，以提高毒性阈值。④限制麻药浓度。⑤**缓慢注射（2011）**。⑥一旦发生不良反应，立即停药。

第五节 围麻醉期护理（★★★）

一、麻醉前准备

1. 消除患者思想顾虑和焦虑心理，过度紧张者，可给予药物辅助治疗。
2. 成人择期手术前应禁食8~12小时，禁饮4~6小时；小儿术前应禁食（奶）4~8小时，禁水2~3小时。
3. 普鲁卡因使用前做皮肤过敏试验。

二、术前用药（2010/2017）

1. **镇静催眠药** 具有镇静、催眠、抗焦虑、抗惊厥，预防局麻药的毒性反应。常用巴比妥类；苯二氮䓬类：地西泮、咪达唑仑。

2. **镇痛药** 镇静及镇痛。椎管内麻醉时作为辅助用药，能减轻内脏牵拉反应。常用吗啡、**哌替啶（2015）**。

3. **抗胆碱药（2018） 抑制腺体分泌，减少呼吸道和口腔分泌物（2013），解除平滑肌痉挛及迷走神经兴奋对心脏的抑制作用**。常用药物有阿托品、东莨菪碱。

4. **抗组胺药** 拮抗或阻滞组胺释放，解除平滑肌和血管痉挛。常用药异丙嗪。

三、麻醉后苏醒期的护理

1. 苏醒前有专人护理，常规监测心电图、血压、呼吸频率和SpO_2。

2. 气管插管的拔管条件 ①意识及肌力恢复，根据指令可睁眼、开口、舌外伸、握手等，上肢可抬高10秒以上。②自主呼吸恢复良好，无呼吸困难表现。③咽喉反射恢复。④鼻腔、口腔及气管内无分泌物。

3. 送患者返回普通病房的指征

（1）神经系统：意识恢复；肌力恢复；可根据指令睁眼、张口和握手。

（2）呼吸系统：已拔除气管插管；通气量足够；呼吸频率和节律正常；无呼吸道梗阻；肺部听诊无异常；根据指令可以深呼吸、咳嗽。

（3）循环系统：心电图示无心肌缺血及心律失常；心率、脉搏、血压正常、稳定。

（4）其他：无明显血容量不足的表现；血气分析正常；体温正常。

4. 苏醒过程中的患者的管理和转送 在转运前应补足血容量；轻柔、缓慢地搬动患者，妥善固定管道，防止脱出。

第六节 术后镇痛

术后镇痛的作用是：①促进患者早期活动。②减少下肢静脉血栓的形成和肺栓塞的发生。③有利于胃肠功能的早期恢复。④提高术后患者的生活质量。

一、方法（★★）

1. 传统方法 肌内注射阿片类药镇痛（吗啡或哌替啶）。缺点是：不灵活；依赖性（复杂性）；不及时；镇痛不够。

2. 现代方法 因人而异配制镇痛药液，力求以最小剂量达到有效镇痛、镇静（不嗜睡）的效果。

（1）持续镇痛（CA）：以镇痛泵持续输入小剂量镇痛药。

（2）患者自控镇痛（PCA）：①患者自控静脉镇痛：以阿片类药物为主。②患者自控硬膜外镇痛：以局麻药为主。③皮下 PCA：药物注入皮下。④神经干旁阻滞镇痛：以局麻药为主。

二、并发症及处理（★★★）

1. 呼吸抑制　阿片类药物能降低正常人的呼吸频率和幅度。应加强监测生命体征，特别是 SpO_2。

2. 内脏运动减弱　发生尿潴留时予以留置导尿。

实战演练

【A1 型题】

1. 阿托品作为麻醉前用药，错误的是

A. 常用剂量为 0.5mg　B. 麻醉前半小时肌注

C. 心动过速者不宜应用　D. 可减少呼吸道的分泌

E. 可预防局麻药中毒

【答案】 E

【考点】 阿托品的应用

【解析】 阿托品属于抗胆碱药，能阻断 M 胆碱受体，主要作用为抑制涎腺、呼吸道腺体分泌，利于保持呼吸道通畅；麻醉前用药一般麻醉前 30～60 分钟肌内注射，阿托品的麻醉前应用肌内注射剂量为 0.5mg；心动过速者，术前不用阿托品，因其能解除平滑肌痉挛及迷走神经兴奋对心脏的抑制作用，加快心率。故选 E。

2. 硬膜外麻醉最严重的并发症是

A. 血压下降　B. 血管扩张　C. 尿潴留

D. 全脊髓麻醉　E. 呼吸变慢

【答案】 D

【考点】 硬膜外麻醉的并发症

【解析】 硬膜外麻醉的主要并发症有穿破硬脊膜、全脊髓麻醉、血压下降、呼吸抑制、脊神经根损伤、导管拔出困难或折断、硬膜外血肿等。其中，全脊髓麻醉表现为全部脊神经支配区无痛觉、低血压、意识丧失及呼吸停止，可在注药后数分钟内出现，如处理不及时可导致心搏骤停，是硬膜外麻醉的最严重并发症。故选 D。

3. 患者术前肌注哌替啶和阿托品的目的不是

A. 减少唾液的分泌　B. 降低胃的运动功能

C. 提供平稳的麻醉诱导　D. 减少忧虑

E. 预防

【答案】 B

【考点】 麻醉前用药

【解析】 哌替啶属于镇痛类药物，有镇静作用，与全麻药有协同作用，可以减少麻醉药的用量。椎管内麻醉时作为辅助用药，能减轻内脏牵拉反应，缓解或消除麻醉操作可能带来的不适，因此 C、D、E 正确。阿托品是抗胆碱药，抑制腺体分泌，减少呼吸道和口腔分泌物，A 正确。故选 B。

4. 腰椎穿刺后的患者颅压过低引起头痛的机制是

A. 脑部血液循环障碍

B. 脑代谢障碍

C. 脑部缺血、缺氧

D. 牵张颅内静脉窦和脑膜

E. 脑膜受刺激

【答案】 D

【考点】 腰椎穿刺的并发症

【解析】 腰椎穿刺的并发症中头痛的发生率为 4%～37%。头痛是脑脊液从穿刺部位渗漏的速度超过脑脊液的生成速度，导致颅内压降低，牵张颅内静脉窦和脑膜所致。头痛发生率的增加与所用腰穿针的粗细有关。腰穿最严重的并发症是脑疝。故选 D。

5. 为防止麻醉时引起呕吐，一般手术前禁食、禁饮的时间为

A. 4 小时禁食，2 小时禁饮

B. 6 小时禁食，4 小时禁饮

C. 7 小时禁食，4 小时禁饮

D. 8～12 小时禁食，4～6 小时禁饮

E. 24 小时禁食，4 小时禁饮

【答案】 D

【考点】 麻醉前的准备

【解析】 术前胃肠道准备。①饮食：手术前 8～12 小时禁食，4～6 小时禁水，以防因手术中呕吐引起窒息和吸入性肺炎。②灌肠：除急症患者外，一般术前晚用肥皂水灌肠 1 次，可防止术中肛门失禁造成的污染，也可防止术后发生腹胀和便秘；结、直肠手术需清洁灌肠。③排便练习：术后需卧床排便者，进行卧床大小便训练，减少术后便秘和尿潴留的发生。故选 D。

【A2 型题】

6. 患者，女，54 岁。手术前行腰麻，当麻醉穿刺注药后，血压立即下降，主要原因是

A. 麻药注入过慢　B. 麻醉平面过低

C. 交感神经抑制　　D. 穿刺部位出血
E. 缺氧

【答案】 C

【考点】 腰麻的术中并发症

【解析】 腰麻又称蛛网膜下腔阻滞，是将局麻药注入蛛网膜下腔，作用于脊神经前根和后根，产生不同程度的阻滞。血压下降可因脊神经被阻滞后，交感神经受抑制，麻醉区域血管扩张，回心血量减少，心输出量降低所致。故选 C。

7. 患者，女，45 岁。左手环指患脓性指头炎，拟在指神经阻滞麻醉下手术切开引流，为预防局麻药毒性反应，下列哪项护理是错误的
A. 局麻药须限量使用
B. 局麻药浓度不能过高
C. 常规麻醉前用药
D. 麻醉药中加少量肾上腺素
E. 防止局麻药注入血管

【答案】 D

【考点】 局部麻醉

【解析】 为了预防局麻不良反应，麻醉时应采取的护理措施包括局麻药须限量使用，局麻药浓度不能过高，常规麻醉前用药，防止局麻药注入血管；如无禁忌，局麻药中加入少量肾上腺素可减少毒性反应的发生，但肾上腺素可引起皮肤血管收缩，导致组织缺血坏死，因此脓性指头炎患者禁用肾上腺素。故选 D。

8. 患者，女，25 岁。局麻下行腿部脂肪瘤切除术，麻醉后患者不安，烦躁，呼吸急促，脉速，此时首要的工作是
A. 停止再用麻醉药　　B. 肌注肾上腺素
C. 安慰、解释　　D. 给用硫喷妥钠
E. 吸氧

【答案】 A

【考点】 局麻药中毒的处理

【解析】 麻醉过程中患者烦躁不安，呼吸急促，心率增快是局部麻醉药物中毒的初期表现，应立即停药，尽快吸氧、补液、维持呼吸、稳定循环。故选 A。

9. 患者，男，50 岁。无吸烟史和肺部疾病史，全麻下行肠道手术。术后麻醉未清醒，呼吸时出现鼾声，此时应先采取的措施是
A. 观察病情　　B. 气管插管
C. 环甲膜穿刺　　D. 托起患者下颌
E. 吸痰，注射阿托品

【答案】 D

【考点】 全麻术后的护理要点

【解析】 患者全麻后呼吸音重，出现鼾声，说明呼吸道有梗阻，此时应立即托起患者下颌，开放气道，保持呼吸道通畅。故选 D。

【B1 型题】

（10~11 题共用备选答案）
A. 半坐卧位　　B. 头高足低位
C. 去枕平卧头偏向一侧　　D. 去枕平卧 6~8 小时
E. 侧卧位

10. 全麻未清醒患者体位取

【答案】 C

11. 麻醉解除且血压平稳后，颈、胸、腹部手术患者应取

【答案】 A

【考点】 麻醉坐位选择

【解析】 半坐卧位常见于腹部有炎症或腹部手术的患者，采取这种体位的目的是减少伤口处张力，缓解疼痛。故第 11 题选 A。去枕平卧位常见于椎管内麻醉术后患者，目的是防止因颅内压减低而引起头痛，头偏向一侧是为防止分泌物堵塞气管。故第 10 题选C。

（12~14 题共用备选答案）
A. 正确回答问题
B. 去枕平卧，头偏向一侧
C. 睫毛反射恢复
D. 舌后坠
E. 防止意外损伤

12. 全麻患者清醒前最重要的护理是

【答案】 B

13. 全麻术后出现鼾声可能出现

【答案】 D

14. 判断全麻患者完全清醒的标志是

【答案】 A

【考点】 麻醉后护理

【解析】 全麻患者清醒前应去枕平卧，头偏向一侧，以防舌后坠、喉痉挛或分泌物堵塞气管，造成窒息。故第 12 题选 B。麻醉后出现鼾声指示气道不畅或堵塞的可能，舌后坠会导致气道不畅。故第 13 题选 D。全麻患者完全清醒的标志是有定向力，能够正确回答问题；呼吸平稳，能深呼吸及咳嗽；血压及脉搏稳定 30 分钟以上，心电图无严重的心律失常和心肌缺血改变。故第 14 题选 A。

第六章　心肺脑复苏

考点直击

年份	分值	考点
2023	1	脑复苏
2021	3	成人按压通气比；心脏复苏的首要步骤；心脏复苏首选药（肾上腺素）
2020	2	二期复苏首选静脉给药；抗心律失常药（利多卡因）
2019	3	一期复苏；心脏复苏首选药（肾上腺素）
2018	3	二期复苏首选静脉给药；心脏复苏首选药（肾上腺素）；除颤
2017	1	呼吸、心搏骤停的判断
2016	6	呼吸、心搏骤停的判断；复苏开始时间；心脏复苏首选药（肾上腺素）；除颤；复苏后的治疗和护理
2015	2	复苏开始时间；抗心律失常药（利多卡因）

考点集萃

第一节　概　　述

心肺复苏（CPR）是对各种原因导致的呼吸、心搏骤停，紧急采取重建和促进心脏、呼吸有效功能恢复的一系列措施。

一、心搏、呼吸骤停的类型

①心脏停搏：心脏停止跳动，心电图为直线。②心室颤动。③心电机械分离：心脏跳动弱而缓慢，有微弱的心搏图形。

二、心搏、呼吸骤停的诊断

患者**意识突然丧失**；**大动脉搏动消失**；呼吸停止即可诊断。其中**最重要的诊断依据是颈动脉搏动消失**（2011/2016）。**注意触摸颈动脉的时间小于10秒**（2017）。

第二节　心 肺 复 苏

一、一期复苏（2019）

为防止不可逆脑损害，复苏开始的最佳时间最好在4~6分钟内（2013/2015/2016）。

易 错 知 识 梳 理

一期复苏的顺序为C、A、B，即现场复苏时，首先胸外按压，然后开放气道进行通气，再进行人工呼吸。

（1）胸外按压（C）：患者仰卧在坚固的平面上，施救者在患者的一侧进行。用一只手的掌根部放在胸骨的下半部，另一只手掌重叠放在这只手背上，肘关节伸直，依靠体重、肘及臂力垂直施加压力。按压和放松的时间大致相等，胸外按压过程中应尽量减少中断，**中断尽量不超过10秒，在按压、吹气间隙换人（2013）**。成人和小儿胸外按压的区别，见表3-6-1。

胸外心脏按压有效性判断：能扪及大动脉搏动，血压>60mmHg；口唇、甲床等颜色转红润；恢复窦性心律；瞳孔缩小；自主呼吸恢复；昏迷变浅，出现反射或挣扎。

表3-6-1 成人和小儿胸外按压的区别

	成人	小儿
胸外按压位置	**胸骨下半部（2017）**	单手掌根按压胸骨中段；新生儿：按压胸骨中点
胸外按压深度	5~6cm（2017）	新生儿：4cm；儿童：5cm
胸外按压频率	100~120次/分（2016）	新生儿120次/分；**婴幼儿及儿童100~120次/分**
按压通气比	30∶2（2019/2021）	新生儿和小儿为30∶2或15∶2（双人操作）

（2）开放气道（A）：迅速清除患者口腔、气道内异物或分泌物，取下义齿。采用**仰头抬颌法**开放气道，颈部受损时采取双下颌上提法。

（3）人工呼吸（B）：**口对口人工呼吸是首选的最简单、有效方法（2013）**。术者用保持患者头后仰的拇指、示指捏住患者鼻孔，用口唇把患者的口全部罩住后吹气，吹气毕松开捏鼻孔的手。每分钟8~10次呼吸，每次呼吸1秒。**口对口人工呼吸有效的指标主要是胸廓起伏（2011/2016）**。

> 名师点拨：溺水患者与新生儿窒息抢救的首要措施是清理呼吸道（2019）。心肺复苏的首要步骤是**胸外按压（2021）**。

二、二期复苏

主要措施有气管插管、给氧、除颤、电复律、起搏和药物治疗。**药物治疗时静脉给药为首选（2018/2020）**。

1. 心脏复苏药物

（1）**血管升压药：肾上腺素是CPR的首选药物（2011/2016/2018/2019/2021），可增强心脏自律性和心肌收缩力；使细颤变粗颤；增加心率；升高血压（2011）**。

> 名师点拨：心脏骤停救治首选肾上腺素，过敏性休克首选盐酸肾上腺素。

（2）**抗心律失常药：室颤患者复苏首选药物是利多卡因（2010/2015/2020）**；阿托品能解除迷走神经对心脏的抑制作用，适用于缓慢性心律失常、心室停搏、无脉性电活动。

（3）**纠正代谢性酸中毒药**：首选5%碳酸氢钠。

2. 除颤 迅速电击除颤是室颤首选的治疗方法（2016/2018）。成人可用单相波360J或双相波200J。

基础巩固

胸外按压频率

1. 成人100~120次/分。
2. 新生儿120次/分。
3. 婴幼儿及儿童100~120次/分。

第三节 脑复苏及复苏后处理

一、脑复苏及护理

脑复苏是心肺复苏最后成功的关键（2010）。心搏呼吸骤停会引起脑缺氧和脑水肿，防治脑水肿是脑复苏的关键。

1. **降温（2023）** 降温前使用辅助药物，后戴冰帽，放置冰袋；复温时先逐步撤除冰袋，后停用辅助药物。
2. 脱水 可用20%甘露醇或呋塞米。
3. 防治抽搐 应用冬眠药物或地西泮。
4. 高压氧治疗 促进早期脑血流灌注。

二、复苏后的治疗和护理

观察期间血压维持略高水平，常规吸氧（2013/2016）；维持有效的循环和呼吸功能；维持水、电解质和酸碱平衡；防治并发症等。同时减轻患者恐惧。

实战演练

【A1 型题】

1. 心搏骤停患者最重要的诊断依据是
   A. 无意识动作　B. 意识突然丧失
   C. 颈动脉搏动消失　D. 血压下降
   E. 两侧瞳孔不等大

【答案】 C

【考点】 心搏骤停的诊断

【解析】 心搏骤停时，出现较早而且最可靠的临床征象是意识丧失伴大动脉搏动消失，由于许多疾病如癫痫等都可出现意识突然丧失的表现，但不会出现心搏骤停，因此大动脉搏动消失与否对于判断心搏骤停至关重要。故选 C。

2. 为避免患者出现不可逆转的脑损害，心肺复苏抢救开始的时间应当不超过
   A. 4 分钟　B. 6 分钟　C. 8 分钟
   D. 10 分钟　E. 15 分钟

【答案】 B

【考点】 心搏骤停后的病理生理变化

【解析】 人体心脏停搏 4~6 分钟后，脑组织即可发生不可逆的损害，数分钟后即可从临床死亡过渡到生物学死亡。因此心脏复苏开始的时间最迟不能超过 6 分钟，超过 6 分钟后将会在很大程度上降低心肺复苏的成功率以及后续的抢救措施。故选 B。

3. 判断口对口人工呼吸有效的指标主要是
   A. 发绀减轻　B. 瞳孔缩小　C. 抽搐停止
   D. 心搏恢复　E. 胸廓起伏

【答案】 E

【考点】 人工呼吸的操作要求

【解析】 判断口对口人工呼吸法是否有效首先观察胸廓是否扩张，E 正确。随着患者自主呼吸的恢复，才可观察到发绀程度逐渐减轻，A 排除。瞳孔缩小和心搏恢复是心肺复苏的常用观察指标，B、D 排除。抽搐停止不是人工呼吸有效与否的观测指标，C 排除。故选 E。

4. 正常体温时，脑细胞对缺氧耐受的时间是
   A. 30 分钟　B. 60 分钟　C. 1~2 小时
   D. 4~6 分钟　E. 45 分钟

【答案】 D

【考点】 脑复苏

【解析】 正常人体大脑对氧的需求量很大，占全身总耗氧量的 20%，心搏停止 4~6 分钟即可导致脑细胞死亡。故选 D。

5. 患者心肺复苏后，脑复苏的主要措施是
   A. 维持有效的循环　B. 确保呼吸道通畅
   C. 降温和脱水疗法　D. 加强基础护理
   E. 治疗原发疾病

【答案】 C

【考点】 心肺复苏后的脑复苏治疗

【解析】 防治心搏停止后缺氧性脑损伤所采取的措施称为脑复苏，其目的是为了实现脑组织中微血管的再充盈，以减缓脑水肿的发展。脱水、低温和肾上腺皮质激素治疗是目前较为有效的预防急性脑水肿

的措施。故选 C。

6. 心脏复苏主要的给药途径是

A. 心内注射　B. 皮下注射　C. 静脉注射

D. 气管内给药　E. 肌内注射

【答案】 C

【考点】 心肺复苏的药物治疗

【解析】 心肺复苏时使用药物的目的是为了激发心脏复跳并增强心肌收缩能力，防治心律失常，调整体液、水和电解质与酸碱平衡。由于心内注射引发的并发症较多，A 排除，而在进行有效的胸外按压时，静脉内或气管内给药的效果不亚于心内给药，而气管内给药受限于使用药物的种类，D 排除。B、E 都起效较慢，在复苏中不能起到作用。因而首选的给药途径为静脉给药。故选 C。

7. 应用复苏药物的目的不包括

A. 防止心律失常　B. 纠正酸中毒

C. 补充血容量及电解质　D. 防止脑水肿

E. 防止感染

【答案】 E

【考点】 心肺复苏药物应用

【解析】 基础心肺复苏、除颤、气道异物是急救人员的首先着眼点，一旦这些处理已经进行后，急救人员便可建立静脉输液给予药物。用药目的：增加心肌血液灌注量、脑血流量；减轻酸血症，使其他血管活性药物能有效地发挥作用；提高室颤阈或心肌张力，为除颤创造条件。故选 E。

8. 心搏骤停复苏后最常见的感染是

A. 败血症　B. 伤口感染　C. 尿路感染

D. 肺部感染　E. 消化道感染

【答案】 D

【考点】 心肺复苏后并发症

【解析】 复苏过程中常出现呼吸功能不全，在心搏恢复后几小时内也常因肺损伤、胸壁损伤、脑损伤或心衰等原因使呼吸不能立即恢复正常。此时应持续给氧，在有条件的情况下还应做胸透的检查。一般在肺损伤中，较常见的是肺水肿，复苏后肺部感染也最为常见。故选 D。

9. 对心室颤动患者进行心肺复苏的首选药物是

A. 碳酸氢钠　B. 阿托品　C. 利多卡因

D. 肾上腺素　E. 氯化钙

【答案】 D

【考点】 高级心肺复苏的药物治疗

【解析】 肾上腺素是 CPR 的首选药物，能兴奋肾上腺素受体，收缩外周血管，提高血压，增加冠状动脉和脑等其他重要脏器的灌注压，D 正确。利多卡因是抗心律失常替代药物，常用在升压药之后，C 排除。阿托品主要用于持续性心动过缓的治疗，B 排除。碳酸氢钠一般不用于复苏早期，适用于心搏骤停时间过长者，A 排除。氯化钙不用于心肺复苏抢救。故选 D。

【A2 型题】

10. 患者，女，71 岁。晨练时突然摔倒，意识丧失，大动脉搏动消失。护士应首先采取的措施是

A. 立即联系患者家属

B. 呼叫 120 或 999 来抢救

C. 胸外按压

D. 先畅通气道，再行人工呼吸、胸外按压

E. 先人工呼吸、人工循环，再畅通气道

【答案】 C

【考点】 心搏骤停的急救措施

【解析】 根据题意可知患者是心搏骤停，早期心肺复苏的救治顺序为“C-A-B”，即胸外按压、开放气道、人工呼吸。故选 C。

11. 患者，女，40 岁。在心肺复苏过程中，心电图发现患者有心室颤动，应实施的措施为

A. 用利多卡因　B. 用阿托品

C. 除颤　D. 植入心脏起搏器

E. 用肾上腺素

【答案】 C

【考点】 室颤的处理

【解析】 发生室颤时，应立即给予除颤，之后再进行下一步的支持治疗。故选 C。

第七章　外科重症监护

考点直击

年份	分值	考点
2022	2	重症监护室（ICU）的仪器设备、收治对象
2021	4	ICU 的仪器设备、收治对象；重症患者的监测和护理；中心静脉压（CVP）正常值
2020	3	ICU 的仪器设备、收治对象；肺动脉楔压
2019	2	ICU 的收治对象、基础监护内容
2018	1	ICU 的仪器设备
2017	2	ICU 的收治对象；CVP 正常值
2015	2	ICU 的基础监护内容；CVP 正常值

考点集萃

第一节　概　　述

重症监护室（ICU）是运用各种先进的医疗技术，现代化的监护和抢救设备，对危重患者实施集中的加强治疗和护理的单位。

一、ICU 设置及仪器设备

500 张床以下的综合性医院应设综合性 ICU。ICU 床位占医院总床位的 3%～6%；500 张床以上应设专科 ICU。

仪器设备（2013/2014/2020/2021/2022）：①监护设备。多功能生命体征监测仪，有创动、静脉测压装置，呼气末 CO_2 测定仪，心排血量监测仪，脉搏血氧饱和度仪，**血气分析仪（2010/2018）**，心电图机。②治疗设备。呼吸机、除颤器、输液泵、注射泵、起搏器、主动脉内球囊反搏器、血液净化仪、麻醉机、氧治疗用具。

二、ICU 的人员结构及要求

ICU 护士长 1～2 名；ICU 护士与床位为（3～4）∶1。

护士要求：①**从事临床工作 2 年以上或经 ICU 专科培训（2011）**。②掌握心肺复苏及监护等技术，能识别正常和异常心电图，能诊断及处理一般心律失常，熟练进行气管插管，正确使用呼吸机、电除颤仪、临时心脏起搏器。③突出的应变能力，非语言交流能力，敏锐的观察力和准确的判断力，良好的身体素质和较强的责任心，具有一定的外语基础等。

三、收治对象（2017/2019/2020/2021）

重大手术、严重创伤或器官移植后需要监测者；麻醉意外、电击、溺水者复苏后、心搏呼吸骤停者复苏后；急性循环衰竭、**呼吸衰竭（2010/2022）**；各种中毒、休克、败血症、羊水栓塞；严重水、电解质及酸碱紊乱者。

第二节 重症患者的监测和护理

一、血流动力学的监测及护理

1. 平均动脉压（MAP） 是指心动周期的平均血压。能评估左室泵功能、器官和组织血流。正常值为70~105mmHg。

2. 中心静脉压（CVP） 是评估血容量、右心前负荷及右心功能的重要指标。**正常值为5~12cmH_2O（2011/2015/2017/2021）**。CVP<5cmH_2O为血容量不足或静脉回流受阻；CVP过高为输入液体过多或心功能不全。

3. 肺动脉楔压（PAWP） 可判定左心室功能，**反映血容量是否充足（2020）**。正常值为0.8~1.6kPa。>2.4kPa会出现左心功能不全、急性心源性肺水肿。<2.4kPa会出现急性肺损伤、ARDS。

易错知识梳理

中心静脉压是评估血容量、右心前负荷及右心功能的重要指标。肺动脉楔压有助于判定左心室功能。

4. 肺毛细血管楔压（PCWP） 反映左心房平均压及左心室舒张末期压。<0.8kPa会出现体循环血容量不足。>2.4kPa则即将或已出现肺淤血。>4kPa会出现肺水肿。

5. 平均肺动脉压（MPAP） 正常值1.47~2.0kPa。MPAP升高见于肺血流量增加、肺血管阻力升高、二尖瓣狭窄、左心功不全。MPAP降低见于肺动脉瓣狭窄。

6. 心输出量（CO） 反映左心功能最重要的指标。正常值为4~6L/min。

7. 每搏排出量（SV） 指一次心搏由一侧心室射出的血量。成年人安静、平卧时为60~90ml。

8. 心脏指数（CI）（图3-7-1）

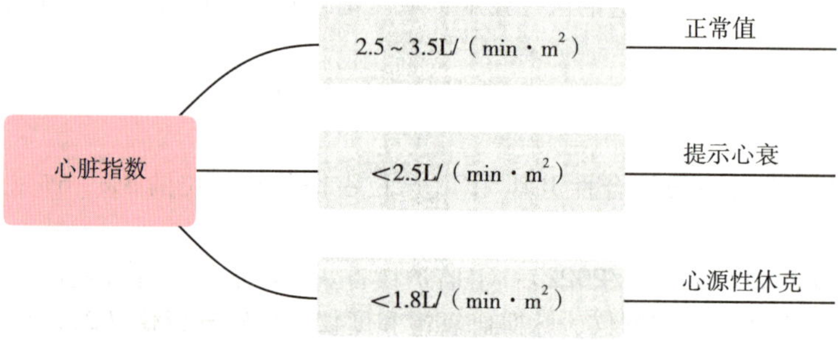

图3-7-1 心脏指数

9. 体循环阻力指数（SVRI） 是监测左心室后负荷的指标。

10. 肺循环阻力指数（PVRI） 是监测右心室后负荷的指标。

11. 右心室做功指数（RVSWI） 是右心室收缩功能的反映。

二、呼吸功能的监测

1. 潮气量（VT） 指平静呼或吸的气体量。成人400~500ml（5~7ml/kg）。

2. 肺活量（VC） 指平静呼气末吸气至不能吸后再呼气至不能呼时所能呼出的所有气体量。主要用于判断肺和胸廓的膨胀度。正常值为65~75ml/kg。

3. 肺通气量（VA） 通气量中进入肺泡的部分称为肺泡通气量，或称有效通气量。

4. 功能残气量（FRC） 是平静呼气后肺内所残留的气量。

5. 无效腔通气量/潮气量（VD/VT） 正常值为0.25~0.40。VD/VT增加，肺泡通气/血流比率失调，无效通气量增加。

6. 常用血气分析指标

（1）pH：7.35～7.45。

（2）动脉氧分压（PaO_2）：80～100mmHg。

（3）动脉二氧化碳分压（$PaCO_2$）：35～45mmHg。

（4）动脉血氧饱和度（SaO_2）：96%～100%。

（5）实际 HCO_3^-（AB）和标准 HCO_3^-（SB）：22～27mmol/L；AB 升高提示代谢性碱中毒或代偿性呼吸性酸中毒；AB 升高提示代谢性酸中毒或代偿性呼吸性碱中毒。若 $AB>SB$，即 $PaCO_2>40mmHg$，提示有 CO_2潴留；若 $AB<SB$，即 $PaCO_2<40mmHg$，提示有过度换气。

（6）缓冲碱（BB）：45～55mmol/L。

（7）剩余碱（BE）：±3mmol/L。BE 负值增加表示代谢性酸中毒；BE 正值增加表示代谢性碱中毒。

（8）血浆阴离子间隙（AG）：16mmol/L。

三、其他系统及脏器功能的监测

中枢神经系统功能监护；肝功能监护；肾功能监护。

名师点拨：ICU 的基础监护内容包括持续心电图、心率、呼吸频率检测；给氧；保证有 2 条有效的静脉通路；置导尿管，并观察每小时及 24 小时尿量；安置好各种引流管及其他专科治疗装置；**备好各种记录单及监测表**（2011/2014/2015/2019）。

实战演练

【A1 型题】

1. 属于 ICU 基础监护的是

A. 瞳孔大小，对光反射

B. 持续心电图、心率、呼吸

C. 血气分析

D. 出、凝血时间

E. 血尿素氨测定

【答案】 B

【考点】 ICU 病房的监护系统

【解析】 在 ICU 内，每床应配备床旁监护系统，进行心电、血压、脉搏、血氧饱和度等基本生命体征的监护，因此 B 正确。A、C 在 ICU 的监护范围内但并不属于基础监护，D、E 是针对特定病情的患者所做的监护，同样也不属于基础监护。故选 B。

2. 下列哪些监护与肾监护关系不大

A. 内生肌酐清除率　　B. 血肌酐

C. 尿量　　D. 血胆红素

E. 尿蛋白定量分析

【答案】 D

【考点】 ICU 监护

【解析】 严重休克、感染、创伤、手术等因血容量不足导致肾缺血，肾小球滤过率下降，为防止血红蛋白、肌红蛋白阻塞肾小管，应准确记录尿量、尿比重、血尿素氮、肌酐、尿蛋白等变化。血胆红素与肾功能检测关系不大，故选 D。

【A2 型题】

3. 患者，男，40 岁。因触电心搏、呼吸骤停送来医院，经急诊抢救成功，转入外科 ICU 对其监护，下列哪组监护项目最重要

A. 胃、肾、血液　　B. 肺、脑、肝

C. 脑、肝、胃　　D. 肝、胃、肾

E. 心、肺、脑

【答案】 E

【考点】 心跳呼吸骤停复苏后监测

【解析】 正常体温时，心肌和肾小管细胞不可逆的无氧缺血损伤阈值约 30 分钟。肝细胞可支持无氧缺血状态 1～2 小时。肺组织由于氧可以从肺泡弥散至肺循环血液中，所以肺能维持较长时间的代谢。脑循环中断 10 秒脑氧储备耗尽，4～6 分钟脑神经元发生不可逆的病理改变，6 小时脑组织均匀性溶解。心搏呼吸骤停会造成组织器官缺血缺氧，此时对功能重要、耗氧量大的器官，如心、脑、肺、肾等需进行重点保护。故选 E。

第八章 手术前后患者的护理

考点直击

年份	分值	考点
2023	2	术前胃肠道准备；腹部手术后的饮食护理
2022	1	术前胃肠道准备
2019	2	术后腹胀的护理；术后深静脉血栓形成
2018	1	全麻术后未清醒者的体位

考点集萃

围术期是指从确定手术治疗时起，至与这次手术有关的治疗基本结束为止的一段时间。

手术按手术时限可分为三类。①**急症手术**：病情危急，需在最短时间内进行必要准备后迅速实施手术，如外伤性肝、脾破裂和肠破裂等。②**限期手术（2013）**：手术时间选择有一定时限，应在限定的时间内做好术前准备，如各种恶性肿瘤的切除手术。③**择期手术**：手术时间没有限制，可在充分的术前准备后进行手术，如一般的良性肿瘤切除术、腹股沟疝修补术。

第一节 手术前患者的护理

一、护理评估

（一）健康史

重点了解与本次疾病有关或可能影响患者手术耐受力及预后的病史：一般资料、现病史、既往史、用药史、婚育史、家族史、外伤手术史、女性患者月经史。

（二）身体状况

1. 主要器官及系统功能状况。

2. 辅助检查 了解各项实验室检查结果，如血、尿、便三大常规和血生化检查结果，了解 X 线、B 超、CT 及 MRI 等影像学检查结果，以及心电图、内镜检查报告和其他特殊检查结果。

3. 手术耐受力 ①耐受良好：全身情况较好、无重要内脏器官功能损害、疾病对全身影响较小者。②耐受不良：全身情况不良、重要内脏器官功能损害较严重、疾病对全身影响明显、手术损害大者。

（三）心理-社会状况

了解术前患者的心理问题及原因，家庭成员对患者的关心及支持程度，经济承受能力等。

二、护理措施

（一）心理准备

建立良好的护患关系；心理支持和疏导；认知干预；制订健康教育计划。

（二）一般准备与护理

1. 饮食和休息 协助完成术前检查，预防术后感染，吸烟者术前 2 周戒烟。

2. 适应性训练 ①床上使用便盆。②自行调整卧位和床上翻身。③练习术中体位。④教会患者正确深呼吸、咳嗽、咳痰方法并进行练习。

3. 输血和补液 拟行大、中手术前，遵医嘱做好血型鉴定和交叉配血实验，备好一定数量的红细胞或血浆。

4. 胃肠道准备（2022/2023） ①成人择期手术前禁食8~12小时，禁饮4小时，以防麻醉或术中呕吐引起窒息或吸入性肺炎。②一般于术前1日晚行清洁灌肠，使术中肠腔处于空虚状态以减少并发感染的机会。③肠道手术前3日开始做肠道准备。④幽门梗阻者，术前洗胃。⑤术前不限制饮食种类，消化道手术者术前1~2天进流食（2016）。

易错知识梳理

术前一般无须放置胃管，但消化道手术或某些特殊疾病（如急性弥漫性腹膜炎、急性胰腺炎等），应放置胃管。

5. 手术区皮肤准备 术前1日下午或晚上，清洗皮肤。备皮：手术区皮肤准备范围包括切口周围至少15cm的区域。

6. 术日晨的护理 ①体温升高或女性患者月经来潮时，应延迟手术。②患者进入手术室前排尽尿液。③必要时留置导尿管。④胃肠道及上腹部手术者，留置胃管。

（三）特殊准备与护理

1. 营养不良 营养不良患者常伴低蛋白血症，可引起组织水肿，影响愈合；抵抗力低下，易并发感染。因此，术前尽可能改善其营养。

2. 高血压 血压<160/100mmHg时可不做特殊准备。血压高于180/100mmHg，应给予适宜的降压药，使血压稳定在一定水平，但并不要求将血压降至完全正常后才手术。

3. 心脏病 急性心肌梗死患者发病后6个月内不宜择期手术；6个月以上无心绞痛发作者，可在良好监护下施行手术；心力衰竭患者，在心力衰竭控制3~4周后再施行手术。

4. 肾疾病 术前做各项肾功能检查。手术前应最大限度地改善肾功能。

5. 糖尿病 糖尿病患者在整个围手术期都处于应激状态，手术耐受性差。仅以饮食控制者无须特殊处理；原接受口服降糖药治疗者，应继续服用至术前晚；禁食患者静脉输注葡萄糖加胰岛素，维持血糖在正常或轻度升高状态（5.6~11.2mmol/L）；重症患者围术期将血糖控制在7.77~9.99mmol/L是比较理想的范围。

第二节 手术后患者的护理

患者从手术完毕回到病室直至康复出院阶段的护理，称为手术后护理。

一、护理评价

（一）术中情况

了解手术方式和麻醉类型，手术进程及术中出血、输血和补液情况，判断手术创伤大小及对机体的影响。

（二）身体状况

生命体征、切口状况、引流管、肢体功能、体液平衡、营养状态、术后不适及并发症、辅助检查。

（三）心理-社会状况

询问术后患者和家属对手术的认识和看法，了解患者术后的心理感受，进一步评估有无引起术后心理变化的原因。

二、护理措施

（一）一般护理

1. 体位

（1）**全麻未清醒者，取平卧位，头偏向一侧（2018）**，使口腔分泌物或呕吐物易于流出，避免误吸。

（2）蛛网膜下腔麻醉者，取平卧或头低卧位6~8小时，防止头痛。

（3）硬脊膜外阻滞者，平卧4~6小时。

（4）颅脑手术者，取15°~30°头高足低斜坡卧位。

（5）颈、胸部手术者，取高半坐卧位，以利呼吸和引流。

（6）腹部手术者，取低半坐卧位或斜坡卧位，以减少腹壁张力，便于引流，避免形成膈下脓肿。

（7）脊柱或臀部手术者，取俯卧或仰卧位。

（8）腹腔内有污染者，尽早改为半坐位或头高足低位，以利引流。

2. 病情观察与静脉补液。

3. 饮食护理

（1）非腹部手术：局部麻醉者，若无任何不适，术后即可进食。椎管内麻醉者，若无恶心、呕吐，术后3~6小时可进食；全身麻醉者，应待麻醉清醒，无恶心、呕吐后方可进食。一般先给予流质饮食。

（2）腹部手术：一般需禁食24~48小时，待肠道蠕动恢复、肛门排气后开始进食**少量流质（2023）**，至半流质饮食、普食。

4. 休息与活动　鼓励早期床上活动，争取在短期内起床活动，除非有休克、严重感染、出血、心力衰竭、极度衰弱或有特殊制动要求。

5. 引流管护理　如使用引流瓶，注意无菌操作，每日更换1次连接管及引流瓶。乳胶片一般术后1~2日拔除；烟卷引流一般术后3日拔除；胃肠减压管在肠功能恢复、肛门排气后拔除。

6. 手术切口护理　观察切口有无渗血、渗液，切口及周围皮肤有无发红及切口愈合情况。保持切口敷料清洁干燥，并注意观察术后切口包扎是否限制胸、腹部呼吸运动或指（趾）端血液循环。

（二）术后不适的护理

1. 恶心、呕吐　最常见的原因是麻醉反应，待麻醉作用消失后症状常可消失。呕吐时，头偏向一侧，及时清除呕吐物。

2. 腹胀　术后早期腹胀是由于胃肠蠕动受抑制所致，随胃肠蠕动恢复可自行缓解。护理：①**胃肠减压（2019）**、肛管排气或高渗溶液低压灌肠等。②协助患者多翻身，下床活动。③遵医嘱使用促进肠蠕动的药物。④若是因腹腔内感染或机械性肠梗阻导致，做好再次手术的准备。

3. 尿潴留（2010）　蛛网膜下腔麻醉后或全身麻醉后排尿反射受抑制，切口疼痛，患者不习惯床上排尿等。护理见第一部分第十一章第一节“排尿的护理”中关于尿潴留的护理。

4. 呃逆　神经中枢或膈肌直接受刺激所致，多为暂时性。护理：①术后早期发生者，压迫眶上缘，抽吸胃内积气、积液。②给予镇静或解痉药物。③上腹部手术后出现顽固性呃逆者，要警惕吻合口漏或十二指肠残端漏、膈下积液或感染的可能，作超声检查可明确病因。

5. 切口疼痛　术后24小时内最剧烈，2~3日逐渐减轻。护理：**使用镇静镇痛药是主要措施（2010）**；满足患者对舒适的要求，如改变体位；使用非药物镇痛方法。

（三）术后并发症的观察与护理

1. 发热　是术后患者最常见的症状。由于手术创伤的反应，术后患者的体温可略升高，一般不超过38℃，称之为外科手术热。术后3~6日的发热或体温降至正常后再度发热，应警惕继发感染的可能。

2. 出血　术中止血不完善、创面渗血未完全控制、原先痉挛的小动脉断端舒张、结扎线脱落、凝血功能障碍等是常见原因。

3. 切口裂开　多见于腹部及肢体邻近关节部位。常发生于术后1周左右或拆除皮肤缝线后24小时内。患者在一次突然用力时，自觉切口剧痛，随即有淡红色液体浸湿敷料。**原因有营养不良、缝合不当、切口感染或腹内压突然增高（如呕吐、腹泻、咳嗽等）（2011）**。

4. 切口感染　若术后3~4日，切口疼痛加重，切口局部有红、肿、热、压痛或波动感等，伴有体温升高、脉率加速和白细胞计数增多，可怀疑为切口感染。感染早期予局部理疗，使用有效抗生素；化脓切口需拆除部分缝线，充分敞开切口，清理切口后，放置凡士林油纱条（布）引流脓液，定期更换敷料。

5. 肺部感染　术后呼吸运动受限、呼吸道分泌物积聚及排出不畅是引起术后肺部感染的主要原因。护理：①保持病室适宜温度、湿度，维持每日液体摄入量在2000~3000ml。②鼓励术后深呼吸咳嗽、咳痰，协助其翻身、叩背，促进气道内分泌物排出。③协助患者取平卧位，头偏向一侧，尽早下床活动。④痰液黏稠者予雾化吸入。⑤遵医嘱应用抗生素及祛痰药。

6. 尿路感染 常起自膀胱，若上行感染可引起肾盂肾炎。急性膀胱炎主要表现为尿频、尿急、尿痛。急性肾盂肾炎表现为畏寒、发热、肾区疼痛等。护理：①术前训练床上排尿，术后自主排尿。②出现尿潴留及时处理是主要的预防措施。③鼓励患者多饮水。④使用抗生素。

7. 深静脉血栓形成 **多见于下肢（2019）**。起初患者常感腓肠肌疼痛或腹股沟区疼痛和压痛，继而下肢凹陷性水肿。一旦血栓脱落可引起肺动脉栓塞，导致死亡。

预防：术后早期下床活动；按摩；穿弹力袜以促进下肢静脉回流；对于血液处于高凝状态者，可预防性口服小剂量阿司匹林或复方丹参片。

处理：严禁经患肢静脉输液，严禁局部按摩，以防血栓脱落；抬高患肢、制动，局部50%硫酸镁湿热敷；溶栓和抗凝，注意监测出、凝血时间和凝血酶原时间。

（四）心理护理

（五）健康教育

1. 休息与活动 保证充足的睡眠，活动量从小到大。术后6周内不宜提举重物。
2. 康复锻炼。
3. 饮食与营养 恢复期患者合理摄入均衡饮食，避免辛辣刺激食物。
4. 切口处理 切口拆线后用无菌纱布覆盖1~2日，以保护局部皮肤。
5. 复诊 一般手术后1~3个月门诊随访1次，以评估和了解康复过程及切口愈合情况。肿瘤患者于术后2~4周门诊随访。

实战演练

【A1型题】

1. 消化道手术患者，术前饮食要求为

A. 普食 B. 流质饮食1周
C. 流质饮食3天 D. 流质饮食2天
E. 禁食1天

【答案】 D

【考点】 消化道手术的术前准备

【解析】 消化道手术术前准备包括：手术前1~2日进流质饮食，术前12小时开始禁食，术前4小时开始禁水；必要时用胃肠减压；一般于术前1日晚行清洁灌肠，使术中肠腔处于空虚状态以减少并发感染的机会。故选D。

2. 术后早期离床活动的目的，不包括

A. 减少肺部并发症
B. 有益于血液循环，防止血栓形成
C. 促进胃肠功能恢复
D. 促进排尿功能恢复
E. 预防伤口裂开

【答案】 E

【考点】 术后患者的护理

【解析】 术后早期离床活动的目的包括减少肺部并发症，有益于血液循环，防止血栓形成，促进胃肠功能恢复，促进排尿功能恢复。而伤口裂开多发生在术后1周左右，术后预防切口裂开的方法为增强体质，补充营养，缝合技术正确，适当地加压包扎等。故选E。

3. 术后患者内出血，最早的表现为

A. 呼吸急促 B. 面色苍白
C. 血压下降 D. 四肢湿冷、脉细弱
E. 心悸、口渴、脉快

【答案】 E

【考点】 术后患者的护理

【解析】 内出血系指内部脏腑组织器官血液外溢，血液停留在身体内部而不排至体外，症状常包括咯血、呕血、便血、尿血、阴道流血等。患者常最先出现心悸、口渴、脉快，继而皮肤苍白、湿冷、表情淡漠、少言寡语、呼吸变浅、烦躁不安，但身体上无伤口。故选E。

4. 关于术后发热叙述不正确的是

A. 一般升高幅度为10℃左右
B. 常见的原因有感染、致热原、脱水等
C. 术后24小时内发热，常常由于代谢性或内分泌异常、低血压、肺不张和输血反应
D. 术后3~6日的发热，一般为感染所致
E. 发热后要紧急应用退热药

【答案】 E

【考点】 术后发热的原因及处理

【解析】 术后发热应根据病史和术后不同阶段可能引起发热的原因做综合分析，并有针对性进行一

系列检查以明确病因及诊断再做相应的治疗，而不应不分病因立即应用退热药，可先用物理降温对症处理。故选 E。

【A2 型题】

5. 患者，男，36 岁。昨天硬膜外麻醉下行疝修补术，体温 38℃，脉搏 88 次/分，最可能的是
   A. 肺部感染　　B. 泌尿系统感染
   C. 伤口感染　　D. 吸收热
   E. 切口感染

【答案】 D

【考点】 术后发热

【解析】 外科无菌手术后因手术区组织炎性反应，可有中等程度的发热，一般 1~2 日恢复正常，称之为吸收热。肺部感染可表现为发热和咳嗽咳痰及肺部异常体征；泌尿系统感染可有发热及尿频、尿急、尿痛等尿路刺激征表现；伤口感染和切口感染可有体温升高，局部红肿热痛等表现。术后应根据情况判别。故选 D。

6. 患者，女，75 岁。腹部手术后第 7 天，剧烈咳嗽后，突然出现切口疼痛，切口处流出少量淡红色液体，该患者可能出现了
   A. 切口出血　B. 切口裂开　C. 切口血肿
   D. 切口感染　E. 切口脂肪液化

【答案】 B

【考点】 手术并发症

【解析】 切口出血会表现为伤口不断有血渗出，A 排除。切口裂开常发生于急剧增大后，如用力排便和咳嗽、打喷嚏等，表现为突然出现切口疼痛，切口处流出少量血，B 正确。切口血肿表现为切口肿胀、疼痛，无流血表现，排除 C。切口感染会有发热症状，排除 D。切口脂肪液化表现为切口有较多黄色渗液外，无其他自觉症状，排除 E。故选 B。

7. 患者，女，30 岁。全麻下开颅手术，术后已清醒，应采取的体位是
   A. 半卧位　　B. 平卧位
   C. 头高斜坡位　　D. 平卧头转向一侧
   E. 侧卧位

【答案】 C

【考点】 开颅手术后的体位

【解析】 开颅手术在全麻手术后，麻醉未清醒前应平卧，头转向健侧。清醒后生命体征平稳可取头高位（枕上枕头），防止脑水肿、颅内压增高。休克患者取头低位，躁动不安者要约束四肢或加床档。根据患者全麻手术后已清醒，故应采取的体位是头高斜坡位。故选 C。

【A3/A4 型题】

（8~10 题共用题干）

患者，男，34 岁。身高 180cm，体重 80kg，因急性阑尾炎合并穿孔，急诊在硬膜外麻醉下，行阑尾切除术。

8. 患者回病室后应采取何种体位
   A. 侧卧位 4 小时
   B. 平卧位 4~6 小时
   C. 中凹位 6 小时
   D. 去枕平卧位，头偏向一侧 4 小时
   E. 去枕仰卧位 2 小时

【答案】 B

【考点】 术后患者的护理

【解析】 术后患者体位选择要综合考虑引流、恢复、麻醉的影响、治疗等多种因素。硬膜外麻醉后术后需要平卧 4~6 小时，但不必去枕，麻醉后血压、脉搏平稳后即可按手术本身需要采取适当卧位。故选 B。

9. 患者术后第二天体温 38℃，并诉伤口疼痛难忍，应采取何种体位
   A. 仰卧屈膝位　B. 右侧卧位　C. 头高足低位
   D. 端坐卧位　E. 半坐卧位

【答案】 E

【考点】 术后患者的护理

【解析】 术后 3 天内的发热多考虑吸收热，阑尾切口多在右下腹麦氏点处，为减轻伤口疼痛，可嘱患者采取半坐卧位，以减少切口的张力。故选 E。

10. 护士如何做到使患者体位稳定和舒适
   A. 胸前放枕，支起上身
   B. 抬高床头 30~50cm，膝下垫高 15cm
   C. 背部放枕支托，防侧倒
   D. 足下放软枕，防下滑
   E. 身前放小桌及枕，以求稳定舒适

【答案】 B

【考点】 术后患者的护理

【解析】 阑尾炎术后采取半坐卧位或斜坡卧位可以减轻腹壁张力，有助于缓解疼痛，要达到半坐卧位。故选 B。

第九章　手术室护理工作

考点直击

年份	分值	考点
2019	1	器械护士的职责
2017	1	术中明确无菌范围

考点集萃

第一节　概　　述

一、手术室的设置、布局和配备

（一）手术室的位置

低层建筑一般选择在中上层或顶层，高层建筑则尽可能避免设在首层或顶层；与手术治疗类科室、监护室、病理科、放射科、血库、中心化验室等相邻。

（二）手术间内设置和配备

手术间数与手术科室床位比一般为（1∶25）~（1∶20）。手术间内只允许放置必需的器具和物品，各种物品应有固定的放置地点。手术间应保持室温在20~24℃，相对湿度在40%~60%。

二、手术室的管理

（一）手术室分区

1. **无菌区**　设在**内侧**。包括手术间、洗手间、药品室和麻醉准备室等。非手术人员或非在岗人员禁止入内。

2. **清洁区**　设在**中间**。包括器械室、敷料室、洗涤室、消毒室等。进入者不可大声谈笑和高声喊叫，凡已做好手臂消毒或已穿无菌手术衣者，切不可再进入此区，以免污染。

3. **污染区**　设在**外侧**。包括办公室、会议室、值班室、更衣室等。患者换乘手术室平车进入手术间。

（二）手术室的环境管理

1. 手术室的清洁和消毒　每台手术结束后及时进行**湿式打扫**，用消毒液擦拭溅到地面、墙面的血液或药液，用清水擦拭手术间内的设备、物品。手术室应每天进行空气消毒，可用紫外线消毒30~60分钟。每周至少1次彻底大扫除。每月做1次空气洁净度和生物微粒监测。

2. 手术室环境的制度化管理　除手术室人员和参加当日手术者外，与手术无关人员不得擅自进入；患有急性感染性疾病，尤其是上呼吸道感染者不得进入手术室。凡进入手术室的人员必须更换手术室的清洁鞋帽、衣裤和口罩。无菌手术与有菌手术严格分开，若在同一手术间内接台，则先安排无菌手术，后作污染或感染手术。

基础巩固

常见室内湿度

1. 手术室　40%~60%。
2. 病室　50%~60%。
3. 新生儿、早产儿室以及新生儿肺透明膜病、血液系统疾病患儿病室　55%~65%。

第二节　手术物品的准备和无菌处理

一、布类物品

选择质地细柔且厚实的棉布，颜色以深绿色或深蓝色为宜。

1. 手术衣　穿上后能遮至膝下；手术衣前襟至腰部处应双层，以防手术时被血水浸透；袖口制成松紧口；折叠时衣面向里，领子在最外侧。

2. 用过的布类用品若污染严重，需先消毒，再洗涤。所有布类用品均经压力蒸汽灭菌后方可供手术使用。

二、敷料类

各种敷料制作后包成小包，高压蒸汽灭菌。消毒止血用的碘仿纱条严禁高压灭菌，必须在无菌条件下制作，保存于消毒、密闭容器内。感染性手术用过的敷料要用大塑料袋集中包起，袋外注明“特异感染”，送室外指定处焚烧。

三、器械类

锐利手术器械、不耐热手术用品或各类导管可采用化学灭菌法，如采用2%戊二醛浸泡10小时，用灭菌水冲净后方能使用。污染手术后器械先浸泡于消毒液中，再按普通器械处理方法处理。特殊器械如内镜等可行环氧乙烷灭菌。

四、缝线及缝针

1. 缝线　号码越大表示线越粗。①不可吸收缝线：如丝线、金属线、尼龙线等。黑色丝线是手术时最常用的缝线，特点是组织反应小、质软不滑、拉力好、打结牢、价廉和易得。②可吸收缝线：在伤口愈合时因体内酶的消化而被组织吸收的缝线。

2. 缝针　常用三角针和圆针。前者用于缝合皮肤或韧带等坚韧组织；后者对组织的损伤较小，用于缝合血管、神经、脏器、肌肉等软组织。

五、引流物

引流物有乳胶片引流条、纱布引流条、烟卷式引流条、引流管等。

第三节　手术人员的准备

一、术前一般性准备

手术人员应保持身体清洁，先换穿手术室专用鞋和手术衣裤，自身衣服不得外露。后戴好口罩、手术帽，头发、口鼻不外露。剪短指甲，并去除甲缘下的积垢。手臂皮肤有破损或化脓性感染时，不能参加手术。

二、手臂的洗刷与消毒

1. 肥皂水刷手法

（1）按普通洗手方法将双手及前臂用肥皂和清水洗净。

（2）用消毒毛刷蘸取消毒肥皂液刷洗双手及手臂，从**指尖到肘上10cm**。顺序是从指尖到手腕、从手腕至肘及肘上部依次刷洗，左、右臂交替进行。刷手时要注意甲缘、甲沟及指蹼等处的刷洗。刷完一遍，指尖朝上肘向下，用清水冲洗手臂上的肥皂水。然后换消毒毛刷同法再刷洗2遍，共约**10分钟**。

（3）每侧手臂用一块无菌小毛巾从指尖至肘部擦干，擦过肘部的毛巾不可再擦手部，以免污染。

（4）将双手及前臂浸泡在75%乙醇桶内5分钟，浸泡范围至**肘上6cm**处。若有乙醇过敏，可改用0.1%苯扎溴铵溶液浸泡。

（5）浸泡消毒后，保持拱手姿势待干，双手不得下垂，不能接触未经消毒的物品。

2. 碘伏刷手法

（1）按肥皂水刷手法刷洗双手、前臂至肘上 10cm，约 3 分钟，清水冲净，用无菌巾擦干。

（2）用浸透 0.5%碘伏的纱布，从一侧手指尖向上涂擦直至**肘上 6cm** 处，同法涂擦另一侧手臂，注意涂满，为时 3 分钟。换纱布再擦一遍。保持拱手姿势，自然干燥。

3. 灭菌王刷手法

（1）用肥皂水洗净双手、前臂至肘上 10cm，用清水彻底冲净。

（2）用消毒毛刷蘸灭菌王 3~5ml 刷手、前臂至**肘上 10cm**，为时 3 分钟，流水冲净，用无菌纱布擦干。

（3）用吸足灭菌王的纱布涂擦一遍，从手指尖到**肘上 6cm** 处，自然待干。

第四节　患者的准备

一、一般准备

患者应在手术前提前送入手术室。护士按手术安排表仔细核对患者，确认手术部位，点收所带药品及物品，认真做好三查七对和麻醉、手术前准备工作。同时，加强心理护理，减轻患者焦虑或恐惧。

二、手术体位

巡回护士给患者安置合适的手术体位，要求是：①最大限度地保证患者的安全和舒适。②充分暴露手术区域，减少不必要的裸露。③不影响呼吸、循环功能，不影响麻醉医生的观察和监测。④妥善固定，避免血管、神经受压、肌内扭伤及压力性损伤等并发症的发生。

三、手术区皮肤消毒

安置好手术体位后，需对已确定的手术切口及周围至少 15cm 的皮肤消毒。用碘伏涂擦患者手术区域 2 遍即可；对婴儿、面部皮肤、口腔、会阴部消毒可选用 1∶1000 苯扎溴铵溶液的纱球消毒；供皮区可用 70%乙醇消毒 2~3 次。

四、手术区铺单法

除手术切口所必需的最小皮肤区域，其余部位予以遮盖。

第五节　手 术 配 合

一、器械护士

主要职责是负责手术全过程中所需器械、物品和敷料的供给，配合医生完成手术。手术中其工作范围只限于无菌区内。

1. 术前 1 日访视患者，根据手术种类和范围准备手术器械和敷料。

2. 术前 15~20 分钟洗手、穿无菌手术衣和戴无菌手套，备好无菌器械台，检查并摆好各种器械和敷料。协助医生做手术区皮肤消毒和铺手术单。

3. 分别于术前和术中关闭体腔及缝合伤口前与巡回护士共同准确清点各种器械、敷料和缝针等的数目，核对后登记（2019）。

4. 正确传递用物。保持器械和用物整洁。配合抢救。正确留取标本。

5. 术毕协助医生处理、包扎伤口，固定好各种引流物。

6. 术后处理手术器械、用物并协助整理手术间。

二、巡回护士

主要任务是在台下负责手术全过程中物品、器械、布类和敷料的准备和供给，主动配合手术和麻醉，根据手术需要，协助完成输液、输血及手术台上特殊物品、药品的供给。对患者实施整体护理如下。①做好术前物品准备。②核对患者。③安置体位。④帮助手术人员穿手术衣，安排各类人员就位等。⑤清点核对。⑥手术中的配合：注意手术进展情况，随时调整灯光，供应术中所需物品等。⑦保持手术间整洁安静。⑧手术毕安置患者和整理手术间。

第六节　手术中的无菌原则

一、无菌台的准备

由巡回护士和器械护士联合完成。

1. 巡回护士　将手术包、敷料包放于桌上，用手打开包布（双层），注意只能接触包布的外面，由里向外展开，手臂不可跨越无菌区。用无菌持物钳打开第二层包布，先对侧后近侧。

2. 器械护士　刷洗完手后，用手打开第三层包布。铺在台面上的无菌巾共6层，无菌单应下垂至少30cm。器械护士穿好无菌手术衣和戴好无菌手套后，将器械按使用先后分类，顺序从左向右摆于器械桌上。

二、手术中的无菌操作原则

1. 明确无菌范围　手术衣的无菌范围为肩以下、腰以上、双手、双臂、腋中线以前的区域。**手术人员手臂应保持在腰水平以上，肘部内收，既不能高举过肩，也不能下垂过腰或交叉于腋下（2017）**。无菌桌仅桌缘平面以上属无菌。

易错知识梳理

手术人员手臂应保持在腰水平以上，肘部内收。

2. 保持无菌物品的无菌状态　**手套、手术衣及手术用物如有破损、潮湿或可疑污染时应立即更换（2011）**。

3. 保护皮肤切口　切开皮肤前，先用无菌薄膜覆盖，再经薄膜切开皮肤。切开皮肤和皮下脂肪层后，边缘应以大纱布垫或手术巾遮盖并固定，仅显露手术野。凡与皮肤接触的刀片和器械不应再用，延长切口或缝合前再用75%乙醇消毒皮肤1次。手术中途因故暂停时，切口应用无菌巾覆盖。

4. 正确传递物品和调换位置　手术时不可在手术人员背后或头顶方向传递器械及手术用品，手术者或助手需要器械时应由器械护士从器械升降台侧正面方向递给。

5. 污染手术的隔离技术　进行胃肠道、呼吸道或宫颈等沾染手术时，切开空腔脏器前，先用纱布垫保护周围组织，并随时吸除外流物。

6. 减少空气污染、保持洁净　手术进行时门窗应关闭，尽量减少人员走动。尽量避免咳嗽、打喷嚏，必要时需将头转离无菌区。

实战演练

【A1型题】

1. 手术护士与巡回护士应共同完成的工作为

A. 术中观察病情

B. 传递器械

C. 安置手术体位

D. 体腔切开与关闭之前清点器械敷料

E. 术后清洗器械

【答案】D

【考点】手术室护理工作

【解析】器械护士主要职责是负责手术全过程中所需器械、物品和敷料的供给，主动配合手术医生完成手术。包括术前访视、术前准备、清点核对用物、正确传递用物、保持器械和用物整洁、配合抢救、留取标本、包扎和固定和整理用物。巡回护士主要任务是在台下负责手术全过程中物品、器械、布类和敷料的准备和供给，主动配合手术和麻醉，根据手术需要，协助完成输液、输血及手术台上特殊物品、药品的供给。具体工作包括术前物品准备、核对患者、安置体位、协助手术准备、清点核对、手术中的配合、保持手术间整洁安静、手术毕安置患者和整理手术间。A 为巡回护士的工作，B、C、E 为手术护士的工作，D 为手术护士与巡回护士应共同完成的工作。故选 D。

2. 手术室内温度应保持在

A. 10～15℃　B. 15～20℃　C. 18～20℃

D. 20～24℃　E. 23～25℃

【答案】 D

【考点】 手术室环境要求

【解析】 手术间的温度调节非常重要，应有冷暖气调节设备。空调机应设在上层屋顶内，室温保持在 20～24℃，相对湿度以 50%左右为宜。一般手术间为 35～45m^2，特殊房间约 60m^2，适用于体外循环手术、器官移植手术等；小手术间面积在 20～30m^2。故选 D。

3. 连台手术时，手术人员不必要的无菌操作步骤是

A. 先脱手术衣，后脱手套

B. 冲洗手臂，用无菌巾擦干

C. 消毒肥皂水刷手一遍

D. 75%乙醇泡手 5 分钟

E. 穿无菌手术衣，戴无菌手套

【答案】 C

【考点】 手术中的无菌原则

【解析】 连台手术时先脱手术衣，后脱手套；再冲洗手臂，用无菌巾擦干，75%乙醇泡手 5 分钟，最后穿无菌手术衣，戴无菌手套，上台手术。无须再次洗手刷手。故选 C。

【A2 型题】

4. 患者，男，23 岁，实习医生。今日参加手术担任第一助手，手术过程中将手套扎破，手套破损后应如何处理

A. 更换手套及加袖套

B. 用 2%碘酊擦拭、75%乙醇脱碘后换手套

C. 更换手套

D. 重新泡手换手套

E. 重新刷手换手套

【答案】 B

【考点】 无菌技术

【解析】 手术过程中将手套扎破后，应立即用 2%碘酊擦拭、75%乙醇脱碘后换手套，不可直接更换手套。故选 B。

【B1 型题】

（5～6 题共用备选答案）

A. 5 分钟　B. 10 分钟　C. 20 分钟

D. 30 分钟　E. 60 分钟

5. 75%乙醇浸泡金属器械消毒需要

【答案】 D

6. 75%乙醇术前浸泡手臂消毒需要

【答案】 A

【考点】 术前消毒

【解析】 75%乙醇溶液对细菌繁殖体污染的物品浸泡消毒需要 30 分钟，术前浸泡手臂消毒将双手浸泡在 75%乙醇桶内 5 分钟，浸泡范围至肘上 6cm 处。故第 5 题选 D，第 6 题选 A。

第十章　外科感染患者的护理

考点直击

年份	分值	考点
2023	3	脓性指头炎的治疗要点；破伤风的病因、发作期表现
2022	1	破伤风的治疗要点
2021	4	“危险三角区”的疖；脓性指头炎的治疗要点；破伤风的中和游离毒素、饮食护理
2020	3	全身性感染的辅助检查；破伤风的病理生理、中和游离毒素
2019	3	脓肿切开引流；“危险三角区”的疖；气性坏疽的护理
2018	3	全身性感染的辅助检查；破伤风的病理生理、中和游离毒素
2017	3	全身性感染的病理生理；破伤风的发作期表现、中和游离毒素
2016	4	脓肿切开引流；“危险三角区”的疖；破伤风的护理
2015	3	脓肿切开引流；脓性指头炎、气性坏疽的治疗要点

考点集萃

第一节　概　　述

外科感染是指需要外科手术治疗的感染，包括创伤、烧伤及手术等并发的感染。

一、分类

1. 按致病菌种类和病变性质分类　①非特异性感染：又称化脓性感染或一般感染，外科感染大多数属于此类。②特异性感染：一种致病菌仅引起一种特定性的感染。

2. 按感染病程分类　①急性感染：病变以急性炎症为主，病程在 3 周以内。②慢性感染：病程>2 个月。③亚急性感染：病程介于急性与慢性感染之间。

二、病因与常见的致病菌

外科感染的发生与病菌数量、毒力及机体易感性有关。

三、病理生理

1. 炎症反应　炎症反应的作用是使入侵微生物局限并被清除，同时引发效应症状，即局部出现红、肿、热、痛等特征性表现。

2. 感染的转归　炎症消退、炎症局限、炎症扩散，转为慢性炎症。

四、临床表现

1. 局部　急性炎症有红、肿、热、痛和局部功能障碍的典型表现。

2. 器官系统功能障碍。

3. 全身　随感染程度不同而表现各异。

4. 特异性表现 特异性感染的患者可出现特殊的临床表现。

五、辅助检查

1. 实验室检查 血常规检查示白细胞计数增多及中性粒细胞比例增高，若白细胞计数大于 $12\times10^9/L$ 或低于 $4\times10^9/L$ 或发现未成熟白细胞，提示重症感染。血、尿、痰、分泌物、渗出物、脓液或穿刺液作涂片、细菌培养及药物敏感试验，可明确致病菌种类。

2. 影像学检查 超声波检查可用于探测肝、胆、胰、肾等部位的化脓性病灶及胸、腹腔和关节腔内的积液。X 线检查适用于检测胸腹部或骨关节病变等。CT 和 MRI 可用于发现体内脓肿、炎症等病变。

六、治疗要点

1. 局部治疗

（1）保护感染部位：局部制动，避免受压，抬高患肢，必要时加以固定，以利炎症局限和消退。

（2）物理治疗：炎症早期，可予以局部热敷、超短波或红外线辐射等物理治疗，以改善局部血循环，促进炎症吸收、消退或局限。

（3）局部用药：浅表的急性感染在未形成脓肿阶段可选用鱼石脂软膏、金黄膏等作局部敷贴，组织肿胀明显者，可予以 50%硫酸镁湿热敷，以促进局部血循环、加速肿胀消退和感染局限。

（4）手术治疗：**感染形成脓肿时，需及时手术切开引流**（2011/2015/2016/2019）。深部脓肿可在 B 超引导下穿刺引流。

2. 全身治疗 应用抗菌药及支持治疗。

第二节 浅部软组织化脓性感染

一、疖

（一）病因

致病菌大多为**金黄色葡萄球菌**。

> 名师点拨：疖常与皮肤不洁、局部擦伤或摩擦、环境温度高及机体抵抗力降低有关。

（二）临床表现

初期局部皮肤出现红、肿、疼的小硬结，后增大呈锥形隆起。数日后，结节中央组织坏死、软化、出现黄白色的脓栓，继而脓栓脱落、破溃流脓，炎症逐渐消失而愈合。

面部上唇周围和鼻部**“危险三角区”**的**疖如被挤压**（2016）或处理不当，病菌可沿内眦静脉和眼静脉向颅内扩散，引起**化脓性海绵状静脉窦炎**（2011/2016/2019/2021）。

（三）治疗要点

早期未溃破的炎性结节可用物理疗法促使炎症消退。已形成脓肿须切开引流。

二、痈

（一）病因

痈是相邻近的多个毛囊及周围组织的急性化脓性感染，也可由多个疖融合而成。好发于颈部、背部等皮肤厚韧的部位。病原菌主要为金黄色葡萄球菌。

> 名师点拨：**金黄色葡萄球菌感染，切开引流的脓液稠厚、黄色、无臭味**（2013）。

（二）临床表现

早期表现为皮肤小片暗红硬肿，其中可有多个脓点。后硬肿范围扩大，脓点增大增多，中心处破溃流脓、组织坏死脱落，疮口呈蜂窝状。局部皮肤可呈现紫褐色。

（三）治疗要点

1. 全身治疗　及时使用广谱抗菌药，以后根据细菌培养和药物敏感试验结果选药。

2. 局部治疗　初期只有红肿时，可用50%硫酸镁或25%乙醇溶液湿敷，或鱼石脂软膏、黄金散外敷，促进炎症消退，减轻疼痛。已有溃破者需及时切开排脓，但唇痈不宜采用。

三、急性蜂窝织炎

（一）病因

急性蜂窝织炎是皮下、筋膜下、肌间隙或深部疏松结缔组织的急性弥漫性化脓性感染。常见致病菌为溶血性链球菌。

（二）临床表现

局部明显红肿、疼痛，向四周迅速扩散不易局限，界限不清，病变中央常因缺血而发生坏死。颌下急性蜂窝织炎可发生喉头水肿和气管受压，引起呼吸困难，甚至窒息。

（三）治疗要点

1. 全身治疗　应用磺胺药或广谱抗生素。

2. 局部治疗　**厌氧菌感染伤口可用3%过氧化氢冲洗和碘伏湿敷（2011）**。颌下急性蜂窝织炎，及早切开减压，以防喉头水肿，压迫气管。

四、丹毒

（一）病因

丹毒是急性网状淋巴管炎，好发于面部和下肢，由乙型溶血性链球菌引起。

（二）临床表现

起病急，患者有畏寒、发热、头痛、全身不适等症状。皮肤出现鲜红色片状红疹，略隆起，中间颜色稍淡，周围较深，边界清楚。局部有烧灼样疼痛，红肿区可有水疱。

（三）治疗要点

应用抗菌药物、休息和抬高患肢。

五、急性淋巴管炎及淋巴结炎

（一）病因

急性淋巴管炎是指病菌经破损的皮肤、黏膜，或其他感染灶侵入淋巴管，引起淋巴管及其周围组织的急性炎症。急性淋巴管炎波及所属淋巴结时，即为急性淋巴结炎。致病菌主要有乙型溶血性链球菌、金黄色葡萄球菌等。

（二）临床表现

1. 急性淋巴管炎　分为网状淋巴管炎（丹毒）和管状淋巴管炎。管状淋巴管炎皮下浅层急性淋巴管炎，表现为伤口近侧表皮下有一条或多条“红线”，质硬有压痛。皮下深层淋巴管炎无“红线”表现，但可出现患肢肿胀，有条形压痛区。

2. 急性淋巴结炎　轻者仅有局部淋巴结肿大、触痛，重者可有多个淋巴结肿大，疼痛加重，伴有全身症状。

（三）治疗要点

主要是对原发病灶的处理。应用抗菌药物、休息和抬高患肢。形成脓肿时，应做切开引流。

第三节　手部急性化脓性感染

一、脓性指头炎

（一）病因

脓性指头炎是指手指末节掌面的皮下化脓性感染。病原菌主要为金黄色葡萄球菌。

（二）临床表现

早期为指头发红、轻度肿胀、针刺样疼痛，继而肿胀加重、疼痛剧烈。当指动脉受压时，疼痛转为**搏动性跳痛**，患指下垂时加重。

（三）治疗要点（2021）

初期悬吊前臂平置患手，避免下垂以减轻疼痛。给予青霉素等抗菌药物，患指外敷金黄膏等。**一旦出现跳痛、明显肿胀，及时切开减压引流，不能等到波动出现后才手术（2015/2023）**。

二、急性化脓性腱鞘炎、滑囊炎和手掌深部间隙感染

（一）病因

多因手指掌面的刺伤或邻近组织的感染蔓延所致。病原菌主要为金黄色葡萄球菌。

名师点拨：致病菌主要为金黄色葡萄球菌的有疖，痈，脓性指头炎，急性化脓性腱鞘炎、滑囊炎和手掌深部间隙感染。主要为溶血性链球菌的是急性蜂窝织炎、丹毒。

（二）临床表现

1. 腱鞘炎　患指呈明显的均匀性肿胀，指关节仅能轻微弯曲，被动伸直可引起剧烈疼痛。若治疗不及时，可致肌腱坏死，患指功能丧失。

2. 滑囊炎　桡侧化脓性滑囊炎常继发于拇指腱鞘炎，表现为现为鱼际和拇指腱鞘区肿胀、压痛；拇指肿胀、微屈、不能外展和伸直。尺侧滑囊炎多继发于小指腱鞘炎，表现为小鱼际和小指腱鞘区肿胀、压痛；小指及无名指呈半屈状，被动伸指可引起剧痛。

3. 掌深间隙感染

（1）掌中间隙感染：掌心凹陷消失，呈肿胀、隆起状。皮肤紧张、发白，压痛明显；掌背和指蹼明显水肿；中指、环指和小指处于半屈位。

（2）鱼际间隙感染：掌心凹陷存在；示指与拇指微屈、活动受限，拇指不能对掌；被动伸指可致剧痛。

（三）治疗要点

早期局部外敷鱼石脂及金黄散等糊剂、理疗、患肢前臂和手平置。感染严重者，尽早切开引流，并积极应用有效抗生素。

第四节　全身性感染

全身性感染是指致病菌侵入人体血液循环，并在体内生长繁殖或产生毒素而引起的严重的全身性感染或中毒症状。

一、病因

致病菌数量多、毒力强和/或机体抵抗力低下是主要诱发因素。引起全身性感染的常见致病菌包括：①革兰阴性杆菌：最常见。②革兰阳性球菌。③无芽孢厌氧菌。④真菌。

二、病理生理

①革兰阴性杆菌可出现寒战和间歇发热，四肢湿冷和“三低”现象（低温、低白细胞、低血压），早期即

可发生脓毒症休克（2017）。②**革兰阳性感染多出现弛张热和稽留热，面色潮红、四肢温暖，常有皮疹、腹泻、呕吐等（2014）**。③无芽孢厌氧菌脓液有粪臭味。④真菌感染与革兰阴性杆菌感染相似。

三、临床表现

主要表现有原发感染病灶、全身炎症反应和器官灌注不足。其共性临床表现如下。

1. 患者突发寒战、高热（可达 40~41℃）或体温不升（<36℃）；起病急、病情重、发展快。
2. 头痛、头晕、恶心、呕吐、腹胀、面色苍白或潮红、出冷汗，烦躁或神志淡漠、谵妄甚至昏迷。
3. 心率加快、脉搏细速，呼吸急促或困难。
4. 肝脾可肿大、严重者出现黄疸、皮下出血瘀斑等。
5. 如病情发展，感染未能控制，可出现脓毒症休克及发展为多器官功能不全乃至衰竭。

不同之处：菌血症患者的体温每日波动在 0.5~1.0℃，呈稽留热；脓毒血症患者呈弛张热。

四、辅助检查

白细胞计数显著增多［常达（20~30）$\times 10^9$/L 以上］或降低，**中性粒细胞核左移（2020）**、幼稚型粒细胞增多，出现中毒颗粒。**在患者寒战、高热时采血行细菌或真菌培养，较易发现致病菌（2018）**。

五、处理原则

采用综合治疗措施，重点是处理原发感染灶。尽早、足量、联合应用两种以上的抗菌药；以后再根据细菌培养及药物敏感试验结果予以调整。对于真菌性脓毒症，应停用广谱抗生素，改用针对性强的窄谱抗生素，并全身应用抗真菌药物。

六、护理措施

1. 防治感染，维持正常体温。寒战、高热发作时，正确采集血标本做细菌或真菌培养。
2. 营养支持，给予高热量、高蛋白、富含维生素、易消化饮食；鼓励患者多饮水。
3. 密切观察病情，若发现患者意识障碍、体温降低或升高、脉搏及心率加快等脓毒症休克的表现，应及时报告医生，并积极配合抢救。

第五节　特异性感染

一、破伤风

（一）病因

破伤风梭菌为**革兰阳性厌氧性芽孢杆菌（2023）**，其广泛存在于灰尘、粪便和土壤中。其侵入人体伤口并生长繁殖、产生毒素可引起感染。

（二）病理生理

破伤风梭菌的主要致病因素为外毒素（痉挛毒素和溶血毒素）（2018/2020）。

（三）临床表现

1. 潜伏期　一般为 3~21 日，多数在 10 日左右，最短 24 小时。潜伏期越短，预后越差。
2. 前驱期　表现为全身乏力、头晕、头痛、咀嚼肌紧张、烦躁不安、打哈欠等；常持续 12~24 小时。以**张口不便**为特点。
3. 发作期　典型的症状是在肌紧张性收缩（肌强直、发硬）的基础上，呈阵发性的强烈痉挛。**通常最先受影响的是咀嚼肌（2017/2023）**。患者相继出现咀嚼不便、张口困难（牙关紧闭）、蹙眉、口角下缩、咧嘴"苦笑"、颈项强直、头后仰；当背、腹肌紧张性收缩时，形成"**角弓反张**"或"侧弓反张"状。

（四）治疗要点

1. **清除毒素来源**　清除坏死组织和异物，**局部可用 3%过氧化氢溶液冲洗（2022）**。伤口完全敞开，并充分引流。

2. **中和游离毒素**（2017/2018/2020/2021）　早期使用**破伤风抗毒素（TAT）**；破伤风人体免疫球蛋白（TIG）早期深部肌内注射，一般只用1次。

3. **控制并解除肌痉挛**　是治疗的重要环节。目的是使患者镇静，降低对外界刺激的敏感性，控制或减轻痉挛。可根据病情交替使用镇静及解痉药。

4. 防治并发症　保持呼吸道通畅；纠正水、电解质代谢紊乱和营养不良；防治感染。

（五）护理措施

1. 保持呼吸道通畅　床旁常规备好气管切开包及氧气吸入装置。频繁抽搐者，禁止经口进食，以防误吸。

2. 饮食护理　给予高热量、高蛋白、高维生素饮食（2021）；病情严重者，提供肠内、外营养。维持体液平衡。

3. 保护患者，防止意外损伤　使用带护栏的病床，必要时加用约束带，以防止痉挛发作时患者坠床和自我伤害；关节部位放置软垫保护，防止肌腱断裂和骨折；抽搐时，应用合适的牙垫，防止舌咬伤。

4. 创造良好的修养环境　将患者置于单人隔离病室，保持安静、室内遮光。避免各类干扰。**合理、集中安排各项治疗和护理操作，尽量在使用镇静药后30分钟内完成，以免刺激患者引起抽搐**（2016）。

5. 严格消毒隔离　破伤风梭菌具有传染性，应严格执行**接触隔离**措施。所有器械及敷料均须专用，使用后予以灭菌处理，用后的敷料须焚烧。

6. 健康教育

（1）加强自我保护意识，避免皮肤受伤。避免不洁接产。

（2）出现下列情况应及时就诊，注射破伤风抗毒素：①任何较深而窄的外伤切口，如木刺、锈钉刺伤。②伤口虽浅，但沾染人畜粪便。③医院外未经消毒处理的急产或流产。④陈旧性异物摘除术前。

（3）儿童应定期注射破伤风类毒素或百白破三联疫苗。

二、气性坏疽

（一）病因

致病菌为革兰染色阳性的厌氧梭状芽孢杆菌，引起本病的主要有产气荚膜梭菌、水肿杆菌、腐败杆菌和溶杆菌等，常为多种致病菌的混合感染。

（二）病理生理

梭状芽孢杆菌的致病因素主要是外毒素和酶。

（三）临床表现

潜伏期一般为1~4天，最短8~10小时，最长5~6天。

1. 局部　早期，患者自诉伤肢沉重，有包扎过紧或疼痛感。随疾病发展，伤处出现“胀裂样”剧痛。伤口周围皮肤肿胀、苍白、发亮，迅速转为紫红色，继而呈紫黑色，并出现大、小不等的小水疱。轻压伤口周围可有捻发感，常有气泡从伤口溢出，并有稀薄、恶臭的浆液样血性分泌物流出。伤口内肌肉由于坏死，呈暗红色或土灰色，失去弹性。

2. 全身　患者神志清醒，但软弱无力、表情淡漠或烦躁不安，常可伴有恐惧或欣快感，并出现高热、脉速、呼吸急促、皮肤和口唇苍白、大汗和进行性贫血。

（四）治疗要点

1. 彻底清创　在积极抗休克和防治严重并发症的同时在全麻下施行彻底清创术。切口敞开、不予缝合。若整个肢体已广泛感染，应进行截肢，残端不予缝合。**术后采用3%过氧化氢溶液冲洗、湿敷**（2015），经常更换敷料。

> **易错知识梳理**
>
> 厌氧菌感染伤口清创后可用3%过氧化氢溶液冲洗和湿敷。

2. 应用抗菌药　首选大剂量青霉素钠（≥1000万U/d）静脉滴注。

3. 高压氧治疗　提高组织和血液含氧量，造成不适合该菌生长繁殖的环境。

4. 全身支持治疗。

（五）护理措施

①缓解疼痛。②控制感染，维持正常体温。③加强伤口护理和促进组织修复。④促进截肢患者对自我形体改变的认可。⑤**经接触传染，应严格按照接触隔离原则护理患者（2010/2011/2014/2019）**。

名师点拨：破伤风、气性坏疽都是经接触传染，需行接触隔离。

基础巩固

外科感染常见致病菌

1. 疖、痈以及脓性指头　金黄色葡萄球菌。
2. 全身性感染　革兰阴性杆菌。
3. 破伤风　革兰阳性厌氧性芽孢杆菌。
4. 气性坏疽　革兰阳性厌氧梭状芽孢杆菌。

实战演练

【A1 型题】

1. 外敷疖肿用

A. 0.02%呋喃西林溶液　B. 0.1%依沙吖啶溶液
C. 氧化锌软膏　D. 鱼石脂软膏
E. 0.75%碘伏

【答案】 D

【考点】 浅部软组织化脓性感染的治疗要点

【解析】 治疗急性菌痢，应用呋喃西林溶液灌肠，可减少腹泻次数，体温降低，病程缩短，治疗宫颈柱状上皮细胞异位出血、治疗黏膜感染。0.1%依沙吖啶溶液用于皮肤、黏膜感染创口的洗涤，滴鼻治疗鼻窦炎。氧化锌软膏用于急性或亚急性或慢性皮炎、湿疹及轻度、小面积的皮肤溃疡。碘伏用于皮肤消毒。鱼石脂软膏用于疖肿。故选 D。

2. 脓肿形成后首要的处理是

A. 全身支持　B. 理疗热敷　C. 切开引流
D. 外敷消炎膏　E. 应用抗生素

【答案】 C

【考点】 浅部软组织化脓性感染的处理原则

【解析】 对于浅部软组织的化脓性感染，在脓肿形成以前，可以采用局部理疗、热敷，应用抗菌药物和抬高患肢等方法促进炎症消退。但在脓肿形成之后应立即切开引流，以防病情加速恶化。故选 C。

3. 引起疖、痈的常见致病菌是

A. 金黄色葡萄球菌　B. 化脓性链球菌 A 群
C. 大肠埃希菌　D. 铜绿假单胞菌
E. 脆弱拟杆菌

【答案】 A

【考点】 浅部组织感染的病因

【解析】 非特异性感染又称化脓性感染或一般感染，外科感染大多数属于此类。常见的有疖、痈、丹毒、手部感染和急性淋巴结炎等，多由金黄色葡萄球菌、溶血性链球菌、大肠埃希菌、变形杆菌和铜绿假单胞菌等非特异性致病菌引起。疖是单个毛囊及其周围组织的急性化脓性感染，病菌以金黄色葡萄球菌为主，偶可由表皮葡萄球菌或其他病菌致病。痈指多个相邻毛囊及其周围组织的急性化脓性感染，也可由多个疖融合而成，致病菌以金黄色葡萄球菌为主。故选 A。

4. 软组织急性化脓性感染，在出现波动前需早期切开引流的是

A. 痈　B. 面部疖肿
C. 转移性脓肿　D. 脓性指头炎
E. 急性蜂窝织炎

【答案】 D

【考点】 脓性指头炎的处理原则

【解析】 脓性指头炎在初发生时，应悬吊前臂平置患手，避免下垂以减轻疼痛。一旦出现跳痛，明显肿胀，要及时切开减压和引流，以免发生指骨坏死和骨髓炎，不能等到波动出现后才手术。故选 D。

5. 破伤风发生的原因是

A. 破伤风梭菌侵入人体
B. 全身缺乏免疫
C. 破伤风梭菌迅速在体内繁殖
D. 破伤风梭菌产生的外毒素作用

E. 破伤风梭菌的菌体蛋白作用

【答案】 D

【考点】 破伤风的病理生理

【解析】 破伤风是由破伤风梭菌侵入人体伤口并生长繁殖、产生毒素，引起的急性特异性感染。破伤风在伤口局部生长繁殖，产生外毒素，包括痉挛毒素和溶血毒素两种。痉挛毒素引起全身骨骼肌紧张性收缩和阵发性痉挛；溶血毒素可引起局部组织坏死与心肌损害。此外，毒素还可以影响交感神经，导致大汗、血压不稳和心率加快。故选 D。

6. 关于急性蜂窝织炎的描述，不正确的是

A. 致病菌主要是化脓性链球菌

B. 病变区与正常皮肤无明显界线

C. 局部明显红肿剧痛

D. 可由软组织损伤后感染引起

E. 多伴有寒战、高热等全身症状

【答案】 A

【考点】 急性蜂窝织炎特点

【解析】 急性蜂窝织炎是指疏松结缔组织的急性感染。致病菌多为溶血性链球菌、金黄色葡萄球菌、大肠埃希菌及其他类型的链球菌等。常由皮肤或软组织损伤后感染或局部化脓性感染直接蔓延或经淋巴引流、血流循环引起。感染部位在皮下，常表现为局部红、肿、热、痛明显，与周围皮肤无明显界限，病变中央坏死；若感染部位较深，局部红肿可不明显，但有水肿和深压痛，多伴有全身症状。

【A2 型题】

7. 患者，男，22 岁。1 天前鼻尖处长疖，该患者不应

A. 休息　　B. 挤压患处

C. 外敷鱼石脂膏　　D. 应用抗生素

E. 湿热敷

【答案】 B

【考点】 疖的治疗要点

【解析】 ①局部治疗宜保守，避免损伤，严禁挤压、挑刺或用苯酚、硝酸银烧灼，以防感染扩散，尤其是危险三角区的疖，严禁挤压，避免发生急性海绵窦血栓性静脉炎。②早期未破溃的疖外敷鱼石脂膏、热敷或用超短波理疗。③注意休息，加强营养，如果患者发生感染，要遵医嘱应用抗生素。故选 B。

8. 患者，女，20 岁。发现背部肿块 1 周，伴疼痛。查体：背部可见直径约 3cm 大小肿块，表面红肿，有压痛，触摸有波动感。应采取的处理方法是

A. 先抗感染，再手术切除

B. 口服消炎药物

C. 手术切除

D. 放射治疗

E. 切开引流

【答案】 E

【考点】 痈的处理原则

【解析】 根据该患者的临床表现，可诊断该患者背部的肿块为痈。根据题干，肿块已经化脓，产生波动感，因此需要及时切开引流，尽量清除坏死组织，伤口内用纱布或碘仿纱布填塞止血。故选 E。

9. 患者，男，38 岁。木刺刺伤右中指末端，当即挑出木刺未出血，5 天后右中指末节肿胀、剧痛、搏动性疼痛，彻夜难眠，诊为脓性指头炎。首要的处理是

A. 使用抗生素　　B. 应用镇痛药

C. 切开引流　　D. 局部敷药

E. 穿刺抽脓

【答案】 C

【考点】 脓性指头炎患者的护理

【解析】 手部感染的早期，患者可湿敷、热敷，并根据病情应用抗生素。一旦出现指头跳痛、明显肿胀，应及时切开减压引流，根据题干中“末节肿胀、剧痛、搏动性疼痛”。故选 C。

10. 患者，男，46 岁。因足底刺伤后出现全身肌肉强直性收缩，阵发性痉挛，诊断为破伤风。下列哪一项护理措施中与控制痉挛无关

A. 保持病室安静

B. 护理措施要集中进行

C. 按时使用镇静药

D. 鼻饲流质饮食

E. 避免强光照射

【答案】 D

【考点】 破伤风患者的护理

【解析】 由于轻微的刺激（强光、风吹、声响及震动等），均可诱发患者抽搐发作，并且发作时很难控制。故需采取各种方法控制患者痉挛。流质饮食与控制痉挛无关。故选 D。

【A3/A4 型题】

（11～13 题共用题干）

患者，男，50 岁。左手示指末节刺伤后感染出现剧痛，下垂时加重，患指肿胀、发红，伴有发热、全身不适，化验血白细胞计数增多。

11. 目前考虑该患者患有以下哪种疾病

A. 疖　　B. 痈

C. 脓性指头炎　　D. 急性淋巴管炎

E. 急性蜂窝织炎

【答案】 C

【考点】 脓性指头炎的诊断

【解析】 疖是单个毛囊及其所属皮脂腺的急性化脓性感染。痈指邻近的多个毛囊及其周围组织的急性化脓性感染，也可由多个疖融合而成。急性蜂窝织炎指发生在皮下、筋膜下、肌间隙或深部疏松结缔组织的急性感染。急性淋巴管炎指致病菌经破损的皮肤、黏膜或其他感染灶侵入淋巴管，引起淋巴管及其周围组织的急性炎症。指头炎是末节手指掌面皮下组织的化脓性感染，早期表现为指头发红、轻度肿胀、刺痛，继之指头肿胀加重，出现剧烈跳痛，尤以肢体下垂时为甚；患者多伴寒战、发热、全身不适等全身症状。故选 C。

12. 何时手术切开适宜

A. 疼痛减轻时　　B. 出现跳痛时

C. 出现波动时　　D. 指头红肿明显时

E. X 线片显示指骨坏死明显

【答案】 B

【考点】 脓性指头炎的处理原则

【解析】 脓性指头炎患者，一旦出现跳痛、明显肿胀，及时切开减压和引流，以免发生指骨坏死和骨髓炎，不能等波动出现后才手术。故选 B。

13. 选择理想抗生素的依据是

A. 脓液的性质　　B. 感染的严重程度

C. 细菌药敏试验　　D. 细菌的种类

E. 药物的抗菌谱

【答案】 C

【考点】 外科感染患者的护理

【解析】 抗生素的使用依据是细菌药敏试验，故选 C。

【B1 型题】

（14~15 题共用备选答案）

A. 溶血性链球菌　　B. 金黄色葡萄球菌

C. 破伤风梭菌　　D. 大肠埃希菌

E. 梭状芽孢杆菌

14. 丹毒的主要致病菌是

【答案】 A

15. 气性坏疽的致病菌是

【答案】 E

【考点】 外科感染常见致病菌

【解析】 丹毒也叫急性网状淋巴管炎，致病菌常为乙型溶血性链球菌；气性坏疽属于厌氧菌感染，病菌常为革兰阳性梭状芽孢杆菌。故第 14 题选 A，第 15 题选 E。

第十一章　损伤患者的护理

考点直击

年份	分值	考点
2023	2	烧伤的液体渗出期；浅Ⅱ度烧伤
2022	1	烧伤的中国新九分法
2021	2	清创最佳时间；烧伤液体渗出期
2020	1	缝合伤口的处理
2019	2	清创最佳时间；烧伤的定义
2018	2	烧伤的急性渗出期；浅Ⅱ度烧伤
2017	2	清创最佳时间；浅Ⅱ度烧伤
2016	3	闭合性损伤的护理；清创最佳时间；肉芽创面的处理
2015	4	闭合性损伤的护理；烧伤的中国新九分法；Ⅰ度、浅Ⅱ度烧伤

考点集萃

第一节　概　　述

一、病因和分类

创伤是临床最常见的一种损伤。

1. 按致伤原因分类　锐器导致的刺伤、切割伤等；钝器所致的挫伤、挤压伤等；枪弹所致的火器伤等。

2. 按皮肤完整性分类　可分为闭合性损伤和开放性损伤。闭合性损伤有挫伤、扭伤、挤压伤、震荡伤等；开放性损伤有擦伤、刺伤、切割伤、撕裂伤、火器伤等。

二、病理生理

1. 局部反应　主要表现为局部创伤性炎症反应。一般3~5日消退。

2. 全身反应　是致伤因素作用于机体后引起的一种非特异性应激反应，包括发热；神经内分泌反应；代谢反应如消耗能量增加、分解代谢增强等；免疫反应。

三、创伤的修复

1. 损伤的修复过程

（1）**充填期：**由血细胞凝集块和血浆纤维蛋白充填伤口，主要达到**止血和封闭创面**的目的。

（2）**增生期：**合成胶原纤维和逐渐形成新生毛细血管，并共同构成肉芽组织、充填伤口，形成**瘢痕愈合**。成纤维细胞合成胶原纤维增多并呈有序排列，伤口强度增大。

（3）**塑形期：**主要是胶原纤维交联和强度的增加，瘢痕软化，最终使受伤部位外观和功能得以改善。

2. 损伤的愈合类型

（1）一期愈合：以原来的细胞修复为主，伤口边缘整齐、严密、呈线状，组织结构和功能修复良好。

（2）二期愈合：以纤维组织修复为主，需周围上皮逐渐覆盖或植皮后才能愈合。

3. 影响损伤愈合的因素　①局部因素：以细菌感染最常见。②全身性因素：与慢性疾病、营养状况不良等有关。

四、临床表现

1. 局部　疼痛、肿胀、功能障碍、伤口和出血。
2. 全身表现　①发热：一般不超过38.5℃，并发感染有高热。②全身炎症反应综合征。

五、治疗要点

1. 全身处理　①维持呼吸和循环功能。②镇静镇痛。③防治感染：开放性创伤在伤后**12小时内**注射**破伤风**。④支持性治疗等。

2. 局部处理

（1）闭合性损伤：局部制动，患肢抬高，局部冷敷等；骨折脱位者进行复位固定，合并重要脏器损伤，手术探查处理。

（2）开放性损伤：擦伤、表浅的小刺伤和小切割伤，可用非手术治疗。其他的开放性损伤需要手术处理，以修复断裂的组织。

六、并发症和防治

1. 局部并发症　伤口感染、裂开和出血。
2. 全身并发症　休克、脓血症、器官衰竭等。

七、护理措施

1. 抢救生命　优先抢救的急症主要包括心搏呼吸骤停、窒息、大出血、张力性气胸和休克等。

（1）保持呼吸道通畅。

（2）心肺复苏：一经确诊为心搏、呼吸骤停，立即进行心肺复苏。

（3）止血及封闭伤口：用压迫法、肢体加压包扎、止血带或器械迅速控制伤口大出血。颅脑、胸部、腹部损伤应用无菌敷料或干净布料包扎，填塞封闭开放的胸壁伤口，用敷料或器具保护由腹腔脱出的内脏。

（4）恢复循环血量。

（5）用无菌敷料或清洁布料包扎。

（6）肢体骨折或脱位可使用夹板、自身肢体、躯干进行固定。

2. 一般护理　①体位和制动：多取平卧位。②防治感染。③镇静镇痛：未确诊前慎用镇痛药。④禁食和胃肠减压。⑤维持有效血液循环。

3. 开放性损伤的护理

（1）术前准备：输液、输血，监测病情，伤肢抬高制动，防治感染等。

（2）术中：配合医生进行清创术。

（3）术后护理：①密切观察病情，如发现伤肢苍白或发绀、皮肤温度下降、动脉搏动减弱，及时报告医生。②防治感染。③支持疗法。④早期开始功能锻炼。

4. 闭合性损伤的护理

（1）软组织损伤，抬高患肢15°~30°，以减少出血和肿胀。

（2）**伤后早期局部冷敷（2015/2016）**，以减少渗血和肿胀；12小时后方可用热敷、理疗等，以促进血肿和炎症的吸收。

（3）伤情稳定后指导患者进行功能锻炼。

第二节　清创术与更换敷料

一、清创术

清创术是处理开放性损伤的最重要、基本的有效手段。

采用清创术，对伤口进行清洗、扩创、缝合等处理，以将污染伤口变为清洁伤口，为组织愈合创造良好条件。清创时间越早越好，**伤后6~8小时是最佳时间（2010/2012/2016/2017/2019/2021）**，可达到一期愈合。若伤口污染较重或超过8小时后方处理，清创后伤口放置引流条并行延期缝合。

1. 清创前准备　选择麻醉方式。

2. 清洗消毒　用肥皂水和等渗盐水先后清洗伤口周围皮肤，用等渗盐水和3%过氧化氢溶液反复冲洗伤口。

3. 清创　去除血凝块和失去活力的游离组织，修建创面和边缘。

4. 修复组织　清洁伤口直接缝合；污染重或清创不彻底的伤口，可观察1~2天后延期缝合。

5. 包扎。

二、更换敷料

（一）换药室的管理

①严格遵守无菌操作原则。②换药室空气清新、明亮、温度适宜。③换药顺序：**先清洁伤口，再污染伤口、感染伤口（2013）**，特异性感染伤口由专人换药。④换药次数：清洁伤口一般在缝合后第3天换药1次，至伤口愈合或拆线时，再度换药；分泌物不多，肉芽组织生长良好，每日或隔日换药1次；脓性分泌物多、感染重的伤口，每日换药1次或数次。

（二）换药方法

1. 去除伤口敷料　外层敷料可用手除去，里层敷料须用无菌镊除去。内层敷料干燥且于创面粘贴紧密时，可先用无菌生理盐水浸湿软化。

2. 处理伤口　用乙醇棉球由外向内擦拭伤口周围皮肤，擦拭范围应大于敷料范围；用生理盐水棉球擦拭干净分泌物、脓液等；剪除坏死组织和痂皮，置入引流物；用凡士林纱布覆盖浅层伤口，分泌物多时可用盐水纱布加多层干纱布覆盖。

3. 包扎固定伤口。

4. 整理用物　**换药后的器械浸泡在消毒液中预消毒，再行清洗后消毒灭菌（2014）**。特殊感染如破伤风、气性坏疽等的伤口敷料焚烧处理。

（三）不同伤口的处理

1. 缝合伤口的处理

（1）无引流物且无感染时，至拆线时更换敷料；渗血多或有污染时，常放置橡胶片（或）管于伤口处引流，敷料潮湿应更换，术后1~2天可取出引流物。乙醇消毒后更换敷料。

（2）切口拆线时间：**头面部为术后4~5天（2020）**，四肢为术后10~12天，其他部位为术后7~8天，减张伤口为术后14天。

2. 异常伤口处理　①缝线反应：针眼处发红，用70%酒精或红外线照射。②针眼处脓肿：立即拆线，用棉球蘸去脓液再涂上碘酊。③切口感染：伤口疼痛或发热，早期行理疗，脓肿形成时拆线引流。

3. 肉芽创面的处理　①**健康的肉芽组织用等渗盐水或凡士林纱条覆盖（2010）**。②**肉芽生长过快**，应予剪平后压迫止血，或用**硝酸银（2016）**烧灼后生理盐水湿敷。③**肉芽水肿可用3%~5%氯化钠溶液湿敷（2010）**。④创面脓液量**多而稀薄**，可用**抗菌溶液纱布湿敷**。⑤创面脓液**稠厚且坏死组织多**，可用**硼酸溶液**湿敷。

基础巩固

不同伤口的拆线时间

1. 头面部　术后4~5天。
2. 四肢　术后10~12天。
3. 其他部位　术后7~8天。

第三节 烧　伤

烧伤泛指由热力、电流、化学物质、激光、放射线等因素所致，始于皮肤、由表及里的一种损伤（2019）。

一、病理生理

1. 液体渗出期（休克期）　组织烧伤后立即发生的反应是液体渗出。一般伤后6~12小时内液体渗出最快，持续24~36小时，严重烧伤可延至48小时以上。**烧伤后48小时内，最大的危险是发生低血容量休克（2011/2018/2021/2023）。防治休克**是此期的关键。

2. 急性感染期　严重烧伤易发生全身性感染的主要原因：①皮肤、黏膜屏障功能受损。②机体免疫功能受抑制。③机体抵抗力降低。④易感性增加。**防治感染**是此期的关键。

3. 创面修复期　创面修复过程在伤后不久即开始。此期的关键是**加强营养**，扶持机体修复功能和抵抗力。

4. 康复期　深度创面愈合后可形成瘢痕，严重者影响外观和功能，要锻炼、工疗、体疗和整形以期恢复；某些器官功能损害及心理异常也需要恢复过程；机体散热调节体温能力下降，在夏季多感全身不适，常需2~3年调整适应过程。

易错知识梳理

除休克外，感染是对烧伤患者的另一种严重威胁。

二、临床表现

（一）烧伤面积

1. **中国新九分法（%）（2015/2022）**　头3、面3、颈3；双手5、双前臂6、双上臂7；躯干前13、躯干后13；双臀5、双足7、双小腿13、双大腿21；会阴1。

名师点拨：烧伤面积：三三三，五六七，十三十三二十一，双臀占五会阴一，小腿十三双足七。

2. 手掌法　五指并拢后的手掌面积约为体表总面积的1%。

（二）烧伤严重程度

1. 轻度烧伤　Ⅱ度烧伤面积<10%。

2. 中度烧伤　Ⅱ度烧伤面积达11%~30%，或Ⅲ度烧伤面积<10%。

3. 重度烧伤　烧伤总面积达31%~50%，或Ⅲ度烧伤面积达11%~20%，或Ⅱ度、Ⅲ度烧伤面积不足上述比例，但发生休克、吸入性烧伤或复合伤。

4. 特重烧伤　烧伤总面积>50%，或Ⅲ度烧伤面积>20%。

（三）烧伤深度

烧伤深度及临床特点见表3-11-1。

表3-11-1　烧伤深度及临床特点

烧伤深度	组织损伤	局部表现	预后
Ⅰ度/红斑烧伤	**表皮浅层（2015）**	**皮肤红斑**、干燥、灼痛，无水疱	3~7日脱屑痊愈
浅Ⅱ度（2013）	**表皮全层真皮浅层（2017/2018/2023）**	**大水疱，疱壁薄，基底潮红，疼痛剧烈（2011/2015）**	2周左右愈合，有色素沉着，无瘢痕

续　表

烧伤深度	组织损伤	局部表现	预后
深Ⅱ度(2011)	真皮深层	**小水疱，疱壁厚，基底红白相间，痛觉迟钝**	3~4 周愈合，常有瘢痕形成和色素沉着
Ⅲ度	皮肤全层皮下、肌肉或骨骼	**痛觉消失**，创面**无水疱**，呈蜡白或焦黄色甚至**炭化**，形成**焦痂**，痂下可见树枝状栓塞的血管	3~4 周后焦痂自然脱落，愈合后留有瘢痕或畸形

名师点拨：烧伤深度诊断的主要依据是**皮肤烧伤程度**（2010）。

三、治疗要点

包括现场急救、防治休克、创面处理和防治感染。其中液体疗法是防治休克的主要措施。

四、护理措施

（一）现场急救

去除致伤原因后，首要的任务是迅速抢救危及患者生命的损伤。

1. 迅速脱离致热源　忌奔跑或用双手扑打火焰。小面积烧伤立即用冷水连续冲洗或浸泡。

2. 保护创面　剪开取下伤处衣裤，不可剥脱；创面可用干净敷料或布类简单包扎后送医院处理。避免用有色药物涂抹，以免影响对烧伤深度的判断。

3. 保持呼吸道通畅并吸氧，氧浓度一般不超过 40%。

名师点拨：头面部烧伤患者鼻毛烧毁，口鼻有黑色分泌物，多死于窒息，故应注意保持呼吸道通畅。

4. 其他救治措施　应尽快建立静脉通道，给予补液治疗，避免过多的饮水，以免发生呕吐及水中毒，可适量口服淡盐水或烧伤饮料。

（二）防治休克

1. 补液总量（图 3-11-1）

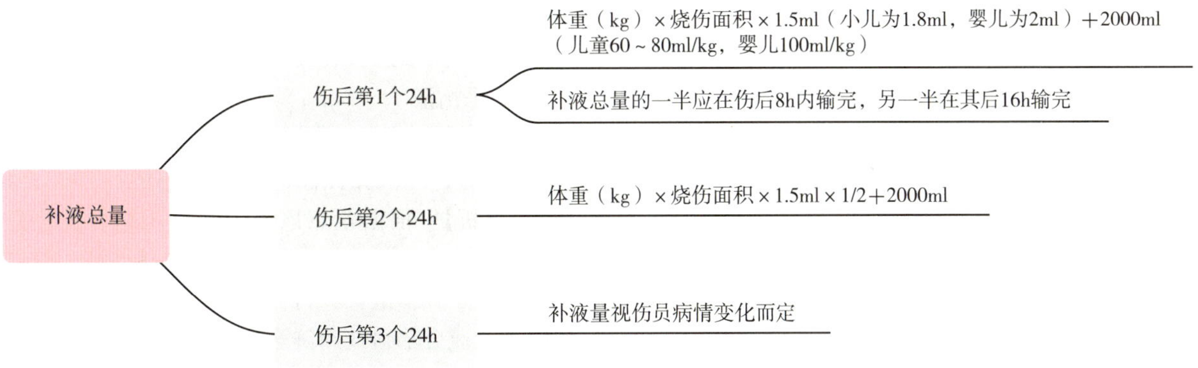

图 3-11-1　补液总量

2. 补液种类　胶体液首选血浆，电解质溶液首选平衡盐溶液，并适当补充碳酸氢钠溶液。生理需要量一般用 5%~10% 葡萄糖溶液。

3. **液体复苏有效的指标**　最有效的观察指标为**尿量**。

（1）成人尿量 30~50ml/h，儿童为 20ml/h，婴儿为 1ml/(kg·h)。

（2）患者安静，无明显口渴；脉搏、心跳有力，中心静脉压为 6~12cmH_2O；呼吸平稳。

（三）处理创面

1. 初期清创的护理　在控制休克之后尽早清创。浅Ⅱ度创面的小水疱可不予处理，大水疱可用无菌注射器抽吸，疱皮破裂应剪除。深Ⅱ度创面的水疱皮及Ⅲ度创面的坏死表皮应去除。

2. 包扎疗法的护理　创面清创后用油性纱布覆盖创面，再用多层吸水性强的干纱布包裹，包扎厚度为 2~3cm，包扎范围应超过创面边缘 5cm。包扎松紧适宜，压力均匀，为避免发生粘连或畸形，指（趾）之间要分开包扎。

3. 暴露疗法的护理　适用于头面、会阴部烧伤及大面积烧伤或创面严重感染者：①室温为28~32℃，湿度为 70%。②适当约束肢体。③创面可涂 1%磺胺嘧啶银霜、碘伏。④创面不覆盖敷料和衣物。

名师点拨：磺胺嘧啶银霜可以控制感染，促使创面干燥、结痂和愈合。

4. 半暴露疗法的护理　用单层抗生素或油纱布覆盖创面以保持创面干燥，防治感染。

（四）防治感染

1. 改善机体防御功能、积极纠正休克，根据病情给予肠内或肠外营养。
2. 正确处理烧伤创面是防治全身性感染的关键措施。
3. 合理应用抗菌药。
4. 严格消毒隔离制度　保持病室空气流通，定期进行病室空气消毒。
5. 加强观察和创面护理　患者出现寒战、高热，创面出现脓性分泌物坏死和异味时，考虑并发感染。

实战演练

【A1 型题】

1. 不属于开放性损伤的是

A. 刺伤　B. 擦伤　C. 切割伤
D. 震荡伤　E. 撕裂伤

【答案】 D

【考点】 损伤的分类

【解析】 按皮肤完整性分损伤 可分为闭合性损伤和开放性损伤。闭合性损伤有挫伤、扭伤、挤压伤、震荡伤等；开放性损伤有擦伤、刺伤、切割伤、撕裂伤、火器伤等。故选 D。

2. 属于深Ⅱ度烧伤特点的是

A. 深达皮下　B. 水疱大，壁薄
C. 水疱破后，基底红润　D. 感觉迟钝
E. 预后无瘢痕

【答案】 D

【考点】 烧伤程度及其特点

【解析】 深Ⅱ度烧伤伤及真皮深层，可有水疱，疱壁较厚，基底苍白与潮红相间、稍湿，水肿明显，感觉迟钝，有拔毛痛。3~4 周愈合，留有瘢痕。故选 D。

【A2 型题】

3. 患者，女，46 岁。右下肢因房屋倒塌被砖墙压住，4 小时后被救出。查体：脉搏 96 次/分，血压 86/56mmHg，右肢体明显肿胀，有瘀斑。静脉输液应首选

A. 低分子右旋糖酐　B. 5%葡萄糖溶液
C. 3%高渗盐水溶液　D. 全血或血浆
E. 平衡液

【答案】 E

【考点】 外伤的治疗

【解析】 根据题意该患者为挤压综合征，且伴有休克症状。一般先输入扩容迅速的晶体液，首选平衡盐溶液、林格液等，再输入扩容持久的胶体液，必要时进行成分输血或新鲜全血。故选 E。

4. 患者，女，43 岁。铁钉刺伤足底 8 小时，伤口深约 0.6cm，入院时出血已止，伤口污染较重，创缘肿胀，下列处理正确的是

A. 冲洗、消毒后包扎　B. 清创后包扎
C. 创后一期缝合　D. 清创后用纱条填塞
E. 清创后注射破伤风抗毒素

【答案】 E

【考点】 外伤的护理措施

【解析】 患者伤口较深、污染严重，有感染破伤风梭菌的危险。应彻底清创，清除伤口的异物、坏死组织或脓液，敞开伤口充分引流，用3%过氧化氢溶液冲洗，并注射破伤风抗毒素。故选E。

5. 患者，男，30岁。胸部以下大面积烧伤6小时入院，入院时中心静脉压4cmH_2O，血压80/60mmHg，尿量20ml/h，四肢厥冷，呼吸急促，提示

A. 血容量不足　　B. 心功能不全

C. 肾功能不全　　D. 肺功能不全

E. 输液量过多

【答案】 A

【考点】 烧伤的临床表现

【解析】 人体中心静脉压正常值为5~12cmH_2O，血压正常值为收缩压90~139mmHg，舒张压60~89mmHg。由题干可知，患者目前的中心静脉压和血压均低于正常范围，提示血容量严重不足。故选A。

【A3/A4型题】

（7~9题共用题干）

患儿，男，8岁。被开水烫伤后4小时送至急诊。患儿躯干前侧包括会阴部均为薄壁的大水疱，疼痛剧烈，双下肢红斑性改变。

6. 该患儿Ⅱ度烫伤面积是

A. 9%　　B. 14%　　C. 18%

D. 25%　　E. 36%

【答案】 B

【考点】 人体体表面积九分法

【解析】 中国新九分法将全身体表面积划分为11个9%的等分，另加1%，其中头颈部为9%，双上肢为18%，躯干为27%，双下肢为46%。其中躯干包括躯干前后的各13%及会阴部的1%。躯干前侧及会阴的烧伤有水疱、疼痛剧烈，为Ⅱ度烫伤。故选B。

7. 该患儿躯干前侧烫伤的深度达到

A. 表皮　　B. 真皮浅层　　C. 真皮深层

D. 皮下层　　E. 肌肉

【答案】 B

【考点】 损伤深度分级

【解析】 由题干可知患者躯干前侧疼痛剧烈且均为薄壁的大水疱，该表现提示患者的烫伤深度已到达真皮的浅层，属于浅Ⅱ度烫伤。常在2周左右愈合，多有色素沉着，无瘢痕。故选B。

8. 该患儿双下肢损伤的深度达到

A. 表皮　　B. 真皮浅层　　C. 真皮深层

D. 皮下层　　E. 肌肉

【答案】 A

【考点】 损伤深度分级

【解析】 由题干可知患者双下肢只有红斑样改变，该表现提示烫伤深度只局限于表皮，属于Ⅰ度烫伤，皮肤有红斑形成，表面干燥灼痛而无水疱，常在3~7天内脱皮后痊愈。故选A。

【B1型题】

（9~11题共用备选答案）

A. 伤及表面，局部红肿，无水疱

B. 3~5日愈合，不留瘢痕

C. 水疱较大、壁薄，创面肿胀发红

D. 水疱较小，创面呈浅红或红白相间

E. 有焦痂，可见树枝状栓塞血管

9. 浅Ⅱ度烧伤的特点为

【答案】 C

10. 深Ⅱ度烧伤的特点为

【答案】 D

11. Ⅲ度烧伤的特点为

【答案】 E

【考点】 烧伤的临床表现和诊断

【解析】 烧伤深度的判断如下。Ⅰ度（红斑）：轻度灼红、痛觉过敏、无水疱。3~7天愈合，不留瘢痕。浅Ⅱ度（大水疱）：水疱较大、疱壁薄、基底潮湿、水肿明显、痛剧。2周左右愈合，有色素沉着，不留瘢痕，故第10题选C。深Ⅱ度（小水疱）：水疱较小、疱壁厚、基底苍白或红白相间、水肿，可见网状血管栓塞、痛觉迟钝。3~4周愈合，留瘢痕，故第11题选D。Ⅲ度（焦痂）：无水疱、焦黄、蜡白、炭化、坚韧，可见树枝状栓塞的静脉网、痛觉消失。愈合较慢，面积小者可自愈，面积大者需植皮，留瘢痕，故第12题选E。

第十二章　器官移植患者的护理

考点直击

年份	分值	考点
2023	1	游离植皮（中层皮片）
2022	4	游离植皮；中层皮片的结构；淋巴细胞毒交叉配合试验；植皮术后护理
2021	1	活体移植最佳来源
2020	2	超急性排斥反应；急性排斥反应
2019	2	器官移植供者的选择；游离植皮（中层皮片）
2018	1	淋巴细胞毒交叉配合试验
2016	2	组织移植；慢性排斥反应
2015	1	断肢保存

考点集萃

第一节　概　　述

一、概念

移植术是将某一个体的有活力的细胞、组织、器官即移植物移到自体或另一个体上使之能继续发挥原有功能的方法。被移植的器官或组织称为移植物。①细胞移植：移植大量游离、有活力的细胞。②器官移植。③**组织移植：如皮肤（2016）**、骨、血管等组织的移植，多采用游离移植或血管吻合移植。

二、分类

1. 根据移植物来源分类

（1）自体移植：指供者、受者为同一个体，移植后不引起排斥反应。若将移植物移植到原来解剖位置，称为再植术，如断肢再植；若移植到另一部位，则称异位移植，如自体皮肤移植。

（2）**同质移植**：指相同基因的不同个体间的移植，移植后不会发生排斥反应。**如同卵双生同胞之间的器官移植（2014）**。

（3）同种异体移植：指供者、受者属于同一种族，如人与人之间的器官移植，是目前临床应用最广泛的移植方法。移植后会发生排斥反应。

（4）异种移植：为不同种族之间的组织或器官移植，移植后可引起强烈的排斥反应。

2. 根据移植物供体来源分类

（1）**尸体供体移植**：器官或组织来源于心脏死亡供体的移植。

（2）**活体供体移植**：供体器官或组织来源于活体的移植。

第二节　器官移植术前准备

一、供者的选择（2019）

1. 免疫学检测　主要组织相容性（抗原）复合物即人类白细胞抗原（HLA）在排斥反应中起主要作用。为了预防超急性排斥反应，在器官移植前必须进行相关的免疫学检测。

（1）ABO 血型相容试验：同种异体移植时要求供、受者血型相同，至少要符合输血的原则。

（2）HLA 配型：临床主要检测 HLA-A、HLA-B、HLA-DR 3 个位点。配型相容程度越好，移植器官存活率越高，但与移植肝的存活率无密切相关。

（3）淋巴细胞毒交叉配合试验：是检测受者血清中针对供体特异性抗体反应性的最直接方法。**肾、心移植要求淋巴细胞毒交叉配合试验必须<10%（2018/2022）**。

（4）混合淋巴液培养：若转化率低于 10%，可以进行移植手术。

易错知识梳理

混合淋巴细胞培养仅适用于活体肾移植。

2. 非免疫学要求　移植器官功能正常，供者无血液病、结核病、恶性肿瘤、严重全身感染等。供者年龄以小于 50 岁为佳。活体移植以**同卵孪生**间最佳（2021）。

二、器官保存

离体缺血器官在常温下>30 分钟（肾>60 分钟）即趋于失去活力。为延长供体器官的存活时间，器官在快速低温灌注后进行无菌低温保存。

保存方法：采用特制的 **0~4℃器官灌洗液**（2010）快速灌洗，尽可能将其内血液洗净；然后保存于有 **4℃保存液**的无菌密封塑料袋中，再放入第二个无菌塑料袋中密封，最后放入有冰块的无菌塑料盒内。

名师点拨：离断肢体的保存是无菌或清洁敷料包裹后干燥冷藏（4℃），**严禁将断肢直接放在冰水中保存**（2014/2015）。

三、受者的准备

1. 心理准备　在等待供体期间，即开始为患者提供术前指导。

2. 完善相关检查　除一般术前常规检查外，还要检查肝、肾、心、肺和神经系统功能，肝炎病毒相关指标、HIV 及电解质水平，尿及咽拭子细菌培养，相关的免疫学检测等。

3. 免疫抑制药物的应用　手术前或术中即开始用药。

4. 预防感染　预防性应用抗菌药。

5. 其他准备　①保持皮肤清洁、卫生。②术前 1 日进少渣饮食，术前晚给予生理盐水或肥皂水灌肠 1 次。③保证足够的睡眠：术前晚可口服适量的地西泮。④术晨测量体重并记录。⑤术前 1~2 日受者应住隔离病房。

四、病室的准备

1. 病室设施　光线及照明充足，通风良好。

2. 物品准备　①灭菌物品：被套、枕套等。②仪器：体温计、血压计等。③其他：精密度尿袋、体外引流袋等。

3. 专用药柜　根据移植器官的种类准备相关药品。

4. 消毒与隔离　术前 1 日用 0.5%过氧乙酸擦拭病室内一切物品和门窗，用乳酸熏蒸进行空气消毒。

五、排斥反应

受者免疫系统对移植器官抗原的特异性免疫应答反应。

1. 分类

（1）**超急性排斥反应：多发生在移植器官恢复血流后数分钟至移植后24小时内（2020）**。

（2）**急性排斥反应：多发生在移植后第5日至6个月内**。患者可出现寒战、高热、全身不适、局部胀痛等，并出现移植器官功能减退等。

（3）**慢性排斥反应：可发生在手术后数月甚至数年（2016）**，病程进展慢，以移植器官功能逐渐丧失为主要表现。唯一有效治疗方法是再次移植。

2. 抗排斥反应的防治　①组织配型：先选血型相同者，再行组织配型试验。②使用免疫抑制剂。

基础巩固

1. 超急性排斥反应　多发生在移植器官恢复血流后数分钟至移植后24小时内。
2. 急性排斥反应　多发生在移植后1~2周内。
3. 慢性排斥反应　可发生在手术后数月甚至数年。

第三节　皮肤移植

皮肤移植（植皮术）是将自体或异体健康皮肤移植到皮肤缺损处的方法。

一、分类

1. 按皮片的来源分类　自体皮移植；同种异体皮移植（包括新鲜的尸体皮）；异种异体皮移植；人造皮。
2. 按移植的方法分类　游离植皮、带蒂移植、吻合移植。
3. 游离植皮

（1）表层皮片：为表皮及少量真皮乳头层，成活率高，用于消灭肉芽创面。但有色素沉着，不宜植入面部、手掌、足底等处。

（2）**中层皮片：含表皮及部分真皮层，用途最广（2019/2022/2023）**，存活率高，色素变化不大。

（3）全厚皮片：包括全层皮肤，但不含皮下组织，需在新鲜创面上移植，愈合后功能好。

（4）点状植皮：用针挑起皮肤后削取，皮片边缘薄而中央厚、面积小，易存活，用于肉芽创面移植容易成功。

二、护理措施

1. 手术前准备　①供皮区常规备皮，小儿可不必剃毛。②受皮区如为肉芽创面，手术前数天应勤换药，以抗生素溶液湿敷。③创面不可有化脓性链球菌存在。④对大面积烧伤焦痂切除者要准备足够血液。⑤做好心理护理。

2. 植皮方法

（1）取皮：供皮区以70%乙醇消毒，不可用碘酊，否则皮片不宜存活。麻醉下，切取不同厚度皮片浸泡在冷的等渗盐水中保存。供皮区创面立即覆盖一层凡士林纱布，外加多层干纱布用绷带加压包扎。

（2）植皮：在新鲜创面上常用中厚大张游离皮片覆盖，四周边缘以丝线缝合固定，皮片上加敷料行加压包扎。18~24小时后，即有毛细血管生入皮片。3~4日后血液循环建立，开始存活。

3. 术后护理

（1）安置患者：平卧位，抬高患肢，植皮的肢体制动。

（2）不可抓摸创面，小儿双手应约束。**如发现皮下积液，应剪开引流，勿挤压（2013/2022）**；如皮片坏死，则剪去坏死部分。

（3）预防感染：合理应用抗生素；保持敷料清洁干燥等。

（4）供皮区首次更换外敷料可在术后14天。

实战演练

【A1 型题】

1. 符合器官移植后慢性排斥反应的特点是
   A. 突发寒战、高热
   B. 移植器官功能迅速衰竭
   C. 移植器官肿大，局部疼痛
   D. 可发生在移植后数月至数年
   E. 组织学表现为移植器官的间质弥漫性水肿

   【答案】 D

   【考点】 器官移植后的排斥反应

   【解析】 器官移植后的慢性排斥反应可发生在移植后数月或数年，临床特点是移植器官功能缓慢减退，增加免疫抑制药无效，唯一有效的解决方案是再次移植，故选 D。

2. 延长供移植脏器存活时间的关键是
   A. 保存在 40℃环境　B. 缩短缺血时间
   C. 用无菌生理盐水保存　D. 持续灌流供体脏器
   E. 在 8~10℃冰箱内冷藏

   【答案】 B

   【考点】 器官移植的保存

   【解析】 切取的离体缺血器官，在常温下由于缺血缺氧短期内就会死亡，不能用于移植。而要在如此短促的时间内完成移植手术是不可能的，因此尽量缩短缺血时间是移植脏器存活的关键因素，故选 B。器官保存方法是降温和持续灌流，因为低温能减少细胞对养料的需求，从而延长离体器官的存活时间，灌流能供给必需的养料。

3. 游离植皮术后护理中重点的是
   A. 植皮区多层敷料加压包扎
   B. 局部抬高以利静脉回流
   C. 可在术后 1 周换药
   D. 绷带包扎压力均匀
   E. 植皮区肢体制动

   【答案】 E

   【考点】 植皮术后护理

   【解析】 植皮术后有许多注意事项，其中肢体制动是重点。游离植皮术后，不能早期活动，更换体位时，避免拖、拉等动作，以免植皮片游离、皮瓣撕脱导致手术失败。植皮区在下肢者，须卧床休息，不可任意下床活动，须经医生许可方能逐渐下床活动。故选 E。

【A2 型题】

4. 患者，男，28 岁。肾移植术后 10 天，出现少尿，血肌酐升高，血压 155/95mmHg。该患者可能发生了以下哪种情况
   A. 泌尿系统感染B. 骨髓抑制　C. 急性肺炎
   D. 排斥反应　E. 心功能下降

   【答案】 D

   【考点】 肾移植的排斥反应

   【解析】 急性排斥是排斥反应中最常见的一种类型，一般于移植后数天到几个月内发生，进行迅速。肾移植发生急性排斥时，可表现为体温升高、局部胀痛、肾功能降低、少尿甚至无尿、尿中白细胞增多或出现淋巴细胞尿等临床症状。故选 D。

第十三章　肿瘤患者的护理

考点直击

年份	分值	考点
2023	2	肿瘤的分类；确诊（病理学检查）
2021	2	TNM 分期；肿瘤的二级预防
2020	1	手术治疗
2019	2	病理学检查是肿瘤确诊依据；皮肤反应分度
2018	2	病理学检查是肿瘤确诊的依据；心理特点（震惊否认期）
2017	2	手术治疗；肿瘤的预防
2015	1	原位癌

考点集萃

第一节　概　　述

肿瘤是人体正常细胞在不同的始动与促进因素长期作用下产生的增生与异常分化所形成的新生物。

一、分类

1. **良性肿瘤**　无浸润和转移能力，**细胞分化成熟**，通常有包膜或边界清楚，呈膨胀性生长、速度缓慢，色泽和质地接近相应的正常组织。

2. **恶性肿瘤**　具有浸润和转移能力，**细胞分化不成熟**，通常无包膜，界不清，向周围组织**浸润**生长（2023）。

名师点拨：良性肿瘤与恶性肿瘤的区别主要在于**细胞分化程度**（2014）。

3. **交界性肿瘤**　**肿瘤形态上属良性，但常呈浸润性生长，切除后易复发，甚至可出现转移**（2011）。

二、病因

目前认为肿瘤是环境因素和基因的相互作用所引起的，是多因素协同作用的结果。

三、病理

1. 恶性肿瘤的发生和发展　可分为癌前期、原位癌及浸润癌 3 个阶段。癌前期表现为上皮增生明显，伴有不典型增生；**原位癌通常指癌变细胞限于上皮层、未突破基膜的早期癌**（2015）。浸润癌指原位癌**突破基膜**向周围组织浸润、发展，破坏周围组织的正常结构。

2. 细胞的分化　可分为高分化、中分化和低分化（或未分化）3 类，或称 Ⅰ、Ⅱ、Ⅲ级。高分化细胞形态接近正常，恶性程度低；未分化细胞核分裂较多，高度恶性，预后差；中分化介于两者之间。

3. 转移方式　直接蔓延、淋巴道转移、血行转移、种植性转移。

四、临床表现

1. 局部表现 肿块常是体表或浅在肿瘤的首要症状。

2. 全身表现 早期不明显，恶性肿瘤可有消瘦、乏力、体重下降、低热、贫血等；肿瘤晚期，患者出现全身衰竭症状，呈现恶病质。

名师点拨：**病理学检查**包括细胞学和组织学检查，是确定肿瘤的**直接而可靠**的依据（2011/2018/2019/2023）。

五、肿瘤分期

TNM 分期法：T 指原发肿瘤、**N 为淋巴结（2010/2021）**、M 为远处转移。根据肿块大小、浸润深度在字母后标以数字 0~4，表示肿瘤的发展程度。1 代表小，4 代表大，0 代表无；有远处转移为 M_1，无为 M_0。临床无法判断肿瘤体积时则以 T_X 表示。

六、治疗要点

多采取局部与整体相结合的综合治疗方法。

1. 手术治疗 **目前手术切除实体肿瘤仍然是最有效的治疗方法（2017/2020）**。①预防性手术：治疗癌前期病变。②根治性手术：达到彻底愈合的目的。③姑息性手术：属减轻症状而采取的非根治性的手术。④诊断性手术。⑤减瘤手术：又称减量手术。⑥复发或转移灶手术。⑦重建和康复手术。

易错知识梳理

良性和临界性肿瘤手术治疗仅做肿瘤的完整切除。恶性肿瘤早、中期以手术为主，辅以放疗和化疗等；晚期以全身治疗为主，辅以姑息性手术和对症处理。

2. **化学治疗 药物分类如下。**

（1）细胞毒素类（烷化剂类）：如氮芥、**环磷酰胺（2010）**等。

（2）抗代谢类：如甲氨蝶呤、5-氟尿嘧啶、阿糖胞苷等。

（3）**抗生素类：如多柔比星（2014）**、丝裂霉素、放线菌素 D 等。

（4）生物碱类：如长春新碱、喜树碱、高三尖杉酯碱等。

（5）激素类：如他莫昔芬、雌二醇、甲地孕酮等。

（6）其他：如羟基脲、顺铂等。

禁忌证为年老、体衰、营养状况差、恶病质；白细胞计数低于 $3\times10^9/L$，血小板低于 $80\times10^9/L$，或有出血倾向；肝功能障碍或严重心血管疾病；骨髓转移；贫血及血浆蛋白低下者。

3. 放射治疗 是利用放射线的电离辐射作用，破坏或杀灭肿瘤细胞，从而达到治疗目的的一种方法。

（1）高度敏感：淋巴造血系统肿瘤、性腺肿瘤、多发性骨髓瘤等，宜用放疗。

（2）中度敏感：基底细胞癌、鼻咽癌、乳腺癌、食管癌、肺癌等。

（3）低度敏感：胃肠道腺癌、软组织及骨肉瘤等。

4. 生物治疗 ①免疫治疗。②基因治疗。③分子靶向治疗。④内分泌治疗。⑤诱导分化治疗。⑥组织工程和干细胞治疗。

七、预防（2017）

1. **一级预防** 为病因预防，消除或减少可能致癌的因素，降低发病率。如保护环境，控制大气、水源、土壤等污染；改变不良的饮食习惯等。

2. **二级预防** 是指**早期发现、早期诊断、早期治疗（2021）**。

3. **三级预防** 是诊断和治疗后的**康复**，包括提高生存质量、减轻痛苦、延长生命。

第二节 常见体表肿瘤

一、皮肤乳头状瘤

是表皮乳头样结构的上皮增生所致，同时向表皮下乳头状延伸，有蒂，单发或多发，表面常角化，伴溃疡，易恶变为皮肤癌。手术切除是首选的治疗方法。

二、黑痣与黑色素瘤

1. 黑痣 为良性色素斑块，分为皮内痣、交界痣和混合痣三种。皮内痣位于皮下和真皮层，可高出皮肤，表面光滑，有汗毛，很少恶变；交界痣的痣细胞位于基底细胞层，向表皮下延伸，呈扁平状，色素较深，易恶变；混合痣为皮内痣与交界痣同时存在。

2. 黑色素瘤 多由黑痣恶变导致。**当黑痣色素加深、变大，或有瘙痒、疼痛、溃烂、出血，周围出现色素环或卫星小瘤，区域淋巴结肿大时，可能为恶变（2014）**，应及时作完整切除。切忌作不完全切除或化学烧灼。

三、脂肪瘤

为脂肪样组织的瘤状物。好发于四肢、躯干。多数单发，也可多发。质地软、边界清，呈分叶状，可有假囊性感觉，无痛、生长缓慢。

四、纤维瘤

位于皮肤及皮下的纤维组织肿瘤。呈单个结节状，瘤体不大质硬，边界清，活动度大，生长缓慢，极少恶变。

五、血管瘤

多为先天性，生长缓慢，大小不一，无完整包膜，质软，充满血液，不易恶变。

第三节 护 理

（一）肿瘤患者的心理特点

1. **震惊否认期（2013/2018）** **患者震惊**，眼神呆滞，不言不语，知觉淡漠甚至晕厥，继之极力否认，甚至辗转多家医院就诊。鼓励患者家属给予其情感上的支持、生活上的关心，使之有安全感。

2. **愤怒期** 愤怒、烦躁、不满，常迁怒于亲属和医务人员，甚至百般挑剔、无理取闹。应通过交谈和沟通，尽量诱导患者表达自身的感受和想法。

3. **协商期** 常心存幻想，遍访名医、寻求偏方，祈求生命的延长。应维护患者的自尊，尊重患者的隐私。

4. **抑郁期** 患者往往感到绝望无助，对治疗失去信心，悲伤抑郁、沉默寡言、黯然泣下，不遵医嘱，甚至有自杀倾向。给予更多关爱和抚慰，诱导其发泄不满。

5. **接受期** 接受事实，心境变得平和，积极配合治疗和护理。加强与患者交流，尊重其意愿，满足其需求，尽可能提高其生活质量。

（二）肿瘤手术治疗患者的护理

1. 术前 纠正营养不良，缓解疼痛，教会患者锻炼的方法。

2. 术后 鼓励术后能经口进食者尽早进食；镇痛；预防并发症。

（三）肿瘤放射治疗患者的护理

1. 皮肤 皮肤对射线的耐受量与所用放射源、照射面积和照射部位有关。

1）**皮肤反应可分为三度（2019）**：分类如下。一度反应：红斑、有烧灼和刺痒感，以后有脱屑，称为干反应；二度反应：高度充血、水肿，水疱形成，有渗出液、糜烂，称为湿反应；三度反应：溃疡形成或坏死，难以愈合。放射治疗中允许一、二度反应出现，但不可出现三度反应。

2）防止皮肤、黏膜损伤：①照射野皮肤忌摩擦、冷热刺激，忌搔抓；保持清洁干燥，禁用肥皂水、乙醇、碘酒等涂擦。②穿着柔软的棉质衣服，及时更换。③有脱皮时，禁撕脱。④外出时戴帽，避免阳光直接暴晒。

2. 口腔黏膜护理　保持口腔清洁，睡前及三餐后用漱口水含漱，发现假膜时，可用1.5%过氧化氢溶液；口干时可用1%甘草水。刷牙时使用软毛刷。

3. 感染的预防　每周查1次血常规，外周血白细胞计数低于$3×10^9$/L，血小板低于$80×10^9$/L时暂停放疗，可给予维生素B_1等。严重时少量多次输注新鲜血液。

（四）肿瘤化学治疗患者的护理

1. 给药方法　**大剂量冲击疗法、中剂量间断疗法、小剂量维持疗法、多疗程治疗、联合给药（2010）**。

2. 给药途径　最常用静脉给药。

（1）静脉

1）**静脉注射：**刺激性小的药物经稀释后直接注入静脉内。注意药物稀释后更换小针头，不排气；注药前抽回血，确保针头在血管内；推注时宜慢；注药完毕抽少量回血，保持注射器内有一定的负压，后拔针；拔针后按压1~2分钟。

2）静脉冲入：适用于强刺激性药物如氮芥。先建立静脉通路，待输液通畅后再稀释药液。先关闭输液管调节器，将药液快速注入，推注完毕后连接输液管，立即输入葡萄糖溶液，2~3分钟后恢复原输液速度。

3）静脉滴注：经稀释后静脉滴入，如抗代谢药氟尿嘧啶。

（2）肌内注射：适用于对组织无刺激性药物，使用长针头作深部肌内注射。

（3）还有口服、腔内注射与动脉注射等。

3. 化疗药物毒副反应

（1）静脉炎、组织坏死：强刺激性药物引起。

1）**一旦发现药液外渗：**①立即停药，局部抽吸、使用适宜的解毒剂后拔针。②皮下注射解毒剂，如氮芥、丝裂霉素和放线菌D可用硫代硫酸钠，阿霉素和长春新碱可用碳酸氢钠。③抬高患肢，局部涂抹氢化可的松，冰敷24小时或50%硫酸镁湿敷。

2）保护静脉：使用静脉从远端开始，左右臂交替，用药前先注入少量生理盐水。药物适当稀释。

（2）骨髓抑制：见图3-13-1。

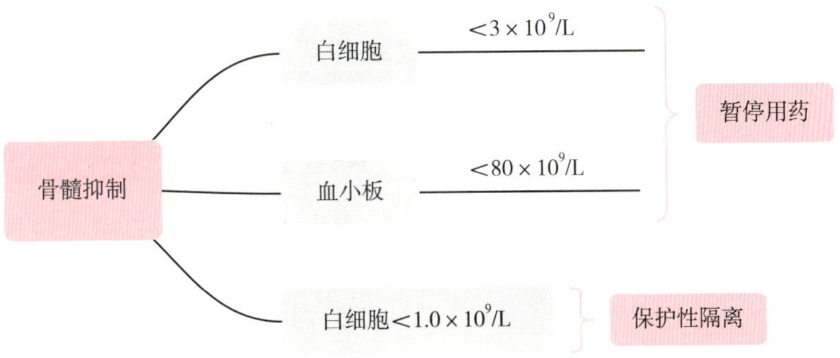

图3-13-1　骨髓抑制

（3）消化系统损害：最常见的表现为恶心、呕吐。在化疗前后给予镇吐剂；提供患者喜欢的可口的清淡饮食，少量多餐；患者呕吐严重时应补充液体，以防电解质紊乱。

（4）长春新碱对神经系统有毒性作用，表现为指（趾）端麻木、复视等。

（5）泌尿系统损伤：**环磷酰胺可致出血性膀胱炎（2013）**；某些药如顺铂、甲氨蝶呤对肾脏有一定的毒性，肾功能正常者才能应用。

（6）皮疹和脱发：皮疹最常见于应用甲氨蝶呤。脱发常见于应用多柔比星、甲氨蝶呤、环磷酰胺者，停药后均可生长，也可用头皮降温的方法防止药物的刺激。

实战演练

【A1 型题】

1. 原位癌变的范围是

A. 到达肌层　B. 到达浆膜层　C. 突破基膜

D. 突破浆膜　E. 局限于上皮层内

【答案】 E

【考点】 恶性肿瘤的病理形态

【解析】 恶性肿瘤可分为癌前期、原位癌和浸润癌3个阶段。从病理形态上看，原位癌是指癌变细胞局限于上皮层，未突破基底膜的早期癌。原位癌可历时3~5年，在促癌因素的作用下发展成浸润癌。故选E。

2. 对恶性肿瘤早期治疗的首选方法是

A. 化疗　B. 放疗　C. 根治术

D. 姑息手术　E. 扩大根治术

【答案】 C

【考点】 肿瘤的治疗方法

【解析】 肿瘤细胞的增生是无止境的。这种恶性增生，使人体大量营养物质被消耗。同时，肿瘤细胞能释放出多种毒素，还可以转移到全身各处生长繁殖，最后导致人体消瘦、无力、发热及脏器功能受损等，因此恶性肿瘤治疗首选根治术。故选C。

3. 恶性肿瘤术后第1年，随访的频率至少为

A. 每半个月1次　B. 每1~2个月1次

C. 每3个月1次　D. 每4~5个月1次

E. 每6个月1次

【答案】 C

【考点】 恶性肿瘤的术后护理

【解析】 肿瘤患者应终身随访，随访可早期发现肿瘤复发或转移征象。在手术治疗后最初2年内至少每3个月随访1次，继之每半年复查1次，5年后每年复查1次。故选C。

4. 对放射治疗不敏感的恶性肿瘤是

A. 肺癌　B. 食管癌　C. 胃癌

D. 乳腺癌　E. 鼻咽癌

【答案】 C

【考点】 恶性肿瘤的治疗措施

【解析】 各种肿瘤对放射治疗敏感性不同，可归纳为3类。①高度敏感：如淋巴造血系统肿瘤、性腺肿瘤等，适宜放射治疗，效果较好。②中度敏感：如鼻咽癌、宫颈癌、乳腺癌、食管癌、肺癌等，放疗可作为综合治疗的一部分。③低度敏感：如胃肠道腺癌、软组织及骨肉瘤等，放疗效果不好。故选C。

5. 可作为肿瘤定性诊断的检查是

A. CT　B. B超　C. X线造影

D. MRI　E. 病理检查

【答案】 E

【考点】 肿瘤检查方法的选择

【解析】 肿瘤诊断应结合病史、体格检查及各种检查等。常用的辅助检查包括：①实验室检查。②影像学检查，如X线、CT、超声、放射性核素显像、MRI等。③内镜检查可直视病灶，取活组织作病理。④病理形态学检查，为目前确定肿瘤的直接而可靠的依据，可作出肿瘤的定性诊断，包括细胞学和组织学两部分。故选E。

6. 放疗患者的皮肤护理措施不正确的是

A. 局部皮肤保持干燥

B. 切忌用肥皂、粗毛巾擦拭

C. 防止阳光直射

D. 照射部位常规涂乙醇

E. 告知患者穿宽松柔软、吸湿性强的内衣

【答案】 D

【考点】 放疗的护理

【解析】 放疗前做好定位标志，教育患者选择宽松、柔软、吸湿性强的内衣；照射野皮肤保持清洁干燥，禁止刺激（如刺激性药物涂抹、阳光直射、摩擦、撕揭皮屑等）；干反应可涂止痒剂；湿反应可涂2%甲紫，水疱可涂硼酸软膏，重者行湿敷或暴露疗法。D为刺激性药物，禁用于照射野擦拭。故选D。

【A2 型题】

7. 患者，男，43岁。腰部缓慢生长的肿物5年余。查体：右侧腰部皮下有一桃核大小的肿物，质软，分叶状，移动度大，不可压缩。此肿物最可能是

A. 神经纤维瘤　B. 海绵状血管瘤

C. 脂肪瘤　D. 鞘膜囊肿

E. 粉瘤

【答案】 C

【考点】 脂肪瘤的临床表现

【解析】 神经纤维瘤多数位于肢体、腋窝，也可位于锁骨、颈等部位，呈梭形，其神经于支配的肢体远侧常有麻木、疼痛、感觉过敏等症状，压迫瘤体也可引起麻木疼痛，排除A。海绵状血管瘤的症状及体征视瘤体类型、大小、侵犯部位、深浅及范围而

定，多数血管瘤侵犯表浅组织较多，如皮肤皮下组织等；侵犯肌肉、深层血管、喉、咽、颈椎等组织则较少，排除B。脂肪瘤表现为单个和多个皮下局限性肿块，质软，移动度大，不可压缩。可知该肿物是脂肪瘤，C正确。粉瘤又叫作皮脂腺瘤，主要是皮脂腺排泄管受到阻塞，皮脂腺囊状上皮被逐渐增多的内容物膨胀所形成的潴留性囊肿，排除E。故选C。

【A3/A4 型题】

（8~9题共用题干）

患者，女，38岁。因子宫颈癌行第二次化疗。责任护士了解到上次化疗反应：呕吐剧烈、口腔溃疡、严重腹泻、高热数天不退，以至于没能完成全部剂量。

8. 为避免该患者出现上次化疗时的并发症，责任护士实施的下列护理措施不包括

A. 留置24小时尿量

B. 加强口腔护理

C. 镇吐

D. 白细胞计数降至 $3.0\times10^9/L$ 时，立即报告医生

E. 按需增加测量体温次数

【答案】 A

【考点】 化疗的护理措施

【解析】 为了减轻毒副作用，遵医嘱给予止吐剂，多饮水，加强口腔护理，每周1~2次的检测和观察血常规变化，给予必要的支持治疗，当白细胞计数降至 $3\times10^9/L$ 时，立即报告医生，同时根据需要增加测量体温次数。故选A。

9. 若为减轻患者胃肠道毒性反应，责任护士执行“化疗注意事项”时需特别注意下列哪项措施

A. 合理使用静脉血管

B. 慢速滴注化疗药物

C. 用等渗盐水作为穿刺的引导液

D. 药液滴注结束再推入等渗盐水

E. 拔针后按压穿刺点数分钟

【答案】 B

【考点】 化疗的护理措施

【解析】 化疗时最常见的给药途径是静脉给药，合理使用静脉血管，用等渗盐水作为穿刺的引导液，药液滴注结束再推入等渗盐水，输液速度尤为重要。滴注要慢，若滴注太快，药液进入人体浓度很快会达到中毒浓度，容易引起休克和心搏骤停。故选B。

第十四章　颅内压增高患者的护理

考点直击

年份	分值	考点
2023	3	颅内压增高的定义；临床表现；腰椎穿刺的禁忌
2022	3	颅内压增高的定义、主要死因；用药护理
2021	2	临床表现；腰椎穿刺的禁忌
2019	1	用药护理
2018	2	临床表现；腰椎穿刺的禁忌
2017	1	腰椎穿刺的禁忌
2016	3	颅内压增高的定义、临床表现；腰椎穿刺的禁忌

考点集萃

第一节　颅内压增高

许多颅脑疾病使颅腔内容物体积增加或颅腔容积减少超过颅腔可代偿的容量，导致颅内压持续**高于 200mmH_2O（2010/2013/2016/2022/2023）**（正常值：成人为 70～200mmH_2O，儿童为 50～100mmH_2O）称为颅内压增高。

一、病因

颅腔内容物增加或颅腔容积缩小。

二、病理生理

颅内压增高到一定程度后，可由于颅内各分腔之间压力不平衡而出现脑疝。**脑疝是颅内压的主要死因（2013/2022）**。

三、临床表现

1. **三主征（图 3-14-1）（2018/2023）**

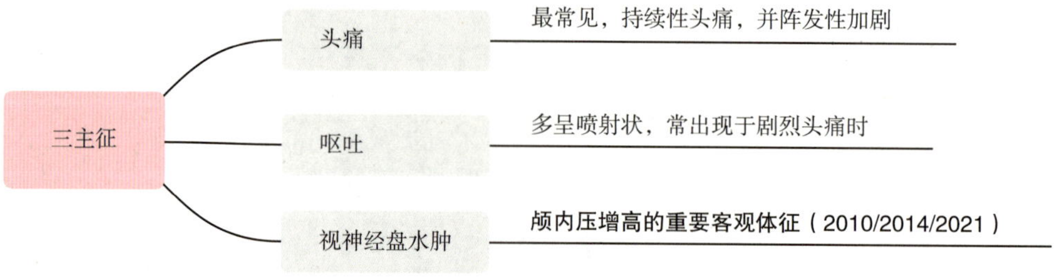

图 3-14-1　三主征

易错知识梳理

视神经盘水肿常为双侧性，早期多不影响视力，存在时间较久者有视力减退，严重者可致失明。

2. 意识障碍及生命体征变化 慢性者神志淡漠，反应迟钝；急性者进行性意识障碍甚至昏迷。出现库欣（Cushing）综合征，即血压升高（周围血管收缩），脉压增大；**脉搏缓慢（2016）**、宏大有力；呼吸深慢等。

名师点拨：Cushing 综合征记忆要点为“两慢一高”。

3. 其他症状和体征 颅内压增高还可出现复视、头晕、猝倒等。婴幼儿颅内压增高时可见头皮静脉怒张、**囟门饱满**、张力增高和骨缝分离。头颅叩诊时呈破罐音。

四、辅助检查

1. 腰椎穿刺 可以测定颅内压力，同时取脑脊液作检查。**但有明显颅内压增高时，因腰穿可能引发脑疝而视为禁忌（2011/2017/2018/2021/2023）**。

2. 其他 头颅 X 线片、CT 及 MRI（判断引起颅内压增高的原因）等。

五、治疗要点

去除病因是最根本治疗。

六、护理措施

1. 降低颅内压，维持脑组织正常灌注。

（1）一般护理

1）体位：抬高床头 30°，以利于颅内静脉回流，减轻脑水肿。

2）给氧：持续或间断吸氧。

3）**适当限制入液量**：不能进食者，**成人每日补液量为 1500～2000ml，等渗盐水不超过 500ml，保持每日尿量不少于 600ml（2011）**。

4）维持正常体温和防治感染：高热者及时降温。遵医嘱应用抗菌药。

（2）防止颅内压骤然升高

1）休息：告知患者避免情绪激动，昏迷躁动不安者禁强制约束，以免血压骤升而增加颅内压。

2）保持呼吸道通畅。

3）避免剧烈咳嗽和用力排便，避免高压灌肠，可用低压小量灌肠或缓泻剂。

4）及时控制癫痫发作。

（3）用药护理：在 15～30 分钟内快速静滴 20% 甘露醇 250ml，**以脱水降低颅内压，观察脱水效果（2019/2022）**。

（4）冬眠低温治疗的护理

1）开始冬眠治疗时，**先用药物**使患者进入冬眠状态，**再行物理降温**；降温速度宜为每小时下降 1℃，降至肛温为 33～35℃。

2）冬眠低温治疗期间，若脉搏>100 次/分，收缩压<100mmHg，呼吸次数减少或不规则时，应及时通知医生，停止冬眠疗法或更换冬眠药物。

3）冬眠治疗时间一般为 3～5 日。停止冬眠疗法时，**先停物理降温，再逐渐停药**。

（5）应用肾上腺皮质激素

2. 维持正常的体液容量 及时清理呕吐物，防止误吸。

3. 缓解疼痛 可有效降低颅内压。**禁用吗啡、哌替啶**，以免抑制呼吸中枢；避免加重头痛的因素，如咳嗽、打喷嚏，或弯腰、低头等。

第二节 急性脑疝

颅内占位性病变导致的颅内压增高到一定程度后，可由于颅内各分腔之间压力不平衡而出现脑疝。

一、解剖概要

颅腔被小脑幕分成幕上腔和幕下腔。幕上腔又被大脑镰分隔成左右 2 个分腔。幕下腔容纳小脑、脑桥和延髓。中脑在小脑幕切迹裂孔中通过，其外侧面与大脑颞叶的钩回、海马回相邻。

二、病因及分类

①小脑幕切迹疝是位于小脑幕切迹缘的颞叶海马回、钩回通过小脑幕切迹被推移至幕下。②枕骨大孔疝是脑扁桃体及延髓经枕骨大孔被推挤向椎管内。③大脑镰下疝是一侧半球的扣带回经镰下孔被挤入对侧分腔。

三、临床表现

1. 小脑幕切迹疝　典型表现为颅内压增高症状的基础上出现进行性意识障碍。

（1）瞳孔：**初期患侧瞳孔缩小，随后患侧瞳孔逐渐散大（2010）**，直接和间接对光反应消失，并伴上睑下垂及眼球外斜。晚期双侧瞳孔散大，对光反应消失。

名师点拨：脑疝时瞳孔变化为先小后大，患侧至双侧。瞳孔缩小见于有机磷中毒时。瞳孔时小时大见于脑干损伤。

（2）运动障碍：病变对侧肢体肌力减弱或麻痹。

（3）生命体征变化：**血压骤降**，脉搏快弱，**呼吸浅而不规则**，呼吸、心搏相继停止而死亡。

2. 枕骨大孔疝　进行性颅内压增高表现；生命体征紊乱出现较早，意识障碍出现较晚。患者早期即可突发**呼吸骤停**而死亡。

四、治疗要点

脑疝一旦出现，**立即脱水降低颅内压（2010）**，确诊后尽快手术去除病因。

五、急救护理

一旦确诊后应立即采取紧急降低颅内压的措施，主要有快速静脉输入 20% 甘露醇 200～500ml、地塞米松 10mg，以暂时降低颅内压，纠正脑组织灌注不足；保持呼吸道通畅，给氧；对呼吸功能障碍者，立即气管插管行人工辅助呼吸；密切观察意识（分析病情进展的重要指标）、生命体征、瞳孔变化和肢体活动情况，同时迅速做好术前准备。

名师点拨：脑疝时错误的护理措施是**静脉快速补液（2010/2013）**。错误的检查是**腰椎穿刺（2016）**。

基础巩固

1. 小脑幕切迹疝　颅内压增高症状的基础上出现进行性意识障碍。
2. 枕骨大孔疝　进行性颅内压增高，生命体征紊乱出现较早，意识障碍出现较晚。

实战演练

【A1 型题】

1. 颅内压增高的病因不包括

A. 高碳酸血症　B. 颅内血肿　C. 颅中窝骨折
D. 凹陷性骨折　E. 颅内肿瘤

【答案】 C

【考点】 颅内压增高的病因

【解析】 颅内压增高的原因包括脑体积增加、脑脊液增多、脑血流量增多（高碳酸血症时血液中二氧化碳分压增高、脑血管扩张致颅内血容量急剧增多）、占位性病变、先天性畸形（如狭颅症、颅底凹陷症等使颅腔容积变小）、外伤致大片凹陷性骨折等，不包括颅中窝骨折。故选 C。

2. 不属于颅内压增高的早期临床表现是

A. 头痛　B. 呕吐　C. 脉搏增快
D. 意识障碍　E. 血压升高

【答案】 C

【考点】 颅内压增高的临床表现

【解析】 头痛、呕吐、视神经盘水肿是颅内压增高的“三主征”，但出现的时间并不一致，常以其中一项为首发症状，A、B 正确。此外，颅内高压还会出现意识障碍及生命体征的变化，D 正确。患者可伴有典型的生命体征变化，即库欣反应，表现为血压升高并心率减慢、心输出量增加、呼吸深慢的三联反应，E 正确，C 错误。故选 C。

3. 成人颅内压增高是指颅内压持续高于

A. $50mmH_2O$　B. $70mmH_2O$　C. $100mmH_2O$
D. $150mmH_2O$　E. $200mmH_2O$

【答案】 E

【考点】 成人颅内压的正常值范围

【解析】 成人正常颅内压为 $70 \sim 200mmH_2O$，颅内压持续高于 $200mmH_2O$，称为颅内压增高。故选 E。

4. 关于冬眠疗法的护理，哪一项是错误的

A. 不宜翻身和移动体位　B. 体温不低于 32℃
C. 保持水、电解质平衡　D. 严密观察生命体征
E. 复温时先停冬眠，后撤降温

【答案】 E

【考点】 冬眠疗法护理

【解析】 低温冬眠期间，观察并记录生命体征；观察受冷处皮肤和肢体末端血液循环情况；调整冬眠药物的静滴速度，降温速度以每小时 1℃ 为宜，维持肛温在 32 ~ 34℃，腋温在 31 ~ 33℃；定期翻身、拍背，防止肺部并发症，并注意动作要轻、缓、稳，以防直立性低血压；观察冬眠法的并发症。停止冬眠疗法时，先停用物理降温，再停用冬眠药物，并加盖毛毯，待体温自然回升。故选 E。

5. 脑疝前驱症状不包括

A. 体温升高　B. 频繁呕吐　C. 烦躁不安
D. 脉搏渐慢　E. 呼吸慢而深

【答案】 A

【考点】 脑疝的临床表现

【解析】 脑疝前驱症状有：①头晕、头痛，恶心、呕吐，躁动不安。②进行性加重的意识障碍。③瞳孔变化。动眼神经受刺激，出现短暂的瞳孔缩小，以后瞳孔开始逐渐放大，对光反射迟钝。④锥体束征。轻度的对侧上、下肢肌力稍弱和肌张力增高。⑤生命体征改变。轻微脉搏、呼吸减慢。故选 A。

6. 脑疝形成的机制是

A. 颅腔内容物体积增大　B. 颅内血容量增加
C. 颅内脑脊液增加　D. 颅内压力分布不均
E. 颅内占位性病变

【答案】 D

【考点】 脑疝形成的机制

【解析】 正常情况下，颅腔被大脑镰和小脑幕分割成压力均匀、彼此相通的各分腔。当某种原因引起某一分腔的压力增高时，脑组织即可从高压力区通过解剖间隙或孔道向低压力区移位，从而引起一系列的临床症状和体征，称为脑疝。故选 D。

7. 当患者出现脑疝时，不宜做的检查是

A. CT 检查　B. 腰椎穿刺　C. MRI 检查
D. 脑血管造影　E. 颅脑多普勒检查

【答案】 B

【考点】 脑疝的实验室检查

【解析】 实施腰穿取脑脊液时，一定要考虑是否有颅内压升高。如有严重颅内压增高或已出现脑疝迹象者，属腰穿禁忌。颅内压增高患者，尤其是后颅窝血肿者，腰椎穿刺放液后因椎管内压力急剧下降，颅腔与椎管内压力差加大，可使脑组织向下移位而发生或加重脑疝。故选 B。

8. 枕骨大孔疝不同于小脑幕切迹疝的临床表现是

A. 头痛剧烈　B. 呕吐频繁
C. 意识障碍　D. 呼吸骤停出现早
E. 血压升高，脉缓有力

【答案】 D

【考点】 脑疝的临床表现

【解析】 小脑幕切迹疝（颞叶沟回疝），同侧动眼神经麻痹，表现为上睑下垂，瞳孔扩大，对光反射迟钝或消失，不同程度的意识障碍，生命体征变化，对侧肢体瘫痪和出现病理反射。枕骨大孔疝（小脑扁桃体疝），后颈部及枕部疼痛，颈肌强直，强迫头位嗜睡，生命体征改变出现较早，意识障碍出现较晚，双侧瞳孔忽大忽小，延髓呼吸中枢受压时可因早期出现呼吸衰竭而死亡。故选 D。

9. 出现小脑幕切迹疝时，有定位意义的瞳孔变化是

A. 患侧瞳孔逐渐缩小　B. 患侧瞳孔逐渐散大

C. 双侧瞳孔缩小　D. 双侧瞳孔散大

E. 双侧瞳孔大小不变

【答案】 B

【考点】 小脑幕切迹疝的临床特点

【解析】 小脑幕切迹脑疝发病初动眼神经受损导致患侧瞳孔逐渐缩小，随病情发展患侧动眼神经麻痹，出现患侧瞳孔逐渐散大。故选 B。

第十五章　颅脑损伤患者的护理

考点直击

年份	分值	考点
2023	3	“熊猫眼”征；脑震荡；预防颅内感染
2022	2	急性硬脑膜下血肿；“熊猫眼”征
2021	3	颅底骨折的解剖概要；脑震荡；颅脑损伤的紧急救治
2019	2	颅底骨折的临床表现；预防颅内感染
2018	1	预防颅内感染
2017	1	预防颅内感染
2016	1	硬脑膜外血肿
2015	6	颅底骨折的临床表现；颅后窝骨折；预防颅内感染；脑震荡；脑挫裂伤；硬脑膜下血肿

考点集萃

第一节　颅 骨 骨 折

一、解剖概要

在颅骨的穹隆部，内骨膜与颅骨板结合不紧密，故颅顶部骨折时易形成硬脑膜外血肿。颅底被蝶骨嵴和岩骨嵴分为颅前窝、颅中窝和颅后窝。颅底骨折越过气窦时，相邻**硬脑膜破裂**，形成脑脊液漏，可导致**颅内感染**（2021）。

二、临床表现

1. 颅盖骨折　**颅盖骨折主要靠颅骨 X 线片确诊**（2010）。

（1）线性骨折：发生率最高，局部压痛、肿胀。常伴骨膜下血肿。

（2）凹陷性骨折：好发于额、顶部。多为全层凹陷。

2. 颅底骨折　常因出现脑脊液漏而确诊，**也可依靠 CT 诊断**（2010）。临床表现各异，见表3-15-1。

名师点拨：颅底骨折有脑脊液漏，所以不会出现**脑积水及颅内高压**（2010/2015/2019）。

表 3-15-1　颅底骨折的临床表现

骨折部位	脑脊液漏	瘀斑部位	可能损伤神经
颅前窝	鼻漏	**“熊猫眼”征**（2022/2023）	嗅神经、视神经
颅中窝	鼻漏、耳漏	乳突区	面神经、听神经
颅后窝	胸锁乳突肌、乳突后皮下	**耳后、枕下、咽后壁**（2015）	第Ⅸ~Ⅻ对脑神经

三、治疗要点

1. 颅盖骨折　单纯线形骨折或凹陷性骨折下陷较轻，一般无须特殊处理；合并脑损伤或大面积骨折片陷入颅腔导致颅内压升高有脑疝可能者，则需手术治疗。

2. **颅底骨折**　本身无特殊处理，重点是预防颅内感染。大部分脑脊液漏在伤后2周自愈，4周以上仍未停止，可行手术修补硬脑膜。若骨折片压迫视神经，应尽早手术减压。

四、护理措施

1. **预防颅内感染（2011/2015/2018/2019/2023）**

（1）体位：清醒者取半坐位，昏迷者抬高床头30°，头偏向患侧，借重力作用使脑组织移至颅底硬脑膜裂缝处，促使脑膜粘连而封闭漏口。

（2）保持局部清洁：每日2次清洁、消毒外耳道、鼻腔或口腔，注意棉球不可过湿，以免液体逆流入颅。勿挖鼻、抠耳，不可堵塞鼻腔。

（3）避免颅内压骤升：勿用力屏气排便、咳嗽、擤鼻涕或打喷嚏等。

（4）严禁从鼻腔吸痰或放置鼻胃管，**禁止耳鼻滴药、冲洗和堵塞（2017）**，禁忌做腰椎穿刺。

2. 并发症的观察与处理

（1）脑脊液漏：将血性液滴于白色滤纸上，若血迹外周有**“月晕样”淡红色浸渍圈**，则为脑脊液漏。在前鼻庭或外耳道口松松地放置干棉球，随湿随换，记录24小时浸湿的棉球数，以估计脑脊液外漏量。

易错知识梳理

促进脑脊液外漏通道早日闭合，颅底骨折神志清醒者，取半坐卧位，昏迷者床头抬高30°，患侧卧位。

（2）颅内低压综合征：若脑脊液外漏多，可使颅内压过低而导致颅内血管扩张，出现剧烈头痛、眩晕、呕吐、食欲缺乏、反应迟钝、脉搏细弱、血压偏低。

第二节　脑　损　伤

脑损伤是指脑膜、脑组织、脑血管以及脑神经在受到外力作用后所发生的损伤。

名师点拨：开放性脑损伤因为有脑脊液漏，所以不可能出现脑积水及颅内高压。

一、脑震荡

脑震荡是最常见的轻度原发性脑损伤。**为一过性脑功能障碍，无肉眼可见的神经病理改变，显微镜下神经组织结构紊乱（2015）**。

（一）临床表现和诊断（2021/2023）

表现为伤后立即出现**短暂的意识障碍**，一般不超过30分钟，清醒后**逆行性遗忘**。常有头痛、呕吐等症状。**神经系统检查无阳性体征**。

（二）治疗要点

一般卧床休息5~7天，可完全恢复。可适当给予镇痛、镇静对症处理。

二、脑挫裂伤

脑挫伤指脑组织遭受破坏较轻，软脑膜完整（2015）；脑裂伤指软脑膜、血管和脑组织同时有破裂，伴有外伤性蛛网膜下腔出血。由于两者常同时存在，合称为脑挫裂伤。

（一）临床表现和诊断

1. **意识障碍**　是脑挫裂伤最突出的临床表现，持续时间长短不一。

2. 局灶症状和体征　依损伤的部位和程度而不同。

3. 头痛、恶心、呕吐　与颅内压增高、自主神经功能紊乱或外伤性蛛网膜下腔出血等有关。后者还可出现脑膜刺激征，脑脊液检查有红细胞。

4. 颅内压增高和脑疝　因继发颅内血肿或脑水肿所致。

名师点拨：CT 检查是诊断脑挫裂伤的首选项目。MRI 有助于明确诊断。

（二）治疗要点

床头抬高 15°～30°，保持呼吸道通畅，营养支持，预防感染，脱水，防治脑水肿等。重度脑挫裂伤经上述治疗无效时应手术。

三、颅内血肿

根据血肿的来源和部位，分为硬脑膜外血肿、硬脑膜下血肿、脑内血肿。根据血肿引起颅内压增高及早期脑疝症状所需时间分为急性型（3 日内）、亚急性型（3 日至 3 周）、慢性型（3 周以上）。

（一）临床表现和诊断

1. **硬脑膜外血肿　典型的意识障碍是在原发性意识障碍之后，经过中间清醒期，再度出现意识障碍，并渐次加重（2014/2016）**。少数患者可不出现中间清醒期或可无原发性昏迷，而在血肿形成后出现昏迷。

名师点拨：中间清醒期——颅内血肿；逆行性遗忘——脑震荡。

2. 硬脑膜下血肿

（1）**急性硬脑膜下血肿（2022）：脑实质血管破裂所致（2015）**，症状类似硬脑膜外血肿，脑实质损伤较重，原发性昏迷时间长，中间清醒期不明显。

（2）慢性硬脑膜下血肿：可有慢性颅内压增高表现，并有间歇性神经定位体征。

3. 脑内血肿　浅部血肿多因脑挫裂伤致脑实质内血管破裂引起，常与硬脑膜下血肿同时存在，多伴有颅骨凹陷性骨折；深部血肿多见于老年人，由脑受力变形或剪力作用使深部血管撕裂导致。

（二）治疗要点

一经确诊，应手术清除血肿（2011）。

基础巩固

1. 脑震荡　意识障碍不超过 30 分钟，逆行性遗忘，无阳性体征。

2. 脑挫裂伤　意识障碍超过 30 分钟，有明显阳性体征。

3. 颅内血肿　①硬脑膜外血肿：中间清醒期。②硬脑膜下血肿：最常见的颅内血肿，进行性加重的意识障碍。③脑内血肿：相应压迫部位可有临床表现。

第三节　护　　理

一、护理评估

健康史、身体状况和心理-社会支持情况。

二、护理措施

1. 紧急救治

（1）首先争分夺秒地抢救心搏呼吸骤停、开放性气胸、大出血等危及患者生命的伤情。保持呼吸道通畅及时清除口、鼻腔分泌物。**禁用吗啡镇痛，以防抑制呼吸**（2010/2013/2021）。

（2）有脑组织从伤口膨出时，外露的脑组织周围用消毒纱布卷保护，再用纱布架空包扎，避免脑组织受压。对插入颅腔的致伤物不可贸然撼动或拔出，以免引起颅内大出血。遵医嘱使用抗生素和TAT。

（3）如患者意识障碍进行性加重，出现喷射性呕吐、瞳孔散大，应警惕脑疝可能。

2. 一般护理

（1）**体位**：清醒者**取斜坡卧位**，以利于颅内静脉回流，减轻脑水肿。昏迷者取侧卧位。

（2）**营养支持**：昏迷患者禁食，选用胃肠外营养补充营养，成人每日补液量1500～2000ml，等渗盐水不超500ml/d。

（3）维持正常体温和防治感染：高热者及时降温。遵医嘱应用抗菌药。

（4）告知患者避免情绪激动；昏迷躁动不安者慎用镇静药，禁强制约束，以免血压骤升而增加颅内压。

（5）保持呼吸道通畅。

3. 严密观察病情　①意识状态。②生命体征：先测呼吸，再测脉搏，最后测血压。③瞳孔：伤后瞳孔先缩小后散大，对光反应消失，提示小脑幕切迹疝；瞳孔时大时小提示中脑损伤。④锥体束征。

4. 应用利尿药、甘露醇、肾上腺皮质激素等降低脑水肿和颅内压。

5. 手术前后护理　术前止血及补充血容量，病情观察，完善术前准备。术后送ICU病房严密监护，保持呼吸道通畅，继续降低颅内压，做好创口和引流管的护理，加强基础护理。

6. 并发症的预防和护理　保持皮肤清洁干燥，定时翻身；加强呼吸道护理，定期翻身拍背；保持患者肢体于功能位等。

实战演练

【A1型题】

1. 脑脊液漏患者禁忌耳鼻冲洗的目的是避免

A. 脑疝　B. 头痛

C. 颅内压下降　D. 颅内继发感染

E. 昏迷

【答案】D

【考点】颅骨骨折的护理

【解析】为了预防颅内逆行感染，脑脊液漏者，禁忌堵塞、冲洗鼻腔、耳道，禁止耳道滴药，禁忌作腰椎穿刺。脑脊液鼻漏者，严禁从鼻腔吸痰或放置鼻胃管。同时要注意有无颅内感染迹象，如头痛、发热等。故选D。

2. 颅后窝骨折的临床表现是

A. 面神经瘫痪　B. 脑脊液鼻漏

C. 外耳道脑脊液漏　D. 耳后乳突区皮下淤血

E. 耳后及枕下部皮下淤血

【答案】E

【考点】颅底骨折的临床表现

【解析】颅底骨折的主要临床表现为皮下或黏膜下瘀斑、脑脊液外漏和脑神经损伤3个方面。颅后窝骨折时表现为耳后、枕下部瘀斑，脑脊液漏至胸锁乳突肌和乳突后皮下，第Ⅸ～Ⅻ对脑神经的损伤。故选E。

3. 不符合脑震荡的表现是

A. 逆行性健忘

B. 有中间清醒期

C. 意识障碍不超过30分钟

D. 头痛、头晕

E. 脑脊液检查无异常

【答案】B

【考点】脑震荡临床表现

【解析】脑震荡的主要症状是受伤当时立即出现短暂的意识障碍，可为神志不清或完全昏迷，常为数秒或数分钟，一般不超过半小时。清醒后大多数不能回忆受伤当时乃至伤前一段时间内的情况，称为逆行性遗忘。神经系统检查无阳性体征，脑脊液检查无红细胞，CT检查颅内无异常发现。故选B。

4. 下列神志障碍表现中，与颅内血肿关系最为密切的是

A. 嗜睡　B. 浅昏迷　C. 深昏迷

D. 中间清醒期　E. 反应迟钝

【答案】 D

【考点】 颅内血肿的神志变化

【解析】 根据血肿的来源和部位，颅内血肿可分为硬脑膜外血肿、硬脑膜下血肿及脑内血肿等。其中，中间清醒期是硬脑膜外血肿的典型临床表现，具有特异性。其他选项的神志改变不是颅内血肿的特征性表现。故选 D。

【A2 型题】

5. 患者，女，28 岁。自高处坠下，额部着地，双眼眶青紫淤血，鼻腔有血性液体流出，主诉视力有所下降。可考虑为

A. 鼻出血　B. 颅前窝骨折　C. 脑损伤

D. 颅中窝骨折　E. 眼球损伤

【答案】 B

【考点】 颅前窝骨折的临床表现

【解析】 颅前窝骨折可出现一侧或两侧黑眼征（眼镜征，熊猫眼征），骨折线经过额筛窦时，常产生鼻出血、脑脊液鼻漏及嗅觉减退或丧失，其他征象有前额皮肤损伤、单侧或双侧视神经损伤症状等。故选 B。

6. 患者，男，35 岁。走路不慎滑倒，头部触地，当即昏迷约 30 分钟，醒后头痛、恶心，50 分钟后，再次昏迷，该患者最可能是

A. 脑震荡　B. 脑挫伤　C. 脑裂伤

D. 脑内血肿　E. 硬脑膜外血肿

【答案】 E

【考点】 硬脑膜外血肿的临床表现

【解析】 硬脑膜外血肿典型的意识障碍是伤后昏迷有“中间清醒期”，即原发性脑损伤的意识障碍清醒后，经过一段时间因颅内血肿形成，颅内压增高使患者再度出现昏迷，并进行性加重。与题干中患者的临床表现相符，故选 E。

7. 患者，女，36 岁。重型颅脑损伤行“血肿清除术”后 20 小时，患者清醒后，继而出现呕吐，意识障碍，GCS 评分为 11 分。急诊 CT 检查，见右颞顶不规则阴影。患者可能出现了

A. 颅内感染　B. 颅内急性脓肿

C. 颅内血肿　D. 皮下血肿

E. 帽状腱膜血肿

【答案】 C

【考点】 颅脑损伤的常见并发症

【解析】 根据题干中信息，患者 GCS 评分为 11 分属于中度昏迷，又因患者出现以上症状前曾做了血肿清除术，术后血肿的复发是该手术的常见并发症之一，再结合呕吐症状和颅脑 CT 检查结果，高度怀疑患者是出现了颅内血肿的复发。故选 C。

【B1 型题】

（8～10 题共用备选答案）

A. 脑震荡　B. 脑挫伤　C. 脑裂伤

D. 硬膜外血肿　E. 硬膜下血肿

8. 头部受到撞击后，发生一过性神经功能障碍。无肉眼可见的神经病理改变，显微镜下神经组织结构紊乱。判断为

【答案】 A

9. 暴力作用头部后，脑组织受到破坏较轻，软脑膜尚完整。判断为

【答案】 B

10. 脑实质血管破裂，会导致

【答案】 E

【考点】 脑损伤的临床诊断

【解析】 脑震荡患者伤后立即出现短暂的意识障碍，持续数秒或数分钟，一般不超过 30 分钟。与此同时可伴有出汗、血压下降、各生理反射迟钝或消失等自主神经和脑干功能紊乱的表现。神经系统检查无阳性体征。故第 8 题选 A。脑挫伤的脑组织遭受破坏较轻，软脑膜完整。其伤后的继发性改变如脑水肿和血肿形成具有更为重要的临床意义。故第 9 题选 B。硬脑膜下血肿出血多集聚于硬脑膜下腔，是颅内血肿中最为常见的类型。常继发于对冲型脑挫裂伤，出血多来自挫裂的脑实质血管。故第 10 题选 E。

第十六章　颈部疾病患者的护理

考点直击

年份	分值	考点
2023	2	喉返神经损伤；喉上神经损伤
2021	2	硫脲类药物加用碘剂的注意事项；单纯性甲状腺肿的病因病理
2019	1	喉返神经损伤
2018	2	喉返神经损伤；喉上神经损伤
2017	2	甲状腺激素的作用；甲状腺功能亢进症的并发症
2015	1	手足抽搐

考点集萃

第一节　解剖生理概要

一、解剖

甲状腺位于甲状软骨下方、气管两侧，分左、右两叶，中间以峡部相连，甲状腺借外层被膜固定于气管和环状软骨，还借左、右叶上极内侧的悬韧带悬吊于环状软骨上，故做吞咽动作时，甲状腺随之上下移动。

甲状腺血液供应由两侧的甲状腺上动脉（颈外动脉的分支）和甲状腺下动脉（锁骨下动脉的分支）供应。甲状腺有 3 条主要静脉，即甲状腺上、中、下静脉。甲状腺的淋巴液汇入颈深淋巴结。

喉返神经支配声带运动。喉上神经分内支和外支，内支（感觉支）分布于喉黏膜，外支（运动支）支配环甲肌，使声带紧张。

二、生理

甲状腺有合成、贮存和分泌甲状腺素的功能。**甲状腺素作用包括（2017）：**①增加全身组织细胞的氧消耗和产热。②促进蛋白质、脂肪、碳水化合物的分解。③促进生长发育和组织分化。④影响体内水和电解质的代谢等。

第二节　甲状腺功能亢进症

甲状腺功能亢进症简称甲亢，是指由多种病因导致甲状腺腺体本身产生甲状腺激素（TH）过多而引起的甲状腺毒症。以 Graves 病（GD）最多见。

一、病因（★★）

1. 遗传因素　GD 有显著的遗传倾向。

2. 免疫因素　原发性甲亢是一种自身免疫性疾病。患者血清中存在 TSH 受体抗体（TRAb）。TSH 和 TRAb 均可与 TSH 受体结合，使甲状腺细胞增生、TH 合成及分泌增加。

3. 环境因素　如细菌感染、性激素、应激和锂剂的应用等。

二、分类（★★）

1. 原发性甲亢　最常见，患者在甲状腺肿大同时出现功能亢进症状。以 20~40 岁多见。腺体多呈弥漫性肿大，两侧对称，常伴有眼球突出，故又称突眼性甲状腺肿。可伴胫前黏液性水肿。

2. 继发性甲亢　较少见，如继发于结节性甲状腺肿的甲亢，患者先有结节性甲状腺肿多年，以后逐渐出现功能亢进症状。年龄多在 40 岁以上。腺体呈结节状肿大，两侧不对称，无眼球突出，容易发生心肌损害。

3. 高功能腺瘤　少见，甲状腺内有单个的自主性高功能结节，结节周围的甲状腺组织呈萎缩改变。患者无眼球突出。放射性碘扫描显示结节的聚碘量增加，呈现“热结节”。

名师点拨：确诊甲状腺功能亢进的化验是**三碘甲状腺原氨酸增高（T_3）（2011）**。

三、外科治疗（★★★）

甲状腺大部切除术仍是目前治疗中度甲亢的一种最常用而有效的疗法。

1. 适应证　①中、重度甲亢。②有压迫症状者。③胸骨后甲状腺肿伴甲亢者。④结节性甲状腺肿伴甲亢者。

2. 禁忌证　①**青少年患者**。②症状较轻者。③老年患者或有严重器质性疾病不能耐受手术者。

四、护理措施（★★★）

1. 术前护理　**充分而完善的术前准备是保证手术顺利进行和预防甲状腺术后并发症的关键（2011）**。

（1）休息与心理护理：多与患者交谈，消除顾虑和恐惧心理，避免情绪激动。精神过度紧张或失眠者，适当应用镇静药或安眠药物。保持病房安静，指导患者减少活动，适当卧床，以免体力消耗。

（2）配合术前检查：除常规检查外，还包括：①颈部摄片，了解气管有无受压或移位。②心电图检查。③喉镜检查，确定声带功能。④测定基础代谢率。

（3）术前用药：术前通过药物降低基础代谢率是甲亢患者手术准备的重要环节。通常有以下几种方法。

1）单用碘剂：①常用的碘剂与用法。复方碘化钾溶液口服，每日 3 次，第 1 日每次 3 滴，第 2 日每次 4 滴，依此逐日每次增加 1 滴至每次 16 滴止，然后维持此剂量。服药 2~3 周后甲亢症状得到基本控制，表现为患者情绪稳定，睡眠好转，体重增加，脉率稳定在每分钟 90 次以下，脉压恢复正常，基础代谢率在 20% 以下，便可进行手术。②注意事项。由于碘剂的作用是抑制甲状腺素的释放，不能抑制甲状腺素的合成，一旦停服，将使甲亢症状重新出现、甚至加重。因此，凡不准备手术者不宜服用碘剂。

2）硫脲类药物加用碘剂：①先用硫脲类药物，待甲亢症状基本控制后停药，再单独服用碘剂 2 周后再行手术。②注意事项。由于硫脲类药物能使甲状腺肿大充血，手术时极易发生出血；而碘剂能减少甲状腺的血流量，减少腺体充血，**使腺体缩小变硬（2021）**，因此服用硫脲类药物后必须加用碘剂。对于不能耐受碘剂或硫脲类药物，或对此两类药物都不能耐受或无反应的患者，主张单用普萘洛尔或与碘剂合用做术前准备。

（4）饮食护理：给予高热量、高蛋白质和富含维生素的食物，加强营养支持。禁用对中枢神经有兴奋作用的浓茶、咖啡等刺激性饮料，戒烟酒。

（5）突眼护理：突眼者注意保护眼部，常滴眼药水。外出戴墨镜或眼罩；睡前用抗生素眼膏敷眼。

（6）其他措施：术前教会患者头颈过伸位。

2. 术后护理　最重要的是并发症的观察与护理。

（1）体位和引流术后：取平卧位，待血压平稳或全麻清醒后取半坐卧位，以利呼吸和引流。指导患者在床上变换体位、起身、咳嗽时可用手固定颈部以减少震动。术野常规放置橡皮片或胶管引流 24~48 小时，注意观察引流液的量和颜色，保持引流通畅，及时更换浸湿的敷料，估计并记录出血量。

（2）保持呼吸道通畅：注意避免引流管阻塞导致颈部积血、形成血肿压迫气管而引起呼吸不畅。鼓励和协助患者进行深呼吸和有效咳嗽，必要时行超声雾化吸入，使痰液稀释易于排出。因切口疼痛而不敢或不愿意咳嗽排痰者，遵医嘱适当给予镇痛药。

（3）并发症的观察与护理密切监测呼吸、体温、脉搏、血压的变化，观察患者发音和吞咽情况。及早发现术后并发症，并及时通知医生、配合抢救。

1）**呼吸困难和窒息（2017）**：是**最危急**的并发症，多发生于术后48小时内。常见原因有：①**切口内出血压迫气管（2011）**。②喉头水肿。③气管塌陷。④双侧喉返神经损伤。对于血肿压迫所致者，须立即进行床边抢救，剪开缝线，敞开伤口，迅速除去血肿，结扎出血的血管。待病情好转，再送手术。喉头水肿者立即应用大剂量激素。

2）**喉返神经损伤（2018/2019/2023）**：多为暂时的。一侧损伤表现为声音嘶哑；双侧损伤可致失声或严重的呼吸困难。

3）喉上神经损伤（2018/2023）：若损伤外支，声调降低；损伤内支，误咽或呛咳。

4）甲状旁腺功能减退：多于术后1~3日出现。**系手术时甲状旁腺被误切除所致（2010/2015）**。抽搐时可立即缓慢静推10%葡萄糖酸钙溶液10~20ml。

5）甲状腺危象：术后12~36小时内出现。一旦发生立即处理。

易错知识梳理

甲状腺危象发生多与术前准备不充分、甲亢症状未能很好控制及手术应激有关。

（4）饮食与营养：术后清醒患者，即可给予少量温水或凉水。若无呛咳、误咽等不适，可逐步给予便于吞咽的微温流质饮食，注意过热可使手术部位血管扩张，加重创口渗血。以后逐步过渡到半流质和软食。

（5）特殊药物的应用：甲亢患者术后继续服用复方碘化钾溶液，每日3次，以每次16滴开始，逐日每次减少1滴，直至病情平稳。

基础巩固

1. 喉返神经损伤　一侧损伤为声音嘶哑；双侧损伤为失声或严重呼吸困难。
2. 喉上神经损伤　损伤外支为声调降低；损伤内支为误咽或呛咳。

第三节　单纯性甲状腺肿

一、病因病理（★★）

1. 环境　**碘缺乏是地方性甲状腺肿的主要原因（2013/2021）**。
2. TH合成或分泌障碍

（1）摄碘过多：高碘性甲状腺肿。

（2）致甲状腺肿物质或药物。

（3）先天性TH合成障碍：某些酶的缺陷。

3. TH需要量增加　在青春发育、妊娠、哺乳期对TH需要量增加时，可出现相对性缺碘而致生理性甲状腺肿。

二、预防（★★★）

使用加碘食盐，多食含碘丰富的食物，如海带等。

三、治疗要点（★★）

1. 碘缺乏所致者，补充碘剂。
2. 20岁以下青少年的弥漫性甲状腺肿，多在青春期后自行缩小，可给予**小剂量甲状腺素或左甲状腺素钠片**。
3. 手术治疗　出现压迫症状、药物治疗无好转者或疑癌变者。

四、护理措施（★★★）

1. 手术前、后护理　参见本章第二节“甲状腺功能亢进症”的护理措施。

2. 健康教育　在甲状腺流行区推广加碘食盐。

名师点拨：肿大甲状腺可压迫邻近组织产生呼吸困难、吞咽困难、头面部淤血、**声音嘶哑等压迫症状**（2010）。

第四节　甲状腺肿瘤

一、概述（★★）

1. 甲状腺腺瘤　是最常见的甲状腺良性肿瘤。病理上可分为滤泡状和乳头状囊性腺瘤两种。前者多见，周围有完整的包膜；后者少见，且不易与乳头状腺癌区分。本病多见于40岁以下的妇女。

多数患者无不适症状，颈部出现圆形或椭圆形结节，多为单发，表面光滑，稍硬，无压痛，边界清楚，随吞咽上下移动。腺瘤生长缓慢。若乳头状囊性腺瘤因囊壁血管破裂而发生囊内出血时，肿瘤可在短期内迅速增大，局部出现胀痛。

2. 甲状腺癌　是最常见的甲状腺恶性肿瘤。乳头状癌是成人甲状腺癌最主要的类型，儿童甲状腺癌全部为乳头状癌，预后较好。未分化癌高度恶性预后很差。

晚期癌肿常因压迫喉返神经、气管或食管而出现声音嘶哑、呼吸困难或吞咽困难等。远处转移多见于扁骨和肺。

名师点拨：甲状腺癌、食管癌、肺癌压迫或侵犯喉返神经，引起声音嘶哑。

二、护理措施（★★★）

1. 术前护理　指导患者练习术时体位，即将软枕垫于肩部，**保持头低、颈过伸位**。必要时，剃除其耳后毛发，以便行颈淋巴结清扫术。

2. 术后护理

（1）体位：回病室后，取平卧位；麻醉清醒、血压平稳后，改半坐卧位。

（2）保持呼吸道通畅，预防肺部并发症。

（3）病情观察：了解患者的呼吸、发音和吞咽情况，判断有无呼吸困难、声音嘶哑、音调降低、呛咳等。

（4）饮食：病情平稳或麻醉清醒后，给少量饮水。若无不适，鼓励进食或经吸管吸入便于吞咽的流质饮食，逐步过渡为半流质饮食及软食。**禁忌过热饮食**。

（5）遵医嘱补充水、电解质。

3. 健康教育

（1）功能锻炼：卧床期间鼓励患者床上活动。头颈部制动一段时间后，开始练习活动。颈淋巴结清扫术者，切口愈合后应开始肩关节和颈部的功能锻炼，随时注意保持患肢高于健侧，以防肩下垂。功能锻炼应至少持续至出院后3个月。

（2）后续治疗：指导甲状腺全切除者遵医嘱坚持服用甲状腺素制剂，预防肿瘤复发。

第五节 常见颈部肿块

一、甲状舌管囊肿

1. 发病特点　与甲状腺发育有关的先天性畸形。多见于15岁以下儿童。

2. 临床表现　为颈前区中线、舌骨下方的1~2cm圆形肿块，边界清楚，表面光滑，有囊性感，无压痛，并随吞咽或伸缩舌而上下移动。

3. 治疗要点　原则是彻底切除囊肿及残留的管状结构。

二、颈淋巴结结核

1. 发病特点　多见于儿童和青年。

2. 临床表现　为颈部一侧或双侧出现多个大小不等的肿大淋巴结，一般位于胸锁乳突肌的前、后缘。初发时肿大的淋巴结较硬，无痛，可推动。病情继续发展，各个淋巴结可融合成团或形成串珠状肿块，最后发生干酪样坏死、液化，形成寒性脓肿，破溃后形成经久不愈的窦道或慢性溃疡。

3. 辅助检查　淋巴结穿刺或切片病理学检查有助于诊断。

4. 治疗要点

（1）全身治疗：包括注意休息、加强营养和抗结核药物治疗等综合措施。

（2）局部治疗：①少数局限、较大、可推动的淋巴结可手术切除。②寒性脓肿尚未破溃可穿刺抽脓，再注入抗结核药，每周2次。③无继发感染的窦道或溃疡行刮除术并开放引流。④寒性脓肿继发化脓性感染者，先行切开引流，待感染控制后，必要时再行刮除术。

三、慢性淋巴结炎

1. 病因　常继发于头面部、颈部的炎性病灶。

2. 临床表现　肿大的淋巴结常散见于颈侧区或颌下、颏下区，略硬但表面光滑、能活动，可有或无压痛。

3. 辅助检查　需与恶性病变鉴别，必要时切除肿大的淋巴结做病理检查。

4. 治疗要点　慢性淋巴结炎本身不需要治疗，重点在于控制原发炎症病灶。

四、恶性淋巴瘤

1. 发病特点　包括霍奇金淋巴瘤和非霍奇金淋巴瘤，是来源于淋巴组织恶性增生的实体瘤，多见于男性青壮年。

2. 临床表现　肿大淋巴结常先出现于颈侧区，散在、稍硬、尚活动、无压痛；继之淋巴结逐渐融合成团，伴腋窝、腹股沟等全身淋巴结肿大、肝脾大及不规则高热；病情发展迅速。

3. 辅助检查　淋巴结病理检查可确诊。

4. 治疗要点　以放疗、化疗为首选治疗。

五、转移性肿瘤

1. 发病特点　约占颈部恶性肿瘤的3/4，头颈部的转移性肿瘤最常见为鼻咽癌和甲状腺癌的转移。

2. 临床表现　肿瘤转移性淋巴结坚硬，初起常为单发、无痛，尚可被推动；以后迅速增大，肿块呈结节状、表面不平、固定，且伴局部或放射性疼痛；晚期肿块可发生坏死、破溃、感染和出血，分泌物带有恶臭。

3. 治疗要点　全面细致查找原发病灶同时早期行病理学检查，以明确诊断和治疗。

实战演练

【A1 型题】

1. 甲状腺功能亢进症患者术前准备最重要的是

A. 测定基础代谢率　B. 保证休息

C. 喉镜检查　D. 营养支持

E. 抗甲状腺药物和碘剂的应用

【答案】 E

【考点】 甲状腺功能亢进症的术前准备

【解析】 为了避免甲状腺功能亢进症患者在基础代谢率高亢情况下进行手术的危险，术前应采取充分而完善的准备。一般准备：对精神过度紧张或失眠者适当应用镇静药物，心率过快者给予利血平或普萘洛尔。术前检查：除了全面体格检查和必要的实验室检查以外，还应有颈部透视、心脏情况检查、喉镜检查、测定基础代谢率等。药物准备：包括用内科药物或碘剂治疗使甲状腺功能亢进症症状得到基本控制。其中药物准备是术前用于降低基础代谢率的重要环节。故选 E。

2. 甲状腺功能亢进症患者术前准备，下列哪项不符合手术指标

A. 情绪稳定、睡眠好转

B. 体重增加

C. 脉搏>100 次/分

D. 甲状腺变硬缩小

E. BMR<20%

【答案】 C

【考点】 手术指征的判断

【解析】 甲状腺功能亢进症症状得到基本控制后，便可进行手术。即患者情绪稳定、睡眠好转，体重增加，脉率稳定在每分钟 90 次以下，脉压恢复正常基础代谢率（BMR）20%以下。故选 C。

3. 甲状腺大部分切除术后发生抽搐是因为损伤了

A. 甲状旁腺　B. 单侧喉返神经

C. 喉上神经外侧支　D. 双侧喉返神经

E. 喉上神经内侧支

【答案】 A

【考点】 甲状腺功能亢进症术后并发症的观察与护理

【解析】 手足抽搐多于术后 1~3 日出现，系手术时甲状旁腺被误切除，使其血液供应受累，致甲状旁腺功能低下，血钙浓度下降，神经肌肉应激性显著提高而引起。预防的关键是在切除甲状腺时注意保留腺体背面的甲状旁腺。故选 A。

4. 误切甲状旁腺，发生抽搐立即用

A. 乳酸钙　B. 10%葡萄糖酸钙

C. 口服钙片　D. 维生素 D_3

E. 双氢速固醇

【答案】 B

【考点】 甲状腺术后并发症

【解析】 发生手足抽搐后，应限制肉类、乳品和蛋类等食品，因其含磷较高，影响钙的吸收。抽搐发作时，立即静脉注射 10%葡萄糖酸钙或氯化钙 10~20ml。症状轻者可口服葡萄糖酸钙或乳酸钙 2~4g，每日 3 次；症状较重或长期不能恢复者，可加服维生素 D_3，每日 5 万~10 万 U，以促进钙在肠道内的吸收。口服双氢速固醇油剂能明显提高血中钙含量，降低神经肌肉的应激性。还可用同种异体带血管的甲状腺-甲状旁腺移植。故选 B。

【A2 型题】

5. 患者，男，69 岁。发现前颈部无痛性肿块半年。肿块约杏核大小，质硬，表面不光滑，随吞咽上下移动。^{131}I 扫描为冷结节。首先考虑的疾病是

A. 结节性甲状腺肿　B. 甲状腺腺瘤

C. 甲状腺癌　D. 颈部恶性淋巴瘤

E. 颈淋巴结结核

【答案】 C

【考点】 甲状腺肿物的诊断

【解析】 甲状腺发现肿块，质地硬而固定，表面不平，是各型癌的共同表现。病变发展可产生各种压迫及浸润症状，如声音嘶哑，呼吸、吞咽困难及 Horner 征等。B 超多数显示实性低回声表现，此检查并能协助判断甲状腺大小、结节部位及大小；放射性同位素扫描多为“冷或凉”结节；颈部 X 线检查可见沙粒样钙化及观察肿瘤对气管压迫情况；CT 及 MRI 能更清楚定位病变范围及淋巴结转移灶。结合题目叙述，考虑为甲状腺癌。故选 C。

6. 患者，女，15 岁。诊断为弥漫性单纯性甲状腺肿，甲状腺肿较明显，为其采取的主要治疗措施是

A. 放射性 ^{131}I 治疗　B. 多食含碘食物

C. 抗甲状腺药物治疗　D. 甲状腺大部分切除

E. 给予小剂量甲状腺素

【答案】 E

【考点】 弥漫性单纯性甲状腺肿的治疗要点

【解析】 青春期单纯性甲状腺肿时大多可自行消退，无须给药治疗，但如果是弥漫性肿块较大时，需给予甲状腺素治疗，从小剂量开始。故选 E。

7. 患者，男，35 岁。患甲状腺功能亢进症，应用甲巯咪唑治疗 1 个月后症状好转，但甲状腺肿与突眼加重。此时应采取的适宜治疗措施是

   A. 加大甲巯咪唑剂量
   B. 停用甲巯咪唑
   C. 改用碘剂治疗
   D. 加用小剂量甲状腺激素
   E. 改用手术治疗

【答案】 D

【考点】 甲状腺功能亢进症的治疗

【解析】 在应用甲巯咪唑治疗中，尤其是在前期，剂量过大可以完全阻断甲状腺素的合成，而使甲状腺肿与突眼加重。此时可加用甲状腺素片，故首先排除 A、B。如果不手术治疗，禁用碘剂；手术治疗一般在其他方法无效或有并发症时采用。故选 D。

8. 患者，男，23 岁。甲状腺次全切除术后 6 小时，突感呼吸困难，颈部肿胀，口唇发绀，紧急处理第一步应

   A. 吸氧　　B. 气管切开
   C. 清除血肿、吸痰　　D. 请麻醉医生插管
   E. 立即拆开颈部缝线，去除血块

【答案】 C

【考点】 甲状腺手术并发症的处理

【解析】 甲状腺术后应协助患者翻身、咳痰、做深呼吸，保持呼吸道通畅。如有呼吸困难发生，应立即辨明原因，对因或对症处理。该患者颈部肿胀，考虑是颈部血肿引起的呼吸困难，首先应及时清除血肿、吸痰等。故选 C。

第十七章　乳房疾病患者的护理

考点直击

年份	分值	考点
2023	1	急性乳腺炎的健康教育
2022	2	酒窝征；急性乳腺炎的诊断
2020	3	乳房的解剖；急性乳腺炎的病原菌；乳腺癌的临床表现
2019	4	急性乳腺炎的局部处理、护理措施；乳腺囊性增生病的临床特点、体征
2018	3	急性乳腺炎的发生时间、手术处理；乳腺癌的临床表现
2017	3	乳腺癌的临床表现、转移征象、术后护理
2016	4	乳管内乳头状瘤；乳腺囊性增生病的治疗要点；乳腺癌的转移途径、健康教育
2015	2	乳腺癌的病因、术后护理

考点集萃

第一节　解剖生理概要

一、乳房的解剖

成年妇女乳房是两个半球形的性征器官，位于胸大肌浅表，约在第2和第6肋骨水平的浅筋膜浅、深层之间。

乳腺有15~20个腺叶，每一腺叶分成很多腺小叶，腺小叶由小乳管和腺泡组成，是乳腺的基本单位。每一腺叶有其单独的导管（乳管），以乳头为中心呈放射状排列。乳管靠近开口的1/3段略为膨大，是乳管内乳头状瘤的好发部位。腺叶间有许多与皮肤垂直的纤维束，上连皮肤及浅筋膜浅层，下连浅筋膜深层，称Cooper韧带，有支持和固定乳房的作用。

大部分淋巴液经胸大肌外侧缘淋巴管流至腋窝淋巴结，再流向锁骨下淋巴结，继之到锁骨上淋巴结（2010/2020）。

二、乳腺的生理

乳腺是许多内分泌腺的靶器官，其生理活动受垂体前叶、卵巢及肾上腺皮质等分泌的激素影响。

第二节　急性乳腺炎

急性乳腺炎系指乳腺的急性化脓性感染。多发生在产后哺乳期妇女，以初产妇最为常见（2010/2013/2022），好发于产后3~4周（2018）。多为金黄色葡萄球菌感染所致（2011/2020）。

一、病因（★★）

乳汁淤积（最常见原因）、细菌入侵（婴儿患口腔炎或含乳头睡眠）等。

二、临床表现和诊断（★★★）

1. 局部　患乳**胀痛**，局部**红**、**肿**、**热**，并有压痛性肿块；可先后形成多个单房或多房脓肿。

名师点拨：炎症的局部表现为红、肿、热、痛和功能障碍。考生应结合具体疾病的特点来记忆临床表现。

2. 全身　可有寒战、高热和脉搏加快。重者可并发脓毒血症。

三、辅助检查（★★）

1. 实验室检查　血常规示血白细胞计数及中性粒细胞比例升高。
2. **诊断性穿刺**　在乳房肿块**波动最明显处**穿刺，抽到脓液表示脓肿已形成。

四、治疗要点（★★）

脓肿形成前以抗菌为主，脓肿形成后，及时切开引流。

1. 非手术处理

（1）局部处理：①患乳停止哺乳，排空乳汁。②**热敷、金黄散或鱼石脂软膏外敷或理疗（2019）**。③水肿明显者，可用25%硫酸镁溶液湿热敷。

（2）抗感染：原则为**早期、足量应用抗菌药**。①**首选青霉素类**，或根据细菌培养和药物敏感试验结果选用。避免使用四环素、氨基糖苷类等可分泌到乳汁的药物。②服用清热解毒类中药。

名师点拨：梅毒、肺炎链球菌肺炎、猩红热、破伤风、急性乳腺炎等首选青霉素治疗。

（3）终止乳汁分泌：口服溴隐亭、己烯雌酚；肌内注射苯甲酸雌二醇至乳汁分泌停止。

2. 手术处理　乳房**放射状切口，乳晕部、乳房深部或乳房后脓肿可在乳房下缘做弧形切口（2018）**。分离多房脓肿的房间隔膜以利引流。引流条应放在脓腔最低部位，必要时另加切口做对口引流。

五、护理措施（★★★）

1. 术前护理

（1）缓解疼痛：①防止乳汁淤积。患乳暂停哺乳，定时用吸乳器吸净乳汁。②局部托起。用宽松胸罩托起患乳。③**局部热敷、药物外敷或理疗（2019）**。

（2）控制体温和感染：遵医嘱早期应用抗菌药，高热者给予物理或药物降温。

（3）饮食：**高热量、高蛋白、易消化饮食（2011）**。

2. 术后护理　脓肿切开引流后，保持引流通畅。

3. 健康教育

（1）保持乳头和乳晕清洁。

（2）纠正乳头内陷：于妊娠期经常挤捏、提拉乳头。

（3）养成良好的哺乳习惯：定时哺乳，并吸尽乳汁。避免婴儿含乳头睡眠。**避免乳汁淤积（2023）**。

（4）保持婴儿口腔卫生，及时治疗婴儿口腔炎。

（5）及时处理乳头破损：暂停哺乳，用吸乳器吸乳；局部用温水清洗后涂以抗菌药软膏。

基础巩固

致病菌为“金黄色葡萄球菌”的疾病：急性乳腺炎，金黄色葡萄球菌肺炎，疖、痈、手部感染、化脓性关节炎，急性血源性化脓性骨髓炎，新生儿脐炎。

第三节　乳房良性肿块

一、乳房纤维腺瘤

乳房纤维腺瘤是女性常见乳房良性肿瘤，好发年龄为20~25岁。

（一）病因病理（★★）

小叶内纤维细胞对雌激素的敏感性异常增高，可能与纤维细胞所含雌激素受体的量或质出现异常有关。

（二）临床特点（★★）

患者常无明显自觉症状，肿块质似硬橡皮球的弹性感，表面光滑，易于推动。月经周期对肿块的大小无影响。

（三）治疗要点（★★）

有肉瘤变可能，手术切除是唯一有效的方法。

二、乳管内乳头状瘤

乳管内乳头状瘤多见于40~50岁经产妇。

（一）病因病理（★★）

75%发生在大乳管近乳头的壶腹部，瘤体很小，带蒂而有绒毛，且有很多壁薄的血管，故易出血。

（二）临床特点（★★）

无自觉症状，乳头溢液为主要表现。**溢液多为血性，也可为暗棕色或黄色液体（2016）**。

（三）治疗要点（★★）

以手术治疗为主。

三、乳腺囊性增生病

（一）病因病理（★★）

本病与内分泌失调有关。常见于中年妇女。本病是乳腺组织的良性增生。

（二）临床特点（★★）

1. 症状　突出的表现是**乳房胀痛，部分患者具有周期性（2011/2019）**。疼痛与月经周期有关，往往在月经前疼痛加重，月经来潮后减轻或消失。

2. 体征　**一侧或双侧乳腺有弥漫性增厚，肿块呈颗粒状、结节状或片状，大小不一，质韧而不硬，增厚区与周围乳腺组织分界不明显（2019）**。

（三）治疗要点（★★）

以对症治疗为主（2016）。

第四节　乳　腺　癌

乳腺癌是女性发病率最高的恶性肿瘤之一，也是女性最常见的癌症死亡原因。

一、病因（★★）

有关因素：激素如雌酮及雌二醇（2015）；家族史；月经初潮年龄早、绝经年龄晚、不孕；乳腺良性疾病；营养过剩、肥胖和高脂肪饮食；环境和生活方式。

二、病理

1. 病理分型　非浸润性癌、早期浸润性癌、浸润性特殊癌、浸润性非特殊癌等。
2. 转移途径　局部浸润、淋巴转移、血行转移。**淋巴转移以腋窝淋巴结转移最多（2016）**。

三、临床表现（★★★）（2018）

1. 乳房肿块

（1）早期：表现为患侧乳房出现无痛性、单发小肿块，**多位于乳房外上象限（2010/2017）**，质硬、表面不光滑，分界不清，不易被推动。

（2）晚期：肿块固定，出现卫星结节、铠甲胸及皮肤破溃。

2. 乳房外形改变　出现**酒窝征，肿瘤累及 Cooper 韧带（2022）**；乳头内陷；乳房皮肤呈**橘皮征，皮下淋巴管被癌细胞堵塞（2010/2020）**。

3. 转移征象　淋巴转移，**最初多见于患侧腋窝（2017）**；血行转移，**最常见转移依次为肺（2014）**、骨、肝。

易错知识梳理

肿瘤累及 Cooper 韧带，乳房出现酒窝征；癌细胞堵塞皮下淋巴管，乳房皮肤呈橘皮征。

四、分期（★★）

TNM 分期是目前常用的临床分期方法。

五、治疗要点（★★）

手术治疗为主，辅以化学药物、内分泌、放射、生物等治疗措施。

六、护理措施（★★★）

1. 术前护理

（1）妊娠期及哺乳期发生乳腺癌的患者应立即停止妊娠或哺乳。

（2）术前准备：对手术范围大、需要植皮的患者，做好供皮区的皮肤准备。

2. 术后护理

（1）体位：术后麻醉清醒、血压平稳后取半卧位。

（2）病情观察：严密观察生命体征变化，观察切口敷料渗血、渗液情况。乳腺癌扩大根治术有**损伤胸膜**可能，患者会出现胸闷、呼吸困难，应及时报告医生。

（3）伤口护理：手术部位用弹力绷带加压包扎，使皮瓣紧贴胸壁，防止积液积气。观察皮瓣血液循环和患侧上肢远端血液循环，若手指发麻、皮肤发绀、动脉搏动不能扪及，提示腋窝部血管受压，应及时调整绷带的松紧度。

（4）引流管护理：负压吸引的压力大小要适宜；妥善固定引流管；保持引流通畅；观察引流液的颜色和量。**术后 3~5 日，皮瓣下无积液，创面与皮肤紧贴**，即可考虑拔管。

（5）**患侧上肢肿胀（2017）**：勿在患侧上肢测血压、抽血、做注射等；平卧时患肢下方垫枕抬高 10°~15°，肘关节轻度屈曲；下床时患肢抬高于胸前，扶持时扶健侧；避免患肢下垂过久；按摩患侧上肢或进行握拳、屈、伸肘运动。

（6）**患侧上肢功能锻炼**

1）**术后 24 小时内：活动手指和腕部（2015）**。

2）术后 3~5 日：活动肘部。

3）术后 1 周：待皮瓣基本愈合后可进行肩部活动、手指爬墙运动（逐渐递增幅度），直至患侧手指能高举过头、自行梳理头发。

名师点拨：乳腺癌术后功能锻炼，口诀为“术后一天动动手，三到五天活动肘。肩部运动得一周，十天之后爬墙走”。

3. 健康教育

（1）近期避免患侧上肢搬动或提拉过重物品，坚持功能锻炼。

（2）术后 5 年内避免妊娠（2016）。

（3）坚持放疗、化疗：放疗期间应注意保护皮肤，化疗期间定期检查肝、肾功能和血白细胞计数，若白细胞计数<4×10^9/L，需及时就诊。多食高蛋白、高维生素、高热量、低脂肪的食物。

（4）乳房定期检查：每月 1 次，检查时间在月经周期的第 7~10 日，或月经结束后 2~3 日，已绝经者每个月固定的 1 日检查。

名师点拨：术后预防复发最重要的措施是避孕，早期发现复发的重要措施是乳房自查。

基础巩固

乳腺癌转移

1. 淋巴转移　多见患侧腋窝。
2. 血行转移　常见转移部位依次为肺、骨、肝。

实战演练

【A1 型题】

1. 急性乳腺炎的主要病因是

A. 乳头破损　　B. 乳头皲裂

C. 乳管堵塞　　D. 乳头发育不良

E. 乳汁淤积

【答案】E

【考点】急性乳腺炎的病因

【解析】乳汁淤积是造成急性乳腺炎的最主要原因，因为哺乳期妇女乳腺管发达，并且处在乳汁分泌的高峰期。此时若乳头皮肤破损，细菌入侵，则很容易在淤积的乳汁中繁殖。故选 E。

2. 以非手术治疗为主的乳房疾病是

A. Ⅰ期乳腺癌　　B. Ⅱ期乳腺癌

C. 乳腺纤维腺瘤　　D. 乳管内乳头状瘤

E. 乳腺囊性增生病

【答案】E

【考点】乳腺囊性增生病的处理原则

【解析】乳腺囊性增生病是女性多发病，属于乳腺组织的良性增生，常见于中年妇女。临床上主要以非手术治疗为主，主要是观察病情和药物治疗，观察期间可用中医中药调理，也可选用激素类和维生素类药物联合治疗。故选 E。

3. 与乳腺癌发生有直接关系的激素是

A. 己烯雌酚　　B. 绒毛膜促性腺激素

C. 促肾上腺皮质激素　　D. 雌酮

E. 肾上腺皮质激素

【答案】D

【考点】乳腺癌的病因

【解析】长期服用雌激素容易引起雌激素不平衡，极易导致乳腺癌的发生，所以女性要补充雌激素（尤其是乳腺癌的高危人群），一定要在医生的指导下服用，最好能在使用雌激素前，进行和乳腺有关的检查。雌酮是人体分泌的一种雌激素。故选 D。

【A2 型题】

4. 患者，女，40 岁。近月来发现有少量鲜血从乳头溢出，但乳房内未触及明显肿块，亦无头痛，考虑诊断为

A. 乳腺纤维腺瘤　　B. 乳腺囊性增生病

C. 乳腺炎症　　D. 乳管内乳头状瘤

E. 乳腺癌

【答案】D

【考点】乳房疾病的特点

【解析】乳管内乳头状瘤一般无自觉症状，乳头溢液为主要表现。溢液多为血性，也可为暗棕色或黄色液体。因肿瘤小，常不能触及。大乳管乳头状瘤可在乳晕区扪及圆形、质软、可推动的小肿块，轻压此肿块可从乳头溢出血性液。题中描述与此症状最相符。故选 D。

5. 患者，女，48 岁，未婚。左侧乳房出现无痛性肿

块，边界不清，质地坚硬，直径为4cm，同侧腋窝2个淋巴结肿大，无粘连，诊断为乳腺癌，需手术治疗。此患者术前备皮范围是

A. 胸部，同侧腋下及颈部
B. 胸部，同侧腋下损伤性血胸的
C. 胸部，同侧腋下及上臂
D. 胸部，上臂
E. 胸部，双侧腋下

【答案】 C

【考点】 乳腺癌手术术前准备

【解析】 患者除左侧乳房出现无痛性肿块外，同侧腋窝2个淋巴结还有肿大、无粘连，故备皮范围应该是胸部，同侧腋下及上臂。颈部和对侧腋下没有明显症状，不属于手术操作所必需的区域，不予处理。故选C。

6. 患者，女，30岁。因乳腺癌做根治术，并经化疗。出院前进行健康指导。以下哪项对预防复发最重要

A. 加强营养
B. 参加体育活动增强体质
C. 5年内避免妊娠
D. 经常自查乳房
E. 定期来院复查

【答案】 C

【考点】 乳腺癌根治术后预防复发的措施

【解析】 乳腺癌是多种内分泌激素的靶器官，如雌激素、孕激素及泌乳素等，其中雌酮及雌二醇对乳腺癌的发病有直接关系，故乳腺癌根治术后为防止复发，应该5年内避免妊娠，防止体内激素水平的变化刺激乳腺癌复发，故5年内避免妊娠是预防复发最重要的措施，故选C。其他选项均是预防复发的正确措施，但相对于5年内避免妊娠并不是最重要的，故排除。

【A3/A4 型题】

（7~8题共用题干）

患者，女，52岁。发现右乳包块5天。查体：质地硬，表面不光滑。穿刺细胞学诊断为乳腺癌。

7. 保乳手术的适应证应除外

A. 乳房内单个肿瘤，直径≤3cm
B. 病灶为多中心型
C. 距离乳头4cm以上
D. 肿瘤边缘距乳晕边缘>2cm
E. 钼靶X线片示局限性钙化灶

【答案】 C

【考点】 保乳手术乳腺癌保乳手术的适应证

【解析】 其适应证大致如下。①肿瘤较小，适用于临床T_1及部分T_2（小于4cm）以下病灶。B符合。②周围型肿瘤，位于乳晕下者常不适宜。D符合。③单发性病。A符合。④肿瘤边界清楚。⑤钼靶X线片示局限性钙化灶，腋窝淋巴结无明确转移者。E符合。故选C。

【B1 型题】

（8~10题共用备选答案）

A. 乳房钼靶X线片
B. 乳腺导管造影
C. B超
D. 活组织病理学检查
E. 红外线检查

8. 年轻女性乳腺检查的首选

【答案】 A

9. 单孔乳管溢液检查首选

【答案】 B

10. 老年女性乳腺肿块检查首选

【答案】 D

【考点】 乳腺癌的诊断方法

【解析】 乳房钼靶X线片是目前诊断乳腺疾病的首选和最简便、最可靠的无创性检测手段，是早期发现乳腺癌的最有效方法。故第8题选A。乳管内乳头状瘤多见于经产妇，40~50岁多见，一般无自觉症状，乳头溢液为主要表现，溢液多为血性，乳腺导管造影可明确乳管内肿瘤的大小与部位。故第9题选B。老年妇女乳腺肿块，首先考虑为乳腺癌，可进行活组织病理学检查，多数病例可获得较肯定的细胞学诊断。故第10题选D。

第十八章　胸部损伤患者的护理

考点直击

年份	分值	考点
2023	2	开放性气胸的病理生理、治疗要点
2022	1	大量血胸的表现
2021	3	开放性、张力性气胸的病理生理；胸腔闭式引流的拔管方法
2020	1	开放性气胸的治疗要点
2019	2	肋骨骨折的病理生理；张力性气胸的治疗要点
2018	3	闭合性气胸的治疗要点；开放性、张力性气胸的病理生理
2017	4	肋骨骨折的好发部位；开放性气胸的临床表现、治疗要点；胸部损伤患者的护理
2016	3	开放性、张力性气胸的治疗要点；损伤性血胸的病理
2015	1	处理反常呼吸

考点集萃

第一节　解剖生理概要

胸部由胸壁、胸膜和胸腔内器官 3 部分组成。

1. 胸壁　由胸椎、胸骨和肋骨组成的骨性胸廓及附着在其外面的肌群、软组织和皮肤构成。

2. 胸膜及胸膜腔　胸膜是附着在胸壁内面和覆盖在肺表面的浆膜。脏胸膜与壁胸膜在肺门与脏胸膜处连接，形成左右两个互不相通的胸膜腔。胸膜腔为潜在的密封腔隙，其内有少量的浆液起润滑作用。腔内压力的稳定对维持正常呼吸非常重要，并能防止肺萎陷。

3. 胸腔及胸腔内器官　纵隔位于胸腔中央，其间有心脏和心包、大血管、食管和气管。两侧胸膜腔压力的均衡是维持纵隔位置恒定居中的根本保证。若一侧胸腔积液或积气会挤压伤侧肺，严重时可导致纵隔移位压向健侧肺，甚至影响腔静脉回流。

第二节　肋骨骨折

肋骨骨折是最常见的胸部损伤。**肋骨骨折多见于第 4~7 肋骨（2014/2017）**，因其长而薄，最易折断；第 1~3 肋骨骨折，常提示致伤暴力巨大。

（一）病因（★★）

多数肋骨骨折系外来暴力所致。

（二）病理生理（★★）

单根或数根肋骨单处骨折时，其上、下仍有完整肋骨支撑胸廓，对呼吸影响不大。**多根多处肋骨骨折，局部胸壁因失去完整肋骨的支撑而软化，可出现反常呼吸运动（连枷胸）（2010/2019）**，表现为吸气时软化区胸壁内陷，呼气时外凸。

（三）临床表现和诊断（★★★）

1. 症状　骨折部位疼痛，深呼吸、咳嗽或体位改变时加重。

2. 体征　受伤胸壁肿胀，可有畸形；局部压痛；可触及骨折断端和骨摩擦感；多根多处肋骨骨折者，伤处有反常呼吸运动。

3. 胸部 X 线检查　可显示骨折的断裂线或断端错位，确定有无血气胸，明确肺有无萎陷和其他病变。

（四）治疗要点（★★★）

1. 闭合性肋骨骨折

（1）重点是固定胸廓、镇痛和处理并发症。

（2）处理反常呼吸：**患侧胸壁牵引固定或采用厚棉垫加压包扎（2015）**。

2. 开放性肋骨骨折　①清创与固定伤口。②胸膜穿破者行胸腔闭式引流术。③应用敏感的抗菌药预防感染。

第三节　损伤性气胸

一、闭合性气胸

（一）病理生理（★★）

空气进入胸膜腔后，伤道立即闭合，气体不再进入胸膜腔，胸腔内负压被抵消，使患侧肺部分萎陷。

（二）临床表现（★★★）

1. 症状　肺萎陷 30% 以下者为小量气胸，多无明显症状。胸闷、胸痛、气促和呼吸困难。

2. 体征　气管向健侧移位，患侧胸部叩诊呈鼓音，呼吸音减弱或消失。

（三）治疗要点（★★★）

1. 小量气胸者，积气一般在 1~2 周内可自行吸收，无须特殊处理。

2. **中量或大量气胸者，应行胸腔穿刺抽尽积气（2018）**以减轻肺萎陷，必要时行胸腔闭式引流术；应用抗菌药防治感染。

二、开放性气胸

（一）病理生理（★★）

胸壁伤口与外界大气相通，外界空气可随呼吸自由进出胸膜腔。若双侧胸膜腔内压力不平衡，则吸气时纵隔向健侧移位，呼气时又移回患侧，导致其位置随呼吸而左右摆动，称为**纵隔扑动（2010/2018/2021/2023）**。纵隔扑动影响静脉回心血流，引起循环功能障碍。

（二）临床表现（★★★）（2017）

1. 症状　气体进出胸腔伤口时发出**吸吮样声音（2013）**；明显的呼吸困难、发绀，甚至休克。

2. 体征　患侧胸部叩诊呈鼓音，听诊呼吸音减弱或消失。

（三）治疗要点（★★★）

1. **紧急封闭伤口（2016/2017/2020/2023）**　立即变开放性气胸为闭合性气胸。使用无菌敷料如纱布、棉垫等在患者深呼气末时封盖吸吮伤口，加压包扎固定，并迅速转送至医院。

2. 安全转运　在运送医院途中如患者呼吸困难加重或有张力性气胸表现时，应在患者呼气时暂时开放密闭敷料，排除胸腔内高压气体后再封闭伤口。

3. 住院处理　及时清创、缝合胸壁伤口，并行胸腔穿刺抽气减压，暂时解除呼吸困难，必要时行胸腔闭式引流。

4. 预防和处理并发症　吸氧，以缓解患者缺氧的状况；补充血容量，纠正休克；应用抗菌药预防感染。

5. 手术治疗　对疑有胸腔内器官损伤或进行性出血者行开胸探查术，止血、修复损伤或清除异物。

三、张力性气胸

（一）病理生理（★★）

单向活瓣使胸膜腔内积气不断增多，压力升高使患侧肺严重萎陷，纵隔明显**向健侧移位（2021）**，导致呼吸、循环功能严重障碍。**胸膜腔内压高于大气压（2010/2018）**，使气体向皮下扩散，形成**纵隔气肿**或颈、面、胸部等处的**皮下气肿**。

（二）临床表现（★★★）

1. 症状　极度呼吸困难、发绀、大汗淋漓、意识障碍。

2. 体征　伤侧胸部饱满，肋间隙增宽。**可触及皮下气肿（2013）**，叩诊呈高度鼓音，呼吸音消失。

名师点拨：损伤性气胸患者共同的体征是叩诊呈**鼓音（2013）**。

（三）治疗要点（★★★）

迅速危及生命，需紧急抢救，并应用抗菌药以防感染。

1. **迅速排气减压（2011/2016/2019）**　患侧锁骨中线与第2肋间连线处，用粗针头穿刺胸膜腔排气减压，并外接单向活瓣装置。

名师点拨：闭合性气胸胸腔压力特点是抽气后压力下降不复升；开放性气胸压力特点是抽气后压力几分钟后又复升；**张力性气胸胸腔压力特点是胸腔内压力持续升高，抽气后压力可下降，但又迅速复升（2013）**。

2. 安置胸腔闭式引流　可加快气体排出，促使肺复张。待漏气停止24小时后，X线片检查证实肺已复张，方可拔除胸腔引流管。

3. 开胸探查　若胸腔引流管内持续不断溢出大量气体，呼吸困难未改善，肺膨胀困难，应开胸探查并修补裂口。

基础巩固

损伤性气胸的治疗要点

1. 闭合性气胸　小量气胸可于1~2周自行吸收，无须治疗；大量气胸需行胸膜腔穿刺排气治疗。
2. 开放性气胸　紧急封闭伤口。
3. 张力性气胸　立即在患侧锁骨中线第2肋间穿刺迅速排气减压。

第四节　损伤性血胸

（一）病因病理（★★）

1. 病因　多由胸部损伤所致，肋骨断端或利器损伤胸部均可能刺破肺、心脏、血管而导致胸膜腔积血。

2. 病理　胸膜腔积血后，随胸膜腔内血液积聚和压力增高，患侧肺受压萎陷，纵隔被推向健侧，严重影响患者呼吸和循环。**心、肺和膈肌的运动有去纤维蛋白的作用，故胸膜腔内的积血不易凝固（2016）**。但若短期内大量积血，去纤维蛋白的作用不完善，即可凝固成血块。

（二）临床表现（★★★）

损伤性血胸的临床表现见图3-18-1。

（三）治疗要点（★★）

1. 非进行性血胸　小量积血不必穿刺抽吸，可自行吸收。

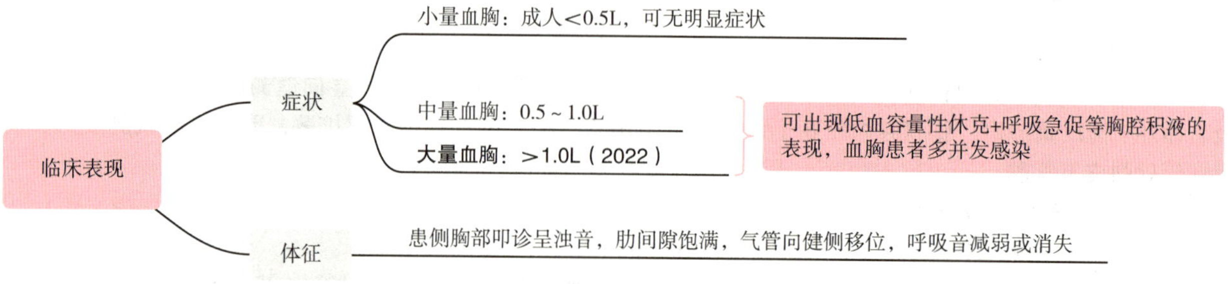

图 3-18-1 临床表现

2. 中、大量血胸 早期行胸膜腔穿刺抽除积血，必要时行胸腔闭式引流，以促进肺膨胀，改善呼吸。

3. 进行性血胸 及时补充血容量，防治低血容量性休克；立即开胸探查、止血。

4. 凝固性血胸 为预防感染和血块机化，于出血停止后数日内需经手术清除积血和血凝块；对于已机化血块，待病情稳定后早期行血块和胸膜表面纤维组织剥除术。

第五节 护 理

一、胸部损伤患者的护理（★★★）

1. 现场急救

（1）多根、多处肋骨骨折形成连枷胸：用厚敷料加压包扎患处胸壁，以消除反常呼吸。

（2）开放性气胸：立即用敷料（最好为凡士林纱布）封闭胸壁伤口，变开放性气胸为闭合性气胸，阻止气体继续进入胸膜腔。

（3）张力性气胸和积气量多的闭合性气胸：应立即行穿刺抽气或胸膜腔引流。

2. 维持呼吸功能（2017）

（1）保持呼吸道通畅，预防窒息。鼓励和协助患者有效咳嗽、排痰，及时清除口腔、呼吸道内的血液、痰液及呕吐物。

（2）痰液黏稠不易咳出时，应用祛痰药及超声雾化吸入，以稀释痰液并促使其排出。必要时经鼻导管吸痰。

（3）病情稳定者取半坐卧位。

（4）每小时协助患者咳嗽，做深呼吸运动。协助患者翻身拍背，以减少肺不张等肺部并发症的发生。

（5）吸氧，必要时行气管切开，应用呼吸机辅助呼吸。

3. 病情观察

（1）严密观察生命体征：疑有复合伤时应立即报告医生。

（2）严密观察呼吸：注意呼吸频率、节律、幅度及缺氧症状；患者是否有气促、发绀、呼吸困难等症状。

（3）观察有无气管移位，皮下气肿等。

（4）必要时测定中心静脉压和尿量。

4. 补充血容量，维持正常心排血量

（1）迅速建立静脉输液通路；在监测中心静脉压的前提下，补充液体量。

（2）剖胸止血术：通过补充血容量或抗休克处理，病情无明显好转且出现胸膜腔内活动性出血者，需迅速做好剖胸止血术的准备。

胸膜腔内**活动性出血**的**征象**为：①脉搏逐渐增快，血压持续下降。②血压虽有短暂回升，又迅速下降。③血红蛋白、红细胞计数、血细胞比容持续降低。④胸腔闭式引流血量≥200ml/h，**并持续3小时**以上。⑤胸膜腔穿刺抽血很快凝固，或因血凝固抽不出，且胸部X线片示胸膜腔阴影继续增大者。

5. 减轻疼痛与不适 肋骨骨折患者采用胸带固定，也可用1%普鲁卡因做肋间神经封闭。连枷胸患者协助医生采用巾钳夹住浮游离段肋骨的中央处，将其悬吊牵引。当患者咳嗽或咳痰时，指导患者用双手按压患侧胸壁，以减轻疼痛。应用镇痛药。

6. 预防感染。

二、胸腔闭式引流患者的护理（★★★）

1. 保持管道的密闭 ①水封瓶长玻璃管没入水中3~4cm，始终保持直立。②引流管周围用油纱布包盖严密。③搬动患者或更换引流瓶时，需双双夹闭引流管。④引流管连接处脱落或引流瓶损坏，应立即用双钳夹闭胸壁引流导管，并更换引流装置。⑤若引流管从胸腔滑脱，立即用手捏闭伤口处皮肤，消毒处理后，用凡士林纱布封闭伤口，并协助医生做进一步处理。

2. 严格无菌操作，防止逆行感染 ①保持胸壁引流口处敷料清洁干燥。②引流瓶应低于胸壁引流口平面60~100cm，以防逆流。③定时更换引流瓶。

3. 保持引流管通畅，做好观察和记录 ①注意观察长玻璃管中的水柱波动。一般情况下水柱上下波动4~6cm。②观察引流液体的量、性质、颜色。

易错知识梳理

水柱波动过高可能为肺不张；若无波动，可能为引流管不畅或肺已完全扩张。若患者出现胸闷、气促、气管向健侧偏移等肺受压的症状，考虑为引流管被血块堵塞。

4. 拔管

（1）指征：一般置引流48~72小时后，临床观察无气体逸出，或引流量明显减少且颜色变浅，24小时引流液<300ml，脓液<10ml，胸部X线片示肺膨胀良好无漏气，患者无呼吸困难，即可拔管。

（2）**方法（2021）**：拔管时嘱患者先深吸一口气，在**深吸气末屏气**并迅速拔管，立即用凡士林纱布和厚敷料封闭胸壁伤口，外加包扎固定。

（3）拔管后注意事项：观察患者有无胸闷、呼吸困难、切口漏气、渗液、出血、皮下气肿等，如有异常立即通知医生。

实战演练

【A1型题】

1. 闭合性多根多处肋骨骨折患者首要的急救措施是
A. 镇静、镇痛 B. 吸氧 C. 输液
D. 应用抗生素 E. 局部加压包扎固定

【答案】 E

【考点】 肋骨骨折的处理原则

【解析】 对于闭合性多根多处肋骨骨折的患者，首要的处理措施是固定胸廓，处理反常呼吸。尤其对于胸壁软化范围大，反常呼吸明显的连枷胸患者，应行牵引固定，以减轻或消除胸壁的反常呼吸运动，促进患侧肺复张。故选E。

2. 治疗闭合性单纯肋骨骨折的目的在于
A. 避免肺部感染
B. 解除疼痛和预防并发症
C. 防止血管损伤
D. 避免刺破肺脏
E. 防止神经损伤

【答案】 B

【考点】 闭合性单纯肋骨骨折的治疗

【解析】 闭合性单纯肋骨骨折表现为胸痛、深呼吸或转动体位时加剧，胸壁压痛，可并发气胸和血胸。治疗此类患者的目的是镇痛、固定胸廓及防止并发症。故选B。

3. 留置胸腔闭式引流管的患者出现引流管脱出，首先要
A. 给患者吸氧
B. 立即报告医生
C. 急送手术室处理
D. 把脱出的引流管重新插入
E. 用无菌凡士林纱布、厚层纱布封闭引流口

【答案】 E

【考点】 胸腔闭式引流管的护理

【解析】 胸腔闭式引流装置需要保持密闭，若

引流管从胸腔滑脱，立即用手捏闭胸壁伤口处皮肤，消毒处理后，以凡士林纱布封闭伤口，并协助医生进一步处理。故选 E。

4. 下列哪项是开放性气胸的主要病理生理变化

A. 反常呼吸运动　B. 纵隔扑动
C. 进行性伤侧肺压缩　D. 呼吸无效腔增加
E. 血氧分压下降

【答案】 B

【考点】 开放性气胸的病理生理

【解析】 形成开放性气胸时，外界空气经胸壁伤口或软组织缺损处，随呼吸自由进出胸膜腔。患者在呼气、吸气时，两侧胸膜腔压力不均衡出现周期性变化，使纵隔在吸气时移向健侧，呼气时移向患侧，称为纵隔扑动。纵隔扑动是开放性气胸的主要病理生理变化，具有诊断意义。故选 B。

5. 开放性气胸急救的首要措施是

A. 立即清创　B. 应用抗生素
C. 吸氧　D. 封闭胸壁伤口
E. 镇静镇痛

【答案】 D

【考点】 气胸的治疗要点

【解析】 在开放性气胸急救中，最重要的措施是尽快使用无菌敷料严密封闭伤口，变开放性气胸为闭合性气胸，以阻止病情继续恶化，为急救赢得时间。故选 D。

6. 中量血胸是指胸膜腔内积血

A. 200ml 以下　B. 200～300ml　C. 300～500ml
D. 500～1000ml　E. 1000ml 以上

【答案】 D

【考点】 血胸的分类

【解析】 一般而言，成人血胸量≤500ml 为少量血胸，500～1000ml 为中量，1000ml 以上为大量。故选 D。

7. 关于闭式胸膜腔引流的护理，错误的是

A. 注意无菌操作　B. 确保管道密封
C. 妥善固定　D. 注意水柱波动
E. 搬运患者时水封瓶应高于胸腔引流口

【答案】 E

【考点】 胸腔闭式引流的护理

【解析】 A 可避免诱发感染；B 可避免空气进入胸膜腔；C 可防止水封瓶被踢倒或抬高；D 可检测系统是否被堵塞或肺已完全膨胀。胸腔闭式引流主要是靠重力引流，水封瓶高于患者胸膜腔引流口将起不到引流作用。故选 E。

8. 关于胸腔闭式引流患者的护理措施，错误的叙述是

A. 引流瓶低于引流平面 60～100cm
B. 水封瓶长玻璃管没入水中 3～4cm
C. 水柱上下波动 4～6cm 为正常
D. 搬动患者时，双重夹闭引流管
E. 在患者呼气末屏气时迅速拔管

【答案】 E

【考点】 胸腔闭式引流的护理

【解析】 胸腔闭式引流在拔管时，应嘱患者先深吸一口气，在吸气末迅速拔管，并立即用凡士林纱布和厚敷料封闭胸壁伤口，包扎固定。并要在拔管后 24 小时内，注意观察患者有无胸闷、呼吸困难和发绀等症状，如发现异常应及时处理。故选 E。

9. 产生连枷胸的原因是

A. 胸骨骨折　B. 胸壁内陷
C. 多根肋骨多处骨折　D. 单根肋骨单处骨折
E. 单根肋骨多处骨折

【答案】 C

【考点】 连枷胸的产生原因

【解析】 多根肋骨多处骨折将使局部胸壁失去完整肋骨支撑而软化，出现反常呼吸运动，即吸气时软化区胸壁内陷，呼气时外突，又称为连枷胸。故选 C。

【A2 型题】

10. 患者，男，46 岁。因车祸造成肋骨骨折，有反常呼吸，心搏骤停，抢救应首先

A. 立即行胸外心脏按压
B. 心内注射复苏药物
C. 电击除颤
D. 立即开胸做胸内心脏按压
E. 气管内注入肾上腺素

【答案】 D

【考点】 胸部损伤患者的护理

【解析】 对于呼吸、心搏骤停的患者应首先进行人工循环，该患者有反常呼吸，说明有多根多处的肋骨骨折，为防止骨折断端刺伤内脏，不能进行胸外心脏按压，而应该开胸，做胸内心脏按压。故选 D。

11. 患者，男，35 岁。因利器损伤胸部导致血胸，胸腔穿刺抽出不凝固血，是因为

A. 出血量太大
B. 弥散性血管内凝血
C. 凝血因子减少
D. 心、肺、膈肌活动去纤维蛋白作用
E. 胸腔内渗出液的稀释作用

【答案】 D

【考点】 血胸的病理生理

【解析】 胸腔内出血时由于肺、心包和膈肌活动的去纤维蛋白作用，血液不凝固，但当血液在胸腔迅速积聚超过心、肺、膈肌的去纤维蛋白作用时，胸腔内积血发生凝固。故选 D。

12. 患者，男，34 岁。右胸第 4~7 肋骨骨折，呼吸极度困难，发绀，出冷汗。检查：BP 65/40mmHg，右胸饱满，气管向左侧移位，叩诊鼓音，颈、胸部有广泛皮下气肿，首要的处理方法是

A. 立即吸氧　　B. 开胸探查

C. 输血、补液　　D. 胸腔穿刺排气减压

E. 气管插管辅助呼吸

【答案】 D

【考点】 气胸的处理方法

【解析】 根据题意，可知患者由于胸部损伤造成张力性气胸，此时首先要的处理是行胸腔穿刺排气减压，以排除积气促进肺尽早膨胀。故选 D。

13. 患者，男，20 岁。车祸后呼吸窘迫，来医院急诊。查体：右胸部饱满，呼吸音消失，叩诊呈鼓音，右胸部有骨擦音、皮下气肿。首要的急救措施是

A. 输血、输液抗休克　　B. 镇静、吸氧抗感染

C. 闭式胸腔引流　　D. 剖胸探查

E. 胸腔穿刺排气减压

【答案】 E

【考点】 张力性气胸的急救原则

【解析】 根据患者的临床表现，诊断为张力性气胸。发生张力性气胸时，患侧肺脏被完全压缩萎陷，由于完全丧失通气和换气功能而危及生命，入院前或院内需迅速在患者锁骨中线与第 2 肋间连线处用粗针头穿刺胸膜腔排气减压，并外接单项活瓣装置，使胸腔内气体易于排出，外界气体不能进入胸腔。故选 E。

第十九章　脓胸患者的护理

考点直击

年份	分值	考点
2021	2	急性脓胸的原发病灶；慢性脓胸的术后护理
2019	1	慢性脓胸的术前护理
2018	1	急性脓胸的病原菌
2017	1	急性脓胸的原发病灶
2016	1	急性脓胸的表现
2015	4	急性脓胸的病因、体征；慢性脓胸的术前护理

考点集萃

第一节　急性脓胸

一、病因（★★）

多为继发性感染，**最主要的原发病灶是肺部（2011/2013/2015/2017/2021）**，常见的致病菌主要为**金黄色葡萄球菌（2018）**和革兰阴性杆菌；结核分枝杆菌和真菌少见。

> 名师点拨：**金黄色葡萄球菌感染，胸腔积液为黏稠黄色液体（2015）**；结核分枝杆菌感染，胸腔积液为草绿色液体。

致病菌侵入途径：①直接由化脓病灶侵入或破入胸膜腔。②外伤、异物存留、手术污染、食管或支气管胸膜瘘或血肿引起继发感染。③淋巴途径。④血源性播散。

二、病理生理（★★）

大量炎性胸腔积液渗出。早期呈浆液性。随之转为脓性，病变局限者称局限性脓胸；病变广泛时称全脓胸。若伴有气管、食管瘘，则脓腔内可有气体，出现液平面，称为脓气胸。

三、临床表现和诊断（★★★）

1. 症状　常有**高热**、**脉速**、**呼吸急促**、食欲缺乏、**胸痛**及全身乏力等不适，积脓较多者尚有胸闷、咳嗽、咳痰症状，严重者可出现发绀和休克。

2. 体征　患侧呼吸运动减弱，肋间隙饱满，语颤音减弱，叩诊呈浊音；**脓气胸者叩诊上胸部呈鼓音，下胸部呈浊音（2014/2015）**；听诊呼吸音减弱或消失。

3. 实验室检查　血白细胞计数和中性粒细胞比例升高。

4. 胸部X线检查　站立位X线检查，少量积液显示肋膈角变钝；中等量以上积液则显示内低外高的弧形致密影。

5. **胸膜腔穿刺**　抽得脓液即可确诊。

四、治疗要点（★★）

1. 消除病因　如食管吻合口瘘等。
2. 尽早排净脓液，使肺早日复张。
3. 控制感染　根据药敏结果，选用有效、足量的抗生素。
4. 全身支持治疗　如补充营养素、注意水和电解质的平衡、纠正贫血等。

易错知识梳理

脓胸患者排净脓液，应尽早、反复胸腔穿刺抽脓，并向胸膜腔内注入抗生素。

第二节　慢性脓胸

一般急性脓胸的病程不超过3个月，否则即进入慢性脓胸期。

一、病因（★★）

①急性脓胸未及时治疗或处理不当。②脓腔内有异物存留。③合并支气管或食管瘘而未及时处理。④与胸膜腔毗邻的慢性病灶的反复传入。⑤有特殊病原菌存在，如结核分枝杆菌。

二、病理生理（★★）

毛细血管及炎症细胞形成肉芽组织，纤维蛋白沉着机化并在脏、壁胸膜上形成韧厚致密的纤维板，构成脓腔壁。纤维板日益增厚，限制胸廓的活动。可出现肋骨畸形及脊柱侧凸。

三、临床表现和诊断（★★★）

1. 症状　常有长期低热、食欲缺乏、消瘦、贫血、低蛋白血症等慢性全身中毒症状；有时可伴有气促、咳嗽、咳脓痰等症状。

2. 体征　可见胸廓内陷，呼吸运动减弱，肋间隙变窄；支气管及纵隔偏向患侧；听诊呼吸音减弱或消失；**可有杵状指（趾）（2013）**；严重者有脊柱侧凸。

名师点拨：**急性脓胸没有杵状指（趾）的表现（2013/2016）**。

3. 实验室检查　红细胞计数、血细胞比容和血清蛋白水平降低。
4. 胸部X线检查　X线胸片可见胸膜增厚，肋间隙变窄及大片密度增强模糊阴影，膈肌升高，纵隔移向患侧。
5. 胸膜腔穿刺　抽得脓液即可确诊。

四、治疗要点（★★）

1. 非手术治疗　①改善患者全身情况，消除中毒症状和纠正营养不良。②积极治疗病因，消灭脓腔。③尽量使受压的肺复张，恢复肺功能。

2. 手术治疗　常用术式有：①胸膜纤维板剥除术。②胸廓成形术。③胸膜肺切除术。

基础巩固

胸部异常叩诊音

1. 过清音　常见于慢性阻塞性肺疾病。
2. 鼓音　常见于气胸、空洞型肺结核。
3. 浊鼓音　常见于肺不张、肺炎充血期或消散期、肺水肿及脓气胸。
4. 浊音或实音　常见于胸腔积液。

第三节　护　　理（★★★）

1. 术前护理

（1）加强营养：对有贫血和低蛋白血症者，可少量多次输入新鲜血或血浆。

（2）注意皮肤护理、心理护理。

（3）改善呼吸功能

1）体位：取半**坐卧位**，以利呼吸和引流。有支气管胸膜瘘者取**患侧卧位（2015）**，以免脓液流向健侧或发生窒息。

2）吸氧：根据患者呼吸情况，酌情给氧2~4L/min。

3）保持呼吸道通畅：痰液较多者，协助患者排痰或体位引流，并遵医嘱合理应用抗生素控制感染。

4）协助医生进行治疗：①急性脓胸者为控制感染及改善呼吸，可每日或隔日1次行胸腔穿刺抽脓。抽脓后，胸腔内注射抗生素。脓液多时，分次抽吸，**每次抽脓量不超过1000ml（2013）**。②脓液稠厚不易抽出，疑伴有气管、食管瘘或腐败性脓胸等，宜**及早施行胸腔闭式引流术（2019）**。

2. 术后护理

（1）严密监测病情。

（2）维持有效呼吸：①控制反常呼吸。慢性脓胸行胸廓成形术后患者，应让其取术侧向下卧位，在胸廓下垫一硬枕或用1~3kg沙袋压迫，以控制反常呼吸。②呼吸功能训练。

（3）保持引流管通畅：胸腔闭式引流术后2~3小时引流量大于100ml/h且呈鲜红色时，立即报告医生，遵医嘱快速输新鲜血，给予止血药，必要时做好再次**开胸止血（2021）**的准备。

（4）其他还有减轻疼痛、降温、进行康复训练。

实战演练

【A1型题】

1. 关于急性脓胸的症状及体征的叙述，错误的是

A. 气促　　B. 体温可高达40℃

C. 白细胞计数增多　　D. 胸廓饱满

E. 杵状指

【答案】E

【考点】急性脓胸的临床表现

【解析】杵状指是慢性脓胸的体征。急性脓胸常有高热、脉速、胸痛、呼吸急促等不适症状，患侧呼吸运动减弱，肋间隙饱满，语颤音减弱，叩诊呈浊音。实验室检查血白细胞计数增多。故选E。

2. 关于慢性脓胸的描述，错误的是

A. 急性脓胸病程超过3个月

B. 在壁、脏胸膜之间形成脓腔壁

C. 肋间隙变窄

D. 纵隔向健侧移位

E. 可出现脊柱侧凸

【答案】D

【考点】慢性脓胸的特点

【解析】患者查体可见患侧胸壁内陷，呼吸运动受限制；叩诊呈浊音或实音，听诊呼吸音明显减低或消失；气管、纵隔及心脏均向患侧偏移或脊柱侧弯。合并支气管胸膜瘘者，当患者向健侧卧时呛咳加重，咳出的痰液与脓胸的脓液性状相同。长期患病者可出现杵状指（趾）。故选D。

【A2 型题】

3. 患者，男，50 岁。发热、咳嗽、胸痛、呼吸急促，可疑急性脓胸，最有确诊意义的是

A. 肺部叩诊呈浊音　B. 肋间饱满

C. 呼吸音减弱　D. 胸部 X 线片大片阴影

E. 胸穿抽出脓液

【答案】 E

【考点】 急性脓胸的诊断

【解析】 急性脓胸的临床表现为发热、咳嗽等，肺部叩诊呈浊音，肋间饱满，呼吸音减弱等，胸部 X 线片可见大片阴影。诊断依据病史、临床表现及胸部 X 线片表现，诊断慢性脓胸并不困难，但诊断急性脓胸须做胸穿抽出脓液。A、B、C 对诊断肺部疾病有一定意义，但无特异性。故选 E。

第二十章　肺癌患者的护理

考点直击

年份	分值	考点
2023	1	术后并发症的护理（肺炎）
2019	1	分类（鳞状细胞癌）
2018	1	肺癌以手术治疗为主
2016	1	肺癌的术后护理（输液量和速度）

考点集萃

第一节　疾病概述

肺癌多数起源于支气管黏膜上皮，也称支气管肺癌。男性多见，居发达国家和我国大城市男性恶性肿瘤发病率和死亡率的第一位。

一、病因和分类

长期大量吸烟、某些化学和放射性物质的致癌作用。人体内在因素如免疫状态、代谢活动遗传因素、肺部慢性感染等。按细胞类型分为：**鳞状细胞癌（男性占多数）(2019)**、小细胞癌（未分化小细胞癌）、腺癌、大细胞癌。

二、临床表现

1. 早期　常出现刺激性干咳，痰中带血点、血丝或间断少量咯血。
2. 晚期　①压迫或侵犯膈神经。②压迫或侵犯喉返神经。③压迫上腔静脉。④侵犯胸膜。⑤癌肿侵犯胸膜及胸壁。⑥侵入纵隔，压迫食管，引起吞咽困难。⑦肺上沟瘤。

三、辅助检查

胸部X线检查、痰细胞学检查、支气管镜检查、其他。

四、治疗要点（★★）

综合治疗。以手术治疗为主（2011/2014/2018），结合放射治疗、化学药物治疗、靶向治疗、中医中药治疗以及免疫治疗等。

1. 非小细胞癌以手术治疗为主，辅以化学治疗和放射治疗。
2. 小细胞癌则以化学治疗和放射治疗为主。
3. **小细胞癌对放化疗敏感性高（2011）**，鳞状细胞癌次之，腺癌最差。

名师点拨：早期肺癌首选的治疗是手术治疗。

基 础 巩 固

肺癌远处转移表现

1. 脑 头痛最为常见，出现呕吐、视觉障碍、性格改变、眩晕、颅内压增高、脑疝等。

2. 骨 局部压痛较常见，转移至椎骨等承重部位可引起骨折、瘫痪。

3. 肝 肝区疼痛最为常见，出现黄疸、腹水、食欲缺乏等。

4. 肾上腺 可呈现艾迪生病（Addison 病）症状，出现食欲缺乏、腹泻、皮肤色素增加和腋毛脱落等症状。

5. 淋巴结 引起转移处淋巴结肿大，多质地较硬，可融合成团，多不伴有压痛。

第二节 护 理

一、术前护理（★★★）

1. 戒烟 2 周以上；支气管分泌物较多者，行体位引流。痰液黏稠不易咳出者，行超声雾化。注意口腔卫生。遵医嘱给予抗生素；指导患者练习腹式深呼吸、有效咳嗽和翻身。

2. 纠正营养和水分的不足。

3. 减轻焦虑 避免情绪激动，影响呼吸、循环功能。

二、术后护理（★★★）

1. 观察生命体征

（1）手术后 2~3 小时内，每 15 分钟测量生命体征 1 次；脉搏和血压稳定后改为 30 分钟至 1 小时测量1 次。

（2）定时观察呼吸并呼唤患者，注意观察有无呼吸窘迫。肺癌术后 24~36 小时，严密观察肢端温度，甲床、口唇及皮肤色泽，周围静脉充盈情况等。

2. 体位

（1）一般体位：未清醒前取平卧位，头偏向一侧，清醒且血压稳定者，可改为半坐卧位，若有休克现象，可抬高下肢。

（2）特殊情况体位（图 3-20-1）

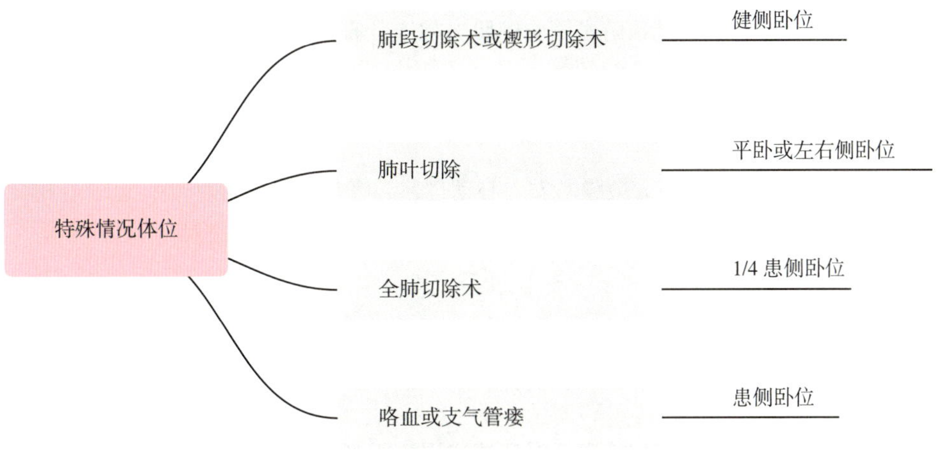

图 3-20-1 特殊情况体位

3. 维持呼吸道通畅

（1）常规给予鼻导管吸氧 2~4L/min。

（2）观察呼吸频率、幅度及节律，双肺呼吸音；观察有无气促、发绀等缺氧征象及动脉血氧饱和度情况。

（3）深呼吸及咳嗽：咳嗽前给患者叩背，叩背时由下向上，由外向内轻叩震荡，而后嘱患者做数次深呼吸，再慢慢轻咳，将痰咳出。患者咳嗽时，固定胸部伤口，以减轻疼痛。

（4）稀释痰液：呼吸道分泌物黏稠者，行超声雾化。

（5）吸痰：对于咳痰无力、呼吸道分泌物滞留的患者用鼻导管行深部吸痰。全肺切除术后，吸痰管进入长度不超过气管的1/2。

4. 维持胸腔引流通畅

（1）病情观察：定时观察胸腔引流管是否通畅，注意负压波动，定期挤压，防止堵塞。观察引流液量、色和性状。

（2）全肺切除术后胸腔引流管的护理：**引流管呈钳闭状态**，观察气管是否居中，有无呼吸或循环功能障碍。若气管向健侧移位，在排除肺不张后，可放出适量的气体或引流液，但**每次放液量不超过100ml，速度宜慢（2013）**。

（3）拔管：患者病情平稳，暗红色血性引流液逐渐变淡，无气体及液体引流后，可拔除。

5. 维持液体平衡和补充营养

（1）严格掌握输液量和速度：**全肺切除术后应控制钠盐摄入量，24小时补液量控制在2000ml内，速度宜慢，以20~30滴/分钟为宜（2013/2016）**。

名师点拨：心力衰竭者24小时补液量控制在1500ml内，速度和全肺切除术后相同（20~30滴/分）。急性肺水肿者氧气以20%~30%乙醇湿化。

（2）补充营养：当患者意识恢复且无恶心现象，拔除气管插管后即可开始饮水。肠蠕动恢复后，可开始进食清淡流质、半流质饮食。饮食宜高蛋白、高热量、含丰富维生素、易消化。

6. 活动与休息

（1）早期下床活动：**目的是预防肺不张**，改善呼吸循环功能，增进食欲，振奋精神。

名师点拨：术后早期下床活动目的是预防肺不张，预防深静脉血栓形成，预防肠粘连。

（2）手臂和肩关节的运动：目的是预防术侧胸壁肌肉粘连、肩关节僵直及失用性萎缩。

7. 并发症的观察与护理

（1）出血：当引流的血性液体量多（每小时>100ml）、呈鲜红色、有血凝块，患者烦躁不安、血压下降、尿少时，考虑有**活动性出血**。

（2）**肺炎和肺不张（2023）**：表现为烦躁不安、心动过速、哮鸣、发绀等症状，血气分析示为低氧、高碳酸血症。鼓励患者咳嗽排痰，痰液黏稠者予以超声雾化，必要时行鼻导管深部吸痰，病情严重时可行气管切开。

易错知识梳理

肺炎及肺不张重在预防，鼓励患者咳嗽、咳痰。

（3）心律失常：术后应持续心电监护，遵医嘱酌情应用抗心律失常药，密切观察心率、心律，控制静脉输液量和速度。

（4）支气管胸膜瘘：表现为术后3~14日仍可从胸腔引流管持续引出大量气体，患者有发热、刺激性咳嗽、痰中带血、呼吸困难等症状。一旦发生，立即报告医生；**并置患者于患侧卧位**；使用抗生素以预防感染；继续行胸腔闭式引流。

（5）肺水肿：表现为呼吸困难、发绀、心动过速、咳粉红色泡沫痰等。一旦发生，立即减慢输液速度，控制液体入量；**给予吸氧，氧气以 20%～30% 乙醇湿化**；遵医嘱给予心电监护、强心、利尿、镇静及激素治疗。

三、健康教育

1. 40 岁以上定期进行胸部 X 线普查，尤其是反复呼吸道感染、久咳不愈或咳血痰者，应做进一步的检查。

2. 戒烟。

3. 疾病康复

（1）回家后数周内，坚持腹式深呼吸和有效咳嗽，半年内不从事重体力活动。

（2）保持良好的口腔卫生，环境空气新鲜。避免灰尘、烟雾的环境。

（3）若有伤口疼痛、剧烈咳嗽及咯血等症状，应返院复诊。

实战演练

【A1 型题】

1. 与肺癌发病关系最密切的因素是

A. 职业性致病因素　B. 长期吸烟
C. 免疫缺陷　D. 慢性肺部疾病
E. 遗传因素

【答案】 B

【考点】 肺癌的病因

【解析】 肺癌病因未明。大量资料表明，长期大量吸烟是肺癌的一个重要致病因素。多年每日吸烟 40 支以上者，肺鳞状细胞癌和小细胞癌的发病率比不吸烟者高 4～10 倍。可能与长期接触石棉、铬、镍、铜、锡、砷、放射性物质等致癌物质有关。可能还与大气污染和烟尘中致癌物质含量较高有关。人体内在因素如免疫状态、代谢活动、遗传因素、肺部慢性感染等，也可能对肺癌的发病有影响。近来研究表明，*p*53 基因、*nm*23-*H* 基因等表达的变化及基因突变与肺癌的发病有密切的关系。故选 B。

2. 支气管肺癌常见的早期症状是

A. 声音嘶哑　B. 胸痛　C. 气促
D. 呛咳　E. 发热

【答案】 D

【考点】 支气管肺癌的临床表现

【解析】 刺激性咳嗽是肺癌首发的常见症状，咳嗽特点是呛咳，无痰或仅有少量白色泡沫样黏痰。声音嘶哑见于癌肿压迫喉返神经，胸痛见于肿瘤侵犯胸膜和胸壁，气促见于癌肿引起的局部狭窄，发热见于肿瘤组织坏死。故选 D。

3. 预防全麻术后肺不张的措施中，错误的是

A. 维持每天液体摄入量
B. 术后给予镇咳药
C. 术后鼓励患者有效咳嗽、咳痰
D. 协助翻身、拍背
E. 保持室内正常温度、湿度

【答案】 B

【考点】 预防全麻术后肺不张的措施

【解析】 呼吸道并发症常见的有肺不张、肺部感染、肺水肿等。多发生于胸部、腹部大手术后。术前做好呼吸道准备及健康指导，术后鼓励患者有效咳嗽、咳痰，协助翻身、拍背。保持室内正常温度、湿度，维持每天液体摄入量；对痰液黏稠者可进行雾化吸入；遵医嘱应用抗生素及祛痰药物。故选 B。

【A2 型题】

4. 患者，男，60 岁。平素身体健康，吸烟史 20 年，平均 20 支/天以上，突然咯血 30ml 后无其他不适，护理体检未发现异常。为排除肺癌住院，明确诊断一般简单有效的方法是

A. 红细胞沉降率　B. 血甲胎蛋白测定
C. 痰脱落细胞检查　D. 颈淋巴结活检
E. 纤维支气管镜检查

【答案】 C

【考点】 肺癌的辅助检查

【解析】 痰液细胞学检查已被广泛应用于肺癌的诊断，简便易行，患者无痛苦，适用范围广。痰液细胞学检查也可用于肺癌高危人群的普查。找到癌细胞是确诊依据。故选 C。

5. 患者，男，53 岁。因患肺癌接受化疗，护士静脉推注多柔比星 20mg+生理盐水 20ml 时，不慎将药液漏致血管外。以下处理错误的是

A. 停止注射，拔出针头
B. 支托痛处

C. 普鲁卡因注入局部皮下
D. 局部热敷
E. 氢化可的松油膏外敷
【答案】 D
【考点】 多柔比星静脉外渗处理

【解析】 多柔比星属于抗肿瘤抗生素，其对局部皮肤组织的刺激反应常累及整个穿刺手臂，一旦渗透到皮下可引起局部坏死，损伤静脉血管。阿霉素漏至血管外，热敷加快药物的扩散，只能使药物对于组织的损害更加严重，应该冷敷。故选 D。

第二十一章　食管癌患者的护理

考点直击

年份	分值	考点
2023	1	食管癌的术前护理
2022	2	乳糜胸；吻合口瘘
2021	1	术后胃肠减压的护理
2020	1	食管壁的组成
2019	1	食管癌的早期表现
2018	2	食管癌的中晚期表现、手术治疗
2016	3	食管癌的表现
2015	1	食管癌的辅助检查

考点集萃

第一节　解剖生理概要

一、解剖概要

1. 食管是连接咽和胃的通道，全长25~28cm。食管的功能是把食物和唾液等运送到胃内。

2. **食管壁由黏膜、黏膜下层和肌层组成（2020）**。

3. **食管有三处狭窄**　第一处位于食管的起端；第二处在食管入口以下7cm处；第三处是食管通过膈肌的裂孔处。

二、生理概要

食管的主要功能是将食物送入胃内。

第二节　食　管　癌

一、病因（★★）

可能与病因有关的因素包括亚硝胺及真菌、遗传因素、营养不良、吸烟、饮烈性酒、食物粗糙、进食过热等。

二、病理和分型（★★）

以鳞状上皮癌为主，**中胸段食管癌**最多。主要通过淋巴转移。

名师点拨：食管癌以鳞状上皮癌为主，宫颈癌和肺癌以鳞状细胞癌为主。

三、临床表现（★★★）

1. **早期** 常无明显症状，在吞咽粗硬食物时有不适感，包括**哽噎感**（2016/2019），**胸骨后有烧灼样、针刺样疼痛**（2014）。

易错知识梳理

食管癌早期常无明显症状，哽噎感饮水后常缓解消失。症状时轻时重，进展缓慢。

名师点拨：注意食管癌早期无进行性吞咽困难的表现。

2. **中晚期**（2018）

（1）症状：**典型症状为进行性吞咽困难**（2010/2011/2013）。若出现胸背疼痛，为肿瘤外侵的表现。肿瘤侵入气管**可形成食管气管瘘**（2016），出现吞咽时呛咳；侵犯喉返神经者，出现声音嘶哑；**侵入主动脉发生破溃，可引起大量呕血**（2016）。

（2）体征：患者逐渐消瘦、贫血、无力。中晚期患者可触及锁骨上淋巴结肿大，严重者有腹水征。

四、辅助检查（★★）

1. 食管吞钡X线双重对比造影 可见食管黏膜皱襞紊乱，粗糙或有中断现象；充盈缺损：局限性管壁僵硬，蠕动中断；龛影：食管有明显的不规则狭窄，狭窄以上食管有扩张。

名师点拨：常见普查方法如下。食管癌：脱落细胞学检查；肝癌、肾肿瘤：B超；大肠癌：大便潜血试验；宫颈癌：宫颈刮片；肺癌：痰细胞学检查。

2. 纤维食管镜检查 **适用于已有症状或怀疑而又未确诊者**（2010）。直视肿块部位、形态，并可钳取活组织作病理学检查。

3. CT、超声内镜检查（EUS）等可用于**判断食管癌的浸润层次**（2011）、向外扩展程度以及有无纵隔、淋巴结或腹内脏器转移等。

4. 放射性核素检查、气管镜检查。

五、治疗要点（★★）

手术治疗是治疗食管癌首选方法（2018），辅以放疗、化疗。食管癌切除后常用胃重建食管。

六、护理措施（★★★）

1. **术前护理**（2023）

（1）鼓励患者进食高热量、高蛋白、丰富维生素饮食；若进食时感食管黏膜有刺痛，可给予清淡无刺激的食物；不可进食较大、较硬的食物。

（2）术前准备

1）吸烟者，术前2周戒烟。

2）胃肠道准备：①术前3日改流质饮食，术前1日禁食。②出现梗阻和炎症者，术前1周遵医嘱给予口服抗生素。③进食后有滞留或反流者，术前1日晚予以生理盐水100ml加抗生素经鼻胃管冲洗食管及胃。④肠道准备。拟行结肠代食管手术者，术前3~5日口服肠道抗生素，术前2日进食无渣流质饮食，术前晚行清洁灌肠。⑤**胃管通过梗阻部位时不能强行进入**，以免穿破食管。

2. 术后护理

(1) 饮食护理：①禁饮、禁食3~4日，胃肠减压。②停止胃肠减压24小时后，若无吻合口瘘症状，可试饮少量水，术后5~6日可进全清流质饮食，术后3周可进普食，但仍应注意少食多餐，细嚼慢咽，进食不宜过多、过快。**避免进食生、冷、硬食物**。③嘱患者**进食后2小时内勿平卧**，睡眠时将床头抬高。④出现胸闷、进食后呼吸困难，建议患者少食多餐，1~2个月后，症状多可缓解。

(2) 呼吸道护理：①气管插管者，及时吸痰。②术后第1日鼓励患者深呼吸，促使肺膨胀。③痰多、咳痰无力者出现呼吸浅快、发绀时，行鼻导管深部吸痰。

(3) 胃肠减压的护理：①妥善固定胃管。②严密观察引流液的量、性状及颜色并准确记录。若引流出大量**鲜血或血性液**，患者出现**烦躁、血压下降、脉搏增快**等，应考虑为**吻合口出血**。③经常挤压胃管，胃管不通畅者，可用**少量生理盐水冲洗（2021）**。④胃管脱出后不可盲目再插入。待肛门排气、胃肠减压使引流量减少后，拔除胃管。

(4) 胸腔闭式引流的护理：保持管道密闭性，严格无菌技术操作，防止逆行感染。观察并准确记录引流液的量、颜色和性质，保持导管通畅。

(5) 并发症的预防和护理

1) 出血：若引流量持续2小时都超过4ml/(kg·h)，伴血压下降、脉搏增快、躁动等低血容量表现，应考虑有活动性出血，及时报告医生。

2) 吻合口瘘：**出现高热、寒战、甚至休克等吻合口瘘的临床表现（2022）**，应立即禁食，行胸腔闭式引流，遵医嘱予以抗感染治疗，积极抗休克治疗。

3) 乳糜胸：**引流液由清亮转混浊，患者出现胸闷、心悸、血压下降等症状（2022）**。协助置胸腔闭式引流时，及时引流胸膜腔内乳糜液，并使肺膨胀。持续负压吸引，给予肠外营养支持。

实战演练

【A1型题】

1. 早期食管癌的症状有

A. 恶心、呕吐　　B. 柏油样黑便

C. 持续胸背痛　　D. 吞咽哽噎感

E. 进行性吞咽困难

【答案】 D

【考点】 食管癌的临床表现

【解析】 食管癌早期常无明显症状，在吞咽粗硬食物时可能有不同程度的不适感觉，包括哽噎感，胸骨后烧灼样、针刺样或牵拉摩擦样疼痛。食物通过缓慢，有停滞感或异物感。上述症状时轻时重，哽噎感、停滞感常通过饮水而缓解消失，进展缓慢。故选D。

2. 食管癌进展期典型表现是

A. 脱水

B. 消瘦

C. 恶病质

D. 进行性吞咽困难

E. 食管内异物感

【答案】 D

【考点】 食管癌的典型临床表现

【解析】 食管癌进展期主要表现为进行性吞咽困难，先是难咽干硬食物，继而只能进半流质、流质饮食，最后滴水难进。随着肿瘤发展，食管癌可侵犯邻近器官或向远处转移，出现相应的晚期症状。故选D。

【A2型题】

3. 患者，女，59岁。食管癌切除、食管胃吻合术后第4天，出现高热、寒战、呼吸困难、胸痛，白细胞计数20×10^9/L，高度怀疑发生了

A. 肺炎、肺不张　　B. 吻合口瘘

C. 吻合口狭窄　　D. 乳糜胸

E. 出血

【答案】 B

【考点】 食管癌术后并发症

【解析】 若并发了肺炎、肺不张首先会有呼吸困难的症状，吻合口瘘的临床表现为呼吸困难、胸腔积液，全身中毒症状，高热、寒战、白细胞计数增多，可判断该患者是并发了吻合口瘘。故选B。

【B1 型题】

（4~5 题共用备选答案）

A. 声音嘶哑　　B. 大量呕血

C. 食管气管瘘　　D. 呛咳及肺部感染

E. 食物反流

4. 食管癌肿侵入气管，可形成

【答案】 C

5. 食管癌肿侵入主动脉，溃烂破裂，可引起

【答案】 B

【考点】 食管癌的转移症状

【解析】 随着食管癌的发展，肿瘤可侵犯邻近器官或向远处转移，出现相应的晚期症状，癌肿侵入气管可形成食管气管瘘，出现吞咽水或食物时剧烈呛咳，并发呼吸系统感染。故第 4 题选 C。若癌肿侵犯入主动脉并发生溃烂破裂，则可引起致死性的大量呕血，严重者可危及生命。故第 5 题选 B。

第二十二章　心脏疾病患者的护理

考点直击

年份	分值	考点
2023	1	冠状动脉造影
2018	1	左心室测压及造影
2017	1	心脏造影检查前需做过敏试验
2016	2	冠状动脉造影；体外循环结束时用鱼精蛋白
2015	1	冠心病的术前药物护理

考点集萃

第一节　概　　述

一、解剖生理

1. 心脏

（1）心脏传导系统包括窦房结（自律性高为起搏点）、结间束、房室结、希氏束、左右束支及其分支和浦肯野纤维。**传导途径为窦房结→心房肌→房室交界→房室束及左右束支→浦肯野纤维→心室肌（2011）**。

（2）左心房、左心室之间有二尖瓣，右心房、右心室之间有三尖瓣，左心室与主动脉之间有主动脉瓣，右心室与肺动脉之间有肺动脉瓣。

（3）心脏壁分为3层，由外向内依此为心外膜、肌层、心内膜，心外膜即心包的脏层，紧贴于心脏表面，与心包壁层形成心包腔，腔内含少量浆液起润滑作用。

2. 血管　循环系统的血管分动脉、静脉、毛细血管。动脉是引导血液出心脏的管道，静脉是将血液送回心脏的管道，毛细血管是血液与组织液进行物质交换的场所。

3. 调节循环系统的神经体

（1）神经：交感神经兴奋时，呈正性肌力作用；副交感神经兴奋时，呈负性肌力作用。

名师点拨：交感神经兴奋与副交感神经兴奋时表现极易混淆，考生需注意区分，理解记忆。

（2）体液因素：肾素-血管紧张素-醛固酮系统。

二、心脏疾病的特殊检查方法

1. 心导管检查术　目的：①发现心内畸形。②测量心血管各部位的压力。③在各部位采血标本测量血氧饱和度，以明确异常分流。

2. 心血管造影术　目的是检查心脏和大血管的形态及其缺损。

3. 冠状动脉造影术　目的是明确冠状动脉分支是否有畸形、狭窄；**同时做左心室测压及造影，是否有心室**

壁瘤或二尖瓣关闭不全，计算射血分数，对心功能作出评价，以明确手术指征（2018）。

> 名师点拨：冠心病外科治疗必须进行**冠状动脉造影（2016/2023）**。

进行以上心内各项检查的护理措施如下。

1. 操作前备好急救药品。
2. **进行造影检查前，做好造影剂过敏试验（2011/2017）。**
3. 术中严密观察病情，警惕因造影剂过敏而发生过敏性休克。
4. 术后用沙袋压迫穿刺部位并妥善固定。
5. 术后常规静脉滴注抗生素，预防心内膜感染。
6. 术后卧床时间　右心检查后 6~12 小时，左心检查后 12~24 小时。

第二节　冠状动脉粥样硬化性心脏病

一、病因和病理与临床表现（★★★）

冠心病的主要原因有高脂蛋白血症、高血压、吸烟、糖尿病、肥胖、高密度脂蛋白过低等。主要表现为心绞痛，多在劳动、登楼、情绪激动、饱餐、受凉时突感心前区疼痛。

二、治疗要点（★★）

可通过手术重建血流通道。手术方法主要是冠状动脉旁路手术。

> 易错知识梳理
>
> 选择性冠状动脉造影是冠心病外科治疗的主要依据。

三、护理措施（★★★）

1. 术前护理

（1）术前 3~5 日停服抗凝药、利尿药、洋地黄、奎尼丁等药物，**以防止术中出血不止（2010/2015）**、洋地黄毒性反应等。术前注意休息，应用药物改善心功能，常给予硝酸甘油、氯化钾等药物。

（2）**合理搭配饮食，给予低脂、低胆固醇饮食（2014）**。心功能欠佳者限制食盐摄入。

（3）稳定患者情绪，减轻恐惧心理，增强自信。

2. 术后护理

（1）术后取大隐静脉处用弹力绷带包扎，次日即开始活动肢体。

（2）监测病情，避免血压波动。

（3）术前应用钙离子阻滞药或 β 受体阻断药的患者，术后继续服用，以降低围手术期心肌梗死的发生率和病死率。术后进食即口服阿司匹林，以避免吻合口血栓形成。

第三节　体 外 循 环

一、概述（★★）

体外循环指将回心的上、下腔静脉血和右心房静脉血引出体外，经人工心肺机进行氧合并排出 CO_2，经过调节温度和过滤后，再由人工心泵输回体内动脉继续**血液循环的生命支持技术（2010）**。

体外循环作为一种非生理过程，可能会导致人体产生下列病理生理变化。

1. 凝血机制紊乱　引起术后大量渗血。
2. 酸碱失衡　主要为代谢性酸中毒和呼吸性碱中毒。
3. 重要器官功能减退　心肌细胞损害、脑损伤和脑循环障碍、肾衰竭、呼吸功能衰竭。
4. 电解质失衡　低血钾。

体外循环结束时应选择鱼精蛋白以中和肝素（2016）。

二、护理措施（★★★）

1. 心理护理。
2. 加强呼吸系统管理，维持有效通气　术后常规使用机械通气以支持呼吸功能。

（1）密切观察：观察患者呼吸状况，每 15～30 分钟听诊呼吸音 1 次；根据情况及时调整呼吸机参数，一般潮气量为 10～15ml/kg，氧浓度为 50%，呼吸频率为 11 次/分。

（2）气管插管的护理：妥善固定气管插管，定时测量气管插管位置，防止气管插管脱出或移位。

（3）保持呼吸道通畅：及时清理呼吸道分泌物和呕吐物；吸痰前后充分给氧（将氧浓度调大至 70%以上），每次吸痰时间不超过 15 秒，以免机体缺氧；吸痰时动作要轻柔、敏捷，出现心电图异常或血氧饱和度持续下降应立即停止吸痰。

（4）气管导管气囊每 4～6 小时放气 1 次，防止呼吸道黏膜因长时间压迫、缺血而糜烂、出血。

3. 监测心功能，维持有效循环　术后 48 小时内连续监测记录生命体征，每 15 分钟 1 次，平稳后改为每 30 分钟 1 次；观察左房压、右房压、肺动脉和肺动脉楔压。在测定以上各种压力时应：①严格无菌操作。②保持管道通畅。③测压前调试好各零点。④预防导管折断或导管接头脱落、出血。⑤咳嗽、呕吐、躁动、抽搐及用力时均影响各压力水平，应在安静 10～15 分钟后再行测定。⑥拔管后局部压迫止血，并监测心律、心率变化。

4. 体位、活动与功能锻炼　麻醉未醒时取平卧位、头偏向一侧。麻醉清醒后，**生命体征平稳者可采用半坐卧位（2013）**，以利引流和呼吸。

5. 并发症的预防与护理

（1）急性心脏压塞：表现为静脉压升高，心音遥远、心搏微弱，脉压小、动脉压降低的贝克（Beck）三联征。其主要护理措施如下。①做好引流管的护理，保持引流管通畅，观察并记录引流液的量及性状。②监测中心静脉压，使其维持在 5～12cmH_2O。③严密观察病情，出现心脏压塞时，及时通知医生处理。

（2）肾功能不全：密切监测肾功能。其主要护理措施如下。①术后留置无菌导尿管，每小时测尿量 1 次，每 4 小时测尿 pH 和比重。②保持尿量在 1ml/(kg·h)，发生血红蛋白尿者，应给予高渗性利尿或静脉滴注 4%碳酸氢钠碱化尿液。③尿量减少时应及时找出原因；停用肾毒性药物。

（3）感染：主要表现为术后体温上升至 38℃以上且持续不退，伤口局部隆起、触痛明显、溢出白色分泌物等感染现象。因此术后应积极采取护理措施预防感染：①密切监测体温变化。②严格遵守无菌操作原则。③保持患者口腔和皮肤卫生。④患者病情平稳后，及时撤除各种管道。⑤合理应用抗生素。⑥加强营养支持。

（4）脑功能障碍：其临床表现与脑病灶的部位、性质和病变程度有关，常见有清醒延迟、昏迷、躁动、癫痫发作、偏瘫、失语等症状。因此术后应严密观察患者的意识、瞳孔、肢体活动情况；异常情况时，应及时通知医生，协助处理。

实战演练

【A1 型题】

1. 冠心病外科治疗必须进行的辅助检查是

A. 心脏 CT　　B. 心血管造影
C. 心导管检查　　D. 心脏彩色 B 超
E. 选择性冠状动脉造影

【答案】 E

【考点】 冠心病外科治疗的辅助检查

【解析】 冠心病手术治疗的主要目的是通过血管旁路移植绕过狭窄的冠状动脉，为缺血心肌重建血运通道，以改善心肌供血、供氧，缓解和消除心绞痛等症状。冠心病外科治疗前必须要做冠状动脉造影检查，以明确血管堵塞的部位和程度。故选 E。

2. 冠状动脉旁路手术患者术前 3 天停用抗凝药的目的是

A. 防止血液稀释　B. 防止心律失常

C. 防止心动过速　D. 防止术中出血不止

E. 减轻洋地黄毒性反应

【答案】 D

【考点】 冠心病的术前护理

【解析】 冠心病患者术前常规服用三联药物，如抗血小板药物、硝酸甘油类药物和 β 受体阻断药。若病情稳定，抗凝药应在术前 3 天停用，以减少术中出血，D 正确。故选 D。

3. 体外循环结束时为中和肝素应选择的药物是

A. 维生素 K_1　B. 鱼精蛋白　C. 氨甲苯酸

D. 酚磺乙胺　E. 白蛋白

【答案】 B

【考点】 体外循环的用药措施

【解析】 体外循环指将回心的上、下腔静脉血和右心房静脉血引出体外，经人工心肺机进行氧合并排出 CO_2，经过调节温度和过滤后，再由人工心泵输回体内动脉继续血液循环的生命支持技术。体外循环结束时，需静脉注射适量鱼精蛋白以终止肝素的抗凝作用。故选 B。

第二十三章　腹外疝患者的护理

考点直击

年份	分值	考点
2023	2	嵌顿性疝；腹外疝的术后护理
2022	1	绞窄性疝
2021	4	腹外疝的类型；腹股沟斜疝的定义；股疝的临床表现、治疗要点
2020	1	小儿脐疝
2019	2	腹外疝的病因；术后预防切口感染
2018	2	腹外疝的类型、治疗要点
2017	3	腹外疝的病因、治疗要点；术后预防切口感染
2016	1	股疝的治疗要点
2015	2	腹外疝的病因、休息与活动

考点集萃

第一节　概　　述

一、概念（★★）

体内某个脏器或组织离开其正常解剖部位，通过先天或后天形成的薄弱点、缺损或孔隙进入另一部位，称为疝。疝多发生于腹部，以腹外疝多见。

二、病因（★★）

腹壁强度降低（手术切口愈合不良、外伤、感染、腹壁神经损伤等）和腹内压力增高（慢性便秘、咳嗽、婴儿经常啼哭等）是腹外疝发病的2个主要原因（2011/2013/2015/2017/2019）。

三、病理解剖（★★）

典型的腹外疝由疝囊、疝内容物和疝外被盖组成。疝内容物以**小肠**最多见。

易错知识梳理

疝内容物以小肠最为多见，大网膜次之，盲肠、阑尾、乙状结肠、横结肠、膀胱等也可见。

四、临床类型（★★）

1. **易复性疝（2018/2021）**　最常见，疝内容物很容易回纳入腹腔。
2. 难复性疝　疝内容物**不能或不能完全回纳入**腹腔内。
3. **嵌顿性疝（2021）**　疝环较小而腹内压突然增高时，疝内容物可强行扩张疝囊颈而进入疝囊，随后因囊颈的弹性回缩而将内容物卡住，使其不能回纳。

4. 绞窄性疝　**嵌顿如不能及时解除，肠管及其系膜受压情况不断加重可使动脉血流减少，最后导致完全阻断（2022）**。

名师点拨：嵌顿疝和绞窄疝的区别主要在于疝内容物**有无缺血坏死（2010）**。

五、治疗要点（★★）

以手术治疗为主。

第二节　腹股沟疝

发生在腹股沟区的腹外疝，统称为腹股沟疝。通常将腹股沟疝分为斜疝和直疝2种，**腹股沟斜疝是最常见的腹外疝**。

一、腹股沟斜疝

（一）定义（★★）

疝囊经过**腹壁下动脉外侧（2021）**的腹股沟管深环（内环）突出，向内、向下、向前斜行经过腹股沟管，再穿出腹股沟管浅环（皮下环），并可进入阴囊，称为腹股沟斜疝。

（二）临床特点（★★★）

1. 易复性腹股沟斜疝临床特点（2010）

（1）发病年龄：见于儿童及成年人。

（2）突出途径：经腹股沟管突出，可进阴囊。

（3）疝块外形：椭圆或梨形，上部呈蒂柄状。

（4）回纳疝块后压住深环：疝块不再突出。

（5）精索与疝囊的关系：精索在疝囊后方。

（6）疝囊颈与腹壁下动脉的关系：疝囊颈在腹壁下动脉外侧。

（7）嵌顿机会：较多。

2. 难复性斜疝　除胀痛稍重外，主要特点是疝块不能完全回纳。滑动性斜疝多见于右侧腹股沟区，除了疝块不能完全回纳外，还有消化不良和便秘等症状。

3. **嵌顿性疝（2023）**　多发生于斜疝，其主要原因是强体力劳动或用力排便等使腹内压骤增。表现为疝块突然增大，伴有明显疼痛，平卧或用手推送不能使之回纳。肿块紧张发硬，且有明显触痛。嵌顿内容物若为肠袢，不但局部疼痛明显，还可伴有机械性肠梗阻的临床表现；若不及时处理，可发展成绞窄性疝。

4. 绞窄性疝　临床症状多较严重，因疝内容物继发感染，侵及周围组织，会引起疝块局部软组织的急性炎症和腹膜炎表现，严重者可发生脓毒血症。但在肠袢坏死穿孔时，疼痛可因疝内压力骤降而暂时有所缓解。因此，疼痛减轻但肿块仍存在者，不可当作是病情好转。

（三）治疗要点（★★）

1. 非手术治疗

（1）棉线束带法或绷带压位腹股沟管深环法：适用于1岁以下婴幼儿，疝有自行消失的可能。

（2）医用疝带的使用：此方法适用于年老体弱或伴有其他严重疾病而禁忌手术者。

（3）嵌顿性疝的处理：在下列情况下可先试行手法复位。①嵌顿时间在3～4小时内，局部压痛不明显，也无腹部压痛或腹肌紧张等腹膜刺激征者。②年老体弱或伴有其他较严重疾病而估计肠袢尚未绞窄坏死者。

2. 手术治疗　腹股沟疝**最有效**的治疗方法是**手术修补**。

（1）传统的疝修补术

1）疝囊高位结扎术适用于婴幼儿或儿童，以及绞窄性斜疝因肠坏死而局部严重感染者。

2）加强或修补腹股沟管管壁。

（2）无张力疝修补术及经腹腔镜疝修补术。

（3）嵌顿性疝和绞窄性疝的手术处理：嵌顿性疝除上述可先行尝试手法复位的情况外，原则上需紧急手术治疗。绞窄性疝需立即手术治疗。

名师点拨：**可避免术后疝复发的术前主要处理是去除腹内压增高的原因如慢性便秘、咳嗽等（2010）。**

二、腹股沟直疝

（一）定义（★★）

疝囊经腹壁下动脉内侧的直疝三角区直接由后向前突出形成的疝为腹股沟直疝，不经过内环，也不进入阴囊。

（二）临床特点（★★★）

（1）发病年龄：仅老年人。

（2）突出途径：由直疝三角突出，不进入阴囊。

（3）疝块外形：半球形，基底较宽。

（4）回纳疝块后压住深环：疝块仍可突出。

（5）精索与疝囊精索的关系：在疝囊前外方。

（6）疝囊颈与腹壁下动脉的关系：疝囊颈在腹壁下动脉内侧。

（7）嵌顿机会：极少。

（三）治疗要点（★★）

主要是手术修补。

基础巩固

斜疝和直疝的鉴别见表3-23-1。

表3-23-1　斜疝和直疝的鉴别

项目	斜疝	直疝
发病年龄	多见于儿童及青壮年	多见于老年人
突出途径	经腹股沟管突出，可进入阴囊	由直疝三角突出，很少进入阴囊
疝块外形	椭圆或梨形，上部呈蒂柄状	半球形，基底较宽
回纳疝块后压住深环	疝块不再突出	疝块仍可突出
精索与疝囊的关系	精索在疝囊后方	精索在疝囊前外方
疝囊颈与腹壁下动脉的关系	疝囊颈在腹壁下动脉外侧	疝囊颈在腹壁下动脉内侧
嵌顿机会	较多	极少

第三节　股　疝

股疝为疝囊通过股环、经股管向股部卵圆窝突出形成的疝。**多见于40岁以上妇女（2011）。**

（一）临床表现（★★★）（2021）

平时无症状，多偶然发现。疝块往往不大，表现为腹股沟韧带下方卵圆窝处有一半球形突起。易复性股疝的症状较轻，常不为患者所注意，尤其在肥胖者更易疏忽。股疝如发生嵌顿，除引起局部明显疼痛外，也常伴有较明显的急性机械性肠梗阻症状。

（二）治疗要点（★★）

股管解剖特点决定股疝极易嵌顿、绞窄（2016/2018），确诊后，应及时手术治疗（2017/2021）。

第四节 其他腹外疝

一、脐疝

腹腔内器官或组织通过脐环突出形成的疝称脐疝。临床上脐疝有小儿脐疝和成人脐疝之分，以前者多见。

（一）临床表现（★★★）

1. 小儿脐疝　为先天性，多属易复性。临床上表现为啼哭时出现脐部疝块，安静平卧时疝块消失。疝囊颈一般不大，但极少发生嵌顿和绞窄。

2. 成人脐疝　为后天性，多见于中年经产妇女，由于疝环狭小，成人脐疝发生嵌顿或绞窄者较多。

（二）治疗要点（★★）

1. 小儿脐疝　**2岁之前可采取非手术治疗（2020）**。非手术治疗原则：可在回纳疝块后，用一大于脐环、外包纱布的硬币或小木片抵住脐环，然后用胶布或绷带固定勿使之移动。小儿满2岁后，如脐环直径仍大于1.5cm，则可手术治疗。

2. 成人脐疝　应采取手术治疗。

二、切口疝

切口疝是发生于腹壁手术切口处的疝。最常见的腹壁切口疝是经腹直肌切口，其次为正中切口和旁正中切口。

（一）临床表现（★★★）

1. 症状　较大的切口疝患者腹部有牵拉感，伴食欲缺乏、恶心、便秘、腹部隐痛等表现。可伴有不完全性肠梗阻表现。

2. 体征　腹壁切口瘢痕处逐渐膨隆，有肿块出现。疝块通常在站立或用力时更为明显，平卧休息则缩小或消失。切口疝疝环一般比较宽大，很少发生嵌顿。

（二）治疗要点（★★）

处理原则是手术修补。

第五节 护　理

一、术前护理（★★★）

1. 卧床休息　疝块较大者多卧床休息；建议患者离床活动时使用疝带压住疝环口。

2. 消除引起腹内压升高的因素　**有慢性咳嗽、腹水、便秘、排尿困难等**。注意保暖，戒烟；养成良好的排便习惯，保持排便通畅。

3. 嵌顿性/绞窄性疝的护理

（1）病情观察：若出现明显腹痛，伴疝块突然增大、发硬且触痛明显、不能回纳腹腔，应警惕嵌顿疝发生的可能。

（2）若发生疝的嵌顿、绞窄，禁食、胃肠减压，纠正水、电解质及酸碱平衡失调、抗感染，必要时备血。做好急诊手术准备。

4. 棉线束带或绷带压位腹股沟管深环的护理　应注意局部皮肤的血运情况，睡觉时可不用。避免长时间的哭闹，防止嵌顿疝的形成。

5. 完善术前准备　便秘者，术前晚灌肠；进手术室前，嘱其排尿。

二、术后护理（★★★）（2023）

1. 休息与活动　术后当日取**平卧位，膝下垫一软枕，使髋关节微屈，以降低腹股沟区切口张力和减少腹腔内压力（2015）**，利于切口愈合和减轻切口疼痛。次日改为半卧位。术后卧床期间鼓励床上翻身及活动肢体。

2. 饮食护理　术后6~12小时，若无恶心、呕吐，可进流质饮食，次日可进软食。行肠切除吻合术者应禁食，肠功能恢复后可进食。

3. 防止腹内压升高　术后咳嗽剧烈，会引起腹内压升高，不利于愈合。因此术后需注意保暖，防止咳嗽。指导患者在咳嗽时用手掌按压、保护切口。

4. 预防阴囊水肿　术后可用丁字带托起阴囊，观察阴囊肿胀情况。

> 名师点拨：腹股沟疝术后和肝硬化皆可引起阴囊水肿，可用丁字带托起阴囊。

5. 预防切口感染　切口感染是引起疝复发的主要原因之一。预防措施：①注意体温和脉搏的变化；观察切口有无红、肿、疼痛。②护理切口：**切口一般不需加沙袋压迫，有切口血肿时应予适当加压，以防切口出血引发感染（2013/2017/2019）**；保持切口敷料清洁干燥，避免污染。③使用抗生素。

三、健康教育（★★★）

3个月内应避免重体力劳动或提举重物等。

> 名师点拨：腹外疝术后3个月避免重体力劳动或提举重物；阑尾周围脓肿患者，体温正常3个月后再行手术切除阑尾。

实战演练

【A1型题】

1. 腹外疝的常见原因不包括
   A. 腹部切口愈合不良　B. 老年人慢性便秘
   C. 腹壁神经损伤　D. 婴儿经常啼哭
   E. 剧烈运动

【答案】E

【考点】腹外疝的常见原因

【解析】腹壁强度降低和腹内压力增高是腹外疝发病的主要原因。引起腹壁强度降低的原因如下。①某些组织穿过腹壁的部位。②腹白线发育不全。③手术切口愈合不良（A正确）、腹壁神经损伤（C正确）、外伤、感染、年老、久病、肥胖等所致肌萎缩等。引起腹内压力增高的原因有慢性咳嗽、慢性便秘（B正确）、排尿困难、腹水、妊娠、搬运重物、婴儿啼哭（D正确）等。故选E。

2. 股疝易嵌顿，主要是因为
   A. 患者年龄大　B. 患者肥胖
   C. 股管解剖特点　D. 患者多为经产妇
   E. 骨盆宽大

【答案】C

【考点】股疝的特点

【解析】由于股管几乎是垂直的，疝块在卵圆窝处向前转折时形成一锐角，且股环本身较小，周围多为坚韧的韧带，因此股疝容易嵌顿。故选C。

3. 腹外疝内容物最常见的是
   A. 小肠　B. 盲肠　C. 大网膜
   D. 阑尾　E. 膀胱

【答案】A

【考点】常见疝内容物排序

【解析】疝内容物为进入疝囊内的腹腔脏器或组织，理论上腹腔脏器均可成为疝内容物，实际上只有移动度较大的脏器才能进入疝囊。小肠是最常见的疝内容物，其次是大网膜、乙状结肠、盲肠、阑尾、卵巢、输卵管等。故选A。

4. 嵌顿性疝和绞窄性疝的区别主要在于
A. 疝环大小　B. 疝内容物能否回纳
C. 疝内容物多少　D. 有无肠梗阻表现
E. 疝内容物有无血运障碍
【答案】 E
【考点】 腹外疝的类型及区别
【解析】 疝环较小而腹内压突然增高时，疝内容物可强行扩张囊颈而进入疝囊，随后因疝囊颈的弹性收缩，将内容物卡住，使其不能回纳，称为嵌顿性疝。肠管嵌顿若未能及时解除，肠管及其系膜受压程度不断加重可使动脉血流减少，最后导致完全阻断，即为绞窄性疝。故选 E。

5. 腹股沟斜疝患者在常规修补术后取平卧位，患侧膝下垫一软枕，使髋关节微屈的目的是
A. 防止阴囊血肿　B. 防止术后复发
C. 减轻切口张力　D. 防止深静脉血栓形成
E. 防止尿潴留
【答案】 C
【考点】 腹股沟疝术后护理
【解析】 腹股沟斜疝患者在常规修补术后当日取平卧位，膝下垫一软枕，使髋关节微屈，以降低腹股沟区切口张力和减少腹腔内压力，利于伤口愈合和减轻切口疼痛。故选 C。

【A2 型题】

6. 患儿，男，8 岁。疝内容物可达阴囊处，疝块回纳后，压内环，增加腹内压不再出现。诊断应考虑为
A. 脐疝　B. 股疝　C. 白线疝
D. 腹股沟斜疝　E. 腹股沟直疝
【答案】 D
【考点】 腹股沟斜疝的临床表现
【解析】 脐疝多见于新生儿及婴儿，当啼哭、站立和用劲时，脐部膨胀出包块，无其他症状，排除 A。股疝疝块往往不大，常在腹股沟韧带下方卵圆窝处表现为一半球形的突起。平卧回纳内容物后，疝块有时并不完全消失，排除 B。白线疝好发于脐上，多为腹白线发育欠佳或有孔隙所致，经腹白线突出，排除 C。腹股沟斜疝开始疝块较小，仅在患者站立、劳动、行走、跑步、剧咳或患儿啼哭时出现，平卧或用手压时疝块可自行回纳、消失。一般无特殊不适，疝块增大后自腹股沟下降至阴囊内或大阴唇，行走不便和影响劳动，D 正确。腹股沟直疝疝内容物不进阴囊，常见于年老体弱者，E 错误。故选 D。

7. 患儿，男，6 个月。腹股沟部有一肿块，哭闹时变大，安静睡觉时消失。诊断为腹股沟斜疝，治疗要点是
A. 紧急手术　B. 择期手术　C. 暂不手术
D. 早期手术　E. 禁忌手术
【答案】 C
【考点】 腹股沟斜疝的治疗要点
【解析】 腹股沟疝的治疗包括保守治疗和手术治疗，保守治疗包括疝带、疝托、中医中药等，用于 2 岁以下婴儿、年老体弱或伴有严重疾病者。因为婴幼儿腹肌可随生长逐渐强壮，症状有自行消失的可能，因此婴幼儿可暂不手术。故选 C。

【B1 型题】

（8~9 题共用备选答案）
A. 腹股沟斜疝　B. 腹股沟直疝　C. 股疝
D. 脐疝　E. 切口疝

8. 最容易发生嵌顿的腹外疝是
【答案】 C

9. 最常见的腹股沟疝是
【答案】 A
【考点】 各类型疝的特点
【解析】 按顺序，嵌顿性疝、绞窄性疝的好发顺序分别是：股疝>脐疝>斜疝>直疝>切口疝。最容易发生嵌顿的腹外疝是股疝。腹股沟疝分为斜疝和直疝。其中斜疝最为多见，男性多于女性，且多发于右侧。故第 8 题选 C，第 9 题选 A。

第二十四章　急性腹膜炎患者的护理

考点直击

年份	分值	考点
2021	1	急性腹膜炎的腹痛特点
2020	2	急性腹膜炎的腹部 X 线检查、术后护理
2019	3	腹膜刺激征；急性腹膜炎的诊断性腹腔穿刺
2018	1	急性腹膜炎的病因
2017	2	急性腹膜炎的病因、术后护理
2016	1	盆腔脓肿的治疗要点
2015	2	盆腔脓肿的病理病因；急性腹膜炎的术后护理

考点集萃

第一节　解剖生理概要

一、解剖概要

腹膜的解剖概要见图 3-24-1。

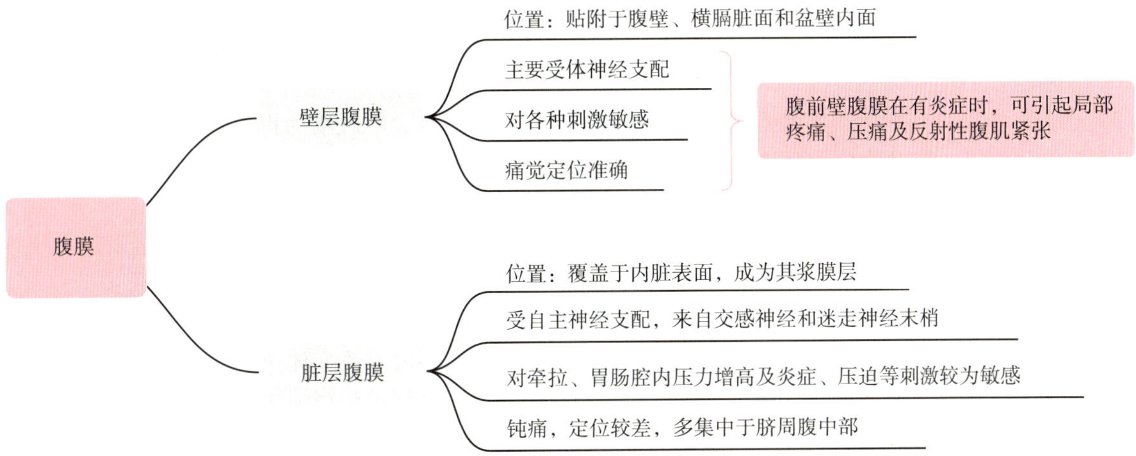

图 3-24-1　腹膜

易错知识梳理

腹膜腔是壁层和脏层腹膜之间的潜在腔隙，是人体最大的体腔，分为腹腔和网膜囊，经由网膜孔相通。

二、生理作用

润滑、吸收、渗出、防御、修复。

第二节　急性腹膜炎

一、分类（★★）

按发病机制可分为原发性与继发性两类；按病因可分为细菌性与非细菌性 2 类；按临床经过可分为急性、亚急性和慢性 3 类；按累及范围可分为弥漫性与局限性 2 类。

二、病因（★★★）

临床所称急性腹膜炎多指继发性的急性化脓性腹膜炎，是一种常见的外科急腹症。腹内空腔脏器穿孔、外伤引起的腹壁或内脏破裂是**最常见的原因**。**引起继发性腹膜炎的细菌以大肠埃希菌最多见（2011/2018）**。

原发性腹膜炎腹腔内无原发病灶（2014/2017）。**病原菌多为溶血性链球菌、肺炎链球菌或大肠埃希菌（2014）**。

> 名师点拨：原发性腹膜炎与继发性腹膜炎的区别是腹腔内无原发病灶。

三、病理生理（★★）

腹膜受细菌或胃肠道内容物刺激后，立即发生充血、水肿等反应；继之产生大量浆液性渗出液以稀释腹腔内的毒素；并出现大量吞噬细胞、中性粒细胞，加上坏死组织、细菌与凝固的纤维蛋白，使渗出液变混浊而成为脓液。

四、临床表现（★★★）

1. 症状

（1）腹痛：是最主要的症状，一般呈持续性、剧烈腹痛，常难以忍受。**深呼吸、咳嗽、转动身体时疼痛加剧（2021）**。

（2）恶心、呕吐：初始为腹膜受到刺激引起的反射性恶心、呕吐，呕吐物为胃内容物；发生麻痹性肠梗阻时可出现持续性呕吐，呕吐物可含有黄绿色胆汁，甚至呈棕褐色粪样内容物。

（3）体温、脉搏：体温由正常逐渐升高，脉搏逐渐加快。

（4）感染、中毒症状：患者出现寒战、高热、脉速、呼吸浅快、大汗及口干。病情进一步发展可出现脓毒症休克表现。

2. 体征

（1）一般表现：患者多呈急性病容，喜仰卧位，双下肢屈曲，不愿意改变体位。腹部拒按。

（2）腹部：①视诊。腹胀明显，腹式呼吸运动减弱或消失。腹胀加重是病情恶化的重要标志。②触诊。腹部压痛、反跳痛和腹肌紧张是腹膜炎的标志性体征，称为**腹膜刺激征（2019）**。以原发病灶处最为明显。胃肠、胆囊穿孔时可呈“板状腹”。③叩诊。胃肠胀气时呈鼓音；胃十二指肠穿孔时肝浊音界缩小或消失；腹腔内积液较多时移动性浊音呈阳性。④听诊。肠鸣音减弱；肠麻痹时，听诊时肠鸣音可完全消失。

（3）直肠指检：直肠前窝饱满及触痛，表明盆腔已有感染或形成盆腔脓肿。

五、辅助检查（★★）

1. 实验室检查　白细胞计数增多及中性粒细胞比例增高。

2. 腹部 X 线检查　腹部立、卧位平片可见小肠普遍胀气并有多个小液平面的肠麻痹征象；胃肠穿孔时，立位 X 线平片多数可见**膈下游离气体**（2020）。

3. 诊断性腹腔穿刺　①结核性腹膜炎抽出液为**草绿色**透明腹水。②胃十二指肠急性穿孔时抽出液呈黄色、混浊、含胆汁、无臭味。③饱食后穿孔时抽出液可含食物残渣。④急性重症胰腺炎时抽出液为**血性、胰淀粉酶含量高**。⑤急性阑尾炎穿孔时抽出液为稀薄脓性，略有臭味。⑥**绞窄性肠梗阻时抽出液为血性、臭味重**（2019）。⑦**小肠穿孔时抽出液为混浊、含稀薄粪便，无臭味**（2019）。

六、治疗要点（★★）

及时手术治疗，非手术治疗可作为手术前的准备工作。手术原则：包括探查和确定病因、处理原发病变部位、彻底清理腹腔、充分引流等。

基础巩固

急性腹膜炎腹腔穿刺抽出液

1. 胃十二指肠急性穿孔　黄绿色、混浊、含胆汁，无臭味。
2. 急性阑尾炎穿孔　稀薄脓性，色白或微黄，略有臭味或无味。
3. 小肠穿孔或破裂　色黄，混浊，含稀薄粪便，有臭味。
4. 胆囊炎穿孔　色黄，混浊，含较多胆汁，无臭味。
5. 急性重症胰腺炎　血性、一般无臭味（胰淀粉酶含量高）。
6. 肠绞窄坏死　血性、臭味重。
7. 结核性腹膜炎　草绿色透明黏性液、渗出液。

第三节　腹腔脓肿

一、膈下脓肿

脓液积聚在一侧或两侧膈肌下、横结肠及其系膜的间隙内者，通称为膈下脓肿。

（一）病理病因（★★）

患者平卧时膈下部位最低，急性腹膜炎时腹腔内的脓液易积聚此处。十二指肠溃疡穿孔、胆囊及胆管化脓性疾病、阑尾炎穿孔，其脓液常积聚在右膈下；胃穿孔、脾切除术后感染，脓肿常发生在左膈下。膈下感染可引起反应性胸腔积液，亦可穿入胸腔引起脓胸。

（二）临床表现（★★★）

1. 症状

（1）全身症状：发热，初为弛张热，脓肿形成以后呈持续高热或中等程度发热，脉率增快。

（2）局部症状：肋缘下或剑突下可有持续性钝痛，深呼吸时加重。脓肿刺激膈肌可引起**呃逆**。

2. 体征　可有季肋区叩痛，严重时出现局部皮肤凹陷性水肿，皮温升高；右膈下脓肿可使肝浊音界扩大；患侧胸部下方呼吸音减弱或消失。

3. 胸部 X 线检查　可见患侧膈肌升高，肋膈角模糊、积液。

（三）治疗要点（★★）

小的膈下脓肿经非手术治疗可被吸收。必要时根据脓肿位置行手术切开引流术。同时要加强支持治疗。

二、盆腔脓肿

（一）病理病因（★★）

盆腔处于腹腔的最低位，腹腔内炎性渗出物或脓液易积聚于此（2015）。因盆腔腹膜面积小，吸收毒素能力较低，故盆腔脓肿时全身中毒症状亦较轻。

（二）临床表现（★★★）

1. 体温升高　常有典型的**直肠或膀胱刺激症状**，如里急后重、大便频而量少等。

2. 直肠指检　直肠前壁饱满、有触痛，有时可触及波动感。

（三）治疗要点（★★）

盆腔脓肿较小或尚未形成时，采用非手术治疗。应用抗生素，辅以热水坐浴、温热盐水灌肠及物理透热等疗法。**脓肿较大者须手术切开引流（2016）**。

三、肠间脓肿

脓液被包围在肠管、肠系膜与网膜之间的脓肿称为肠间脓肿。

（一）临床表现（★★★）

1. 可为单发或多个大小不等的脓肿。若脓肿周围广泛粘连，可发生不同程度的粘连性肠梗阻。患者主诉腹胀、腹痛，并有腹部压痛或触及包块。

2. 立位腹部 X 线平片示肠壁间距增宽及局部肠管积气，也可见小肠气液平面。

（二）治疗要点（★★）

用抗生素、物理透热及全身支持治疗。单房脓肿且较局限并与腹壁贴近时，可采用 B 超引导下经皮穿刺置管引流术。若非手术治疗无效或发生肠梗阻时，行手术治疗。

第四节　护　　理

一、术前护理（★★★）

1. 减轻腹胀、腹痛

（1）体位：取**半卧位**，促使腹腔内渗出液流向盆腔，有利于局限炎症和引流，以减轻中毒症状。

（2）禁食、胃肠减压：胃肠道穿孔患者必须禁食，并留置胃管持续胃肠减压。

（3）对症处理、减轻不适：诊断不明时，暂不用镇痛药，以免掩盖病情。吸氧。

2. 控制感染，加强营养支持　①遵医嘱合理应用抗生素。②降温：高热患者，给予物理或药物降温。③营养支持：补充热量的同时应补充白蛋白、氨基酸。

3. 维持体液平衡和生命体征平稳。

4. 做好病情监测和记录。

5. 心理护理。

二、术后护理（★★★）

1. 卧位　全麻未清醒者给予平卧位，头偏向一侧。全麻清醒或硬膜外麻醉患者平卧 **6 小时**，血压、脉搏平稳后改为**半卧位**，并鼓励患者**早期活动**。

2. 禁食、胃肠减压　术后继续胃肠减压、禁食，**肠蠕动恢复后，拔除胃管，逐步恢复经口饮食**（2015/2017/2020）。禁食期间做好口腔护理，每日 2 次。

> 名师点拨：肠鸣音恢复，肛门排气表明肠蠕动恢复。

3. 观察病情变化　术后密切监测生命体征及腹部体征。

4. 维持生命体征稳定和体液平衡。

5. 营养支持治疗。

6. 腹腔脓肿、切口感染等并发症的预防和护理

（1）合理使用抗生素。

（2）保证有效引流：①引流管需贴标签标明名称、引流部位等。②正确连接并妥善固定各引流装置、引流管，防止脱出、折曲或受压。③保持引流通畅。④及时观察腹腔引流情况。⑤患者无发热、无腹胀、白细胞计数恢复正常时，可考虑拔除腹腔引流管。

（3）切口护理：观察切口敷料是否干燥，有渗血或渗液时及时更换敷料；及早发现切口感染征象。

三、健康教育（★★★）

1. 疾病知识　向患者说明非手术期间禁食、胃肠减压、半卧位的重要性。
2. 饮食指导　鼓励其循序渐进、少量多餐。
3. 运动指导　鼓励患者卧床期间进行床上翻身活动，视病情和患者体力可坐于床边和早期下床走动，促进肠功能恢复，防止术后肠粘连。

实战演练

【A1 型题】

1. 腹膜炎手术后胃管拔除、开始进食的指征是

A. 腹痛减轻或消失　B. 血压平稳
C. 有饥饿感　D. 体温恢复正常
E. 肠鸣音恢复，肛门排气

【答案】 E

【考点】 腹膜炎手术后护理

【解析】 腹痛减轻或消失、生命体征平稳后依然禁食，直到肠鸣音恢复，肛门排气，A、B、D 错误。有饥饿感并不代表肠蠕动恢复，C 错误。肠蠕动恢复后可逐步恢复经口饮食，若进食过早则会引起腹胀，E 正确。故选 E。

2. 急性腹膜炎发生休克的主要原因是

A. 剧烈疼痛
B. 大量呕吐失液
C. 细菌繁殖过多
D. 腹膜吸收大量毒素，血容量减少
E. 补液不足

【答案】 D

【考点】 急性腹膜炎临床表现

【解析】 急性腹膜炎时，由于肠道细菌释放的大量毒素被吸收，可以引起周围血管收缩，降低血容量；同时腹膜严重充血、水肿并渗出大量液体引起血容量明显减少，引起休克。故选 D。

3. 腹膜炎术后半卧位的目的不包括

A. 有利于脓液局限盆腔
B. 有利于改善呼吸和循环功能
C. 有利于恢复肠蠕动
D. 减轻中毒症状
E. 防止膈下感染

【答案】 C

【考点】 半卧位的目的

【解析】 腹膜炎术后取半卧位的目的为：①半卧位有利于改善呼吸和循环功能，同时利于引流，B 正确。②取半卧位，促使腹膜内渗出液流向盆腔，有利于局限炎症和减轻中毒症状，A、D 正确。③同时促进腹腔内脏器下移，减轻因明显腹胀挤压膈肌，同时防止膈下感染引起的脓肿，E 正确。术后早期活动可以促进肠蠕动，防止肠粘连，C 错误。故选 C。

4. 急性腹膜炎后最常见的残余脓肿为

A. 盆腔脓肿　B. 肠间脓肿　C. 肝脓肿
D. 肾脓肿　E. 脾周围脓肿

【答案】 A

【考点】 腹腔脓肿的分类

【解析】 腹腔内脓肿是指腹腔内某一间隙或部位因组织坏死液化，由肠袢、内脏、腹壁、网膜或肠系膜等包裹，形成局限性脓液积聚。急性腹膜炎后常见的残余脓肿为膈下脓肿和盆腔脓肿。故选 A。

【A2 型题】

5. 患者，男，40 岁。腹膜炎术后 5 天，突然出现寒战、发热、出汗等全身中毒症状，伴有上腹痛、呃逆以及季肋部压痛、叩击痛等，此时应考虑是

A. 肠袢间脓肿　B. 膈下脓肿　C. 盆腔脓肿
D. 腹膜炎　E. 败血症

【答案】 B

【考点】 膈下脓肿的诊断

【解析】 急性腹膜炎或腹腔内脏器的炎性疾病经治疗好转，或腹部手术后数日，患者出现发热、呃逆、腹痛时，应想到膈下脓肿的可能。故选 B。

6. 患者，男，45 岁。突发剧烈腹痛，恶心、呕吐，体温 38.8℃，以“急性化脓性腹膜炎”收入院。入院后急查体，血白细胞计数为 18×10^9/L，患者出现里急后重感，B 超检查发现盆腔有较大的脓肿。应采取的治疗措施为

A. 持续胃肠减压　B. 应用抗生素治疗
C. 热水坐浴　D. 物理透热治疗
E. 手术治疗

【答案】 E

【考点】 盆腔脓肿的处理原则

【解析】 盆腔处于腹腔的最低位，腹腔内炎性渗出物或脓液易集聚于此而形成盆腔脓肿。盆腔脓肿较大者需手术切开引流，可经肛门在直肠前壁波动处穿刺，抽出脓液后切开脓腔，排出脓液，然后放软橡皮管引流3~4日。故选E。

【A3/A4 型题】

（7~9 题共用题干）

患者，女，45岁。自诉患“胃炎”23年，3小时前突然出现腹部剧烈疼痛并迅速波及全腹。查体：腹式呼吸减弱，腹肌紧张，全腹压痛及反跳痛阳性，尤以上腹部为重。X线检查示膈下游离气体，拟诊为胃十二指肠溃疡穿孔继发腹膜炎。

7. 对该患者的处理措施中，不正确的是

A. 禁食、输液　　B. 胃肠减压

C. 大剂量抗生素　　D. 给予吗啡镇痛

E. 完善术前准备

【答案】 D

【考点】 胃十二指肠溃疡穿孔继发腹膜炎的处理

【解析】 胃十二指肠溃疡穿孔继发腹膜炎后，此时应立即准备手术，做好术前准备，给予患者禁食、胃肠减压、补液，给予抗生素治疗以缓解炎症，禁用吗啡镇痛。故选D。

8. 保守治疗期间，如果病情允许，应让患者采取

A. 平卧位　　B. 半坐卧位　　C. 俯卧位

D. 左侧卧位　　E. 右侧卧位

【答案】 B

【考点】 溃疡穿孔后体位

【解析】 溃疡穿孔后，如果病情允许，应让患者保持半坐卧位，以减轻腹部压力，减轻疼痛。故选B。

9. 手术后为了预防肠粘连，护士对其最主要的护理措施是

A. 补液　　B. 禁食和胃肠减压

C. 指导早期下床活动　　D. 应用抗生素

E. 保持引流管固定通畅

【答案】 C

【考点】 预防肠粘连的护理要点

【解析】 协助患者翻身并活动肢体；鼓励患者尽早下床活动，以促进肠蠕动恢复，预防粘连。故选C。

第二十五章　腹部损伤患者的护理

考点直击

年份	分值	考点
2022	3	闭合性损伤造成腹腔内出血的常见原因；肝损伤的休克类型、治疗原则
2021	2	腹部损伤的 X 线检查；诊断性腹腔穿刺
2020	1	脾为最常见的闭合性腹部受损内脏
2019	2	实质性脏器损伤的表现；诊断性腹腔穿刺
2018	2	实质性脏器损伤的表现；手术治疗指征
2017	3	手术治疗指征；小肠破裂的治疗要点；补液和饮食
2016	1	结肠破裂的临床表现
2015	2	诊断性腹腔穿刺

考点集萃

第一节　概　　述

一、分类（★★）

根据体表有无伤口分为开放性腹部损伤和闭合性腹部损伤。

二、病因（★★）

在开放性损伤常见的受损内脏依次为肝、小肠、胃、结肠、大血管等；在闭合性损伤常见的受损内脏依次为**脾**（2020）、肾、小肠、肝、肠系膜等。

三、临床表现（★★★）

1. **实质性脏器损伤　以失血性休克为主要表现**（2018/2019/2022）。

（1）**肝、脾、肾、胰等损伤时，以腹腔内（或腹膜后）出血症状为主**（2013/2022），患者出现面色苍白、四肢湿冷、脉搏加快、血压下降、脉压变小、尿量减少等失血性休克的表现。

（2）体征：可有腹膜刺激征，伴有明显腹胀，部分患者出现移动性浊音。

2. **空腔脏器损伤**　以弥漫性腹膜炎为主要表现。

（1）**肠、胃、胆囊、膀胱等破裂时，主要表现为弥漫性腹膜炎**（2011），患者出现持续性剧烈腹痛，伴恶心、呕吐，稍后出现体温升高、脉快、呼吸急促等全身性感染的表现。

（2）体征：有**典型腹膜刺激征**，肠鸣音减弱或消失。

易错知识梳理

上消化道破裂时，消化液刺激性强，立即引起腹膜炎体征。下消化道破裂时，腹膜炎体征出现晚，程度轻，但感染症状重。

四、辅助检查（★★）

1. 实验室检查　实质性脏器破裂时，血常规见红细胞计数减少，血红蛋白、红细胞比容等数值明显下降。胰腺损伤时，血淀粉酶、尿淀粉酶值升高。空腔脏器破裂时，白细胞计数和中性粒细胞计数明显增高。尿常规检查若发现红细胞，常提示有泌尿系统损伤。

2. 影像学检查

（1）B超检查：主要用于诊断实质性脏器的损伤。

（2）X线检查：**胃肠道穿孔者，立位腹部平片可表现为膈下新月形阴影（游离气体）（2014/2021）**。

（3）CT检查。

3. **诊断性腹腔穿刺（2010/2015/2019/2021）**和腹腔灌洗术　**若穿刺液为不凝血，提示实质性脏器或大血管破裂（2010/2011/2015）**，因腹膜的去纤维作用使血液不凝固。

名师点拨：外伤史，尤其是腰腹部撞伤史。若诊断性腹腔穿刺穿刺液为不凝血，提示实质性脏器或大血管破裂。右侧腰腹部撞伤提示肝破裂，左侧腰腹部撞伤提示脾破裂。脊肋角部撞击伤史提示肾损伤。

五、治疗要点（★★）

1. 急救处理　首先处理对生命威胁最大的损伤。心肺复苏、控制出血，处理开放性气胸或张力性气胸和休克。实质性脏器损伤常发生威胁生命的大出血，比空腔脏器损伤处理应更为紧急。

2. 非手术治疗

（1）不随便搬动伤者，以免加重伤情。

（2）为避免掩盖病情，不注射镇痛药。

（3）积极补充血容量，防治休克。

（4）应用广谱抗生素。

（5）禁食。疑有空腔脏器破裂或有明显腹胀时，进行胃肠减压。

3. **手术治疗　在观察期间出现以下情况时，应及时行手术探查，必要时在积极抗休克的同时，进行手术治疗（2018/2022）**。

（1）腹痛和腹膜刺激征进行性加重或范围扩大。

（2）肠鸣音逐渐减弱、消失或出现明显腹胀。

（3）全身情况有恶化趋势，出现口渴、烦躁、脉率增快，或体温及白细胞计数增多。

（4）腹部平片膈下见游离气体。

（5）红细胞计数进行性下降。

（6）血压由稳定转为不稳定甚至下降。

（7）经积极抗休克治疗情况不见好转或继续恶化。

（8）**腹腔穿刺抽得气体、不凝血、胆汁或胃肠内容物（2014/2017）**。

第二节　常见实质性脏器损伤

一、脾破裂

（一）临床表现（★★）

中央型破裂和被膜下破裂因被膜完整，出血量受到限制，故临床上并无明显内出血征象而不易被发现，可形成血肿而被吸收。临床上约85%为真性破裂，出血量较大，可致失血性休克甚至死亡，B超检查是首选检查。

（二）治疗要点（★★）

1. 非手术治疗　无休克，可在严密观察血压、脉搏、腹部体征、血细胞比容及影像学变化的条件下行非手术治疗。

2. 手术治疗　**非手术治疗观察中发现继续出血或发现有其他脏器损伤时，应立即手术（2010）**。常采用保留脾脏手术、脾切除术。

二、肝破裂

（一）临床表现（★★）

肝破裂的临床表现类似于脾破裂者，可有腹腔内出血的症状和体征，出血量较大者甚至失血性休克。肝破裂可有胆汁溢入腹腔，故腹痛和腹膜刺激征较脾破裂更明显。肝破裂后的血液有时可能通过胆管进入十二指肠而出现黑便或呕血。B超检查是首选检查。

（二）治疗要点（★★）

以手术治疗为主。

1. 非手术治疗　生命体征稳定的伤员可在严密观察下进行非手术治疗。

2. 手术治疗　根据具体情况选用肝单纯缝合、肝动脉结扎、肝切除术、纱布填塞法等处理肝损伤。

第三节　常见空腔脏器损伤

一、小肠破裂

（一）临床表现（★★）

小肠破裂后，可在早期即产生明显的腹膜炎，诊断多不困难；只有少数患者有气腹。部分小肠裂口不大或穿破后被食物残渣、纤维蛋白甚至突出的黏膜堵塞的患者，可能无弥漫性腹膜炎的表现。

（二）治疗要点（★★）

一旦确诊，立即手术（2017）。

手术方式以简单修补为主，但肠段损伤严重、小段肠管有多处破裂、肠管大部分或完全断裂以及肠系膜损伤使肠管血供障碍时，应做部分小肠切除吻合术。

二、结肠破裂

（一）临床表现（★★）

结肠内容物液体成分少而含菌多，腹膜炎出现晚但严重。**部分结肠位于腹膜后，常导致严重的腹膜后感染（2016）**。

（二）治疗要点（★★）

除少数裂口小、腹腔污染轻、全身情况良好的患者可以考虑一期修补或一期结肠切除吻合（限于右半结肠）外，大部分患者需先采用肠造口术或肠外置术处理，3~4周后待患者情况好转，再关闭瘘口。

第四节　护　　理（★★★）

1. 急救护理　心肺复苏、止血、排气减压、建立两条静脉通道等。如有**腹腔内脏脱出**，应先用干净器皿保护后再包扎，**勿直接还纳**，以防污染。

2. 非手术治疗/术前护理

（1）体位：绝对卧床休息；若病情稳定，可取半卧位。

（2）补液和饮食：**禁食禁饮、禁灌肠、禁用泻药；情况未明前禁用镇痛药（2017）**；胃肠减压。禁食期间需补充足量的液体，防治水、电解质及酸碱平衡失调，并应用广谱抗生素。待肠功能恢复后，可开始进流质饮食。

（3）其他：心理护理，病情观察。

（4）术前准备：一旦决定手术，除常规准备外，还应包括备皮、交叉配血；留置胃管、尿管；补充血容量等。

3. 术后护理　按急性腹膜炎术后护理原则实施。

实战演练

【A1 型题】

1. 闭合性损伤造成腹腔内出血的常见原因是
   A. 肠管破裂　B. 肠系膜损伤
   C. 腹膜后血肿　D. 实质脏器破裂
   E. 膀胱破裂

   【答案】 D

   【考点】 腹部损伤的原因及临床表现

   【解析】 腹部损伤包括开放性损伤及闭合性损伤。闭合性损伤常见受损脏器依次为脾、肾、小肠、肝、肠系膜等，而其中实质性脏器损伤的临床表现主要为腹腔内出血。故选 D。

2. 肝破裂的腹腔穿刺液的性质为
   A. 黄色混浊液体　B. 有粪臭味的血液渗液
   C. 棕褐色脓液　D. 稀薄白色脓性液
   E. 不凝固血液

   【答案】 E

   【考点】 实质性脏器损伤的诊断

   【解析】 实质性脏器损伤后，腹腔内液体一定为血性，A、C、D 错误。有粪臭味的血液渗液是空腔脏器损伤，B 错误。如果抽的血液不凝固，提示为实质性器官破裂出血，因腹膜的脱纤维作用使血液不凝固，E 正确。故选 E。

3. 在急救现场如有大量肠管脱出，采取
   A. 暂时消毒单包裹
   B. 大的消毒器具保护包扎
   C. 送回腹腔暂时包扎
   D. 清洁盆保护包扎
   E. 简单包扎

   【答案】 B

   【考点】 腹部损伤急救措施

   【解析】 若腹部有开放性损伤且有内脏脱出，勿予强行回纳腹腔，以免加重腹腔污染，应用消毒碗或大的消毒器具覆盖脱出物，初步包扎伤口后，迅速转送，回纳应在手术室麻醉后进行。故选 B。

【A2 型题】

4. 患者，男，30 岁。5 天前被汽车撞伤左上腹，当时腹痛伴局部压痛。今日上厕所时突然晕倒，面色苍白，脉细速。可能是
   A. 肝破裂　B. 脾破裂　C. 胆囊穿孔
   D. 肾破裂　E. 肠穿孔

   【答案】 B

   【考点】 常见内脏损伤特征

   【解析】 题干中指明是被汽车撞伤左上腹。左上腹的内脏器官考虑胃、脾。因为脾是实质性器官，破裂后容易出血。故患者的情况是因为内出血量较大，导致有效循环血量减少，出现晕倒、面色苍白、脉细速等症状。左上腹部的外伤史是诊断脾破裂的基本依据，如有内出血表现则高度怀疑。故选 B。

第二十六章　胃、十二指肠疾病患者的护理

考点直击

年份	分值	考点
2023	1	术后吻合口梗阻
2021	2	术后十二指肠残端破裂；胃癌的纤维胃镜检查
2020	1	主细胞
2019	2	术后十二指肠残端破裂；胃癌的病理
2018	1	胃癌的治疗要点（外科手术）
2017	3	壁细胞；胃、十二指肠溃疡的外科治疗适应证；胃癌的纤维胃镜检查
2016	1	胃癌的病理
2015	2	胃癌的病理、纤维胃镜检查

考点集萃

第一节　解剖生理概要

一、胃的解剖生理

1. 胃由上至下分为贲门部、胃底、胃体和幽门部4部分。

2. 胃壁由黏膜层、黏膜下层、肌层和浆膜层组成。黏膜层的腺体由3种细胞组成。**①壁细胞分泌盐酸和内因子（2017）。②主细胞分泌胃蛋白酶原（2020）。**③黏液细胞分泌碱性黏液，可中和胃酸和保护胃黏膜。

3. 胃的主要功能为暂时贮存食物，通过胃蠕动将食物与胃液充分混合，并促使胃内容物进入十二指肠。混合性食物从胃排空需4~6小时。

二、十二指肠解剖生理

由十二指肠、空肠和回肠构成。十二指肠始于胃，下端与空肠相连，全长约25cm，呈"C"形弯曲并包绕胰头。十二指肠分为球部、降部、水平部、升部共四段。

第二节　胃、十二指肠溃疡

一、病因病理、临床表现、辅助检查、常见并发症

详见第二部分第四章第三节"消化性溃疡"。

二、外科治疗适应证（★★）

内科治疗无效的顽固性溃疡；胃、十二指肠溃疡急性穿孔；胃、十二指肠溃疡大出血；**胃、十二指肠溃疡瘢痕性幽门梗阻（2017）**；胃溃疡恶变者。

三、手术方式（★★）

1. 胃大部切除术　是治疗胃十二指肠溃疡的首选术式。

名师点拨：术后抗贫血因子分泌减少，无法与维生素 B_{12} 结合促红细胞成熟，因而可导致巨幼细胞贫血；**胃酸分泌不足可致缺铁性贫血（2014）**。

（1）毕Ⅰ式胃大部切除术：胃大部切除后将残胃与**十二指肠**吻合，多适用于**胃溃疡**。其优点是重建后的胃肠道接近正常解剖生理状态。

（2）毕Ⅱ式胃大部切除术：胃大部切除后**残胃与空肠吻合**，十二指肠残端关闭。适用于各种胃十二指肠溃疡，特别是**十二指肠溃疡**者。优点是即使胃切除较多，胃空肠吻合口也不致张力过大，术后溃疡复发率低。缺点是吻合方式改变了正常的解剖生理关系，术后发生胃肠道功能紊乱的可能性较毕Ⅰ式多。

（3）胃大部切除后胃空肠 Roux-en-Y 吻合术：此法临床使用较少，但有防止术后胆胰液进入残胃的优点。

2. 胃迷走神经切断术　机制：①阻断迷走神经对壁细胞的刺激，消除神经性胃酸分泌。②阻断迷走神经引起的促胃液素分泌，减少体液性胃酸分泌。

四、护理措施（★★★）

1. 术前护理　详见第二部分第四章第三节中“消化性溃疡”。

2. 术后护理

（1）体位：先取平卧位，血压平稳后取**低半卧位**。

（2）胃管护理：观察并记录引流液的性质、色、量等；**肛门排气后，可拔除胃管**。

（3）饮食护理：禁食、输液；拔胃管后当日可饮少量水或米汤，第 2 日进半量流质饮食，第 3 日进全量流质饮食，第 4 日可进半流质饮食。

（4）鼓励**早期活动**，预防术后**肠粘连和下肢深静脉血栓形成**。

名师点拨：肠道手术后鼓励患者早期下床活动，促进肠蠕动恢复，防止肠粘连。

（5）并发症的观察和处理

1）**术后胃出血**：短期内从胃管不断**引流出新鲜血液**，24 小时后仍未停止，甚至出现**呕血和黑便**。应用止血药物和输新鲜血等。若经非手术治疗无效或出血量>500ml/h 时，行手术治疗。

2）**十二指肠残端破裂**：是**毕Ⅱ式胃大部切除术后近期严重并发症（2019/2021）**。多发生在术后 24~48 小时，临床表现为突发性上腹部剧痛、发热和腹膜刺激征。需立刻进行手术。

3）**吻合口破裂或吻合口瘘**：**多发生在术后 1 周（2013）**内，临床表现为高热、脉速等全身中毒症状，**腹膜炎**以及腹腔引流管引流出含肠内容物的混浊液体，需立即行手术处理。

4）胃排空障碍：也称胃瘫。表现为上腹饱胀、钝痛和呕吐，呕吐含胆汁胃内容物。处理为禁食、胃肠减压，肠外营养支持，纠正低蛋白等。

5）术后梗阻：分为输入袢梗阻、输出袢梗阻和**吻合口梗阻**。吻合口梗阻表现为进食后出现上腹饱胀感和溢出性呕吐；**呕吐物含或不含胆汁（2014/2023）**。

易错知识梳理

输入袢梗阻者上腹部剧痛、频繁呕吐，量少，不含胆汁，呕吐后症状不缓解。输出袢梗阻者上腹饱胀，呕吐食物和胆汁。

6）倾倒综合征：系由于胃大部切除术后，失去对胃排空的控制，导致胃排空过快所产生的一系列综合征。

早期倾倒综合征：多发生在进食后10～30分钟内，心悸、出汗、全身无力、面色苍白以及腹部饱胀不适、恶心呕吐等。**护理注意**少食多餐，避免过甜、过咸、过浓的流质饮食；进食低碳水化合物、高蛋白饮食；限制饮水喝汤；进餐后平卧10～20分钟。

> 名师点拨：胃癌手术后为预防早期倾倒综合征，进餐后平卧10～20分钟。食管癌术后为预防出现进食后胸闷、呼吸困难症状，餐后2小时内不能平卧。

晚期倾倒综合征（低血糖综合征）：**餐后2～4小时**患者出现心悸、出冷汗、面色苍白、无力等表现。出现症状时稍进饮食即可缓解。

> **基础巩固**
>
> 1. 胃十二指肠吻合术（毕Ⅰ式）　适用于胃溃疡。
> 2. 胃与空肠吻合术（毕Ⅱ式）　适用于十二指肠溃疡。

第三节　胃　癌

一、病因病理（★★）

1. 病因　幽门螺杆菌感染，慢性萎缩性胃炎、胃息肉、胃溃疡，遗传因素，长期食腌制、熏、烤食品，吸烟。
2. 病理　**胃癌好发于胃窦部（2013/2016）**。直接浸润是胃癌的主要扩散方式之一。**淋巴转移是胃癌的主要转移途径（2015/2019）**，血行转移发生在晚期，以肝转移为多见。

> 名师点拨：以淋巴转移为主要转移途径的有食管癌、胃癌、大肠癌、膀胱癌、子宫内膜癌、肺癌。

二、临床表现（★★★）

1. 症状　上腹疼痛、食欲缺乏、呕吐、乏力、消瘦等症状。贲门胃底癌可有胸骨后疼痛和进行性哽噎感；幽门附近的胃癌可有呕吐宿食的表现；肿瘤溃破血管后可有呕血和黑便。
2. 体征　晚期可扪及上腹部肿块。

三、辅助检查（★★）

1. **纤维胃镜检查　是诊断早期胃癌的有效方法（2015/2017/2021）**。
2. X线钡餐检查　可发现较小而表浅的病变。
3. 实验室检查　大便潜血试验常呈持续阳性。

四、治疗要点（★★）

外科手术是治疗胃癌的主要手段（2018），治愈胃癌的唯一方法。

五、护理措施（★★★）

根治性手术前后护理参照本章第二节中“胃、十二指肠的外科治疗”。手术前、中、后遵医嘱进行化疗，延长生存期。

为了提高早期胃癌的诊断率，对有胃癌家族史或原有胃病史的人群应定期检查。

实战演练

【A1 型题】

1. 对判断胃、十二指肠溃疡急性大出血无意义的化验是

A. 血红蛋白　B. 红细胞计数　C. 血细胞比容　D. 白细胞计数　E. 大便潜血试验

【答案】 D

【考点】 胃、十二指肠溃疡大出血的诊断标准

【解析】 白细胞计数主要是用来明确有没有感染，一般不用于急性出血的诊断。故选 D。

2. 下列不是外科治疗胃十二指肠溃疡的适应证的是

A. 并发急性穿孔　B. 并发急性大出血　C. 胃溃疡恶变　D. 慢性萎缩性胃炎　E. 并发瘢痕性幽门梗阻

【答案】 D

【考点】 外科治疗胃十二指肠溃疡的适应证

【解析】 外科治疗胃十二指肠溃疡的适应证：①胃溃疡经过短期内科治疗无效或愈合后复发者，应在第二次复发前手术。②年龄已超过 45 岁的胃溃疡患者。③经 X 线或胃镜证实为较大溃疡（直径 2.5cm 以上）或高位溃疡。④不能排除或已证实有恶变者。⑤以往有一次急性穿孔或大出血病史者。故选 D。

3. 消化性溃疡患者在何种条件下疼痛节律会改变或消失

A. 疲劳时　B. 饮酒时　C. 受凉时　D. 焦虑时　E. 癌变时

【答案】 E

【考点】 消化性溃疡的临床表现

【解析】 癌变时，常表现为疼痛持久、失去节律，选 E。穿孔后也使腹痛规律发生改变，变的顽固而持久。幽门梗阻时原有疼痛节律消失。其余几项都不会引起疼痛节律改变。故选 E。

4. 胃、十二指肠溃疡瘢痕性幽门梗阻易发生的电解质紊乱是

A. 低氯高钾性碱中毒　B. 高氯低钾性碱中毒　C. 低氯低钾性碱中毒　D. 低氯低钾性酸中毒　E. 低氯高钾性酸中毒

【答案】 C

【考点】 胃、十二指肠溃疡并发症的外科治疗护理

【解析】 肠梗阻时呕吐时，大量氢和氯离子随胃液丢失，血液中氯离子降低，碳酸氢离子增加，出现代谢性碱中毒。同时又因为钾的丢失，可以出现低血钾，就出现了低氯低钾性碱中毒。故选 C。

5. 胃癌最主要的转移途径是

A. 直接蔓延　B. 淋巴转移　C. 血行转移　D. 腹腔内种植　E. 盆腔内种植

【答案】 B

【考点】 胃癌的转移途径

【解析】 直接浸润是胃癌的主要扩散方式，A 错误。胃癌最主要的转移途径是淋巴转移，B 正确。胃癌晚期会出现血行转移、腹腔内种植、盆腔内种植，C、D、E 错误。故选 B。

6. 诊断早期胃癌最有效的方法是

A. 纤维胃镜　B. 磁共振　C. CT　D. 胃钡餐透视　E. 胃电图检查

【答案】 A

【考点】 胃癌的辅助诊断

【解析】 纤维胃镜检查是诊断早期胃癌的有效方法。可直接观察病变的部位和范围，并可直接取病变组织作病理学检查。采用带超声探头的电子胃镜，还有助于了解肿瘤浸润深度以及周围脏器和淋巴结有无转移。故选 A。

【A2 型题】

7. 患者，男，32 岁。服用吲哚美辛后胃痛。今晨呕吐咖啡渣样胃内容物约 250ml 来就诊。既往无胃病史。首选的检查是

A. 胃液分析　B. X 线钡餐检查　C. 幽门螺杆菌检测　D. 血清促胃液素测定　E. 急诊胃镜

【答案】 E

【考点】 胃出血的辅助检查

【解析】 患者呕吐咖啡渣样胃内容物，提示存在胃出血。纤维胃镜检查可明确出血的原因和部位，是目前诊断上消化道出血病因的首选检查方法。故选 E。

8. 患者，男，45 岁。患消化性溃疡，出院时咨询有关食用汤类中哪种对他较适宜

A. 咖喱牛肉汤　B. 菜末蛋花汤　C. 榨菜肉丝汤　D. 老母鸡汤　E. 竹笋肉汤

【答案】 B

【考点】 消化性溃疡患者的护理措施

【解析】 患者应清淡饮食，避免机械性和化学

性刺激过强的食物，以免破坏黏膜屏障，如粗粮、芹菜、韭菜、雪菜、竹笋及干果类；以及咖啡、浓茶、烈酒、浓肉汤等。因此排除 A、C、D、E。故选 B。

9. 患者，女，42 岁。胃溃疡穿孔行“毕Ⅱ式胃大部切除术”。术后 1 个月，进食 10~20 分钟，出现心悸、乏力、恶心、上腹饱胀、头晕等，应先给予患者的治疗措施是

A. 给予胃肠减压术

B. 禁食水、输液

C. 调节饮食并餐后平卧 10~20 分钟

D. 饮食以流质饮食为主

E. 给予镇静药

【答案】 C

【考点】 胃大部切除术的护理要点

【解析】 患者进食后上腹饱胀、心悸、出汗、头晕、呕吐及腹泻，根据临床表现可知是并发了早期倾倒综合征，上述症状经平卧 10~20 分钟即可自行缓解。故选 C。

第二十七章　肠疾病患者的护理

考点直击

年份	分值	考点
2022	1	急性阑尾炎的分类
2021	3	急性单纯性阑尾炎的病理；直肠指诊；大便潜血试验
2020	3	机械性、动力性肠梗阻的病因；麻痹性肠梗阻
2019	4	肠梗阻的按程度分类、全身性变化；绞窄性肠梗阻；结肠癌的临床表现
2018	2	急性阑尾炎的病理；CEA
2017	2	小肠静脉；直肠指诊
2016	2	机械性肠梗阻的体征；癌胚抗原（CEA）
2015	8	小肠静脉；麻痹性肠梗阻；绞窄性肠梗阻的 X 线检查；肠套叠；肠瘘的负压引流护理；直肠癌的症状；大便潜血试验

考点集萃

第一节　解剖生理概要

一、小肠解剖生理

小肠上始于幽门，下接盲肠，包括十二指肠、空肠及回肠。空肠和回肠的血液供应来自肠系膜上动脉。**小肠的静脉分布与动脉类似，最后汇合形成肠系膜上静脉，并汇合脾静脉而成门静脉（2015/2017）**。

小肠是消化和吸收食物的主要部位。分泌含多种酶的碱性肠液。小肠还可分泌多种胃肠激素，如促胰液素、胰高血糖素、生长抑素、肠抑肽、胃动素、胆囊收缩素、促胃液素等，调节各种消化液的分泌及排出。

二、阑尾的解剖生理

阑尾起自盲肠根部、3 条结肠带汇合点，远端游离于右下腹腔，位于右髂窝部。其体表投影在脐与右髂前上棘连线中外约 1/3 交界处，称为**麦氏点**，是阑尾手术切口的标志点。

阑尾动脉是肠系膜上动脉所属回结肠动脉的分支，属无侧支的终末动脉，当血运障碍时，易致阑尾坏死。

三、结肠的解剖生理

结肠包括升结肠、横结肠、降结肠和乙状结肠，下接直肠。在末端回肠进入盲肠处，有回盲瓣，能阻止大肠内容物反流入小肠，并控制食物残渣进入大肠的速度。结肠的静脉分别经肠系膜上下静脉汇入门静脉。

结肠的主要生理功能是吸收水分，储存和转运粪便，还能吸收部分电解质和葡萄糖。结肠内存在的大量细菌能合成维生素 K、B 族维生素复合物和短链脂肪酸等。

第二节　阑　尾　炎

一、急性阑尾炎

（一）病因、病理（★★）

1. 病因　阑尾管腔阻塞是急性阑尾炎最常见的病因，包括淋巴滤泡明显增生、粪石阻塞、异物、炎性狭窄、食物残渣等。

2. **病理（2018）**　①**急性单纯性阑尾炎（2021）**，病变多局限于黏膜和黏膜下层。症状和体征较轻。②**急性化脓性阑尾炎**：阑尾肿胀，浆膜充血，表面覆有脓性渗出物。各层均有小脓肿。形成局限性腹膜炎。③**坏疽性阑尾炎及穿孔性阑尾炎**：阑尾管壁坏死或部分坏死，呈暗紫色或黑色。严重者发生穿孔，可引起**急性弥漫性腹膜炎**。④阑尾周围脓肿：急性阑尾炎化脓、坏疽或穿孔时，大网膜和邻近的肠管将阑尾包裹并形成粘连。

（二）临床表现（★★★）

1. 症状

（1）腹痛（图 3-27-1）：**转移性右下腹痛**是典型的腹痛特点。

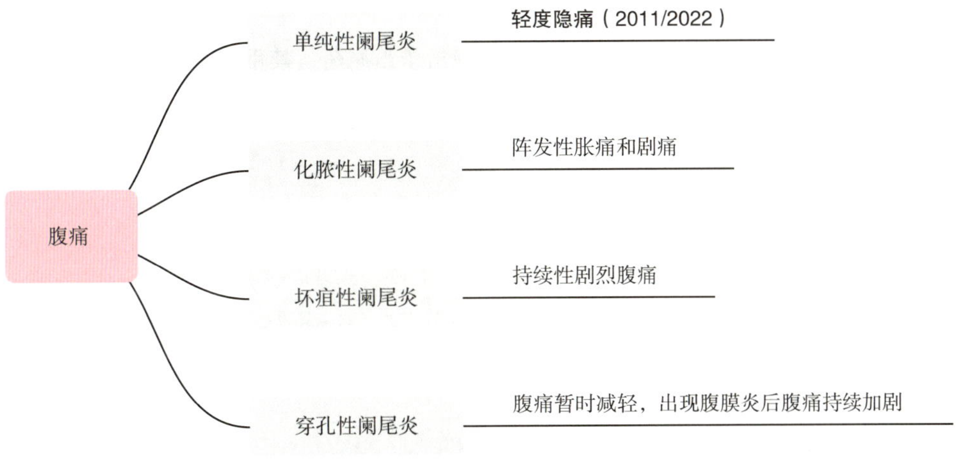

图 3-27-1　腹痛

名师点拨：消化性溃疡急性穿孔和穿孔性阑尾炎表现相似，引起急性弥漫性腹膜炎，突发的剧烈腹痛。

（2）胃肠道症状：食欲缺乏、恶心或呕吐。盆位阑尾炎患者出现腹泻、里急后重。

（3）全身表现：表现心率增快，体温升高。阑尾穿孔形成腹膜炎者，出现寒战、体温明显升高。若发生门**静脉炎**则可出现寒战、高热和轻度**黄疸**。

2. 体征

（1）**右下腹压痛：最常见的重要体征**。压痛点固定在**麦氏点**。

（2）**腹膜刺激征：包括腹肌紧张、压痛、反跳痛（2011）**和肠鸣音减弱或消失等。表示阑尾炎症加重，有渗出、化脓、坏疽或穿孔等病理改变。

（3）右下腹包块：阑尾炎性肿块或阑尾周围脓肿形成。

（4）特殊体征

1）结肠充气试验、腰大肌试验、闭孔内肌试验阳性。

2）直肠指诊：盆腔位阑尾炎常在直肠右前方有触痛。若阑尾穿孔，炎症波及盆腔时，直肠前壁有广泛触痛。若发生盆腔脓肿，可触及痛性肿块。

易错知识梳理

腰大肌试验阳性提示阑尾位于盲肠后位或腹膜后位。闭孔内肌试验阳性提示阑尾靠近闭孔内肌。

（三）辅助检查（★★）

实验室检查：白细胞计数增多和中性粒细胞比例增高。

（四）治疗要点（★★）

1. 手术治疗

（1）及早行阑尾切除术，切口一期缝合。

（2）**阑尾周围脓肿**：先行非手术治疗，待肿块缩小局限、体温正常，**3 个月后**再行手术切除阑尾。

2. 非手术治疗　适用于不同意手术的单纯性阑尾炎或急性阑尾炎诊断尚未确定、病程已超过 72 小时、炎性肿块和阑尾周围脓肿已形成等有手术禁忌者。

（五）护理措施（★★★）

1. 术前护理

（1）取半卧位。

（2）避免肠内压力增高：禁食，胃肠减压，禁服泻药及灌肠。

（3）控制感染：遵医嘱及时应用有效的抗生素。

（4）镇痛：已明确诊断或已决定手术的患者可遵医嘱给予镇痛药，**禁用吗啡或哌替啶**（2010/2014）。

（5）腹腔脓肿：阑尾周围脓肿最常见。临床表现有压痛性肿块及麻痹性肠梗阻所致的腹胀。

2. 术后护理

（1）腹腔引流管一般在 1 周左右拔除。

（2）饮食肠蠕动恢复前禁食，肛门排气后，逐步恢复进食。

（3）活动早期下床活动，减少肠粘连的发生。

（4）并发症的观察和护理

1）出血表现为腹痛、腹胀和失血性休克等。一旦发生出血，应立即输血、补液，紧急手术止血。

2）**切口感染是**最常见的并发症。术后 3 日左右体温升高，切口局部胀痛、红肿，甚至出现波动等。排出脓液，定期换药。

3）粪瘘：术后数日内见切口处排出粪臭分泌物。换药。

（六）特殊类型急性阑尾炎的特点（★★）

1. 小儿急性阑尾炎　临床特点如下。①病情发展快且较重，最常见的主诉是全腹疼痛，早期即出现高热、呕吐等症状。②右下腹体征不明显，不典型，但有局部明显压痛和肌紧张。③穿孔率较高。处理原则为早期手术，输液、纠正脱水，应用广谱抗生素。

2. 妊娠期急性阑尾炎　较常见。临床特点：①妊娠期盲肠和阑尾被增大的子宫推挤，向右上腹移位，压痛点随之上移。②压痛、肌紧张和反跳痛均不明显。③大网膜不易包裹。④腹膜炎不易被局限，易在上腹部扩散。⑤炎症刺激子宫，易引起流产或早产。处理原则为早期手术，围术期加用孕酮。术后应用青霉素类广谱抗生素。临产期急性阑尾炎或并发阑尾穿孔、全身感染症状严重时，可考虑经腹行剖宫产术，同时切除阑尾。

3. **老年人急性阑尾炎**　临床特点：①患者主诉不强烈，体征不典型，体温和血白细胞增多不明显。②临床表现轻而病理改变重。③阑尾易缺血坏死或穿孔。④病情复杂严重。处理原则为一旦诊断明确，及时手术治疗。

二、慢性阑尾炎

（一）病因病理（★★）

慢性阑尾炎多由急性阑尾炎转变而来。主要病理改变是阑尾壁有不同程度的纤维化和慢性炎症细胞浸润。

（二）临床表现（★★★）

既往有急性阑尾炎病史。经常右下腹疼痛，或仅有隐痛或不适，多于剧烈活动或饮食不洁时急性发作。经常有阑尾部位的局限性压痛，位置较固定。

（三）治疗要点（★★）

诊断明确后手术切除阑尾，并行病理检查证实诊断。

第三节　肠　梗　阻

一、病因和分类（★★）

1. 按肠梗阻发生的基本原因分类

（1）**机械性肠梗阻：最常见**。**肠腔内堵塞（2010/2020）**、肠管外受压、肠壁病变等所致。

（2）动力性肠梗阻：分为麻痹性肠梗阻和痉挛性肠梗阻。**前者见于急性弥漫性腹膜炎（2020）、低钾血症（2010）**。后者可继发于尿毒症、肠功能紊乱等。

（3）血运性肠梗阻：是由于肠管血运障碍，引起肠失去蠕动能力，肠内容物停止运行。

2. 按肠壁有无血运障碍分类

（1）单纯性肠梗阻：无肠管血运障碍。

（2）绞窄性肠梗阻：伴有肠管血运障碍的肠梗阻。

3. 其他分类　根据梗阻部位分为高位肠梗阻和低位肠梗阻。根据梗阻的程度分为完全性肠梗阻和**不完全性肠梗阻（可有少量排便排气）（2011/2013/2019）**。

二、病理生理（★★★）

1. 局部变化　梗阻以上肠管肠蠕动增加；肠腔内因液体和气体的积聚而膨胀。肠腔内压力迅速增加，肠壁静脉回流受阻，可致血运障碍，肠管可缺血坏死而溃破穿孔。

2. 全身性变化

（1）水、电解质和酸碱平衡失调：**高位肠梗阻呕吐出现早并严重（2011），因频繁呕吐（2013/2019）**丢失大量胃液而脱水，出现代谢性碱中毒。低位肠梗阻呕吐迟而少，因丢失大量肠液而发生代谢性酸中毒。

（2）感染和中毒。

（3）休克及多器官功能障碍。

三、临床表现（★★★）

1. 不同类型肠梗阻存在**腹痛、呕吐、腹胀**及**停止排便排气**等共同表现，见表 3-27-1。

表 3-27-1　不同类型肠梗阻的比较

	机械性肠梗阻	麻痹性肠梗阻（2015/2020）	绞窄性肠梗阻（2011）
腹痛	**阵发性绞痛**（2013）	**全腹持续胀痛**	**持续剧烈腹痛伴阵发性加重**
呕吐	—	**呈溢出性**	**血性或棕褐色液**（2013/2019）
腹胀	—	均匀性全腹胀	多不对称
停止排便排气	—	—	血性黏液样便
体征	**肠型和蠕动波，肠鸣音亢进**（2016），气过水音	**肠鸣音减弱或消失**	固定压痛和**腹膜刺激征**，移动性浊音阳性

梗阻晚期或绞窄性肠梗阻患者可出现唇干舌燥、皮肤弹性消失、尿少或无尿等明显脱水体征，还可出现血压下降、面色苍白、四肢发冷等中毒和休克征象。

2. 高、低位肠梗阻的鉴别点（表 3-27-2）

表 3-27-2 高、低位肠梗阻的鉴别点

分类	呕吐时间/频率	呕吐物	腹胀
高位肠梗阻	早且频繁	胃及十二指肠内容物	不明显
低位肠梗阻	迟而少	粪样呕吐物	明显

四、辅助检查（★★★）

1. 实验室检查　出现脱水时可引起血红蛋白、血细胞比容升高。绞窄性肠梗阻多有白细胞计数增多和中性粒细胞比例显著升高。呕吐物和粪便检查有大量红细胞或潜血试验阳性，提示肠管有血运障碍。

2. X 线检查　梗阻 4~6 小时后，可见多个**气液平面及胀气肠袢**。空肠梗阻时，空肠黏膜环状皱襞显示“鱼肋骨刺”状改变。**绞窄性肠梗阻时可见孤立、突出的胀大肠袢（2015）**。麻痹性肠梗阻时，胃泡影增大，**小肠、结肠全部胀气（2011）**。

五、治疗要点（★★）

1. 基础治疗　禁食，胃肠减压，纠正水、电解质及酸碱失衡，防治感染和中毒，酌情应用解痉剂、镇静药等。

2. 解除梗阻

（1）非手术治疗：适用于单纯性粘连性肠梗阻、麻痹性或痉挛性肠梗阻等。

（2）手术治疗：适用于各种类型的绞窄性肠梗阻以及由肿瘤、先天性肠道畸形引起的肠梗阻，非手术治疗无效的患者。

六、护理措施（★★★）

1. 术前护理

（1）缓解疼痛与腹胀

1）胃肠减压：鼻胃管减压，注意引流液的色、质、量并正确记录。如发现血性液体，应考虑肠绞窄的可能。

2）安置体位：取低半卧位。

3）应用解痉药：**确定无肠绞窄后**，可应用阿托品等抗胆碱类药物，禁用吗啡、哌替啶等镇痛药，以免掩盖病情而延误治疗。

4）按摩或针刺疗法。

（2）维持体液与营养平衡

1）补液：补充液体的量与种类取决于病情，包括呕吐次数、量及呕吐物的性状等以及皮肤弹性、尿量等。

2）营养支持：肠梗阻时**禁食**，应给予胃肠外营养。若梗阻解除，患者开始排气、排便，腹痛、腹胀消失 12 小时后，可进流质饮食，**忌食易产气的甜食和牛奶**等。

名师点拨：肠梗阻、胃癌术后，超声检查和碎石术术前，以及急性胰腺炎、上消化道出血等应避免进食产气食物。

（3）呕吐护理：呕吐时坐起或头偏向一侧，及时清除口腔内呕吐物，呕吐后给予漱口。

2. 术后护理

（1）体位：全麻术后暂时平卧位，头偏一侧；血压平稳后半卧位。

名师点拨：消化性溃疡、肠梗阻、急性阑尾炎患者术后先取平卧位，血压平稳后半卧位。

（2）饮食：术后暂禁食，给予静脉补液。待肠蠕动恢复、肛门排气后可开始进少量流质。

（3）术后并发症观察和护理

1）肠梗阻：鼓励患者术后早期活动，以促进机体和胃肠道功能的恢复，防止肠粘连。

名师点拨：早期活动利于增加肺活量，减少肺部并发症，改善血液循环，促进切口愈合，预防深静脉血栓形成，促进肠蠕动恢复和减少尿潴留的发生。

2）腹腔内感染及肠瘘：若出现局部或弥漫性腹膜炎表现，腹腔引流管周围流出液体带粪臭味时，应警惕腹腔内感染及肠瘘的可能。

3. 健康教育　忌刺激性强的辛辣食物，宜进食高蛋白、高维生素、易消化吸收的食物。避免暴饮暴食，饭后忌剧烈活动。保持排便通畅。

七、几种常见的机械性肠梗阻（★★★）

1. 粘连性肠梗阻　常在腹腔内手术、炎症等基础上，肠功能紊乱、饮食不当、剧烈活动等因素下发生，典型机械性肠梗阻表现。一般采用非手术治疗，若症状加重或有肠绞窄表现，应及时手术治疗。

2. 蛔虫性肠梗阻　多见于2~10岁儿童，驱虫治疗不当常为诱因。主要表现为脐周阵发性疼痛或呕吐，可有吐蛔虫或便蛔虫的病史，腹胀不明显，腹部可扪及条索状肿块，肠鸣音亢进，腹部X线有成团的虫体阴影。主要采用非手术治疗，无效时应手术治疗。

3. 肠扭转　多见于青壮年，常在饱食后剧烈运动而发病。表现为突发脐周剧烈绞痛，腹痛常牵涉腰背痛，频繁呕吐，腹胀不对称，患者早期即可发生休克。腹部X线检查符合绞窄性肠梗阻的影像特点。因肠扭转极易发生绞窄性肠梗阻，故应及时手术治疗。

4. **肠套叠**（2010/2015）　多见于2岁以内的儿童，常为突然发作剧烈的阵发性腹痛，伴有呕吐和**果酱样便**，腹部可扪及腊肠形、稍有压痛的腹部肿块。X线空气或钡剂灌肠检查，可见到空气或钡剂在套叠远端受阻呈**“杯口状”阴影**。早期可用空气或钡剂灌肠复位。如复位不成功，或病期已超过48小时，或出现肠坏死、肠穿孔时，应及时手术治疗。

基础巩固

1. 急性阑尾炎　转移性右下腹痛，压痛点固定在麦氏点。
2. 胃溃疡　疼痛多位于中上腹部稍偏高处、剑突下或剑突下偏左处。
3. 十二指肠溃疡　疼痛位于中上腹部、脐上方或脐上偏右处。
4. 高位小肠梗阻　疼痛位于上腹部。
5. 低位小肠梗阻　疼痛位于脐周。
6. 结肠梗阻　疼痛位于下腹部。

第四节　肠　瘘

一、病理生理

1. 水、电解质及酸碱失衡。
2. 营养不良　体重骤减，并发贫血、低蛋白血症。
3. 消化液腐蚀及感染　消化液腐蚀瘘管周围的组织及皮肤，引起局部糜烂、出血并继发感染。

二、临床表现（★★★）

1. 局部表现　肠外瘘者腹壁有一个或多个瘘口，瘘口内可见脓液、消化液、气体流出，严重的肠外瘘可直接观察到破裂的肠管或外翻的肠黏膜。瘘口周围皮肤潮红糜烂和水肿，部分患者发生感染或出血，感觉疼痛难忍。

2. 全身表现　为营养不良、严重的水、电解质及酸碱平衡失调，并发严重感染者有寒战、高热、气促、脉速等脓毒血症表现。

三、辅助检查（★★）

1. 实验室检查　血红蛋白值下降、红细胞计数减少；白细胞计数增多及中性粒细胞比例升高。血清 Na^+、K^+浓度降低。

2. 特殊检查　口服或胃管内注入亚甲蓝，从瘘口排出可确诊。

四、治疗要点（★★）

1. 非手术治疗　给予补液，营养支持。抗生素控制感染，生长抑素制剂如奥曲肽等，降低胃肠分泌量。经皮穿刺置管引流，封堵处理。

2. 手术治疗　早期腹腔引流术、瘘口造口术、肠段部分切除吻合术、肠瘘局部楔形切除缝合术。

五、护理措施（★★★）

1. 非手术治疗的护理

（1）补充液体和电解质，纠正水、电解质及酸碱平衡失调。

（2）控制感染

1）体位：取半坐卧位，以利漏出液积聚于盆腔，减少毒素的吸收，同时有利于呼吸及引流。

2）遵医嘱合理应用抗生素。

3）负压引流的护理：**负压以 10~20kPa 为宜（2015）**。保持引流管通畅。调节灌洗液的量及速度：**每日等渗盐水灌洗量为 2000~4000ml（2015）**，若引流量多且黏稠，可适当加大灌洗的量及速度。观察并记录引流液的量及性状。

（3）营养支持。

（4）瘘口周围皮肤的护理：可选用中性皂液或 0.5%氯己定清洗皮肤；局部清洁后涂抹复方氧化锌软膏加以保护。

2. 术前准备　①肠道准备：术前 3~5 日禁食，并口服肠道不吸收抗生素；术日晨从肛门及瘘管行清洁灌肠。②术前认真清除瘘口周围皮肤的污垢及油膏，保持局部清洁。

3. 术后护理

（1）适当延长禁食时间至 4~6 日。

（2）引流管护理：应妥善固定并标志各种管道，避免扭曲、滑脱；更换引流袋时严格无菌技术操作，注意连接紧密；保持各管道引流通畅，负压引流管需根据引流情况及时调整负压；观察并记录各引流液的颜色、性状和量。

（3）并发症的观察与护理

1）术后出血：若发现出血，及时通知医生，并协助处理。

2）腹腔感染：保持引流通畅，预防性应用抗生素，及早发现感染征象。

3）粘连性肠梗阻：鼓励患者尽早下床活动，以促进肠蠕动，避免术后发生肠粘连。

第五节　大　肠　癌

大肠癌是结肠癌和直肠癌的总称。

一、病因病理（★★）

1. 病因　饮食习惯，如高脂肪、高蛋白和低纤维饮食，摄入腌制及油煎炸食品；遗传因素；癌前病变包括绒毛状腺瘤及家族性肠息肉病。

2. 病理　淋巴转移是最常见的转移途径，血行转移常见为沿门静脉系统转移至肝。

二、临床表现（★★★）

1. **结肠癌**

（1）**排便习惯和粪便性状改变：首发症状（2010/2019）**，大便次数增多、粪便不成形；还可出现腹泻与便秘交替，以及血性、脓性或黏液性粪便。

（2）腹痛：持续性隐痛或仅为腹部不适或腹胀感。

（3）**腹部肿块：**以右半结肠癌多见。

（4）肠梗阻晚期症状，表现为便秘、腹胀，腹部胀痛，进食后加重。

（5）全身症状：贫血、消瘦、乏力、低热等全身性表现。

右半结肠癌临床特点是贫血、腹部包块、消瘦乏力，肠梗阻症状不明显；左半结肠癌以肠梗阻症状较多见，可有便血或黏液。

2. **直肠癌**

（1）症状

1）**直肠刺激症状：**频繁便意，便前常有肛门下坠、**里急后重（2015）**和排便不尽感。

2）**黏液血便：**最常见症状。

3）肠腔狭窄症状：大便变形、变细，之后腹痛、腹胀、排便困难。

4）转移症状：侵犯前列腺、膀胱时可发生尿路刺激征、血尿、排尿困难等。女性直肠癌可导致直肠阴道瘘，可见粪质及血性分泌物从阴道排出。

（2）体征：直肠管壁扪及肿块，多质硬，不可推动。

三、辅助检查（★★）

1. 直肠指诊　是诊断低位直肠癌最重要且简便易行的方法（2017/2021）。

名师点拨：女性直肠癌患者应行阴道检查及双合诊检查。

2. 实验室检查

（1）**大便潜血试验：初筛及普查手段（2015/2021）。**

（2）**肿瘤标志物癌胚抗原（CEA）：用于监测大肠癌的复发（2016/2018）。**

3. 内镜检查（2010）　是诊断大肠癌最有效、可靠的方法。

四、治疗要点（★★）

手术切除是大肠癌的主要治疗方法。直肠低位前切除术，即 Dixon 手术，要求癌肿距齿状线 5cm 以上，远端切缘距癌肿下缘 2cm 以上。

五、护理措施（★★★）

1. 术前护理

（1）营养支持：进食高蛋白、高热量、高维生素、易消化少渣饮食。

（2）肠道准备

1）饮食准备：肠内营养。术前 3 日口服全营养素，至术前 12 小时。

2）肠道清洁术：采用全肠道灌洗法至粪便清水样，肉眼无粪渣为止。

3）口服肠道抗生素采用肠道不吸收药物，如新霉素、甲硝唑、庆大霉素等；补充维生素 K。

（3）肠造口腹部定位：①根据手术方式及患者生活习惯选择。②患者自己能看清造口位置。③位于腹直肌内。④避开瘢痕、皮肤凹陷、皱褶、皮肤慢性病变处、系腰带处及骨突处。

（4）阴道冲洗：女性患者术前 3 日每晚行阴道冲洗。

（5）术晨置胃管及导尿管。

2. 术后护理

（1）病情观察术后每半小时测量血压、脉搏、呼吸，至病情平稳后改为每小时1次。

（2）体位病情平稳者，半卧位，以利腹腔引流。

（3）饮食

1）传统方法术后早期禁食、胃肠减压。术后48~72小时肛门排气或结肠造口开放后，即可拔除胃管，经口进流质饮食，但早期切忌进易引起胀气的食物；术后1周进少渣半流质饮食，2周左右可进普食，注意补充高热量、高蛋白、低脂、维生素丰富的食品。

2）肠内营养术后早期（约6小时）开始应用。

（4）活动早期患者在床上多翻身、活动四肢；2~3日后协助患者下床活动。

（5）引流管护理

1）留置导尿管：保持尿道口清洁，导尿管通畅，观察尿液性质。导尿管放置2周，拔管前先试行夹管，可每4~6小时或有尿意时开放。

2）腹腔引流管：保持引流管通畅，观察并记录引流液的色、质、量。5~7日后，待引流液量少、色转清即可拔除引流管。

（6）肠造口护理

1）造口开放前，肠造口周围用凡士林纱条保护，术后2~3日拆除纱条。

2）肠造口观察：①正常肠造口颜色呈新鲜牛肉红色，术后早期肠黏膜轻度水肿属正常现象。②肠造口**突出皮肤表面1~2cm**。③肠造口呈圆形或椭圆形。

3）造口袋的正确使用与更换：①取下造口袋。②清洁造口及周围皮肤。使用生理盐水或温水，不用乙醇等消毒剂。③裁剪造口袋底板。造口底板孔径**大于造口直径1~2mm**。④粘贴造口袋。⑤扣好造口袋尾部袋夹。

4）饮食指导：高热量、高蛋白、高维生素、易消化的少渣熟食为主，避免过多**粗纤维食物**以及**洋葱、大蒜、豆类、山芋**等可**产生刺激性气味或胀气的食物**，忌辛辣刺激食物，多饮水。

（7）预防和处理术后并发症

1）切口感染：有肠造口者，术后2~3日取**造口侧卧位**，及时更换渗湿的敷料，密切观察切口有无充血、水肿、剧烈疼痛及生命体征的变化。

名师点拨：结肠造口多在左腹部，故术后多取左侧卧位。

2）吻合口瘘：**术后7~10日内忌灌肠**。如突起腹痛、腹膜炎体征，触及腹部包块，引流管者引流出略混浊液体，则可能发生吻合口瘘。应禁食、胃肠减压，行盆腔持续滴注、负压吸引。

3）结肠造口狭窄：可在造口处拆线愈合后，将示指、中指缓慢插入造口肠管，以扩张造口，每日1次。

实战演练

【A1型题】

1. 一经确诊需及时手术治疗的肠梗阻是

A. 麻痹性肠梗阻　　B. 粘连性肠梗阻

C. 蛔虫性肠梗阻　　D. 肠扭转

E. 肠套叠

【答案】 D

【考点】 肠梗阻的治疗

【解析】 肠扭转是闭袢性肠梗阻，多表现为突发腹部持续性绞痛并阵发性加剧，一经确诊需及时手术治疗。麻痹性、粘连性、蛔虫性肠梗阻一般先采用非手术治疗，而肠套叠多见于儿童，48小时内可采用空气灌肠复位方法。故选D。

2. 大多数急性阑尾炎腹痛的最初部位是

A. 右下腹　　B. 右上腹

C. 右腰部　　D. 上腹部或脐周围

E. 耻骨上部

【答案】 D

【考点】 急性阑尾炎腹痛部位顺序

【解析】 症状出现有一定的顺序，先是上腹部、脐周围或全腹痛，伴食欲缺乏，随后有恶心、呕吐，数小时后转移至右下腹成为局限性疼痛。故选 D。

3. 急性阑尾炎非手术治疗的适应证是

A. 化脓性或坏疽性阑尾炎

B. 阑尾穿孔并发腹膜炎

C. 小儿急性阑尾炎

D. 慢性阑尾炎急性发作

E. 阑尾周围脓肿

【答案】 E

【考点】 急性阑尾炎的治疗

【解析】 绝大多数急性阑尾炎一旦确诊，应早期手术。阑尾脓肿尚未破溃穿孔时应按急性化脓性阑尾炎处理。如阑尾穿孔已被包裹形成阑尾周围脓肿，病情较稳定，宜应用抗生素治疗或同时联合中药治疗，促进脓肿吸收消退，也可在超声引导下穿刺抽脓或置管引流。故选 E。

4. 妊娠期急性阑尾炎的处理原则是

A. 保胎治疗　　B. 抗生素抗感染

C. 中医治疗　　D. 及时手术

E. 针灸治疗

【答案】 D

【考点】 急性阑尾炎的护理措施

【解析】 妊娠合并急性阑尾炎，应及早手术。因为妊娠妇女对阑尾切除术有较好的耐受性，尽管早期手术亦有发生流产的危险，但若延误治疗，发炎的阑尾会很快发生穿孔、坏死等严重并发症，威胁母子生命安全。故选 D。

5. 属于绞窄性肠梗阻的是

A. 肠麻痹性肠梗阻　　B. 肠扭转

C. 肠套叠　　D. 粘连性肠梗阻

E. 蛔虫性肠梗阻

【答案】 B

【考点】 肠梗阻的分类

【解析】 绞窄性肠梗阻是指伴有血运障碍的肠梗阻，很快发生坏死，发展迅速。肠扭转是肠管的某一段肠袢沿一个固定点旋转而引起，常常是因为肠袢及其系膜过长，肠扭转后肠腔受压而变窄，引起梗阻、扭转与压迫影响肠管的血液供应，因此，肠扭转所引起的肠梗阻多为绞窄性。故选 B。

6. 溃疡性结肠炎最常见的临床表现为

A. 腹痛　　B. 腹泻　　C. 腹水

D. 腹胀　　E. 发热

【答案】 B

【考点】 溃疡性结肠炎的临床表现

【解析】 溃疡性结肠炎起病缓慢，腹泻是最常见症状，便血是溃疡性结肠炎最初的主要症状之一。轻型和缓解期患者可无腹痛症状，慢性反复发作的患者常有腹痛。故选 B。

7. 单纯性机械性肠梗阻的临床特点是

A. 阵发性腹痛伴肠鸣音亢进

B. 持续性绞痛，频繁呕吐

C. 持续性剧痛，腹胀不对称

D. 持续性胀痛，肠鸣音消失

E. 腹胀明显，肛门停止排气

【答案】 A

【考点】 单纯性机械性肠梗阻的临床特点

【解析】 单纯性机械性肠梗阻只有肠内容物通过受阻，而无肠壁血运障碍。多表现为阵发性绞痛，如腹痛发展为剧烈持续性腹痛，应警惕绞窄性肠梗阻的可能；肠鸣音亢进，有气过水声或金属音。麻痹性肠梗阻时表现为持续性胀痛或不适，肠鸣音减弱或消失。故选 A。

8. 肠瘘患者非手术治疗护理时，每日等渗盐水的冲洗量为

A. 1000~2000ml　　B. 2000~3000ml

C. 2000~4000ml　　D. 3000~5000ml

E. 5000ml 以上

【答案】 C

【考点】 肠瘘患者每日的冲洗量

【解析】 灌洗液的量及速度取决于引流液的量及性状。一般每日的灌洗量为 2000~4000ml，速度为 40~60 滴/分，若引流量多且黏稠，可适当加大灌洗液的量及速度，故选 C。

9. 关于胃肠减压护理，下列不正确的是

A. 患者应禁食

B. 保持减压管通畅

C. 胃管堵塞时，禁止冲洗

D. 注意口腔护理

E. 记录吸出液的量及性质

【答案】 C

【考点】 胃肠减压护理

【解析】 胃肠减压应用前应了解患者有无上消化道出血史、严重的食管-胃底静脉曲张、食管梗阻、鼻腔出血，以防发生损伤。①胃肠减压期间，患者应停止饮食和口服药物。②要随时保持胃管的通畅和持续有效的负压，经常挤压胃管，勿使管腔堵塞；胃管不通畅时，可用少量生理盐水低压冲洗并及时回抽，避免胃扩张增加吻合张力而并发吻合瘘。③观察引流

液的色泽、性质和引流量，并正确记录。④做好口腔护理，防止口腔炎、腮腺炎。结合题干，胃管堵塞时应用少量生理盐水低压冲洗并及时回抽，而不是禁止冲洗。故选 C。

10. 预测直肠癌预后及监测复发的免疫学检查是

A. 甲种胎儿球蛋白（AFP）测定
B. 癌胚抗原（CEA）测定
C. 癌抗原 125（CA125）测定
D. 组织多肽抗原（TPA）测定
E. 癌抗原 50（CA50）测定

【答案】 B

【考点】 直肠癌的免疫学检查

【解析】 直肠癌早期仅有少量便血或排便习惯改变，易被忽视。癌胚抗原测定对大肠癌的诊断和术后监测较有意义，但对早期直肠癌的早期诊断价值不大。主要用于监测大肠癌的复发。故选 B。

11. 初筛大肠癌的检查方法是

A. 便潜血检查　　B. X 线气钡造影
C. 直肠检查　　D. 肠镜检查
E. CT 检查

【答案】 A

【考点】 初筛大肠癌的检查方法

【解析】 X 线气钡造影对直肠癌诊断价值不大，B 错误。直肠检查是检查直肠癌最主要和最直接的方法，C 错误。肠镜检查是最有效、可靠的方法，但不是初筛方法，D 错误。CT 检查只能对癌变部分做准确的定位，E 错误。便潜血检查可作为高危人群的初筛方法及普查手段，A 正确。故选 A。

12. 下列疾病中，可导致里急后重的是

A. 直肠癌　　B. 肠结核　　C. 食管炎
D. 甲状腺功能亢进　　E. 急性肾炎

【答案】 A

【考点】 直肠癌的临床表现

【解析】 早期直肠癌多数无症状，到一定程度时出现排便习惯改变、血便、脓血便、里急后重、便秘、腹泻等，大便逐渐变细，晚期则有排便梗阻、消瘦甚至恶病质，侵犯膀胱、尿道、阴道等周围脏器时出现尿路刺激症状、阴道流出粪液、骶部及会阴部疼痛、下肢水肿等。故选 A。

【A2 型题】

13. 患者，男，72 岁。转移性右下腹痛 16 小时，体温正常，无腹肌紧张，右下腹压痛、反跳痛不明显，结肠充气试验（+），该患者首选的治疗方法是

A. 局部理疗　　B. 禁食，置胃管
C. 手术　　D. 应用抗生素
E. 中药治疗

【答案】 C

【考点】 急性阑尾炎的治疗

【解析】 患者转移性右下腹痛结合结肠充气试验（+）初步可判断患者是急性阑尾炎，原则上急性阑尾炎除黏膜水肿型可以保守治疗后痊愈外，都应采用阑尾切除手术治疗。故选 C。

14. 患儿，4 岁。突然发热、腹痛，腹痛位于脐周，呈持续性，伴有呕吐、腹胀、腹泻，大便为果酱样，有腥臭味，胃部 X 线片可见液平面，最可能的诊断是

A. 胃穿孔　　B. 肠穿孔　　C. 肠套叠
D. 急性肠炎　　E. 急性坏死性小肠结肠炎

【答案】 E

【考点】 急性坏死性小肠结肠炎的临床表现

【解析】 胃穿孔、肠穿孔呈持续性刀割样疼痛，A、B 错误。肠套叠可表现为阵发性腹痛、呕吐、血便和腹内肿块四联征，C 错误。急性坏死性小肠结肠炎以 3～9 岁儿童多见，腹痛多位于脐周，伴恶心、呕吐，腹泻开始为水样或黏液稀便，继而出现赤豆汤样血水便或红色果酱样便，粪便有特殊腥臭味。急性肠炎多合并急性胃炎，表现为大量水样便，含少量黏液，D 错误。故选 E。

15. 患者，女，40 岁。因急性肠梗阻频繁呕吐，出现口渴、尿少、脱水征、血压偏低。进行液体疗法时应首先静脉滴注下列哪种液体

A. 5%葡萄糖液　　B. 右旋糖酐
C. 5%葡萄糖盐水　　D. 复方氯化钠
E. 0.3%氯化钾

【答案】 C

【考点】 急性肠梗阻的护理

【解析】 患者因急性肠梗阻而频繁呕吐，可能造成脱水、水和电解质紊乱、体内灌注不足等多种情况。患者已经出现了“口渴、尿少、脱水征、血压偏低”等情况。此时应给患者静脉滴注高渗的 5%葡萄糖盐水，同时提高渗透压、增加组织灌注、扩充血容量和补充能量。其他各种药物均不能达到这种效果。故选 C。

16. 患者，男，18 岁。饭后剧烈运动后突然出现剧烈腹痛，向腰背部放射、呕吐，应考虑为

A. 肠扭转　　B. 肠套叠　　C. 肠粘连
D. 肠肿瘤　　E. 肠系膜动脉栓塞

【答案】 A

【考点】 肠扭转的临床表现

【解析】 患者18岁，饭后剧烈运动后腹痛，向腰背部放射、呕吐，考虑为肠扭转。肠套叠多发生于小儿。肠粘连多有慢性病史或者手术。D明显为干扰项。肠系膜动脉栓塞也有突发剧烈腹痛、呕吐，但患者年龄为18岁，发生肠系膜动脉栓塞的可能性不大。故选A。

【A3/A4型题】

（17~18题共用题干）

患者，男，65岁。因直肠癌入院，患者步入病房，精神和睡眠较差。3天后在全麻下行直肠癌根治术，有腹部人工肛门。经治疗和护理于手术后第10天出院。

17. 患者术前主要的护理问题是

A. 自理缺陷　　B. 完全性尿失禁

C. 排便失禁　　D. 有受伤的危险

E. 焦虑

【答案】 E

【考点】 直肠癌的术前护理

【解析】 焦虑是多种疾病术前的常见护理问题，直肠癌患者往往对疾病的治疗和预后存在许多顾虑，对疾病的康复缺乏信心。此时护士应关心患者，指导患者及其家属通过各种途径了解疾病的发生、发展及治疗护理方面的新进展，树立与疾病斗争的勇气和信心。故选E。

18. 患者术后1周主要的护理问题是

A. 有误吸的危险　　B. 有受伤的危险

C. 排便失禁　　D. 自理缺陷

E. 尿潴留

【答案】 C

【考点】 直肠癌的术后护理

【解析】 患者术后1周，身体状况已经恢复得很好，能下床进行活动和正常饮食，不存在误吸和受伤的危险，同时也能自理，A、B、D错误。患者建立人工肛门，由于人工肛门无括约肌，不能自动收缩和舒张，因此排便不受控制，存在大便失禁的问题，C正确。尿潴留通常发生于术后1~3天内，E错误。故选C。

【B1型题】

（19~21题共用备选答案）

A. 绞窄性肠梗阻　　B. 单纯性肠梗阻

C. 麻痹性肠梗阻　　D. 血运性肠梗阻

E. 痉挛性肠梗阻

19. 早期蛔虫性肠梗阻属于

【答案】 B

20. 肠系膜血管栓塞会引起

【答案】 D

21. 腹部大手术后容易引起

【答案】 C

【考点】 肠梗阻的分类

【解析】 蛔虫性肠梗阻是由于蛔虫结聚成团并引起局部肠管痉挛而致肠腔堵塞，属于单纯性机械性肠梗。故第19题选B。肠系膜血管栓塞时肠腔内因液体的积聚而膨胀，导致肠壁变薄，肠腔压力不断升高，到一定程度时可使肠壁血液循环障碍。因此肠系膜血管栓塞属于血运性肠梗阻。故第20题选D。腹部手术患者在手术时，因肠管及其系膜受牵拉刺激后蠕动功能暂时丧失，或肠壁有不协调的蠕动存在，影响肠道自主神经系统的平衡，或影响肠道局部神经传导；或影响肠道平滑肌收缩使肠管扩张蠕动消失，容易引起肠梗阻，属于麻痹性肠梗阻。故第21题选C。

第二十八章　直肠肛管疾病患者的护理

考点直击

年份	分值	考点
2023	1	混合痔的病理
2022	2	直肠肛管周围脓肿的定义；术后伤口护理
2021	4	直肠肛管周围脓肿的手术治疗；混合痔的病理；内痔好发部位；血栓性外痔的表现
2020	1	直肠肛管周围脓肿的表现
2019	5	肛裂病理；直肠肛管周围脓肿的表现、手术治疗；内痔病理
2018	1	肛裂病理
2017	2	直肠肛管周围脓肿的定义；术后伤口护理
2015	2	肛裂病理；Ⅰ度内痔的表现

考点集萃

第一节　解剖生理概要

一、解剖特征

1. 直肠　位于盆腔的后下部，上续乙状结肠，下连肛管，全长为12～15cm。上段直肠的前面和两侧有腹膜覆盖，前面腹膜反折成直肠膀胱陷凹或直肠子宫陷凹，半坐位时为腹膜腔最低位；下段直肠位于腹膜外。

直肠下端由于与口径较小的肛管相接，在括约肌收缩状态下，其黏膜出现8～10个隆起的纵形皱襞，称为肛柱。相邻两个肛柱基底之间有半月形皱襞相连，称为肛瓣。肛瓣边缘与肛柱下端共同形成一条锯齿状的环行线，称为齿状线。齿状线是直肠和肛管的交界线。

2. 肛管　上起齿状线，下终于肛缘，长3cm。肛管有肛管内、外括约肌环绕。肛管外括约肌深部、耻骨直肠肌、肛管内括约肌和直肠纵肌纤维共同组成**肛管直肠环**，发挥肛管括约肌功能，若手术中切断，可致大便失禁。

3. 直肠肛管周围间隙　包括骨盆直肠间隙、直肠后间隙、坐骨肛管间隙、肛门周围间隙。

二、生理功能

排便，还可吸收少量水、盐、葡萄糖和一部分药物，并分泌黏液以协助排便。

第二节　常见直肠肛管良性疾病

一、肛裂

肛裂是指齿状线以下肛管皮肤层裂伤后形成的经久不愈的缺血性溃疡。

（一）病因病理（★★）

1. 病因　**直接原因**大多是**长期便秘、粪便干结**致排便时损伤肛管及其皮肤层。

2. 病理　**肛裂好发部位为肛管后正中线（2015）**。裂口上端形成肥大乳头；下端形成的袋状皮垂，称为“前哨痔”。**前哨痔、肛裂与乳头肥大**常同时存在，合称**肛裂“三联征”（2018/2019）**。

（二）临床表现（★★★）

1. 症状　典型的临床表现为**疼痛、便秘、出血**。疼痛的特点是有**两次高峰**。

2. 体征　典型体征是肛裂“三联征”。

（三）治疗要点（★★）

服用通便药物，保持大便通畅；解除肛门括约肌痉挛，缓解疼痛；局部坐浴及扩肛疗法。

二、直肠肛管周围脓肿

直肠肛管周围脓肿是指直肠肛管周围间隙内或其周围软组织内的急性化脓性感染，并发展成为脓肿（2017/2022）。

（一）病因病理（★★）

多源于肛腺感染。

（二）临床表现（★★★）

1. **肛门周围脓肿　最常见（2011），持续跳动性疼痛、肿胀和局部压痛为主要表现（2019/2020）**，脓肿形成后则波动明显。

2. **坐骨肛管间隙脓肿（2019）**　较多见，全身感染症状明显，局部症状不明显，后出现持续性胀痛。局部触诊患侧有深压痛。

3. 骨盆直肠间隙脓肿　全身感染症状严重。局部症状为直肠坠胀感、便意不尽等，常伴排尿困难。直肠指诊可在直肠壁上触及肿块隆起，有深压痛和波动感。

（三）治疗要点（★★）

1. 非手术治疗　脓肿未形成时可应用抗生素治疗；温水坐浴；局部理疗；口服缓泻剂促进排便。

2. 手术治疗　**脓肿形成后及早行手术切开引流（2019/2021）**。

三、肛瘘

肛瘘是肛管或直肠与肛周皮肤相通的肉芽肿性管道。

（一）病因病理（★★）

多由直肠肛管周围脓肿发展而来。

（二）临床表现（★★★）

1. 症状　肛门部**潮湿、瘙痒**，甚至出现湿疹。外口封闭，形成脓肿，脓肿破溃，症状缓解，**反复发作**是肛瘘的特点。

2. 体征　在肛周皮肤可见单个或多个**外口**，呈红色乳头状隆起，挤压可排出**脓液**。直肠指诊：在内口处有轻压痛。

（三）治疗要点（★★）

低位肛瘘用挂线疗法或手术切除。高位肛瘘以挂线疗法为主。

四、痔

（一）病因病理（★★）

1. 诱因　包括反复便秘、妊娠、久坐久立、腹水及盆腔巨大肿瘤，长期饮酒和进食大量刺激性食物，肛周感染。

2. 病理

（1）内痔：**齿状线以上，覆盖直肠黏膜（2019）**。

（2）外痔：齿状线下方，覆盖肛管皮肤。

（3）混合痔：**直肠上下静脉丛互相吻合，致齿状线上下静脉丛同时曲张（2021/2023）**。

（二）临床表现（★★★）

1. 内痔　无痛性间歇性便后出鲜血及痔块脱出，内痔分为4度。

（1）**Ⅰ度：排便时出血，无痔块脱出（2015）**。

（2）Ⅱ度：便血常见，痔块在**排便时脱出肛门，可自行回纳**。

（3）Ⅲ度：偶有便血，痔排便时脱出，**无法自行回纳，需用手辅助**。

（4）Ⅳ度：偶见便血，**痔块长期脱出，无法回纳或回纳后又立即脱出**。

易错知识梳理

内痔好发于直肠下端的左侧、右前或右后方，即**截石位3、7、11点（2021）**。

2. 外痔　肛门不适、黏液分泌物，**血栓性外痔可有剧痛，肛周见暗紫色椭圆形肿物（2021）**。

3. 混合痔　兼有内痔及外痔的表现。严重时可呈环状脱出肛门。

（三）治疗要点（★★）

1. 非手术治疗

（1）一般治疗：适用于痔初期。增加膳食纤维的摄入；热水坐浴；肛管内注入抗生素油膏或栓剂；嵌顿痔初期，用手将痔块推回肛内。

（2）Ⅰ~Ⅱ度内痔：注射疗法、胶圈套扎疗法。

2. Ⅱ~Ⅲ度内痔和混合痔采用痔切除术；血栓性外痔可行血栓性外痔剥离术。

基础巩固

1. 肛裂“三联征”　即前哨痔、肛裂、肛乳头肥大。
2. 肾癌“三联征”　即腰痛、血尿、肿块。
3. 查科（Charcot）“三联征”　即腹痛、寒战高热及黄疸。

第三节　护　　理（★★★）

一、护理措施

1. 调节饮食　嘱患者多饮水，多吃蔬菜水果，少食辛辣等刺激性食物。

2. 保持大便通畅　每日定时排便。便秘者可口服液状石蜡等润滑性泻药。

3. 肛门坐浴　坐浴是清洁肛门、改善局部血液循环、促进炎症吸收的有效方法，并有缓解括约肌痉挛、减轻疼痛的作用。用1∶5000高锰酸钾溶液3000ml坐浴，温度为43~46℃时盛于盆内，持续坐浴20~30分钟，每日2~3次。

二、术前护理

术前3日进少渣饮食，并口服缓泻剂或肠道杀菌剂。术前1日进流质饮食。手术前晚清洁灌肠。

三、术后护理

1. 病情观察。

2. 疼痛护理　手术后1~2日内应适当给予镇痛药，必要时放松肛管内填塞敷料。

3. 饮食和排便　术后3日内给予流食，然后改少渣饮食。术后3日内避免排便，有利于手术切口愈合。3日后便秘者，口服液状石蜡等药物通便，但禁忌灌肠。

4. 伤口护理　术后取仰卧位时，臀部垫气圈。**排便后伤口被粪便污染，应立即用0.02%高锰酸钾溶液坐浴，然后再换药（2017/2022）**。

5. 预防并发症　为防止肛门狭窄，术后5~10日内可用示指扩肛，每日1次。肛门括约肌松弛者，术后

3 日开始做肛门收缩舒张运动。

实战演练

【A1 型题】

1. 肛裂的好发部位是
   A. 前正中线　B. 后正中线　C. 左侧
   D. 右侧　E. 任何部位
   【答案】 B
   【考点】 肛裂的病理特征
   【解析】 肛裂的好发部位为肛管后正中线，此处肛管外括约肌浅部在肛管后方形成的肛尾韧带较坚硬、伸缩性差，此区域血供亦差；且排便时，肛管后壁承受压力最大。故选 B。
2. 排便时及排便后肛门剧烈疼痛，粪便表面有少量鲜血，应考虑为
   A. Ⅰ度内痔　B. Ⅱ度内痔　C. 肛裂
   D. 直肠息肉　E. 血栓性外痔
   【答案】 C
   【考点】 肛裂的临床表现
   【解析】 肛裂是齿状线下肛管皮肤层裂伤后形成的缺血性溃疡，具有典型的“三联征”，即肛裂、前哨痔、乳头肥大。其临床表现包括疼痛、便秘和出血。疼痛具有典型的周期性。出血表现为粪便表面或便纸上有少量鲜血，大量出血少见。故选 C。
3. Ⅰ度内痔患者排便时的临床表现为
   A. 无明显症状
   B. 出现无痛性出血
   C. 有喷射性出血
   D. 痔块脱出，可自行还纳
   E. 痔块脱出，不能自行还纳
   【答案】 B
   【考点】 Ⅰ度内痔的临床表现
   【解析】 内痔主要特点是无痛间歇性排便后出血，Ⅰ度内痔患者排便时可出现无痛性出血，无痔块脱出。故选 B。
4. 关于肛门坐浴的作用，下列错误的是
   A. 能增进局部血运　B. 促进炎症吸收
   C. 缓解肛门括约肌痉挛　D. 清洁作用
   E. 有止血作用
   【答案】 E
   【考点】 直肠肛管疾病的护理措施
   【解析】 肛门温水坐浴不仅能够起到良好的局部清洁作用，还能改善局部血液循环，促进炎症的吸收、消散，缓解肛门括约肌痉挛而引起的局部疼痛。肛门温水坐浴无止血作用。故选 E。
5. 肛瘘切除术后，需行温水坐浴和换药，合理的安排是
   A. 清晨先换药　B. 先温水坐浴
   C. 先大便后换药　D. 先坐浴后换药
   E. 先大便，再坐浴，最后换药
   【答案】 E
   【考点】 肛瘘切除术术后护理
   【解析】 肛瘘切除术术后处理：术后 2 日更换敷料，每日用 1∶5000 高锰酸钾温水坐浴；必须先大便，后坐浴，最后换药。这样可以防止再次污染伤口。故选 E。

【A2 型题】

6. 患者，男，38 岁。肛周皮下有一深部脓肿，一端向体表穿破，另一端向直肠穿孔，不断有脓、粪液流出，此管道应称为
   A. 空洞　B. 溃疡　C. 蜂窝织炎
   D. 窦道　E. 瘘管
   【答案】 E
   【考点】 肛瘘
   【解析】 瘘管是肛管直肠与肛门周围皮肤相通的感染性管道，其内口位于齿线附近，外口位于肛门周围皮肤上，不断有脓、粪液流出，长年不愈，故选 E。

【B1 型题】

（7~8 题共用备选答案）
A. 1~2 日　B. 3 日　C. 5~6 日
D. 7~10 日　E. 10~15 日
7. 肛管术后几日内无大便，应每晚口服液体石蜡
   【答案】 B
8. 肛管术后几日内用流食或少渣半流食
   【答案】 A
   【考点】 直肠肛管疾病的护理措施
   【解析】 肛管术后 3 日内无大便，应每晚口服液体石蜡，使大便松软、润滑。故第 7 题选 B。肛管术后 1~2 日内可以开始饮水，进少量流质饮食，逐步增加到全量流质、半流质饮食。故第 8 题选 A。

第二十九章　门静脉高压症患者的护理

考点直击

年份	分值	考点
2023	3	门静脉高压症的病理；腹水的病因；出血后的非手术治疗
2022	2	肝前型门静脉高压症的病因；肝内窦前型门静脉高压症的病因
2021	2	预防食管-胃底曲张静脉出血；预防肝性脑病
2019	1	预防肝性脑病
2018	2	肝内型门静脉高压症的病因；三腔二囊管压迫止血
2017	1	预防食管-胃底曲张静脉出血
2016	2	肝内型门静脉高压症的病因；经颈静脉肝内门体分流术
2015	3	门、腔静脉系之间的4组交通支；经颈静脉肝内门体分流术；肝硬化所致顽固性腹水的治疗

考点集萃

第一节　解剖生理概要

一、解剖特征

门静脉主干由肠系膜上、下静脉和脾静脉汇合而成，入肝逐渐分支，其小分支和肝动脉小分支的血流汇合于肝小叶的肝窦，然后汇入肝小叶中央静脉，再注入小叶下静脉、肝静脉，最后汇入下腔静脉。门静脉系位于两个毛细血管网之间，一端是胃、肠、脾、胰毛细血管网，另一端是肝小叶肝窦。

二、生理功能

门静脉正常压力为13~24cmH_2O。门静脉无瓣膜，其压力通过流入的血量和流出阻力形成并维持。门静脉系和腔静脉系之间存在4组交通支：**胃底-食管下段交通支；直肠下端-肛管交通支；前腹壁交通支；腹膜后交通支（2015）**。

名师点拨：门-腔静脉最重要的交通支是胃底-食管下段交通支。

第二节　门静脉高压症

一、病因病理（★★）

1. 病因

（1）肝前型门静脉高压症：**因门静脉主干及其主要属支血栓形成等致门静脉分叉之前血流受阻而引起**

(2014/2022)。

(2)肝内型门静脉高压症：在我国最常见。**窦前型以血吸虫病肝硬化为代表(2022)**。窦型和窦后型在门静脉高压症中最常见，**在我国常为肝炎后肝硬化所引起(2013/2016/2018)**，在西方国家常以酒精性肝硬化引起。

(3)肝后型门静脉高压症：各种原因导致主要肝静脉流出道被阻塞而引起。

2. **病理(2023)**

(1)脾大、脾功能亢进。

(2)静脉交通支扩张：交通支大量开放，逐渐扩张、扭曲形成静脉曲张。①食管下段、胃底黏膜下静脉曲张：发生静脉曲张最早且最显著。②其他交通支曲张：如直肠上、下静脉丛扩张可以引起继发性痔；脐旁静脉与腹上、下深静脉交通支扩张，可以引起前腹壁静脉曲张甚至海蛇头征。

(3)**腹水(2023)**：①肝功能减退引起低蛋白血症。②门静脉压力增高。③肝窦和窦后阻塞时，肝内淋巴液产生增多。④肝功能损害时，醛固酮和抗利尿激素在肝内灭活减少，引起水钠潴留。

二、临床表现(★★★)

1. 脾大、脾功能亢进。

2. **呕血和/或黑便**　是门静脉高压症常见的危及生命的并发症。发生急性出血时，患者呕吐鲜红色血液，排出柏油样黑便，大出血同时引起肝组织严重缺氧，易发生**肝性脑病**。

易错知识梳理

门静脉高压症常见呕血、黑便，可诱发肝性脑病，危及生命。

3. 腹水　表现为腹胀、气急、食欲缺乏。

4. 其他　患者有肝性脑病症状、肝病面容（面色灰暗，黄疸）、下肢水肿、胸腹壁静脉曲张、颈胸有蜘蛛痣、肝掌和男性乳腺增生症等体征。

三、辅助检查(★★)

1. 实验室检查　①血常规：脾功能亢进时，外周血细胞、白细胞计数及血小板计数减少，血红蛋白和血细胞比容下降。②肝功能检查：有不同程度的损害和酶谱变化，血清胆红素增高，**低蛋白血症，白/球蛋白倒置(2011)**，凝血酶原时间延长。

2. 影像学检查

(1)食管吞钡X线检查：食管钡剂充盈时，曲张静脉使食管轮廓呈虫蚀状改变。

(2)胃镜：能确定曲张静脉的程度。

(3)B超和多普勒超声：B超可了解肝硬化的程度、脾是否增大、有无腹水等情况。

(4)其他：CT、MRI、门静脉造影及压力测定。

四、治疗要点(★★)

1. 食管-胃底静脉曲张破裂出血的治疗

(1)**非手术治疗(2023)**

1)补充血容量：立即输血、输液。肝硬化者宜用新鲜全血。

2)药物止血：首选血管收缩药或与硝酸酯类血管扩张药合用。常用抗利尿激素、生长抑素。

3)内镜治疗：采用双极电凝、微波、激光、注射硬化剂和套扎等方法止血。

4)三腔二囊管压迫止血：**简单而有效(2018)**，通常用于对抗利尿激素或内镜治疗无效的患者。

5)**经颈静脉肝内门体分流术(TIPS)(2015)**：可使门静脉压力降低至原来的一半，止血效果较好。

(2)手术治疗

1)分流术：**可将门腔静脉吻合，以降低门静脉压力(2016)**，易导致**肝性脑病**。

2)断流术：阻断门奇静脉间反常血流，同时切除脾，以达到止血的目的。

2. 严重脾大，合并明显脾功能亢进的治疗　对此类患者，可单纯行脾切除术。
3. 肝硬化引起的顽固性腹水的治疗　**有效的方法是肝移植（2015）**。

五、护理措施（★★★）

1. 手术前护理

（1）病情观察：注意呕血和黑便的颜色、性状、量。

（2）控制出血，维持体液平衡：①迅速建立静脉通路，输血。②止血药的应用与护理：冰盐水或冰盐水加去甲肾上腺素胃内灌洗。按时应用止血药；及时清理呕吐物。

（3）预防食管-胃底静脉曲张破裂出血：①择期手术术前可输全血，补充B族维生素、维生素C、**维生素K及凝血因子**。②**术前一般不放置胃管（2017/2021）**。③注意饮食，避免腹内压增高因素。

（4）控制或减少腹水形成：①注意休息，取平卧位。②注意补充营养。③限制液体和钠的摄入。④遵医嘱合理使用利尿药。⑤测量腹围和体重：每日测腹围1次，每周测体重1次。

（5）**保护肝功能，预防肝性脑病**：①肝功能较差者以卧床休息为主。②给予高能量、适量蛋白、丰富维生素饮食。③给氧。④遵医嘱给予多磷脂酰胆碱、谷胱甘肽等保肝药物，避免使用红霉素、巴比妥类、盐酸氯丙嗪等有损肝的药物。⑤避免快速利尿和大量放腹水。⑥防止感染。⑦及时清除肠道内积血；防止便秘，**口服硫酸镁溶液导泻或酸性液（禁忌肥皂水等碱性液）灌肠（2019/2021）**；分流术前2~3日口服肠道杀菌剂，术前晚清洁灌肠。

> 名师点拨：预防肝性脑病的关键在于减少氨的产生和吸收。

2. 术后护理

（1）严密观察病情：观察并记录生命体征、神志、面色、尿量、引流液的量和颜色等。

（2）营养支持：术后早期禁食，禁食期间予肠外营养支持。术后24~48小时肠蠕动恢复后可进食流质饮食，以后逐步改为半流质饮食及软食。

（3）并发症的观察及护理

1）**出血**：如短时间内吸出200ml以上血性液体应告知医生，及时妥善处理。

2）肝性脑病：分流术后观察患者有无轻微的性格异常、定向力减退、嗜睡与躁动交替，黄疸是否加深。

3）感染：使用有效的抗生素；加强引流管的护理；加强基础护理。

4）静脉血栓：断流手术或分流手术后均可形成门静脉系统血栓，以前者为多，应定时行B超等检查以明确有无血栓形成。

基础巩固

1. 肝前型门静脉高压症　常见病因有门静脉血栓形成、先天性门静脉畸形、单纯性脾静脉栓塞等。
2. 肝内型门静脉高压症　窦前阻塞以血吸虫肝硬化最常见；肝窦和窦后阻塞在我国以肝炎后肝硬化最常见。
3. 肝后型门静脉高压症　常见病因有巴德-基亚里（Budd-Chiari）综合征、缩窄性心包炎、严重右心衰竭。

实战演练

【A1型题】

1. 引起门静脉高压症的主要原因是

A. 酒精性肝硬化　　B. 血吸虫病性肝硬化

C. 肝炎后肝硬化　　D. 布-加征

E. 肝外门静脉血栓形成

【答案】C

【考点】 门静脉高压症的病因

【解析】 门静脉高压症可分为肝前型、肝内型和肝后型3类。其中肝内型门静脉高压症在我国最常见，根据血流受阻的部位可分为窦前型、窦型和窦后型。窦型和窦后型在门静脉高压症中最常见，在我国常为肝炎后肝硬化所引起，在西方国家常以酒精性肝硬化引起。故选C。

2. 门静脉高压症术前护理措施，错误的是

A. 给予低脂、高糖、高维生素饮食

B. 用酸溶液灌肠

C. 手术当日常规放置胃管

D. 凝血障碍者可给予维生素K

E. 卧床休息避免劳累

【答案】 C

【考点】 门静脉高压症术前护理措施

【解析】 术前护理措施如下。①改善全身情况，提高肝脏代偿功能，给予高糖、高蛋白、高维生素、低盐、低脂肪饮食，A正确。②低蛋白血症者间断输入血浆或白蛋白，凝血障碍者可给予维生素K，D正确。③手术前一般不放置胃管，必要时选细软胃管以轻巧手法插入，C错误。④预防性应用抗生素应选择广谱药物。故选C。

3. 门腔静脉吻合术的主要目的是

A. 减少腹水形成　　B. 降低门静脉压力

C. 消除脾功能亢进　　D. 改善肝功能

E. 阻断侧支循环

【答案】 B

【考点】 门腔静脉吻合术的目的

【解析】 门腔静脉吻合术是指选择肝门静脉系和腔静脉系的主要血管吻合，使压力较高的门静脉系血液直接分流到腔静脉中去，降低门静脉压力，以达到有效预防再次出血的目的。应用较广泛的有4种，即脾肾静脉分流术，门腔静脉分流术，脾腔静脉分流术，肠系膜上、下腔静脉分流术。故选B。

4. 关于门静脉高压症分流术后护理，下列错误的是

A. 使用抗生素控制感染　　B. 禁用吗啡

C. 低蛋白饮食　　D. 忌食过烫食物

E. 早期起床活动

【答案】 E

【考点】 门静脉高压分流术后护理

【解析】 分流术后，应观察有无吻合口出血、肝性脑病等并发症；应限制蛋白质饮食，继续手术前的保肝和预防感染措施。预防出血，避免使用对肝脏有损害的药物；平卧48小时，翻身动作应轻缓，保持大小便通畅，1周后方可下床活动，禁止早期起床活动，以防止血管吻合口破裂。故本题答案选E项。

【A2型题】

5. 患者，女，43岁。门静脉高压症多年，拟行分流术，应于术前3天开始的处理是

A. 静滴抗生素　　B. 肌内注射抗生素

C. 口服肠道抗生素　　D. 禁食2日

E. 禁食3日

【答案】 C

【考点】 分流术前的护理要点

【解析】 分流术前2～3日晚口服肠道不吸收的抗生素，以减少肠道氨的产生、预防术后肝性脑病，术前1日晚做清洁灌肠。故选C。

第三十章　肝脏疾病患者的护理

考点直击

年份	分值	考点
2023	2	肝的血液供应；原发性肝癌的病因病理
2021	1	原发性肝癌的病因病理
2019	2	细菌性肝脓肿的病因病理、症状
2017	1	细菌性肝脓肿的症状
2016	1	脓肿置管引流术的护理

考点集萃

第一节　解剖生理概述

一、解剖特征

肝是人体最大的实质性腺体，重 1200~1500g。大部分位于右上腹部膈下和季肋深面，左外叶达左季肋部与脾相邻；肝上界相当于右锁骨中线第 5~6 肋间，下界与右肋缘平行，故正常肝右肋缘下不能触及或刚触及。

肝的显微结构为**肝小叶，是肝结构和功能的基本单位**（2010）。肝窦壁上有库普弗细胞，具有吞噬功能。**肝的血液供应 25%~30%来自肝动脉，70%~75%来自门静脉**（2011/2023）。

二、生理功能

1. 分泌功能　肝脏每日持续分泌胆汁 600~1000ml，经胆管流入十二指肠，帮助脂肪消化及脂溶性维生素 A、D、E、K 的吸收。主要成分有胆汁酸、胆固醇、脂肪酸等。

2. 代谢功能

（1）糖代谢：肝是糖异生的主要器官，能将糖原储存于肝内。当血糖降低时，又将糖原分解为葡萄糖释放入血。

（2）蛋白质代谢：合成人体代谢所需的多种蛋白质。若肝严重受损，可出现低蛋白血症和凝血功能障碍。氨经肝合成尿素，由肾排出；若肝细胞受损，可致血氨升高。肝细胞还合成 GPT 等多种转氨酶，在肝细胞受损时被释放入血液，故血中转氨酶含量升高常提示肝功能受损和肝疾病。

（3）激素代谢：肝对雌激素、抗利尿激素和醛固酮等多种激素具有灭活作用。肝硬化时灭活作用减退致激素水平增高：①雌激素增多可引起蜘蛛痣、肝掌和男性乳房发育等。②抗利尿激素和醛固酮增多可引起体内水钠潴留，导致腹水和水肿。

（4）其他：脂肪代谢、维生素代谢。

3. 生物转化功能　游离胆红素与葡萄糖醛酸结合，形成水溶性结合胆红素。

4. 解毒功能。

第二节　原发性肝癌

一、病因病理

1. 肝硬化、病毒性肝炎、**黄曲霉毒素（2023）**、饮水污染，其他还有亚硝胺、烟酒、肥胖等因素目前认为可能与原发性肝癌发生、发展有关系。我国90%的肝癌患者呈乙型肝炎病毒（HBV）阳性。

2. **肝细胞癌**最常见，最常见的转移途径是**门静脉系统转移**，肝外血行转移多见于**肺（2021）**；肝癌淋巴转移至**肝门淋巴结**为最多。

3. 大体病理形态可分为结节型、巨块型和弥漫型3类。**以结节型多见（2010）**。

二、临床表现（★★）

1. 症状

（1）**肝区疼痛**：最常见、最主要和首发症状。多呈间歇性或持续钝痛、**胀痛**或刺痛。

（2）消化道症状：食欲缺乏、腹胀、恶心、呕吐等。

（3）全身症状：消瘦、乏力、发热且抗生素治疗无效，而吲哚美辛可退热。

2. 体征

（1）**肝大与肿块**：为中、晚期肝癌最主要体征。

（2）黄疸和腹水：晚期。

3. 并发症　肝性脑病、上消化道出血、癌肿破裂出血、癌旁综合征（低血糖、红细胞增多症、高胆固醇血症及高钙血症）**及继发性感染等（2010/2014）**。

4. 其他　合并肝硬化者有肝掌、蜘蛛痣、脾大、腹水和腹壁静脉曲张等症状。

三、辅助检查

参见第二部分第四章第六节“原发性肝癌”。

四、鉴别诊断

1. 肝脏良性肿瘤　通常病程长，发展缓慢、临床症状不明显，患者全身情况好，无肝硬化病史，甲胎蛋白（AFP）为阴性。借助B超检查等可鉴别诊断。

2. 肝包虫病　好发于牧区，有牛、羊、犬等接触史。病程迁延，但全身情况好；B超检查示肝脏内有液性暗区，而AFP为阴性。

3. 继发性肝癌　患者常先有肝外原发性癌肿的表现，继发性肝癌AFP多为阴性。

五、治疗要点（★★）

参见第四章第六节“原发性肝癌”。

六、护理措施（★★★）

参见第二部分第四章第六节“原发性肝癌”。

第三节　肝　脓　肿

一、细菌性肝脓肿

细菌性肝脓肿指化脓性细菌引起的肝内化脓性感染。以男性多见，中年患者约占70%。

（一）病因病理（★★）

常见的致病菌为大肠埃希菌和葡萄球菌。**胆道感染是最主要的入侵途径和最常见的病因（2014/2019）**。

脓肿较小，常为多发性。

（二）临床表现（★★★）

1. 症状

（1）**寒战和高热是最常见的早期症状（2017/2019）**，体温39~40℃，多为弛张热。

（2）肝区持续性胀痛或钝痛，有时可伴有右肩牵涉痛。

（3）消化道及全身症状　乏力、恶心、呕吐、腹泻、腹胀、呃逆等。

2. 体征　肝区压痛、肝大伴触痛、右下胸部和肝区叩击痛。严重者或并发胆道梗阻出现黄疸。

3. 并发症　急性化脓性腹膜炎、膈下脓肿、化脓性心包炎、上消化道大出血。

易错知识梳理

肝脓肿早期常见寒战、高热，多为弛张热。

（三）辅助检查（★★）

1. 实验室检查　白细胞计数增多和中性粒细胞比例升高；血清转氨酶升高。

2. 影像学检查　①X线检查：肝阴影增大。②B超：为首选方法，明确部位和大小。

3. 诊断性肝穿刺　抽出脓液即可证实。

（四）治疗要点（★★）

1. 非手术治疗

（1）全身支持治疗：肠内、外营养支持，补液，纠正水、电解质和酸碱平衡失调；补充B族维生素、维生素C、维生素K；护肝治疗。

（2）应用抗生素：在确定病原菌前，首选对大肠埃希菌、金黄色葡萄球菌及厌氧性细菌等敏感的抗生素。

（3）积极处理原发病灶。

（4）经皮肝穿刺抽脓或脓肿置管引流术。

2. 手术治疗　脓肿切开引流术、肝叶切除术。

（五）护理措施（★★★）

非手术治疗护理/术前护理如下。

1. 高热护理

（1）保持病室内温度和湿度适宜。

（2）患者衣着适量，及时更换汗湿衣裤。体温高于39℃时，给予物理降温。

（3）动态观察体温，患者发生寒战或体温高于39℃时，应每2小时测定1次体温。

（4）除需控制摄入水量者外，高热患者每日至少摄入2000ml液体。

2. 饮食护理　高蛋白、高热量、富含维生素和膳食纤维的食物。

3. 注意有无腹膜炎、膈下脓肿、心包压塞等严重并发症。

4. 脓肿置管引流术的护理　①妥善固定。②**取半卧位，以利引流和呼吸**。③每日用生理盐水或含甲硝唑盐水冲洗脓腔。④每日更换引流袋并严格无菌操作。⑤**当脓腔引流量少于10ml/d时，可逐步退出并拔除引流管（2010/2016）**。

名师点拨：细菌性肝脓肿引流量少于10ml/d时可拔除引流管，直肠肛周脓肿引流量小于50ml/d时，可考虑拔管。

二、阿米巴性肝脓肿

（一）病因病理（★★）

阿米巴原虫从结肠溃疡处肠壁小静脉经门静脉侵入肝内。典型的阿米巴性肝脓肿是**单发性**的，容积较大；好发于肝右叶，以右叶顶部最多。

（二）临床表现（★★★）

病情较细菌性肝脓肿轻。成年男子如有持续或间歇性高热、食欲缺乏、体质虚弱、肝大伴触痛等症状，应怀疑发生阿米巴性肝脓肿。如上述症状发生在阿米巴痢疾急性期或既往有阿米巴痢疾病史者，可初步诊断为阿米巴性肝脓肿。

（三）治疗要点（★★）

1. 非手术治疗　主要采用**甲硝唑**、**氯喹**等抗阿米巴药物治疗，必要时反复B超定位穿刺抽脓及全身营养支持疗法，较小的脓肿一般可经非手术治疗治愈。

2. 手术治疗　适用于：①经抗阿米巴治疗及穿刺吸脓，脓肿未见缩小、高热不退者。②脓肿伴继发细菌感染，经综合治疗不能控制者。③脓肿已穿破入胸腹腔或邻近器官。④直径在10cm以上巨大脓肿或较浅表脓肿。⑤脓肿位于左肝外叶，有穿入心包危险者。

实战演练

【A1型题】

1. 原发性肝癌患者突然腹部剧痛及腹膜刺激征时，考虑为

A. 肝癌腹膜移位　B. 肝癌结节破裂
C. 急性胃穿孔　D. 急性胆囊炎
E. 急性胰腺炎

【答案】B

【考点】原发性肝癌的临床表现

【解析】肝区疼痛是原发性肝癌最常见的症状，间歇持续性，钝痛或胀痛，由于癌迅速生长使肝包膜绷紧所致。当肝表面癌结节包膜下出血或向腹腔破溃，可表现为腹痛突然加剧，有急腹症的表现，如出血量大则引起晕厥和休克。故选B。

2. 原发性肝癌患者不适宜手术的指征是

A. 明显腹水、黄疸　B. 无严重肝硬化
C. 肝功能代偿好　D. 肿瘤未超过半肝
E. 肿瘤未侵犯第一肝门

【答案】A

【考点】原发性肝癌的手术指征

【解析】原发性肝癌早期症状多不明显，缺乏典型性，出现症状后就诊多已属晚期。早诊早治、结合病情综合治疗是提高生存率的关键。肝癌手术应严格掌握适应证，只有在病变局限于一叶或半肝，肝功能代偿良好，腹水、黄疸得到控制，心肺功能可耐受的情况下才能手术。A项明显腹水、黄疸，是手术的禁忌证，严禁手术。故选A。

3. 细菌性肝脓肿患者术后拔除引流管的指征是每日引流液应少于

A. 5ml　B. 10ml　C. 15ml
D. 20ml　E. 25ml

【答案】B

【考点】细菌性肝脓肿引流管的护理

【解析】细菌性肝脓肿患者当脓腔引流管24小时引流量少于10ml时即可拔管，改为凡士林纱条引流，适时换药，直至脓腔闭合。故选B。

4. 诊断肝癌最重要的化验是

A. 乳酸脱氢酶　B. 谷丙转氨酶
C. 甘油三酯　D. 甲胎蛋白
E. 磷酸酶

【答案】D

【考点】肝癌的诊断标准

【解析】诊断肝癌最主要的化验项目为甲胎蛋白。故选D。

【A2型题】

5. 患者，女，56岁。肝炎病史为30年。近1个月来肝区疼痛，食欲缺乏，进行性消瘦，肝呈进行性增大，质硬，触诊有结节，腹部膨隆。应首先考虑的是

A. 原发性肝癌　B. 胆囊炎　C. 肝硬化
D. 胰腺炎　E. 结核性腹膜炎

【答案】A

【考点】原发性肝癌的临床表现

【解析】原发性肝癌表现为肝区疼痛，多为持续性钝痛、刺痛或胀痛乏力、消瘦、食欲缺乏、腹胀等，肝大呈进行性，质地坚硬，边缘不规则，表面凹凸不平呈大小结节或巨块，由此可判断该患者是原发性肝癌，A正确。胆囊炎表现为右上腹剧痛或绞痛、发热、寒战、恶心、呕吐、黄疸，B排除。肝硬化早期由于肝脏代偿功能较强可无明显症状，后期则以肝功能损害和门静脉高压症为主要表现，肝脏缩小，排除C。胰腺炎为上腹部剧烈腹痛，播散到后背部，排除D。结核性腹膜炎多有低热，腹膜刺激征，排除

E。故选 A。

6. 患者，女，56 岁。确诊原发性肝癌 1 年，昨日入院行常规肝动脉栓塞化疗。患者神志清楚、消瘦、食欲缺乏；血白细胞计数为 $3.0\times10^9/L$。对患者的健康指导，最重要的一项是

   A. 进食流质饮食，少量多餐，避免过饱
   B. 饮食应营养丰富，易消化
   C. 限制蛋白质的摄入
   D. 鼓励其深呼吸、排痰
   E. 卧床休息，减少活动

   【答案】 D

   【考点】 肝动脉插管化疗的患者的护理

   【解析】 肝动脉插管化疗的患者，当血白细胞计数小于 $4.0\times10^9/L$ 时，应暂停化疗，卧床休息，减少活动，饮食应营养丰富、富含蛋白、易消化，进食流质饮食，少量多餐，避免过饱。除了常规护理外，最重要的是要预防感染，如患者有痰，鼓励其深呼吸、排痰。故选 D。

7. 患者，男，50 岁。肝癌切除术后 1 周，活动过力突然晕倒，柏油样便，血压为 80/50mmHg，最大可能是

   A. 肝昏迷　　B. 虚脱　　C. 内出血
   D. 脓毒症休克　　E. 心肌梗死

   【答案】 C

   【考点】 肝癌术后的护理

   【解析】 患者血压下降，并且有柏油样便，突然晕倒，最大的可能是内出血。故选 C。

第三十一章　胆道疾病患者的护理

考点直击

年份	分值	考点
2023	1	胆石症术后护理
2021	1	肝外胆管结石的临床表现
2019	2	B 超检查；T 管引流的拔除
2018	4	急性胆囊炎的手术治疗；胆管结石及胆管炎的病因病理；急性梗阻性化脓性胆管炎的症状；胆道蛔虫病的护理措施
2017	1	B 超检查
2016	3	急性胆囊炎的临床表现；T 管引流的拔除；急性梗阻性化脓性胆管炎的治疗要点
2015	3	胆道系统的生理功能；B 超检查；急性梗阻性化脓性胆管炎的症状

考点集萃

第一节　解剖生理概要

一、解剖特征

胆道系统包括肝内和肝外胆管、胆囊及 Oddi 括约肌。胆道可分为肝内和肝外两大系统。

1. 肝内胆管。

2. 肝外胆管　包括肝外左右肝管、肝总管、胆囊、胆囊管和胆总管。

3. 胆囊　附贴于肝的脏面前缘，呈梨形，约 8cm×3cm 大小，可容胆汁约 50ml。胆囊分为底、体、颈 3 部分，**颈部呈袋状扩大，称哈特曼（Hartmann）袋，是胆囊结石易嵌顿的部位（2011）**。

4. 胆囊管　有肝总管、胆囊管与肝脏下缘构成的三角区称为胆囊三角，其中有胆囊动脉、副右肝管等穿行，是手术时易误伤的部位。

二、生理功能

1. 胆道系统　主要的生理功能是输送和调节肝分泌的胆汁进入十二指肠。胆汁由肝细胞分泌，97%是水，其他成分主要有**胆盐、胆固醇、卵磷脂、胆色素等（2015）**。

2. 胆汁　功能有排泄各种肝代谢产物；乳化脂肪，激活和刺激胰脂肪酶分泌，水解吸收食物中的脂类；促使胆固醇和各种脂溶性维生素的吸收；中和胃酸；刺激肠蠕动；抑制肠道内致病细菌的生长繁殖等。胆囊通过吸收、分泌和运动等功能而发挥浓缩、贮存和排出胆汁的作用。

第二节　胆道疾病的特殊检查及护理

一、B 超（★★）

属无创伤性检查，是**胆道疾病首选的检查（2010/2019）**。适用于胆道结石、肿瘤及囊性病变的诊断和阻塞性黄疸的鉴别诊断。检查前应禁食 12 小时、禁饮 4 小时。

1. 诊断胆道结石　B 超检查结石呈强回声光团并伴声影。

2. 鉴别黄疸原因　诊断依据是呈现胆管扩张。

3. 诊断其他胆道疾病　B 超检查可**协助诊断胆囊炎（2015/2017）**、胆囊息肉、胆道肿瘤、胆道蛔虫病和先天性胆管扩张症等疾病。还可在 B 超引导下，经皮肝穿刺胆管造影、引流和取石等。

4. 手术中 B 超检查。

二、X 射线检查（★★）

1. 腹部平片　15%的胆囊结石可在 X 线腹部平片上显示。

2. 经皮肝穿刺胆管造影（PTC）　可清晰显示肝内外胆管，了解胆管内病变部位、程度和范围，有助于黄疸的鉴别。经皮肝穿刺置管引流（PTCD），适用于严重梗阻性黄疸患者。

3. 内镜逆行胰胆管造影（ERCP）　可了解十二指肠乳头情况，清晰显示胆胰管系统，鉴别肝内外胆管梗阻的部位和病变范围。但其可诱发急性胰腺炎和胆管炎等并发症。

4. 手术中和手术后胆管造影　帮助确定是否需要探查胆总管。

三、十二指肠引流液检查

十二指肠引流液一般指十二指肠液、胆总管液、胆囊液和肝胆管液的总称。

四、CT 检查

可将胆道系统和肝胰等脏器的占位病变作出较准确的判断。CT 检查前 2 日开始进少渣、产气少的食物以减少肠道内气体的产生。检查前 1 日做碘过敏试验，4 小时内禁食。

五、核素显像扫描

可动态观察肝内外胆管和肝病变，有助于黄疸的鉴别诊断。

第三节　胆石症和胆道感染

一、概述

（一）胆道结石的形成（★★）

1. 胆道感染　由于各种原因所致的胆汁滞留，细菌或寄生虫入侵胆道而致感染。

2. 代谢异常　胆汁内的主要成分为胆盐、磷脂酰胆碱和胆固醇。正常情况下，保持相对高的浓度而又呈溶解状态，其中胆固醇一旦代谢失调，可析出结晶，沉淀为胆固醇结石。

（二）结石的部位及类型（★★★）

1. 胆固醇结石　占结石总数的 50%，其中 80%发生于胆囊。结石外观呈白黄色、淡灰黄色或黄色。质硬，表面光滑，圆形或椭圆形。

2. 胆色素结石　占结石总数的 37%，其中 75%发生于胆管。以胆色素为主要成分。外观呈棕黑色或棕褐色，质地松软，易碎。

3. 混合性结石　占结石总数的 6%，其中 60%发生于胆囊，其余在胆管。主要由胆红素、胆固醇、钙盐等混合而成。因其含钙盐较多，X 线检查常显影。

二、胆囊结石及急性胆囊炎

（一）胆囊结石

我国胆石症以胆囊的胆固醇结石为主。

1. 病因病理（★★★）　胆固醇过饱和、成核过程异常及胆囊功能异常。

2. 临床表现（★★★）　①胆绞痛（典型）：饱餐、进油腻后右上腹阵发性疼痛，疼痛常放射至右肩及右背部；工作紧张时上腹部隐痛。②胆囊肿大。③感染时，右上腹压痛、反跳痛或肌紧张。④黄疸。

3. 辅助检查（★★）　首选B超。

4. 治疗要点（★★）　胆囊切除术是最佳选择，首选腹腔镜胆囊切除术（LC）。

（二）急性胆囊炎

1. 病因病理（★★★）　胆囊管梗阻，细菌感染。

2. 临床表现（★★★）

（1）腹痛：饱餐、进食油腻食物后右上腹阵发性绞痛，放射至右肩。

（2）恶心、呕吐、发热。

（3）右上腹压痛，**墨菲（Murphy）征阳性为典型体征（2016）**。

3. 辅助检查（★★）　白细胞计数增多及中性粒细胞比例升高；B超检查显示胆囊增大，胆囊结石影。

4. 治疗要点（★★）

（1）非手术治疗：禁食、解痉、输液、抗感染、营养支持、纠正水和电解质及酸碱代谢失调等。

（2）手术治疗：为主要治疗手段，如**胆囊切除术（2018）**。

（三）护理措施（★★★）

1. 术前护理

（1）LC术前的特殊准备：①皮肤准备：嘱患者用肥皂水清洗脐部。②呼吸道准备：LC术中需将CO_2注入腹腔形成气腹，患者应进行呼吸功能锻炼；避免感冒，戒烟。

（2）卧床休息。

（3）解痉镇痛：遵医嘱给阿托品、硝酸甘油等；**禁用吗啡**，因吗啡可引起Oddi括约肌收缩。

（4）饮食护理：给予低脂、高热量、高维生素、易消化饮食。

2. 术后护理

（1）体位：取舒适体位，有节律地深呼吸。

（2）饮食指导：术后禁食6小时。术后24小时内饮食以无脂流质饮食、半流质饮食为主，逐渐过渡至**低脂饮食（2023）**。忌油腻食物，少量多餐，避免暴饮暴食。

> 名师点拨：低脂饮食适于肝、胆、胰疾病患者，如肝硬化、肝性脑病、胆道感染、胆石症、急性胰腺炎等患者。

（3）高碳酸血症的护理：表现为呼吸浅慢、$PaCO_2$升高。术后低流量吸氧，鼓励患者深呼吸，有效咳嗽。

（4）肩背部酸痛的护理：无须特殊处理，可自行缓解。

三、胆管结石及胆管炎

（一）病因病理（★★★）（2018）

1. 继发性肝外结石　胆囊结石排入胆管所致。

2. 原发性肝外结石与肝内胆管结石　与胆道感染、胆道寄生虫、胆汁淤滞等有关。

（二）临床表现（★★★）

1. 肝内胆管结石　肝大、肝区压痛和叩击痛，黄疸。

2. 肝外胆管结石　患者常伴非特异性消化道症状，如上腹部不适、呃逆、嗳气等。当结石梗阻并继发感染可致典型的**胆管炎症状：Charcot三联征（2021）**，即**腹痛、寒战高热及黄疸**。

（三）辅助检查（★★）

首选B超。

（四）治疗要点（★★）

1. 肝外胆管结石　首选胆总管切开取石、T管引流术。

2. 肝内胆管结石　肝切除术是最常用的、最有效的手术方法。

（五）护理措施（★★★）

1. 术前护理

（1）病情观察：若患者出现寒战、高热、腹痛、黄疸等情况，应考虑发生急性胆管炎，及时报告医生，遵医嘱使用抗生素。

（2）缓解疼痛：诊断明确且剧烈疼痛者，可给予解痉镇痛药物。**禁用吗啡，以免引起 Oddi 括约肌痉挛（2013）**。

（3）降低体温：采取物理降温和/或药物降温。

（4）营养支持：给予**低脂**、高蛋白、高碳水化合物、高维生素的普通饮食或半流质饮食。

（5）纠正凝血功能障碍：肝功能受损者肌内注射维生素 K。

（6）保护皮肤完整性：患者修剪指甲，不可抓挠皮肤。保持皮肤清洁，用温水擦浴，穿棉质衣裤。瘙痒剧烈者，遵医嘱使用外用药物。

2. 术后护理

（1）营养支持：术后禁食、胃肠减压期间肠外营养支持。胃管拔除后由无脂流质逐渐过渡至低脂饮食。

（2）T 管引流的护理：T 管引流的目的为引流胆汁和减压；引流残余结石；支撑胆道。

1）妥善固定：固定于腹壁，不可固定于床单。

2）加强观察：观察并记录引流出胆汁的颜色、量和性状。术后 4 小时内引流量 300～500ml。胆汁过多，提示胆道下端有梗阻；胆汁混浊，考虑结石残留或胆管炎症未被控制。

3）保持引流通畅：防止引流管扭曲、折叠。引流液中有血凝块、泥沙样结石时要经常挤捏。必要时用生理盐水低压冲洗。

4）预防感染：定期更换引流袋，严格无菌操作。引流管口周围皮肤用无菌纱布覆盖。平卧时引流管的远端低于腋中线，坐位、站立或行走时低于腹部切口。

5）拔管：若引流胆汁色泽正常，量减少，可在**术后 12～14 日（2014/2016/2019）**，夹管 1～2 日；**夹管期间若无发热、腹痛、黄疸等症状（2011/2014）**，可经 T 管作胆道造影后持续引流 2～3 日，患者无不适可拔管。拔管后，残留窦道用凡士林纱布填塞，1～2 日内可自行闭合。若胆道造影发现有结石残留，则需保留 T 管 6 周以上。

（3）并发症的预防和护理

1）出血：腹腔引流管引流**大量血性液体超过 100ml/h、持续 3 小时以上**并伴有心率增快、血压波动时，提示**腹腔内出血**；**胆管内出血**表现为 **T 管引流出血性胆汁或鲜血，粪便呈柏油样**。及时报告医生，改善凝血。

2）**胆瘘**：出现发热、腹胀和腹痛等腹膜炎表现，或**腹腔引流液呈黄绿色胆汁样**，提示发生**胆瘘**。将漏出的胆汁充分引流至体外是治疗胆瘘最重要的原则。

> 名师点拨：肠梗阻术后出现腹膜炎表现，腹腔引流管液体带粪臭味，警惕肠瘘；胆囊及胆管术后出现腹膜炎表现，腹腔引流液呈黄绿色胆汁样，提示胆瘘。

四、急性梗阻性化脓性胆管炎

急性梗阻性化脓性胆管炎又称急性重症胆管炎。

（一）病因病理（★★）

1. 胆道梗阻　最常见的原因为胆总管结石。

2. 细菌感染　多为肠道细菌，途径多为经十二指肠逆行进入胆管。

（二）临床表现（★★★）

1. 症状　Charcot 三联征，即腹痛、寒战高热、黄疸。加休克及神经精神症状，称为**雷诺（Reynolds）五联征（2010/2013/2015/2018）**。腹痛为持续性疼痛，阵发性加重；热型为弛张热。

2. 体征　腹部压痛，腹膜刺激征，肝压痛和叩击痛。

易错知识梳理

Reynolds 五联征的腹痛常表现为突发剑突下或有上腹部持续性疼痛，阵发性加重，并向右肩胛下及腰背部放射。

（三）辅助检查（★★★）

白细胞计数增多和中性粒细胞比例升高；B 超显示胆管扩张。

（四）治疗要点（★★）

立即解除胆道梗阻并引流（2011/2016）。

1. 非手术治疗　①抗休克治疗：补液扩容，恢复有效循环血量。②抗感染治疗选用针对革兰阴性杆菌及厌氧菌的抗生素。③纠正水、电解质及酸碱平衡。④对症治疗包括降温、解痉镇痛、营养支持等。⑤其他治疗：禁食、胃肠减压。

2. 手术治疗　主要目的是解除梗阻、降低胆道压力，挽救患者生命。多采用胆总管切开减压、T 管引流术。

（五）护理措施（★★★）

1. 术前护理

（1）病情观察：观察神志、生命体征、腹部体征及皮肤黏膜情况，监测血常规、电解质、血气分析等结果的变化。

（2）维持体液平衡：①观察指标。严密监测生命体征，特别是体温和血压的变化。②补液扩容。迅速建立静脉通路，使用晶体液和胶体液扩容，尽快恢复有效循环血量。③纠正水、电解质及酸碱平衡失调。合理安排补液的顺序和速度。

（3）维持正常体温：①降温。温水擦浴、冰敷等物理降温方法，必要时使用药物降温。②控制感染。联合应用足量有效的抗生素。

（4）维持有效气体交换

1）呼吸功能监测。

2）改善缺氧状况：非休克患者采取半卧位；休克患者取仰卧中凹位，给氧。

（5）营养支持：禁食和胃肠减压期间，通过肠外营养途径补充能量、氨基酸、维生素、水及电解质，维持和改善营养状况。凝血功能障碍者，遵医嘱予维生素肌内注射。

（6）完善术前检查及准备：相关检查如心电图、B 超、血常规、凝血时间、肝肾功能等。

2. 术后护理及健康教育　参见本节胆管结石患者的术后护理。

基础巩固

1. 胆囊结石　右上腹阵发性疼痛，疼痛常放射至右肩及右背部。
2. 急性胆囊炎　右上腹阵发性绞痛，放射至右肩。
3. 胆道蛔虫病　突发剑突下方钻顶样绞痛，伴右肩或左肩部放射痛。

第四节　胆道蛔虫病

一、病因病理（★★）

当胃肠道功能紊乱、饥饿、发热等致肠道内环境发生改变时，**蛔虫可窜至十二指肠，如遇 Oddi 括约肌功能失调，蛔虫可钻入胆道（2010）**。

二、临床表现（★★★）

突发剑突下方**钻顶样绞痛**，伴右肩或左肩部放射痛，可伴有恶心、呕吐或呕出蛔虫。疼痛可突然平息，又可突然再发。合并胆道感染时，可出现寒战、高热。胆绞痛发作时，剑突下方深压痛。本病的特点是剧烈的腹痛与轻微的腹部体征，即症状与体征不相符。

三、辅助检查

1. 实验室检查　白细胞计数增多和嗜酸性粒细胞比例升高。
2. **B 超　为首选方法**，可显示蛔虫体影。

名师点拨：首选 B 超的疾病有细菌性肝脓肿、胆道蛔虫病、胆石症。

四、治疗要点（★★）

1. 非手术治疗　解痉镇痛；利胆驱虫；控制胆道感染：多为大肠埃希菌感染；纤维十二指肠镜驱虫。
2. 手术治疗　胆总管切开探查、T 管引流术，术后驱虫治疗。

五、护理措施（★★★）

1. 养成良好的饮食及卫生习惯　不喝生水，蔬菜要洗净煮熟，水果应洗净或削皮后吃，饭前便后要洗手。
2. 正确服用驱虫药　**驱虫药应于清晨空腹或晚上临睡前服用（2018）**，服药后注意观察大便中是否有蛔虫排出。

基础巩固

1. Murphy 征　提示急性胆囊炎。
2. Charcot 三联征（腹痛、寒战高热和黄疸）　提示胆管结石、急性胆管炎。
3. Reynolds 五联征（Charcot 三联征+神经精神症状+休克）　提示急性梗阻性化脓性胆管炎。

实战演练

【A1 型题】

1. 胆囊结石的治疗原则是
   A. 体外震波碎石　B. 溶石疗法
   C. 胆囊切除　D. 胆囊切开取石
   E. 胆囊造口

【答案】 C

【考点】 胆囊结石的治疗原则

【解析】 手术治疗（胆囊切除术）是治疗胆囊结石的最佳选择，首选腹腔镜胆囊切除术。适应证：①结石反复发作引起临床症状。②结石嵌顿于胆囊颈部或胆囊管。③慢性胆囊炎。④无症状，但结石已充满整个胆囊。故选 C。

2. 胆道疾病的患者进行辅助检查，下列哪项应首选
   A. B 超　B. 静脉胆道造影
   C. 口服胆囊造影　D. 经皮肝穿刺胆道造影
   E. 经内镜逆行胆胰管造影

【答案】 A

【考点】 胆道疾病的辅助检查

【解析】 B 超在胆道疾病的诊断中具有无创、简便易行、可多次重复检查、价格适中、准确率高等优点，因此 B 超应作为诊断的首选。故选 A。

3. 关于急性胆囊炎临床特点的描述，错误的是
   A. 进油腻饮食后，容易发病
   B. 右上腹持续性疼痛，阵发性加重
   C. 疼痛常放射至右肩背部
   D. 墨菲征阳性
   E. 多数患者伴有黄疸

【答案】 E

【考点】 急性胆囊炎的临床表现

【解析】 急性胆囊炎表现为：①胆绞痛：右上腹阵发性绞痛，常向右肩背部放射，常在进油腻食物数小时后发生。②恶心、呕吐。③寒战、高热见于胆囊积脓、坏死穿孔时。④右上腹压痛和肌紧张，Murphy 征阳性。⑤B 超检查显示胆囊肿大、胆囊壁水肿，可有结石影像。但一般急性胆囊炎只有在合并结石阻塞胆管时，才可出现黄疸。故选 E。

4. 病情重、死亡率高的胆道疾病是
A. 胆总管结石 B. 胆道蛔虫病
C. 胆囊结石急性发作 D. 急性重症胆管炎
E. 急性胆囊炎

【答案】 D

【考点】 急性重症胆管炎的特点

【解析】 我国最常见的病因是肝内胆管结石，其次为胆道寄生虫和胆管狭窄。急性重症胆管炎是急性胆管炎的严重阶段，包括胆道梗阻及细菌感染。当急性胆管炎时，如胆道梗阻未解除，胆管内细菌引起的感染没有得到控制，逐渐发展至急性重症胆管炎并威胁患者生命。故选 D。

5. 胆固醇结石形成的最主要原因是
A. 胆汁中胆固醇增高、胆盐及卵磷脂减少所致
B. 胆汁中胆固醇减少、胆盐及卵磷脂增高所致
C. 胆汁中胆固醇、胆盐及卵磷脂均增高所致
D. 胆道感染
E. 胆道梗阻

【答案】 A

【考点】 胆固醇结石形成的原因

【解析】 胆固醇含量过多或胆汁酸含量减少，出现 3 种脂类比例失调，胆汁中的胆固醇含量超过了胆汁酸和磷脂溶解胆固醇的能力，胆汁中部分胆固醇不能溶解在胆汁中，就会析出胆固醇结晶而发生沉淀。析出的胆固醇结晶相互聚结，久而久之便会形成胆固醇结石。故选 A。

6. T 型引流管拔除的时间一般为
A. 3 日 B. 5 日 C. 7 日
D. 10 日 E. 14 日

【答案】 E

【考点】 T 管引流的护理

【解析】 T 管引流常用于胆道结石术后的引流，若 T 管引流出的胆汁色泽正常，且引流量逐渐减少，则可在术后 12~14 日，试行夹管 1~2 日。如胆道通畅无结石或其他病变，可经 T 管做胆道造影后持续引流 2~3 日，患者无不适可予拔管。故选 E。

7. 下列疾病临床特点表现为腹痛剧烈而体征轻微的是
A. 急性阑尾炎 B. 急性胆囊炎 C. 急性胰腺炎
D. 胆道蛔虫病 E. 急性肠梗阻

【答案】 D

【考点】 胆道蛔虫病

【解析】 急性阑尾炎转移性右下腹痛及阑尾点压痛、反跳痛为其常见临床表现；急性胆囊炎右上腹有压痛和肌紧张。墨菲（Murphy）征阳性；急性肠梗阻肠管内容物不能顺利通过肠道而出现腹痛、呕吐、腹胀、停止排便排气等表现的急腹症。急性胰腺炎临床以急性上腹痛、恶心、呕吐、发热和血胰酶增高等为特点。胆道蛔虫病其症状剧烈但体征轻微，“症征不符”为本病特点。故选 D。

8. 关于胆道蛔虫病的治疗，错误的是
A. 解痉镇痛用吗啡 B. 利胆驱虫
C. 控制感染 D. 支持疗法
E. 非手术无效可手术治疗

【答案】 A

【考点】 胆道蛔虫病的治疗

【解析】 本病治疗原则为解痉镇痛、预防感染、驱除蛔虫、支持疗法、非手术无效时可手术治疗。注意病因诊断未明确前禁用吗啡、哌替啶、阿托品等药物以免延误诊断，因其掩盖胆道穿孔、腹膜炎等急腹症。解痉镇痛可用一般镇静药、维生素 K_3 或针刺治疗。故选 A。

【A2 型题】

9. 患者，女，35 岁。右上腹阵发性绞痛伴恶心呕吐 5 小时，Murphy 征阳性，进一步检查应首选
A. 腹部 CT B. 腹部 B 超
C. 腹部 MRI D. 腹部 X 线平片
E. 经皮肝穿刺造影

【答案】 B

【考点】 胆道疾病的特殊检查

【解析】 B 超是诊断胆道疾病的首选方法，该方法无创、简便、可重复、经济且准确率高，B 正确。腹部 CT、腹部 MRI 与腹部 X 线平片对于胆道疾病的诊断价值有限，A、C、D 错误。经皮肝穿刺造影用于术中疑有胆道残余结石或对 T 管引流患者有意义，E 错误。故选 B。

10. 对胆石症患者进行非手术治疗期间，发现绞痛频繁发作，逐渐加重，黄疸更显著，血压下降，脉搏细速而弱，腹肌紧张。此时护士应该
A. 进一步观察其病情变化
B. 解痉镇痛
C. 纠正水、电解质和酸碱平衡紊乱
D. 及时报告医生做好术前准备
E. 给予抗生素预防感染

【答案】 D

【考点】 胆石症的治疗

【解析】 胆石症的治疗有手术治疗和非手术治疗。急性发作期宜保守治疗，如病情严重、保守治疗无效，应及时手术。在非手术治疗期间，如出现明显全身中毒症状、腹膜刺激征、黄疸加深者提示病情严

重，应紧急手术。根据患者表现，应及时进行手术。故选 D。

11. 患者，男，54 岁。右上腹刀割样绞痛、发热、黄疸，间歇性反复发作，最恰当的诊断是

A. 胰头癌　　B. 急性传染性肝炎

C. 肝癌　　D. 阿米巴肝脓肿

E. 胆总管结石

【答案】 E

【考点】 胆总管结石的临床表现

【解析】 胰头癌最常见的临床表现为腹痛、黄疸、消化道症状和消瘦乏力，疼痛多为隐痛、钝痛、胀痛，排除 A。急性传染性肝炎患者畏寒、发热、乏力、食欲缺乏、恶心、厌油腻、腹部不适、肝区痛、尿色加深，排除 B。肝癌表现为肝区疼痛，多为持续性钝痛、刺痛或胀痛乏力、消瘦、食欲缺乏、腹胀等，肝大呈进行性，质地坚硬，边缘不规则，表面凹凸不平呈大小结节或巨块，排除 C。阿米巴肝脓肿有不规则发热、盗汗等症状，肝区痛为本病之重要症状，呈持续性钝痛，深呼吸及体位变更时剧烈，夜间疼痛常更明显，排除 D。胆总管结石多表现为腹痛、寒战、高热，反复发作，腹痛位于剑突下或右上腹，呈刀割样绞痛，E 正确。故选 E。

【B1 型题】

（12~13 题共用备选答案）

A. 腹痛、寒战高热，黄疸

B. 进行性加重的无痛性黄疸

C. 腹痛、寒战高热，黄疸+休克+精神症状

D. 间歇性黄疸

E. 新生儿 7 天内轻微黄疸

12. 急性梗阻性化脓性胆管炎的患者，可见的症状是

【答案】 C

13. 胰头癌患者可见的症状是

【答案】 B

【考点】 胆道疾病的症状

【解析】 腹痛、寒战高热、黄疸是急性胆管炎的临床表现。进行性加重的无痛性黄疸可见于胆管癌和胰头癌等，急性梗阻性化脓性胆管炎可表现为 Reynolds 五联征，包括腹痛、寒战高热、黄疸、神经系统症状、休克，还可伴有胃肠道症状。间歇性黄疸可见于胆管结石。新生儿 7 天内轻微黄疸为生理性黄疸。故第 12 题选 C，第 13 题选B。

（14~16 题共用备选答案）

A. 急症手术行胆总管引流

B. 急症手术行腹腔引流

C. 胆囊切除

D. 胆囊造瘘

E. 给予解痉镇痛

14. 慢性胆囊炎需要

【答案】 E

15. 急性重症胆管炎需要

【答案】 A

16. 坏疽性胆囊炎胆囊穿孔，病情危重需要

【答案】 B

【考点】 胆道疾病的治疗要点

【解析】 慢性胆囊炎一般进行内科治疗，采取低脂饮食，可减少发病机会；给予硫酸镁或者抗胆碱药物解痉、镇痛，临床症状明显并伴有胆结石的患者应该行胆囊切除术。故第 14 题选 E。急性重症胆管炎的治疗原则是手术解除胆管梗阻、减轻胆管内压力和引流胆汁，因此要进行行胆总管引流术。故第 15 题选 A。坏疽性胆囊炎，是一种除了急性炎症外，主要由于胆囊的循环障碍引起的出血及胆囊组织坏死，发生穿孔时，应该立即行腹腔引流，引流出坏死组织、脓液、血块，避免发生腹膜炎。故第 16 题选 B。

第三十二章　胰腺疾病患者的护理

考点直击

年份	分值	考点
2023	1	解剖特征
2019	3	急性胰腺炎的定义、饮食护理；胰腺癌的经内镜逆行胆胰管成像（ERCP）检查
2018	1	胰腺癌的黄疸特点
2017	2	胰腺癌的黄疸特点、糖类抗原（CA19-9）检查
2015	2	胰腺癌的黄疸特点、CA19-9 检查

考点集萃

第一节　解剖生理概要

一、解剖特征

胰腺分头、颈、体、尾四部。主胰管近端多与胆总管汇合成**壶腹**，共同开口于**十二指肠乳头**（2023）。这种共同通路或开口是胰腺疾病和胆道疾病相互关联的解剖学基础。十二指肠乳头内有 **Oddi 括约肌**。

二、生理功能

胰腺的生理功能见图 3-32-1。

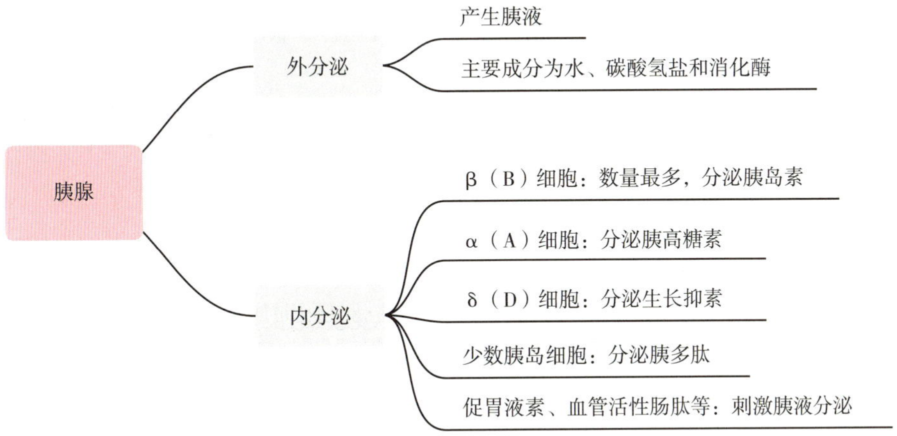

图 3-32-1　胰腺

第二节　急性胰腺炎

急性胰腺炎指多种病因导致胰酶在胰腺内被激活引起胰腺组织**自身消化**（2019）、水肿、出血甚至坏死的炎症反应。

一、病因（★★）

我国以**胆道疾病**为常见病因，如胆石症、胆道感染、胆道蛔虫病，西方国家以大量饮酒引起者多见。

二、病理（★★）

1. 胆汁、胰液反流或胰管内压增高，使胰腺导管破裂、上皮受损，胰液中的胰酶被激活而引起自身消化作用，出现胰腺充血、水肿及急性炎症反应，称为**水肿性胰腺炎**。

2. 若病变进一步发展或可形成**出血坏死性胰腺炎**。胰腺除有水肿外，被膜下有出血斑或血肿，最终导致胰腺及其周围组织的出血和坏死。腹腔有血性腹水；大小网膜、肠系膜、腹膜后脂肪组织发生坏死溶解、与钙离子结合形成**皂化斑**；浆膜下多处出血或血肿形成。

三、临床表现（★★★）

1. 症状

（1）**腹痛**：主要表现和首发症状，常在**暴饮暴食或酗酒**后突然发生。疼痛剧烈而持续，呈钝痛、钻痛、绞痛或刀割样痛，可有阵发性加剧。腹痛常位于中上腹，向腰背部呈带状放射，一般胃肠解痉药无效。急性胆囊炎和急性胰腺炎的腹痛比较见表3-32-1。

表3-32-1　急性胆囊炎和急性胰腺炎的腹痛比较

	诱因	部位	性质	放射
急性胆囊炎	饱餐、进食油腻食物	右上腹	阵发性绞痛	至右肩
急性胰腺炎	暴饮暴食或酗酒	中上腹	钝痛、钻痛、绞痛或刀割样痛，持续阵发性加剧	腰背部呈带状放射

易错知识梳理

急性胰腺炎的腹痛剧烈而持续，可阵发性加剧，常位于中上腹，向腰背部呈带状放射。

（2）恶心、呕吐及腹胀：呕吐物为胃内容物，重者可混有胆汁，甚至血液。

（3）发热：中度以上发热。

（4）低血压或休克：重症胰腺炎常发生。伴有烦躁不安、皮肤苍白、湿冷等；极少数患者可突然出现休克，甚至猝死。

（5）水和电解质及酸碱平衡紊乱：脱水、呕吐频繁者代谢性碱中毒。重症者显著脱水和代谢性酸中毒，**伴血钾、血镁、血钙降低（表现为低血钙抽搐）（2010）**。

2. 重症急性胰腺炎体征

急性重病面容，腹肌紧张，全腹压痛和反跳痛，伴麻痹性肠梗阻时腹胀，肠鸣音减弱或消失。出现移动性浊音，腹水呈血性。两侧腰部皮肤出现青紫色瘀斑，称Grey-Turner征，脐周围皮肤青紫，称Cullen征，见于少数严重急性坏死性胰腺炎。

3. 并发症

（1）局部并发症：主要表现为胰腺脓肿和假性囊肿。

（2）全身并发症：有急性肾衰竭、急性呼吸窘迫综合征、心力衰竭等，病死率极高。

四、辅助检查（★★）

1. 白细胞计数增多及中性粒细胞核左移。

2. 淀粉酶测定　**血清淀粉酶**一般在起病后2~12小时开始升高，48小时下降，持续3~5日。当血清淀粉酶超过正常上限3倍，对急性胰腺炎的诊断才有意义。

3. 其他生化检查　血糖、血钙测定。

4. C反应蛋白　在胰腺坏死时明显升高。

五、临床分型（★★★）

1. 水肿性胰腺炎　主要表现为**腹痛**、**恶心**、**呕吐**。腹膜炎体征轻，局限于上腹。

2. 出血坏死性胰腺炎　上述症状、体征继续加重外，高热持续不退，**腹膜炎范围宽**，**体征重**，出现**黄疸**，神志模糊和**谵妄**，高度腹胀，血性或脓性腹水，两侧腰部或脐周出现**青紫瘀斑**，胃肠出血、**休克**等。

六、治疗要点（★★）

1. 轻症急性胰腺炎治疗　①**禁食及胃肠减压（2010）**：减少胃酸分泌，进而减少胰液分泌。②补充血容量，维持水、电解质和酸碱平衡。③腹痛剧烈者可予哌替啶。④应用抗生素。⑤抑酸治疗。

2. 重症急性胰腺炎治疗　除上述治疗措施外，还应：①营养支持。②减少胰液分泌，应用生长抑素和其拟似物奥曲肽。③抑制胰酶活性。

3. 并发症治疗　对急性出血坏死性胰腺炎伴腹腔内大量渗液者，或伴急性肾衰竭者，可采用腹膜透析治疗。急性呼吸窘迫综合征除药物治疗外，可作气管切开和应用呼吸机治疗。并发糖尿病者可使用胰岛素。

七、护理措施（★★★）

1. 休息与体位　绝对卧床休息，保证睡眠。腹痛时取弯腰、前倾坐位或屈膝侧卧位。

2. 饮食护理　①禁食和胃肠减压，症状消失及检查正常后给予**少量无脂流质（2019）**。②补充水分及电解质，保证有效血容量。早期给予肠外营养，如无梗阻，过渡到肠内营养。③鼻空肠管用于禁食、禁饮1周以上。④避免暴饮暴食，从**低脂**、低糖饮食开始，**避免刺激性强、产气多、高脂和高蛋白食物**，戒除烟酒。

3. 用药护理　腹痛剧烈者，可遵医嘱给予哌替啶，**禁用吗啡**，以防引起Oddi括约肌痉挛。若疼痛持续存在伴高热，考虑并发胰腺脓肿；如疼痛剧烈，腹肌紧张、压痛和反跳痛明显，提示并发腹膜炎。

> 名师点拨：胆管结石和急性胰腺炎疼痛剧烈时禁用吗啡，防止引起Oddi括约肌痉挛，加重病情。

4. 防治低血容量性休克　如患者出现神志改变、脉搏细弱、血压下降、尿量减少、皮肤黏膜苍白、冷汗等低血容量性休克的表现，应积极配合医生进行抢救。

5. 健康教育

（1）**减少诱因：治疗胆道疾病（2013）**、戒酒、预防感染、正确服药，以预防复发。

（2）休息与活动：劳逸结合，保持良好心情，避免疲劳和情绪激动。

（3）合理饮食：少量多餐，进食低脂饮食，忌食刺激、辛辣及油腻食物。

（4）控制血糖及血脂：监测血糖及血脂，必要时使用药物控制。

（5）定期复查：出现胰腺假性囊肿、胰腺脓肿、胰瘘等并发症时，及时就诊。

第三节　胰腺癌及壶腹周围癌

一、胰腺癌

胰腺癌好发于高蛋白、高脂肪摄入及嗜酒、吸烟者。长期接触某些金属、石棉以及糖尿病、慢性胰腺炎患者，胰腺癌的发病率明显高于一般人群。

（一）病理（★★）

胰腺癌多发于胰头部，以导管细胞腺癌最多见。转移和扩散途径主要为局部浸润和淋巴转移。

（二）临床表现（★★★）

1. 症状

（1）**上腹痛：最早出现（2011）**。疼痛向肩背部或腰肋部放射。屈膝卧位可稍有缓解。胰体尾部癌的腹痛部位在左上腹或脐周。

名师点拨：胰腺炎和胰腺癌的疼痛缓解方式相似，弯腰、前倾坐位或屈膝侧卧位可缓解。

（2）**黄疸**：是主要的症状。**胰头癌患者最常见，为无痛性黄疸呈进行性加重（2010/2013/2014/2015/2017/2018）**，可伴皮肤瘙痒、茶色尿和陶土色大便。

（3）消化道症状：食欲缺乏、消化不良、腹泻等症状。

（4）消瘦、乏力，伴有贫血、低蛋白血症等。

（5）其他：可出现发热、胰腺炎发作、糖尿病、脾功能亢进等。

2. 体征　肝大、胆囊肿大、胰腺肿块，可在左上腹或脐周闻及血管杂音，晚期可出现腹水。

（三）辅助检查（★★）

1. 实验室检查

（1）血清生化检查：血清胆红素升高，碱性磷酸酶和转氨酶升高。血糖升高及糖耐量异常。

（2）免疫学检查：**肿瘤标志物有糖类抗原（CA19-9）（2015/2017）**、癌胚抗原（CEA）和胰胚抗原（POA）。

2. 影像学检查

（1）**B超**是首选检查方法。

（2）CT是诊断胰腺癌的重要手段，能清楚显示胰腺形态、肿瘤部位等。

（3）**经镜内逆行胰胆管成像（ERCP）可显示胆管或胰管狭窄或扩张，并能进行活检（2019）**。

（四）治疗要点（★★）

手术切除是治疗胰腺癌最有效的方法。对胰腺癌有效的化疗药物中，氟尿嘧啶和吉西他滨最常用。

（五）护理措施（★★★）

1. 术前护理

（1）疼痛护理：疼痛剧烈者，及时使用镇痛药，评估镇痛药效果。

（2）改善营养：高热量、高蛋白、高维生素、低脂饮食。

名师点拨：胰腺癌与胃癌的术前饮食相似，宜高蛋白、高热量、高维生素、低脂肪、易消化饮食。

（3）改善肝功能：遵医嘱予保肝药、B族维生素等；静脉输注高渗葡萄糖加胰岛素和钾盐。有黄疸者，静脉输注**维生素** K_1。

（4）皮肤护理：皮肤瘙痒者，可用温水毛巾擦拭，同时剪除患者指甲，必要时抹止痒药。

（5）肠道准备：术前1日开始口服抗生素抑制肠道细菌并给予流质饮食；术前晚清洁灌肠。

（6）其他：血糖异常者，通过调节饮食和注射胰岛素控制血糖。

2. 术后护理

（1）病情观察：观察生命体征、腹部体征、伤口及引流情况，24小时出入量。

（2）营养支持：术后早期禁食，拔除胃管后予以流质、半流质饮食。术后易发生消化不良、腹泻等，应予消化酶制剂或止泻药。

（3）并发症的观察及护理

1）**感染**：以**腹腔内感染**最常见。观察患者有无高热、腹痛、白细胞计数增多等。合理使用抗生素，加强全身支持治疗。

2）**胰瘘**：胰十二指肠切除术后最常见的并发症和死亡的主要原因，患者出现腹痛、持续腹胀、发热、腹腔引流出无色清亮液。

3）血糖异常：动态监测血糖水平，对合并高血糖者，调节饮食并遵医嘱注射胰岛素；出现低血糖者，适当补充葡萄糖。

（4）化疗护理：白细胞计数低于 4×10^9/L 者，暂停化疗。

二、壶腹周围癌

（一）病理（★★）

壶腹周围癌从大体形态上分为肿块型和溃疡型；组织类型以腺癌最多见，其次为乳头状癌、黏液癌等。淋巴转移比胰头癌出现晚，远处转移多至肝。

（二）临床表现（★★★）

与胰头癌有很多共同之处，故统称为壶腹周围癌。壶腹周围癌临床症状出现较早，较易发现和早期诊断，其恶性程度低于胰头癌，因此手术切除率和5年生存率均明显高于胰头癌。

壶腹周围癌因肿瘤阻塞胆管开口，早期可出现黄疸。黄疸深浅呈波浪式变化是本病的特点。壶腹周围癌还可出现胃肠道出血、腹痛、食欲缺乏、体重减轻、乏力等症状。

（三）辅助检查（★★）

实验室和影像学检查同胰腺癌，经镜内逆行胰胆管成像检查可直接观察十二指肠乳头部病变，并可做组织活检，**磁共振胰胆管成像（MRCP）对明确诊断有重要价值**（2010）。

（四）治疗要点（★★）

手术方法同胰头癌，行胰十二指肠切除术或保留幽门的胰头十二指肠切除术（PPPD）治疗的效果明显好于胰头癌。

（五）护理措施（★★★）

1. 病情观察　胰十二指肠切除术或远端胰腺切除术都属创伤性很大的手术。在术后1周内，必须定期监测生命体征，监测水、电解质平衡情况以及血糖变化。有条件者应进重点专护病房进行监护。

2. 预防休克和出血　首先要补充血容量，维持有效的循环量，并应用止血剂改善凝血机制障碍，以减少出血和渗血。

3. 预防肝肾综合征　长期黄疸患者常有肝肾功能障碍，术后应进行保肝治疗，应用支链氨基酸类等。在维持有效血循环量基础上，应保证尿量每小时在30ml以上。必要时可应用渗透性利尿药如甘露醇等，以防急性肾功能不全。

4. 引流管护理　准确记录各种引流量，并观察引流液的性质。腹腔引流管引流量逐渐减少至无引流液流出后1周内拔除。如放置胆道T管或胰管导管而无异常情况，可于2周左右拔除。

5. 其他护理措施同胰腺癌护理。

基础巩固

1. 腹痛　急性阑尾炎呈转移性右下腹痛，急性胰腺炎呈阵发性加剧腹痛并向腰背部呈带状放射。
2. 黄疸　胰腺癌时进行性黄疸加重。壶腹周围癌时黄疸呈波浪式变化。

实战演练

【A1型题】

1. 在我国引起急性胰腺炎的最常见病因为

A. 大量饮酒和暴饮暴食　B. 手术创伤
C. 胆道疾病　D. 并发于流行性腮腺炎
E. 高钙血症

【答案】C

【考点】急性胰腺炎的病因

【解析】胆系疾病和饮酒是诱发急性胰腺炎的两大常见病因。在国外，乙醇性胰腺炎最为常见；而国内，胆道疾病（胆道结石和胆道感染）是诱发急性胰腺炎的最常见病因，占50%以上。由于女性的胆系结石发病率相对较高，因此急性胰腺炎以女性多见。老年人由于脏器功能减退，暴饮暴食或进食高脂食物是诱发急性胰腺炎的又一重要原因。故选 C。

2. 急性胰腺炎疼痛的特点是
A. 疼痛剧烈而持久、阵发性加剧
B. 疼痛剧烈、进食缓解
C. 有节律性
D. 性质不一
E. 于右上腹进行性加剧

【答案】 A

【考点】 急性胰腺炎的疼痛特点

【解析】 腹痛为急性胰腺炎的主要表现和首发症状，常在暴饮暴食或酗酒后突然发生。疼痛剧烈而持续，呈钝痛、钻痛、绞痛或刀割样痛，可有阵发性加剧。腹痛常位于中上腹，向腰背部呈带状放射，取弯腰抱膝位可减轻疼痛，一般胃肠解痉药无效。故选 A。

3. 急性出血坏死性胰腺炎患者不会出现
A. 腹痛　B. 腹胀　C. 手足抽搐
D. 低血糖　E. 休克

【答案】 D

【考点】 急性胰腺炎的临床表现

【解析】 急性胰腺炎的临床表现如下。①腹痛。②腹胀。③腹膜刺激征。④休克。⑤发热和黄疸、出血倾向，血钙降低时，可出现手足抽搐。⑥严重者可有 DIC 表现。⑦炎症局限，可形成胰腺周围脓肿或胰腺假性囊肿。实验室检查出现血清淀粉酶、尿淀粉酶和血清脂肪酶均升高；白细胞增多、高血糖、肝功能异常、低血钙、血气分析及 DIC 指标异常等。急性出血坏死性胰腺炎，胰岛 B 细胞破坏，不会引起低血糖。故选 D。

4. 胰腺癌最常用的辅助诊断和随访项目是
A. 血尿淀粉酶　B. 糖类抗原（CA19-9）
C. 血清胆红素　D. 氨基转移酶
E. 血糖与血尿糖值

【答案】 B

【考点】 胰腺癌的辅助检查

【解析】 诊断胰腺癌常用的肿瘤标志物有糖类抗原、癌胚抗原（CEA）和胰胚抗原（POA）。CA19-9 对胰腺癌敏感性和特异性较好，其结果优于 CEA 和 POA，还可用于疗效判定、术后随访、监测肿瘤复发及估计预后。故选 B。

【A2 型题】

5. 患者，男，41 岁。8 小时前饮酒后出现上腹绞痛，向肩背部放射，送到医院急诊，怀疑为急性胰腺炎，此时最具有诊断意义的实验室检查为
A. 血清脂肪酶测定　B. 尿淀粉酶测定
C. 血钙测定　D. 血清淀粉酶测定
E. 白细胞计数

【答案】 D

【考点】 急性出血坏死性胰腺炎的实验室诊断

【解析】 血清淀粉酶一般在起病后 2~12 小时开始升高，3~5 日逐渐降至正常。血清淀粉酶超过正常值 3 倍即可诊断本病。因此，血清淀粉酶对急性胰腺炎的诊断最有价值。故选 D。

6. 患者，男，40 岁。主诉腹痛近 1 个月，面容消瘦，可见明显黄疸，主诉黄疸呈进行性加重，皮肤瘙痒，大便呈陶土色，该患者最可能的诊断是
A. 胆总管结石　B. 胆管癌　C. 肝癌
D. 胆囊结石　E. 壶腹周围癌

【答案】 E

【考点】 壶腹周围癌的诊断

【解析】 壶腹周围癌是指壶腹部、胆总管末段及十二指肠乳头附近的癌肿，主要包括壶腹癌、胆总管下端癌和十二指肠腺癌，伴胆道梗阻。常见临床症状为黄疸、陶土样便、消瘦和腹痛，与单纯胆管癌的临床表现易于混淆。故选 E。

7. 患者，男，53 岁。巩膜轻度黄疸 1 周。近 2 个月来感觉上腹部不适及隐痛，食欲缺乏和消瘦明显。血清胆红素 368μmol/L，碱性磷酸酶升高；B 超示胰头部有一个 3cm×2cm 包块，胆总管轻度扩张；CT 示胰头部占位。经充分术前准备行胰十二指肠切除术。术后护理措施错误的是
A. 保持各种引流管通畅，观察引流液的量和颜色
B. 给予高蛋白、高糖、高维生素、低脂饮食
C. 密切观察腹部体征变化，防止吻合口瘘
D. 持续氧气吸入，鼓励患者腹式呼吸
E. 严格记录出入量，维持水电平衡

【答案】 D

【考点】 胰腺癌的术后护理

【解析】 胰腺癌术后无须持续氧气吸入，且持续氧气吸入易发生呼吸道黏膜干燥进而继发一系列的呼吸道疾病。胰十二指肠切除术的切口在上腹部，腹式呼吸易牵拉切口引起疼痛，且影响伤口愈合，D 错误。故选 D。

【A3/A4 型题】

（8~9 题共用题干）

患者，男，60 岁。饱餐酗酒后数小时，上腹部

持续性剧痛并向左肩、腰背部放射，伴恶心、呕吐，10 小时后到急诊就诊。

8. 最有助于拟诊的检查是

A. 血常规　B. 尿淀粉酶　C. X 线

D. 血清淀粉酶　E. B 超

【答案】 D

【考点】 急性胰腺炎的实验室检查

【解析】 根据患者症状怀疑该患者是急性胰腺炎，最有助于拟诊的检查就是血清淀粉酶，血清淀粉酶超过正常上限 3 倍时，即提示急性胰腺炎。故选 D。

9. 经有关检查，诊断为急性胰腺炎，非手术治疗时，下面措施不正确的是

A. 禁食　B. 静脉输液

C. 抑制胰酶药的应用　D. 胃肠减压

E. 腹腔引流

【答案】 E

【考点】 急性胰腺炎非手术治疗要点

【解析】 非手术治疗时，要禁食和胃肠减压，静脉输液以纠正体液失衡和微循环障碍，给予肠外营养支持，应用抑制胰腺分泌或胰酶活性的药物，同时早期应用广谱抗生素抗感染，因此 E 做法不对。故选 E。

第三十三章　外科急腹症患者的护理

考点直击

年份	分值	考点
2023	1	急腹症的主要表现
2022	2	解痉和镇痛；急腹症的主要表现
2021	1	急腹症的含义
2020	1	解痉和镇痛
2019	1	外科腹痛的特点
2018	1	疼痛护理（腹痛观察）
2017	1	手术护理
2016	1	消化道穿孔的X线透视或平片

考点集萃

第一节　概　　述

急腹症是一类以**急性腹痛**为主要表现（2021/2022/2023），必须早期诊断和紧急处理的腹部疾病。

一、腹痛的病理生理（★★）

1. **内脏神经痛**　疼痛定位不精确、疼痛感觉特殊，常伴消化道症状。
2. 牵涉神经痛　又称放射痛。
3. **躯体神经痛**　特点为感觉敏锐，定位准确。

易错知识梳理

内脏神经痛的疼痛过程缓慢、持续，常伴焦虑、不安、恐怖等情绪反应。痛觉迟钝，对刺、割、灼等刺激不敏感，但对较强的张力和压力性刺激（如牵拉、膨胀、痉挛、缺血）所致疼痛较敏感。

二、临床表现（★★）

1. 外科急腹症　特点为先有腹痛后有发热。

（1）胃十二指肠穿孔：突发性上腹部刀割样疼痛且拒按，腹部呈**舟状**。

（2）肠梗阻、肠扭转：中上腹部疼痛，呈阵发性绞痛，伴呕吐、腹胀和停止排便、排气；绞窄性肠梗阻时呈持续性胀痛，呕吐物、肛门排出物和腹腔穿刺液呈血性液体。

（3）急性阑尾炎：**转移性右下腹痛**伴呕吐。

（4）胆道系统结石或感染：急性胆囊炎、胆石症患者为右上腹疼痛，呈持续性，伴右侧肩背部牵涉痛。胆管结石及急性胆管炎患者有典型的 Charcot **三联征**，即腹痛、寒战高热和黄疸。急性梗阻性化脓性胆管炎患者除有 Charcot 三联征外，还可伴精神神经症状和休克。

（5）急性胰腺炎：为上腹部持续性疼痛，伴左肩或左侧腰背部束带状疼痛。

（6）内脏破裂出血：突发性上腹部剧痛，腹腔穿刺液为不凝固的血液。

（7）肾或输尿管结石：腹部和腰部钝痛或绞痛，可沿输尿管行经放射，伴呕吐和血尿。

2. 妇产科急腹症　常见于异位妊娠或巧克力囊肿破裂。特点为突发性下腹部撕裂样疼痛，向会阴部放射；伴恶心、呕吐和肛门坠胀感。

3. 内科急腹症　特点为先有发热后有腹痛，腹痛多无固定部位。

（1）急性胃肠炎：表现为上腹部或脐周隐痛、胀痛或绞痛，伴恶心、呕吐、腹泻和发热。

（2）心肌梗死：部分心肌梗死患者表现为上腹部胀痛，伴恶心和呕吐。

（3）腹型过敏性紫癜：除皮肤紫癜外，以腹痛为常见表现，呈脐周、下腹或全腹的阵发性绞痛，伴恶心、呕吐、呕血、腹泻和黏液血便等。

（4）大叶性肺炎：少数患者可出现上腹部疼痛。

名师点拨：腹痛发生时间及特点如下。急性胃肠炎于不洁饮食后2小时腹痛；消化道穿孔或肝脾破裂出血为突发性腹痛；急性胆囊炎于进食油腻或夜间睡眠时腹痛；急性胰腺炎于暴饮暴食后腹痛；肠扭转于饱食和剧烈活动后腹痛。

三、辅助检查（★★）

1. 实验室检查

（1）血常规：腹腔内出血患者血红蛋白和血细胞比容降低；腹腔内感染患者白细胞及中性粒细胞计数多增多，但老年及危重患者可因应激反应差而无相应变化。

（2）尿常规：尿路结石患者的尿液中有红细胞；梗阻性黄疸患者的尿胆红素检测为阳性。

（3）便常规：急性胃肠炎患者的粪便镜检可见大量红细胞、白细胞；消化道疾病者的大便潜血试验多呈阳性。

（4）血清淀粉酶、尿淀粉酶：**急性胰腺炎患者血清淀粉酶、尿淀粉酶值升高**。

2. X线检查

（1）X线透视或平片：**消化道穿孔时可见膈下游离气体（2010/2016）。机械性肠梗阻时立位腹部平片可见肠管内存在多个气液平面**。麻痹性肠梗阻时可见普遍扩张的肠管。胆结石或尿路结石时于腹部X线片可见阳性结石影。

（2）钡剂灌肠或充气造影：**肠扭转时可见典型的鸟嘴征，肠套叠时则见杯口征**。

3. 内镜检查。

4. 诊断性穿刺

（1）腹腔穿刺：**若抽出不凝固血性液体，多提示腹腔内脏出血**。若是混浊液体或脓液，多为消化道穿孔或腹腔内感染。若系胆汁性液体，常是胆囊穿孔。若穿刺液淀粉酶测定结果阳性，即为急性胰腺炎。

（2）阴道后穹隆穿刺：异位妊娠破裂时可抽得不凝血液，盆腔炎患者穿刺液为脓性。

四、诊断和鉴别诊断要点（★★）

1. 内科腹痛特点　某些内科疾病如肺炎等可致上腹部牵涉性痛，急性胃肠炎等可致痉挛性腹痛。内科腹痛的特点是：**先发热，后腹痛**。腹痛或压痛部位不固定，程度较轻，无明显腹肌紧张；查体或化验、X线片、心电图等检查可明确疾病诊断。

2. 妇科腹痛特点　以下腹部或盆腔内痛为主；常伴有白带增多、阴道流血，或有停经史、月经不规则；妇科检查可明确疾病诊断。

3. 外科腹痛特点　**先有腹痛，后出现发热**；腹痛或压痛部位较固定，程度重；常可出现**腹膜刺激征，甚至休克（2019）**。

（1）炎症性病变：起病缓慢，腹痛由轻至重，呈持续性；有固定的压痛点，可伴有反跳痛和肌紧张；有体温升高，白细胞增多及中性粒细胞比例升高。

（2）穿孔性病变：腹痛突然，呈刀割样持续性剧痛；迅速出现腹膜刺激征，容易波及全腹，但病变处最为显著。有气腹表现如肝浊音界缩小或消失，X线片见膈下游离气体。有移动性浊音，肠鸣音消失。选择性腹腔穿刺有助于诊断。

（3）出血性病变：多在外伤后迅速发生，也见于肝癌破裂出血。以失血表现为主，可有不同程度的腹膜刺激征。腹腔积血在500ml以上时可有移动性浊音。腹腔穿刺可抽出不凝固性血液。

（4）梗阻性病变：起病较急，以阵发性绞痛为主；发病初期多无腹膜刺激征；结合其他伴随症状和体征以及有关辅助检查，有助诊断。

（5）绞窄性病变：病情发展迅速，常呈持续性腹痛阵发性加重或持续性剧痛；容易出现腹膜刺激征或休克；可有黏液血便或腹部局限性固定性浊音等特征性表现；根据化验及其他辅助检查可明确诊断。

五、治疗要点（★★）

1. 非手术治疗　禁食、胃肠减压，补液，解痉和抗感染。
2. 手术治疗。

基础巩固

1. 内科腹痛特点　先发热，后腹痛。
2. 妇产科腹痛特点　下腹部或盆腔内痛。
3. 外科腹痛特点　先腹痛，后出现发热。

第二节　护　理（★★★）

1. 疼痛护理

（1）**密切观察患者腹痛的部位、性质、程度和伴随症状有无变化（2018）**。

（2）非休克患者取半卧位。

（3）**禁食**和胃肠减压。**禁用泻药**，使用泻药可使胃肠内容物扩散，导致感染扩散。

（4）解痉和镇痛。

1）诊断未明确者**禁用吗啡、哌替啶等镇痛药（2020/2022）**，禁热敷，以免掩盖病情。

2）注意不良反应，如呼吸抑制、头晕、呕吐、血压降低等反应。

（5）非药物性措施：放松疗法、分散注意力法、暗示疗法等。

2. 维持体液平衡

（1）消除病因。

（2）迅速建立静脉通路。若有大量消化液丢失，先输注平衡盐溶液；有腹腔内出血或休克者，应快速输液并输血。

（3）对神志不清或伴休克者，应留置导尿管，并根据尿量调整输液量和速度。

（4）休克患者取头低足高卧位。

3. 手术护理　**术前禁止灌肠，术后应早期开始活动，以预防粘连性肠梗阻（2013/2017）**。

实战演练

【A1型题】

1. 外科急腹症的特点是

A. 有停经和阴道流血史

B. 卧床休息后腹痛好转

C. 腹痛在前，发热、呕吐在后

D. 以呕吐、心悸为主要症状

E. 腹部压痛一般不明显

【答案】 C

【考点】 急腹症的临床表现

【解析】 外科急腹症在卧床休息后一般腹痛不会好转。以急性发作的腹痛为主要症状，先有腹痛，后有发热、呕吐；合并腹膜炎后出现腹膜刺激征。A为妇科急腹症特点；D为内科疾病。故选C。

2. 急腹症观察时最重要的局部体征是
A. 肠鸣音变化　B. 腹膜刺激征
C. 腹部包块　D. 腹腔移动性浊音变化
E. 肠鸣音变化
【答案】 B
【考点】 急腹症的体征
【解析】 急腹症是以急性腹痛为突出表现，需要紧急处理的腹部疾病。空腔内脏疼痛，刺激由平滑肌的过度收缩或痉挛引起；腹壁痛或腹膜皮肤反射痛由脊髓感觉神经传导，疼痛为持续性，多由腹膜炎引起。故急腹症观察重点为腹膜刺激征。故选B。

3. 下列急性腹膜炎的临床表现最有诊断价值的是
A. 持续性腹痛　B. 肠鸣音减弱　C. 移动性浊音
D. 腹膜刺激征　E. 腹胀、呕吐
【答案】 D
【考点】 急性腹膜炎
【解析】 急性腹膜炎是由细菌感染、化学刺激或损伤所引起的外科常见的一种严重疾病。多数是继发性腹膜炎，缘于腹腔的脏器感染、坏死穿孔、外伤等。其主要临床表现为腹痛、腹部压痛、腹肌紧张，以及恶心、呕吐、发热、白细胞计数增多，严重时可致血压下降和全身中毒性反应。而其中腹痛、腹部压痛、腹肌紧张统称为腹膜刺激征，也是临床上急性腹膜炎最有诊断价值的体征。故选D。

4. 对急腹症患者最应重视的护理问题是
A. 体温过高　B. 营养失调
C. 潜在并发症：休克　D. 潜在的口腔黏膜损伤
E. 焦虑
【答案】 C
【考点】 急腹症的护理
【解析】 急腹症的护理需要定时观察生命体征、动态监测红细胞计数、血红蛋白含量和红细胞比容，密切观察有无急性腹膜炎、休克等并发症。对于急腹症患者最应该注意的护理问题是潜在并发症休克，因其变化大，进展快，容易给患者带来严重的后果。其他项如营养失调、焦虑等也是护理问题之一，但非首要护理问题。故选C。

【A2型题】

5. 患者，女，67岁。外伤性肠穿孔修补术后2天，肛门未排气，腹胀明显，首要的处理措施是
A. 肛管排气　B. 半卧位　C. 禁食
D. 针刺穴位　E. 胃肠减压
【答案】 E
【考点】 肠穿孔修补术后护理要点
【解析】 患者肠穿孔修补术后肠蠕动未恢复，腹胀明显，最重要的护理措施应能减轻腹胀，改善肠壁血液循环，首要的措施应是胃肠减压。故选E。

第三十四章　周围血管疾病患者的护理

考点直击

年份	分值	考点
2023	1	下肢静脉曲张的病因
2021	2	下肢静脉曲张的病因；血栓闭塞性脉管炎的患肢护理
2020	1	下肢静脉曲张的病因
2019	3	下肢静脉曲张的病因、临床表现；血栓闭塞性脉管炎的患肢护理
2018	3	曲氏试验Ⅰ；血栓闭塞性脉管炎的病因
2017	2	下肢静脉曲张的术后护理；血栓闭塞性脉管炎的定义
2016	2	下肢静脉曲张的手术治疗；血栓闭塞性脉管炎的临床表现
2015	2	波氏试验；下肢静脉曲张的术后护理

考点集萃

第一节　下肢静脉曲张

下肢静脉曲张是指下肢浅静脉瓣膜关闭不全，使静脉内血流倒流，远端静脉淤滞，继而病变静脉壁扩张、变性，出现不规则膨出和扭曲。

一、解剖生理

大隐静脉起自足背静脉网的内侧，在汇入股静脉前有5个分支。小隐静脉起自足背静脉网的外侧，进入腘静脉。下肢深静脉位于肌肉中间与动脉伴行。

下肢浅、深两组静脉之间有许多交通支，在小腿部交通支相当多。浅静脉中的大、小隐静脉及其分别与股、腘静脉的汇合处，以及所有交通支均有静脉瓣膜向深静脉方向开放，在心脏、胸腔负压和下肢肌群收缩的挤压作用下，这些静脉瓣膜即可导致血液单向流入深静脉。

二、病因病理（★★★）

1. 先天因素　静脉瓣膜缺陷和静脉壁薄弱是全身支持组织薄弱的一种表现，与遗传因素有关。
2. 后天因素　**如长期站立、重体力劳动（2010/2011/2019）**、妊娠、慢性咳嗽、习惯性便秘等。

名师点拨：深静脉梗阻、**工作环境寒冷**（2020/2021/2023）并不是原发性下肢静脉曲张的主要原因。

三、临床表现（★★★）

1. 大隐静脉曲张多见，左下肢多。

2. 久站后小腿感觉酸胀、乏力。

3. 下肢浅静脉扩张、隆起和迂曲；足靴区皮肤色素沉着、**湿疹和溃疡形成（2019）**。

四、辅助检查（★★）

1. **深静脉通畅试验（波氏试验）**（2015） 是检查深静脉回流是否通畅的方法。检查时，患者站立，于腹股沟下方扎止血带压迫大隐静脉，待静脉充盈后，嘱患者用力踢腿20次，或反复下蹲3~5次后，观察静脉曲张程度的变化。若曲张静脉空虚萎陷或充盈度减轻，则表示深静脉通畅；若静脉充盈不减轻，甚至加重，或伴有患肢酸胀不适，表示深静脉不通畅。但对于交通静脉瓣膜功能不良者，此试验不可靠。

2. 浅静脉及交通支瓣膜功能试验（曲氏试验）

（1）曲氏试验Ⅰ：是检查大隐静脉瓣膜功能的试验。检查时。先让患者仰卧，下肢抬高，使下肢静脉排空，在大腿上1/3处扎止血带，压迫大隐静脉，然后让患者站立，立即松开止血带，若曲张静脉自下而上逐渐充盈时间超过30秒钟，提示大隐静脉瓣膜功能正常；**若曲张静脉自上而下迅速充盈，提示大隐静脉瓣膜功能不全（2018）**。但在交通静脉瓣膜功能不良时，此试验也不可靠。

（2）曲氏试验Ⅱ：是检查交通静脉瓣膜功能的试验。检查方法基本与试验Ⅰ相同，但在患者站立后不松开止血带，若曲张静脉迅速充盈，则表明交通静脉瓣膜功能不全。

3. 影像学检查 下肢静脉造影、血管超声检查等，可以判断病变性质、部位、范围和程度。

五、治疗要点（★★）

1. 非手术治疗

（1）弹力治疗：穿弹力袜或用弹力绷带外部加压。

（2）药物治疗：黄酮类和七叶皂苷类药物。

（3）注射硬化剂：硬化剂注入曲张的静脉后引起的炎症反应使之闭塞。

（4）处理并发症：血栓性静脉炎者，给予抗生素及局部热敷治疗。湿疹和溃疡者，抬高患肢并给予创面湿敷。曲张静脉破裂出血者，经抬高患肢和局部加压包扎止血。

2. 手术治疗 **适用于深静脉通畅（2016）**、无手术禁忌证者。最适宜的方法是大隐静脉或小隐静脉高位结扎和曲张静脉剥脱术。

六、并发症及处理（★★★）

1. 小腿慢性溃疡 勤换药，经常保持创面清洁，消除其基本病因，故休息时应抬高患肢，避免久站。在溃疡面感染基本控制的情况下，如深静脉通畅应手术。如溃疡怀疑有恶变，应做活组织病理切片检查，如证实癌变，应做溃疡广泛切除，必要时则截肢。

2. 血栓性浅静脉炎 曲张静脉内血流缓慢，易引起血栓形成及非感染性静脉炎。可用局部热敷等治疗。症状消退后，行静脉曲张的手术治疗。

3. 曲张静脉破裂出血 大多发生于足靴区及踝部。经抬高患肢和局部加压包扎，一般均能止血，必要时予以缝扎止血，以后再做手术治疗。

七、护理措施（★★★）

1. 非手术治疗护理/术前护理

（1）穿弹力袜或使用弹力绷带：穿弹力袜时，应平卧并抬高患肢，排空曲张静脉内的血液后再穿。弹力绷带自下而上包扎，不妨碍关节活动，保持合适的松紧度，以能扪及足背动脉搏动及保持足部正常皮肤温度为宜。

（2）体位：采取良好坐姿，坐时双膝勿交叉过久；休息或卧床时**抬高患肢30°~40°**，以利于静脉回流。

（3）保持大便通畅，避免长时间站立，肥胖者宜有计划地减轻体重。

（4）预防或处理创面感染：观察患肢远端皮肤的温度、颜色，局部有无红、肿、压痛等感染征象。做好皮肤湿疹和溃疡的治疗及换药。

2. 术后护理

（1）病情观察：观察患者有无伤口及皮下渗血、伤后感染等情况。

（2）早期活动：卧床期间足部伸屈和旋转运动；患肢抬高30°，**术后24小时可鼓励患者下地行走（2011），以避免深静脉血栓形成（2015/2017）**。

（3）保护患肢：手术治疗患者术后宜继续使用弹力袜或弹力绷带1~3个月，活动时，避免外伤引起曲张静脉破裂出血。

基础巩固

1. 波氏试验　静脉充盈不减轻，甚至加重，或伴患肢酸胀不适，提示深静脉不通畅。
2. 曲氏试验Ⅰ　曲张静脉自上而下迅速充盈，提示大隐静脉瓣膜功能不全。
3. 曲氏试验Ⅱ　曲张静脉迅速充盈，提示交通静脉瓣膜功能不全。

第二节　血栓闭塞性脉管炎

血栓闭塞性脉管炎是一种主要累及四肢远端中小动静脉（2013/2017）的慢性、节段性、周期性发作的血管炎性病变，好发于男性青壮年。

易错知识梳理

血栓闭塞性脉管炎多侵袭四肢中小静脉，以下肢静脉多见，病变常由肢体远端向近端呈节段性发展。

一、病因病理（★★★）（2018）

内在因素包括自身免疫功能紊乱、性激素和前列腺素失调。外来因素，如**吸烟（2018）**、寒冷潮湿、慢性损伤及感染。其中，**吸烟**是本病发生和发展的重要环节。

二、临床表现（★★★）

1. 局部缺血期　以感觉和皮肤色泽改变为主。患肢苍白、发凉、感觉异常，**间歇性跛行（2010/2016）**。
2. 营养障碍期　以疼痛和营养障碍为主。患肢出现**静息痛**，皮温下降，肢端苍白，患肢动脉搏动消失。
3. 组织坏死期　以溃疡和坏疽为主。患肢肢端发黑、干瘪、溃疡；干性坏疽。

三、辅助检查（★★）

1. 多普勒超声检查　可以评价缺血程度，检查动静脉是否狭窄。

2. **肢体抬高试验（Buerger实验）**　下肢抬高45°，3分钟后观察足部皮肤色泽变化。如存在肢体动脉供血不足，则出现麻木、疼痛、皮肤呈苍白；下垂肢体后，足部皮肤出现潮红或发绀者为阳性。

名师点拨：肢体抬高试验应注意与直腿抬高试验区分，直腿抬高试验抬高不足70°，且伴有下肢后侧的放射痛，则为阳性，见于腰椎间盘突出症。

3. 测定皮肤温度　若双侧肢体对应部位皮肤温度相差2℃以上，提示皮温降低侧肢体动脉血流减少。

四、治疗要点（★★）

1. 非手术治疗

（1）一般治疗：戒烟、防冷、防潮，肢体保暖但不做**热疗**。疼痛严重者，可用镇痛剂和镇静剂。早期患者进行患肢适度锻炼。

（2）药物治疗：可使用血管扩张药、改善血液循环的药物和抗血小板药物等。

（3）高压氧疗法。

2. 手术治疗　①腰交感神经节切除术，适用于早期发病的患者。②动静脉转流术，缓解静息痛，但不降低截肢率。③截肢术适用于肢体溃疡无法愈合或坏疽无法控制者。

五、护理措施（★★★）

1. 非手术治疗护理/术前护理

（1）疼痛护理：舒适环境，合适体位；轻症患者遵医嘱应用血管扩张药；疼痛剧烈的可遵医嘱应用麻醉性镇痛药。

（2）患肢护理：**保暖但应避免热疗（2019/2021）**；皮肤瘙痒时，避免用手抓痒；如有皮肤溃疡，保持溃疡部位清洁、避免受压。

（3）体位：睡觉或休息时取头高足低位，避免长时间维持站位或坐位不变，坐位时避免双膝交叉。

（4）**建立侧支循环**：鼓励每日步行。**Buerger 运动**，方法为平卧，抬高患肢 45°以上，维持 2~3 分钟；再坐起，患肢下垂于床旁 2~5 分钟，同时做足背屈、跖屈和旋转运动；恢复平卧，将患肢放平休息 5 分钟。

（5）饮食护理：低热量、低糖及低脂食物，多进食富含纤维素食物；戒烟，消除烟碱对血管的收缩作用。

2. 术后护理

（1）体位：患肢制动 6~8 小时；**静脉手术后抬高患肢 30°，制动 1 周；动脉手术后患肢平放、制动 2 周**。制动期间应做足背伸屈运动。

（2）病情观察：切口渗血情况；患肢远端的皮肤温度、色泽、感觉和脉搏强度。

（3）预防感染：遵医嘱合理使用抗生素，密切观察患者的体温变化和切口情况。

（4）并发症的观察与护理：若切口处、穿刺点出现渗血或血肿，提示切口处出血。若动脉搏动消失、皮肤温度降低、颜色苍白、感觉麻木，提示**动脉栓塞**。若动脉重建术后出现肿胀，皮肤颜色发紫、温度降低，可能为重建部位的血管发生痉挛或继发性血栓形成。一旦出现，立即通知医生并协助处理。

实战演练

【A1 型题】

1. 下肢静脉曲张的病因不包括

A. 静脉壁薄弱　B. 下肢肌肉收缩减退

C. 静脉瓣膜缺陷　D. 浅静脉压力升高

E. 长期负重工作致腹压增高

【答案】 B

【考点】 下肢静脉曲张的病因

【解析】 下肢静脉曲张多由于浅静脉第一对瓣膜（股隐静脉瓣膜）关闭不全导致的浅静脉血流反流，增加下肢浅静脉压力引起，C、D 正确。其次，先天性的静脉壁薄弱也是重要原因，A 正确。最后，长期站立、肥胖和腹腔压力等因素可增加静脉压力，因而会增加静脉曲张发展发生的可能，E 正确。下肢肌肉收缩功能的减退与静脉曲张的发生无关，B 错误。故选 B。

2. 血栓闭塞性脉管炎好发于

A. 老年男性　B. 重体力劳动者

C. 年轻女性　D. 老年女性

E. 长期吸烟的男性青壮年

【答案】 E

【考点】 血栓闭塞性脉管炎的好发人群

【解析】 血栓闭塞性脉管炎发生于中小动脉的慢性进行性节段性炎症性血管损害；病变累及血管全层，导致管腔狭窄、闭塞。多发生于青壮年男性，多有重度嗜烟历史，是青壮年的动脉和静脉的一种周期性、节段性炎症病变。病变多数发生在四肢血管，尤其是下肢为常见。故选 E。

3. 下肢深静脉回流是否通畅的检查实验是

A. 深静脉回流试验　B. 曲氏试验Ⅰ

C. 曲氏试验Ⅱ　D. 下肢静脉测压

E. 直腿抬高试验

【答案】 A

【考点】 下肢静脉曲张的功能试验

【解析】 深静脉回流试验是检查深静脉是否通畅的方法。曲氏实验Ⅰ是检查大隐静脉瓣膜功能的试验。曲氏实验Ⅱ是检查交通静脉瓣膜功能的试验。故选 A。

4. 血栓闭塞性脉管炎局部缺血期的特征性临床表现是

A. 静息痛　B. 肢体坏疽

C. 间歇性跛行　D. 足背动脉搏动消失

E. 疼痛剧烈，屈膝抱足

【答案】 C

【考点】 血栓闭塞性脉管炎局部缺血期的特点

【解析】 局部缺血期以血管痉挛为主，因患肢供血不足，出现肢体发凉、怕冷、麻木等异常感觉，可有间歇性跛行、足背动脉和胫后动脉搏动减弱及游走性血栓静脉炎。营养障碍期的典型临床表现是静息痛及足背动脉搏动消失。坏疽期以患者出现肢体坏疽及疼痛剧烈难忍，屈膝抱足为典型表现。故选 C。

5. 下肢静脉曲张中禁忌做高位结扎及剥脱术的类型是
   A. 交通支瓣膜闭锁不全 B. 浅静脉瓣膜闭锁不全
   C. 深静脉阻塞 D. 小腿有色素沉着
   E. 小腿有慢性溃疡

【答案】 C

【考点】 下肢静脉曲张处理原则

【解析】 下肢静脉曲张的处理原则有非手术治疗和手术治疗。手术治疗适用于深静脉通畅，无手术禁忌证者，最适宜的方法是大隐静脉或小隐静脉高位结扎和曲张静脉剥脱术。故选 C。

6. 大隐静脉曲张术后早期活动的主要目的是防止
   A. 患肢淤血 B. 患肢僵直 C. 术后复发
   D. 血栓形成 E. 血管痉挛

【答案】 D

【考点】 大隐静脉曲张的术后护理

【解析】 大隐静脉曲张术后第一天，患者就应该开始早期床上活动，定时更换体位。若术后患者缺少活动，会使下肢血液处于相对滞缓状态，下肢深静脉血栓容易形成，所以术后早期活动的主要目的是防止血栓形成。故选 D。

【A2 型题】

7. 患者，男，40 岁。做下肢静脉瓣膜功能试验，先平卧，抬高患肢，待曲张静脉血液排空后，在大腿根部扎止血带后，让患者站立，如在 30 秒钟内静脉迅速充盈，说明是
   A. 交通支瓣膜功能不全
   B. 深静脉瓣膜功能不全
   C. 大隐静脉瓣膜功能不全
   D. 小隐静脉瓣膜功能不全
   E. 浅静脉瓣膜功能不全

【答案】 A

【考点】 下肢静脉瓣膜功能试验的意义

【解析】 下肢静脉瓣膜功能试验可判断大隐静脉瓣膜交通支瓣膜功能情况。方法为仰卧抬高患肢待曲张静脉消失→大腿上 1/3 扎止血带→站立→立即（10 秒）放松止血带→曲张静脉自上而下充盈，为大隐静脉瓣膜功能不全。如站立→不放松止血带→曲张静脉迅速充盈，为交通支瓣膜功能不全；松止血带后充盈加重，为大隐静脉和交通支瓣膜功能都不健全。故选 A。

8. 患者，男，52 岁。近年出现左小腿发凉，间歇性跛行。应考虑为
   A. 脉管炎坏疽期 B. 下肢大隐静脉曲张
   C. 下肢小隐静脉曲张 D. 脉管炎局部缺血期
   E. 脉管炎营养障碍期

【答案】 D

【考点】 血栓闭塞性脉管炎临床表现

【解析】 脉管炎分为局部缺血期、营养障碍期、组织坏死期三期。局部缺血期患者表现为患肢苍白、发凉、酸胀乏力和感觉异常。随后出现间歇性跛行，随病情进展，跛行距离逐渐缩短，休息时间延长。故选 D。

9. 患者，男，50 岁。患左下肢静脉曲张 20 年，行大隐静脉高位结扎，加小腿静脉分段结扎。术后 3 小时起立行走时，小腿处伤口突然出血不止。紧急处理应
   A. 就地站立位包扎 B. 指压止血
   C. 用止血带 D. 钳夹止血
   E. 平卧，抬高患肢，加压包扎

【答案】 E

【考点】 大隐静脉结扎的术后护理要点

【解析】 静脉结扎的术后，要将患肢抬高，并主动做足部跖屈、背伸活动，促进小腿静脉回流，一旦发生出血，应立即平卧，抬高患肢，加压包扎。故选 E。

第三十五章　泌尿、男性生殖系统疾病患者的护理

考点直击

年份	分值	考点
2020	1	初始血尿
2019	1	排泄性尿路造影
2018	1	初始血尿

考点集萃

第一节　常 见 症 状

一、排尿异常及护理（★★★）

1. 排尿异常

（1）尿频：指排尿次数增多但每次尿量减少。常见于泌尿、生殖系统炎症等原因引起的膀胱容量减少。

（2）尿急：有尿意就迫不及待地要排尿而不能自控，但尿量却很少，常与尿频同时存在。多见于下尿路急性炎症或膀胱容量显著缩小。

（3）尿痛：排尿时感到疼痛（烧灼感或针刺样）。常见于膀胱或尿道感染、结石或结核等。尿频、尿急、尿痛常同时存在，三者合称为**膀胱刺激征**。

（4）排尿困难：尿液不能通畅地排出。见于膀胱以下尿路梗阻。

（5）尿流中断：排尿过程中突然中断并伴有疼痛，多见于膀胱结石。

> 名师点拨：案例题出现尿流中断提示膀胱结石，活动后肾绞痛提示肾结石。

（6）尿潴留：膀胱内充满尿液而不能排出。急性尿潴留常由于膀胱颈部以下突然梗阻或腹部、会阴部手术后膀胱过度充盈致逼尿肌弹性疲劳，而暂时失去逼尿功能。慢性尿潴留是由于膀胱出口以下尿路不完全性梗阻或神经源性膀胱所致。

（7）尿失禁：尿不能控制而自行由尿道口流出。

1）**真性尿失禁**：膀胱失去控尿能力，膀胱空虚。常见原因为尿道括约肌受损，先天性或获得性神经源性疾病。

2）**压力性尿失禁**：当腹压突然增加尿液不随意地流出，如咳嗽、喷嚏、大笑或突然起立时，见于多产的经产妇。

3）**充溢性尿失禁**：膀胱过度充盈，压力增高，当膀胱内压超过尿道阻力时，引起尿液不断溢出。见于前列腺增生等原因所致慢性尿潴留。

4）**急迫性尿失禁**：严重尿频、尿急时不能控制尿液而致失禁，可能是由于膀胱的不随意收缩引起。见于膀胱的严重感染。

2. 护理　①心理护理。②健康指导。③提供隐蔽排尿环境。④皮肤护理。⑤导尿术。

二、尿液异常及护理（★★★）

1. 尿量　正常人24小时尿量1000~2000ml，少于400ml为少尿，少于100ml为无尿。

2. 血尿　尿液中含有血液。

（1）镜下血尿：指离心尿每高倍视野红细胞超过3个。多见于泌尿系统慢性感染、结石、急性或慢性肾炎及肾下垂所致。

（2）肉眼血尿：指肉眼能见到尿中有血色或血块。1000ml尿中含1ml血液即呈肉眼血尿。常为泌尿系肿瘤、急性膀胱炎、急性前列腺炎、膀胱结石或创伤等引起。出血部位可根据血尿出现在排尿过程的不同阶段来分析。①**初始血尿提示出血部位在前尿道（2014/2018/2020）**。②终末血尿提示出血部位在后尿道、膀胱颈部或膀胱三角区。③全程血尿提示出血部位在膀胱或其以上部位。

3. 脓尿　离心尿沉渣每高倍视野白细胞超过5个为脓尿。见于泌尿系统感染。

4. 乳糜　尿尿内含有乳糜或淋巴液，呈乳白色。常见于丝虫病。

5. 晶体尿　尿液中盐类呈过饱和所致。排出时尿澄清，静置后有白色沉淀物。

基础巩固

1. 真性尿失禁　膀胱失去控尿能力，膀胱空虚。
2. 压力性尿失禁　腹压突然增加，尿液不自主地流出。
3. 充溢性尿失禁　膀胱过度充盈，压力超过尿道阻力，尿液不断溢出。
4. 急迫性尿失禁　严重尿频、尿急时不能控制尿液而致失禁。

第二节　辅助检查及护理

一、实验室检查（★★）

1. 尿常规检查　以新鲜晨尿为宜，尿液呈弱酸性、中性或碱性，pH为5~7，尿比重1.010~1.030，尿糖阴性，含有极微量蛋白（40~80mg/d），常规定性试验不能测出。尿液蛋白含量每日超过150mg即为蛋白尿。新鲜尿液离心沉淀后，取尿沉渣进行显微镜检查，观察有无红细胞、白细胞、脓细胞、细菌及管型。正常尿液中不含有管型，可偶见透明管型。

2. 尿液生化检查　需留取24小时尿液，是检测肾功能的一种方法。

3. 尿细菌学检查　用于尿路感染的患者，以明确感染细菌的类型及对药物的敏感性。

4. 尿细胞学检查　阳性结果提示可能有泌尿系统移行细胞肿瘤。

5. 尿三杯试验　用于判断镜下血尿或脓尿的来源和病变部位。

6. 肾功能检查

（1）尿比重：是判断肾功能的最简便的方法。正常尿比重1.010~1.030，清晨时最高。

（2）血肌酐和血尿素氮：当肾实质损害时，血肌酐和血尿素氮增高，其增高的程度与肾损害程度成正比。

（3）内生肌酐清除率：反映肾小球滤过率的简便有效的方法，24小时内生肌酐清除率正常为90~120ml/min。

（4）放射性电子计算机X线断层扫描（ECT）检查：通过ECT检查可测得单侧肾小球滤过率和有效肾血流量。

7. 前列腺液检查　白细胞数每高倍视野大于10个，提示前列腺有炎症可能。

8. 前列腺特异性抗原（PSA）　血清PSA是前列腺癌的生物学标志物，正常值小于4ng/ml，若大于10ng/ml应高度怀疑前列腺癌可能。

二、器械检查（★★）

1. 常用器械检查

（1）导尿

1）适应证：①收集尿培养标本。②诊断。测定膀胱容量、压力或残余尿，注入造影剂等。③治疗。解除尿潴留，膀胱内药物灌注等。

2）禁忌证：急性尿道炎。

（2）尿道探查：一般选用 18~20F 尿道探条。

1）适应证：①探查尿道狭窄程度。②治疗和预防尿道狭窄。③探查尿道有无结石。

2）禁忌证：急性尿道炎。

（3）膀胱尿道镜

1）适应证：①观察后尿道及膀胱病变。②取活体组织做病理检查。③输尿管插管。④治疗为早期肿瘤电灼、电切，膀胱碎石、取石、钳取异物。

2）禁忌证：①尿道狭窄。②急性膀胱炎。③膀胱容量小于 50ml。

（4）输尿管镜和肾镜

1）适应证：①明确输尿管及肾盂内充盈缺损病灶的性质。②诊断上尿路梗阻、输尿管喷血的病因。③治疗输尿管结石。④取活体组织作病理学检查。

2）禁忌证：①全身出血性疾病。②前列腺增生。③病变以下输尿管梗阻。④其他禁忌做膀胱镜检查者。

2. 器械检查患者的护理

（1）心理护理：消除患者恐惧心理。

（2）严格无菌操作。

（3）排空膀胱：除导尿和单纯尿流率检查外，其他各项检查患者应在检查前排空膀胱。

（4）鼓励患者多饮水。

三、影像学检查（★★）

1. X 线检查

（1）尿路平片（KUB）：摄片前应作肠道准备。

（2）排泄性尿路造影：可观察尿路形态和双侧肾的排泄功能。**造影前应做碘过敏试验（2019）**，禁食、禁水 6~12 个小时。

（3）**逆行肾盂造影**：可用于排泄性尿路造影显影不清晰或禁忌者。禁忌证为急性尿路感染及尿道狭窄。

（4）膀胱造影：排泄性膀胱尿道造影可显示膀胱输尿管回流及尿道病变。

（5）血管造影：主要有经皮动脉穿刺插管、选择性肾动脉造影以及数字减影血管造影（DSA）等方法。

（6）其他：CT 扫描、磁共振成像（MRI）、B 型超声检查、放射性核素检查。

实战演练

【A1 型题】

1. 初始血尿提示病变部位在

A. 肾　B. 输尿管　C. 膀胱颈部

D. 膀胱顶部　E. 前尿道

【答案】 E

【考点】 泌尿系统实验室检查

【解析】 尿三杯试验为以排尿初 5~10ml 尿为第一杯，以排尿最后 5~10ml 为第三杯，中间部分为第二杯。其意义在于可初步判断镜下血尿或脓尿的来源及病变范围。第一杯尿液异常提示病变在前尿道，第三杯提示在后尿道、膀胱颈部或三角区，若三杯均异常提示病变在膀胱或以上部位。故选 E。

2. 以下不属于膀胱镜检查的禁忌证是

A. 严重全身感染

B. 心、肝、肾等重要脏器严重病变

C. 尿路狭窄

D. 膀胱容量>50ml

E. 女性患者月经期

【答案】 D

【考点】 膀胱镜检查的禁忌证

【解析】 膀胱镜检查的禁忌证如下。①男性泌尿生殖系统的急性炎症、结核性膀胱挛缩是绝对禁忌证。②膀胱容量过小，如小于 50ml 则观察不满足，存在膀胱穿孔的危险。③尿道狭窄是造成膀胱镜检失败的主要原因。④1 周内尽量避免重复膀胱镜检查。⑤未控制的全身出血性疾病如心肝肾等病变。⑥女性月经期。故选 D。

3. 静脉肾盂造影检查前的护理，下列哪项是错误的

A. 常规肠道准备　　B. 准备泛影葡胺造影剂

C. 做碘过敏试验　　D. 鼓励患者多饮水

E. 禁食，排空小便

【答案】 D

【考点】 泌尿系统的影像学检查

【解析】 静脉肾盂造影是临床诊断的一种常用的技术，大剂量静脉滴注尿路造影剂，多能清晰地显示肾盂肾盏的解剖形态。在造影前必须做碘过敏试验，并需常规肠道准备，患者需禁食且排空小便。故选 D。

【A2 型题】

4. 患者，男，62 岁。5 年来进行性排尿困难，无尿痛、无血尿。查体：肛诊前列腺增大、质韧、表面光滑，初步诊断为

A. 膀胱肿瘤　　B. 膀胱结石　　C. 膀胱结核

D. 前列腺增生　　E. 前列腺癌

【答案】 D

【考点】 前列腺增生的临床表现

【解析】 膀胱肿瘤的早期和最常见的症状是间歇性、无痛性、全程肉眼血尿，排除 A。膀胱结石会有尿痛、排尿障碍，有典型的排尿中断现象，还可引起急性尿潴留、血尿，排除 B。膀胱结核除尿频外，多伴有尿痛、脓尿、血尿等，排除 C。前列腺增生表现为尿频，进行性排尿困难为该病的显著特点。故选 D。

【B1 型题】

（5~7 题共用备选答案）

A. 胸腔闭式引流管　　B. 耻骨上膀胱造口管

C. 肾盂引流管　　D. 胆道 T 形引流管

E. 乳癌术后皮瓣下引流管

5. 拔管前，不需要夹管观察的引流管是

【答案】 E

6. 引流 14 天以上才能拔除的引流管是

【答案】 D

7. 整个引流装置要保持密闭的是

【答案】 A

【考点】 引流管的管理

【解析】 胸腔闭式引流管要求整个引流装置保持密闭，否则会造成气胸，拔管前需夹闭 24 小时。耻骨上膀胱造口管、肾盂引流管的患者，待病情好转后随时可撤除，拔管前需夹闭。胆道 T 形引流管引流 14 天以上才能拔除，拔管前需夹闭。E 拔管前不需要夹管观察。故第 5 题选 E，第 6 题选 D，第 7 题选 A。

第三十六章　泌尿系统损伤患者的护理

考点直击

年份	分值	考点
2023	1	尿道损伤的护理措施
2022	2	尿道球部损伤的常见原因；骑跨伤常损伤的尿道部位
2021	2	肾损伤的护理措施；尿道损伤的护理措施
2019	2	导尿试验；尿道损伤的急诊处理
2018	2	肾损伤的护理措施；闭合性尿道损伤的原因
2017	1	肾损伤的卧床休息时间
2016	1	导尿试验

考点集萃

第一节　肾　损　伤

一、病因（★★）

1. 开放性损伤　弹片、枪弹、刀刃等锐器所致。
2. 闭合性损伤　直接暴力，如撞击、跌打、挤压等所致。

二、病理和分类（★★）

1. **肾挫伤**　损伤局限于部分肾实质，形成肾瘀斑和/或包膜下血肿，肾包膜及肾盂黏膜均完整，大多数患者属于此类。
2. 肾部分裂伤　肾实质部分裂伤伴有肾包膜破裂，可伴有肾周血肿。
3. 肾全层裂伤　肾实质深度裂伤，伤及肾包膜，内达肾盂肾盏黏膜，常引起广泛的肾周血肿、严重的血尿和尿外渗。
4. 肾蒂损伤　可引起大出血、休克，多来不及诊治而死亡。

三、临床表现（★★★）

1. 休克　重度肾损伤时，常发生休克。
2. 血尿　与损伤程度并不一致。
3. 疼痛　患侧腰、腹部疼痛，伴腹膜刺激征，同侧肾绞痛。
4. 腰腹部包块。
5. 发热。

四、辅助检查（★★）

1. 实验室检查　尿常规可见多量红细胞；有活动性出血时，血红蛋白与血细胞比容持续降低。

2. 影像学检查　B 超、CT。

五、治疗要点（★★）

1. 紧急处理　大出血休克者，应迅速输血、复苏，并确定其有无合并其他脏器损伤，做好手术探查准备。
2. 非手术治疗　适用于肾挫伤、轻型肾裂伤及无其他脏器合并损伤的患者。
（1）密切观察生命体征。
（2）卧床休息：**绝对卧床休息 2~4 周（2017）**，过早、过多下床活动，有可能再度出血。
（3）药物治疗：酚磺乙胺等药物止血，补充血容量，应用抗生素。
3. 手术治疗　严重肾裂伤、肾碎裂、肾蒂损伤及肾开放性损伤应尽早行手术治疗，根据病情采取肾修补术、肾部分切除术或肾切除术。

六、护理措施（★★★）（2018/2021）

1. 减轻焦虑与恐惧。
2. 维持体液平衡，保证组织有效灌流量。
（1）密切观察病情：生命体征、尿量等。
（2）维持水、电解质及血容量的平衡：建立静脉通道，遵医嘱及时输液，必要时输血，以维持有效循环血量。
3. 感染的预防和护理
（1）伤口及引流管的护理：切口及引流管处敷料渗湿时应及时更换；观察引流物的量、色、性状及气味，保持通畅。
（2）加强观察：定时测量体温。
4. 健康教育
（1）卧床休息：肾损伤非手术治疗患者出院后应保证伤后**绝对卧床休息 2~4 周**。
（2）康复指导：非手术治疗、病情稳定后的患者，出院后 3 个月不宜从事体力劳动或竞技运动；损伤肾切除后的患者须注意保护健肾，防止外伤，不使用对肾功能有损害的药物，如氨基糖苷类抗菌药等。

第二节　膀胱损伤

一、病因（★★）

包括开放性损伤、闭合性损伤、医源性损伤。

二、病理和分类（★★）

1. 挫伤　仅伤及膀胱黏膜或肌层，膀胱壁未穿破，局部有出血或形成血肿，无尿外渗，可出现血尿。
2. 膀胱破裂　分为腹膜内型、腹膜外型和混合性膀胱破裂。
（1）腹膜内型膀胱破裂：有腹膜覆盖的膀胱顶部破裂，尿液进入腹腔，形成尿性腹膜炎。
（2）腹膜外型膀胱破裂：腹膜完整，尿液外渗进入盆腔内膀胱周围间隙。
（3）混合性膀胱破裂：同时存在腹膜内型及腹膜外型膀胱破裂。

三、临床表现（★★★）

1. 休克。
2. 腹痛和腹膜刺激征　腹膜外型膀胱破裂时，可引起下腹部疼痛、压痛及腹肌紧张，直肠指检有触痛及饱满感。腹膜内型膀胱破裂时，急性腹膜炎症状，并有移动性浊音。
3. 血尿和排尿困难。
4. 尿瘘。

四、辅助检查（★★）

1. 实验室检查　尿常规可见肉眼血尿，镜下红细胞满视野。
2. 影像学检查　膀胱造影可见造影剂漏至膀胱外。CT 可发现膀胱周围血肿。
3. 特殊检查　**导尿试验**即经导尿管注入液体 200~300ml 至膀胱，引流出的液体量明显少于或多于注入量，**是诊断膀胱破裂简单有效的方法（2016/2019）**。

五、治疗要点（★★）

尽早应用抗生素预防感染。膀胱挫伤或早期较小的膀胱破裂，膀胱造影时仅有少量尿外渗，留置导尿管持续通畅引流尿液 10 天左右，破口可自愈。较重的膀胱破裂，需尽早手术。

六、护理措施（★★★）

1. 减轻焦虑和恐惧。
2. 维持体液平衡和有效循环血量。
3. 预防感染。
4. 排尿异常的护理　加强导尿管或膀胱造瘘的护理。
（1）留置导尿管：定时清洁、消毒尿道外口；鼓励患者多饮水；遵医嘱 7~10 天后拔除导尿管。
（2）膀胱造瘘管：造瘘口周围定期换药；拔管时间一般为 10 天左右，拔管后造瘘口适当堵塞纱布并覆盖。

第三节　尿道损伤

一、病因（★★）

1. 开放性损伤。
2. 闭合性损伤　**会阴部骑跨伤（2013/2018/2022）**引起尿道球部损伤。**骨盆骨折（2014）**使膜部尿道撕裂或撕断。经尿道器械操作不当可引起球膜部交界处尿道损伤。

> 名师点拨：骨盆骨折是大多数闭合性膀胱破裂的主因。会阴骑跨导致的尿道球部损伤是最多见的尿道损伤。骨盆骨折是后尿道损伤最常见原因。

二、病理和分类（★★）

1. 尿道挫伤　仅有水肿和出血，可以自愈。
2. 尿道裂伤　尿道周围血肿和尿外渗，愈合后可引起瘢痕性尿道狭窄。
3. 尿道断裂　断端退缩、分离，血肿和尿外渗明显，可发生尿潴留。

三、临床表现（★★★）

1. 休克。
2. 疼痛　尿道球部损伤时会阴部肿胀、疼痛，排尿时加重。后尿道损伤疼痛可放射至肛门周围、耻骨后及下腹部。

> 名师点拨：车祸或者意外致腰部受到撞击，而后出现腰腹部疼痛，提示肾损伤。会阴骑跨伤时提示尿道球部损伤。骨盆骨折时提示膜部损伤。

3. 尿道出血　**前尿道**破裂时可见**尿道外口流血**，**后**尿道破裂时可**无尿道口流血**或仅少量血液流出。
4. 排尿困难　尿道断裂时，则尿潴留。
5. 血肿及尿外渗。

易错知识梳理

后尿道断裂时，可触及直肠前方有柔软、压痛的血肿，前列腺向上移位，有浮球感。

四、辅助检查（★★）

1. 导尿　若顺利进入膀胱，说明尿道连续而完整。
2. X 线检查　骨盆前后位片显示骨盆情况及是否存在异物。尿道造影可确定损伤部位及造影剂有无外渗。

五、治疗要点（★★）

1. 非手术治疗

（1）急诊处理：抗休克治疗。骨盆骨折患者需平卧，勿随意搬动。尿潴留不宜导尿或未能立即手术者，可行**耻骨上膀胱穿刺式造瘘术（2019）**。

（2）对症处理：**尿道损伤排尿困难或不能排尿、插入导尿管成功者，留置尿管引流 2 周（2011）**。

（3）应用抗菌药预防感染。

2. 手术治疗　后尿道和前尿道的部分及完全断裂也应先试插导尿管，若不成功再考虑手术治疗。

六、护理措施（★★★）

1. 有效缓解患者的恐惧与焦虑。
2. 维护体液平衡。
3. 排尿异常的护理　遵医嘱**定期进行尿道扩张（2021/2023）**，先每周 1 次，持续 1 个月后逐渐延长间隔时间。
4. 预防感染。

基础巩固

前、后尿道损伤的区别见表 3-36-1。

表 3-36-1　前、后尿道损伤

项目	前尿道损伤	后尿道损伤
病因	骑跨伤	骨盆骨折
损伤部位	尿道球部	尿道膜部
临床表现	尿道出血、排尿困难、会阴部疼痛	无流血或少量流血、尿潴留、下腹部疼痛
治疗	会阴尿道修补术或断端吻合术	早期行尿道会师复位术，失败者可做膀胱高位造瘘

实战演练

【A1 型题】

1. 闭合性肾损伤首选的处理方法是

A. 支持疗法　　B. 肾切除　　C. 半肾切除

D. 肾造瘘　　E. 肾周血肿引流

【答案】A

【考点】肾损伤的护理措施

【解析】闭合性肾损伤的首要的处理措施是补

液支持疗法，观察 48 小时后再决定手术与否。故选 A。

2. 休克严重而血尿不明显的肾损伤是
   A. 肾全层裂伤　B. 肾部分裂伤
   C. 肾蒂损伤　D. 肾挫伤
   E. 尿道全层断裂

【答案】 C

【考点】 肾损伤临床表现

【解析】 肾损伤的血尿与损伤程度不一定成比例。当肾挫伤时血尿轻微；肾部分裂伤或全层裂伤时呈肉眼血尿；当肾蒂血管断裂、输尿管断裂或被血块阻塞时，血尿可不明显，甚至无血尿。但肾蒂血管断裂时可有大量内出血，产生失血性休克。故选 C。

3. 有关肾损伤后限制活动的描述，正确的是
   A. 卧床休息，　且尿常规检查未见红细胞即可下床活动
   B. 卧床休息 2~4 周，待尿内红细胞消失后仍需卧床休息至预定时间
   C. 只要患者无不适主诉即可下地活动
   D. 严格卧床 1 周
   E. 不必严格限制活动

【答案】 B

【考点】 肾损伤的护理要点

【解析】 肾损伤后护理要点：①定时测量生命体征、血尿情况，定时留取尿标本、腰、腹部肿胀程度。②腹膜刺激症状有无加重。③定时检查血常规，了解失血程度及有无感染发生。④绝对卧床 2~4 周，即使血尿消失，仍需继续卧床休息至预定时间，防止再出血；提供必要的生活护理。故选 B。

4. 肾损伤非手术治疗时的护理措施，以下哪项是错误的
   A. 定时观察生命体征　B. 注意观察血尿情况
   C. 监测体温变化　D. 注视腹痛的变化
   E. 鼓励患者早期起床活动

【答案】 E

【考点】 肾损伤的护理

【解析】 肾损伤需卧床休息，不能早期活动。且需观察生命体征和尿常规的情况。故选 E。

5. 尿道损伤的患者首选的检查是
   A. B 超　B. CT
   C. MRI　D. 尿道 X 线摄片
   E. 逆行尿道造影

【答案】 E

【考点】 尿道损伤的辅助检查

【解析】 尿道损伤时可进行导尿试验，检查尿道的完整性及连续性。尿道造影可显示尿道损伤部位及程度，尿道断裂可有造影剂外渗，而尿道挫伤则无外渗征象。本题并无导尿试验的选项，因此首选尿道造影。故选 E。

【A2 型题】

6. 患者，男，28 岁。右腰部被汽车撞伤 4 小时，自觉右腰部疼痛，肉眼血尿，应首先考虑为
   A. 膀胱损伤　B. 肾损伤　C. 输尿管损伤
   D. 尿道损伤　E. 肝破裂

【答案】 B

【考点】 泌尿系统损伤的鉴别

【解析】 膀胱损伤会有休克、腹痛、血尿、排尿困难、尿瘘，排除 A。肾损伤会有休克、血尿、腰部疼痛、肿块、发热，B 正确。输尿管损伤有盆腔手术和输尿管腔内器械操作损伤史或有严重的贯通伤史，排除 C。尿道损伤最主要的临床表现是尿道出现排尿困难及尿潴留，排除 D。肝破裂多出现腹痛、呕血，出现面色苍白、四肢湿冷、脉搏加快、血压下降、脉压变小、尿量减少等失血性休克的表现，排除 E。故选 B。

7. 患者，男，30 岁。因肾损伤入院行非手术治疗。要求患者卧床时间至少为
   A. 8 日　B. 10 日　C. 12 日
   D. 14 日　E. 血尿转清后即可以起床

【答案】 D

【考点】 肾损伤的护理要点

【解析】 非手术治疗时，要绝对卧床休息，至少两周，密切观察生命体征，血尿颜色。故选 D。

8. 患者，男，35 岁。下腹外伤，可疑膀胱破裂，简单有效的检查方法是
   A. 耻骨上膀胱穿刺　B. 下腹部 X 线平片
   C. 膀胱造影　D. 膀胱注水试验
   E. 腹穿

【答案】 D

【考点】 膀胱破裂的实验室检查

【解析】 导尿试验是诊断膀胱破裂的较为简便的方法，经导尿管注入无菌生理盐水 200~300ml 至膀胱，片刻后吸出。如果吸出的液体明显少于或多于注入的液体量，提示膀胱破裂。故选 D。

【A3/A4 型题】

（9~11 题共用题干）

患者，男，28 岁。因右腰部被锐器刺伤而入院，血压 70/50mmHg，伤口持续溢出淡红色液体。右上

腹触痛，但无肌紧张及反跳痛。

9. 首先考虑患者是

A. 肠破裂　B. 胰腺损伤　C. 肾损伤

D. 脾破裂　E. 胃穿孔

【答案】 C

【考点】 肾损伤的临床表现

【解析】 肠破裂、胃穿孔时均会有腹痛、腹肌紧张、压痛和反跳痛，排除 A、E。胰腺损伤时会出现弥漫性腹膜炎，有腹肌紧张、压痛和反跳痛，排除 B。肾损伤时会有疼痛、腰腹部肿块，休克。根据题意可知该患者是肾损伤。故选 C。

10. 该患者应首先检查的项目是

A. B 超检查　B. X 线检查　C. 钡剂灌肠

D. 胃镜检查　E. 伤口溢出液淀粉酶测定

【答案】 A

【考点】 肾损伤的辅助检查

【解析】 怀疑肾损伤时，做 B 超检查了解肾损伤的程度和对侧肾的情况。故选 A。

11. 对该患者的处理原则是

A. 非手术治疗

B. 再次出现休克时手术探查

C. 出现肉眼血尿时手术探查

D. 出现腹膜炎时手术探查

E. 立即手术探查

【答案】 E

【考点】 肾损伤的处理

【解析】 根据题意，患者血压下降，伴随休克，应迅速给予输血、复苏，并确定有无合并其他脏器损伤，做好手术探查准备。故选 E。

第三十七章　尿路结石患者的护理

考点直击

年份	分值	考点
2023	2	尿路结石的病因；上尿路结石的临床表现
2021	3	上尿路结石的临床表现；膀胱镜检查（膀胱结石）；前尿道结石的治疗要点
2020	2	体外冲击波碎石；尿道结石的症状
2019	3	尿路结石的病因；上尿路结石的药物治疗；膀胱结石的症状
2018	2	膀胱结石的症状；前尿道结石的治疗要点
2017	1	膀胱结石的症状
2016	1	尿路结石的病因
2015	1	前尿道结石的治疗要点

考点集萃

第一节　概　　述

上尿路结石是指肾和输尿管结石，下尿路结石包括膀胱结石和尿道结石。以上尿路结石多见。

一、病因（★★）（2019/2023）

1. 流行病学因素　性别和年龄、种族、职业、地理环境和气候、营养和饮食、水分、疾病等。

2. 尿液因素　①尿液中钙、草酸或尿酸量增加。②**尿 pH 改变：碱性尿液中易形成磷酸盐（2016）**。③尿液浓缩。④尿中枸橼酸、焦磷酸盐、酸性黏多糖等含量减少。

3. 泌尿系统局部因素　①**尿液淤滞：尿路淤滞（2013）**、尿动力学改变、肾下垂等均可引起尿液淤滞。②尿路感染。③尿路异物：长期留置尿管、小线头等可成为结石的核心而逐渐形成结石。④药物相关因素。

二、病理（★★）

泌尿系统各部位的结石都能造成梗阻，致结石以上部位积水。结石可引起局部损伤、梗阻、感染，梗阻与感染也可使结石增大，三者互为因果加重泌尿系损害。

第二节　上尿路结石

上尿路结石是指肾和输尿管结石。单侧多见。

一、临床表现（★★★）（2011/2021/2023）

主要表现为与活动有关的肾区疼痛与血尿。

1. 疼痛　上腹和腰部钝痛。结石活动或引起输尿管完全梗阻时可引起肾绞痛，疼痛位于腰部或上腹部，沿输尿管放射至同侧下腹和会阴部。疼痛性质为刀割样阵发性绞痛。

2. 血尿　患者常有肉眼或镜下血尿，后者常见。

3. 膀胱刺激征　结石伴感染或输尿管膀胱壁内段结石时，可有尿频、尿急、尿痛。

4. 并发症　急性肾盂肾炎、肾积脓、肾积水、尿毒症等。结石继发急性肾盂肾炎或肾积脓时，可有发热、畏寒等全身症状。

5. 恶心、呕吐

二、辅助检查（★★）

1. 实验室检查　尿常规检查可见镜下血尿，有时可见较多白细胞或结晶。

2. 影像学检查　①X线正、侧位平片：能发现90%以上的尿路结石。②静脉尿路造影：可显示结石所致的尿路形态和肾功能改变。③逆行肾盂造影：其他方法无效时多用。④其他：CT、B超、放射性核素肾显像。

3. 内镜检查　包括肾镜、输尿管镜和膀胱镜检查。通常用于平片未显示的结石。

三、治疗要点（★★）

1. 病因治疗　如切除甲状旁腺瘤、解除尿路梗阻等。

2. 非手术治疗　结石直径<0.6cm、表面光滑、无尿路梗阻、无感染，纯尿酸或胱氨酸结石的患者，可行非手术治疗。直径<0.4cm、表面光滑的结石，多能自行排出。

（1）饮食疗法：调整饮食结构。包括水化疗法、食物疗法（含钙结石：低钙、低蛋白、低钠饮食；尿酸结石：低嘌呤饮食，忌食动物内脏；胱氨酸结石：限食含蛋氨酸的食物）。

（2）药物治疗

1）调节尿pH：口服枸橼酸钾、碳酸氢钠等以**碱化尿液**（2019），有利于尿酸结石和胱氨酸结石的溶解和消失；口服氯化铵使尿液酸化，有利于防止感染性结石的生长。

2）调节代谢：如别嘌醇可降低血、尿的尿酸含量，可治疗尿酸结石。

3）其他：中药和针灸，控制感染，解痉镇痛。

（3）**体外冲击波碎石**（ESWL）（2020）

1）适应证：适用于<2cm的肾结石及输尿管上段结石。

2）禁忌证：结石远端尿路梗阻、妊娠、出血性疾病、严重心脑血管病、安置心脏起搏器等。必要时可重复治疗，再次治疗间隔时间大于10日为宜。

3. 手术治疗

（1）经皮肾镜取石或碎石术（PCNL）：适用于≥2cm的肾盂结石、部分肾盏结石及鹿角形结石。

（2）开放手术：适用于结石远端存在梗阻、部分泌尿系统畸形、结石嵌顿紧密、其他治疗无效、肾积水感染严重或病肾功能丧失的尿石症患者。

第三节　膀胱结石

一、临床表现（★★★）

典型症状为排尿突然中断（2011/2017/2019），**变换体位能继续排尿**（2018）。可并发脱肛、**终末血尿**、脓尿。若结石位于膀胱憩室内，仅表现为尿路感染。

二、辅助检查（★★）

B超、膀胱区X线平片、**膀胱镜**（2021）。

三、治疗要点（★★）

主要采取手术治疗。膀胱感染严重时，应用抗生素；若有排尿困难，则先留置导尿管，以引流尿液及控制感染。

基础巩固

1. 膀胱结石<2~3cm　经尿道膀胱镜碎石钳机械碎石，并将碎石取出。
2. 膀胱结石>2~3cm　耻骨上膀胱切开取石术。

第四节　尿道结石

一、临床表现（★★★）

尿道结石多见于男性，常见于前尿道。**典型症状为排尿困难、点滴状排尿及尿痛（2011/2020）**，甚至造成急性尿潴留。

名师点拨：上尿路结石症状有肾绞痛、血尿。膀胱结石症状有排尿突然中断。尿道结石症状有点滴状排尿。

二、辅助检查（★★）

前尿道结石可沿尿道扪及，后尿道结石经直肠指检可触及。B超、X线检查有助于明确诊断。

三、治疗要点（★★）

1. 前尿道结石　局麻下，压迫结石近端尿道以阻止结石后退。向尿道内注入无菌液状石蜡，轻轻向尿道远端推挤，然后**将结石钩出或取出（2015/2018/2021）**。
2. 后尿道结石　用尿道探条将结石推入膀胱，再按膀胱结石处理。

第五节　护　　理

一、非手术治疗（★★★）

1. 缓解疼痛　嘱患者卧床休息，局部热敷，指导患者做深呼吸、放松以减轻疼痛。遵医嘱应用解痉镇痛药。
2. 饮水　**每日饮水量在2500~3000ml，维持每日尿量在2000ml以上（2013）**。
3. 病情观察。

二、手术治疗（★★★）

1. 术前护理　术前3日忌食产气食物，术前1日口服缓泻药，术日晨禁食；教患者练习手术配合体位、固定体位，术晨行泌尿系统X线平片复查。
2. 术后护理

（1）一般护理：术后卧床休息6小时，鼓励患者多饮水。

（2）采取有效运动和体位：指导患者采用正确的排石体位：肾结石碎石后，一般取健侧卧位；巨大肾结石碎石后可因短时间内大量碎石突然积聚于输尿管而发生堵塞，引起“石街”和继发感染。因此，**巨大肾结石碎石后宜取患侧卧位，利于结石随尿液缓慢排出（2010）**。

（3）观察碎石排出情况：用纱布或过滤网过滤尿液，收集结石碎渣。碎石后复查腹部平片，观察结石排出情况。

（4）并发症的观察与护理：①血尿。暂时性肉眼血尿，一般无须处理。②发热。遵医嘱应用抗生素，高热者采用降温措施。③疼痛。给予解痉镇痛等处理。④“石街”形成。需立即经输尿管镜取石或碎石。

易错知识梳理

肾结石碎石后一般取健侧卧位。巨大肾结石碎石后取患侧卧位。

3. 内镜碎石术的护理

（1）引流管护理

1）肾造瘘管：引流尿液及残余碎石渣。需妥善固定，且不得高于肾造瘘口，保持引流管的通畅，观察引流液，拔管（术后3~5日，引流尿液转清、体温正常，可考虑拔管）。

2）双“J”管：内引流、内支架、扩张输尿管。术后指导患者尽早取半卧位，多饮水、勤排尿。鼓励患者早期下床活动，避免活动不当（如剧烈活动、过度弯腰、突然下蹲等）。

（2）并发症的观察与护理

1）出血：若术后短时间内造瘘管引出大量鲜红色血性液体，需警惕大出血。及时报告医生处理。

2）感染：术后密切观察患者体温变化；遵医嘱应用抗生素。

三、健康教育（★★★）

1. 尿石症的预防。

（1）嘱患者大量饮水。

（2）饮食指导：含钙结石者应合理摄入钙量；草酸盐结石者，限制浓茶、菠菜等食物；尿酸结石者，不宜食用含嘌呤高的食物。

2. 双“J”管的自我观察与护理　嘱患者术后4周回院复查并拔除双“J”管。

3. 复查　定期行X线摄片或B超检查。

实战演练

【A1型题】

1. 尿路结石容易引起的病理生理变化是

A. 尿路梗阻和感染　B. 酸碱平衡失调

C. 肾功能不全　D. 诱发癌变

E. 电解质紊乱

【答案】A

【考点】尿路结石引起的病理生理变化

【解析】尿路结石最易产生尿道梗阻，继发感染，病情进一步发展可影响肾脏功能，出现肾功能不全、衰竭，癌变等。当发展至肾功能不全、衰竭时会导致内环境紊乱，才出现酸碱平衡失调、电解质紊乱。故选A。

2. 排尿过程中突然尿流中断，疼痛剧烈，改变体位后又可排尿的是

A. 肾结石　B. 输尿管结石　C. 膀胱结石

D. 后尿道结石　E. 前尿道结石

【答案】C

【考点】膀胱结石

【解析】膀胱结石的典型症状为排尿时尿流突然中断，疼痛剧烈放射至远端，改变体位后又可排尿。肾结石症状为肾区疼痛，向会阴部放射，无尿流中断。输尿管结石表现为突发的肾绞痛，剧烈难忍，可有血尿而无尿流中断。后尿道结石和前尿道结石表现为排尿困难，点滴状排尿。故选C。

3. 前尿道结石的治疗，最常用的方法是

A. 多饮水、运动排石

B. 体外冲击波碎石

C. 尿道切开取石

D. 中药排石

E. 经尿道钩取或钳出结石

【答案】E

【考点】前尿道结石的治疗方法

【解析】前尿道结石应在局部麻醉下，压迫结石近端尿道以阻止结石后退。向尿道内注入无菌液状石蜡，轻轻向尿道远端推挤，然后将结石钩出或钳出。故选E。

4. 结石引起肾绞痛时，应首先采用

A. 抗感染治疗　B. 手术取石

C. 中西医排石治疗　D. 解痉镇痛

E. 给予镇静药

【答案】D

【考点】尿道结石的治疗措施

【解析】结石引起的肾绞痛，首先解痉镇痛缓

解症状，再结合B超检查结石大小来决定治疗方式如手术取石治疗或者中西医结合排石治疗。治疗过程中做好抗感染工作。故选D。

【A2型题】

5. 患者，女，53岁。因骨折卧床1个月后发现有尿路结石，该患者患尿路结石的原因可能是
   A. 肾功能不全
   B. 液体摄入不足
   C. 血液循环减慢
   D. 活动少而增加骨钙质的游离
   E. 饮用水的成分

【答案】 D

【考点】 尿路结石的病因

【解析】 尿路结石形成是多种原因的结果，其中尿中成石物质浓度过高所致的尿液过饱和是主要原因，而尿中最重要最常见的成石物质为钙盐，再结合病史可知是活动少所致骨钙质流失引起的结石。故选D。

6. 患儿，男，7岁。排尿时突然尿流中断，哭喊疼痛，搓拉阴茎后症状消失。考虑可能的疾病是
   A. 肾肿瘤 B. 肾盂结石 C. 输尿管结石
   D. 膀胱结石 E. 前尿道结石

【答案】 D

【考点】 尿路结石的鉴别

【解析】 肾肿瘤主要表现为无痛性肉眼血尿、腰部肿块、疼痛，排除A。肾盂结石和输尿管结石主要表现的是与活动有关的疼痛和血尿，排除B、C。膀胱结石典型症状为排尿中断，并感疼痛常放射到阴茎头部和远端尿道，小儿常搓拉阴茎，变换体位后又能排尿，D正确。前尿道结石的典型症状为排尿困难、点滴状排尿及尿痛，甚至造成急性尿潴留，排除E。故选D。

7. 患者，女，48岁。左肾结石1.0cm×1.1cm大小，并伴有左肾轻度积水，经4个月非手术治疗后复查结石位置无变动，其治疗措施首选
   A. 行左肾切开取石术
   B. 嘱患者多喝水，多运动
   C. 行体外冲击波碎石
   D. 应用解痉镇痛药
   E. 应用抗生素

【答案】 C

【考点】 肾结石的治疗

【解析】 肾结石治疗包括手术治疗和非手术治疗两种。根据题意患者结石大小为1.0cm×1.1cm，非手术治疗4个月后效果不明显，此时最适合在X线、B超的定位下，行体外冲击波碎石。体外震波碎石最适宜<2cm的结石。故选C。

【B1型题】

（8～9题共用备选答案）
   A. 草酸盐结石 B. 磷酸盐结石 C. 尿酸盐结石
   D. 碳酸盐结石 E. 胱氨酸结石

8. 易在碱性尿液中形成的结石是

【答案】 B

9. X线不能显影的尿路结石是

【答案】 C

【考点】 尿路结石的分类特征

【解析】 尿酸结石和胱氨酸结石在酸性尿中形成，磷酸镁铵结石和磷酸钙结石在碱性尿中形成，故第8题选B。磷酸盐等含钙较高的结石，由于其密度高，在平片上能显影；一般称为阳性结石或不透光性结石。而尿酸盐等含钙较少的结石，因X线能穿透它，所以X线片上不能显示，故又称阴性结石，故第9题选C。

第三十八章　肾结核患者的护理

考点直击

年份	分值	考点
2022	1	肾结核的病因
2021	2	原发病灶、药物治疗
2019	1	病因
2017	2	病因、健康教育
2016	1	临床表现
2015	2	肾结核的病因、全身症状

考点集萃

第一节　概　　述

肾结核主要由**肺结核**（2010/2015/2017/2019/2022）、消化系统或骨关节结核病灶中的**结核分枝杆菌**（2010）经血行播散至肾脏所致。

一、病理（★★★）

可形成结核结节和钙化灶。结核结节可为纤维组织所替代或形成**干酪样坏死**（2011）。

易错知识梳理

肾结核的原发病灶大多在肺（2021），其次是骨、关节及肠道。

二、临床表现（★★★）

肾结核患者病变在肾，症状在膀胱（2016）。早期肾结核患者多无临床表现，**尿频是多数泌尿系统结核患者最早出现的临床症状**（2013）。

1. 局部症状

（1）膀胱刺激症状：尿频、尿急和尿痛逐渐加重。甚至出现尿失禁。

（2）血尿：常见症状，多为镜下血尿。

（3）脓尿：也是常见症状，多为镜下脓细胞。

（4）腰痛：一般无明显腰痛，反少数肾结核病变破坏严重和梗阻，发生结核性脓肾或继发肾周感染时，可引起腰部钝痛或绞痛。

2. 全身症状　**消瘦、乏力、午后发热、盗汗**（2015）等症状。

名师点拨：肾结核没有排尿突然中断的症状。

三、辅助检查（★★）

1. 实验室检查
（1）尿液检查：将尿沉渣涂片做抗酸染色，多可查到抗酸杆菌。
（2）血常规和生化检查。
2. 影像学检查
（1）腹部X线平片：了解有无钙化灶及其部位。
（2）泌尿系造影：典型的肾结核的**X线片表现**为肾盏破坏，边缘不整呈“虫蚀样”改变，当有干酪样坏死灶时可见空洞影。输尿管常有狭窄、僵硬或继发性扩张等表现。
（3）CT和磁共振尿路成像（MRU）：对诊断肾结核有帮助。
（4）B超检查：可作为筛查手段。
3. 膀胱镜检查　多用于做逆行尿路造影时。

四、治疗要点（★★）

1. 非手术治疗
（1）支持疗法：应加强营养，注意休息。
（2）药物治疗：**早期、联合、适量、全程用药，一般至少治疗半年以上（2021）**。
2. 手术治疗　根据肾结核的病变范围选择手术类型，包括结核病灶清除术、部分肾切除术、肾切除术。

基础巩固

1. 病灶清除术　适用于局限的结核性脓肿或闭合性空洞。
2. 肾部分切除术　适用于病灶局限于肾的一极。
3. 肾切除术　适用于肾结核破坏严重，对侧肾功能正常或病变较轻。

第二节　护　　理

一、护理措施（★★★）

1. 一般护理　多饮水，进食营养丰富的食物。
2. 药物治疗　术前用药2~4周，红细胞沉降率及病情稳定后方可手术治疗，以获得术后最好的效果。
3. 心理护理　以减轻患者焦虑和恐惧。

二、术后护理（★★★）

1. 密切观察　患者的生命体征，引流管引流液量、质、色的变化，**健侧肾功能**。
2. 体位　肾切除患者血压平稳后取半坐卧位，早期活动。采取肾部分切除术者应卧床3~5日。
3. 预防感染。

三、健康教育（★★★）

1. 康复指导　加强营养，注意休息，适当活动，避免劳累，以增强肌体抵抗力，促进康复。
2. 用药指导
（1）**术后继续抗结核治疗6~9个月**，以防结核复发。
（2）用药要保持联合、规律、全程，不可随意间断或减量用药。
（3）用药期间需注意药物的不良反应，定期复查肝肾功能。
（4）勿用和慎用对肾脏有毒性的药物，如氨基糖苷类、磺胺类药物等。
3. 定期复查　5年不复发者可视为治愈。

实战演练

【A1 型题】

1. 肾脏的结核感染主要来自
   A. 肺结核　B. 肠结核　C. 骨结核
   D. 脑结核　E. 淋巴结核

   【答案】 A
   【考点】 肾结核的病理
   【解析】 结核分枝杆菌由原发病灶（大多在肺，其次是骨关节及肠道）经过血行进入肾小球血管丛，在双侧肾皮质形成多发性微结核病。故选 A。

2. 肾结核患者在手术前进行正规抗结核药物治疗，其中全肾切除术前至少抗结核药物治疗时间为
   A. 5 周　B. 3~6 个月　C. 2 周
   D. 3~6 周　E. 10 周

   【答案】 C
   【考点】 肾结核的术前护理
   【解析】 手术治疗是治疗泌尿生殖系统结核的重要方法，与药物治疗互为补充。需要在抗结核药物治疗 2~4 周，红细胞沉降率及病情稳定后方可手术治疗，术后继续抗结核药物治疗 6~9 个月。

3. 泌尿系统结核患者的健康教育中应强调定期复查，具体方法是
   A. 每月查血常规 1~2 次，以了解结核抗体情况
   B. 每月检查尿常规、尿结核分枝杆菌、红细胞沉降率
   C. 每月查泌尿系统造影 1~2 次
   D. 每 3~6 个月进行 B 超检查 1 次
   E. 每半年行膀胱镜检查 1 次

   【答案】 B
   【考点】 肾结核的术后护理
   【解析】 肾结核的术后需继续抗结核治疗 6 个月以上，以防复发；勿用对肾脏有损坏的药物；定期复查，每月检查尿常规、尿结核分枝杆菌、红细胞沉降率。故选 B。

【A2 型题】

4. 患者，男，38 岁。尿频、尿急、尿痛 1 年余，腰部钝痛、盗汗、食欲缺乏，首先考虑为
   A. 膀胱结石　B. 肾结石　C. 膀胱肿瘤
   D. 肾结核　E. 肾癌

   【答案】 D
   【考点】 肾结核的临床表现
   【解析】 膀胱结石典型症状为排尿中断，并感疼痛常放射到阴茎头部和远端尿道，小儿常搓拉阴茎，变换体位后又能排尿，A 排除。肾结石主要表现的是与活动有关的疼痛和血尿，排除 B。膀胱肿瘤的早期和最常见的症状是间歇性、无痛性、全程肉眼血尿，C 排除。肾结核主要表现为尿频、尿急、尿痛，之后会有血尿、脓尿、肾区疼痛和肿块，全身症状可有发热、盗汗、贫血、消瘦、食欲缺乏和红细胞沉降率加快，综上所述可判断该患者患肾结核。故选 D。

第三十九章　尿路梗阻患者的护理

考点直击

年份	分值	考点
2023	1	良性前列腺增生的临床表现
2022	2	老年男性尿失禁最常见的原因；老年男性尿潴留最常见的原因
2021	2	良性前列腺增生的临床表现、手术治疗
2019	1	良性前列腺增生的症状
2018	2	良性前列腺增生的手术治疗；急性尿潴留的病因和分类
2017	1	良性前列腺增生的症状
2016	1	良性前列腺增生的症状
2015	2	良性前列腺增生的术前护理、术后出血护理

考点集萃

第一节　概　　述

发生在自肾至尿道口任何部位的梗阻都将影响尿液的排出，此现象称为尿路梗阻。

一、病因（★★）

1. 肾　多是肾盂、输尿管部位的先天性疾病以及结石、结核、肿瘤等。
2. 输尿管　除先天性疾病外，主要是结石梗阻。
3. 膀胱　多为膀胱出口梗阻和膀胱调节功能障碍。
4. 尿道　最常见的是因炎症或损伤引起的尿道狭窄。

二、病理（★★）

梗阻部位以上的尿路扩张（2010）。最终将导致肾积水和**肾衰竭（2011）**。另一常见并发症是尿路结石。

第二节　良性前列腺增生

一、病因病理（★★）

高龄及有功能的睾丸是发病的两大因素。

二、临床表现（★★★）（2021/2023）

1. 症状　**尿频（最早出现）**、尿急；尿潴留、**充溢性尿失禁（2011/2022）**；**典型症状是进行性排尿困难（2016/2017/2019）**。

易错知识梳理

前列腺增生时，膀胱残余尿增多，梗阻程度加重，长期可导致膀胱收缩无力，发生尿潴留，并可出现充溢性尿失禁。

2. 体征　直肠指诊可触及增大的前列腺，中间沟变浅或消失。
3. 并发症　有血尿、肾积水、腹股沟疝、膀胱结石。

三、辅助检查（★★）

1. **B超**　测量前列腺体积，判断增生腺体是否突入膀胱，测定膀胱残余尿量。
2. **尿流率检查**　若最大尿流率<15ml/s表明排尿不畅；若<10ml/s则表明梗阻较为严重。测定时要求排尿量在150~200ml。
3. 血清前列腺特异性抗原（PSA）测定　排除前列腺癌。

四、治疗要点（★★）

1. 非手术治疗　无症状者，无须治疗；症状轻者，药物治疗。
2. 手术治疗　膀胱内**残余尿超过50ml**或曾经出现过**急性尿潴留**者，应采取手术治疗。主要有**经尿道前列腺切除术（TURP）（2010/2018/2021）**和经尿道前列腺汽化切除术（TUVP）、耻骨上经前列腺切除术和耻骨后前列腺切除。
3. 其他疗法　激光治疗、经尿道气囊高压扩张术、前列腺尿道网状支架等。

五、护理措施（★★★）

1. 非手术治疗护理及术前护理　**排尿障碍，留置导尿等（2011/2015）**；观察用药后不良反应（如直立性低血压）。指导有效排痰、咳嗽的方法。
2. 术后常规护理　心电监护，饮食护理等。
3. 膀胱冲洗　**生理盐水**冲洗膀胱3~5日，防止尿管堵塞。
（1）温度：25~30℃。
（2）速度：依尿色而定，色深则快、色浅则慢。
（3）确保膀胱冲洗及引流通畅：不畅时，可挤捏尿管、加快速度、高压冲洗等；无效可用注射器反复抽吸冲洗。
（4）观察、记录引流液的颜色与量：若尿液颜色加深，警惕活动性出血，通知医生；准确记录尿量、冲洗量和排出量，尿量=排出量-冲洗量。
4. 膀胱痉挛　按需镇痛；生理盐水内加入维拉帕米冲洗膀胱。
5. 并发症护理
（1）**TUR综合征**：**稀释性低钠血症**，出现烦躁、恶心、呕吐、抽搐、昏迷等。一旦出现，予吸氧、脱水治疗。
（2）尿失禁：膀胱区热敷，术后做提肛训练与膀胱训练。
（3）出血：保持排便通畅；**禁止灌肠或肛管排气，以免前列腺窝出血（2015）**。
6. 引流管护理
（1）导尿管：尿管气囊内注入30~50ml生理盐水，牵引并将固定在大腿内侧，将水囊放在**前列腺窝**处，起到**压迫止血**的作用。需告知患者不可自行移开。
（2）各导管的拔管时间：①TURP术后5~7日尿液颜色清澈，可拔管。②耻骨后引流管术后3~4日，待引流量很少时拔除。③耻骨上前列腺切除术后7~10日拔除导尿管。④膀胱造瘘管通常留置10~14日后拔除。
7. 预防感染。
8. 健康教育
（1）生活指导：术后1个月避免久坐、提重物，避免剧烈活动，如跑步。
（2）康复指导：若有溢尿现象，继续作提肛训练。
（3）自我观察：TURP患者术后可能发生尿道狭窄。术后若尿线变细、附睾炎时及时就诊。
（4）性生活指导：前列腺经尿道切除术后1个月、经膀胱切除术2个月后，可恢复。

（5）定期复查：定期作尿流动力学、前列腺 B 超检查。

基 础 巩 固

1. 良性前列腺增生　尿频最早出现，进行性排尿困难。
2. 前列腺癌　早期无症状；进展期出现排尿困难；骨转移者可出现骨痛、脊髓压迫、排便失禁。

第三节　急性尿潴留

尿潴留是指尿液潴留在膀胱内不能排出。

一、病因和分类（★★）（2018）

1. 机械性梗阻　任何导致膀胱颈部及尿路梗阻的病变，如前列腺增生。
2. 动力性梗阻　膀胱、尿道并无器质性病变，尿潴留系排尿功能障碍所致，如中枢或周围神经系统病变。

二、临床表现（★★★）

发病突然，膀胱胀满但滴不出尿，患者胀痛难忍；耻骨上可触及膨胀的膀胱，用手按压有尿意。

三、治疗要点（★★）

解除病因，恢复排尿。病因不明或一时难以解除者，则需先作尿液引流。不能插入导尿管者，可采取耻骨上膀胱穿刺抽出尿液。对需长期引流者应行耻骨上膀胱造瘘术。

四、护理措施（★★★）

1. 解除尿潴留　①解除原因。②促进排尿：诱导排尿，必要时在严格无菌操作下导尿，并做好尿管和尿道口的护理。
2. 避免膀胱出血　注意一次放尿量不可超过 1000ml，以免引起膀胱出血。

实战演练

【A1 型题】

1. 老年男性尿潴留最常见的原因是
   A. 尿道狭窄　B. 膀胱结石
   C. 膀胱肿瘤　D. 良性前列腺增生
   E. 膀胱结核

【答案】 D
【考点】 老年男性尿潴留的原因
【解析】 老年人往往患有前列腺发炎而导致前列腺肥大，最终压迫尿道，使尿道变细变窄，此时若因其他疾病而应用颠茄、阿托品等，就很容易发生尿潴留，故老年男性尿潴留最常见的原因是良性前列腺增生，由于尿道堵塞或尿道周围的机械压迫而引起排尿障碍比较少见。故选 D。

2. 前列腺增生症最早出现的症状是
   A. 排尿费力　B. 尿频
   C. 急性尿潴留　D. 尿失禁
   E. 血尿

【答案】 B
【考点】 前列腺增生症的表现
【解析】 前列腺增生患者最初出现的症状是尿频，夜间更为明显，早期仅表现为夜尿次数明显增多，随着梗阻的加重，白天也可出现尿频。故选 B。

3. 前列腺增生症护理正确的是
   A. 应进少纤维食品
   B. 少量饮酒有助于扩张尿道
   C. 少饮水
   D. 无须心理护理
   E. 留置尿管者防感染

【答案】 E
【考点】 良性前列腺增生的护理
【解析】 前列腺增生症的患者应进食易消化粗

纤维食品，以防便秘；多饮水，勤排尿；忌饮酒及进食辛辣刺激食物。向患者进行心理护理：宣讲有关知识，使其情绪稳定，主动配合治疗。对留置导尿管或膀胱造瘘的患者，每日冲洗 1~2 次，预防感染。故选 E。

4. 前列腺摘除术后护理措施应排除

A. 用无菌生理盐水冲洗膀胱

B. 止血药注入膀胱后夹管

C. 术后 3 天便秘腹胀，应给予灌肠或肛管排气

D. 气囊导尿管术后 10 天左右拔除

E. 术后应用气囊导尿管压迫止血

【答案】 C

【考点】 前列腺摘除术后的护理

【解析】 前列腺摘除术后为避免急性尿潴留的发生应鼓励患者多饮水，勤排尿，多摄入粗纤维食物，忌饮酒和辛辣的东西，以防便秘。故术后 3 天便秘腹胀，应考虑为急性尿潴留的可能，此时灌肠和肛管排气均不合适。故选 C。

【A2 型题】

5. 患者，男，72 岁。既往有排尿困难多年，近日受凉感冒后下腹胀痛，直肠指诊前列腺肥大，该首要的处理措施是

A. 镇痛　　B. 导尿

C. 抗感染　　D. 急诊前列腺切除术

E. 急诊耻骨上膀胱造瘘术

【答案】 B

【考点】 良性前列腺增生的表现

【解析】 根据题干可知该患者患有前列腺增生，因受凉后出现下腹胀痛，可知发生急性尿潴留。急性尿潴留是一种常见急症，需及时处理。该患者首要的处理措施是导尿。故选 B。

6. 患者，男，70 岁。良性前列腺增生 3 年，近 1 年出现尿潴留 3 次，均已留置导尿管缓解，身体状况尚佳，心肺功能无异常，首选治疗是

A. 激素治疗　　B. α 受体阻断药治疗

C. 手术治疗　　D. 射频治疗

E. 微波治疗

【答案】 C

【考点】 良性前列腺增生的治疗

【解析】 良性前列腺增生的治疗包括药物治疗、手术和其他治疗，药物治疗有 α 受体阻断药、激素、降低血胆固醇药物等，对于症状较轻的可用。根据题意，患者尿潴留严重，药物治疗不适用，排除 A、B。患者身体状况好，最适宜的方法就是手术切除包膜以内的增生部分。故选 C。

7. 患者，男，65 岁。前列腺增生切除术后，短期内禁止肛管排气和灌肠，是为防止

A. 疼痛　　B. 出血　　C. 肠穿孔

D. 感染　　E. 大便失禁

【答案】 B

【考点】 前列腺术后并发症

【解析】 指导患者术后逐渐离床活动；保持排便通畅，预防大便干结及用力排便时腹内压增高引起出血；术后早期禁止灌肠或肛管排气，以免造成前列腺窝出血。故选 B。

8. 患者，男，62 岁。先是夜间尿频，后逐步排尿时间延长，尿不净。今下午排不出尿，小腹胀痛来院就诊。护士首先应如何处理

A. 膀胱穿刺抽尿　　B. 膀胱造瘘

C. 导尿并留置导尿管　　D. 压腹部排尿

E. 急诊做前列腺摘除术

【答案】 C

【考点】 留置导尿术的适应证

【解析】 根据题意可知该患者是良性前列腺增生导致的尿潴留，尿液不能自主排出来，由于膀胱容积增大，患者自诉疼痛，排尿困难。护士应首先予以导尿并留置导尿管，以对症处理，缓解患者的不适。若导尿无效，可考虑行耻骨上膀胱造瘘术。故选 C。

第四十章　泌尿系统肿瘤患者的护理

考点直击

年份	分值	考点
2021	1	前列腺穿刺活检
2020	1	肾癌的发生部位
2016	2	肾癌的B超检查；膀胱癌的膀胱镜检查
2015	1	前列腺穿刺活检

考点集萃

第一节　肾　　癌

肾癌是最常见的肾实质恶性肿瘤，高发年龄为60~70岁。

一、病因病理（★★）

目前认为具有循证医学证据的肾癌发病相关因素有遗传、吸烟、肥胖、高血压与抗高血压治疗。**肾癌发生于肾小管上皮细胞（2020）**，多累及一侧肾脏，可破坏整个肾，也可侵及相邻脂肪、肌肉、血管、淋巴管。以透明细胞癌最多见，最常转移至肺。

二、临床表现（★★★）

1. **肾癌三联征**　即血尿、腰痛、肿块。**间歇无痛肉眼血尿**为常见症状，疼痛常为腰部钝痛或隐痛。

名师点拨：肾癌三联征，即血尿、腰痛、肿块。Charcot三联征，即腹痛、寒战与高热、黄疸。

2. 副肿瘤综合征　有发热、高血压、红细胞沉降率增快、高钙血症、消瘦等表现。
3. 转移症状　可有咳嗽和咯血、瘙痒和黄疸、骨痛和病理性骨折、神经系统症状等。男性患者同侧阴囊内精索静脉曲张且平卧位不消失，提示肾静脉或下腔静脉癌栓可能。

三、辅助检查（★★）

1. B超　**普查肾肿瘤的方法（2016）**。
2. CT　诊断肾癌最可靠的影像学方法。

四、治疗要点（★★）

根治性肾切除术是肾癌最主要的治疗方法。

五、护理措施（★★★）

1. 卧床与休息　术后生命体征平稳后取健侧卧位，避免过早下床，预防出血。肾全切术的患者建议早期下床活动，肾部分切除术者卧床3~5天。

2. 并发症的观察和护理

（1）出血：术后引流液量较多、色鲜红且很快凝固，同时伴血压下降、脉搏增快，常提示有出血，应立即通知医生处理。

（2）感染：保持切口的清洁、干燥，敷料渗湿时及时更换；遵医嘱应用抗生素，并鼓励患者多饮水；若患者体温升高、伤口处疼痛并伴有血白细胞计数和中性粒细胞比例升高，多提示有感染，应及时通知医生并协助处理。

第二节　膀　胱　癌

膀胱癌发病率在我国泌尿生殖系统肿瘤中占第1位。

一、病因病理（★★）

吸烟是最常见的致癌因素。多为上皮性肿瘤，其中大多数为移行细胞乳头状癌。淋巴转移是最主要的转移途径。

二、临床表现（★★）

1. 症状

（1）**血尿**：最常见和最早的症状。表现为无痛性、间歇性、肉眼全程血尿。

> 名师点拨：肾癌和膀胱癌的常见症状为间歇无痛肉眼血尿。

（2）膀胱刺激症状：尿频、尿急、尿痛，膀胱癌晚期表现。

（3）其他：排尿困难，尿潴留；骨转移患者有骨痛。

2. 体征　晚期可触到下腹部肿块。

三、辅助检查（★★）

1. 尿脱落细胞学检查　血尿的初步筛选。

2. **膀胱镜检查**　**是诊断膀胱癌最直接、最重要的方法（2016）**。

四、治疗要点（★★）

以手术治疗为主。全身化疗多用于有转移的晚期患者，药物可选用甲氨蝶呤、长春新碱等。为预防复发，对保留膀胱的患者，术后可采用膀胱内灌注化疗药物，常用**卡介苗**。

五、护理措施（★★★）

1. 术前护理

（1）饮食与营养：进高热量、高蛋白、高维生素及易于消化的饮食。

（2）肠道准备：术前3日进少渣半流质饮食，口服肠道不吸收抗生素，术前1日及术晨进行肠道清洁。

（3）其他：术前2周戒烟。

2. 术后护理

（1）密切观察生命体征、意识与尿量的变化。生命体征平稳后，半坐卧位，以利引流。

（2）引流管护理

1）各种引流管应贴标签分别记录引流情况，保持引流通畅。回肠膀胱或可控膀胱因肠黏膜分泌黏液，易堵塞引流管，注意及时挤压将黏液排出，有贮尿囊者可用生理盐水每 4 小时冲洗 1 次。

2）拔管时间：见图 3-40-1。

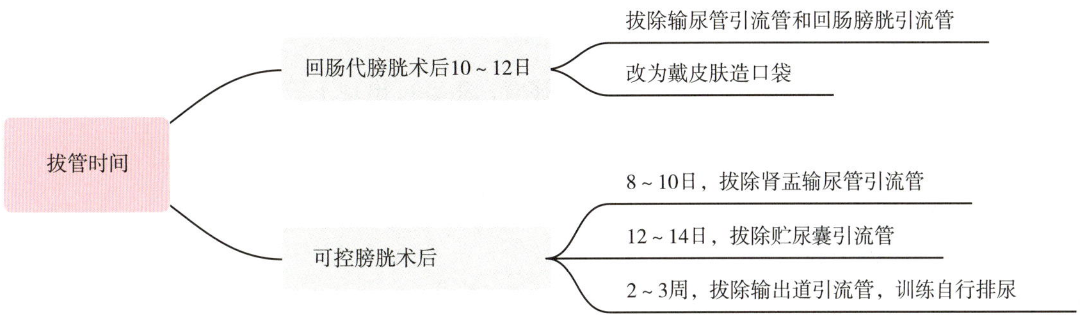

图 3-40-1　拔管时间

（3）代膀胱冲洗：为预防代膀胱的肠黏液过多引起管道堵塞，术后第 3 日开始行代膀胱冲洗，每日 1～2 次。

（4）造口护理：及时清理造口及周围皮肤黏液，术后造口周围皮肤表面常有白色粉末状结晶物，先用白醋清洗，后用清水清洗。

（5）并发症的观察与护理

1）出血：若患者出现血压下降、脉搏加快，引流管内引出鲜血，每小时超过 100ml 以上且易凝固，提示有活动性出血，应及时报告医生处理。

2）感染：若患者体温升高、伤口处疼痛、引流液有脓性分泌物或有恶臭，并伴有血白细胞计数增多、中性粒细胞比例升高、尿常规示有白细胞时，多提示有感染，应及时通知医生并协助处理。

3）尿瘘：盆腔引流管引流出尿液、切口部位渗出尿液、导尿管引流量减少，患者出现体温升高、腹痛、白细胞计数增多等感染征象。嘱患者取半坐卧位，保持引流管通畅，同时遵医嘱使用抗生素。注意引流液量和性质变化，及时发现尿瘘并发症。

（6）膀胱灌注化疗的护理：嘱患者灌注前排空膀胱。药物需保留在膀胱内 1～2 小时，**协助患者每 15～30 分钟变换 1 次体位**，分别取俯、仰、左、右侧卧位。**灌注后嘱患者多饮水**，起到生理性膀胱冲洗的作用。

基础巩固

肾癌与膀胱癌的鉴别见表 3-40-1。

表 3-40-1　肾癌与膀胱癌鉴别

项目	肾癌	膀胱癌
好发年龄	50～70 岁	50～70 岁
临床表现	间歇性、无痛性、肉眼血尿，腰部钝痛或隐痛，肿块	间歇性、无痛性、肉眼全程血尿；晚期骨转移者有骨痛
辅助检查	B 超、CT	膀胱镜检查
治疗措施	根治性肾切除	手术治疗

第三节　前列腺癌

一、病因病理（★★）

尚不明确，可能与环境、饮食、遗传、年龄、慢性炎症、种族和性激素等有关。前列腺癌常从腺体外周带发生。约98%的前列腺癌为腺癌。较常见的转移途径是淋巴结转移及经血行转移至骨骼。

二、临床表现（★★★）

1. 症状　早期前列腺癌一般无症状。进展期患者出现排尿困难、刺激症状；骨转移患者可以出现骨痛、脊髓压迫症状、排便失禁等。

2. 体征　直肠指诊可触及前列腺结节。淋巴结转移时，患者可出现下肢水肿。脊髓受压可出现下肢痛、无力。

三、辅助检查（★★）

1. 实验室检查　前列腺特异性抗原（PSA）升高。

易错知识梳理

前列腺癌常伴PSA升高，极度升高提示有转移病灶。

2. 影像学检查　B超检查能够对前列腺癌进行分期，为前列腺穿刺活检进行定位，观察前列腺周围浸润情况。

3. **前列腺穿刺活检　可确诊前列腺癌（2015/2021）**。

四、治疗要点（★★）

Ⅰ期癌可不作处理，严密随诊。局限在前列腺内的Ⅱ期癌可以行根治性前列腺切除术。Ⅲ、Ⅳ期癌以内分泌治疗为主，采用手术或药物去势，配合抗雄激素制剂，可提高生存率。放射治疗对前列腺癌的局部控制效果良好。

五、护理措施（★★★）

1. 改善营养　保持丰富的膳食营养，多饮绿茶。必要时给予肠内外营养支持。

2. 减轻焦虑和恐惧。

3. 并发症的预防及护理

（1）手术治疗并发症的护理

1）尿失禁：鼓励患者坚持盆底肌肉训练，配合电刺激和生物反馈治疗等措施进行改善。

2）勃起功能障碍：加强心理护理，遵医嘱使用西地那非。

（2）内分泌治疗并发症的护理

1）性功能障碍：治疗间歇期，随着雄激素水平的升高，症状能够得到一定缓解。

2）血管舒缩症状：轻者可行物理降温；较重者遵医嘱使用雌激素、孕激素、抗抑郁药等。

3）男性乳房女性化：雌激素受体阻断药他莫昔芬可用于乳房增大、疼痛的治疗。

4）其他。

实战演练

【A1型题】

1. 肾手术的手术体位是

A. 侧卧位　　B. 抬高，健侧卧位

C. 平卧位　　D. 折刀位

E. 俯卧位

【答案】 B

【考点】 不同手术的体位

【解析】 肾脏为后腹膜器官，选择抬高腰健侧卧位有利于充分暴露手术部位便于医生手术操作；患者舒适、安全、无并发症；固定牢靠、不易移动；同时不影响呼吸循环功能。故选B。

【A2型题】

2. 患者，女，55岁。膀胱肿瘤。今日拟行全膀胱切

除术并肠道代膀胱。今晨护士做了如下护理，错误的是

A. 排空膀胱　B. 清洗阴道　C. 留置尿管

D. 留置肛管　E. 清洁灌肠

【答案】 D

【考点】 膀胱肿瘤的术前护理

【解析】 全膀胱切除术以肠道代替了膀胱的排尿功能，也就是说尿液从肠道排出，所以术前护理是不可以留置肛管的。故选 D。

3. 患者，男，40 岁。血尿 3 天，膀胱镜见膀胱底部有 1.5cm×1.0cm 新生物，有蒂，活检为 T_1 期，首选治疗方法是

A. 化疗

B. 膀胱部分切除

C. 经尿道膀胱肿瘤电切除术

D. 膀胱全切除

E. 放疗

【答案】 C

【考点】 膀胱肿瘤的治疗

【解析】 膀胱癌 T_1 期，即肿瘤细胞浸及黏膜固有层。可经尿道行电灼或激光切除，即经尿道膀胱肿瘤电切除术，应尽可能将肿瘤切除完全后再辅以膀胱内灌注 BCG 治疗，这样不但可以预防肿瘤复发，还可防止肿瘤浸润发展，是所有膀胱肿瘤治疗的首选方法。故选 C。

4. 患者，男，57 岁。排尿困难 3 个月，B 超检查可见前列腺增大，血清总 PSA 为 20ng/ml，为明确诊断，最可靠的检查方法是

A. 前列腺 CT　B. 前列腺 MRI

C. 经直肠腔内超声　D. 前列腺穿刺活检

E. 直肠指诊

【答案】 D

【考点】 前列腺癌的辅助检查

【解析】 正常情况下血清 PSA 小于 4ng/ml，前列腺癌常伴有血清 PSA 升高。该患者 PSA 升高，考虑为前列腺癌，所以应进行前列腺穿刺活检，以明确诊断。故选 D。

第四十一章　骨科患者的一般护理

考点直击

年份	分值	考点
2023	1	牵引术的护理

考点集萃

第一节　牵引术与护理（★★★）

牵引术是利用适当的持续牵引力和对抗牵引力达到整复和维持复位的治疗方法。牵引方法包括皮牵引、骨牵引和兜带牵引。

一、适应证

1. 骨折、关节脱位的复位及维持复位后的稳定。
2. 挛缩畸形的**矫正**治疗和预防。
3. 炎症肢体的制动和抬高。
4. 骨、关节疾病治疗前准备　**解除肌痉挛**，改善静脉回流，消除肢体肿胀。
5. 防止因骨骼病变所致的**病理性骨折**。

二、禁忌证

局部皮肤受损和对胶布或泡沫塑料过敏者禁用皮牵引。

名师点拨：牵引的作用是骨折、脱位的复位和固定；矫形治疗；缓解肌肉痉挛，防止畸形；肢体制动，减轻疼痛，预防畸形和病理性骨折。

三、护理措施

1. 操作中的配合

（1）皮牵引：优点为简便、无创，缺点是承重力小。皮牵引重量一般不能大于5kg。

1）胶布牵引：在骨隆突处加衬垫，防止局部压迫。沿肢体纵轴粘贴胶布，外用绷带缠绕。加上牵引重量，借牵引绳通过滑轮进行皮牵引。

2）海绵带牵引：骨突处垫以棉花或纱布。

（2）骨牵引：颅骨骨板牵引适用于颈椎骨折、脱位；尺骨鹰嘴牵引适用于复位困难的肋骨髁上骨折；胫骨结节和股骨髁上牵引适用于成人股骨骨折；跟骨牵引适用于胫腓骨干双骨折等。下肢牵引重量一般是体重的1/10~1/7。

（3）兜带牵引

1）枕颌带牵引：常用于颈椎疾病等。

2）骨盆牵引：常用于腰椎间盘突出症的治疗。

3）骨盆悬吊牵引：常用于骨盆骨折的复位与固定。

2. 操作后的护理（2023）

（1）加强生活护理。

（2）保持有效牵引注意：①皮牵引时胶布绷带有无松脱，颅骨牵引时，拧紧螺母。②牵引重锤需保持悬空。③牵引绳不可随意放松。④保持对抗牵引力量。颅骨牵引时，应抬高床头；下肢牵引时，应抬高床尾15~30cm。

易错知识梳理

颅骨牵引时，抬高床头；下肢牵引时，抬高床尾。

（3）维持有效血液循环：皮牵引时，密切观察患者患肢末梢血液循环情况。

（4）局部皮肤护理：皮肤有无水疱或皮炎。若有水疱，可用注射器抽吸并给予换药；若水疱面积较大，应立即去除胶布，暂停牵引或换用其他牵引方法。

（5）预防感染：骨牵引时，穿针处皮肤应保持清洁，以无菌敷料覆盖。每日用75%乙醇消毒穿针处，以防感染。

（6）避免过度牵引：对骨折或脱位患者，应每日测量**牵引肢体的长度**，以免牵引过度。部位不同、牵引重量也有所不同。

（7）预防并发症

1）足下垂：下肢水平牵引时，应在膝外侧垫棉垫，防止压迫腓总神经。应用足底托板将距小腿关节置于功能位。

2）压力性损伤：骨隆突部位易受压形成压力性损伤，故应用棉垫、软枕等加以保护。保持床单位清洁、平整和干燥。

3）坠积性肺炎：鼓励患者做深呼吸运动及有效咳嗽。

4）便秘：鼓励患者多饮水，进食含高纤维食物，做腹部按摩。

5）血栓性静脉炎：指导患者进行有规律的功能锻炼，如股四头肌等长收缩，各关节的全范围活动。

基础巩固

皮牵引和骨牵引的优缺点对比见表3-41-1。

表3-41-1 皮牵引和骨牵引的优缺点对比

项目	皮牵引	骨牵引
优点	操作简便、无创，易于被患者接受	直接牵拉骨组织，力量大，对皮肤无刺激，可较长时间牵引
缺点	承受力量小，一般不能大于5kg	需切开皮肤，骨钻打眼等，不易被患者接受。牵引物直接入骨，有骨感染可能

第二节 石膏绷带术与护理

一、石膏绷带术（★★★）

石膏绷带经温水浸泡后，包在需要固定的肢体上，10~20分钟即可硬结成型，并逐渐干燥坚固，对患肢起有效的固定作用。常用的石膏类型可分为石膏托、石膏夹板、石膏管形、躯干石膏及特殊类型石膏等。

二、护理措施（★★★）

1. 操作前的准备和护理 解释操作过程及术中石膏散热属正常现象，中途不能随意变动。

2. 操作中配合

（1）体位：取关节功能位。

（2）覆盖衬垫：以防局部受压形成压力性损伤。

（3）浸透石膏。

（4）石膏包扎：使石膏卷贴着躯体向前推动，边推边在绷带上抚摩以使绷带各层贴合紧密，无缝隙且平滑无褶。推时应从肢体近侧向远侧推，每一圈绷带盖住上一圈绷带的下 1/3。一般包 5~7 层，绷带边缘、关节常多包 2~3 层。

（5）捏塑：使表面平滑。四肢石膏绷带应**露出手指**或**足趾**，以便观察肢体**末端血液循环**、感觉和运动，同时可做功能锻炼。

（6）包边、标记。

（7）干燥：不可用手指压迫石膏表面，托起时应用手掌而非手指，以防局部向内凹陷。

> 名师点拨：石膏在未干固前，如用手指托扶，会造成石膏凸凹不平，会引起患者不适甚至压力性损伤的发生。

（8）开窗：石膏未干前，为便于局部检查或伤口引流、交换敷料等，可在相应部位石膏上开窗。

3. 操作后的护理

（1）石膏干固前的护理

1）加快干固：石膏从硬固到完全干固需 24~72 小时；提高室温或用灯泡烤箱、红外线照射烘干。

2）搬运：用**手掌**平托石膏固定的肢体。

3）体位：维持石膏固定的位置直至石膏完全干固，切忌用手指抓捏石膏，以免留下指压凹陷，干固后形成局部压迫。患者需卧硬板床，用软枕妥善垫好石膏。术后 8 小时内患者勿翻身。

（2）石膏干固后的护理

1）病情观察：①观察皮肤色泽、温度，出血或渗出、感染迹象。②末端血液循环。注意评估“5P”征：疼痛、苍白、感觉异常、麻痹及脉搏消失。立即通知医生处理。③石膏。有无潮湿、污染、变形或断裂；有无过紧或过松；有无异常“热点”。④**石膏综合征**。**躯体石膏**固定的患者有无持续恶心、反复呕吐、腹胀及腹痛等表现。

2）皮肤护理：保持皮肤清洁。避免患者将异物放入石膏内、**搔抓石膏下皮肤**和将石膏内衬垫取出。

3）石膏清洁。

4）石膏切开及更换：肢体**肿胀**时，为防止血管和神经受压，可将石膏切开。

5）预防并发症：缺血性肌挛缩或肢体坏死、压力性损伤、坠积性肺炎、失用性骨质疏松及化脓性皮炎等。应注意观察末梢循环，保护骨隆突部位，避免受压。定时翻身、叩背、咳痰。指导患者进行功能锻炼。

> 名师点拨：石膏固定最严重的并发症是骨筋膜室综合征。

6）功能锻炼：每日坚持主动和被动活动，防止肌萎缩、关节僵硬、失用性骨质疏松。

7）石膏拆除：过程中可有振动感、压迫感及热感，但无痛感。其下的新生皮肤较为敏感，避免搔抓。

第三节 功能锻炼

一、目的（★★★）

促进肢体功能恢复；防止关节僵硬、肌肉萎缩、骨质疏松；促进血液循环，促进骨折愈合。

二、护理（★★★）

1. 初期　伤后1~2周，此期功能锻炼的主要目的是促进肢体血液循环，消除肿胀，防止失用综合征。此期病变部位可能由于疼痛、肿胀导致肢体活动受限，因此功能锻炼应以肌肉等长舒缩运动为主；而身体其他部位应加强各关节的主动活动。

2. 中期　伤后2周，主要任务是防止肌肉萎缩和关节粘连。

3. 后期　伤后6~8周，此时病变部位已基本愈合，外固定支具拆除，应加强关节活动范围和肌力的锻炼，并配合理疗、按摩针灸等物理治疗和外用药物熏洗，促进恢复。

名师点拨：骨折患者术后早期锻炼患肢肌肉，中期锻炼骨折处的远处关节，晚期锻炼全身的重点关节。

4. 功能锻炼方法　被动运动（完全依靠外力）、主动运动（功能锻炼的主要方法）、**助力运动**（外力协助）、手法治疗。

5. 肌肉锻炼的形式　等长收缩、等张收缩。

6. 原则　动静结合，主动、被动结合，循序渐进。

实战演练

【A1型题】

1. 颈椎骨折进行颅骨牵引时，采取何种体位
   A. 端坐位　B. 半坐卧位　C. 头低足高位
   D. 头高足低位　E. 俯卧位

【答案】D

【考点】颈椎骨折的护理

【解析】颈椎骨折和脱位较轻者，采用枕颌吊带卧位牵引。有明显压缩移位者，可用持续颅骨牵引，复位后用头颈胸石膏固定3个月。行颅骨牵引时，采取头高足低位。故选D。

2. 下列关于股骨干骨折行持续骨牵引的护理中，错误的是
   A. 抬高床头15~30cm
   B. 每日用乙醇滴牵引针孔
   C. 保持有效的牵引作用
   D. 定时测量肢体长度
   E. 指导患者功能锻炼

【答案】A

【考点】四肢骨折的护理

【解析】护理要点如下。①严密观察生命体征的变化，及时测量体温、脉搏、呼吸、血压，如有异常及时报告医生。②保持正确体位，下肢骨折应抬高床脚15~30cm以对抗牵引力量，观察牵引轴线、牵引滑轮、牵引重量是否合适，定时测量肢体长度。③注意撬压钢针是否滑脱、松动，每天用乙醇滴牵引针孔。④注意伤口有无渗血及患肢末梢血液循环情况，指导患者功能锻炼。故选A。

【A2型题】

3. 患者，男，60岁。意外事故致胫骨开放性骨折伴有大出血，面色苍白、脉细速。现场急救首先采取的措施是
   A. 固定骨折　B. 输液　C. 止血
   D. 镇痛　E. 立即转送

【答案】C

【考点】骨折的现场处理

【解析】根据题意，患者大出血伴有休克症状，此时应立即止血，然后输血、输液，改善微循环。故选C。

4. 患者，女，22岁。小腿行石膏绷带包扎后1小时，出现脚趾剧痛，苍白发凉，足背动脉搏动减弱。首先应采取的措施是
   A. 注意保暖　B. 抬高患肢
   C. 给予镇痛药　D. 做下肢被动活动
   E. 适当松解石膏绷带

【答案】E

【解析】石膏固定患者观察石膏固定肢体的末端血液循环情况注意评估“5P”征：疼痛、苍白、

感觉异常、麻痹及脉搏消失。若患者出现以上任何一种异常，表明肢体末梢血液循环障碍或神经受压，应立即通知医生采取措施，以避免严重并发症；如石膏夹板固定者可剪除绷带，重新固定；管形石膏固定者应将石膏一侧或双侧沿长轴方向剖开，直到皮肤完全暴露为止。血液循环改善后，再在其间隙填以棉花用软绷带包扎，若仍不能缓解，应拆除全部石膏进行检查。故选 E。

第四十二章　骨与关节损伤患者的护理

考点直击

年份	分值	考点
2023	2	肩关节脱位的体征
2021	1	断肢保存
2020	2	病理性骨折；不完全性骨折
2019	2	关节脱位的复位；断肢保存
2018	1	脊髓损伤的护理措施
2016	2	脂肪栓塞综合征；Colles 骨折
2015	2	肩关节脱位的体征；肘关节脱位的临床表现

考点集萃

第一节　骨 折 概 述

一、定义、病因、分类（★★★）

骨折是指骨的完整性或连续性中断。

1. 病因　可由创伤和骨骼疾病所致，创伤性骨折较为多见。

（1）直接暴力：暴力直接作用导致骨折。

（2）间接暴力：骨折发生在外力作用点以外的骨骼部位。

（3）肌肉牵拉：肌肉猛然收缩拉断其附着部位的骨折。

（4）**积累性劳损**：长期、反复和轻微的直接或间接损伤所致的骨折。

（5）**病理性骨折（2020）**：骨骼疾病致骨质破坏、在轻微的外力作用下发生的骨折。

2. 分类

（1）根据骨折的程度分类

1）**不完全性骨折（2020）**：骨的连续性未完全破坏，或仅一部分骨小梁的连续性中断。包括裂缝骨折、青枝骨折（多发生于儿童）。

2）完全性骨折：骨的完整性或连续性全部中断。包括横形骨折、斜形骨折、螺旋形骨折、粉碎性骨折、嵌插骨折、压缩性骨折、凹陷骨折与骨骺分离。

（2）根据骨折处是否与外界相通分为开放性骨折与闭合性骨折。

（3）根据骨折端的稳定程度分类

1）稳定性骨折：骨折端不易移位或复位后不易再发生移位，如裂缝骨折、青枝骨折、横形骨折、嵌插骨折及压缩性骨折等。

2）不稳定性骨折：骨折端易移位或复位后易发生移位的骨折，如斜形骨折、**螺旋形骨折（2013）**及粉碎性骨折等。

二、临床表现（★★★）

1. 全身表现
（1）休克：多因出血所致，特别是多发性骨折、骨盆骨折和股骨骨折。
（2）发热：出血量大、血肿吸收时可有低热，一般不超过38℃；开放性骨折感染时有高热。
2. 局部表现
（1）一般表现：疼痛和压痛、肿胀和瘀斑、功能障碍。
（2）特有体征：**畸形、反常活动、骨擦音或骨擦感**。

名师点拨：考生应熟悉并能区分早期并发症与晚期并发症。晚期并发症有一硬一急二伤二缺血。

三、骨折的诊断（★★★）

1. 病史。
2. 临床表现　骨折专有体征。
3. 辅助检查
（1）X线检查：可确诊并明确骨折类型。
（2）MRI检查：脊柱骨折合并脊髓损伤。

四、骨折的并发症（★★★）

1. 早期并发症
（1）休克。
（2）**脂肪栓塞综合征（2016）**：发生在骨折后48小时内。骨髓组织被破坏，脂肪滴进入血液循环，引起肺、脑、肾栓塞所致。典型表现为进行性呼吸困难、发绀，胸部摄片有广泛性肺实变。
（3）重要内脏器官与周围组织损伤。
（4）**骨筋膜室综合征**：常因骨折血肿、组织水肿和包扎过紧所致。多发生于受伤小腿和前臂，表现为患肢持续性剧烈疼痛、进行性加重，麻木，肤色苍白；肢体活动障碍。
2. 晚期并发症
（1）关节僵硬：最常见。
（2）**缺血性骨坏死**。
（3）**缺血性肌挛缩**：最常见于股骨颈骨折后，如**爪形手**或爪形足等。
（4）急性骨萎缩：常见于手、足骨折后，表现为疼痛和血管舒缩紊乱。
（5）损伤性骨化（骨化性肌炎）：骨膜下血肿处理不当或较大的经机化和骨化，影响关节活动功能。
（6）**创伤性关节炎**：关节内骨折未准确复位、关节面不平整或畸形愈合所致。
（7）感染：开放性骨折易造成化脓性感染和厌氧菌感染，以化脓性骨髓炎多见。
（8）坠积性肺炎：主要发生于因骨折长期卧床不起者。
（9）压力性损伤：骨突处受压时，局部血液循环障碍易形成压力性损伤。
（10）下肢深静脉血栓形成：多见于骨盆骨折或下肢骨折的患者。

五、骨折的愈合过程和影响因素（★★★）

1. 骨折的愈合过程。
（1）血肿炎症机化期：无菌性炎性反应刺激间质细胞聚集、增生，血管、肉芽组织及骨的纤维连接形成。该过程在骨折后的**2~3周**完成。
（2）原始骨痂形成期：骨样组织骨化形成新骨，即膜内成骨。内、外骨痂形成，填充于骨折断端间。随后骨痂不断钙化，达到骨折的**临床愈合**，该过程需**12~24周**。

（3）骨痂改造塑形期：原始骨痂被板层骨替代，使骨折部位形成坚强的骨性连接，髓腔重新沟通，骨折处恢复正常骨结构，这一过程需 1~2 年。

2. 影响愈合的因素　3 个先决条件：足够的接触面，牢固的固定及充分的血供。

六、急救（★★★）

1. 抢救生命、包扎止血、妥善固定与迅速转运。

2. 防止进一步损伤和污染　骨折患者外露断端一般不进行现场复位；疑有脊柱骨折患者，硬板上搬运，腰椎骨折者严禁弯腰扭腰，颈椎骨折者颈两侧用沙袋固定。

七、治疗要点（★★★）

骨折的治疗有 3 个原则，即**复位、固定**和**功能锻炼**。

1. 复位　完全恢复到正常解剖位置者，称解剖复位；虽未达到解剖关系的对合，但不明显影响愈合后功能者称功能复位。大多数骨折均可经手法复位。

2. 固定

（1）外固定

1）**小夹板**：适用于四肢管状骨闭合性骨折，固定范围一般不包括骨折的上、下关节，便于及早进行功能锻炼。

2）石膏绷带：可根据肢体形状塑型，作用可靠，维持时间长。

（2）持续牵引：如皮肤牵引、骨骼牵引、支架牵引和吊带牵引。

（3）内固定：主要用于切开复位后患者。内固定后患者可早期活动，尤其适合老年患者。

3. 功能训练　动静结合、主动与被动运动相结合、循序渐进。

基础巩固

骨折的病因及机制见表 3-42-1。

表 3-42-1　骨折的病因及机制

病因	机制	举例
直接暴力	骨折发生在暴力直接作用的部位，常伴有不同程度的软组织损伤	小腿被撞击处发生的胫腓骨骨干骨折
间接暴力	暴力通过传导、杠杆、旋转和肌肉收缩使肢体受力部位的远处发生骨折	跌倒时以手掌撑地，导致桡骨远端骨折
肌肉牵拉	肌肉突然猛烈收缩拉断其附着部位导致的骨折	肱骨结节撕脱骨折
积累性劳损	长期、反复、轻微的直接或间接外力可致使肢体某一特定部位骨折	远距离行军导致第 2、3 跖骨骨折
病理性骨折	由于骨质本身病变如骨髓炎、骨肿瘤，导致骨质破坏，轻微外力即可发生骨折	胫骨骨髓炎导致的骨折

第二节　常见的四肢骨折

一、锁骨骨折

（一）病因病理（★★）

多为间接暴力引起。锁骨中、外段骨折时，近段向后上移位，远端向前下移位。

（二）临床表现（★★★）

局部疼痛、肿胀、瘀斑、**患侧肩部下垂**。

（三）治疗要点（★★）

①三角巾悬吊3~6周：适用于儿童青枝骨折、成人无移位骨折。②**"8"字绷带固定**。③必要时手术。

二、肱骨髁上骨折

肱骨髁上骨折是在肱骨干与肱骨髁交界处发生的骨折。多见于10岁以下儿童。

（一）病因病理（★★）

1. 伸直型　较常见。多因间接暴力引起。骨折近侧端常损伤肱前肌，压迫或损伤正中神经和肱动脉，造成前臂缺血性肌挛缩。骨折远侧端向侧方移位可挫伤桡神经或尺神经。

2. 屈曲型　少见。很少合并血管和神经损伤。

（二）临床表现（★★★）

1. 症状　受伤后肘部出现疼痛、肿胀和功能障碍，**肘后凸起**，患肢处于半屈曲位，可有皮下瘀斑。

2. 体征

（1）有骨摩擦音及反常活动，肘部可扪到骨折断端，**肘后三角关系正常**。

（2）若正中神经、尺神经或桡神经受损，可有手臂感觉异常和运动功能障碍。

（3）若**肱动脉**挫伤或受压，可因前臂缺血而表现为局部肿胀、剧痛、皮肤苍白、发凉、麻木，桡动脉搏动减弱或消失，被动伸指疼痛等。

（4）与肱骨髁上骨折相关的缺血性肌挛缩，可导致爪形手或后遗肘内翻畸形。

（三）治疗要点（★★）

1. 复位固定　局部肿胀轻，无血管神经损伤的可局麻下手法复位，后石膏托固定4~5周。

2. 持续骨牵引　对受伤后时间较长、肘部肿胀严重并有水疱形成，但末梢血运良好者，可行尺骨鹰嘴牵引，肿胀消退后，即可进行手法复位。

3. 必要时切开复位内固定。

（四）护理重点（★★★）

复位固定后尽早开始手指及腕关节屈伸活动，如握拳、伸指、腕关节屈伸及肩关节活动；4~6周在去除外固定后，进行肘关节屈伸功能锻炼，手术切开复位且内固定牢固的患者，术后2周即可活动肘关节。

三、桡骨远端伸直型骨折（Colles骨折）

Colles骨折是发生在桡骨远端关节面3cm段内的伸直型骨折，多见于老年人。

（一）病因病理（★★）

由间接暴力所致。跌倒时前臂旋前，腕关节背伸，手掌着地。

（二）临床表现（★★★）

腕关节明显肿胀，疼痛，功能障碍。**手腕侧面可呈"餐叉"畸形；正面呈"枪刺样"畸形（2016）**。

（三）治疗要点（★★）

手法复位后在旋前、屈腕、尺偏位用石膏或小夹板固定2周。水肿消退后，改为中立位固定。必要时手术。

（四）护理重点（★★★）

复位固定后尽早开始手指伸屈和用力握拳活动，并进行前臂肌肉舒缩运动。4~6周后可去除外固定，逐渐开始腕关节活动。

四、股骨颈骨折

股骨颈骨折多发生于老年人，以女性多见。

（一）病因病理（★★）

1. 按骨折线部位分类　①头下骨折。②经颈骨折。③基底骨折。

头下骨折和经颈骨折属于关节囊内骨折，骨折不易愈合，易造成股骨头缺血坏死。基底骨折由于两骨折端的血液循环良好而较易愈合。

2. 按骨折线角度（X 线片表现）分类

（1）内收骨折：远端骨折线与两髂嵴连线的延长线所形成的角度（Pauwels 角）大于 50°，属于不稳定骨折。

（2）外展骨折：Pauwels 角小于 30°，属于稳定骨折。

（二）临床表现（★★★）

1. 症状　老年人跌倒后髋部疼痛，下肢活动受限，不能站立或行走。嵌插骨折的患者仍能行走，但数日后髋部疼痛逐渐加重，活动后更痛。

2. 体征　患肢有短缩，呈 45°~60°外旋畸形；髋部有压痛，叩击足跟部或大粗隆部时髋部疼痛，大转子明显突出。

（三）治疗要点（★★）

1. 非手术治疗　适用于年龄过大，全身情况差，或合并有严重心、肺、肾、肝等功能障碍者。应尽早预防和治疗全身并发症，待全身情况允许后尽快手术治疗。

（1）对 24 小时内可完成手术者，可穿防旋鞋。

（2）对 24 小时内不能完成者，应行下肢外展中立位皮牵引或胫骨结节牵引。

2. 手术治疗　是绝大多数患者**首选**的治疗方式。

（1）闭合复位内固定：在 X 线透视下手法复位成功后，在股骨外侧作内固定。

（2）切开复位内固定：用于手法复位失败、固定不可靠或陈旧骨折患者。

（3）人工关节置换术。

（四）护理要点

1. 保持适当体位，防止骨折位移

（1）患肢制动时呈**外展中立位**，可穿防旋矫正鞋固定，防止髋关节外旋或脱位。

（2）变换体位：卧床期间不可侧卧，不可使患肢内收，坐起时不能交叉盘腿。

（3）正确搬运患者：尽量避免搬运或移动患者，搬运时将髋关节与患肢整个托起。

2. 指导患者正确活动

（1）指导患肢股四头肌的等长舒缩、踝关节和足趾屈伸旋转运动。每天多次，每次 5~20 分钟。

（2）指导患者进行双上肢及健侧下肢的全范围关节活动和功能锻炼。

（3）非手术治疗的患者：见图 3-42-1。

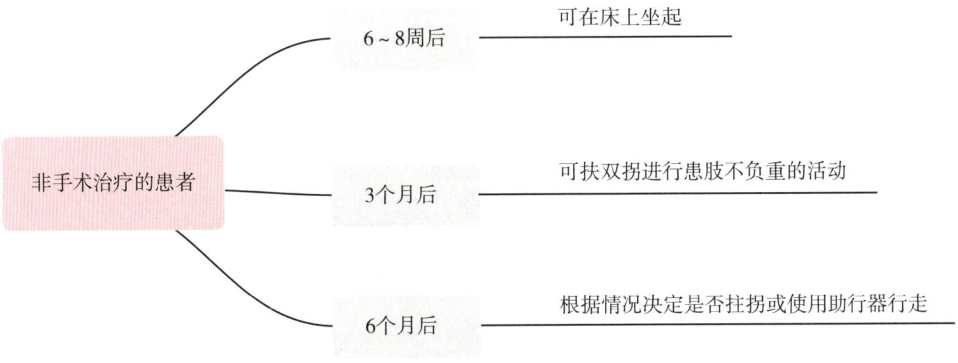

图 3-42-1　非手术治疗的患者

（4）**人工关节置换术：**在术后 3 个月内，避免屈髋大于 90°和下肢内收超过身体中线。因此应避免**下蹲**、**坐矮凳**、坐沙发、跪姿、**盘腿**、过度内收或外旋、交叉腿站立、**跷二郎腿**或过度**弯腰拾物**等动作；侧卧时健肢在下，患肢在上，两腿间夹枕头；上楼时健肢先上，下楼时患肢先下。

五、股骨干骨折

（一）病因病理（★★）

股骨干骨折是指股骨转子以下、股骨髁以上部位的骨折，多见于青壮年。多由强大的直接或间接暴力所致。

（二）临床表现（★★★）

局部疼痛、肿胀和畸形较明显，活动障碍，远端肢体异常扭曲，出现反常活动、骨擦音。可因大出血而休克。

（三）治疗要点（★★）

皮牵引用于3岁以内小儿，牵引重量以能使臀部稍悬离床面为宜。骨牵引用于成人股骨干骨折。

（四）护理重点（★★★）

加强功能锻炼促进康复，指导患者练习患肢股四头肌的等长舒缩、膝关节伸直。

六、胫腓骨干骨折

胫腓骨干骨折指胫骨平台以下至踝以上部分发生的骨折。是长骨骨折最常见的一种，占全身骨折的4%。

（一）病因病理（★★）

1. 直接暴力　多为直接暴力打击和压轧所致，多为开放性骨折。

2. 间接暴力　多由高处坠落、滑倒等所致。骨折线呈斜形或螺旋形。儿童胫腓骨干骨折多为青枝骨折。

（二）临床表现（★★★）

局部疼痛、肿胀，可出现反常活动和畸形。开放性骨折可见骨折端外露。小儿青枝骨折表现为不敢负重和局部压痛。常伴有腓总神经或腘动脉损伤的症状和体征。

（三）治疗要点（★★）

目的是矫正畸形，恢复胫骨上、下关节面的平行关系，恢复肢体长度。

1. 稳定的胫腓骨干横形骨折或短斜形骨折可在手法复位后用小夹板或石膏固定。

2. 不稳定的胫腓骨干双骨折可采用跟骨结节牵引，纠正缩短畸形后行手法复位，小夹板固定。10~12周后可下地负重行走。

3. 手术复位即术后4~6周可负重行走。

七、四肢骨折患者的护理

（一）护理评估（★★★）

1. 健康史　受伤史。

2. 身体状况。

（二）护理措施（★★★）

1. 促进神经循环功能的恢复

（1）预防和纠正休克：根据医嘱输液、输血；及时处理出血。

（2）保暖。

（3）取合适体位，促进静脉回流：休克患者取平卧位；患肢肿胀时抬高患肢，使之高于心脏水平。但若疑有骨筋膜室综合征，则避免患肢高于心脏水平。患肢制动后，固定关节于**功能位**；股骨转子间骨折牵引治疗者，患肢需取外展内旋位，足踝保持于功能位，避免受压，造成足下垂畸形。

（4）加强观察：意识、生命体征、尿量和末梢循环等。

2. 减轻疼痛　①药物镇痛。②物理镇痛：局部冷敷、抬高伤肢等减轻伤肢水肿，热疗和按摩可减轻肌痉挛引起的疼痛。

3. 预防感染　①监测患者有无感染症状和体征。②加强伤口护理。③合理应用抗菌药。④无禁忌者可经常变换卧姿。

4. 指导功能锻炼

（1）伤后1~2周：四肢肌肉的等长舒缩练习。

（2）伤后2周以后：骨折部位上、下关节的活动。

（3）伤后6~8周：加强患肢活动范围和肌力训练。

5. 牵引术的护理

（1）保持有效牵引：①注意牵引重锤须保持悬空。②保持对抗牵引力量。颅骨牵引时，应抬高床头；下肢牵引时，应抬高床尾15~30cm。③牵引方向与肢体长轴应成直线，以达到有效牵引。④每日测量肢体长度，两侧对比，防止牵引力量不足或过度牵引。

（2）预防感染：骨牵引时，穿针处以无菌敷料覆盖。每日用75%乙醇消毒穿针处。

（3）皮肤护理：若有水疱，可用注射器抽吸并予换药；若水疱面积较大，立即去除胶布，暂停牵引或换用其他牵引方法。

（4）预防并发症

1）**足下垂**：腓总神经受压引起。足部应保持功能位，足部不压重物，定时做距小腿关节活动，以预防足下垂。

2）牵引针、弓脱落：多系牵引针打入太浅，螺母未拧紧或术后未定期拧紧引起。

6. 石膏绷带固定术的护理

（1）石膏干固前

1）加快干固：提高室温或用灯泡烤箱、红外线照射。

2）搬运：**手掌平托**石膏固定的肢体，严禁用**手指托扶和压迫**，以防局部向内凹陷。

（2）石膏干固后

1）保持石膏清洁干燥：石膏污染时可用少量洗涤剂擦拭，清洁后立即擦干。

2）保持有效固定。

（3）并发症的观察与处理

1）**骨筋膜室综合征**：注意评估“5P”征：**疼痛、苍白、感觉异常、麻痹及脉搏消失（2011）。若患者出现肢体血液循环受阻或神经受压的征象，应立即放平肢体，并通知医生，全层剪开固定的石膏，严重者需拆除（2011）。**

名师点拨：2种原因可引起骨筋膜室综合征。一种是骨筋膜内肿胀、出血，压力增高，此种常见于前臂或小腿骨折。另一种是肢体包扎过紧，尤其是石膏包扎。

2）压力性损伤：包扎前覆盖衬垫，包扎时严禁有手指按压，要用手掌抚平，绷带平整无褶。

3）**化脓性皮炎**：主要表现为局部持续性疼痛、形成溃疡、有恶臭及脓性分泌物流出或渗出石膏，应及时开窗检查及处理。

4）**石膏综合征**：绷带缠绕不可过紧，上腹部开窗，患者少食多餐。

5）**失用综合征**：石膏固定期间，应加强肢体的功能锻炼。

第三节　脊柱骨折及脊髓损伤

一、脊柱骨折

脊柱骨折以胸腰段脊柱（$T_{10\sim12}$）骨折最多见。

（一）病因病理、分类（★★）

1. 主要原因是暴力，多数由间接暴力引起。

2. 颈椎骨折可分为屈曲型损伤、过伸性损伤、垂直压缩性损伤；胸腰椎骨折可分为稳定性爆破型骨折等和不稳定性爆破型骨折等。

（二）临床表现（★★★）

损伤部位疼痛、肿胀，有明显压痛和活动受限。颈、胸、腰段骨折有后突畸形。严重者截瘫，丧失生活自理能力。

（三）辅助检查（★★）

1. **X线**　首选检查方法，有助于明确骨折的部位、类型和移位情况。

2. CT、MRI　显示骨折情况及确定脊髓损伤的程度和范围。

（四）急救搬运（★★）

3 人平托患者，同步行动，将患者放在硬板上，严禁弯腰扭腰，若有颈椎损伤，需一人牵引固定头部。

名师点拨：颈椎骨折患者应采用 4 人搬运法，将患者平放在木板上，严禁肩扛、背驼，防止引起脊神经损伤。

（五）治疗要点（★★）

1. 抢救生命　脊柱损伤伴有颅脑、胸、腹腔脏器损伤或并发休克时，首先处理紧急问题，抢救生命。

2. 卧硬板床　胸腰椎骨折和脱位，单纯压缩骨折若椎体压缩不超过 1/5 者，可仰卧于硬板床上，在骨折部加枕垫，使脊柱过伸。

3. 复位固定　较轻的颈椎骨折和脱位者用枕颌带做卧位牵引复位；明显压缩移位者做持续颅骨牵引复位。牵引重量 3~5kg，复位后用头颈胸石膏固定 3 个月。胸腰椎复位后用石膏背心、腰围或支具固定。

4. **腰背肌锻炼**　单纯压缩骨折卧床 3 日后开始进行，利用双踝悬吊或两桌复位法，使脊柱过伸，让压缩的椎体自行复位，恢复原形状。

二、脊髓损伤

脊髓损伤是脊柱骨折脱位最严重的并发症，多发生于颈椎下部和胸腰段。

（一）病因病理（★★）

1. **脊髓震荡**　属最轻微的脊髓损伤，损伤平面以下的感觉、运动、反射及括约肌功能全部丧失，常在数分钟或数小时内恢复。

2. 脊髓挫伤和出血　脊髓外观完整，但内部可有出血、水肿、神经细胞破坏和神经传导纤维束的中断。

3. **脊髓断裂**　预后极差。

4. 脊髓受压　若能及时解除压迫，脊髓功能可望得到部分或完全恢复；反之瘫痪难以恢复。

5. 马尾神经损伤　第 2 腰椎以下的骨折脱位可引起马尾神经损伤，受伤平面以下出现弛缓性瘫痪。

（二）临床表现（★★★）

1. 脊髓损伤　主要表现为受伤平面以下单侧或双侧感觉、运动、反射的全部丧失（完全瘫痪）或部分丧失（不完全瘫痪）。

（1）脊髓损伤分段表现：见图 3-42-2。

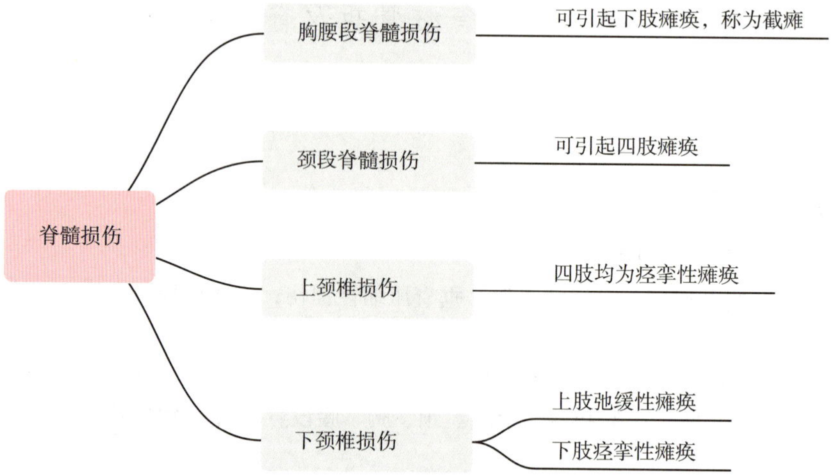

图 3-42-2　脊髓损伤

（2）**脊髓半切征（Brown-Sequard 征）**：为脊髓的半横切损伤。**损伤平面以下同侧肢体的运动和深感觉消失，对侧肢体的痛觉和温觉消失（2010）**。

2. 脊髓圆锥损伤 第 1 腰椎骨折所致。表现为会阴部皮肤鞍状感觉缺失，括约肌功能丧失致大小便不能控制和性功能障碍。双下肢的感觉和运动仍保留正常。

3. 马尾神经损伤 表现为受伤平面以下弛缓性瘫痪，有感觉和运动功能障碍，括约肌功能丧失，腱反射消失。

（三）辅助检查（★★）

参见本节"脊柱骨折"的辅助检查。

（四）并发症（★★）

1. 呼吸道并发症 感染及呼吸衰竭（严重并发症）。

2. 泌尿系统感染及结石。

3. 其他 皮肤压力性损伤、便秘等。

易错知识梳理

呼吸道感染与呼吸衰竭是颈脊髓损伤的严重并发症。

（五）治疗要点（★★★）

1. 固定和局部制动 采用枕颌带或持续颅骨牵引复位，以防因损伤部位移动而产生脊髓再损伤。

2. 应用激素治疗、脱水与甲泼尼龙冲击疗法减轻脊髓水肿和继发性伤害，同时早期应用高压氧治疗。

3. 手术治疗 尽早解除对脊髓的压迫和恢复脊柱的稳定性。

三、护理

（一）护理评估（★★★）

健康史、身体状况。

（二）护理措施（★★★）（2018）

1. 非手术治疗护理/术前护理

（1）心理护理。

（2）甲泼尼龙冲击疗法的护理：严格遵医嘱按要求输液，密切观察患者的生命体征变化。

（3）并发症的预防与护理

1）呼吸衰竭与呼吸道感染：是颈脊髓损伤的严重并发症。颈脊髓损伤时肋间肌麻痹，患者主要依靠腹部呼吸生存，若膈神经麻痹，膈肌运动障碍，易发生呼吸衰竭；呼吸道感染是晚期死亡常见原因。护理中应注意观察患者的呼吸功能、给予氧气吸入、减轻脊髓水肿、保持呼吸道通畅、控制感染。

2）高热和低温：颈脊髓损伤后，自主神经系统功能紊乱，机体可出现高热或低温。降温和复温以物理方式为主。

3）泌尿系统感染和结石：脊髓损伤者可出现尿潴留和尿失禁。患者需长期留置导尿管，容易发生泌尿系统感染与结石，男性患者还会发生附睾炎。主要护理措施：①留置导尿管或间歇导尿。在脊髓休克期持续引流尿液，2~3 周后改为每 4~6 小时开放 1 次尿管，以防**膀胱萎缩**。②进行排尿训练。③预防感染。鼓励患者多饮水。

4）便秘：肠道的神经功能失调，活动减少和饮水减少。护理措施：多食富含膳食纤维的食物、作腹部按摩，给予灌肠或服用缓泻剂。

5）压力性损伤：截瘫患者长期卧床，皮肤知觉丧失，易发生压力性损伤。应加强皮肤护理，预防压力性损伤。

2. 术后护理

（1）体位：瘫痪肢体保持关节于功能位，防止关节屈曲、过伸或过展。

（2）观察感觉与运动功能：当出现瘫痪平面上升、肢体麻木、肌力减弱或不能活动时，应立即通知医生，及时处理。

（3）引流管护理：观察引流量与引流液颜色，保持引流通畅，以防积血压迫脊髓。

（4）活动：指导患者练习床上坐起，使用轮椅等辅助工具。对于瘫痪肢体应每日做被动的全范围关节活动和肌肉按摩。

第四节　骨盆骨折

一、病因病理（★★）

骨盆骨折多由直接暴力挤压骨盆所致，多伴有静脉丛和动脉大量出血以及盆腔内脏器的损伤。年轻人骨盆骨折主要是由交通事故和高处坠落引起，老年人最常见的原因是摔倒。

二、临床表现（★★★）

1. 严重的骨盆骨折伴大量出血时，常合并休克。
2. 局部肿胀、压痛、畸形、会阴部瘀斑，**肢体不对称**。
3. **骨盆分离试验和骨盆挤压试验阳性**。
4. 若膀胱和尿道损伤可出现尿血；腹内器官损伤可出现急腹症症状和休克症状。

三、辅助检查（★★）

X线检查可显示骨折类型及骨折块移位情况。

四、常见并发症（★★★）

失血性休克、腹膜后血肿、膀胱和后尿道损伤、直肠损伤、神经损伤、脏器损伤、脂肪栓塞与静脉栓塞。

五、治疗要点（★★）

首先处理休克和各种危及生命的并发症，再处理骨折。

1. 非手术治疗

（1）卧床休息：骨盆边缘骨折、骶尾骨骨折应根据损伤程度卧硬板床休息3~4周，以保持骨盆的稳定。

（2）复位与固定：不稳定性骨折可用骨盆兜带悬吊牵引、髋人字石膏、骨牵引等。

2. 手术治疗　骨盆环双处骨折伴骨盆变形者，多主张手术复位及内固定，再加上外固定支架。

六、护理措施（★★★）

1. 补充血容量和维持正常的组织灌注　①观察生命体征。②及时按医嘱输血和补液。③及时止血和处理腹腔内脏器官损伤。

> 名师点拨：骨盆骨折合并腹腔内脏器损伤出现休克征象时，首要措施是建立静脉通道，便于输血输液，再开腹探查。

2. 骨折愈合后方可**患侧卧位**。
3. 根据骨折的稳定性和治疗方案，与患者一起制订适宜的锻炼计划并指导其实施。

第五节　关节脱位

一、概述

（一）定义（★★）

关节脱位指骨与骨之间相对关节面失去正常的对合关系。

（二）病因（★★）

1. **创伤性脱位**　最常见，多发于青壮年，主要由外来暴力间接作用于正常关节引起。
2. 先天性脱位　因胚胎发育异常而致关节先天性发育不良，出生后即发生脱位。
3. 病理性脱位　关节结构发生病变，骨端遭到破坏，不能维持关节面的正常对合关系。
4. 习惯性脱位　创伤性脱位后关节结构不稳定，轻微外力即可导致再脱位。

（三）分类（★★）

按脱位程度分类，可分为全脱位或半脱位。按远侧骨端的移位方向分类，可分为前脱位、后脱位、侧方脱位、中央脱位。按脱位发生时间分类，可分为新鲜性脱位、陈旧性脱位（2 周为限）。按脱位后关节腔是否与外界相连通分类，可分为闭合性脱位、开放性脱位。

（四）病理（★★）

关节囊破裂、韧带损伤、局部出血，关节粘连，功能障碍，创伤性关节炎等。

（五）临床表现（★★★）

1. 一般症状　关节疼痛、肿胀、局部压痛及关节功能障碍。
2. **特有体征　畸形（2010）、弹性固定、关节盂空虚**。

（六）辅助检查（★★）

常用 X 线检查。关节正侧位片可确定有无脱位及脱位的方向、程度等。

（七）并发症（★★）

关节内外骨折，血管、神经损伤，骨化性肌炎，创伤性关节炎。

（八）治疗要点（★★★）

1. **复位　以手法复位为主，早期复位容易成功，功能恢复好。复位成功的标志是被动活动恢复正常，骨性标志恢复，X 线检查提示已复位（2019）**。
2. 固定　一般固定 2~3 周。
3. 功能锻炼　固定期进行关节周围肌和其他关节的主动活动；固定解除后，逐步扩大创伤关节的活动范围。

二、常见关节脱位

（一）肩关节脱位

1. 病因病理（★★）　多由间接暴力引起。由于肩关节前下方组织薄弱，因此以**前脱位**多见。
2. 临床表现（★★★）

（1）症状：关节疼痛，周围软组织肿胀，活动受限。常用健侧手扶持患肢前臂，**头倾向患肩**。

（2）体征：**关节盂空虚，肩峰突出，呈方肩畸形（2023）**，患肢较对侧长。**杜加斯（Dugas）征阳性（2015/2023）**，即患侧手掌搭到健侧肩部时，肘部不能贴近胸壁；患侧肘部紧贴胸部时，手掌不能搭到健肩。

3. 辅助检查（★★）　X 线片可显示脱位类型及有无骨折。
4. 治疗要点（★★★）

（1）复位：常用的手法复位有手牵足蹬法和悬垂法。当合并大结节骨折、肩胛盂骨折移位、软组织嵌入等，行切开复位。

（2）固定：三角巾悬吊上肢，肘关节内收、内旋、屈曲 90°。固定 3 周。

（3）固定期间活动腕部和手指。3 周后进行弯腰、垂臂、甩肩锻炼。

（二）肘关节脱位

肘关节脱位发病率仅次于肩关节，脱位后局部肿胀明显，如不及时复位，易导致前臂缺血性痉挛。

1. 病因病理（★★） 多由间接暴力引起。跌倒时肘关节呈伸直位，易发生生肘关节后脱位；此类最为常见。

2. 临床表现（★★★） 肘关节局部疼痛、肿胀，功能受限，处于半屈位。肘部变粗后突，前臂缩短，**肘后三角关系失常（2015）**。**鹰嘴后突**，可触及肱骨下端。

名师点拨：肘关节脱位，肘后三角关系正常；肱骨髁上骨折，肘后三角关系正常。

3. 辅助检查（★★） X线检查。

4. 治疗要点（★★★）

（1）复位：尽早手法复位。

（2）固定：用超关节夹板或长臂石膏托固定于屈肘90°，再用三角巾悬吊于胸前，一般固定3周。

（3）功能锻炼：固定期间，可做伸掌、握拳、手指屈伸等活动，同时在外固定保护下做肩、腕关节、手指活动。去除固定后，练习肘关节的屈伸、前臂旋转活动及锻炼肘关节周围肌力。

（三）髋关节脱位

1. 病因病理（★★） 髋关节脱位往往由于强大暴力引起。可分为前脱位、后脱位和中心脱位。**以后脱位**最常见。

2. 临床表现（★★★） 疼痛，主动活动功能丧失，被动活动时疼痛剧烈。髋关节后脱位时，关节呈**屈曲、内收、内旋畸形**，伤肢缩短，可触及股骨头。

3. 辅助检查（★★） X线检查。

4. 治疗要点（★★★）

（1）复位：复位宜尽早进行，48小时后再复位较为困难。

（2）固定：持续皮牵引，穿丁字鞋固定患肢3～4周，以保持患肢处于**伸直、外展位**，防止髋关节屈曲、内收、内旋的功能位。

（3）功能锻炼：固定期间进行股四头肌收缩锻炼及其余未固定关节的活动。3周后开始活动关节；4周后扶拐下地活动，3个月内，患肢不负重。

三、护理

（一）护理评估（★★★）

健康史、身体状况。

（二）护理措施（★★★）

1. 体位 抬高患肢并保持患肢于关节的功能位。

2. 缓解疼痛 受伤24小时内冷敷，24小时后热敷；移动患者时托扶患肢。

3. 病情观察

（1）定时检查患肢末端血运、皮肤颜色、温度等，若发现患肢苍白、发冷、大动脉搏动消失，提示有大动脉损伤的可能。

（2）动态观察患肢的感觉和运动，以了解神经损伤的程度和恢复情况。

（3）对皮肤感觉功能障碍的肢体要防止烫伤。

4. 维护皮肤的完整性，预防压力性损伤。

第六节 断肢再植

断肢再植是指将完全离断或不完全离断的肢体采用显微外科手术技术对其进行清创、血管吻合、骨骼固定、修复肌腱和神经，使其存活并最大程度地恢复其功能。

一、病因病理（★★）

1. 切割伤 断面比较整齐，再植后存活率较高。

2. 碾压伤 创伤较重，但局限，再植后也可取得较好效果。

3. 撕裂伤 修复困难成活率及功能恢复较差。

二、临床表现（★★★）

1. 全身表现 大的肢体离断，由于出血和剧烈疼痛可引起休克。

2. 局部表现 完全离断时肢体远端与近端没有任何组织相连。不完全离断时伤肢软组织大部分离断，断面有骨折或脱位。

三、治疗要点（★★）

1. 现场急救 包括止血、包扎、断肢保存和快速转运，同时要注意伤员全身情况，有无休克。

（1）止血：压迫包扎止血，无效可应用止血带止血。

（2）包扎：无菌敷料包扎，对尚有少量组织相连可用夹板固定。

（3）**断肢保存（2011/2019/2021）**：尽快用无菌或清洁敷料包裹离断的肢体，并立即**干燥冷藏**保存，方法是将包裹好的断肢放入清洁的塑料袋内，再将其放入有盖的容器中，周围加放冰块，保持在4℃左右。**严禁冲洗、浸泡、涂药**。

（4）快速转运：断肢缺血时间过长会发生坏死，需6小时内进行手术。严禁冷冻。

2. 手术治疗。

3. 手术后护理

（1）一般护理

1）了解手术情况：骨折固定，肌腱、血管、神经修复情况，手术是否顺利。

2）手术后卧床10~14日，适当限制活动。

（2）病情观察

1）全身观察：注意生命体征变化及尿量，并记录24小时液体出入量。

2）再植肢体观察：①制动及抬高患肢，患肢适当限制活动。②局部皮温测量，手术后10日内，每1~2小时测量1次，如皮温突然下降3℃以上，提示静脉栓塞。③观察再植肢体的颜色、肿胀、毛细血管回流情况。皮肤由红润变苍白、皮温降低、指腹塌陷、毛细血管充盈时间延长超过2秒、动脉搏动减弱或消失，提示动脉痉挛或栓塞，即**动脉危象**。若皮色暗紫、皮温下降、指腹肿胀及毛细血管充盈时间缩短（<1秒）、动脉搏动存在提示静脉回流受阻，即**静脉危象**。血管危象易发于手术后72小时内，一旦发生立即通知医生及时处理。

（3）预防感染：手术后1~2周内要求室温在20~25℃，湿度50%~60%，专人护理，限制探视。肌注抗生素预防感染。

（4）用药护理：遵医嘱及时应用抗凝药及血管扩张药，同时应用镇静镇痛药，以减轻疼痛。

（5）功能锻炼：手术后功能锻炼遵循循序渐进和主动锻炼为主的原则。

名师点拨：术后3周左右，康复护理重点是预防和控制感染，可用红外线理疗等方法。术后4~6周康复应以主动活动为主，练习患肢伸曲、握拳等动作。术后6~8周，应加强受累关节的主动活动，患肢做提、挂、抓等练习。

四、护理措施（★★★）

（1）一般护理：了解损伤及急救情况，肢体缺血时间，有无伴发性损伤及休克等。

（2）全身支持：包括输血补液预防休克及肾衰竭，应用抗生素预防感染等。

（3）术前准备：局部清理及手术区皮肤准备，急查血常规，留置导尿管及送检尿标本，通知手术室及麻醉科等。

实战演练

【A1 型题】

1. 脊柱骨折的形态，多属于

A. 裂缝骨折　　B. 横形骨折

C. 压缩性骨折　　D. 螺旋形骨折

E. 凹陷骨折

【答案】 C

【考点】 压缩性骨折

【解析】 脊柱骨折多由间接外力引起，为由高处跌落时臀部或足着地、冲击性外力向上传至胸腰段发生骨折；少数由直接外力引起，如房子倒塌压伤、汽车压撞伤或火器伤。脊柱骨折多为压缩性骨折，可以并发脊髓或马尾神经损伤，病情严重者可致截瘫，甚至危及生命。故选 C。

2. 损伤平面以下同侧肢体的运动和深感觉丧失，对侧肢体的痛觉和温度觉丧失称为

A. 脊髓断裂　　B. 脊髓挫伤

C. 脊髓休克　　D. 脊髓圆锥损伤

E. 脊髓半切征

【答案】 E

【考点】 脊髓半切征的概念

【解析】 脊髓半切征为脊髓的半横切损伤，是指损伤平面以下同侧肢体的运动和深感觉丧失，对侧肢体的痛觉和温度觉丧失。故选 E。

3. 鉴别肱骨髁上骨折与肘关节脱位，主要检查

A. 有无肿胀

B. 有无畸形

C. 肘后三角关系是否正常

D. 有无肱动动脉、静脉损伤

E. 有无桡神经损伤

【答案】 C

【考点】 肱骨髁上骨折与肘关节脱位的鉴别

【解析】 肘关节脱位时肘部变粗后突，前臂短缩，肘后三角关系失常。肱骨髁上骨折时局部明显压痛和肿胀，有骨摩擦音及反常活动，肘部可扪到骨折断端，肘后三角关系正常。其他选项均为两者的共有表现。故选 C。

4. 关于脊柱骨折患者的急救运送方法，正确的是

A. 1 人背负搬运

B. 1 人抱持搬运

C. 2 人抱持于硬板上搬运

D. 2 人平托于软担架上搬运

E. 3 人平托于硬板上搬运

【答案】 E

【考点】 脊柱骨折的急救

【解析】 身体被撞击、挤压时，由于脊柱过度屈曲或直接受外力作用而脱臼或骨折，若搬运不当可立即造成脊椎管内的骨髓损伤，使受损部位以下肢体瘫痪。正确搬运是由 3 ~ 4 人平托患者至木板上，再用绷带固定身体。即“脊柱伤，欲搬运，需多人，可平托，可木板，再固定治。”故选 E。

5. Dugas 试验阳性的关节脱位是

A. 腕关节　　B. 肘关节　　C. 肩关节

D. 髋关节　　E. 踝关节

【答案】 C

【考点】 肩关节脱位的表现

【解析】 肩关节脱位表现为肩部疼痛、肿胀、不能活动，以健手托扶患侧前壁，头部倾斜于患侧。三角肌塌陷，呈“方肩”畸形、原关节盂处空虚。Dugas 试验阳性，即患者患侧手掌搭在对侧肩上，患侧肘部不能紧贴胸壁；或肘部紧贴胸壁，手掌不能搭在对侧肩上。故选 C。

6. 属于骨折早期并发症的是

A. 脂肪栓塞　　B. 关节僵硬

C. 畸形愈合　　D. 创伤性关节炎

E. 缺血性骨坏死

【答案】 A

【考点】 骨折早期并发症

【解析】 骨折早期并发症有休克、脂肪栓塞综合征、重要内脏器官损伤、重要周围组织损伤与骨筋膜综合征。故选 A。

7. 关于骨折的治疗，下列不正确的是

A. 止血是骨折治疗的原则之一

B. 固定是使骨折部位恢复正常或接近正常的解剖位

C. 大多数骨折可手法复位

D. 固定的目的是使骨折部位稳定

E. 功能锻炼应循序渐进

【答案】 B

【考点】 骨折的治疗

【解析】 骨折的治疗包括：①复位是将移位的骨折段恢复正常或近乎正常的解剖关系，重建骨的支

架作用，是治疗骨折的首要步骤。②固定即将骨折维持在复位后的位置，使其在良好对位情况下达到牢固愈合，是骨折愈合的关键。③康复治疗即尽快地恢复患肢软组织的舒缩活动。促进患肢血液循环，消除肿胀；减少肌萎缩、保持肌肉力量；防止骨质疏松、关节僵硬和促进骨折愈合。故选 B。

8. 关节脱位的特征性表现是

A. 肿胀　　B. 淤血　　C. 弹性固定

D. 疼痛　　E. 活动受限

【答案】 C

【考点】 关节脱位的表现

【解析】 关节脱位的特征性表现有：①畸形。②弹性固定。③关节盂空虚。弹性固定是关节脱位的特征性表现。故选 C。

9. 影响骨折愈合最主要的因素是

A. 高龄　　B. 伤口感染

C. 粉碎性骨折　　D. 血液供应不良

E. 复位时过度牵引

【答案】 D

【考点】 骨折愈合的因素

【解析】 影响骨折愈合的因素如下。①全身因素：年龄、健康状况。②局部因素：骨折部位的血液供应、损伤程度、骨折断端情况及感染等。③治疗方法：如反复多次手法复位、牵引过度、固定不确切或不恰当的功能锻炼等，都会影响骨折的愈合。其中最主要的为骨折部位的血液供应。故选 D。

10. 以下移植方法存活率最高的是

A. 自体移植

B. 同质移植

C. 充分配血及组织配型后移植

D. 同种异体移植

E. 异种异体移植

【答案】 A

【考点】 移植排异反应强烈程度

【解析】 人体器官移植后会引起排斥反应。排斥反应是 T 淋巴细胞的细胞免疫反应，也是一种特异性免疫反应。免疫细胞识别抗原是由细胞膜表面的糖蛋白完成的。相对于被移植者来说，只有来自自体的组织，其表面的糖蛋白最容易和自体的 T 淋巴细胞“相安无事”。而其他几种移植来源都来自异体，也就更容易被 T 淋巴细胞识别并攻击，由其各自不同的特性决定了攻击的强弱。所以只有来自自体的组织移植是最容易被自身免疫系统接纳的，存活率也是最高的。故选 A。

11. 断离肢（指）体的现场保护方法是

A. 无菌敷料包裹后冷冻

B. 无菌或清洁敷料包裹后干燥冷藏

C. 无菌生理盐水冲洗后用无菌敷料包扎冷藏

D. 肝素盐水灌注后用无菌敷料包裹冷冻

E. 无菌处理后浸泡于 4℃左右的生理盐水中

【答案】 B

【考点】 断肢（指）保存

【解析】 完全离断的肢（指）体，原则上不做任何无菌处理，禁忌冲洗，涂药或浸泡。对断肢（指）进行干燥冷藏，用无菌敷料或清洁布类将断肢（指）包好后放入塑料袋内，再将其放入加盖的容器中，四周加放冰块。故选 B。

【A2 型题】

12. 患者，女，65 岁。晨练时跌倒，右手掌撑地后腕部剧烈疼痛，活动受限遂来院就诊。查体：右腕部明显肿胀畸形，活动受限，侧面观腕关节呈“银叉样”畸形，正面观呈“枪刺样”畸形。最可能的诊断是

A. 腕骨骨折　　B. Colles 骨折

C. Smith 骨折　　D. 孟氏骨折

E. 盖氏骨折

【答案】 B

【考点】 Colles 骨折的临床表现

【解析】 Colles 骨折指桡骨下端骨折中的伸直型骨折，即侧面看呈“银叉样”畸形，正面看呈“枪刺样”畸形，X 线检查可见骨折远端向桡、背侧移位，近端向掌侧移位，因此表现出典型的畸形体征。根据患者的特征性表现，可以诊断患者是 Colles 骨折。故选 B。

13. 患儿，男，11 岁。右肱骨中段斜形骨折后，曾行手法复位及小夹板外固定，下列并发症中哪项最易发生

A. 桡神经损伤及肱动脉损伤

B. 桡神经损伤及前臂缺血性肌挛缩

C. 骨折延迟愈合

D. 骨质疏松症

E. 肱骨远侧端缺血性骨坏死

【答案】 B

【考点】 右肱骨骨折的特点

【解析】 肱骨中下 1/3 处，桡神经与肱骨紧贴，骨折后断端可对桡神经产生牵拉、嵌压、撕裂等方面的力量，致桡神经损伤。另外，在复位和固定中，断

端尖锐骨面切割桡神经可造成断裂、挫伤，肱骨中段骨折易伤及肱动脉并造成前臂软组织严重损伤，造成血管损伤、肢体功能障碍和前臂缺血。故选 B。

14. 患者，男，55 岁。被车从下腹部碾过导致骨盆骨折。来院时面色苍白、腹痛，P 124 次/分、BP 65/30mmHg，腹肌紧张、腹腔穿刺抽出不凝血，无小便。此时不恰当的处理是

A. 建立静脉通道　　B. 给氧
C. 抽取血标本备血　　D. 搬动患者 X 线检查
E. 保暖

【答案】 D
【考点】 车祸伤患者的护理
【解析】 骨盆骨折有危及生命的并发症时应先抢救生命，对休克患者进行抗休克治疗。且搬动患者容易加重损伤。故选 D。

15. 患者，女，38 岁。意外事故中致左胫腓骨骨折，接诊时左小腿高度肿胀，皮温低，足背动脉触不清。应考虑并发症是

A. 内脏损伤　　B. 休克
C. 感染　　D. 愈合障碍
E. 骨筋膜室综合征

【答案】 E
【考点】 骨折并发症
【解析】 内脏损伤会有不同程度的腹痛，排除 A。休克时血压会下降、皮肤湿冷，排除 B。感染局部皮肤会有红、肿、热、痛的表现，体温会高，排除 C。愈合障碍为晚期并发症，排除 D。骨筋膜室综合征是四肢骨筋膜室内的肌肉和神经组织因急性严重缺血而发生的一系列病理改变，表现为肢体持续性剧烈疼痛，局部皮肤红、肿、热、痛，肢体远端毛细血管充盈时间延长，动脉搏动减弱或消失，可判断该患者发生了骨筋膜室综合征。故选 E。

16. 患者，女，56 岁。颅前窝骨折伴鼻漏，患者出现头痛、呕吐、食欲缺乏、反应迟钝、脉搏细弱、血压偏低，可能出现了

A. 颅内低压综合征　　B. 休克
C. 晕厥　　D. 颅内压升高
E. 脑出血

【答案】 A
【考点】 颅内低压综合征的临床表现
【解析】 颅内低压综合征表现为剧烈头痛、呕吐、眩晕、食欲缺乏、反应迟钝、脉搏细弱、血压偏低等。头痛在立位时加重，卧位时缓解。故选 A。

17. 患者，女，78 岁。因髋骨骨折，在家卧床已 1 个月，主诉臀部触痛麻木。查体：臀部皮肤局部红肿。下列指导中不妥的是

A. 避免局部长期受压
B. 适当增加营养
C. 避免潮湿摩擦
D. 局部可用棉垫包扎，避免直接与床铺接触
E. 红外线照射

【答案】 D
【考点】 压力性损伤的护理
【解析】 患者发生压力性损伤的危险因素有长期卧床致局部长期受压、老人营养状况欠佳。A、B、C 可解除其危险因素。红外线照射可促进伤口愈合。使用圈状垫，如橡胶气垫和棉垫可致溃疡。故选 D。

【A3/A4 型题】

（18～20 题共用题干）

患儿，女，7 岁。不慎跌倒时以手掌撑地，倒地后自觉右肘上部剧烈疼痛，大哭，被立即送往医院。查体可见上臂成角畸形，轻度肿胀，肘后三角关系正常，不敢用右手取物。

18. 该患者最可能出现

A. 肘关节脱位　　B. 桡骨上端骨折
C. 尺骨上端骨折　　D. 肱骨髁上骨折
E. 肘部软组织挫伤

【答案】 D
【考点】 常见四肢骨折
【解析】 肘关节脱位，肘后三角关系不正常，A 排除。桡骨上端骨折可见桡骨小头处有明显疼痛感，压痛及前臂旋转痛，桡骨头处肿胀，除肘关节屈伸受影响外，主要表现为前臂的放置活动明显障碍，排除 B。尺骨上端骨折局部肿胀明显，骨皮质亦可伴皮下淤血，压痛较剧烈，有时可能触及骨折裂隙或有骨擦感。肘关节呈半屈状，伸屈功能障碍，C 排除。肱骨髁上骨折患者多见于儿童，有外伤史，伤后肘关节局部不能活动，肿胀明显。肘部三角关系存在，表示未脱位。肘处于半屈位，肘窝饱满。根据题意可知该患者就是肱骨髁上骨折。故选 D。

19. 除了 X 线片外，作出该诊断的主要依据是

A. 局部剧烈疼痛　　B. 上臂成角畸形
C. 肘部轻度肿胀　　D. 不敢用右手取物
E. 肘后三角关系正常

【答案】 B
【考点】 肱骨髁上骨折的诊断依据
【解析】 肱骨髁上骨折后，肘关节处可见畸形，

上臂成角畸形，但肘后三角关系正常，临床症状结合X线片结果可判断。故选B。

20. 对该患儿的观察重点为是否合并

A. 伤口感染　B. 皮肤划伤

C. 脊髓损伤　D. 肘部软组织损伤

E. 肱动脉损伤

【答案】 E

【考点】 肱骨髁上骨折并发症

【解析】 当肱骨髁上骨折时容易合并肱动脉损伤，易造成出血，导致缺血性肌痉挛。故选E。

第四十三章　常见骨关节感染患者的护理

考点直击

年份	分值	考点
2023	1	髋关节结核的治疗要点
2021	1	髋关节结核
2020	1	脊柱结核的 CT 检查
2017	1	骨与关节结核的病因病理

考点集萃

第一节　化脓性骨髓炎

化脓性骨髓炎是化脓性细菌引起的骨膜、骨皮质和骨髓组织的炎症。以急性血源性骨髓炎多见，常发生于儿童和少年长骨的干骺端。

一、急性血源性化脓性骨髓炎

（一）病因病理（★★）

最常见致病菌是**溶血性金黄色葡萄球菌**。

（二）临床表现（★★★）

1. 局部表现　早期为**患部剧痛**，当形成骨膜下血肿时，疼痛反而减轻，但局部红、肿、热和压痛更明显。

2. 全身表现　起病急骤，有寒战、高热、烦躁不安等表现。

（三）辅助检查（★★）

1. 实验室检查　白细胞计数增多。红细胞沉降率加快，C 反应蛋白升高。在寒战、高热或应用抗生素之前抽血培养。

2. 影像学检查　X 线检查早期无异常。发病 2 周后出现**虫蚀样**骨破坏。

3. 局部脓肿分层穿刺。

（四）治疗要点（★★）

关键是早期诊断与治疗。

1. 非手术治疗

（1）支持治疗：高热时降温补液。

（2）抗感染治疗：早期足量联合应用抗生素，至少持续到症状消失后 **3 周**。

（3）局部制动：皮肤牵引或石膏托固定。

2. 手术治疗　非手术治疗 2~3 日仍不能控制炎症，即应尽早手术治疗。包括钻孔引流术与开窗减压术。

（五）护理措施（★★★）

1. 术前护理

（1）维持正常体温、卧床休息、降温、控制感染、加强观察。

（2）缓解疼痛制动、**抬高患肢**、给予镇痛药、妥善处理局部创口。

（3）加强全身和局部的护理，促进创口的愈合。

2. 术后护理

(1)保持引流通畅，输液瓶高于伤口60~70cm，引流袋低于伤口50cm，以利引流；术后24小时内连续快速灌洗，之后每2小时快速冲洗1次。

名师点拨：灌肠时灌肠筒距离肛门的距离为40~60cm；膀胱冲洗时冲洗溶液距床面60cm；阴道灌洗时灌洗筒与床沿的距离不超过70cm；急性骨髓炎时滴入瓶高于床面60~70cm。

(2)功能锻炼：急性期做患肢等长舒缩运动，炎症消退后进行关节功能锻炼。

二、慢性血源性化脓性骨髓炎

(一)病因病理(★★)

大多继发于急性血源性化脓性骨髓炎。病灶区域内有死骨、无效腔和窦道是慢性骨髓炎的基本病理变化。

(二)临床表现(★★★)

1. 症状 在病变静止阶段可无症状，急性发作时有发热、局部胀痛。

2. 体征

(1)急性发作时，患肢局部皮肤红、肿、热及压痛。

(2)畸形：患肢增粗变形，邻近关节畸形。幼年发病者，肢体可有短缩或内外翻畸形。

(3)瘢痕和窦道：常有多处瘢痕和窦道长久不愈。

(三)辅助检查(★★★)

X线片显示骨干失去原有外形，骨干内可见浓白致密的死骨。

(四)治疗要点(★★)

手术治疗为主，清除死骨和炎性肉芽组织；消灭无效腔。

(五)护理措施(★★★)

1. 维持体温在正常范围 高热时卧床休息，行物理或药物降温。

2. 缓解疼痛 抬高患肢并制动，按医嘱给予镇痛药。

3. 加强全身和局部的护理，促进创口的愈合 ①及时更换敷料，保持创口清洁和干燥。②保持引流通畅。③维持合适的药物灌注滴速。④遵医嘱及时应用抗生素。

第二节 化脓性关节炎

化脓性关节炎指发生在关节腔内的化脓性感染。好发于髋关节和膝关节。

一、病因病理(★★)

多由身体其他部位或邻近关节部位化脓性病灶内的细菌通过血液循环播散或直接蔓延至关节腔所致；最常见的致病菌为金黄色葡萄球菌。

名师点拨：致病菌主要为金黄色葡萄球菌的疾病有急性血源性骨髓炎、急性乳腺炎、痈、疖、手部感染、化脓性关节炎、新生儿脐炎、急性感染性心内膜炎等。

二、临床表现(★★★)

1. 症状 起病急骤，寒战、高热，体温可达39℃以上；可出现谵妄与昏迷，小儿多见惊厥。病变关节处疼痛剧烈。

2. 体征

（1）浅表关节病变者：局部可见关节红、肿、热及关节积液表现，压痛明显；浮髌试验可为阳性。患者关节多处于半屈曲位以缓解疼痛。

（2）深部关节病变者：髋关节因有皮下组织和周围肌覆盖，局部红、肿、热、压痛不明显，但关节内旋受限，常处于屈曲、外展、外旋位。

三、辅助检查（★★）

1. 实验室检查　血白细胞计数增多和中性粒细胞比例增高，红细胞沉降率增快。

2. X 线检查　早期可见关节周围软组织肿胀、关节间隙增宽；后期关节间隙变窄或消失，关节面毛糙，可见骨质破坏或增生；甚至出现关节畸形或骨性强直。

3. 关节腔穿刺　早期抽出液呈浆液性，中期关节液混浊，后期关节液为黄白色脓性，镜下可见大量脓细胞。

四、治疗要点（★★）

早期诊断、早期治疗是关键。

1. 非手术治疗

（1）全身治疗：早期、足量、全身性使用抗生素；支持治疗。

（2）局部治疗

1）**关节腔内注射抗生素**。

2）**关节腔灌洗**：适用于表浅大关节，如膝关节感染者。每日经灌注管滴入含抗生素的溶液 2000~3000ml，直至引流液清澈、细菌培养阴性后停止灌流；待引流数天至无引流液吸出、局部症状和体征消退即可拔管。

2. 手术治疗　关节切开引流、关节矫形术。

五、护理问题及护理措施（★★★）

参见化脓性骨髓炎。

第三节　骨与关节结核

一、概述

（一）病因病理（★★）

多为继发性结核病。**原发病灶多位于肺，经血行转移至骨与关节而发病（2017）**。最初病理变化是单纯性滑膜结核或单纯性骨结核，病情发展可致全关节结核。若继发感染，可形成瘘管或窦道，关节功能障碍。

（二）临床表现（★★★）

1. 全身症状　起病缓慢，患者常有低热、疲乏、盗汗、食欲缺乏、消瘦、贫血等慢性中毒症状。

2. 局部症状和体征

（1）症状：病变部位疼痛。儿童患者常有**夜啼**。

（2）体征：压痛、局部肿胀或关节积液；寒性脓肿；窦道与瘘管；截瘫；病理性脱位或病理性骨折。

3. 后遗症

（1）关节功能障碍。

（2）关节挛缩于非功能位，最常见的畸形为脊柱后凸畸形（驼背）。

（3）儿童骨骼破坏后发生肢体长度不等。

（三）辅助检查（★★）

1. 实验室检查　红细胞比容下降；红细胞沉降率增快；寒性脓肿穿刺抽脓，抗酸染色可查到抗酸杆菌。

2. 影像学检查　X 线检查、CT 检查、MRI 检查、核素骨显像协助诊断。

3. 超声波检查　可以探查深部寒性脓肿的位置和大小。

4. 关节镜检查及滑膜活检　对诊断滑膜结核有价值。

（四）治疗要点（★★★）

1. 手术治疗

（1）全身治疗

1）支持疗法：①注意休息，必要时卧床休息。②加强营养。③贫血者予以纠正贫血。

2）抗结核治疗：联合用药，一般用药2年。

名师点拨：抗结核药物治疗应遵循早期、联合、适量、规律和全程的原则。

（2）局部治疗

1）局部制动：①石膏、支架固定。②牵引。

2）局部注射抗结核药物。

2. 手术治疗　脓肿切开引流、病灶清除术、关节融合术、截骨术、关节成形术。

二、常见骨关节结核

（一）脊柱结核

在整个脊柱中，**腰椎结核**发病率最高。

1. 病理（★★）　椎体结核可分为中心型和边缘型两种。前者多见于10岁以下儿童，后者多见于成年人。

（1）中心型椎体结核：以骨质破坏为主，可出现死骨。

（2）边缘型椎体结核：病变发生在椎体上缘或下缘，以溶骨为主，死骨较少、较小或无。**椎间盘破坏**是此型的特征，并由此导致椎间隙变窄。

2. 临床表现（★★★）

（1）全身症状：发病慢，全身症状不明显。可有低热等慢性中毒症状。

（2）局部症状与体征

1）症状：局部钝痛，劳累、咳嗽、打喷嚏或持重物时可加重。

2）体征：①脊柱畸形和腰部活动受限。脊柱呈**后凸或侧凸畸形**，以胸段为明显。腰椎结核患者弯腰动作受限，为**拾物试验阳性**。②寒性脓肿和窦道。③压痛和叩击痛。受累椎体棘突处有压痛和叩击痛。④**截瘫**。出现肢体感觉、运动和括约肌功能障碍。

3. 辅助检查（★★）　X线检查、CT检查、MRI检查。

易错知识梳理

①X线检查：可见椎骨中心或边缘骨质破坏。②CT检查（2020）：清晰见到骨质破坏、可显示软组织变化和小的脓肿。③MRI检查：可发现早期病变，主要用于观察脊髓受压情况。

4. 治疗要点（★★★）

（1）非手术治疗

1）全身支持治疗：改善营养状况。

2）局部制动：制动、固定。卧硬板床休息。

3）抗结核治疗：可同时使用2~3种抗结核药物；一般应连续用药2年。

（2）手术治疗：病灶清除术、植骨融合术、矫形手术。

（二）髋关节结核（2021）

常见于儿童和青少年，以单侧性病变多见。

1. 病理（★★）　早期多为单纯滑膜结核和单纯骨结核，以前者较多见。单纯骨结核好发于股骨头、股骨颈和髋臼的髂骨部分。

2. 临床表现（★★★）

（1）全身症状：起病缓慢，患者常有低热等慢性中毒症状。

（2）局部症状和体征

1）症状：早期为髋部疼痛，劳累后加重。放射至膝部。小儿表现为夜啼并诉膝痛。

2）体征：跛行、寒性脓肿、病理性髋关节脱位。**4 字试验**检查髋关节的屈曲、外展或外旋运动，**托马斯（Thomas）征**判断髋关节有无屈曲畸形。

名师点拨：托马斯征用于判断检查髋关节有无屈曲畸形。患者仰卧于检查床上，检查者将其健侧髋骨、膝关节完全屈曲，使膝部尽可能贴近前胸，此时腰椎前凸完全消失而腰背平贴于床面。

3. 辅助检查（★★）

（1）X 线检查：早期可见股骨头及髋臼局限性骨质疏松，关节囊肿胀。后期关节间隙变窄，骨质不规则破坏，有死骨或空洞，可伴有病理性脱位。

（2）CT 和 MRI 检查：能清楚显示髋关节内积液及微小骨骼破坏病灶。

4. 治疗要点（★★★）（2023）

（1）单纯滑膜结核：全身抗结核治疗及局部关节穿刺注入抗结核药物，再行皮牵引及石膏固定。

（2）单纯骨结核：及早行病灶清除术，术后用皮牵引或髋人字石膏固定。

（3）全关节结核：早期行病灶清除术，术后皮牵引 3 周。晚期患者，同时作髋关节融合术。术后髋人字石膏固定 3~6 个月。

（三）膝关节结核

1. 病理（★★） 以炎性浸润和渗出为主，可有积液；进一步发展可形成全关节结核；后期形成寒性脓肿，穿破后成为窦道。

2. 临床表现（★★★）

（1）全身症状不典型，可有低热、乏力或食欲缺乏等症状。

（2）局部症状和体征

1）症状：膝关节疼痛及轻度活动受限。

2）体征：膝关节呈梭形肿胀，局部压痛、皮温升高；浮髌试验阳性。关节活动受限或功能障碍；寒性脓肿或窦道；屈曲畸形、关节半脱位、膝关节内外翻畸形或患肢短缩畸形。

3. 辅助检查（★★）

（1）实验室检查：血红细胞沉降率增快。

（2）影像学检查：早期滑膜结核的 X 线表现不明显，仅见髌上囊肿胀，股骨远端及胫骨近端出现骨质疏松。单纯骨结核病变位于中心者，有磨砂玻璃样改变，可见死骨、空洞。后期可见关节间隙狭窄或消失，严重者可见病理性脱位。

（3）关节镜检查：可获取活组织作病理学检查或作滑膜切除术。

4. 治疗要点（★★★）

（1）非手术治疗：较适用于单纯滑膜结核。或经关节腔穿刺抽液后注入抗结核药物。

（2）手术治疗：主要为病灶清除术。单纯骨结核者在病灶清除术后植骨，再石膏固定 3 个月。15 岁以上、关节破坏严重者，清除病灶后做膝关节加压融合术，4 周后拔除加压钢针，改用石膏固定 2 个月以上。

三、护理

（一）非手术治疗和术前护理（★★★）

1. 缓解疼痛　指导其采取合适的体位，局部制动，药物镇痛，抗结核治疗。

2. 饮食指导　给予高热量、高蛋白、高维生素饮食。

3. 加强用药指导和护理　观察抗结核治疗的效果，观察有无药物不良反应。

（二）术后护理（★★★）

1. 维持有效的气体交换　加强病情观察，保持呼吸道通畅，吸氧，加强术后伤口引流护理。

2. 康复护理

（1）休息：卧硬板床休息。翻身时协助轴式翻身。

（2）局部制动：以防病理性骨折、关节畸形、脊髓损伤和截瘫的发生及发展。石膏背心及石膏床固定时，应松紧适宜，防止局部受压；注意观察周围组织的血供。

（3）功能锻炼：视患者能力而定，循序渐进，持之以恒。

3. 抗结核药物治疗　术后继续用药最少 3 个月。

基础巩固

1. 脊柱结核　拾物试验阳性。
2. 髋关节结核　4 字试验、托马斯征阳性。
3. 膝关节结核　浮髌试验阳性。

实战演练

【A1 型题】

1. 下列关于急性血源性骨髓炎的描述，哪项是正确的

A. 最常见的致病菌是溶血性链球菌

B. 患者早期无寒战、高热，后期才出现

C. 常见于成人

D. 发病后不易发生病理性骨折

E. X 线检查 2 周后才有所发现

【答案】 E

【考点】 急性血源性骨髓炎的特点

【解析】 本病多发生于儿童及青少年，起始于长骨的干骺端，致病菌常为溶血性金黄色葡萄球菌，成团的细菌在此处停滞繁殖。病灶形成后脓肿的周围为骨质，引流不好，多有严重的毒血症表现，以后脓肿扩大依局部阻力大小而向不同方向蔓延。病理改变以骨质吸收、破坏为主，易发生病理性骨折。X 线片变化较临床表现晚，一般 2 周后才有所发现。故选 E。

2. 急性血源性骨髓炎的治疗措施中，错误的是

A. 营养支持治疗

B. 早期进行功能锻炼

C. 早期联合使用抗生素

D. 固定患肢于功能位

E. 开窗引流

【答案】 B

【考点】 急性骨髓炎的护理

【解析】 急性血源性骨髓炎时严禁下床活动锻炼，这样容易导致血液感染的扩散。故选 B。

3. 关于急性血源性骨髓炎的说法，错误的是

A. 发病部位多见于长管骨干骺端

B. 全身中毒症状明显

C. 发病几天后才出现明显的局部红肿和波动感

D. 早期局部分层穿刺有利于诊断

E. 可通过 X 线检查进行早期诊断

【答案】 E

【考点】 急性血源性骨髓炎的护理

【解析】 急性血源性骨髓炎是由于身体其他部位的化脓性病灶中的细菌，在机体抵抗力低下的情况下，经血液循环播散至骨骼而发生的骨髓炎。全身中毒症状明显，多发生于儿童及青少年，起始于长骨的干骺端。在诊断方面应解决两个问题，即疾病诊断与病因诊断。诊断宜早。因 X 线片表现出现甚迟，所以不能以 X 线检查结果作为诊断依据。故选 E。

4. 关于急性骨髓炎，以下哪项不正确

A. 常见于 10 岁以下儿童

B. 多发生于长骨干骺端

C. 有寒战、高热

D. 患肢持续疼痛

E. 检查无压痛

【答案】 E

【考点】 急性骨髓炎的临床表现

【解析】 急性骨髓炎以儿童多见，以胫骨上段和股骨下段最多见，干骺端为好发部位。起病急骤，有寒战，继而高热至 39℃以上，有明显的毒血症症状。早期只有患区剧痛，肢体呈半屈曲状，周围肌痉挛，因疼痛抗拒做主动与被动运动。故选 E。

【A2 型题】

5. 患者，男，48 岁。左股骨开放性骨折，伤口不愈合 2 年，6 个月前从伤口窦道排出小骨块 2 个，不发热。X 线片见股骨下 2/3 增粗，密度增高，无骨

折线，骨折腔内有 1cm×1cm 的高密度阴影，周围有透明带，最好的手术方法是

A. 钻孔术　B. 窦道切除术　C. 蝶形手术
D. 截肢术　E. 病骨段切除术

【答案】 E

【考点】 骨关节感染的手术治疗

【解析】 钻孔术适用于头颅手术，A 排除。蝶形手术适用于慢性骨髓炎死骨摘除术后，残留的无效腔大而深，但口小，根据题意不适于该患者，C 排除。截肢术用于骨或关节已丧失生存能力、危害患者生命和没有生理功能的肢体，D 排除。所以该患者应采取病骨段切除术，E 是正确答案。故选 E。

6. 患者，男，18 岁。左小腿外伤后局部红肿热痛，破溃伴脓性渗出液 2 个月，X 线片见左胫骨骨膜反应，内有小片状游离骨片，其诊断为

A. 胫骨骨折　B. 急性骨髓炎
C. 尤因肉瘤　D. 慢性化脓性骨髓炎
E. 胫骨结核

【答案】 D

【考点】 化脓性骨髓炎的诊断标准

【解析】 慢性化脓性骨髓炎的 X 线片表现为骨质破坏，在骨质破坏周围有大量的骨质增生硬化的现象；有死骨形成，伴有骨膜呈层状增生，有些有骨髓腔闭塞。本题从病史中渗出液 2 个月可以诊断为慢性骨髓炎并且有骨膜反应游离骨片。故选 D。

第四十四章　骨肿瘤患者的护理

考点直击

年份	分值	考点
2015	1	骨软骨瘤的临床表现

考点集萃

第一节　概　　述

一、分类和病理

1. 骨肿瘤分为良性、中间性和恶性3类。良性肿瘤以骨软骨瘤多见；恶性肿瘤以骨肉瘤多见。
2. 根据骨肿瘤的原发部位可分为原发性和继发性2类。

易错知识梳理

良性骨肿瘤以骨软骨瘤多见；恶性骨肿瘤以骨肉瘤多见。

二、临床表现（★★★）

1. **疼痛**　良性骨肿瘤多无疼痛。恶性骨肿瘤几乎都有疼痛，且呈进行性加重，表现为剧痛、夜间痛，并有局部**压痛**。

2. **肿块和肿胀**　良性肿瘤多以肿块为首发症状，肿块质硬、无压痛。恶性肿瘤常表现为发展迅速的局部肿胀和肿块，表面可见浅静脉怒张。

3. **功能障碍和压迫症状**　疼痛、肿胀和畸形，关节功能障碍。压迫症状，如脊柱肿瘤可压迫脊髓，出现截瘫。

4. **病理性骨折**。

5. 转移和复发　晚期恶性肿瘤可经血流和淋巴向远处转移。

三、辅助检查（★★）

1. 实验室检查　恶性骨肿瘤患者可有血钙和血清碱性磷酸酶升高；尿中本周（Bence-Jones）蛋白阳性提示浆细胞骨髓瘤。

2. 影像学检查　X线、CT、MRI或核素骨显像检查可辅助诊断。**Codman三角征**，多见于骨肉瘤；“**葱皮样**”改变，常见于尤因肉瘤。

3. 组织病理学检查　活检组织的病理学检查是确诊骨肿瘤的唯一可靠手段。

四、治疗要点（★★）

良性肿瘤以手术切除为主，手术方式有刮除植骨术及外生性骨肿瘤切除术。恶性肿瘤采用手术治疗（包括保肢手术、截肢术）、化疗、放疗、栓塞治疗和免疫治疗等综合治疗手段。

五、护理措施（★★★）

1. 心理护理　对于拟行截肢术的患者，应给予精神的支持。

2. 缓解疼痛

（1）指导患者避免诱发或加重疼痛，如肿瘤局部制动。

（2）应用镇痛药：采用世界卫生组织（WHO）推荐的癌性疼痛三阶梯疗法。

（3）应用镇痛泵等。

3. 适当的活动，促进关节功能恢复

（1）术后抬高患肢，预防肿胀。膝部手术后，膝关节屈曲 5°~10°，距小腿关节屈曲 90°。髋关节外展中立，防止发生内收、外旋脱位。

（2）术后早期卧床休息，避免过度活动。

（3）教会患者正确应用拐杖、轮椅协助活动。

4. 提供相关知识，促进康复

（1）术前 2 周指导下肢手术患者做股四头肌等长收缩锻炼。

（2）术后 48 小时开始作肌肉的等长收缩。

（3）良性肿瘤大多施行局部切除、刮除植骨术或骨水泥填充，对关节功能影响较小，无须外固定，伤口愈合后即可下地进行功能锻炼。行人工关节置换者，术后一般不需要外固定，2~3 周后开始关节的功能锻炼。

（4）术后 6 周，进行重点关节的活动，加大活动范围。

5. 预防病理性骨折　避免下地负重，注意保护患肢。

第二节　常见骨肿瘤

一、骨软骨瘤

（一）病理

良性骨肿瘤，多见于青少年，发生于长骨的干骺端，当骨骺线闭合后，骨软骨瘤的生长也停止。

（二）临床表现（★★★）

无意中发现骨性肿块（2015），生长缓慢，可压迫周围组织。多发性骨软骨瘤可致患肢短缩、弯曲畸形。

（三）辅助检查（★★）

X 线检查表现为干骺端有骨性突起，基部带蒂或宽扁无蒂。

（四）治疗要点（★★）

手术切除。

二、骨巨细胞瘤

（一）病理

属于一种潜在恶性或介于良、恶性之间的溶骨性肿瘤。好发部位为股骨远端和胫骨近端。

（二）临床表现（★★★）

疼痛，局部肿胀及压痛，皮温增高，病变邻近关节活动受限。

（三）辅助检查（★★）

X 线片表现：无骨膜反应。呈“**肥皂泡**”样改变。

（四）治疗要点（★★）

手术治疗。

三、骨肉瘤

（一）病理

是最常见的原发性恶性骨肿瘤，恶性程度高。发病以儿童及青年人多见。好发于长管状骨干骺端。瘤细胞直接形成骨样组织或未成熟骨。

（二）临床表现（★★★）

1. 疼痛　起初为间断性疼痛，渐转为持续性剧烈疼痛。

2. 肿块　骨端近关节处，触之硬度不一，有压痛，局部皮温高，静脉怒张。

3. 其他　病理性骨折、肺转移、关节功能障碍。

（三）辅助检查（★★）

X线检查示骨质表现为成骨性、溶骨性或混合性破坏。Codman三角或日光射线现象。

（四）治疗要点（★★）

采用综合治疗。手术前、后大剂量化疗，然后作根治性瘤段切除、灭活再植或置入假体的保肢手术。

基础巩固

1. Codman三角征　多见于骨肉瘤。
2. “葱皮”样改变　多见于尤因肉瘤。
3. “肥皂泡”样改变　常见于骨巨细胞瘤。

实战演练

【A1型题】

1. 骨软骨瘤的临床表现是

A. 常见部位是手或足的管状骨

B. 局部红肿，疼痛

C. 多数无症状，无意中发现骨性肿块

D. X线片显示骨破坏，膨胀改变

E. 肿瘤生长迅速

【答案】　C

【考点】　骨软骨瘤的临床表现

【解析】　骨软骨瘤患者绝大多数无自觉症状，常因无意中发现骨性肿块而就诊。肿块常见于股骨远端、胫骨近端或肱骨近端。骨性包块生长缓慢，增大到一定程度可压迫周围组织。患肢有短缩、弯曲畸形。若患者出现疼痛加重，肿块突然增大，应考虑恶变为继发性软骨肉瘤的可能。故选C。

【A2型题】

2. 患者，女，26岁。右胫前有一鸡蛋大小隆起，质硬，边界欠清，局部剧痛，夜间痛尤甚，皮温高，X线片示骨膜反应。首先考虑为

A. 骨巨细胞瘤　　B. 转移性骨肿瘤

C. 骨软骨瘤　　D. 骨髓瘤

E. 骨肉瘤

【答案】　E

【考点】　骨肿瘤的鉴别

【解析】　骨巨细胞瘤表现为颌骨膨隆及面部畸形，波及牙槽骨时有牙松动及咬合错乱，A排除。疼痛是转移性骨肿瘤的主要症状，全身症状有贫血、消瘦、低热、乏力、食欲缺乏等，B排除。骨软骨瘤不产生疼痛，多因偶然摸到肿块，或X线检查发现肿瘤，局部多无压痛，C排除。骨髓瘤除骨痛、病理骨折外，还可出现骨骼肿物，瘤细胞自骨髓向外浸润，侵及骨皮质、骨膜及邻近组织，形成肿块，还会有贫血、反复感染，D排除。骨肉瘤疼痛为早期症状，可发生在肿瘤出现以前，起初为间断性疼痛，渐转为持续性剧烈疼痛，尤以夜间为甚，骨端近关节处可见肿块，硬度不一，有压痛，局部温度高，静脉怒张，可有病理骨折，E正确。故选E。

【B1型题】

（3~4题共用备选答案）

A. X线片呈现“肥皂泡”样骨质破坏阴影

B. 肘后三点关系失常

C. 侧面观“餐叉”样畸形

D. 方肩畸形

E. X线呈Codman三角及放射状的骨纹

3. 骨巨细胞瘤

【答案】　A

4. 骨肉瘤

【答案】　E

【考点】　骨肿瘤的影像学特征

【解析】　骨巨细胞瘤X线片呈现“肥皂泡”样骨质破坏阴影；肘关节脱位后易出现肘后三点关系失常；Colles骨折侧面观呈“餐叉”样畸形；肩关节脱位后有方肩畸形表现；骨肉瘤X线片呈Codman三角及放射状的骨纹。故第3题选A，第4题选E。

第四十五章　腰腿痛及颈肩痛患者的护理

考点直击

年份	分值	考点
2023	1	腰椎间盘突出症的病因病理
2022	1	颈椎病的基本病因
2021	1	腰椎间盘突出症的持续牵引
2020	2	腰椎间盘突出症的腰痛特点、手术治疗
2019	2	腰椎间盘突出症的病因病理、潜在并发症
2017	2	直腿抬高试验及加强试验阳性；腰椎间盘突出症的手术治疗
2016	3	颈椎病的临床表现
2015	1	直腿抬高试验及加强试验阳性

考点集萃

第一节　腰椎间盘突出症

腰椎间盘突出症是指由于椎间盘变性、纤维环破裂、髓核组织突出刺激和压迫马尾神经或神经根所引起的一种综合征。**腰椎间盘突出症多发生在脊柱活动度大，承重较大或活动较多的 $L_{4\sim5}$、$L_5\sim S_1$（L 代表腰椎、S 为骶椎）（2011）**。

一、病因病理（★★）

主要是**腰椎退行性变（2019/2023）**，还有外伤、劳损、受寒受湿等。

二、临床表现（★★★）

1. 症状

（1）**腰痛：最先出现（2020）**，常为下腰及腰骶部持续性钝痛。

（2）**坐骨神经痛：**典型表现为下腰部向臀部、大腿后方、小腿外侧、足背或足外侧的放射痛，伴麻木感。腹压增高时疼痛加剧。

（3）马尾神经受压综合征：鞍区感觉迟钝，大、小便功能障碍。

2. 体征

（1）腰椎侧凸：当髓核突出位于神经根内侧时，腰椎**凸向健侧**可减轻对神经根的压迫而缓解疼痛，如**髓核突出位于神经根外侧时，腰椎凸向患侧（2010）**。

（2）腰部活动障碍：各方向均有不同程度障碍，以前屈受限最明显。

（3）压痛、叩痛：在相应的病变椎体间隙的棘突间，棘突旁侧 1cm 处有深压痛、叩痛，向下肢放射。

（4）**直腿抬高试验及加强试验阳性：**患者仰卧、伸膝、被动抬高患肢，**抬高至 60° 时出现坐骨神经痛，为直腿抬高试验阳性（2010/2015/2017）**。当缓慢放下患肢、待放射痛消失后再被动背屈患侧距小腿关节以牵拉坐骨神经，若又出现放射痛，称为加强试验阳性。

（5）感觉及运动功能减弱：$L_{4\sim5}$椎间盘突出时压迫 L_5 **神经根**，小腿前外侧及足背内侧痛觉、触觉减退，**足趾背伸力减弱（2010）**。$L_5\sim S_1$ 椎间盘突出时压迫 S_1 **神经根**，外踝及足外侧痛觉、触觉减退，踝反射减弱或消失。

易错知识梳理

腰椎间盘突出症多发生在 $L_{4\sim5}$、$L_5\sim S_1$。

三、辅助检查（★★）

X 线能直接反映腰部有无侧突、椎间隙有无狭窄等。MRI 可显示椎管形态，全面反映出神经根和脊髓受压情况。

四、治疗要点（★★）

1. 非手术治疗

（1）绝对卧硬板床休息：一般卧床 3 周，之后戴腰围下床活动，3 个月内不做弯腰动作，以后酌情行腰背肌锻炼。

（2）持续牵引：应用**骨盆带牵引，重量一般为 7～15kg，持续 2～3 周（2021）**。也可进行间断牵引。

（3）硬膜外注射糖皮质激素。

（4）理疗推拿和按摩。

2. **手术治疗（2010/2011/2017/2020）** 经严格非手术治疗无效或有马尾神经受压症状者，应考虑手术治疗。包括椎板切除术及经皮穿刺髓核摘除术等。

五、护理问题

1. 慢性疼痛 与椎间盘突出压迫神经、肌痉挛及术后切开疼痛有关。
2. 躯体活动障碍 与椎间盘突出、牵引或手术有关。
3. 潜在并发症 **脑脊液漏（2019）**、尿潴留或感染。

六、护理措施（★★★）

1. 术前护理

（1）**绝对卧硬板床休息（2010）**：卧床 3 周至症状缓解，可佩戴腰围下床活动。

名师点拨：腰椎间盘突出症患者卧硬床板可减轻对神经的压迫，缓解疼痛。

（2）骨盆牵引：保持有效牵引，注意患者体位、牵引力线和重量，维持反牵引，防止压力性损伤。

2. 术后护理

（1）观察病情：切口有无渗血、渗液及其颜色、性质、量，渗湿后及时通知医生更换敷料。

（2）翻身：术后平卧 2 小时后可翻身，采取轴线翻身法翻身。

（3）引流管护理：防止引流管脱出、折叠，观察引流液性质，有无异常。

（4）功能锻炼：宜早期开始床上功能训练。

1）四肢肌肉、关节的功能锻炼。

2）**直腿抬高练习：术后第 1 日开始，以防止神经根粘连（2013）**。

3）腰背肌锻炼：术后第 7 日开始。

第二节 颈 椎 病

颈椎病指颈椎间盘退变及其继发性改变，刺激或压迫相邻脊髓、神经、血管等引起的相应症状和体征。好

发部位依次为 $C_{5\sim6}$、$C_{4\sim5}$。

一、病因病理（★★）

1. **颈椎间盘退行性变**（2014/2022）是颈椎病发生和发展的最基本原因。

2. 颈椎先天性椎管狭窄。

3. 急性损伤可使原已退变的椎体、椎间盘和椎间关节损害加重而诱发颈椎病；慢性损伤可加速其退行性变的过程。

二、分型及临床表现（★★★）

1. **神经根型颈椎病**（2011）　发病率最高，占 50%～60%。

（1）症状：颈部疼痛及僵硬，继而向肩部及上肢放射。上肢可有麻木、过敏等感觉改变，且肌力减退。

（2）体征：颈部肌痉挛，颈肩部有压痛，颈部和肩关节活动有不同程度受限。上肢牵拉试验、**压头试验阳性**（2013/2016）。

2. **脊髓型颈椎病**　发病率为颈椎病的第二位，占 10%～15%。

（1）症状：手部发麻、活动不灵活，特别是精细活动失调，握力减退，下肢无力、发麻，步态不稳，有类似**踩棉花感**（2014），躯干有紧束感等。

（2）体征：**随病情加重可发生自下而上的上运动神经元性瘫痪**（2013/2016）。

3. **椎动脉型颈椎病**（2010/2013）　**眩晕**（最常见）、**猝倒**（特征性表现）等**一过性脑缺血表现**（2016）；体位改变后，症状可缓解。颈部有压痛、活动受限。

4. **交感神经型颈椎病**　特点是临床症状多而客观体征少。①交感神经兴奋症状：头痛或偏头痛、头晕、恶心、呕吐、视物模糊、心率增快、心律不齐、血压升高，耳鸣、听力下降等。②交感神经抑制症状：头昏、眼花、流泪、鼻塞、心动过缓、血压下降及胃肠胀气等。

三、辅助检查（★★）

1. 影像学检查

（1）X 线检查：神经根型颈椎病者和脊髓型颈椎病者，X 线正侧位片可显示颈椎生理前凸减小或消失，椎间隙变窄，骨质增生，钩椎关节增生；左右斜位片可见椎间孔变形、缩小；过伸过屈位片可见颈椎不稳等征象。

（2）脊髓造影、CT、MRI：可显示脊髓受压情况。

2. 脑脊液动力学试验　脊髓型颈椎病者显示椎管有梗阻现象。

四、治疗要点（★★）

1. 非手术治疗　原则是去除压迫因素，消炎镇痛，恢复颈椎稳定性。包括颌枕带牵引、颈托或颈领、推拿按摩、理疗、药物治疗等。其中**脊髓型颈椎病不宜用颌枕带牵引、忌推拿按摩**（2011）。

2. 手术治疗　适用于诊断明确、经非手术疗法无效和反复发作，或脊髓型颈椎病压迫症状进行性加重者。

五、护理问题

1. 低效性呼吸型态　与颈髓水肿、植骨块脱落或术后颈部水肿有关。

2. 有受伤的危险　与肢体无力及眩晕有关。

3. 潜在并发症　术后出血、脊髓神经损伤。

六、护理措施（★★★）

1. 术前护理　①颈部行前屈、后伸、侧屈及侧转训练，以便进行颈椎手术时能充分暴露术野。②呼吸功能训练。③前路手术者需进行**气管、食管推移**训练。④后路手术者进行**俯卧位**训练。

2. 术后护理

（1）**呼吸困难**是前路手术最危急的并发症，多发生于术后1～3日内。一旦出现呼吸困难、发绀等表现，立即通知医生，并做好气管切开及再次手术的准备。因此，颈椎手术患者床旁应常规准备气管切开包。

（2）体位：平卧位时颈部**稍向前屈**，侧卧位时枕与肩宽同高，搬动或翻身时，保持头、颈和躯干在同一平面上。

（3）并发症的观察与护理

1）出血：注意观察颈部伤口渗血及引流液的量及颜色。若颈部肿胀并有呼吸困难表现，报告并协助医生剪开缝线、清除血肿。

2）喉返、喉上神经损伤：吞咽困难、饮水呛咳、声音嘶哑、发音不清等。若患者出现饮水时呛咳，及时报告医生。

3）植骨块脱落、移位：多发生在术后5～7日内。故颈椎术后应重视体位护理。

名师点拨：甲状腺切除术及颈椎病前路手术，都可能发生呼吸困难、喉头水肿、喉上神经损伤、喉返神经损伤等并发症，注意备好气管切开包。

3. 功能训练：一般术后第1日，开始进行各关节的主动、被动功能锻炼；术后3～5日，引流管拔除后，可戴支架下地活动，进行坐位和站立位平稳训练及日常生活活动能力的训练。

七、健康教育

1. 选择高低适当的枕头，保证颈部及脊柱正常的生理弯曲，避免颈部长期悬空、屈曲或仰伸。经常更换体位。

2. 保持正确的姿势　在工作、学习和日常生活中，保持颈部平直，定时改变姿势，劳逸结合，避免颈部长期屈曲或仰伸。

实战演练

【A1 型题】

1. 青壮年腰痛最常见的原因是

A. 劳损，椎间盘突出　B. 化脓性感染，结核

C. 肿瘤　D. 骨质增生

E. 天生性畸形

【答案】A

【考点】腰痛的病因

【解析】青壮年腰痛多为积累伤力所导致的椎间盘变性引起，腰椎间盘突出常见于40岁以上患者，是青壮年腰痛的主要原因。故选A。

2. 腰椎间盘突出症早期的基本治疗是

A. 镇痛药　B. 理疗

C. 腰背肌锻炼　D. 绝对卧床休息

E. 推拿按摩

【答案】D

【考点】腰椎间盘突出症的治疗

【解析】卧床休息可减轻负重和体重对椎间盘的压力，缓解疼痛。腰椎间盘突出症症状初次发作时，即应绝对卧硬板床休息。一般卧床3周或至症状缓解后可带腰围下床活动。故选D。

3. 直腿抬高试验阳性时，患者下肢抬高的度数是在

A. 60°以内　B. 65°以内　C. 70°以内

D. 75°以内　E. 80°以内

【答案】A

【考点】直腿抬高试验的阳性表现

【解析】试验患者取仰卧位，检查者一手保持患者膝关节伸直，另一手托其足跟，缓慢抬高患肢，至60°以内即出现放射痛则为直腿抬高试验阳性。故选A。

4. 腰椎间盘突出症患者的临床表现不包括

A. 腰痛　B. 腰部活动受限

C. 拾物试验阳性　D. 会阴部感觉迟钝

E. 直腿抬高试验阳性

【答案】C

【考点】腰椎间盘突出症的临床表现

【解析】 腰椎间盘突出症是由于椎间盘变性，纤维环破裂，髓核组织突出刺激和压迫马尾神经或神经根所引起的一种综合征。其主要症状为腰痛、坐骨神经痛和马尾综合征（表现为双侧大腿、小腿、足跟后侧及鞍区感觉迟钝），A、D 正确。此外，腰部活动障碍和直腿抬高试验阳性是腰椎病的典型临床体征，B、E 正确。拾物试验阳性表示患者脊柱有功能障碍，多见于脊椎病变，C 错误。故选 C。

5. 脊髓型颈椎病的表现是
   A. 上肢麻木，感觉过敏
   B. 压头试验阳性
   C. 臂丛牵拉试验阳性
   D. 上睑下垂，面部麻木无汗
   E. 精细活动失调，有似踩棉花感

【答案】 E

【考点】 脊髓型颈椎病的临床表现

【解析】 脊髓型颈椎病表现为四肢无力，握力弱，精细活动失调，步态不稳，有似踩棉花样感觉，病情加重后出现四肢反射亢进，肌张力增强，出现病理征，躯体有感觉障碍平面，并可有括约肌功能障碍。故选 E。

6. 椎动脉型颈椎病的表现是
   A. 颈性眩晕，共济失调
   B. 压头试验阳性
   C. 臂丛牵拉试验阳性
   D. 上睑下垂，面部麻木无汗
   E. 精细活动失调，有似踩棉花感

【答案】 A

【考点】 椎动脉型颈椎病的临床表现

【解析】 椎动脉型颈椎病是由椎动脉供血不足所致，表现为颈性眩晕、平衡障碍和共济失调，甚至猝倒。故选 A。

【A2 型题】

7. 患者，女，50 岁。3 天前腰部扭伤后疼痛加剧并向左下肢放射。直腿抬高试验阳性。首选的处理方法是
   A. 手术　　B. 热敷
   C. 加强活动强度　　D. 卧硬板床休息
   E. 使用镇痛药

【答案】 D

【考点】 腰椎间盘突出症的护理

【解析】 患者直腿抬高试验阳性，说明是腰椎间盘突出症，此时应卧床休息，尽量选择硬板床，以避免脊柱屈曲。故选 D。

8. 患者，女，53 岁。因腰椎间盘突出拟行腰椎间盘突出物摘除术，术前护理措施不妥的是
   A. 绝对卧硬板床
   B. 抬高床尾 20°，屈膝，放松背部肌肉
   C. 保持有效牵引
   D. 避免弯腰、长期站立或上举重物
   E. 可戴腰围下床活动

【答案】 B

【考点】 腰椎间盘突出的术前护理

【解析】 卧位时椎间盘承受的压力比站立时降低50%，可减轻负重和体重对椎间盘的压力，因此腰椎间盘突出症的患者在术前应卧硬板床，卧床时抬高床头 20°，屈膝，放松背部肌肉，B 错误。故选 B。

【B1 型题】

（9~11 题共用备选答案）
   A. 神经根型颈椎病　　B. 脊髓型颈椎病
   C. 椎动脉型颈椎病　　D. 交感神经型颈椎病
   E. 复合型颈椎病

9. 一过性脑缺血表现见于

【答案】 C

10. 压头试验阳性体征见于

【答案】 A

11. 随病情加重，可发生自上而下的上神经运动元性瘫痪见于

【答案】 B

【考点】 各类颈椎病的临床表现

【解析】 椎动脉型颈椎病是由椎动脉供血不足所致，椎动脉受刺激或压迫引起。表现为椎-基底动脉缺血症状，主要有颈性眩晕和猝倒。猝倒多发生在头部突然活动或姿势改变时，倒地后再站起来可正常活动，为一过性脑缺血症状。故第 9 题选 C。神经根型颈椎病主要是神经根受压迫所致，其症状为颈肩疼痛及僵硬，可向上肢放射，有上肢麻木、感觉过敏等。臂丛牵拉试验阳性，压头试验阳性。故第 10 题选 A。脊髓型颈椎病是脊髓受压迫所致。表现为四肢无力，握力弱，精细活动失调，步态不稳，有似踩棉花样感觉，病情加重后出现上运动神经元损伤表现，四肢反射亢进，肌张力增强，出现病理征。故第 11 题选 B。

第四部分　妇产科护理学

第一章　女性生殖系统解剖与生理

考点直击

年份	分值	考点
2023	1	输卵管受精部位
2022	3	月经初潮；子宫圆韧带；雌激素
2021	3	性成熟期、围绝经期的特点；排卵时间
2019	2	性成熟期、围绝经期的特点
2018	2	月经初潮；子宫内膜的分泌期
2017	4	子宫解剖；性成熟期、围绝经期的特点；雌激素
2016	1	女性内生殖器的构成

考点集萃

第一节　外生殖器

一、范围

女性外生殖器又称外阴，包括耻骨联合至会阴及两股内侧之间的组织。

二、组成（2013）

1. 阴阜　耻骨联合前面隆起的脂肪垫。

2. 大阴唇　靠近两股内侧的一对隆起的皮肤皱襞，起自阴阜，止于会阴。大阴唇皮下脂肪层厚，内含丰富的血管、淋巴管和神经。当局部受伤时，易发生出血，可形成大阴唇血肿。

3. 小阴唇　位于大阴唇内侧的一对薄皱襞。

4. **阴蒂**　位于小阴唇顶端的联合处，富含神经末梢，极为敏感。

5. 阴道前庭　两侧小阴唇之间的菱形区。前方有尿道外口，后方有阴道口。阴道口覆盖一层处女膜，膜中央有一小孔。在此区内有以下各部。

（1）**前庭球**：又称球海绵体，由具勃起性的组织构成。

（2）前庭大腺：又称巴氏腺，位于大阴唇后部。腺管左右各一，长1~2cm。性兴奋时分泌黄白色黏液以滑润阴道。感染可致腺管口闭塞形成脓肿或囊肿。

（3）**尿道口**：位于阴蒂头的下方及前庭的前部。

（4）**阴道口及处女膜**：阴道口位于尿道口下方，前庭的后部。阴道口覆盖一层较薄的黏膜，称为处女膜。

第二节　内生殖器

女性内生殖器包括阴道（2016）、子宫、输卵管及卵巢，后二者常被称为子宫附件。

1. 阴道　是性交器官，也是排出月经和娩出胎儿的通道。阴道后穹隆较深，其顶端与子宫直肠陷凹贴接，后者是腹腔的最低部分。阴道由于富有静脉丛，故局部受损易出血或形成血肿。

2. 子宫　是产生月经和孕育胎儿的空腔器官。

（1）**成人的子宫重 50~70g，长 7~8cm，宽 4~5cm，厚 2~3cm（2017）**。宫腔的容积约 5ml。子宫上部宽，下部窄。成人子宫体与子宫颈的比例为 2∶1；婴儿期为 1∶2。

（2）子宫体与子宫颈之间形成的最狭窄部分，称**子宫峡部**，在非孕期长约 1cm。子宫峡部的**上端**因解剖上较狭窄，称为**解剖学内口**；**下端**因黏膜组织在此处由宫腔内膜转变为宫颈黏膜称为**组织学内口**。

（3）子宫颈外口柱状上皮与鳞状上皮**交界处**，是**子宫颈癌**的好发部位。

（4）子宫壁：外层为浆膜层，最薄；中层为子宫肌层，最厚；内层为黏膜层，即**子宫内膜**。

（5）子宫韧带：见图 4-1-1。

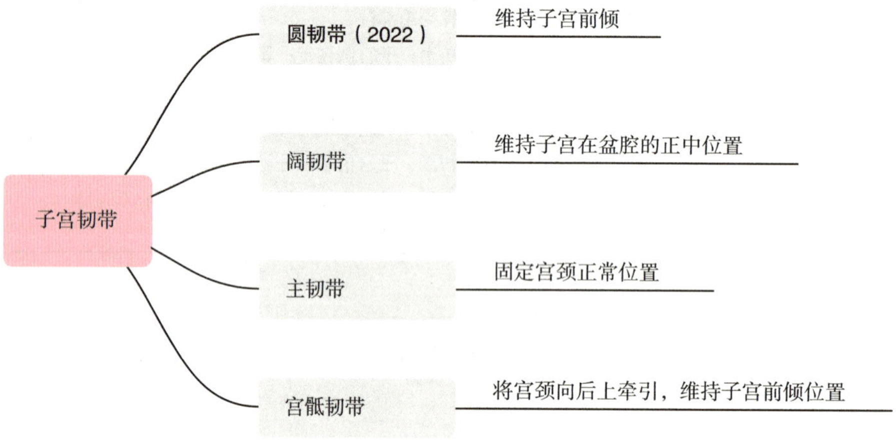

图 4-1-1　子宫韧带

3. **输卵管**　是精子和卵子相遇的场所。由内向外可分为间质部、峡部、壶腹部、伞部。**壶腹部为正常情况下受精部位（2010/2023）**。

4. 卵巢　具有生殖与内分泌功能，产生卵子和激素。

5. 内生殖器的邻近器官　尿道、膀胱、输尿管、直肠和阑尾。

名师点拨：注意区分内外生殖器，外生殖器包括阴阜、大阴唇、小阴唇、阴蒂和阴道前庭；内生殖期包括阴道、子宫、输卵管和卵巢。

第三节　骨　　盆

1. 组成　骨盆由左右 2 块髋骨和 1 块骶骨及 1 块尾骨组成。

2. 分界　以耻骨联合上缘、髂耻缘、骶岬上缘的连线为界，分界线以上为假骨盆（又称大骨盆）；以下为真骨盆（又称小骨盆）。耻骨角正常为 90°~100°。

3. 骨盆的平面

（1）**入口平面：**为真假骨盆的交界。**入口前后径平均值为 11cm（2011）**，入口横径平均值为 13cm，入口斜径平均值为 12. 75cm。

（2）**中骨盆平面：最狭窄**，前为耻骨联合下缘，两侧为坐骨棘，后为骶骨下端。

（3）**出口平面：**由 2 个不在同一平面的三角形组成，前三角形的顶端是耻骨联合下缘，两侧为耻骨联合降支，后三角的顶端是骶尾关节，两侧为骶结节韧带，坐骨结节间径为 2 个三角形的共同底边。

4. 骨盆底　由多层肌肉和筋膜组成，封闭骨盆下口，但有尿道、阴道及直肠穿过。骨盆底有 3 层组织。

基础巩固

1. 骨盆入口平面　是真假骨盆的交界面，呈横椭圆形。
2. 中骨盆平面　是骨盆最小平面，呈前后径长的纵椭圆形。
3. 骨盆出口平面　由 2 个不在一个水平面上的三角区组成。

第四节　女性一生各阶段的生理特点

1. 胎儿期　从受精卵形成至胎儿娩出。受精卵是由父亲和母亲来源的 23 对（46 条）染色体组成的新个体。胚胎 6 周后原始性腺开始分化。

2. 新生儿期　出生后 4 周内的新生儿。可有生理性乳房肿大及阴道少量流血等现象，短期内可自然消退。

3. 儿童期　从出生 4 周至 12 岁。8 岁后卵巢内有少量卵泡发育。

4. 青春期　指儿童向成人转变的时期。是生殖器官、内分泌、体格逐渐发育至成熟的阶段。乳房发育是女性第二性征的最初特征；**月经初潮为青春期的重要标志（2018/2022）**。11~12 岁青春期少女体格生长呈直线加速，平均每年生长 9cm，月经初潮后生长减缓。

5. **性成熟期（2017/2019/2021）**　一般自 18 岁起，历时约 30 年。卵巢功能成熟并分泌性激素，引起周期性排卵和行经。

6. **围绝经期（2017/2019/2021）**　一般始于 40 岁，历时 10~20 年。卵巢功能逐渐减退，月经不规则，丧失生育能力。

7. 老年期　一般认为 60 岁以后的妇女即进入老年期。

第五节　卵巢的周期性变化及内分泌功能

一、卵巢的周期性变化（★★）

1. 卵泡的发育与成熟　每一个月经周期一般只有 1 个卵泡达到成熟程度，称成熟卵泡。

2. **排卵　一般在下次月经来潮之前 14 日左右（2010/2021）**。

3. 黄体形成。

4. 黄体退化　若卵子未受精，在排卵后 9~10 日黄体开始萎缩，血管减少，细胞呈脂肪变性，黄色消退，最后细胞被吸收，组织纤维化，外观色白，称为白体。正常排卵周期黄体功能平均 14 日，黄体衰退后月经来潮，卵巢中又有新的卵泡发育，开始新的周期。

二、卵巢功能（★★★）

产生卵子并排卵以及分泌女性激素。

三、卵巢激素的生理功能（★★）

1. 雌激素

（1）促进卵泡及子宫发育，使**子宫内膜增生（2017），增强**子宫对缩宫素的敏感性，宫颈黏液分泌**增多，变稀**。

（2）**增加**输卵管上皮细胞的活动。

（3）**促进阴道上皮的增生、角化（2022）**，使细胞内糖原增加。

（4）促进乳腺管增生。

（5）促进体内水钠**潴留**及骨中钙质沉着。

2. 孕激素

（1）使子宫肌松弛，**降低**妊娠子宫对缩宫素的敏感性，宫颈黏液分泌**减少、变稠**。

（2）**使增生期子宫内膜转化为分泌期内膜（2011），抑制**输卵管节律性收缩。

（3）促进阴道上皮细胞**脱落**。

（4）促进乳腺腺泡发育。

（5）升温作用，正常妇女在排卵后基础体温可升高 0.3~0.5℃。

（6）促进体内水与钠的**排泄**。

名师点拨：雌激素、孕激素作用对比见表 4-1-1。

表 4-1-1 雌激素、孕激素作用对比

	雌激素	孕激素
子宫对缩宫素敏感性	增强	降低
宫颈黏液	增多，变稀	减少，变稠
阴道上皮细胞	增生、角化	脱落
输卵管活动	增加	抑制
乳腺	**促进乳腺管增生**	**促进腺泡发育**
水、钠	潴留	排泄

3. 雄激素　合成雌激素的前体；维持女性正常生殖功能。

第六节　子宫内膜的周期性变化及月经周期的调节

一、子宫内膜的周期性变化（★★）

1. **增生期**　月经周期的第 5~14 日。
2. **分泌期**　**月经周期的第 15~28 日（2010/2018）**。
3. **月经期**　在月经周期的第 1~4 日。

二、月经的周期性调节

主要通过**下丘脑-垂体-卵巢轴**实现。

三、月经的临床表现（★★）

周而复始发生的子宫内膜剥脱性出血，称为**月经**。

月经第一次来潮，称为初潮。初潮年龄为 11~18 岁，多数为 13~14 岁。两次月经第 1 日的间隔时间，称为月经周期，一般为 21~35 天，平均 28 天。月经持续的天数称为月经期，一般为 2~8 日。月经量为 20~60ml。月经血呈暗红色，其主要特点是**不凝固**。

名师点拨：月经、腹腔及胸腔出血的特点是血液不凝固。

实战演练

【A1 型题】

1. 不属于女性外生殖器的是

A. 阴阜　B. 阴蒂　C. 阴道

D. 小阴唇　E. 前庭大腺

【答案】 C

【考点】 女性外生殖器的解剖

【解析】 女性外生殖器是女性生殖器官的外露部分，包括耻骨联合至会阴及两股内侧之间的组织，包括阴阜、大阴唇、小阴唇、阴蒂、阴道前庭。阴道前庭又包括前庭球、前庭大腺、尿道口、阴道口及处女膜。故选 C。

2. 关于阴道的描述，正确的是

A. 阴道腔呈上窄下宽

B. 阴道黏膜无周期性变化

C. 阴道壁伸展性不大

D. 阴道后穹隆顶端为子宫直肠陷凹

E. 阴道无静脉丛，损伤后不易出血

【答案】 D

【考点】 女性外生殖器

【解析】 阴道位于真骨盆下部中央，上部比下部宽（A 排除），在性激素作用下阴道黏膜有周期性变化（B 排除）。阴道壁有很多横纹肌皱襞及外覆弹力纤维，具有较大伸展性（C 排除）。后穹隆较深与子宫直肠陷凹贴接。阴道壁富含静脉丛，局部损伤后易出血或形成血肿（E 排除）。故选 D。

3. 正常耻骨弓角度约为

A. 60°　B. 70°　C. 80°

D. 90°　E. 100°

【答案】 D

【考点】 耻骨弓角度

【解析】 两手拇指尖斜着对拢，放置在耻骨联合下缘，拇指平放在耻骨降支上面，两拇指间的角度为耻骨弓角度，正常为 90°。故选 D。

4. 关于孕激素生理作用的描述不正确的是

A. 使基础体温升高 0.3~0.5℃

B. 加强输卵管肌节律性收缩的振幅

C. 对下丘脑和垂体有负反馈作用

D. 能抑制宫颈黏膜分泌黏液

E. 使阴道上皮细胞脱落加快

【答案】 B

【考点】 孕激素的生理作用

【解析】 孕激素的主要作用：①使子宫肌松弛，降低妊娠子宫对缩宫素的敏感性，有利于受精卵在子宫腔内生长发育。②使增生期子宫内膜转化为分泌期内膜，抑制输卵管节律性收缩。③促进阴道上皮细胞脱落。④在已有雌激素影响的基础上，促进乳腺腺泡发育。⑤兴奋体温调节中枢，有升高体温作用，正常妇女在排卵后基础体温可升高 0.3~0.5℃。⑥促进体内水与钠的排泄。加强输卵管肌节律性收缩的振幅是雌激素的作用。故选 B。

5. 关于女性内生殖器官的描述，正确的是

A. 非孕期子宫容积 10ml

B. 子宫腔呈梭形

C. 输卵管正常 16~18cm

D. 卵巢为性腺器官

E. 子宫腔表面内膜称为基底层

【答案】 D

【考点】 女性内生殖器

【解析】 子宫位于骨盆腔中央，呈倒置梨形，B 排除。成年妇女的子宫重 50~70g，长 7~8cm，宽 4~5cm，厚 2~3cm，子宫腔容量约 5ml，A 排除。输卵管正常 8~14cm，C 排除，卵巢为女性性腺器官，产生卵子和激素。子宫腔表面内膜称为黏膜层，靠近肌层的 1/3 内膜无周期性变化，称为基底层，E 排除。故选 D。

6. 有关正常成人子宫，错误的是

A. 子宫位于骨盆中央，坐骨棘水平以下

B. 子宫长为 7~8cm

C. 子宫重 50~70g

D. 子宫腔容积约 5ml

E. 子宫腔呈上宽下窄的三角形

【答案】 A

【考点】 内生殖器及其功能

【解析】 子宫位于骨盆腔中央，成人妇女的子宫重 50~70g，长 7~8cm，宽 4~5cm，厚 2~3cm，宫腔容量约 5ml，子宫腔为上宽下窄的三角形，呈倒置的梨形。宫颈外口位于坐骨棘水平稍上方，A 错误。故选 A。

7. 下列不是内生殖器的邻近器官的是

A. 膀胱　B. 尿道　C. 输尿管

D. 结肠　E. 直肠

【答案】 D

【考点】 内生殖器的邻近器官

【解析】 尿道位于阴道前面，耻骨联合后方，膀胱位于耻骨联合后面，子宫前面。输尿管位于腹膜后，在阔韧带底部，距宫颈约2cm处在子宫动脉的后方与之交叉，再向前、向内行走，进入膀胱。直肠下2/3与阴道后壁紧贴，其间只有一层结缔组织和筋膜。结肠在腹腔内，不属于内生殖器的邻近器官。故选D。

8. 关于月经周期调节激素的周期性变化，说法不正确的是

A. 卵泡刺激素（FSH）在月经来潮前达到最低水平

B. 黄体生成激素（LH）在月经来潮前达到最低水平

C. LH在排卵24小时前达到高峰

D. 雌激素在月经来潮前达到高峰

E. 孕激素在月经来潮前降至最低水平

【答案】 D

【考点】 月经周期中激素的变化

【解析】 ①FSH于卵泡期前半期处较低水平，至排卵前24小时左右呈低峰式分泌，持续24小时左右下降。月经来潮前达最低水平。A正确。②LH于卵泡期前半期处较低水平，在排卵前24小时左右出现一陡峰，于24小时左右骤降。至月经前达最低水平。B、C正确。③随卵泡的发育，雌激素分泌量至排卵前达到高峰，以后降低。在黄体期因黄体成熟时达第二高峰，后逐渐降低，在月经前急剧降至最低水平。D错误。④在卵泡期，孕激素量极微；排卵后显著增加，黄体成熟时孕激素达高峰；后逐渐下降，月经前达最低水平。E正确。故选D。

9. 有关卵巢周期变化下述哪项不对

A. 排卵发生在月经来潮前14天左右

B. 排卵后7~8天黄体发育达到高峰

C. 如卵子未受精，黄体于排卵后9~10天完全萎缩

D. 黄体衰退，月经即来潮

E. 黄体细胞分泌雌激素、孕激素

【答案】 C

【考点】 卵巢的周期性变化

【解析】 排卵多发生在两次月经中间，一般在下次月经来潮前14天左右。在排卵后7~8天，黄体发育达高峰，称成熟黄体。如卵子未受精，黄体于排卵后9~10天开始退化，血管减少，黄色减退。黄体的平均寿命为14天。黄体衰退后月经来潮。排卵后黄体细胞分泌孕激素和雌激素。故选C。

10. 关于孕激素的生理功能，正确的是

A. 使子宫内膜转化为分泌期内膜

B. 使子宫颈黏液增多变稀

C. 使阴道上皮细胞增生角化

D. 使输卵管蠕动增强

E. 大剂量可抑制乳汁分泌

【答案】 A

【考点】 孕激素的作用

【解析】 孕激素的作用如下。①使增生期子宫内膜转化为分泌期内膜，使宫颈口闭合，黏液减少、变稠，B排除，拉丝度减少，宫颈黏液涂片出现椭圆体，A正确。②抑制输卵管平滑肌的收缩，D排除。③使阴道上皮细胞脱落加快，C排除。④在已有雌激素影响的基础上，促进乳腺腺泡发育，促进泌乳，E错误。⑤促进水与钠的排泄。⑥影响体温调节中枢，使妇女在排卵后基础体温升高0.3~0.5℃，E排除；可作为监测排卵的指标；有利于受精卵在子宫腔内生长发育；使子宫活动能力降低，降低对外界刺激的反应。⑦对下丘脑的负反馈作用，影响脑垂体促性腺激素的分泌。故选A。

【A2型题】

11. 患者，女，16岁。于高处取物时不慎摔下，呈骑跨式。伤及外阴部位，疼痛难忍，出现外阴血肿，其最易发生的部位在

A. 阴阜　B. 小阴唇　C. 大阴唇

D. 阴蒂　E. 阴道前庭

【答案】 C

【考点】 女性生殖系统解剖

【解析】 阴阜皮下有着丰富的脂肪，骑跨时不易损伤，A排除。小阴唇位于大阴唇内侧，骑跨时不易损伤，B排除。阴蒂位于小阴唇顶端的联合处，骑跨时不易损伤，D排除。大阴唇皮下脂肪有着丰富的血管、淋巴管和神经，受伤后易出血形成血肿，C正确。故选C。

12. 患者，女，28岁。平素月经规律，周期为28天，持续时间为4天，末次月经是5月7日，今天是5月14日。其子宫内膜变化处于

A. 月经期　B. 分泌期　C. 月经前期

D. 初潮期　E. 增生期

【答案】 E

【考点】 月经周期中子宫内膜变化

【解析】 月经周期从第一天月经来潮开始算起，子宫内膜的周期性改变可分为3期，第1~4天属于月经期，月经周期的第5~14天是增生期，第15~28天属于分泌期。根据题意可知现在是月经周期第8天，子宫内膜处于增生期。故选E。

第二章　妊娠期妇女的护理

考点直击

年份	分值	考点
2023	1	妊娠期血容量
2022	3	妊娠晚期羊水的主要来源；妊娠期血容量；胎儿成熟度判断指标
2021	3	脐带的动、静脉；产前检查时间；妊娠期便秘的护理
2019	3	脐带的动、静脉；妊娠期子宫体变化；中晚期妊娠诊断（宫高与腹围）
2018	3	胎儿发育的特点；预产期推算
2017	3	妊娠期尿量；早期妊娠检查（超声），妊娠期尿频、尿急的护理
2016	2	妊娠期的凝血特点；预产期推算
2015	2	脐带的动、静脉；妊娠期血容量

考点集萃

第一节　妊娠生理

一、受精与着床

（一）受精

精子与卵子的结合过程称为受精，通常发生在**排卵后 12 小时内**。

（二）着床

晚期囊胚侵入到子宫内膜的过程，称为着床。在受精后第 6~7 日开始。

二、胎儿附属物的形成与功能（★★）

胎儿附属物是指胎儿以外的组织，包括胎盘、胎膜、脐带和羊水。

（一）胎盘

1. **胎盘的形成**　由羊膜、叶状绒毛膜和底蜕膜构成，是母体与胎儿间进行物质交换的重要器官。

2. **胎盘的功能**　包括气体交换、营养物质供应、排除胎儿代谢产物、防御功能和合成功能等。

（1）人绒毛膜促性腺激素（hCG）：在受精后 10 日左右即可测出。至妊娠第 8~10 周时分泌达高峰，持续 1~2 周后逐渐下降，**产后 2 周内消失**。

（2）人胎盘生乳素（HPL）：由合体滋养细胞分泌。于妊娠的第 5~6 周开始分泌，第 34~36 周达高峰，产后迅速下降，产后 7 小时即不能测出。

（3）雌激素和孕激素。

（4）酶：包括缩宫素酶和耐热性碱性磷酸酶。

（二）胎膜

由绒毛膜和羊膜组成。

（三）脐带

足月胎儿的脐带长30~100cm，内有**1条脐静脉和2条脐动脉（2015）**。胎儿通过脐带血循环与母体进行营养和代谢物质的交换。

（四）羊水

正常足月妊娠羊水量约800ml。**羊水中卵磷脂/鞘磷脂比值可用来判断胎儿成熟度（2010/2022）**。

易错知识梳理

妊娠后半期，胎尿成为羊水的重要来源之一。

三、胎儿发育及生理特点（★★）

（一）胎儿发育

妊娠**前8周**称胚胎，从第11周起称胎儿。胎儿发育的特征大致如下。

8周末：胚胎初具人形（2014/2018），B超显像可见早期心脏已形成且有搏动。

12周末：外生殖器发育，部分可辨性别。

16周末：可确定性别，部分孕妇自觉有胎动（2014/2018）。

20周末：全身覆有胎脂、毳毛，开始出现排尿及吞咽运动。

24周末：各脏器均已发育，皮下脂肪开始沉积，但皮肤仍呈皱缩状。

28周末：皮下脂肪沉积不多，皮肤粉红色，可有呼吸运动，此期出生者易患特发性呼吸窘迫综合征，若加强护理，可以存活。

32周末：面部毳毛已脱，生活力尚可。

36周末：皮下脂肪发育良好，毳毛明显减少，指甲已超过指（趾）尖，出生后能啼哭及吸吮，生活力良好。

40周末：胎儿已成熟，身长约50cm，体重约3400g或以上。体型外观丰满，皮肤粉红色；男性睾丸已下降，女性大小阴唇发育良好。出生后哭声响亮，吸吮力强，能很好存活。

名师点拨：8周末成人形，12周末辨性别，16周末有胎动。

（二）胎儿的生理特点

1. 循环系统

（1）解剖学特点：①**脐静脉1条，脐动脉2条（2019/2021）**。②动脉导管，出生后动脉导管闭锁成动脉韧带。③卵圆孔，位于左右心房之间。

（2）血循环特点：胎儿出生后开始自主呼吸，肺循环建立，胎盘循环停止。卵圆孔在胎儿出生后数分钟开始闭合，大多数在生后6~8周完全闭锁。肺循环建立，肺动脉血不再流入动脉导管，动脉导管闭锁为动脉韧带。

2. 血液

（1）红细胞：约为6×10^{12}/L。

（2）血红蛋白：分为原始血红蛋白、胎儿血红蛋白和成人血红蛋白。

（3）白细胞：妊娠足月时可达1.5×10^{10}~2.0×10^{10}/L。

3. 呼吸系统　妊娠11周时可观察到胎儿的胸壁运动。妊娠16周时可见胎儿的呼吸运动，呼吸运动次数为30~70次/分，时快时慢，有时也很平稳。

4. 消化系统　妊娠11周时小肠即有蠕动，妊娠16周时胃肠功能即已基本建立。

5. 泌尿系统　胎儿肾脏在妊娠11~14周时有排泄功能，妊娠14周的胎儿膀胱内已有尿液。

6. 内分泌系统　胎儿甲状腺是胎儿期发育的第一个内分泌腺。

基 础 巩 固

1. 正常羊水量　800ml。
2. 羊水过多　>2000ml。
3. 羊水过少　<300ml。

第二节　妊娠期母体变化

一、生理变化（★★★）

（一）生殖系统

1. 子宫

（1）子宫体：**明显增大变软（2011），宫腔容积由非妊娠时的5ml增至足月妊娠时的5000ml（2019）**，妊娠12周时，子宫增大均匀并超出盆腔。

（2）**子宫峡部**：非妊娠期长约1cm，临产时长7~10cm。

（3）子宫颈：妊娠早期充血、组织水肿，质地软。形成黏稠的黏液栓，保护宫腔不受感染。

2. 卵巢　略增大，停止排卵。

3. 输卵管　妊娠期输卵管伸长。

4. 阴道　黏膜着色、增厚，皱襞增多。阴道pH降低。

5. 外阴　局部充血，皮肤增厚，大小阴唇有色素沉着。

（二）乳房

妊娠早期乳房开始增大，充血明显，孕妇自觉乳房发胀。乳头增大、着色，易勃起，乳晕着色，乳晕上的皮脂腺肥大形成散在的小隆起，称蒙氏结节。

（三）循环系统及血液系统

1. 心输出量和血容量

（1）心输出量：自妊娠10周开始增加，至妊娠32~34周时达高峰，维持此水平直至分娩。临产后，尤其是第二产程期间，心输出量显著增加。

（2）血容量：自妊娠6周起开始增加，至**妊娠32~34周时达高峰（2010/2015/2022/2023）**。血浆的增加多于红细胞的增加，使**血液稀释**，出现生理性贫血。

（3）孕妇合并心脏病：在**妊娠32~34周**、分娩期（尤其是**第二产程**）及**产褥期最初3日内**，心脏负荷较重。

2. 静脉压　孕妇长时间**仰卧位**，可引起回心血量减少，心搏量降低，血压下降，称**仰卧位低血压综合征**。

3. 血液成分

（1）红细胞：计数约为$3.6\times10^{12}/L$，血红蛋白值约为110g/L。

（2）白细胞：**妊娠期白细胞计数稍增多（2013）**。

（3）凝血因子：血液处于高凝状态。**血小板无变化。红细胞沉降率加快，可达100mm/h（2016）**。

（四）泌尿系统

肾脏负担加重。孕妇仰卧位时尿量增加，故**夜尿量多于日尿量（2017）**。自妊娠中期，孕妇易发生肾盂肾炎，且以右侧多见，可以取左侧卧位预防。

（五）呼吸系统

妊娠中期孕妇有过度通气现象。妊娠后期孕妇以胸式呼吸为主。

（六）消化系统

妊娠早期（停经6周左右）可出现恶心、呕吐等早孕反应。肠蠕动减弱，易便秘。

（七）内分泌系统

妊娠期腺垂体增大。垂体催乳素随妊娠进展而增量，至分娩前达高峰，与其他激素协同作用，促进乳腺发育，为产后泌乳作准备。

（八）其他

体重于妊娠12周前无明显变化，以后平均每周增加350g（2010），至妊娠足月时，体重平均约增加12.5kg。

二、心理变化（★★）

1. 孕妇常见的心理反应　惊讶和震惊、矛盾心理、接受、情绪波动及内省。

2. 孕妇心理发展任务　①确保自己及胎儿的安全。②促使新生儿被家庭接受。③学会为孩子贡献自己。④情绪上与胎儿一致。

第三节　妊娠诊断

妊娠13周末及以前称为早期妊娠，第14~27周末称为中期妊娠，第28周及其后称为晚期妊娠。

一、早期妊娠诊断（★★）

（一）临床表现

1. **停经　最早、最重要的症状（2011）**。

2. 早孕反应　在停经6周左右出现晨起恶心、呕吐、食欲缺乏、喜食酸物或偏食，称**早孕反应**。一般于妊娠12周左右早孕反应自然消失。

3. **尿频**　妊娠早期因增大的子宫压迫膀胱而引起，约至12周，增大的子宫进入腹腔，尿频症状自然消失。

4. 乳房　自妊娠8周起逐渐增大。孕妇自觉乳房轻度胀痛、乳头刺痛，乳房增大，乳头及周围乳晕着色，有深褐色**蒙氏结节**出现。

5. 妇科检查　子宫增大变软，妊娠6~8周时，阴道黏膜及子宫颈充血，呈紫蓝色。子宫峡部极软，子宫体与子宫颈似不相连，称**黑加征**。

（二）辅助检查

1. 妊娠试验　血或尿中hCG含量测定，有助于诊断早期妊娠。

2. **超声检查　是检查早期妊娠快速准确的方法（2011/2017）**。

3. 黄体酮试验。

二、中晚期妊娠诊断（★★）

（一）临床表现

1. 有早期妊娠的经过，且子宫明显增大，可感觉到胎动，触及胎体，听诊有胎心音，容易确诊。

2. 子宫增大　随着妊娠进展，自觉腹部逐渐增大。**宫高与腹围是反映胎儿生长发育状况最重要的指标（2019）**，见表4-2-1。

表4-2-1　不同妊娠周数的子宫底高度（2014）

妊娠周数	妊娠月份	手测子宫底高度
满12周	3个月末	耻骨联合上2~3横指
满16周	4个月末	脐耻之间
满20周	5个月末	脐下1横指
满24周	**6个月末**	**脐上1横指**
满28周	7个月末	脐上3横指
满32周	8个月末	脐与剑突之间
满36周	9个月末	剑突下2横指
满40周	10个月末	脐与剑突之间或略高

3. 胎动　妊娠18~20周时开始自觉胎动，妊娠28周后，胎动次数≥10次/2小时。

4. 胎心音　妊娠12周，用多普勒胎心听诊器在孕妇腹壁上能听到胎心音。妊娠18~20周，用普通听诊器在孕妇腹壁上能听到胎心音，每分钟110~160次。

（二）辅助检查

B超显像法不仅能显示胎儿数目、胎方位、胎心搏动和胎盘位置，且能测定**胎头双顶径**，观察胎儿有无体表畸形。

第四节　胎产式、胎先露、胎方位

1. **胎产式**（★★）　胎儿身体**纵轴**与母体身体纵轴之间的关系。两轴平行者称纵产式，占分娩的99.75%；**两轴垂直者称横产式，占分娩的0.25%（2014）**。

2. **胎先露**（★★）（2011）　最先进入**骨盆入口**的胎儿部分。

3. **胎方位**（★★）　胎儿先露部**指示点**与母体**骨盆**的关系。枕先露以**枕骨**、**面**先露以**颏骨**、臀先露以**骶骨**、肩先露以**肩胛骨**为指示点。

第五节　产前检查

产前检查从确诊早孕开始，妊娠28周前每4周检查1次，妊娠28周后每2周查1次，**妊娠36周后每周查1次（2021）**。凡属高危妊娠者，应酌情增加产前检查次数。

一、病史（★★）

1. 健康史　个人资料、目前健康状况、过去史、月经史、家族史及丈夫健康状况。

2. 孕产史　既往孕产史及本次妊娠经过。

3. **预产期（EDC）推算（2010/2013/2016/2018）　末次月经（LMP）第1日起，月份减3或加9，日期加7；如为阴历，月份仍减3或加9，日期加15**。

二、身体评估（★★）

1. 全身检查。

2. 产科检查

（1）腹部检查

1）视诊：注意腹形及大小，腹部有无妊娠纹、手术瘢痕。

2）触诊：用四步触诊法检查子宫大小、胎产式、胎先露、胎方位及先露是否衔接。

3）听诊：胎心音在靠近**胎背侧**上方的孕妇腹壁上听得最清楚。枕先露时，胎心音在脐下方右或左侧；臀先露时，胎心音在脐上方右侧或左侧；肩先露时，胎心音在脐部下方听得最清楚。

（2）骨盆测量

1）骨盆外测量（**骶耻外径**可间接推测骨盆入口前后径长短。**坐骨结节间径**又称**出口横径**，正常值为8.5~9.5cm，平均值9cm）。

2）骨盆内测量：适用于骨盆外测量有狭窄者（**对角径**也称**骶耻内径**，正常值为12.5~13.0cm，此值减去1.5~2.0cm，即为**真结合径值**，正常值为11cm。**坐骨棘间径**正常值约10cm）。

3. 阴道检查　妊娠最后1个月以及临产后，应避免不必要的检查。

4. 肛诊。

三、心理社会评估（★★）

1. 妊娠早期　评估孕妇对妊娠的态度及对妊娠的接受程度。

2. 妊娠中晚期　评估孕妇对妊娠有无不良的情绪反应；评估支持系统；评估孕妇的家庭经济情况、居住环境、宗教信仰及孕妇在家庭中的角色等。

四、高危因素评估

高危因素如下。年龄<18岁或≥35岁；残疾；遗传性疾病史；既往有无流产、异位妊娠、早产、死产、死胎、难产、畸胎史；有无妊娠合并症；有无妊娠并发症。

第六节 妊娠期常见症状及其护理（★★）

一、常见症状的护理

1. 恶心、呕吐 妊娠6周左右出现，12周左右消失。应避免空腹，少量多餐，饮食清淡。

2. 尿频、尿急 常发生在**妊娠初3个月及末3个月**。**不必处理**（2011/2017）。

3. 白带增多 于妊娠初3个月及末3个月明显，是妊娠期正常的生理变化。嘱孕妇每日清洗外阴，保持外阴部清洁，但**严禁阴道冲洗**。

4. 水肿 孕妇在妊娠后期易发生下肢水肿，经休息后可消退，属正常。嘱孕妇取**左侧卧位**，下肢稍垫高，避免久站或久坐。适当限制孕妇对盐的摄入，但不必限制水分。

5. 下肢、外阴静脉曲张 避免两腿交叉或长时间站立、行走，并注意时常抬高下肢；避免穿紧身衣裤。

6. 便秘 养成每日定期排便的习惯，**不可随便使用大便软化剂或轻泻剂**（2021）。

7. 腰背痛 穿低跟鞋，在俯拾或抬举物品时，保持上身直立，弯曲膝部，用两下肢的力量抬起。

8. 下肢痉挛 增加钙的摄入。

9. **仰卧位低血压综合征** 左侧卧位后症状可自然消失。

10. 失眠 每日坚持户外活动，如散步。睡前用梳子梳头，温水洗脚或喝热牛奶等方式均有助于入眠。

11. 贫血 适当增加含铁食物的摄入。如需补充铁剂，可用**温水或水果汁**送服，且应在餐后20分钟服用。

二、做好心理护理

促进孕妇对妊娠的心理适应度，以使她们保持心情愉快、轻松。

实战演练

【A1型题】

1. 关于正常妊娠期妇女血液成分变化的叙述，正确的是

A. 血浆减少 B. 白细胞减少

C. 中性粒细胞减少 D. 红细胞沉降率加快

E. 血小板减少

【答案】 D

【考点】 妊娠期母体血液系统的变化

【解析】 妊娠期血浆增多多于红细胞增多，因此使血液稀释，故血浆增多，红细胞计数降低，故不选A。妊娠期白细胞计数稍有增多，主要为中性粒细胞增多，故不选B、C。妊娠期血液处于高凝状态，但主要是凝血因子增加，血小板计数无明显改变，故不选E。红细胞沉降率加快可见于某些生理情况，如妇女月经期、妊娠期、老年人特别是60岁以上的高龄者，多因纤维蛋白原的增高而致红细胞沉降率增快。故选D。

2. 孕妇血容量增加的最高峰在

A. 妊娠20~22周 B. 妊娠23~25周

C. 妊娠26~28周 D. 妊娠29~31周

E. 妊娠32~34周

【答案】 E

【考点】 妊娠期母体循环系统的变化

【解析】 妊娠期母体的主要系统均发生明显变化，对于循环系统而言，心脏搏出量与血容量均有增加，血容量至妊娠6周起开始增加，妊娠32~34周时达到高峰，增加40%~45%，平均约增加1500ml，维持此水平至分娩。故选E。

3. 正常脐带中的血管是

A. 1条静脉，2条动脉

B. 1条静脉，1条动脉

C. 2条静脉，1条动脉

D. 2条静脉，2条动脉

E. 2条静脉，3条动脉

【答案】 A

【考点】 正常脐带中动静脉血管的数量

【解析】 正常脐带内有1条脐静脉、2条脐动脉和华通胶。脐静脉位于中央；脐动脉位于脐静脉两侧；华通胶为保护脐血管的胚胎结缔组织。故选A。

4. 妊娠6个月以前胎心音听诊最清楚的部位是

A. 右下腹　B. 左上腹

C. 脐下正中线处　D. 右上腹

E. 左上腹

【答案】 C

【考点】 中晚期妊娠诊断

【解析】 妊娠18~20周起可在孕妇腹部听到胎心音，靠近胎背上方腹壁听得最清楚。6个月以前胎心音多在脐下正中线处听到。故选C。

5. 属横产式胎位的是

A. 头先露　B. 面先露　C. 枕先露

D. 臀先露　E. 肩先露

【答案】 E

【考点】 胎产式、胎先露的概念

【解析】 胎产式是指胎体纵轴与母体纵轴的关系，胎体纵轴与母体纵轴垂直者称为横产式。胎先露为最先进入骨盆入口的胎儿部分，纵产式有头先露和臀先露，横产式为肩先露。故选E。

6. 下列不属于纵产式的是

A. 枕先露　B. 面先露　C. 臀先露

D. 肩先露　E. 膝先露

【答案】 D

【考点】 胎方位

【解析】 纵产式有头先露及臀先露，横产式为肩先露。故选D。

7. 孕早期与胎儿致畸无关的因素是

A. 吸烟及饮酒　B. 喷洒农药　C. 补充乳酸钙

D. 口服甲硝唑　E. 患病毒感染性疾病

【答案】 C

【考点】 妊娠期的护理措施

【解析】 孕早期对外界的不良刺激最为敏感，是胎儿畸形的高发期。此期孕妇应避免致畸的因素，包括：①体温升高常由细菌性感染引起，以及高温作业、桑拿浴、热盆浴等。②烟酒。③妊娠早期要克服妊娠反应影响，少食多餐，尽量保证平衡膳食，忌偏食。④药物。⑤对胎儿有毒、有害的物质，如放射线、农药、铅、汞、镉等。而补充乳酸钙与致畸无关。故选C。

8. 末次月经为2017年11月28日，推算预产期为

A. 2018年8月5日　B. 2018年9月5日

C. 2018年8月21日　D. 2018年9月7日

E. 2018年8月13日

【答案】 B

【考点】 预产期推算

【解析】 预产期计算方法是末次月经第1天算起，月份上加9或者减3，日期加7。如果是阴历，月份的计算方法相同，但日期加15。故选B。

【A2型题】

9. 初产妇，妊娠28周。产前检查均正常，咨询监护胎儿情况最简单的方法，应指导其采用

A. 胎心听诊　B. 自我胎动计数

C. 测宫高、腹围　D. B超检查

E. 电子胎心监护

【答案】 B

【考点】 胎儿监护

【解析】 常用的胎儿宫内监护的方法有胎动计数、胎儿心电图及彩色多普勒超声检测，B超检测及胎心率监护。最简单的方法为自我胎动计数，嘱孕妇每日早中晚各数1小时胎动，每小时胎动数应不少于3次，12小时内胎动累计数不得少于10次。故选B。

10. 患者，女，孕1产0，妊娠28周。自述自从上周以来大便干燥，偶尔会发生便秘，护士最好指导该孕妇

A. 高蛋白、高热量饮食

B. 多睡少动，以保持体力

C. 适当限制水的摄入量，以防止水肿

D. 经常使用缓泻剂

E. 养成定时排便习惯，多食含有粗纤维的食物

【答案】 E

【考点】 妊娠期妇女的护理

【解析】 由于妊娠期肠蠕动及肠张力减弱，排空时间变长，容易发生便秘，应养成每日按时排便的良好习惯，多食含有粗纤维的新鲜蔬菜和水果。故选E。

【A3/A4型题】

（11~12题共用题干）

患者，女，28岁。妊娠3个月，出现阴道少量出血，进行保胎治疗，近3天患者无排便，主诉腹痛、腹胀，排便困难。

11. 采取的适宜措施是

A. 酚酞片口服　B. 针灸

C. 增加运动量　D. 油剂不保留灌肠

E. 自右向左按摩腹部

【答案】 A

【考点】 孕妇便秘的护理

【解析】 由于妊娠期肠蠕动及肠张力减弱，排空时间变长，容易发生便秘，应养成每日按时排便的良好习惯，多食含有粗纤维的新鲜蔬菜和水果，禁用灌肠和针灸，排除 B、D。本题患者先兆流产，应卧床休息，C 排除。按摩腹部也易造成流产，E 排除。故选 A。

12. 健康教育不正确的是

A. 多喝碳酸饮料　B. 多吃水果

C. 养成定时排便的习惯　D. 多吃粗粮、蔬菜

E. 充分的休息睡眠

【答案】 A

【考点】 孕期健康教育

【解析】 孕妇肠蠕动及肠张力减弱，排空时间变长，容易发生便秘，应养成每日按时排便的良好习惯，多食含有粗纤维的新鲜蔬菜和水果，保证充分休息，综上所述选项 A 做法不妥。故选 A。

【B1 型题】

（13～14 题共用备选答案）

A. 妊娠 8 周末　B. 妊娠 16 周末　C. 妊娠 20 周末

D. 妊娠 30 周末　E. 妊娠 36 周末

13. B 超有心脉搏动，胎儿面部初具人形，妊娠周数是

【答案】 A

14. 外生殖器可辨男女，头发长出，部分孕妇可感到胎动，妊娠周数是

【答案】 B

【考点】 胚胎、胎儿发育特征

【解析】 8 周末，胚胎初具人形，头大，占整个胎体近一半，能分辨出眼、耳、鼻、口、手指及足趾，各器官正在分化发育，心脏已形成，B 超可见心脏搏动。故第 13 题选 A。16 周末，从外生殖器可确认胎儿性别，头皮已长出毛发，胎儿已开始出现呼吸运动，皮肤菲薄呈深红色，无皮下脂肪，部分经产妇已能自觉胎动。故第 14 题选 B。

第三章　分娩期妇女的护理

考点直击

年份	分值	考点
2023	1	临产诊断
2021	2	软产道；产程分期
2020	1	活跃期
2019	4	出口横径；产程分期
2018	1	临产诊断
2017	1	排尿及排便
2016	3	子宫收缩力；产程分期
2015	1	胎头下降

考点集萃

妊娠满28周及以后的胎儿及其附属物，从临产发动至从母体全部娩出的过程，称分娩。妊娠满28周至不满37足周分娩称早产；妊娠满37周至不满42足周分娩称足月产；妊娠满42周及其后分娩称过期产。

第一节　影响分娩的因素

一、产力（★★★）

1. **子宫收缩力**　**是临产后的主要产力（2016）**。临产后正常子宫收缩具有以下特点。

（1）**节律性：**宫缩的节律性是临产的重要标志。每次宫缩总是由弱渐强（进行期），维持一定时间（极期），随后由强渐弱（退行期），直至消失进入间歇期。

临产开始时，宫缩持续时间约30秒，间歇期5~6分钟。宫口开全后，宫缩持续时间长达60秒，间歇期短至1~2分钟。

（2）**对称性和极性：**正常宫缩起自两侧宫角部，迅速向宫底中线集中，左右对称，再向子宫下段扩散，均匀协调地扩展至整个子宫，此为宫缩对称性。宫缩以宫底部最强、最持久，向下逐渐减弱，宫底部收缩力的强度几乎是子宫下段的2倍，此为宫缩极性。

（3）**缩复作用：**每当宫缩时，子宫体部肌纤维缩短变宽，间歇期肌纤维虽然松弛，但不能恢复到原来长度，经过反复收缩，肌纤维越来越短，这种现象称缩复作用。

2. **腹肌及膈肌收缩力**　是第二产程时娩出胎儿的重要辅助力量。

3. **肛提肌收缩力**　有协助胎先露部在骨盆腔进行内旋转的作用。

二、产道（★★★）

产道是胎儿娩出的通道，分为骨产道与软产道2部分。

1. **骨产道**

（1）骨盆入口平面：有4条径线，见图4-3-1。

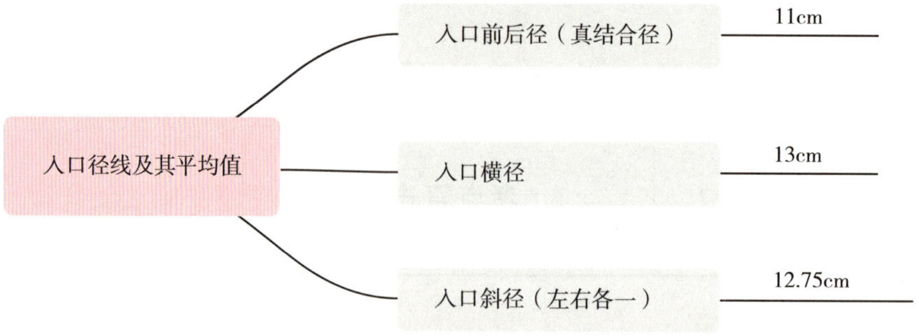

图 4-3-1　入口径线及其平均值

（2）中骨盆平面：骨盆最小平面。

1）中骨盆前后径：平均值约为 11. 5cm。

2）中骨盆横径（坐骨棘间径）：平均值约为 10cm。

（3）骨盆出口平面：有 4 条径线，见图 4-3-2。

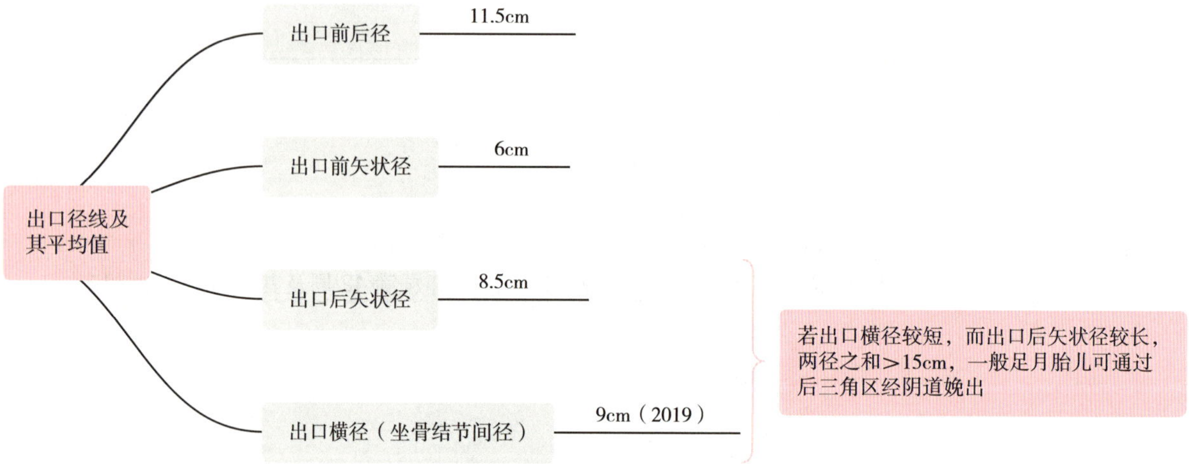

图 4-3-2　出口径线及其平均值

（4）骨盆轴与骨盆倾斜度

1）骨盆轴：连接骨盆各假想平面中点的曲线为骨盆轴。

2）骨盆倾斜度：指妇女直立时，骨盆入口平面与地平面所形成的角度，一般为 60°。

2. **软产道　由子宫下段、宫颈、阴道及骨盆底软组织组成的弯曲管道（2021）**。

（1）子宫下段的形成：子宫下段由非孕时长约 1cm 的子宫峡部形成。由于子宫肌纤维的缩复作用，子宫上下段的肌壁厚薄变得不同，在两者间的子宫内面有一环状隆起，称生理性缩复环。

（2）宫颈的变化

1）宫颈管消失：初产妇多是宫颈管先消失，宫口后扩张；经产妇多是宫颈管消失与宫口扩张同时进行。

2）宫口扩张：胎膜多在宫口近开全时自然破裂。

3. 骨盆底组织、阴道及会阴的变化　分娩时若保护会阴不当，易造成裂伤。

三、胎儿（★★★）

1. 胎儿大小　**胎头**是胎体的最大部分，也是胎儿通过产道最困难的部分。

（1）胎头颅骨：由顶骨、额骨、颞骨各 2 块及枕骨 1 块构成。颅骨间缝隙称颅缝。两颅缝交界空隙较大处称囟门，前囟呈菱形，后囟呈三角形。

（2）胎头径线

1）**双顶径**：是胎头的最大横径，临床上常以 B 超测此值判断胎儿大小。

2）**枕额径**：又称前后径，胎头常以此径衔接。

3）**枕下前囟径**：又称小斜径，胎头俯屈后以此径通过产道。

4）枕颏径：又称大斜径。

2. 胎位　纵产式时，胎体纵轴与骨盆轴一致，容易通过产道。**矢状缝**及**囟门**是确定**胎位**的重要标志。

3. 胎儿畸形　胎头或胎体过大，通过产道常发生困难。

四、精神心理状态（★★★）

产妇的情绪改变会使机体产生一系列变化，影响分娩。

基础巩固

1. 初产妇　多是宫颈管先消失，宫口后扩张。
2. 经产妇　宫颈管消失与宫口扩张同时进行。

第二节　正常分娩妇女的护理

一、枕先露的分娩机制（★★）

指胎儿先露部为适应骨盆各平面的不同形态，被动地进行一系列适应性转动，以其最小径线通过产道的过程。临床上以**枕左前位**最多见。

1. **衔接**　胎头双顶径进入骨盆入口平面，颅骨最低点接近或达到坐骨棘水平，称衔接。

2. **下降**　胎头沿骨盆轴前进的动作，**贯穿于分娩全过程**。临床上以胎头下降程度，作为判断产程进展的重要标志。

3. **俯屈**　胎头下颌接近胸部，变胎头衔接时的枕额径为枕下前囟径。

4. **内旋转**　胎头为适应骨盆纵轴而旋转，使矢状缝与中骨盆和骨盆出口前后径相一致的动作称内旋转。

5. **仰伸**　胎头枕骨下部达耻骨联合下缘时，以耻骨弓为支点，使胎头逐渐仰伸，胎头的顶、额、鼻、口、颏相继娩出。

6. **复位及外旋转**　胎头娩出时，胎儿双肩径沿骨盆入口左斜径下降。胎头娩出后，胎头枕部向**左旋转 45°**称复位，恢复胎头与胎肩的垂直关系。前（右）肩向母体前方中线旋转 45°时，胎头枕部需在外继续向左旋 45°，称外旋转。

7. **胎肩及胎儿娩出**　胎儿前（右）肩在耻骨弓下方娩出，随即后（左）肩从会阴部娩出，胎体及胎儿下肢随之顺利娩出。

二、先兆临产（★★★）

1. **假临产**　宫缩持续时间短且不恒定（**<30 秒**），间歇时间长而不规则（**间隔 10~20 分钟**）；不伴随出现宫颈管消失和宫颈口扩张；常在夜间出现，白天消失。

2. 胎儿下降感。

3. **见红**　在分娩前 24~48 小时，阴道流出少量血液与黏液，称为见红，是**分娩先兆**。

三、临产诊断（★★★）（2018/2023）

临产的标志为有规律且逐渐增强的子宫收缩，持续≥30 秒，间歇 5~6 分钟，同时伴随进行性子宫颈管消失、宫颈口扩张和胎先露下降。

四、产程分期（★★★）

1. **第一产程**（宫颈扩张期） **从规律宫缩开始至宫口开全（2016/2019/2021）**。分为潜伏期和活跃期初产妇宫颈口扩张较慢。

2. **第二产程**（胎儿娩出期） **从宫口开全至胎儿娩出止（2016/2019）**。未实施硬膜外麻醉者，初产妇不应超过3小时；经产妇不应超过2小时。实施硬膜外麻醉者，可在此基础上延长1小时。

3. **第三产程**（胎盘娩出期） 从**胎儿娩出**至**胎盘娩出**止，需5~15分钟，应**≤30分钟。**

名师点拨：第二产程开始的标志是**宫口开全（2013）**。

五、第一产程妇女的护理（★★★）

1. 临床表现

（1）规律宫缩：产程开始时，宫缩持续时间较短（约30秒）且弱，间歇期较长（5~6分钟）。随着产程进展，宫缩的持续时间渐长（50~60秒）且强度增加，间歇期渐短（2~3分钟）。当宫口近开全时，宫缩持续时间≥1分钟，间歇期仅1分钟或稍长。

（2）宫颈扩张：①潜伏期是指从规律宫缩至宫口扩张达6cm；为宫口扩张的缓慢阶段，初产妇一般不超过20小时，经产妇不超过14小时。②**活跃期（2020）**是指从宫颈扩张6cm至宫口开全10cm，为宫口扩张的加速阶段，此期宫口扩张速度应≥0.5cm/h。

易错知识梳理

若宫颈不能如期扩张，多因子宫收缩乏力、胎位不正、头盆不称等原因存在，当宫口开全时，宫口边缘消失，子宫下段及阴道形成宽阔的筒腔。

（3）**胎头下降：决定能否经阴道分娩的重要观察项目（2015）**。胎头下降的程度以颅骨最低点与坐骨棘平面的关系为标志。

（4）**胎膜破裂**：多发生在宫口近开全时。

2. 护理措施

（1）入院护理：判断产妇临产后，协助办理住院手续。

（2）观察生命体征：第一产程期间，每隔4~6小时测量血压1次。

（3）观察产程进展

1）子宫收缩：用触诊法或胎儿监护仪监测。

2）在宫缩时进行肛门检查。阴道检查应在严密消毒后进行。

3）胎心监测：可用胎心听诊器、多普勒仪或胎儿监护仪。临产后，应每隔1小时在宫缩间歇时听取胎心音1次，每次听1分钟并记录。宫缩紧时应每30分钟听取1次。

名师点拨：当宫缩停止后，胎心>160次/分或<110次/分时，应立即给产妇吸氧，取左侧卧位，报告医生。

4）为了细致动态观察产程进展，多绘制**产程图**。

5）破膜及羊水观察：一旦胎膜破裂，应立即听胎心，观察羊水并记录破膜时间。破膜超过12小时尚未分娩者应遵医嘱给予抗生素预防感染。

（4）促进舒适

1）产房保持安静无噪声。

2）宫缩间隙期少量多次进食高热量、易消化、清淡食物。

3）若宫缩不强且未破膜，鼓励产妇于宫缩间歇期在室内走动，有助于加速产程进展。若初产妇宫口近开全或经产妇宫口已扩张 4cm 时，应卧床，取左侧卧位。

4）保持清洁卫生，增进舒适感。

5）排尿及排便：**鼓励产妇每 2~4 小时排尿 1 次，以免膀胱充盈影响宫缩及胎头下降（2017）**。

六、第二产程妇女的护理（★★★）

1. 临床表现

（1）子宫收缩增强：宫缩持续约 1 分钟或以上，间歇期仅 1~2 分钟。胎膜未破者，应行人工破膜。

（2）胎头于宫缩时露出于阴道口，在宫缩间歇期又缩回阴道内，称**胎头拨露**。宫缩间歇时胎头也不再回缩，称**胎头着冠**。

2. 护理措施

（1）观察产程进展：需密切监测胎心，每 5~10 分钟听 1 次，最好用胎儿监护仪监测胎心率及其基线变。

（2）指导产妇屏气：宫缩时屏气用力以增加腹压，将胎儿娩出，是第二产程的首要护理目标。宫缩间歇时，产妇全身肌肉放松休息。

（3）接产准备：初产妇宫口开全、经产妇宫口扩张 4cm 且宫缩规律有力时，应做好接产准备工作。用肥皂水擦洗外阴部，然后用温开水冲掉肥皂水，最后进行消毒。

（4）接产要领：让胎头以最小径线在宫缩间歇时缓慢地通过阴道口，是预防会阴撕裂的关键。

（5）脐带处理：用 20%高锰酸钾或 2.5%碘酊及 75%乙醇消毒脐带断面，注意高锰酸钾不可触及新生儿皮肤，以免皮肤烧伤。

七、第三产程妇女的护理（★★★）

1. 临床表现

（1）子宫收缩：宫底降至脐平，宫缩暂停数分钟后再现。

（2）胎盘娩出：**胎盘剥离征象**如下。①宫体变硬呈球形，宫底升高达脐上。②阴道口外露的一段脐带自行延长。③阴道少量流血。④用手掌尺侧在产妇耻骨联合上方轻压子宫下段时，宫体上升而外露的脐带不再回缩。

（3）阴道流血：正常分娩的出血量一般不超过 300ml。

2. 护理措施

（1）新生儿护理

1）**清理呼吸道**：胎儿娩出后的首要护理措施。当确认呼吸道黏液和羊水已吸净而仍未啼哭时，可用手轻拍新生儿足底。

2）**Apgar 评分**：以出生后 1 分钟的**皮肤颜色、呼吸、肌张力、喉反射、心率**为指标。8~10 分正常；4~7 分轻度窒息；0~3 分为重度窒息。

3）处理脐带：用 75%乙醇消毒脐带根部周围，在距脐根 0.5cm 及 1cm 处用无菌粗丝线结扎后剪断脐带，挤出残余血液，用 20%高锰酸钾液消毒脐带断面，注意药液切不可接触新生儿皮肤。

4）打足印及拇指印于新生儿病历上，系上手腕带。

（2）协助胎盘娩出并检查：切忌在胎盘尚未完全剥离时用手按揉、下压宫底或牵拉脐带，以免胎盘剥离不全。当确认胎盘已完全剥离时，于宫缩时以左手握住宫底并按压，同时右手轻拉脐带，协助胎盘娩出。

（3）检查胎盘、胎膜：若残留，应在无菌操作下伸手入宫腔取出残留组织。

（4）检查软产道：若有裂伤，应立即缝合。

（5）预防产后出血：可在胎儿前肩娩出时静注麦角新碱或缩宫素。

（6）产后观察：在产房观察 **2 小时**，重点观察子宫收缩情况、宫底高度、阴道流血量。

（7）协助产妇和新生儿进行皮肤接触和早吸吮，促进母子情感。

实战演练

【A1 型题】

1. 决定能否经阴道分娩的重要观察项目是

A. 规律宫缩　　B. 宫口扩张程度

C. 胎头下降程度　　D. 胎心率

E. 胎膜破裂

【答案】 C

【考点】 经阴道分娩的决定因素

【解析】 影响分娩的因素包括产力、产道、胎儿及精神心理因素，但临床上以观察胎头下降的程度作为判断产程的重要标志之一，C 正确。宫缩、宫口扩张程度与胎膜是否破裂都可以受外界药物或机械刺激等影响，不是决定性因素，A、B、E 排除。胎心率在宫缩前后有较大变化，若胎心率低于正常水平，则考虑是否手术分娩，不是决定性因素，D 排除。故选 C。

2. 分娩的主力是

A. 产妇向下屏气力量　　B. 膈肌收缩力

C. 腹肌收缩力　　D. 子宫收缩力

E. 肛提肌收缩力

【答案】 D

【考点】 影响分娩的因素

【解析】 影响分娩的四因素是产力、产道、胎儿和精神心理因素。将胎儿及其附属物从子宫内逼出的力量称为产力，包括子宫收缩力、腹壁肌及膈肌收缩力（统称腹压）和肛提肌收缩力。子宫收缩力是临产后的主要产力，贯穿于分娩全过程。腹壁肌及膈肌收缩力是第二产程时娩出胎儿的重要辅助力量，腹压在第三产程可促使已剥离的胎盘娩出。肛提肌收缩力协助胎先露部在盆腔进行内旋转。故选 D。

3. 分娩第一期护理中错误的是

A. 鼓励产妇少量多次进食

B. 指导产妇每隔 2~4 小时自解小便 1 次

C. 应观察 T、P、R、BP

D. 胎头未入盆，宫缩不紧可在室内活动

E. 做好心理护理

【答案】 D

【考点】 产程护理

【解析】 临产后，若宫缩不强，未破膜，产妇可在室内活动，加速产程进展。但分娩开始后若初产妇宫口近开全，或经产妇宫口已扩张 4cm 时，应卧床并行左侧卧位。其余选项均为分娩第一期的护理措施。故选 D。

4. 从胎儿娩出至胎盘娩出所需的时间不超过

A. 15 分钟　　B. 30 分钟　　C. 1 小时

D. 2 小时　　E. 3 小时

【答案】 B

【考点】 产程时限

【解析】 第三产程是从胎儿娩出后到胎盘娩出，需 5~15 分钟，不超过 30 分钟。故选 B。

【A2 型题】

5. 初产妇，26 岁。40 周妊娠，宫口开全，胎先露达坐骨棘平面以下 3cm，胎心突然降至 85 次/分，正确的做法是

A. 左侧卧位　　B. 抑制宫缩

C. 立即剖宫产　　D. 尽快经阴道催产

E. 进行缩宫素激惹（OCT）试验

【答案】 D

【考点】 胎儿窘迫的处理

【解析】 胎心突然降至 85 次/分属于急性胎儿窘迫，宫颈未完全扩张时可取左侧卧位，该产妇宫口开全，不适合左侧卧位及抑制宫缩，A、B 错误。胎先露为“+3”时，病情紧迫或经无法阴道助产分娩者才进行剖宫产结束分娩，C 错误。OCT 试验禁忌证即怀疑胎儿已有严重宫内窘迫者，E 错误。急性胎儿窘迫，胎先露为“+3”时，应尽快助产经阴道娩出胎儿。故选 D。

6. 患者，女，初产妇，妊娠 39 周。于 10 天前常在夜间出现不规则子宫收缩，半小时前“见红”来院检查。估计该孕妇分娩发动在

A. 见红当日　　B. 1~2 天　　C. 3~4 天

D. 4~5 天　　E. 5~6 天

【答案】 A

【考点】 分娩先兆

【解析】 见红是分娩即将开始的比较可靠的征象。在分娩发动起 24~48 小时内，因宫颈内口附近的胎膜与该处的子宫壁分离，毛细血管破裂经阴道排除少量血液，与宫颈管内的黏液栓相混排出。故选 A。

7. 患者，女，初产妇，足月临产。先露头已入盆，胎膜未破，宫口开大 1cm，胎心 140 次/分。下列护理措施不正确的是

A. 用肥皂水灌肠　　B. 鼓励少量多餐

C. 在宫缩时测血压　　D. 清洁外阴并备皮

E. 每4小时测1次生命体征

【答案】 C

【考点】 第一产程的护理

【解析】 患者无高血压病史，在宫缩时，产妇处于紧张兴奋状态，测量血压不准确。其余措施均为做好产前准备的处理措施。故选C。

【B1型题】

（8~9题共用备选答案）

A. 从胎儿娩出到胎盘娩出

B. 从宫颈口开全到胎儿娩出

C. 从有规律性宫缩到宫口开全

D. 从有规律性宫缩到胎儿娩出

E. 从有规律性宫缩到胎儿胎盘娩出

8. 第一产程指

【答案】 C

9. 第二产程指

【答案】 B

【考点】 产程分期

【解析】 第一产程是指有规则的宫缩开始到宫口开全（约为10cm）。第二产程又称胎儿娩出期，是指从子宫口开全到胎儿娩出的整个过程。故第8题选C，第9题选B。

第四章　产褥期妇女的护理

考点直击

年份	分值	考点
2021	2	产后复查；母乳喂养的优点
2020	1	产后宫缩痛
2019	1	产后会阴护理
2018	2	产后大小便、会阴护理
2017	1	泌乳热
2015	1	产后会阴护理

考点集萃

产妇全身各器官除乳腺外从胎盘娩出至恢复或接近正常未孕状态的一段时期，称为产褥期，一般需6周。

第一节　产褥期母体变化

一、产褥期妇女的生理变化（★★★）

1. 生殖系统

（1）**子宫复旧：产褥期变化最大的是子宫（2010）。**

1）子宫体肌纤维缩复：产后**第1天**宫底平脐；产后**10天**，子宫降至骨盆腔内，腹部摸不到子宫底；产后6周，子宫恢复至正常非妊娠大小。

2）子宫内膜再生：约需**3周**，除胎盘附着部位外的子宫内膜完全修复；胎盘附着部位的内膜完全修复约需6周。

3）子宫颈：产后4周，子宫颈完全恢复至正常形态。

（2）阴道：黏膜皱襞约在产后3周重新出现。

（3）外阴：分娩后的外阴轻度水肿，产后2~3天自行消退。

（4）盆底组织：产褥期过早参加重体力劳动或剧烈运动，可导致阴道壁膨出，甚至子宫脱垂等。

易错知识梳理

产后第1天宫底平脐；产后6周，子宫恢复至正常非妊娠大小。

2. 乳房　产后7天内分泌的乳汁称**初乳**，呈淡黄色，极易消化；产后7~14天分泌的乳汁为**过渡乳**；产后14天以后分泌的乳汁为**成熟乳**，呈白色。**吸吮是保持不断泌乳的关键，不断排空乳房，也是维持泌乳的重要条件（2014）。**

名师点拨：初乳中分泌型免疫球蛋白A（SIgA）含量高是新生儿初乳喂养的主要原因。

3. **血液及其循环系统**　产后最初3天内，心脏病产妇极易发生心力衰竭。产后血液仍处于高凝状态，有利于减少产后出血量。

4. **消化系统**　产妇容易发生便秘和肠胀气。

5. **泌尿系统**　产后最初1周尿量增多；产后早期孕妇易发生尿潴留。

6. **内分泌系统**　哺乳期产妇首次月经复潮前多有排卵，因此哺乳期产妇月经未来潮前仍有受孕的可能。

7. **腹壁**　初产妇腹部紫红色妊娠纹变为银白色。

二、产褥期妇女的心理调适（★★）

①依赖期：产后1~3天。②依赖-独立期：产后3~14天。③独立期：产后2周至1个月。

基础巩固

1. 初乳　产后7天内分泌的乳汁。
2. 过渡乳　产后7~14天分泌的乳汁。
3. 成熟乳　产后14天以后分泌的乳汁。

第二节　产褥期妇女的护理

一、临床表现（★★★）

1. 生命体征　有些产妇产后24小时内体温稍升高但不超过38℃。**产后3~4天因乳房血管、淋巴管极度充盈也可有发热37.8~39.0℃，称泌乳热（2017）**，一般持续数小时降至正常，最多不超过16小时，**不属于病态**。产后脉搏略缓慢，60~70次/分，约于产后1周恢复正常。呼吸深慢，14~16次/分，由妊娠期的胸式呼吸变为胸腹式呼吸。

2. **恶露**　正常恶露有血腥味，但无臭味，见表4-4-1。

表4-4-1　恶露分类与临床表现

	血性恶露	浆液性恶露	白色恶露
持续时间	产后最初3天	产后4~14天	产后14天~产后3周
颜色	红色，含血多	淡红色，含血少	白色，黏稠

3. 会阴伤口水肿或疼痛　产后3天内可出现局部水肿、疼痛，拆线后症状自然消失。

4. **产后宫缩痛**　产褥早期因**宫缩**引起下腹部阵发性剧烈疼痛称**产后宫缩痛（2020）**。持续**2~3天**自然消失。

5. 会阴伤口。

6. **褥汗**　产褥早期排汗多，以夜间睡眠和初醒时尤为明显。

7. 乳房胀痛　产后哺乳延迟或没有及时排空乳房所致。

8. 乳头皲裂　表现为乳头红、裂开，有时有出血，哺乳时疼痛。

二、辅助检查（★★）

产后常规查体，血常规、尿常规检查，药物敏感试验等。

三、护理措施（★★★）

1. 一般护理　提供舒适、安静的环境，室内通风良好。

（1）生命体征：产后24小时密切观察生命体征的变化。体温超过38℃，考虑有感染的可能。正常脉搏为

60~70次/分。

（2）饮食：产后1小时可进食，食物富有营养、足够热量和水分。

（3）大小便：**产后4~6小时产妇应及时排尿（2018）**。

（4）活动：一般正常分娩者，产后24小时可下床活动。

2. 症状护理

（1）产后2小时内极易发生产后出血，故应密切观察生命体征、子宫收缩及阴道出血量等情况。

（2）恶露：子宫收缩好，但有鲜红色恶露持续流出，多提示有软产道损伤；恶露有臭味，提示有宫腔感染的可能。

（3）会阴护理

1）会阴及会阴伤口的冲洗：每日用1∶5000稀释络合碘溶液冲洗外阴2次。每次冲洗前应先排空小便，掌握由上至下的冲洗原则，动作要轻柔，勿使冲洗水进入阴道，以免引起感染。

2）产妇取**健侧卧位（2015/2018）**。

3）会阴部有水肿者，**可用50%硫酸镁湿热敷（2019）**，产后24小时可用红外线照射外阴；有硬结者，用大黄、芒硝外敷或用95%乙醇湿热敷。

（4）尿潴留：**产后6小时仍不能自行排尿，子宫底上升达脐以上或子宫底下方触及囊性肿块，提示尿潴留（2010）**。

（5）乳房护理

1）一般护理：乳房应保持清洁、干燥，经常擦洗。每次哺乳前均用温开水擦洗乳房及乳头。注意切忌用酒精之类擦洗，以免引起局部皮肤干燥、皲裂。乳头处如有痂垢应先用油脂浸软后再用温水洗。

2）**乳房胀痛护理**：①尽早哺乳：新生儿多吸吮是首要措施。②外敷并按摩乳房。③配戴乳罩。④生面饼外敷。⑤服用药物如维生素B_6。

3）**乳腺炎护理**：轻度时，哺乳前可湿热敷乳房4~6分钟，同时按摩乳房。哺乳时**先喂患侧，再喂健侧**乳房，应充分吸空乳汁。

4）**乳头皲裂护理**：轻者可继续哺乳，**先喂健侧乳房，再喂患侧乳房**。哺乳后，挤出少许乳汁涂在乳头和乳晕上，短暂暴露使乳头干燥。重者用吸乳器或乳头罩哺乳，在皲裂处涂抹抗生素软膏。

> 名师点拨：乳头皲裂的主要原因是**婴儿含接姿势不良（2011）**。乳腺炎应先喂患侧乳房，再喂健侧乳房；乳头皲裂应先喂健侧乳房，后喂患侧乳房。

（6）性生活指导：产后6周内禁止性交。产后6周检查完毕，生殖系统已复原的情况下恢复性生活。

（7）产后访视：社区医疗保健人员在产妇出院之后3天、14天、28天分别做3次家庭访视。

（8）**产后复查：产后42天进行产后复查（2010/2021）**。

第三节 母乳喂养

一、母乳喂养的优点（★★）（2021）

1. 对婴儿　①母乳营养物质丰富，且比例合适，可提供营养、促进发育。②提高免疫力，预防疾病。③保护牙齿，促进面部正常发育。④有助于母婴间的情感联系。⑤**喂养方便，无污染（2010）**。

2. 对母亲　①预防产后出血。②延长排卵时间。③降低女性癌的危险性。④促进宫缩。

二、母乳喂养指导（★★）

1. 哺乳时间　原则是**按需哺乳**。一般**产后半小时**开始哺乳。

2. 哺乳方法　哺乳前先做好清洁准备，用温水毛巾清洁乳头、乳晕。把乳头和大部分乳晕放在婴儿口中，用手托扶乳房，防止乳房堵住婴儿鼻孔。

3. 注意事项　①哺乳时应吸空一侧乳房后，再吸另一侧乳房。②哺乳后，应将婴儿抱起轻拍背部，以防吐奶。③早接触、早吸吮：新生儿出生半小时内喂奶。④母婴同室：让母婴24小时在一起，分离不超过1小时。

实战演练

【A1型题】

1. 产后子宫复位与平脐水平的时间为
   A. 产后24小时内　B. 产后2天内
   C. 产后3天内　D. 产后5天内
   E. 产后10天

【答案】 A
【考点】 产后子宫复位
【解析】 产后当日，子宫底平脐或脐下1横指，后每天下降1~2cm。故选A。

2. 胎盘娩出后，子宫底每天下降
   A. 5~6cm　B. 4~5cm
   C. 3~4cm　D. 2~3cm
   E. 1~2cm

【答案】 E
【考点】 产褥期母体子宫的变化
【解析】 产褥期变化最大的是子宫。胎盘娩出后的子宫逐渐恢复至未孕状态的过程称子宫复旧，需时6周。主要变化为子宫肌纤维缩复和子宫内膜再生。胎儿娩出后，子宫圆而硬，宫底在脐下1指。产后第1天因宫颈外口升至坐骨棘水平，致使宫底稍上升至平脐，以后每日下降1~2cm，至产后10天子宫降入骨盆腔内。故选E。

3. 产后督促产妇排尿的时间应为
   A. 产后4~6小时　B. 产后7~8小时
   C. 产后1~2小时　D. 产后9~12小时
   E. 产后2~3小时

【答案】 A
【考点】 产后护理
【解析】 产后应评估膀胱充盈程度，阴道分娩的产妇有尿意应随时排尿。若产后4小时未排尿或第1次排尿尿量少，应再次评估膀胱的充盈情况，防止尿潴留及影响子宫收缩引起子宫收缩乏力，导致产后出血。此外，观察剖宫产术后产妇尿管是否通畅，尿量及性状是否正常。故选A。

4. 哺乳期妇女预防急性乳腺炎的主要措施是
   A. 保持乳头清洁
   B. 养成定时哺乳习惯
   C. 每次授乳排空乳汁
   D. 及时治疗破损乳头
   E. 婴儿睡觉时不含乳头

【答案】 C
【考点】 母乳喂养指导
【解析】 急性乳腺炎的病因是乳汁淤积和炎症入侵，所以排空乳汁对于预防乳腺炎十分重要。故选C。

【A2型题】

5. 产妇，29岁，自然分娩一男婴。腹部检查：耻骨联合上方扪不到子宫底，此产妇大约在产后的
   A. 第1日　B. 第3~4日
   C. 第4~6日　D. 第6~8周
   E. 第10~12日

【答案】 E
【考点】 产褥期的生理变化
【解析】 胎盘娩出后，宫底在脐下1指，产后第1日因宫颈外口升到坐骨棘水平，致使宫底稍上升至平脐，以后每日下降1~2cm，到产后10日子宫降入骨盆腔内。腹部检查于耻骨联合上方扪不到子宫底，因此产妇在产后的第10~12日。故选E。

6. 初产妇，28岁。24小时前行会阴侧切术分娩一男婴，会阴水肿明显，护理措施错误的是
   A. 会阴擦洗　B. 评估会阴切口
   C. 95%乙醇湿热敷　D. 50%硫酸镁湿热敷
   E. 会阴切口患侧卧位

【答案】 E
【考点】 会阴切口的护理
【解析】 产后会阴伤口的护理包括如下。①会阴及会阴伤口的冲洗，A正确。②会阴伤口的观察：会阴部有缝线者，应每日观察伤口周围有无渗血、血肿、红肿、硬结及分泌物，并嘱产妇向会阴伤口对侧卧位，B正确，E错误。③会阴伤口水肿的患者，可以湿热敷，产后24小时可用红外线照射外阴，C、D正确。故选E。

7. 患者，女，27岁。分娩后第2天起，连续3天体温持续在38℃左右。查体：子宫硬、无压痛，会阴侧切口红肿、疼痛，恶露淡红色，无臭味，双乳软，无红肿。该产妇发热的原因可能是
   A. 产褥感染　B. 会阴侧切口感染

C. 上呼吸道感染　　D. 急性子宫内膜炎

E. 急性乳腺炎

【答案】 B

【考点】 会阴切口的护理

【解析】 患者会阴侧切口红肿、疼痛，是炎症表现，加上体温表现可以判断为会阴侧切口感染，B为正确答案。产褥感染涉及面较广，A不妥。患者无呼吸道感染表现，C排除。急性子宫内膜炎轻型者表现为恶露量多，混浊有臭味；下腹疼痛、宫底压痛、质软伴低热，该患者子宫硬，所以D排除。乳房软无炎症表现，E排除。故选B。

第五章　新生儿保健

考点直击

年份	分值	考点
2021	1	新生儿胃容量
2019	1	新生儿皮肤护理

考点集萃

胎儿出生后断脐到满28天的这段时间称为新生儿期。

第一节　正常新生儿的生理解剖特点与护理

（一）正常新生儿的生理特点（★★）

1. 外观特点　哭声响亮，肌肉有一定张力，四肢屈曲，皮肤红润，胎毛少，耳壳软骨发育好，指（趾）甲达到或超过指（趾）端，乳晕清楚，乳头突起，乳房可扪到结节，整个足底有较深的足纹，男婴睾丸下降，女婴大阴唇覆盖小阴唇。

2. 呼吸系统　呼吸节律常不规则，频率较快，安静时40次/分左右，超过60次/分称为呼吸急促。**以腹式呼吸为主**。

3. 心血管系统　卵圆孔关闭、动脉导管关闭。

4. 消化系统　足月儿吞咽功能已完善，但**食管下端括约肌松弛，胃呈水平位，幽门括约肌较发达，易发生溢乳和呕吐**。刚出生的新生儿其胃容量为**40~60ml（2021）**，出生后3~4日经过喂食后，胃部渐扩大至90ml。新生儿的胃排空时间为2~4小时。90%的新生儿于出生后24小时排出第一次胎便，呈墨绿色；若超过24小时还未见胎粪排出，应检查是否为肛门闭锁及其他消化道畸形。多数新生儿出现生理性黄疸，同时对某些药物解毒能力低下，易出现药物中毒。

5. 血液系统　足月儿刚出生时白细胞较高，第3天开始下降。胎儿凝血因子活性低，故生后常规注射维生素K_1。

6. 泌尿系统　新生儿在出生后4~5日，因尿液及粪便的排出、摄入量少、无感性水分丧失及高新陈代谢率等因素，其体重会下降5%~10%，一般不超过10%，称为生理性体重下降。以后，随着适当的液体补充和热量摄取，新生儿在第5日后开始体重逐渐增加，到出生后7~10日，体重恢复到原有水平。

7. 神经系统　新生儿脑相对较大，约为成人的25%。足月儿出生时已具有原始的神经反射，如觅食反射、吸吮反射、握持反射、拥抱反射和交叉伸腿反射。

8. 免疫系统　胎儿可从母体通过胎盘得到免疫球蛋白IgG，因此新生儿对一些传染病如麻疹有免疫力而不易感染；而免疫球蛋白IgA和IgM则不能通过胎盘传给新生儿，因此新生儿易患呼吸道、消化道感染和大肠埃希菌、金黄色葡萄球菌败血症。

9. 体温　新生儿体温调节功能差。皮下脂肪较薄，体表面积相对较大，容易散热；产热主要依靠棕色脂肪的代谢。

（二）护理措施（★★★）

1. 维持体温恒定　室温保持在24~26℃，相对湿度在50%~60%。

2. 预防低血糖　出生后应立即哺乳。

3. 预防感染　接触新生儿前后勤洗手，避免交叉感染。

4. 喂养　鼓励母乳喂养，早接触、早吸吮。按需哺乳。喂完后，将婴儿竖起轻拍其背部，促使胃内气体排出，防止溢奶。婴儿食具应定时煮沸消毒。

5. 脐部护理　保持脐部清洁干燥，每日检查脐部，并用75%乙醇消毒。

6. 新生儿沐浴　**室温26~28℃，水温40℃**左右。沐浴应在婴儿进食后1小时进行。

7. 皮肤护理　检查脐带、皮肤完整性及有无肛旁脓肿等情况，每次大便后用温水清洗会阴及臀部。如发生红臀，**可用红外线照射，每次10~20分钟，每天2~3次（2019）**。

8. 预防接种　生后3日接种卡介苗；出生1日、1个月、6个月时，各注射乙肝疫苗1次。

易错知识梳理

乙肝疫苗第1针在出生后24小时内接种。

基础巩固

正常新生儿哭声响亮，肌肉有一定张力，四肢屈曲，皮肤红润，胎毛少，耳壳软骨发育好，指（趾）甲达到或超过指（趾）端，男婴睾丸下降，女婴大阴唇覆盖小阴唇。

第二节　婴儿抚触

（一）婴儿抚触的目的（★★）

①促进父母与婴儿间情感交流。②促进神经系统的发育。③提高免疫力。④加快食物的消化和吸收。⑤减少婴儿哭闹，增加睡眠。

（二）婴儿抚触的方法（★★）

1. 抚触的注意事项

（1）**抚触时间：出生后24小时开始（2010）**。避免在饥饿和进食后1小时内进行，最好在婴儿沐浴后进行，时间为10~15分钟。

（2）室温：28℃以上。

（3）物品准备：润肤油、婴儿尿布及衣服、包被。

（4）操作中的注意事项：①注意观察婴儿的反应，如果出现哭闹、肌张力提高、兴奋性增加、肤色改变等，反应持续1分钟以上应停止抚触。②用力适当，避免过轻或过重。③注意与婴儿进行语言和目光的交流。④动作轻柔，慢慢增加力度。

2. 抚触手法。

实战演练

【A1型题】

1. 新生儿出生后体重下降，能恢复到出生时体重的时间是

A. 2~3天　B. 4~6天　C. 7~10天

D. 11~14天　E. 15~21天

【答案】 C

【考点】 正常新生儿的生理特点

【解析】 新生儿在出生后4~5天，因尿液及粪便的排出、摄入量少、无感性水分丧失及高新陈代谢率等因素，其体重会下降5%~10%，一般不超过10%，称为生理性体重下降。以后，随着适当的液体补充和热量摄取，新生儿在第5日后开始体重逐渐增加，到出生后7~10天，体重恢复到原有水平。故选C。

【A2型题】

2. 患者，女，24岁。今晨产下一名女婴，护士应及

时将新生儿房间湿度调节到

A. 30%~45%　B. 50%~60%　C. 25%~35%

D. 55%~65%　E. 60%~65%

【答案】 B

【考点】 新生儿的护理

【解析】 新生儿对房间湿度的要求为50%~60%。新生儿相对娇嫩，各器官脏器发育不完善，免疫力低下，房间太干燥或湿度太高都会影响呼吸。故选B。

第六章　胎儿窘迫及新生儿窒息的护理

考点直击

年份	分值	考点
2023	2	急性胎儿窘迫的表现；新生儿窒息的抢救
2019	1	急性胎儿窘迫的护理措施
2018	1	胎儿窘迫的基本病理生理变化
2015	1	急性胎儿窘迫的治疗要点

考点集萃

第一节　胎儿窘迫的护理

胎儿窘迫是指胎儿在宫内有缺氧征象，危及胎儿健康和生命。胎儿窘迫是一种主要发生在临产过程，也可发生在妊娠后期的综合症状。

（一）病因与病理

1. 病因　母体因素，胎儿因素，脐带、胎盘因素。

2. 基本病理生理变化　胎儿窘迫的基本病理生理变化是**缺血缺氧引起的一系列变化（2013/2018）**。

（二）临床表现（★★）

胎心音改变、胎动异常、羊水胎粪污染或羊水过少，严重者胎动消失。羊水胎粪污染分为3度：Ⅰ度为浅绿色；Ⅱ度为黄绿色并混浊；Ⅲ度为棕黄色，稠厚。根据胎儿窘迫的临床表现，可以分为急性胎儿窘迫和慢性胎儿窘迫。

1. **急性胎儿窘迫**　多发生在分娩期，主要表现为**胎心率加快（2023）或减慢**，羊水胎粪污染和胎儿头皮血 pH 下降。

2. **慢性胎儿窘迫**　多发生在妊娠末期，表现为胎动减少或消失，无应激试验（NST）基线平直，胎儿发育受限，胎盘功能减退，羊水胎粪污染等。

易错知识梳理

急性胎儿窘迫宫缩压力试验或缩宫素压力试验等出现频繁的晚期减速或可变减速；可出现酸中毒。

（三）辅助检查

胎盘功能检查、胎心监测及胎儿头皮血气分析。

（四）治疗要点（★★）

1. 急性胎儿窘迫

（1）宫颈未完全扩张，胎儿窘迫情况不严重者，给予吸氧，嘱产妇取左侧卧位，如胎心率变为正常，可继续观察。

（2）**宫口开全，胎先露部已达坐骨棘平面以下3cm者，应尽快助产经阴道娩出胎儿（2015）**。

（3）**病情紧迫或经上述处理无效者，立即剖宫产结束分娩（2010）**。

2. 慢性胎儿窘迫　首先取左侧卧位，间断吸氧，积极治疗各种合并症或并发症。如无改善，则在促使胎儿成熟后迅速终止妊娠。

名师点拨：急性胎儿窘迫不严重者与慢性胎儿窘迫者应采取左侧卧位，给予吸氧；急性胎儿窘迫病情紧急者因尽早娩出胎儿或行剖宫产术。

（五）护理措施（★★★）（2019）

1. 孕妇左侧卧位，间断吸氧。严密监测胎心变化，一般每15分钟听1次胎心或进行胎心监护，注意胎心变化形态。
2. 为手术者做好术前准备或阴道助产准备，做好新生儿抢救和复苏的准备。
3. 做好心理护理　安抚孕妇，减少紧张情绪。

基础巩固

羊水胎粪污染分度见表4-6-1。

表4-6-1　羊水胎粪污染分度

分度	羊水性质
Ⅰ度	浅绿色
Ⅱ度	黄绿色并混浊
Ⅲ度	棕黄色、稠厚

第二节　新生儿窒息的护理

新生儿窒息是指胎儿**娩出后1分钟**，仅有心搏而无呼吸或未建立规律呼吸的缺氧状态。

一、病因及发病机制（★★★）

1. 胎儿因素　胎儿窘迫、胎儿吸入羊水。
2. 先天因素　早产、**肺发育不良**（2022）、呼吸道畸形。
3. 分娩过程　缺氧、滞产、产钳术；使用麻醉药、镇静药。

二、临床表现（★★★）

以Apgar评分（表5-3-1）为指标，**8~10分为正常，4~7分为轻度（青紫）窒息，0~3分为重度（苍白）窒息**（2013/2017/2019/2022）。

表4-6-2　Apgar评分（2011/2013/2014/2015/2017）

	0分	1分	2分
皮肤颜色	青紫或苍白	躯干红，四肢发绀	全身红
心率	无	<100次/分	>100次/分
呼吸	无	慢、不规则	正常，哭声响
对刺激的反应	无反应	有些动作，如皱眉	哭，喷嚏
肌肉张力	松弛	四肢略屈曲	四肢能活动

三、治疗要点（★★）

1. **抢救（2013）** 以预防为主，一旦发生及时抢救，按A、B、C、D、E步骤进行复苏。A：清理呼吸道；B：建立呼吸，增加通气；C：维持正常循环，保证足够心输出量；D：药物治疗；E：评价和环境（保温）。

2. 准备 估计胎儿娩出后有窒息的危险，应做好复苏准备。

四、护理措施（★★★）

1. 配合医生按**A、B、C、D、E步骤进行复苏（2015/2017）**。

（1）**A（清理呼吸道）（2018）**：吸净口鼻咽部黏液和羊水。

> 名师点拨：**胎儿娩出后，首先进行的操作是清理呼吸道（2015/2016/2017/2023）**。

（2）B（建立呼吸）：确认呼吸道通畅后对无呼吸或心率<100次/分的新生儿应立即用复苏器加压给氧，通气频率是40~60次/分。

（3）C（维持正常循环）：胸外按压时使新生儿仰卧于硬垫上，垫上肩垫，颈部轻度仰伸，用拇指法或双指法有节奏地按压胸骨下半部，每分钟按压90次，按压深度为**胸廓前后径1/3**，按压与通气比为3：1。

> 名师点拨：成人心肺复苏按压频率100~120次/分，按压深度5~6cm，按压与通气比为30：2。

（4）D（药物治疗）：建立有效静脉通道，保证药物应用。刺激心搏用肾上腺素静脉注射；纠正酸中毒常用5%碳酸氢钠脐静脉缓慢注入；扩容用全血、生理盐水、白蛋白等。

（5）E（评价）：复苏过程中每30秒评价一次新生儿情况。

2. 保暖 将患儿置于远红外保暖床进行抢救，病情稳定后置暖箱中保暖或热水袋保暖，维持患儿肛温36.5~37.5℃。

3. 复苏后护理 保证呼吸道通畅，密切观察生命体征，做好重症记录。**窒息的新生儿应延迟哺乳（2021）**。

4. 对母亲的护理 提供情感支持，刺激子宫收缩，预防产后出血。

实战演练

【A1型题】

1. 自我监测胎儿安危最适宜的方法是

A. 定期查尿妊娠试验

B. 胎动计数

C. 尿雌三醇测定

D. 胎心电子监护

E. 自测宫高和腹围

【答案】 B

【考点】 孕期自我监护

【解析】 胎动计数是孕妇自我监护胎儿宫内情况的一种重要手段，应嘱咐孕妇每日早中晚各数1小时胎动，每小时胎动次数应不少于3次，12小时胎动累计数应不小于10次。凡12小时内胎动累计数小于10次，或逐日下降大于50%而不能恢复者，均应视为子宫胎盘功能不足，胎儿有宫内缺氧，应及时就诊。故选B。

2. 下列哪项不是急性胎儿窘迫的临床表现

A. 胎心140次/分

B. 胎心100次/分

C. 胎动频繁

D. 胎动减弱

E. 胎心低弱而不规律

【答案】 A

【考点】 胎儿窘迫的临床表现

【解析】 急性胎儿窘迫胎心率超过160次/分或低于110次/分，早期胎心率代偿性加快，可达160~180次/分，继而心率减慢至100~120次/分，可不规则。胎动频繁或减少，在缺氧早期可出现胎儿进行性躁动，缺氧进一步加重，则胎动减弱，次数减少，以至消失。故选 A。

【A2 型题】

3. 初产妇，33 岁，妊娠 37^{+2} 周。胎儿生长受限入院，胎心率 160 次/分，B 超示胎盘功能减退，护士根据该产妇的情况而采取的护理措施不包括
   A. 做好抢救新生儿窒息的准备
   B. 取左侧卧位
   C. 定时做阴道检查
   D. 严密监测胎心变化
   E. 协助做好分娩准备

【答案】 C

【考点】 胎儿窘迫的护理措施

【解析】根据题意可知胎儿心率快，多数情况下是代表胎儿在宫内有缺氧，发现有宫内窘迫时，可改变为左侧卧位，立即给孕妇吸入高流量氧气，严密监测胎心变化，必要时可能要终止妊娠，根据宫口开大情况、宫口条件、胎儿大小、先露下降情况等综合估计短时间内是否可经阴道分娩，抑或手术助产，必要时施行剖宫产，同时做好抢救新生儿窒息的准备。综上所述，C 不正确。故选 C。

第七章　妊娠期并发症患者的护理

考点直击

年份	分值	考点
2023	3	妊娠期高血压疾病的病理、用药（硫酸镁）；前置胎盘的辅助检查
2022	4	胎盘早期剥离的定义；羊水过多的治疗要点；不全流产的治疗要点；难免流产的治疗要点
2021	2	难免流产的表现；异位妊娠的治疗要点
2020	3	先兆流产的治疗要点；妊娠期高血压疾病的基本病理生理变化；羊水过多的治疗要点
2019	5	先兆流产的表现；异位妊娠的症状；胎盘早期剥离的定义、临床表现；羊水过少
2018	2	流产的临床表现；异位妊娠的阴道后穹隆穿刺检查
2017	4	先兆流产的治疗要点；阴道后穹隆穿刺；妊娠期高血压疾病的基本病理生理变化；妊娠期高血压疾病的休息及饮食指导
2016	2	先兆流产的表现；阴道后穹隆穿刺
2015	3	先兆流产的表现；妊娠期高血压疾病的基本病理生理变化；胎盘早剥的临床表现

考点集萃

第一节　流　　产

妊娠不足 28 周、胎儿体重不足 1000g 而终止者，称为流产。流产发生于妊娠 12 周以前者称早期流产，**流产发生在妊娠 12 周至不足 28 周者称晚期流产（2013）**。

一、病因与病理

1. 病因　胚胎及胎儿**染色体异常**是导致流产的主因。

2. 病理　早期流产时胚胎多数先死亡，继之底蜕膜出血，造成胚胎的绒毛与蜕膜层剥离，引起子宫收缩而被排出。

二、临床表现（★★）（2018）

停经、腹痛及阴道流血是流产的主要临床症状。

1. **先兆流产（2013）**

（1）表现：**停经后出现少量阴道流血（2011/2015/2016/2019）**，量比月经少，可伴有轻微下腹痛、腰痛。宫颈口未开，胎膜未破，妊娠产物未排出。

（2）治疗要点：卧床休息，禁止性生活，减少刺激，必要时给予镇静药；黄体功能不足者每日肌注孕酮 20mg **保胎（2010/2017/2020）**。

2. **难免流产**

（1）表现：阴道流血量增多，阵发性腹痛加重。宫颈口已扩张，但组织尚未排出；晚期难免流产还可有羊水流出或见**胚胎组织或胎囊堵于宫口（2010/2021）**。

（2）治疗要点：**一旦确诊，尽早使胚胎及胎盘组织完全排出（2010/2022）**。

3. 不全流产

（1）表现：**妊娠产物部分排出体外，阴道流血持续不止（2014）**，下腹痛减轻。子宫小于停经周数，宫颈口已扩张，有时宫颈口已关闭。

（2）治疗要点：一经确诊，**应行吸宫术或钳刮术以清除宫腔内残留组织（2022）**。

4. 完全流产

（1）妊娠产物已完全排出，阴道流血停止，腹痛消失。

（2）治疗要点：如无感染征象，一般不需特殊处理。

5. **稽留流产**　指已死亡胚胎或胎儿滞留在宫腔内尚未自然排出者。对于稽留流产，应及时促使胎儿和胎盘排出。处理前应做凝血功能检查。

6. **复发性流产**　连续发生**3次或3次以上的**自然流产。复发性流产以预防为主。

三、辅助检查

1. 妇科检查。

2. 实验室检查　对绒毛膜促性腺激素（hCG）、雌激素等进行定量测定，如结果低于正常值，提示有流产可能。

3. B超检查　可显示有无胎囊、胎动、胎心等。

四、护理措施（★★★）

1. 先兆流产孕妇的护理　卧床休息，禁止性生活，**禁止灌肠**。

2. 妊娠不能再继续者的护理　及时做好终止妊娠的准备。有凝血功能障碍者应予以纠正，然后再行引产或手术。

3. 预防感染　监测患者的体温、血常规及阴道流血、分泌物等，加强会阴部护理。流产后1个月返院复查，确定无禁忌证后，方可开始性生活。

基础巩固

流产类型对应的宫口情况及其与孕周的关系见表4-7-1。

表4-7-1　流产类型对应的宫口情况及其与孕周的关系

类型	宫口情况	与子宫孕周关系
先兆流产	闭	相符
难免流产	开	相符或略小
不全流产	开	略小
完全流产	闭	正常相同

第二节　异位妊娠

受精卵在子宫体腔外着床发育时，为异位妊娠。其中**输卵管妊娠最为常见（2010）**。

一、病因与病理（★★）

1. 病因　输卵管炎症是主要原因；其次有输卵管发育不良或功能异常；其他如内分泌失调等。

2. 病理　①输卵管妊娠流产多见于输卵管壶腹部妊娠。②输卵管妊娠破裂多见于输卵管峡部妊娠。

二、临床表现（2010）（★★）

1. 症状

（1）**停经**：6~8 周后出现不规则阴道流血。

（2）**腹痛**：输卵管妊娠患者就诊的主要症状。

（3）阴道流血：胚胎死亡后，常有不规则阴道流血，色暗红或深褐。

（4）晕厥与休克：腹腔出血量与阴道流血量不成比例。

（5）腹部包块。

名师点拨：**异位妊娠破裂时可突感一侧下腹撕裂样疼痛（2019）**。

2. 体征　贫血貌；下腹压痛、反跳痛明显。

三、辅助检查

1. 盆腔检查　有宫颈抬举痛或摇摆痛，是输卵管妊娠的主要体征之一。

2. **阴道后穹隆穿刺　简单可靠的诊断方法（2010/2016/2017/2018）**。

3. 腹腔镜检查　腹腔内大量出血或伴有休克者，禁做腹腔镜检查。

四、治疗要点（★★★）

以手术治疗为主。**在积极纠正休克的同时，进行手术抢救（2021）**。

五、护理措施（★★★）

1. 手术治疗患者的护理　立即开放静脉，交叉配血，做好输血、输液的准备。

2. 非手术治疗患者的护理

（1）密切观察患者的一般情况、生命体征。

（2）卧床休息，避免腹部压力增大，从而减少异位妊娠破裂的机会。

第三节　妊娠期高血压疾病

一、病因与病理（★★）

1. 高危因素　慢性高血压、慢性肾炎；孕前糖尿病或妊娠期糖尿病；孕前肥胖；母亲或姐妹患有子痫前期病史；多胎妊娠；家族中有高血压史等。

2. 病因学说　免疫学说；子宫螺旋小动脉重铸不足；血管内皮功能障碍；营养缺乏；遗传因素；胰岛素抵抗等。

3. **基本病理生理变化是全身小动脉痉挛（2010/2011/2015/2017/2020/2023）**。

二、临床表现（★★★）

高血压、水肿、蛋白尿是妊娠期高血压疾病的三大临床表现（表 4-7-2）。

表 4-7-2　妊娠期高血压疾病分类

分类	临床表现
妊娠期高血压	妊娠首次出现**血压≥140/90mmHg**，并于产后 12 周内恢复正常；**尿蛋白（-）**；产后方可确诊

续 表

分类	临床表现
子痫前期	①轻度：妊娠 20 周后出现 BP≥140mmHg；尿蛋白≥0.3g/24h 或尿蛋白/肌酐比值≥0.3，或随机尿蛋白≥（+）；可伴有上腹不适、头痛、视物模糊等症状。②重度：BP≥160/110mmHg，尿蛋白≥2.0g/24h 或随机尿蛋白≥（+++）；血清肌酐>106μmol/L，血小板<100×10^9/L；出现微血管溶血（LDH 升高）；血清 GPT 或 GOT 升高；持续性头痛或其他脑神经或视觉障碍；持续性上腹不适等
子痫	在子痫前期的基础上出现**抽搐发作**
慢性高血压并发子痫前期	慢性高血压孕妇于妊娠 20 周以前无蛋白尿，若妊娠 20 周后出现尿蛋白≥0.3g/24h；或妊娠 20 周后突然出现尿蛋白增加、血压进一步升高，或血小板减少（<100×10^9/L）
妊娠合并慢性高血压	妊娠前或妊娠 20 周前血压≥140/90mmHg，但妊娠期无明显加重；或妊娠 20 周后首次诊断高血压并持续到产后 12 周以后

典型子痫发作：眼球固定，瞳孔放大，头偏向一侧，牙关紧闭，继而口角及面部肌肉颤动，数秒后全身及四肢肌肉强直。抽搐时呼吸暂停，面色青紫。持续 1 分钟左右发出鼾声而恢复呼吸。抽搐临发作前及抽搐期间，患者**神志丧失**。

三、辅助检查（★★）

1. 尿常规检查　根据蛋白定量确定病情严重程度。

2. 血液检查　重症患者应测定血小板计数、凝血时间，以了解有无凝血功能异常。

3. 肝肾功能测定。

4. 眼底检查　重度妊娠期高血压疾病时，眼底小动脉痉挛，动静脉比例变为 1∶2，甚至 1∶4，或出现视网膜水肿、渗出、出血，甚至视网膜剥离致暂时性失明。

四、治疗要点（★★★）

镇静、解痉。根据血压情况降压，适当予以利尿，适时终止妊娠。

1. 轻度妊娠期高血压疾病　加强孕期检查，密切观察病情变化，取**左侧卧位**休息。

2. 子痫前期　重度子痫前期应住院治疗，防止子痫及并发症的发生。

（1）解痉药：首选**硫酸镁**，可预防子痫和控制子痫发作，适用于先兆子痫和子痫患者。

（2）镇静药：主要用药有地西泮和冬眠合剂。

（3）降压药：以不影响心输出量、肾血流量及子宫胎盘灌注量为宜。

（4）扩容药：在解痉的基础上进行扩容，应防止肺水肿和心力衰竭。

（5）适时终止妊娠：是彻底治疗妊娠期高血压疾病的重要手段。

3. 子痫　处理原则：**控制抽搐**，纠正缺氧和酸中毒；控制血压、抽搐的基础上终止妊娠。

五、护理措施（★★★）

1. 预防

（1）加强孕早期健康教育，使孕妇早做并坚持定期做产前检查。

（2）休息及饮食指导：增加蛋白质、维生素以及富含铁、钙、锌的食物，减少过量脂肪和盐的摄入。从妊娠 20 周开始补钙，1~2g/d。**孕妇应取左侧卧位休息，以增加胎盘绒毛血供（2017）**。

2. 一般护理

（1）休息：保证充分的睡眠，休息≥10 小时/日。以左侧卧位为宜，也可取右侧卧位，但避免平卧位，以解除妊娠子宫对下腔静脉的压迫，改善子宫胎盘循环。

（2）调整饮食：不必限盐，但全身水肿者应限盐。

（3）密切监测母儿状态。间断吸氧。

3. 用药护理　**硫酸镁是目前治疗子痫、子痫前期的首选解痉药（2011/2013/2023）**。

（1）用药方法：肌内注射或静脉用药。①肌内注射：注射时应注意使用长针头行深部肌内注射，必要时可行局部按揉或热敷。②静脉用药：可行静脉滴注或推注，用药后约1小时血浓度可达高峰，停药后血浓度下降较快。

（2）毒性反应：滴注速度以1g/h为宜，应≤2g/h。维持用量15～20g/d。**中毒现象首先表现为膝腱反射减弱或消失（2011/2014）**，随着血镁浓度的增加可出现全身肌张力减退及呼吸抑制，严重者心搏可突然停止。

（3）**注意事项**：用药前及用药过程中均应监测孕妇血压及下述内容：①膝腱反射必须存在。②呼吸≥16次/分。③尿量≥600ml/d，或≥25ml/h。10%的葡萄糖酸钙注射液可解毒。可每小时重复1次给药，但24小时内不超过8次。

名师点拨：硫酸镁使用过程最早出现的中毒反应为膝腱反射减弱或消失。出现毒性反应时，应立即停药。

4. 子痫患者的护理

（1）控制抽搐：**硫酸镁为首选药物**。

（2）专人护理，防止受伤：首先保持呼吸道通畅，并立即给氧，用开口器或于上、下磨牙间放置一缠好纱布的压舌板，用舌钳固定舌头以防咬伤唇舌或发生舌后坠。取头低侧卧位。在患者昏迷或未完全清醒时，禁止给予一切饮食和口服药。

（3）减少刺激：患者置于**单人暗室**，保持绝对安静，以避免声、光刺激；一切治疗活动和护理操作尽量轻柔且相对**集中**。

（4）严密监护：密切注意血压、脉搏、呼吸、体温及尿量、记出入量。

（5）为终止妊娠做好准备：经治疗病情得以控制仍未临产者，应在孕妇清醒后24～48小时内引产，或子痫患者经药物控制后6～12小时，需考虑终止妊娠。

5. 产时及产后护理

（1）经阴道分娩者：①第一产程。密切监测患者的血压、脉搏、尿量、胎心及子宫收缩情况以及有无自觉症状。②第二产程。尽量缩短产程，避免产妇用力，初产妇可行会阴侧切并用产钳或胎吸助产。③第三产程。预防产后出血，在胎儿娩出前肩后立即静脉推注缩宫素（**禁用麦角新碱**），及时娩出胎盘并按摩宫底。

（2）开放静脉，测量血压：病情较重者于分娩开始即开放静脉。胎儿娩出后测血压，病情稳定者，方可送回病房。在产褥期仍需继续监测血压，产后48小时内应至少每4小时观察1次血压。

（3）继续硫酸镁治疗：重症患者产后应继续硫酸镁治疗1～2日，产后24小时至5日内仍有发生子痫的可能。即使产前未发生抽搐，产后48小时亦有发生的可能，故产后48小时内仍应继续硫酸镁的治疗和护理。

第四节　前置胎盘

妊娠28周后若胎盘附着于子宫下段，甚至胎盘下缘达到或覆盖宫颈内口处，其位置低于胎儿先露部时，称为前置胎盘。

一、病因（★★）

可能与子宫内膜病变、宫腔异常、胎盘异常或受精卵发育迟缓等有关。

二、临床表现（★★★）

妊娠晚期或临产时，发生**无诱因、无痛性反复阴道流血**是前置胎盘的主要症状。

1. 完全性前置胎盘　子宫颈内口全部为胎盘组织所覆盖。初次出血时间早，反复出血的次数频繁，量较多。

2. 部分性前置胎盘　子宫颈内口部分为胎盘组织所覆盖。

3. 边缘性前置胎盘　胎盘附着于子宫下段，边缘不超越子宫颈内口。初次出血发生较晚，多于妊娠37～

40 周或临产后，量少。

4. **低置胎盘**　胎盘附着于子宫下段，边缘距宫颈内口<2cm。胎盘边缘与子宫颈内口的关系常随孕周而变化。目前临床上以处理前最后一次检查结果来确定分类。

由于反复多次或大量阴道流血，患者出现贫血，贫血程度与出血量成正比，严重者可发生休克。

三、辅助检查

1. 产科检查　子宫大小与停经月份一致，先露高浮。
2. B 超（2023）　是目前最安全、有效的首选方法。
3. 阴道检查　一般不主张用。

四、治疗要点（★★）

前置胎盘的治疗原则是制止出血、纠正贫血和预防感染。

1. 期待疗法　适用于妊娠不足 36 周，阴道流血量不多，孕妇全身情况良好，胎儿存活者。
2. 终止妊娠　适用于入院时失血性休克者，或期待疗法中发生大出血或出血量虽少，但妊娠已近足月或已临产者。剖宫产术是主要手段。

五、护理措施（★★★）

1. 需立即终止妊娠的孕妇，取**去枕侧卧位**。在抢救休克的同时进行术前准备。
2. 接受期待疗法的孕妇的护理

（1）绝对卧床休息，以**左侧卧位**为佳，间断吸氧。禁做阴道检查及肛查。

（2）纠正贫血：口服补铁、输血；多食高蛋白以及含铁丰富的食物。

（3）监测生命体征，及时发现病情变化。

（4）预防产后出血和感染。

第五节　胎盘早期剥离

妊娠 20 周后或分娩期，正常位置的胎盘在胎儿娩出前，部分或全部从子宫壁剥离称为胎盘早剥（2011/2019/2022）。

一、病因与病理（★★）

1. 病因　血管病变、机械性因素、子宫静脉压突然升高及其他一些高危因素如吸烟、吸毒、营养不良等。

> 名师点拨：**双胎妊娠第一胎儿娩出后，子宫内压骤减子宫突然收缩，可导致胎盘早剥（2019）。**

2. 病理　主要病理变化是底蜕膜出血，形成血肿。

二、临床表现（★★★）（2014/2015）

胎盘早剥的临床特点是阴道流血、腹痛，可伴子宫张力增高和子宫压痛，尤以胎盘剥离处最明显。分类见表 4-7-3。

表 4-7-3　胎盘早剥的 Page 分级标准

分级	标准
0 级	分娩后回顾性产后诊断

续 表

分级	标准
Ⅰ级	外出血，子宫软，无胎儿窘迫
Ⅱ级（2019）	胎儿窘迫或胎死宫内
Ⅲ级	产妇出现休克症状，伴或不伴弥散性血管内凝血

易错知识梳理

阴道流血特征为**陈旧不凝血**，出血量与疼痛程度、胎盘剥离程度**不一定相符**。

三、辅助检查

1. 产科检查　4 步触诊。
2. B 超　具有局限性。
3. 实验室检查　主要了解患者贫血程度及凝血功能。

四、治疗要点（★★★）

纠正休克，及时终止妊娠是处理胎盘早剥的原则（2010）。应积极补充血容量；胎盘早剥一旦确诊，必须及时终止妊娠。

五、护理措施（★★★）

1. 纠正休克与凝血功能障碍　迅速开放静脉，积极补充血容量，及时输入新鲜输血。
2. 严密观察病情变化，及时发现并发症。
3. 为终止妊娠做好准备。
4. 预防产后出血　分娩后应及时、给予宫缩药，并配合按摩子宫。
5. 产褥期护理　加强营养，纠正贫血，保持会阴清洁，防止感染。

第六节　早　　产

早产是指妊娠满 28 周至不满 37 足周之间分娩者。此时娩出的新生儿称早产儿，出生体重多小于 2500g。

一、病因

1. 孕妇因素　孕妇合并有感染性疾病、子宫畸形、子宫肌瘤等易诱发早产。
2. 胎儿、胎盘因素　前置胎盘、胎盘早期剥离、胎儿窘迫等。

二、临床表现（★★）

主要是子宫收缩，最初为不规则宫缩，常伴有少许阴道血性分泌物或出血。继之可发展为规律有效宫缩，使宫颈管消失和宫口扩张。

妊娠 28~37 周出现 20 分钟≥4 次或 60 分钟≥8 次，并伴随宫颈管缩短≥80%，宫颈进行性扩张≥1cm，可诊断为**早产临产**。

三、治疗要点（★★）

若胎儿存活，无胎儿窘迫、胎膜未破，通过休息和药物治疗控制宫缩，尽量维持妊娠至足月；若胎膜已破，应尽可能提高早产儿的存活率。

四、护理措施（★★★）

1. 预防早产　加强营养，保持平静的心情，避免诱发宫缩的活动。高危孕妇需多卧床休息，慎做肛查和阴道检查。宫颈内口松弛者应于妊娠14~16周时行宫颈环扎术。

2. 药物治疗的护理　先兆早产的主要治疗为抑制宫缩。

3. 预防新生儿并发症的发生　每日行胎心监护，自数胎动。在分娩前给予糖皮质激素以促胎肺成熟。

4. 为分娩做准备　如臀位、横位，估计胎儿成熟度低，而产程又需较长时间者，可选用剖宫产术结束分娩。经阴道分娩者，应考虑使用产钳和会阴切开术以缩短产程。

第七节　过期妊娠

妊娠达到或超过42周尚未分娩者，称为过期妊娠。

一、病因

雌激素低下、头盆不称、遗传因素等。

二、治疗要点（★★）

发生以下情况应立即终止妊娠：①12小时内胎动次数<10次。②胎心监护异常。③羊水过少或羊水胎粪污染。④宫颈条件成熟。⑤胎儿体重≥4000g。⑥并发重度先兆子痫或子痫。⑦尿持续低E/C值。

三、护理措施（★★★）

1. 严密监测胎动、胎心及产兆；孕妇左侧卧位休息，吸氧。

2. 配合治疗　宫颈条件不成熟者，促使宫颈成熟；宫颈条件成熟者，可在人工破膜后羊水清亮时，密切监护下经阴道分娩；若有胎盘功能减退及胎儿窘迫征象，立即剖宫产结束分娩。

第八节　羊水量异常

一、羊水过多

凡在妊娠任何时期内羊水量超过2000ml者，称为羊水过多。

（一）病因

多胎妊娠；胎儿疾病；妊娠合并症；胎盘脐带病变等。

（二）临床表现（★★★）

1. 急性羊水过多　较少见。多发生于妊娠**20~24周**。孕妇呼吸困难，不能平卧，表情痛苦，腹部疼痛，下肢及外阴部水肿、静脉曲张。

2. 慢性羊水过多　较多见。多发生于**妊娠晚期**。孕妇子宫大于妊娠月份，腹部膨隆、腹壁皮肤发亮、变薄。

（三）治疗要点（★★）

1. 经诊断为羊水过多合并胎儿畸形者应**及时终止妊娠**（2020/2022）。

2. 羊水过多但仍为正常胎儿者，则应根据羊水过多的程度与胎龄决定处理方法。

（四）护理措施（★★★）

1. 一般护理　合理饮食，防止便秘。减少增加腹压的活动以防胎膜早破。

2. 病情观察　观察孕妇的生命体征，定期测量宫高、腹围和体重，判断病情进展，并及时发现并发症。

3. 配合治疗　一次放羊水量**不超过1500ml**，放羊水后腹部放置沙袋或加腹带包扎以防血压骤降发生**休克**。

二、羊水过少

妊娠足月时羊水量少于300ml称为**羊水过少**（2019）。

（一）病因

母体因素；胎儿畸形；胎盘功能异常；其他如胎膜病变等。

（二）临床表现（★★★）

孕妇于胎动时感觉腹痛，检查时发现宫高、腹围小于同期正常妊娠孕妇，子宫的敏感度较高，轻微的刺激即可引起宫缩，临产后阵痛剧烈，宫缩不协调，宫口扩张缓慢，产程延长。羊水过少者可导致胎肺发育不全，易发生胎儿窘迫与新生儿窒息，围生儿死亡率较高。

（三）治疗要点（★★）

监测羊水量的变化，积极处理病因，必要时及时终止妊娠。

（四）护理措施（★★★）

1. 一般护理　教会孕妇监测胎动的方法和技巧。
2. 病情观察　观察孕妇的生命体征，定期测量宫高、腹围和体重，判断病情进展。
3. 配合治疗　若合并有过期妊娠、胎儿宫内发育迟缓等需及时终止妊娠者，应遵医嘱做好阴道助产或剖宫产的准备。

基础巩固

1. 流产　停经、腹痛、阴道流血。
2. 异位妊娠　停经、腹痛、阴道流血、晕厥与休克（**内出血的症状与阴道流血不成比例**）、腹部包块。
3. 前置胎盘　无诱因、**无痛性**、反复阴道流血；**贫血程度与出血量成正比**。
4. 胎盘早剥　阴道流血（**陈旧不凝血**）、腹痛、可伴子宫张力增高和压痛，出血量与疼痛程度、胎盘剥离程度不一定相符。

实战演练

【A1型题】

1. 各种流产的临床特点，正确的是
   A. 完全流产：腹痛，宫口松
   B. 先兆流产：宫口未开，阴道出血量少于月经量
   C. 难免流产：阴道流血少，未破水
   D. 不全流产：宫口闭，阴道流血减少
   E. 稽留流产：胚胎或胎儿在宫内已死亡超过10周

【答案】 B

【考点】 不同流产的临床表现

【解析】 完全流产时腹痛消失，宫口关闭，A错误。先兆流产时阴道出血量少于月经量且宫口未开，B正确。难免流产时阴道出血量增多，晚期难免流产可有羊水流出，C错误。不全流产宫口扩张，不断有血液自宫颈口处流出，D错误。稽留流产也称过期流产，自胎儿在宫内死亡后而还未排出体外即为稽留流产，E错误。故选B。

2. 异位妊娠患者就诊的主要症状是
   A. 停经　B. 腹痛　C. 阴道流血
   D. 恶心、呕吐　E. 头晕

【答案】 B

【考点】 异位妊娠临床表现

【解析】 腹痛是异位妊娠就诊的主要症状。尚未发生流产或破裂时，表现为一侧下腹部隐痛或酸胀感。若发生流产或破裂后，表现为下腹撕裂样痛，伴恶心、呕吐，可有肛门坠胀感或引起肩胛部放射性疼痛。故选B。

3. 异位妊娠常发生的部位是
   A. 卵巢　B. 宫颈　C. 腹腔
   D. 输卵管　E. 子宫直肠陷凹

【答案】 D

【考点】 异位妊娠的概念

【解析】 受精卵在子宫体腔外着床称异位妊娠。异位妊娠可分为输卵管妊娠、卵巢妊娠、腹腔妊娠、阔韧带妊娠、宫颈妊娠等。其中以输卵管妊娠最常见。输卵管妊娠占异位妊娠的95%左右，其中壶腹部妊娠最多见，约占78%，其次为峡部、伞部，间质部妊娠少见。故选D。

4. 简单可靠的诊断异位妊娠破裂的方法是
   A. 查血hCG　B. 宫腔镜检查　C. 腹腔镜检查

D. 盆腔检查　E. 阴道后穹隆穿刺

【答案】 E

【考点】 异位妊娠的临床诊断

【解析】 经阴道后穹隆穿刺是指在无菌条件下，用穿刺针经阴道后穹隆刺入盆腔，抽取直肠子宫凹陷处积存物进行观察、化验和病理检查的诊断技术，主要用于怀疑有腹腔内出血，如输卵管妊娠流产或破裂等时。其操作简单便捷，如能抽出血性液体则对异位妊娠有确诊价值。故选 E。

5. 妊娠期高血压疾病的基本病理改变是

A. 全身小动脉痉挛　B. 高血压
C. 水肿　D. 蛋白尿
E. 血容量增加

【答案】 A

【考点】 妊娠期高血压疾病

【解析】 妊娠期高血压疾病是由于全身小动脉痉挛，致全身各脏器功能障碍的一种妊娠期特有的症候群。本病多发生于妊娠 20 周以后，临床主要表现为水肿、高血压、蛋白尿，严重者出现头晕、头痛、眼花、黄疸，甚至抽搐昏迷。其基本的病理改变是全身小动脉痉挛。故选 A。

6. 预防子痫发作，错误的护理措施是

A. 嘱患者绝对卧床休息
B. 保持病房光线充足
C. 保持环境安静
D. 各项治疗操作集中进行
E. 监测生命体征及神志变化

【答案】 B

【考点】 妊娠期高血压疾病的治疗要点

【解析】 为减少刺激，以免诱发抽搐。子痫患者应安置于单人暗室，保持绝对安静，避免声、光刺激。一切治疗活动和护理操作应尽量轻柔且相对集中，避免干扰患者。故选 B。

7. 妊娠期高血压疾病使用硫酸镁解痉时，应停用药物的情况是

A. 尿量 700ml/d
B. 呼吸 18 次/分
C. 膝反射消失
D. 血压 130/90mmHg
E. 自觉症状消失

【答案】 C

【考点】 妊娠期高血压疾病的治疗要点

【解析】 硫酸镁的治疗剂量和中毒剂量很近，在治疗期间要严密观察其毒性作用。中毒现象最先表现为膝跳反射消失。随着血镁浓度的增加可出现全身肌张力减退及呼吸抑制，重者可心搏骤停。妊娠期高血压疾病使用硫酸镁解痉时，应注意定时检查膝腱反射是否减弱或消失，呼吸不少于 16 次/分，尿量每小时不少于 25ml 或每 24 小时不少于 600ml，一旦出现中毒反应，立即静脉注射 10% 葡萄糖酸钙 10ml，膝腱反射消失，肾功能不全时应减量或停用硫酸镁。故选 C。

8. 前置胎盘患者进行产科检查，错误的是

A. 胎方位清楚
B. 先露高浮
C. 胎心正常
D. 子宫大小与停经月份一致
E. 宫颈抬举痛明显

【答案】 E

【考点】 前置胎盘的临床表现及分类

【解析】 前置胎盘患者腹部检查子宫软，无压痛。胎盘早剥是妊娠晚期突然发生腹部持续性疼痛，伴有或不伴有阴道流血。无宫颈抬举痛明显。故选 E。

9. 胎盘早剥的病因是

A. 妊娠期高血压疾病　B. 胎膜早破
C. 宫颈炎　D. 羊水过多
E. 子宫肌瘤

【答案】 A

【考点】 胎盘早剥的病因

【解析】 胎盘早剥的病因有高血压与血管病变、脐带过短、宫腔压力骤减、子宫静脉压突然升高、外伤等。故选 A。

10. 过期妊娠指妊娠达到或超过

A. 40 周末　B. 41 周末　C. 42 周末
D. 43 周末　E. 44 周末

【答案】 C

【考点】 妊娠时限

【解析】 妊娠不足 28 周、胎儿体重不足 1000g 而终止妊娠者称为流产。妊娠满 28 周（196 天）及以后的胎儿及其附属物，从临产发动至母体全部娩出的过程，称为分娩。妊娠满 28 周至不满 37 足周（196~258 天）分娩称为早产。妊娠满 37 周至不满 42 足周（259 ~ 293 天）分娩称为足月产。妊娠满 42 周及其后（294 天及其后）分娩称为过期妊娠。故选 C。

11. 羊水过多是指妊娠期羊水量超过

A. 1000ml　B. 2000ml　C. 3000ml
D. 4000ml　E. 5000ml

【答案】 B

【考点】 羊水量异常

【解析】 正常妊娠羊水量处于动态平衡中。妊娠期间羊水量>2000ml 称羊水过多。妊娠晚期羊水量<300ml 者称羊水过少。故选 B。

【A2 型题】

12. 初孕妇，26 岁。妊娠 34 周。因腹部直接受撞击出现轻微腹痛，伴少量阴道流血，胎心 142 次/分。恰当的处理应是

A. 卧床休息，给予镇静药观察病情变化

B. 立即肛查，了解宫口扩张情况

C. 立即终止妊娠

D. 静脉滴注止血药并给予吸氧

E. 立即阴道检查，根据宫口扩张程度决定分娩方式

【答案】 A

【考点】 胎盘早剥的病因及处理

【解析】 患者因腹部直接受撞击出现轻微腹痛，伴少量阴道流血，胎心正常，且无其他不适，无宫缩出现，仅妊娠 34 周，所以应先观察，出现症状及时采取治疗措施。故选 A。

13. 患者，女，24 岁。平常月经规律，停经 40 天，阴道流血 2 天，突发腹痛，伴恶心、呕吐、晕厥。就诊检查：T 36.4℃，P 120 次/分，BP 80/50mmHg，面色苍白，表情痛苦。双合诊：后穹隆饱满，宫颈举痛明显，子宫未检清，右侧宫旁可触及触痛明显包块。根据患者情况，对该患者进一步确诊最适宜的方法是

A. 妊娠试验　B. 超声波检查　C. 血常规检查

D. 阴道镜检查　E. 阴道后穹隆穿刺术

【答案】 E

【考点】 异位妊娠的辅助检查

【解析】 阴道后穹隆穿刺是一种简单可靠的诊断异位妊娠的方法。阴道后穹隆穿刺抽出不凝血或血块可确诊。故选 E。

14. 患者，女，29 岁。停经 58 天后，阴道流血 3 天，血量增多，伴腹痛下坠，妇检子宫增大如孕 50 天大小，质软，宫口开 1 指，尿妊娠试验阳性。应首先考虑为

A. 先兆流产　B. 难免流产　C. 不完全流产

D. 过期流产　E. 葡萄胎

【答案】 B

【考点】 流产的辅助检查

【解析】 难免流产表现为阴道流血增多常超过月经量，腹痛加剧。宫颈口闭或开，有时见胚囊膨出或破裂，子宫与停经时间相符或略小。妊娠试验多为阴性。超声检查无胎心搏动及胎动显示。故选 B。

15. 初孕妇，妊娠 28 周。近日自感头晕、头痛，产检时发现血压 158/110mmHg，尿蛋白（++），水肿（++），诊断为子痫前期重度。其基本的病理变化是

A. 水肿　B. 蛋白尿

C. 高血压　D. 全身小动脉痉挛

E. 宫腔内张力过高

【答案】 D

【考点】 妊娠期高血压疾病的病理变化

【解析】 全身小动脉痉挛为本病的基本病变。小动脉痉挛造成管腔狭窄，周围阻力增大，血管内皮细胞损伤，通透性增加，体液和蛋白质渗漏，表现为血压升高、蛋白尿、水肿和血液浓缩等。故选 D。

16. 妊娠 26 周孕妇，因患妊娠期高血压疾病静脉滴注硫酸镁治疗。下列用药前监测的结果中，应停用药物的指征是

A. 血压 150/90mmHg　B. 呼吸 18 次/分

C. 尿量 20ml/h　D. 膝反射亢进

E. 自觉症状减轻

【答案】 C

【考点】 硫酸镁治疗的注意事项

【解析】 硫酸镁为解痉药，但剂量过大易引起毒性反应，故应使用过程中应注意：①膝反射必须存在。②呼吸不少于 16 次/分。③尿量≥25ml/h，不适合再用药。④患者血压偏高，适合使用硫酸镁来预防子痫。为了预防子痫的发生，症状减轻后亦应继续治疗。故选 C。

17. 患者，女，妊娠 25 周。由于妊娠期高血压疾病应用硫酸镁治疗，在治疗过程中出现膝反射消失，呼吸浅而慢，每分钟 10 次。此患者除立即停药外，应给下述哪种药

A. 5%葡萄糖静脉滴注

B. 肌内注射山莨菪碱

C. 静脉注射 50%葡萄糖

D. 静脉注射 10%葡萄糖酸钙

E. 静脉注射低分子右旋糖酐

【答案】 D

【考点】 妊娠期高血压疾病的护理措施

【解析】 该患者出现硫酸镁中毒症状，即反射消失、呼吸受抑制。此时静脉注射 10%葡萄糖酸钙有解毒作用。故选 D。

18. 患者，女，33 岁。G_1P_0，妊娠 38 周。妊娠期高血压疾病，子痫前期。突感剧烈腹痛，伴阴道流血而就诊。查体：子宫孕足月大，质硬，压痛，

胎心 110 次/分。应考虑的诊断是

A. 完全性前置胎盘　B. 羊水过多

C. 先兆早产　D. 胎盘早剥

E. 先兆子宫破裂

【答案】 D

【考点】 胎盘早剥的临床表现

【解析】 完全性前置胎盘表现为无痛性无诱因的反复阴道流血，A 排除。羊水过多表现为子宫大于正常孕周，胎位不清或易于变化，B 排除。先兆早产可出现宫缩，伴有少量阴道流血或血性分泌物，C 排除。先兆子宫破裂可出现病理性缩复环，E 排除。该患者符合胎盘早剥的表现，为突然发生的持续性腹痛、腰酸、腰背痛，子宫硬如板状，子宫有压痛且超过妊娠月份应有的大小，D 正确。故选 D。

19. 孕妇，28 岁，妊娠 35 周。胎膜早破 12 小时入院。产科检查：左枕横（LOT），未入盆，胎心率 140 次/分。对该孕妇护理措施错误的是

A. 绝对卧床休息

B. 取半坐卧位

C. 密切观察生命体征变化

D. 保持外阴清洁

E. 按医嘱给予抗生素

【答案】 B

【考点】 早产的护理措施

【解析】 妊娠满 28 周至 37 周间分娩的定为早产。由题干可知，该孕妇发生了早产，对孕妇的护理措施包括：①采取左侧卧位，注意抬高臀部防止脐带脱垂造成胎儿缺氧或宫内窘迫。②应用药物，延长胎龄，以争取时间促胎肺成熟及早产不可避免时的分娩时处理和新生儿处理。③胎膜已破，要保持外阴清洁，还要密切观察孕妇的生命体征，了解是否存在感染，按医嘱给予抗生素预防感染。故选 B。

20. 孕妇，28 岁，妊娠 36 周。因阴道大量流血就诊，确诊为胎盘早剥，现进入产程，治疗原则是

A. 清洁灌肠　B. 期待疗法　C. 抑制宫缩

D. 终止妊娠　E. 禁止人工破膜

【答案】 D

【考点】 胎盘早期剥离的治疗要点

【解析】 胎盘早剥危及母儿的生命安全，与母儿的预后与处理是否及时有密切关系。胎儿未娩出前，胎盘可能继续剥离，难以控制出血，持续时间越长，病情越严重，并发凝血功能障碍等的可能性也越大。因此，一旦确诊，必须及时终止妊娠。终止妊娠的方法根据胎次、早剥的严重程度、胎儿宫内状况及宫口开大等情况而定。故选 D。

第八章　妊娠期合并症患者的护理

考点直击

年份	分值	考点
2023	1	糖尿病对妊娠的影响
2022	2	妊娠合并心脏病心脏负担最重的时期、产褥期治疗
2021	3	妊娠合并心脏病的最危险时期、母乳喂养；服用铁剂
2020	1	妊娠合并心脏病的最危险时期
2019	2	妊娠合并重症肝炎的护理措施；服用铁剂
2018	4	妊娠合并心脏病的最危险时期、心功能级别；病毒性肝炎时胆红素增高；妊娠合并糖尿病的护理措施
2017	2	妊娠合并心脏病的最危险时期；病毒性肝炎时胆红素增高
2016	3	妊娠合并心脏病的最危险时期、心功能级别；病毒性肝炎时胆红素增高
2015	4	妊娠合并心脏病的母乳喂养；妊娠合并病毒性肝炎时胆红素增高；妊娠合并糖尿病的分娩方式；服用铁剂

考点集萃

第一节　心　脏　病

一、心脏病与妊娠的相互影响（★★）

1. 妊娠、分娩对心脏病的影响

（1）妊娠期：循环血量于妊娠第6周开始逐渐增加，32~34周达高峰，**产后2~6周逐渐恢复正常（2014）**。

（2）分娩期：**是心脏负担最重的时期（2022）**。在第一产程中，每次子宫收缩250~500ml的血液被挤入体循环。第二产程中，心脏前后负荷显著加重。第三产程，子宫收缩使500ml左右血液突然进入体循环，使回心血量骤增，极易诱发心力衰竭。

（3）产褥期：产后3日内，仍需预防心力衰竭的发生。

综上所述，**妊娠32~34周、分娩期及产褥期的最初3日内，是患有心脏病的孕妇最危险的时期（2016/2017/2018/2020/2021）**。

2. 心脏病对妊娠、分娩的影响

（1）心脏病不影响患者受孕。**心功能Ⅰ~Ⅱ级**，无心力衰竭病史，且无其他并发症者，在密切监护下可以妊娠；但心脏病变较重，**心功能Ⅲ~Ⅳ级**等不宜妊娠，如已妊娠应早期终止。

（2）不宜妊娠的心脏病患者一旦受孕或妊娠后心功能状态不良者，则流产、早产、胎儿窘迫及新生儿窒息的发生率明显增加，围生儿死亡率增高。

名师点拨：**心功能级别是判断心脏病患者能否怀孕的主要因素（2016/2018）**。

二、临床表现（★★）

1. 早期心力衰竭征象　①轻微活动后即有胸闷、心悸、气短。②休息时心率每分钟超过110次。③夜间需端坐呼吸。④肺底部出现少量持续性湿啰音，咳嗽后不消失。

2. 左心衰竭　主要表现为肺淤血和心输出量降低。

3. 右心衰竭　主要表现为体静脉淤血。

4. 全心衰竭　右心衰竭继发于左心衰竭形成全心衰竭。

三、辅助检查

心电图检查，X线检查，超声心动图，胎儿电子监护仪。

四、治疗要点

心脏病孕妇的主要死亡原因是心力衰竭和严重的感染。

1. 非孕期　根据孕妇所患有的心脏病类型、病情程度及心功能状态，确定患者是否可以妊娠。

2. 妊娠期

（1）终止妊娠：凡不宜妊娠者，应在妊娠12周前行人工流产术。妊娠超过12周者应密切监护。顽固性心力衰竭的孕妇应在严密监护下行剖宫产术终止妊娠。

（2）严密监护：定期产前检查，积极预防和治疗各种引起心力衰竭的诱因。

3. 分娩期

（1）**心功能Ⅰ~Ⅱ级：**胎儿不大，胎位正常，宫颈条件良好者，在严密监护下可经阴道分娩，第二产程时需给予阴道助产。

（2）**心功能Ⅲ~Ⅳ级：**胎儿偏大，宫颈条件不佳，合并有其他并发症者，可选择剖宫产术终止妊娠。

4. 产褥期　产后3日内，尤其是**产后24小时内产妇应充分休息，且需严密监护（2022）**。应用广谱抗生素预防感染，**产后1周无感染征象时停药（2011）**。

五、护理措施（★★★）

1. 妊娠期

（1）加强孕期保健：心功能在Ⅲ级或以上，有心力衰竭者，均应立即入院治疗。心功能Ⅰ~Ⅱ级者，应在妊娠36~38周入院待产。

（2）预防心力衰竭

1）保证孕妇每天至少10小时的睡眠且中午宜休息2小时。

2）摄入高热量、高维生素、低盐低脂饮食，少量多餐，防止便秘。

3）预防治疗诱发心力衰竭的各种因素。

4）急性心力衰竭时患者取坐位，双腿下垂，立即高流量加压吸氧，可按医嘱给予吗啡、呋塞米、血管扩张药等药物。

2. 分娩期

（1）严密观察产程进展，防止心力衰竭的发生：左侧卧位，上半身抬高。第一产程，每15分钟测生命体征1次，每30分钟测胎心率1次。第二产程每10分钟测1次上述指标，或使用监护仪持续监护。

（2）缩短第二产程：宫缩时不宜用力，宫口开全后需行产钳术或胎头吸引术。

（3）预防产后出血：胎儿娩出后，产妇的腹部应立即放置沙袋，持续24小时，静脉或肌内**注射缩宫素，禁用麦角新碱（2011）**。

3. 产褥期

（1）产后72小时严密监测生命体征，产妇应半卧位或左侧卧位，若心脏功能允许，鼓励早期下床活动。

（2）**心功能Ⅰ~Ⅱ级的产妇可以母乳喂养（2013/2021），Ⅲ级或以上者不宜哺乳者应及时回乳（2015）**。不宜再妊娠者，建议患者于产后1周行绝育术。

易错知识梳理

心功能Ⅰ~Ⅱ级者产褥期可以母乳喂养，Ⅲ~Ⅳ级者不宜哺乳。

第二节　病毒性肝炎

一、病毒性肝炎与妊娠的相互影响（★★）

1. 妊娠对病毒性肝炎的影响　妊娠期可使肝脏负担加重或使原有肝脏疾病发展为重症肝炎。

2. 病毒性肝炎对妊娠的影响

（1）对孕妇的影响：妊娠早期可加重妊娠反应，晚期可使妊娠期高血压疾病发生率增高。分娩时易发生产后出血。孕产妇死亡率高。

（2）对胎儿的影响：围生儿患病率及死亡率高。慢性病毒携带状态。

二、辅助检查（2017）

1. 肝功能检查　血清中谷丙氨酶（GPT）增高，持续时间长。血清胆红素>17μmol/L，尿胆红素阳性对病毒性肝炎有诊断意义。

名师点拨：**血清胆红素增高是肝炎患者眼睛黄染的主要原因（2015/2016/2018）**。

2. 血清病原学检测及意义

（1）甲型病毒性肝炎：急性期患者血清中抗 HAV-IgM 阳性有诊断意义。

（2）乙型病毒性肝炎：HBsAg 是 HBV 感染的特异性标志。抗 HBs 指机体曾感染过 HBV，但已具有免疫力。HBeAg 指肝细胞内有 HBV 活动性复制，具有传染性。抗 HBc-IgM 阳性可确诊为急性乙肝。

（3）丙型病毒性肝炎：血清中检测出 HCV 抗体即可确诊。

3. 凝血功能及胎盘功能检查。

三、治疗要点

肝炎患者原则上不宜妊娠。妊娠期重症肝炎应保护肝脏，限制蛋白质的摄入，每日应<0. 5g/kg。

四、护理措施（★★★）

1. 加强卫生宣教，普及防病知识。

2. 妊娠合并轻型肝炎者

（1）多休息，避免体力劳动。加强营养，增加优质蛋白、高维生素、富含碳水化合物、低脂肪食物的摄入。保持大便通畅。

（2）定期产前检查，防止交叉感染。

3. 妊娠合并重症肝炎者

（1）保护肝脏，**积极防治肝性脑病（2019）**，遵医嘱用药。

（2）严密监测生命体征，准确严格限制入量，记录出入量。产前 4 小时至产后 12 小时内不宜使用肝素治疗，以预防产后出血。

4. 分娩期　密切观察产程进展，促进产妇身心舒适。监测凝血功能，预防弥散性血管内凝血，分娩前 1 周肌注维生素 K_1。正确处理产程，防止母婴传播及产后出血。严格执行消毒隔离制度，预防感染。

5. 产褥期　遵医嘱给予抗感染药物，观察子宫收缩及阴道流血。协助建立良好亲子关系。乳汁中 HBV-DNA 阳性不宜哺乳，母血 HBsAg、HBeAg 及抗-HBc 3 项阳性及后 2 项阳性产妇均不宜哺乳。母亲为携带者（仅 HBsAg 阳性），建议母乳喂养。不宜哺乳者，口服生麦芽冲剂或乳房外敷芒硝回乳。新生儿出生后 6 小时和

1个月时各肌注1ml乙肝免疫球蛋白（HBIG），出生后24小时内，生后1个月，6个月分别注射乙型肝炎疫苗。

基础巩固

1. 甲型病毒性肝炎　急性者见血清抗HAV-IgM阳性。
2. 乙型病毒性肝炎　急性者见血清抗HBc-IgM阳性。
3. 丙型病毒性肝炎　血清中有HCV抗体。

第三节　糖　尿　病

一、妊娠与糖尿病的相互影响（★★）

1. 妊娠、分娩对糖尿病的影响　妊娠可使原有糖尿病患者的病情加重，使隐性糖尿病显性化，使既往无糖尿病的孕妇发生妊娠期糖尿病（GDM）。

2. 糖尿病对妊娠、分娩的影响

（1）孕妇：**受孕率降低，流产率、羊水过多、妊娠期并发症及感染的发生率增高**（2011）。

（2）胎儿（2023）：巨大儿、胎儿畸形、早产、胎儿生长受限发生率增高。

（3）新生儿：易发生新生儿呼吸窘迫综合征、新生儿低血糖。

二、辅助检查

1. 血糖测定　空腹血糖≥7.0mmol/L。

2. 葡萄糖耐量试验（OGTT）　检查时，5分钟内口服含75g葡萄糖的液体300ml，分别抽取服糖前、服糖后1小时、服糖后2小时的静脉血，测定血浆葡萄糖水平，空腹及服糖后1小时、2小时的血糖值应分别低于5.1mmol/L、10.0mmol/L、8.5mmol/L。任何一个时间血糖值达到或超过上述标准者，诊断为妊娠期糖尿病（GDM）。

三、治疗要点

1. 糖尿病妇女于妊娠前应判断糖尿病的程度，确定妊娠的可能性。

2. 允许妊娠者需在内科、产科密切监护下，尽可能将血糖控制在正常或接近正常范围内，并选择正确的分娩方式。

四、护理措施（★★★）（2018）

1. 非孕期　糖尿病妇女在妊娠前进行咨询评估，病情严重者不宜妊娠。

2. 妊娠期

（1）孕期母儿监护：一般妊娠20周时需及时增加胰岛素的用量。

（2）控制饮食。

（3）进行适度运动。

（4）合理用药：孕妇不宜口服降糖药治疗。饮食治疗不能控制血糖者，**胰岛素是其主要的治疗药物**（2018）。

3. 分娩期

（1）终止妊娠的时间：在控制血糖，确保母儿安全的情况下，尽量推迟终止妊娠的时间，妊娠39周可终止妊娠。若血糖控制不良，伴有严重的合并症或并发症，则在促进胎儿肺成熟后立即终止妊娠。

（2）**分娩方式**（2011/2015）：妊娠合并糖尿病本身不是剖宫产指征，如有胎位异常、巨大儿、病情严重需终止妊娠时，常选择剖宫产。若宫颈条件好，胎儿发育正常，可选择阴道分娩。

（3）分娩时的护理：严密监测血糖，产程时间不宜超过12小时。

（4）新生儿护理

1）无论体重大小**均按高危儿护理（2013）**。

2）取脐血检测血糖，在30分钟后定时滴服25%葡萄糖液防止低血糖。

3）糖尿病产妇即使接受胰岛素治疗，哺乳也不会对新生儿产生不良影响。

4. 产褥期　胰岛素用量应减少至分娩期前的1/3~1/2，产后需重新评估胰岛素的需要量。糖尿病患者产后应长期避孕，建议使用安全套或手术结扎，不宜使用避孕药及宫内避孕器具。

名师点拨：对于妊娠期糖尿病，控制血糖为最重要的护理措施。

第四节　贫　　血

一、贫血与妊娠的相互影响（★★）

1. 对母体的影响　妊娠可使原有贫血病情加重，而贫血则使孕妇妊娠风险增加。

2. 对胎儿影响　一般情况下胎儿缺铁程度不会太严重。若母体缺铁严重时，会造成胎儿生长受限、胎儿窘迫、早产、死胎或死产等不良后果。

二、辅助检查

1. 血常规　呈小细胞低色素性贫血。血红蛋白<110g/L，血细胞比容<0.33或红细胞计数<3.5×10^{12}/L，则可诊断为妊娠期贫血。

2. 血清铁测定　孕妇血清铁<6.5μmol/L为缺铁性贫血。

三、治疗要点

解除病因，治疗并发症，补充铁剂。如血红蛋白<60g/L，接近预产期或短期内行剖宫产术者，宜少量多次输血。

四、护理措施（★★★）

1. 预防　妊娠前应积极治疗慢性失血性疾病，必要时补充铁剂。

2. 妊娠期

（1）饮食护理：建议孕妇摄取高铁、高蛋白质及高维生素C食物。

（2）**正确服用铁剂（2021）**：首选口服补铁剂补铁，**同时服维生素C及稀盐酸可促进铁的吸收（2015/2019）**。对于妊娠末期重度缺铁性贫血或口服铁剂胃肠道反应较重者，可采用深部肌内注射法补充铁剂。

3. 分娩期　中、重度贫血产妇临产前遵医嘱给予维生素K_1等，并应配血备用。胎儿前肩娩出时给予缩宫素。

4. 产褥期　密切观察子宫收缩及阴道流血，补充铁剂，纠正贫血并继续应用抗生素预防和控制感染。

实战演练

【A1型题】

1. 决定心脏病患者是否妊娠，最重要的依据是

A. 生育史　　B. 家族史

C. 心脏病的种类　　D. 心功能分级

E. 治疗情况

【答案】 D

【考点】 妊娠期心脏病的临床表现

【解析】 心脏病患者若心功能受损不严重，且无其他并发症，可在监护下妊娠；但若心功能已受损严重，可因妊娠而导致心功能进一步代偿不全，发生急性心力衰竭。故心脏病患者的心功能分级是判断妊

娠的重要依据。故选 D。

2. 关于妊娠合并心脏病叙述，不对的是
   A. 妊娠合并心脏病是孕产妇死亡的主要原因之一
   B. 妊娠 32~34 周血容量增加达高峰
   C. 分娩第二期比第一期心脏负担重
   D. 分娩第三期心脏负担仍很重
   E. 产后 2~3 天心脏负担减轻

【答案】 E

【考点】 心脏病与妊娠的相互影响

【解析】 妊娠合并心脏病占孕产妇死因的第二位（第一是产后出血），妊娠 32~34 周血容量增加达高峰。分娩第二期除子宫收缩外，腹肌及骨骼肌均参加活动，此期心脏负担最重，因此，E 错误。产后 24~48 小时内，由于子宫缩复，大量血液进入体循环，加上孕妇身体组织内潴留的大量水分回到体循环，使血容量再度增加，也易引起心力衰竭。故选 E。

3. 心脏病孕妇最易发心力衰竭的时期是分娩期、产后最初 3 天内和
   A. 妊娠 10~34 周　B. 妊娠 20~32 周
   C. 妊娠 28~40 周　D. 妊娠 32~34 周
   E. 妊娠 34~36 周

【答案】 D

【考点】 妊娠、分娩对心脏病的影响

【解析】 妊娠期妇女循环血容量于妊娠第 6 周开始逐渐增加，32~34 周达高峰，至妊娠末期血容量可增加 50%，产后 2~6 周逐渐恢复正常。故选 D。

4. 妊娠合并急性病毒性肝炎的护理措施，不妥的是
   A. 严格隔离，杜绝交叉感染
   B. 出入病房应用消毒水洗手
   C. 患者呕吐物、排泄物均应严格消毒处理
   D. 患者的新生儿不必与患者隔离
   E. 新生儿应注射乙肝疫苗

【答案】 D

【考点】 妊娠合并急性病毒性肝炎的预防措施

【解析】 选项 A、B、C 均属于切断传播途径范畴。对于乙型肝炎的新生儿预防，我国在其出生后行常规免疫接种。为预防母婴传播，新生儿出生后经主动和被动免疫前应与患者隔离。故选 D。

【A2 型题】

5. 初产妇，27 岁。36 周妊娠合并先心病，心功能Ⅱ级。终止妊娠后不正确的护理措施是
   A. 回乳　B. 半卧位　C. 清淡饮食
   D. 给予镇静药　E. 监测生命体征

【答案】 A

【考点】 妊娠期合并心脏病孕妇的护理

【解析】 为预防心力衰竭，产妇应取半卧位或左侧卧位，必要时给予镇静剂，B、D 正确。饮食指导清淡饮食，防止便秘，C 正确。产后 72 小时应严密监测生命体征，识别早期心衰症状，E 正确。心功能Ⅰ~Ⅱ级的产妇可以母乳喂养，A 错误。故选 A。

6. 患者，女，27 岁。心脏病病史 8 年，37 周妊娠，剖宫产一活男婴。现术后 2 小时，产妇心率 126 次/分，床上翻身即感胸闷、气短。护理措施中不正确的是
   A. 严密监测生命体征　B. 限制静脉输液滴速
   C. 吸氧　D. 无盐半流质饮食
   E. 及时回乳

【答案】 D

【考点】 产褥期的护理措施

【解析】 妊娠期合并心脏病产褥期的护理措施如下。①产后 72 小时严密监测生命体征。②饮食护理：指导摄取清淡饮食，少量多餐，并非无盐饮食。③根据产妇心率 126 次/分，床上翻身即感胸闷、气短可判断产妇为心功能Ⅲ级，应给予 2~3L/min 吸氧。④该产妇心功能Ⅲ级，指导患者母乳喂养，及时回乳。⑤由于患者的心功能不全，因此要限制静脉输液滴速，避免增加心脏负担。故选 D。

7. 初产妇，33 岁。妊娠 39 周，不规则宫缩 3 小时。B 超检查：胎头双顶径 10cm，该孕妇空腹血糖为 8.3mmol，该孕妇最适合的分娩方式是
   A. 剖宫产　B. 自然分娩　C. 胎头吸引
   D. 产钳助产　E. 会阴侧切

【答案】 A

【考点】 分娩方式的选择

【解析】 双顶径为两顶骨隆突间的距离，是胎头最大横径，临床以 B 超测此值判断胎儿大小。一般足月妊娠时平均值约为 9.3cm。头盆不称（胎儿头过大，不能通过骨盆），若阴道分娩可能危及孕妇的安全，应选择剖宫产，故选 A。

8. 孕妇，25 岁。孕 1 产 0，早孕出现较重的呕吐，现妊娠 8 周，皮肤黏膜苍白，毛发干燥无光泽，活动无力，易头晕。实验室检查：血红蛋白 70g/L，血细胞比容 0.15，血清铁 6.0μmol/L。下列孕期健康宣教内容，错误的是
   A. 给予心理支持，减少心理应激
   B. 重点评估胎儿宫内生长发育状况
   C. 如果服用铁剂时胃肠道反应较轻，则不需同

服维生素C及稀盐酸

D. 重点监测胎心率变化

E. 应列为高位妊娠，加强母儿监护

【答案】 C

【考点】 妊娠期贫血患者的护理

【解析】 对妊娠期贫血者进行健康宣教时应注意给予心理护理，A正确。应定期评估胎儿发育情况及胎心率变化，并积极预防感染，B、D正确。据题干患者出现头晕乏力症状及实验室检查，推断患者为重度贫血患者，应列为高危妊娠，注意休息，E正确。补充铁剂同时补充维生素C及稀盐酸是为了促进铁剂的吸收，胃肠道反应较轻则不需肌注疗法。故选C。

【A3/A4 型题】

（9~10题共用题干）

患者，女，27岁。停经30周。休息时即感心悸、气急、胸闷，心率120次/分，呼吸21次/分，肺底部可闻及少量持续性湿啰音，咳嗽后不消失。

9. 其心功能分级是

A. 0级 B. Ⅰ级 C. Ⅱ级

D. Ⅲ级 E. Ⅳ级

【答案】 E

【考点】 心功能分级

【解析】 心功能分为4级。Ⅰ级患者患有心脏病，但活动量不受限制，平时一般活动不引起疲乏、心悸。Ⅱ级心脏病患者体力活动受到轻度的限制，休息时无自觉症状，但一般体力活动下可出现疲乏、心悸、呼吸困难或心绞痛。Ⅲ级心脏病患者体力活动明显受限，小于平时一般活动即引起上述的症状。Ⅳ级心脏病患者不能从事任何体力活动。休息状态下出现心衰的症状，体力活动后加重。根据题意，患者是Ⅳ级。故选E。

10. 首先应采取的护理措施是

A. 指导产妇平卧 B. 继续观察

C. 报告医生立即抢救 D. 立即吸氧

E. 注射呼吸兴奋剂

【答案】 D

【考点】 妊娠合并心功能不全患者的护理

【解析】 根据题意，患者是属于妊娠合并心功能不全，不能从事活动，保证休息，呼吸困难时取坐卧位，立即给予吸氧，严密观察孕妇及胎儿心音等，出现异常立即抢救。故选D。

第九章　异常分娩患者的护理

考点集萃

第一节　产力异常

一、分类（★★）

在分娩过程中，子宫收缩的节律性、对称性及极性不正常或强度、频率有改变，称为子宫收缩力异常。子宫收缩力异常分为子宫收缩乏力和子宫收缩过强两类。

二、产力异常的原因（★★★）

1. 子宫收缩乏力　精神因素，产道与胎儿因素，子宫因素，内分泌失调，药物影响及营养不良、贫血等。

2. 子宫收缩过强　经产妇软产道阻力小，缩宫素使用不当，待产妇的精神过度紧张、产程延长、粗暴地、多次宫腔内操作等。

三、临床表现（★★★）

（一）子宫收缩乏力

1. **协调性子宫收缩乏力**　子宫收缩**具有正常的节律性、对称性和极性，但收缩力弱（2010）**，持续时间短，间歇期长且不规律，宫缩小于2次/10分钟。

2. **不协调性子宫收缩乏力**　多见于初产妇，表现为子宫收缩的**极性倒置**，宫缩时宫底部不强，而是中段或下段强，宫缩间歇期子宫壁不能完全松弛。产妇自觉宫缩强，持续腹痛，拒按，精神紧张，烦躁不安，可出现胎儿窘迫。

3. **产程曲线异常**

（1）**潜伏期延长：**初产妇潜伏期超过**20小时**、经产妇超过14小时。

（2）**活跃期延长：**宫颈口扩张速度<0.5cm/h。

（3）**活跃期停滞：**当破膜且宫颈口扩张≥6cm后，若宫缩正常，宫颈口停止扩张≥4小时；若宫缩欠佳，宫颈口停止扩张≥6小时。

（4）**第二产程延长：**初产妇>3小时，经产妇>2小时（硬膜外麻醉镇痛分娩时，初产妇>4小时，经产妇>3小时），产程无进展（胎头下降和旋转）。

（5）**胎头下降延缓：**活跃期晚期及第二产程胎头下降速度<1cm/h，经产妇<2cm/h。

（6）**胎头下降停滞：**活跃期晚期**胎头停留**在原处不下降>1小时。

（7）**滞产：**指总产程超过24小时。

（二）子宫收缩过强

1. 协调性子宫收缩过强　子宫收缩的节律性、对称性和极性均正常，仅子宫收缩力过强、过频。易造成**急产，即总产程不超过3小时**。产妇往往有痛苦面容，大声叫喊。

2. 不协调性子宫收缩过强

（1）强直性子宫收缩：宫缩间歇期短或无间歇，产妇烦躁不安、持续腹痛、拒按。有时可在脐下或平脐处见一环状凹陷，即病理性缩复环。此时子宫下段很薄，压痛明显。

（2）子宫痉挛性狭窄环：指子宫壁形成环状狭窄，持续不放松，称子宫痉挛性狭窄环。产妇持续性腹痛、烦躁、宫颈扩张缓慢、胎先露下降停滞。此环特点是不随宫缩上升，阴道检查时可触及。

四、对母儿的影响（★★★）

1. 子宫收缩乏力

（1）对产妇的影响：①体力损耗，重者引起脱水、酸中毒、低钾血症。②产伤。③易引起产后出血。④产后感染机会增加。

（2）对胎儿、新生儿影响：易发生胎儿窘迫，新生儿颅内出血、窒息或死亡。

2. 子宫收缩过强

（1）对产妇的影响：可致初产妇宫颈、阴道以及会阴撕裂伤，子宫破裂，产褥感染及胎盘滞留或产后出血等。

（2）对胎儿、新生儿影响：易发生胎儿窘迫、新生儿窒息甚至胎死宫内。新生儿易发生感染，若坠地可致骨折、外伤等。

五、治疗要点（★★）

1. 协调性子宫收缩乏力　找出原因，针对原因进行处理。

2. 不协调性子宫收缩乏力　原则上是恢复子宫收缩的生理极性和对称性。但在子宫收缩恢复其协调性之前，严禁应用缩宫素。

3. 子宫收缩过强　识别发生急产的高危人群和急产征兆，正确处理急产，预防并发症。

六、护理措施（★★★）

（一）子宫收缩乏力

1. 协调性子宫收缩乏力　明显头盆不称不能从阴道分娩者，应行剖宫产。可经阴道分娩者做好以下护理。

（1）第一产程的护理

1）改善全身情况：①保证休息，可给镇静药。②补充营养。③保持膀胱和直肠的空虚状态。

2）加强子宫收缩：①针刺穴位。②刺激乳头。③人工破膜。④**缩宫素静脉滴注（2011）**。一般将缩宫素2.5U加入生理盐水500ml内，使每滴液含缩宫素0.33mU，从4～5滴/分，逐渐加快滴速，**一般不超过60滴/分**，以宫缩达到持续40～60秒，间隔2～3分钟为好。在用缩宫素静脉滴注时，必须专人监护。

3）如经上述处理，试产2～4小时产程仍无进展，**或出现胎儿窘迫等，应立即行剖宫产的术前准备（2016）**。

（2）第二产程的护理：应做好阴道助产和抢救新生儿的准备。

（3）第三产程的护理：注意预防产后出血及感染。

2. 不协调性宫缩乏力　**给予派替啶或吗啡**。若**胎儿窘迫、头盆不称等，应进行剖宫产（2010）**。

名师点拨：恢复子宫收缩的生理极性和对称性为不协调宫缩乏力的首要措施。

（二）子宫收缩过强

1. 有急产史的孕妇在预产期前不宜外出，以免发生意外，宜提前2周住院待产。待产妇要求解大小便时，先判断宫口大小及胎先露的下降情况，以防分娩在厕所内造成意外伤害。

2. 临产期

（1）有产兆后提供缓解疼痛、减轻焦虑的支持性措施。

（2）鼓励产妇做深呼吸，提供背部按摩，嘱其不要向下屏气，以减慢分娩过程。

（3）宫缩过强时给予宫缩抑制剂。若属梗阻性原因，应停止一切刺激，如禁止阴道内操作、停用缩宫素等。如无胎儿窘迫征象，可给予镇静药。

（4）经上述处理不能缓解，宫口未开全，胎先露部高，或伴有胎儿窘迫征象者，均应行剖宫产术。

3. 正确处理分娩期　分娩时尽可能做会阴侧切术。新生儿按医嘱给**维生素 K_1** 肌注，预防颅内出血。

第二节　产道异常

一、骨产道异常的临床表现（★★）

1. **骨盆入口平面狭窄**　**扁平骨盆**最常见，呈横扁圆形。妊娠末期或临产后胎头衔接受阻，不能入盆。易致胎膜早破，或胎头骑跨在耻骨联合上方，即**跨耻征阳性**。

2. **中骨盆及骨盆出口平面狭窄**　常见于**漏斗骨盆**，即骨盆入口平面各径线正常，两侧骨盆壁向内倾斜，状似漏斗，耻骨弓角度小于90°。坐骨结节间径与出口后矢状径之和小于15cm。临产后先露入盆不困难，但会形成持续性枕横位或枕后位，产程进入活跃晚期及第二产程后进展缓慢，甚至停滞。

3. **骨盆3个平面狭窄**　骨盆入口、中骨盆及骨盆出口每个平面的径线均小于正常值2cm或更多，称**均小骨盆**。

4. 畸形骨盆　骨盆失去正常形态。

二、软产道异常的临床表现（★★）

1. 外阴异常　外阴瘢痕、坚韧、水肿，阴道口狭窄。
2. 阴道异常　阴道纵隔、横隔、阴道瘢痕性狭窄、阴道尖锐湿疣。
3. 宫颈异常　宫颈外口粘连，宫颈水肿、坚韧、瘢痕及宫颈癌等。

三、对母儿的影响（★★）

1. 对母体的影响　①骨盆入口狭窄：胎位异常、产程延长或停滞，进一步发展可致子宫破裂，危及产妇生命。②中骨盆狭窄：难产、生殖道瘘、感染、产后出血。

2. 对胎儿和新生儿的影响　胎位异常、胎儿窘迫、胎死宫内、新生儿窒息等；颅内出血；新生儿产伤和感染，围生儿死亡率增加。

四、治疗原则（★★）

明确狭窄骨盆的类别和程度，了解胎位、胎儿大小、胎心、宫缩强弱、宫颈扩张程度、破膜与否，结合年龄、产次、既往分娩史，综合判断，选择合理的分娩方式。

五、护理措施（★★★）

1. 产程处理过程的护理

（1）有明显头盆不称不能从阴道分娩者，做好剖宫产的术前准备。

（2）轻度头盆不称者：在严密监护下可以试产，试产时专人守护，注意产程进展，一般不用镇静、镇痛药，少肛查，禁灌肠。试产2~4小时，胎头仍未入盆，并伴胎儿窘迫者，停止试产，行剖宫产。

2. 预防产后出血和感染　胎儿娩出后，及时使用宫缩药、抗生素。保持外阴清洁。胎先露长时间压迫阴道或出现血尿时，应及时留置导尿管8~12天。

3. 新生儿护理　胎头在产道压迫时间过长或经手术助产的新生儿，应按产伤处理。

易错知识梳理

轻度头盆不称者试产2~4小时，若胎头仍未入盆，伴胎儿窘迫，行剖宫产。

第三节　胎位、胎儿发育异常

一、持续性枕后位、枕横位临床表现（★★）

产程延长，产妇自觉肛门坠胀及排便感，易使产妇疲劳，宫颈前唇水肿，胎头水肿，常致第二产程延长。

二、臀先露的治疗原则

臀先露指胎儿以臀、足或膝为先露，以骶骨为指示点，在骨盆的前、侧、后构成6种胎位的总称。临床表现为孕妇常感觉肋下或上腹部有圆而硬的胎头。

临床前胎位异常者，定期产前检查，妊娠30周以前顺其自然；妊娠30周以后胎位仍不正常者，给予矫治。若矫治失败，提前1周住院待产，以决定分娩方式。

临产后根据产妇及胎儿具体情况及对产妇和胎儿造成最少的损伤为原则，采用阴道助产或剖宫产术。

三、胎儿发育异常

1. 巨大胎儿　指出生体重达到或超过4000g者。临床表现为妊娠期子宫较快增大，妊娠后期孕妇可出现呼吸困难、自觉腹部及肋两侧胀痛等症状。

2. 胎儿畸形

（1）脑积水：指胎头颅腔内、脑室内外有大量脑脊液（500～3000ml）潴留，使头颅体积增大，头周径大于50cm，颅缝明显增宽，囟门增大。临床表现为明显头盆不称，跨耻征阳性。

（2）其他：连体儿可经B超确诊。

基础巩固

1. 单臀先露或直臀先露　胎儿双髋关节屈曲，双膝关节直伸，先露臀部，最多见。
2. 完全臀先露或混合臀先露　胎儿双髋关节及膝关节均屈曲呈盘膝坐，以臀部和双足先露。
3. 不完全臀先露　以一足或双足、一膝或双膝、一足一膝为先露，较少见。

实战演练

【A1型题】

1. 胎儿娩出后胎盘多长时间尚未娩出者，称为胎盘滞留

A. 15分钟　B. 20分钟　C. 30分钟
D. 1分钟　E. 2分钟

【答案】C

【考点】产力异常的临床表现

【解析】胎盘、胎膜一般于胎儿娩出5～20分钟内从子宫壁上逐渐分离下来，然后借助子宫收缩的力量排出。胎盘滞留指胎盘多在胎儿娩出后15分钟内娩出，若30分钟后胎盘仍不排出，胎盘剥离面血窦不能关闭而导致产后出血。故选C。

2. 协调性子宫收缩乏力的一般处理，不包括

A. 消除紧张，补充营养　B. 排空直肠和膀胱
C. 预防性应用抗生素　D. 静脉推注地西泮
E. 纠正酸中毒

【答案】C

【考点】协调性子宫收缩乏力的处理

【解析】协调性子宫收缩乏力护理包括：①保证休息，对产程长、产妇过度疲劳或躁动不安者按医嘱可给予镇静药，地西泮缓慢静脉推注或哌替啶肌内注射。②补充营养、水分、电解质，鼓励产妇多进易消化、高热量饮食；纠正产妇电解质紊乱状态。③保持膀胱和直肠的空虚状态。凡破膜时间超过12小时、总产程超过24小时、肛查或阴道助产操作多者，应用抗生素预防感染。但不属于一般处理。故选C。

3. 关于臀位分娩，下列正确的是

A. 臀位分娩后，胎头娩出无困难
B. 宫缩时见胎粪流出，考虑为胎儿缺氧
C. 臀位胎儿娩出不超过8分钟
D. “堵”臀时间越长越好
E. 阴道口见胎头拨露，快速结束分娩

【答案】B

【考点】臀先露的治疗要点

【解析】在胎体的各部分中，臀围比头围小，头不但大而且硬。在头先露分娩时，由于有充足时间使胎头塑形，以适应骨盆的内腔而娩出，当胎头一经娩出，胎体的其他部分亦随之迅速娩出。臀位分娩则不然，如果臀部先娩出，最大的胎头后出，而胎儿的肩部和头部的娩出，又必须按一定的分娩机转来转动，以适应产道的各种不同条件方能娩出，因而分娩时，容易发生难产。如果脐部娩出后，在8分钟之内

仍未结束分娩，使脐带受压时间过长，可致胎儿死亡。因此在臀位分娩时，如果能在子宫口充分开全后，按臀位分娩机转，及时恰当处理，可减少臀位的围产儿死亡率。故选B。

4. 不易合并胎位异常的是

A. 双胎　B. 胎盘早剥　C. 羊水过多

D. 前置胎盘　E. 骨盆狭窄

【答案】 B

【考点】 产道异常

【解析】 胎盘早剥是指妊娠20周或分娩期，正常位置的胎盘在胎儿娩出前，部分或全部从子宫壁剥离。故胎盘早剥不易合并胎位异常，而双胎、羊水过多、前置胎盘、骨盆狭窄均易合并胎位异常。故选B。

【A2型题】

5. 患者，女，第一胎，妊娠40周。规律宫缩17小时，宫口开大4cm，胎心率150次/分，产妇一般情况好，宫缩较初期间歇时间长，约10分钟一次，持续时间30秒，宫缩时子宫不硬，正确的处理是

A. 剖宫产术　B. 胎头吸引术

C. 待其自然分娩　D. 使用产钳

E. 静脉滴注缩宫素

【答案】 E

【考点】 产力异常的治疗原则

【解析】 此产妇规律宫缩17小时，超过12小时，宫口已开大4cm显示子宫收缩无力，故可静脉滴注缩宫素，增强子宫收缩。故选E。

6. 初产妇，30岁。宫口开全超过3小时胎儿还未娩出，称为

A. 第二产程延长　B. 潜伏期延长

C. 胎盘滞留　D. 滞产

E. 活跃期延长

【答案】 A

【考点】 第二产程延长的定义

【解析】 第二产程初产妇超过3小时（硬膜外麻醉无痛分娩以超过4小时为标准），经产妇超过2小时尚未分娩，为第二产程延长。故选A。

7. 孕妇，28岁，妊娠33周。触诊胎头在腹部右侧，胎臀在腹部左侧，胎心在脐周听到。胎先露为

A. 枕先露　B. 肩先露　C. 面先露

D. 足先露　E. 臀先露

【答案】 B

【考点】 胎位异常的体征

【解析】 纵产式胎位触诊子宫呈纵椭圆形，胎头或胎臀在腹部耻骨联合处，A、C、D、E均为纵产式；肩先露为横产式，腹部检查：子宫呈横椭圆形，子宫横径宽。在母体腹部一侧触到胎头，另一侧触到胎臀。胎心在脐周两侧最清楚。故选B。

【A3/A4型题】

（8~9题共用题干）

初孕妇，29岁，妊娠38^{+3}周。规律腹痛4小时入院。单臀位，估计胎儿重3000g，骨盆外测量正常。

8. 处理原则不正确的是

A. 胎方位为臀位的初产妇一律行剖宫产

B. 可阴道手术助产

C. 注意后出胎头的娩出

D. 注意胎头双手上举

E. 防止胎儿窘迫

【答案】 A

【考点】 异常胎位的处理原则

【解析】 根据题意，孕妇是单臀位，由于臀小于头，后出头困难，易发生胎膜早破、脐带脱垂、胎儿窘迫、新生儿产伤等并发症。妊娠30周以后胎位仍不正常，要根据不同情况给予矫治，若矫治失败，提前1周住院待产，根据胎先露方式以决定分娩方式，临产后根据产妇及胎儿具体情况综合分析，以对产妇和胎儿造成最少的损伤为原则，采用阴道助产或剖宫产术，因此A错误。故选A。

9. 最易发生的并发症是

A. 胎儿窘迫　B. 胎膜早破、脐带脱垂

C. 产后出血　D. 会阴撕裂

E. 子宫脱垂

【答案】 B

【考点】 单臀位的并发症

【解析】 单臀位由于臀小于头，后出头困难，易发生胎膜早破、脐带脱垂，由于胎膜早破使早产儿及低体重儿增多，分娩时由于后出胎头，牵出困难，除了可发生新生儿窒息，还可以发生臂丛神经损伤、胸锁乳突肌损伤及颅内出血。故选B。

【B1型题】

（10~11题共用备选答案）

A. 总产程超过24小时

B. 宫口开大3cm至宫口开全超过8小时者

C. 总产程不超过3小时

D. 宫口开全到胎儿娩出初产妇超过3小时

E. 从临产至活跃期起点，初产妇超过20小时者

10. 潜伏期延长是指

【答案】 E

11. 第二产程延长是指

【答案】 D

【考点】 产力异常

【解析】 产力异常是指分娩过程中，子宫收缩的节律性、对称性及极性不正常或强度、频率有改变。潜伏期是指临产规律宫缩开始至活跃期起点（4~6cm）称为潜伏期。初产妇>20 小时，经产妇>14 小时称为潜伏期延长。故第 10 题选 E。第二产程延长是指初产妇>3 小时，经产妇>2 小时（硬膜外麻醉镇痛分娩时，初产妇>4 小时，经产妇>3 小时），产程无进展（胎头下降和旋转）。故第 11 题选 D。

第十章　分娩期并发症患者的护理

考点直击

年份	分值	考点
2023	1	产后出血的病因
2022	4	产后出血的概念、预防；羊水栓塞的处理措施；胎膜早破的处理
2021	2	脐带脱垂的预防；失血性休克的护理
2019	1	胎膜早破对母儿的影响
2018	5	脐带脱垂的预防；产后出血的概念；失血性休克的护理；羊水栓塞的护理措施
2017	3	产后出血的概念、治疗要点；羊水栓塞的护理措施
2016	1	脐带脱垂的预防
2015	1	羊水栓塞的表现

考点集萃

第一节　胎膜早破

一、概念（★★★）

胎膜早破是指在临产前胎膜自然破裂。

二、病因（★★）

胎膜早破的相关因素：①营养因素。缺乏维生素 C、锌及铜。②生殖道感染。③胎膜受压不均。④羊膜腔内压力升高。⑤胎膜受力不均。⑥细胞因子、妊娠晚期性生活等。

三、临床表现（★★★）

孕妇突感有较多液体自阴道流出，可混有胎脂及胎粪，继而少量间断性排出。当咳嗽、打喷嚏、负重等腹压增加时；羊水即流出。

四、辅助检查（★★）

1. 阴道液酸碱度检查　pH≥6.5 时，胎膜早破的可能性极大。
2. 阴道液涂片检查　阴道液干燥片检查有羊齿植物叶状结晶出现为羊水。
3. 羊膜镜检查　看不到前羊膜囊，即可确诊为胎膜早破。

五、对母儿的影响（★★）（2019）

1. 对母体的影响　破膜超过 24 小时者易感染。突然破膜可致胎盘早剥。产后出血。
2. 对胎儿的影响　诱发早产，早产儿易出现呼吸窘迫综合征。出生后易出现吸入性肺炎。

六、预防

1. 重视妊娠期卫生保健，预防感染。

2. 妊娠后期禁止性交。
3. 宫颈内口松弛者，于妊娠14~16周行宫颈环扎术。

七、治疗要点

预防发生感染和脐带脱垂。

八、护理措施（★★）（2018）

1. 脐带脱垂的预防及护理　胎膜早破、胎先露未衔接的**住院待产妇绝对卧床，采取左侧卧位、头低足高位**（2011/2013/2016/2018/2021/2022），防止脐带脱垂。如有脐带先露或脐带脱垂，应在数分钟内结束分娩。

名师点拨：胎膜早破的孕妇应绝对卧床并抬高臀部。脐带脱垂可造成胎儿缺氧和宫内窘迫。

2. 严密观察胎儿情况　对于妊娠<35周的胎膜早破者，应遵医嘱给地塞米松10mg静脉滴注，以促胎肺成熟。若妊娠<37周已临产，或妊娠达37周，**破膜12~18小时后尚未临产者，尽快结束分娩**（2011）。
3. 积极预防感染　嘱孕妇保持外阴清洁，每日进行2次会阴擦洗，勤换会阴垫，防止上行性感染；胎膜破裂后12小时给抗生素预防感染。
4. 健康教育　嘱孕妇妊娠后期禁止性交；避免负重及腹部受碰撞；宫颈内口松弛者，应卧床休息，并遵医嘱于妊娠14~16周行宫颈环扎术。

第二节　产后出血

一、概念（★★★）

胎儿娩出后24小时内出血量超过500ml，剖宫产者超过1000ml为产后出血（2010/2014/2017/2022）。在我国，**产后出血居产妇死亡原因之首**（2013/2018）。

二、病因（★★★）

1. **子宫收缩乏力**（2023）　产后出血的最主要原因。
2. 胎盘因素　胎盘滞留、胎盘粘连或植入、胎盘部分残留。
3. 软产道裂伤　急产、子宫收缩过强、产程进展过快等。
4. 凝血功能障碍。

三、临床表现（★★★）

产后出血的主要临床表现为阴道流血量过多及因失血引起休克等相应症状和体征。

1. **子宫收缩乏力**（2010）　失血性休克表现为面色苍白、出冷汗、主诉口渴、心悸、头晕等。子宫轮廓不清，触不到宫底或宫底升高。
2. 胎盘因素　胎盘母体面有缺损或胎膜有缺损而边缘有断裂的血管，或胎盘滞留宫腔。
3. **软产道裂伤**（2011）　胎儿娩出后即有阴道流血，血液鲜红能自凝。阴道壁血肿的产妇会有尿频或肛门坠胀感，且有排尿疼痛。腹部检查宫缩较好，轮廓较清晰。
4. **凝血功能障碍**（2010）　分娩前已有全身性出血倾向，出血时血不凝、不易止血。

四、治疗要点（★★★）

针对原因迅速止血、补充血容量纠正休克，及时防治感染。

1. 子宫收缩乏力　**加强宫缩是最迅速有效的方法，其中常用按摩子宫的方法**（2017）。
2. **软产道损伤**　及时准确地**修补、缝合裂伤**（2011），可有效地止血。
3. 胎盘因素或凝血功能障碍　应迅速采取相应措施，控制出血。

名师点拨：子宫收缩乏力造成出血者应加强宫缩；软产道损伤致出血者应及时缝合裂伤。

五、预防（★★★）

1. 妊娠期　加强孕期保健，定期接受产前检查。

2. 分娩期

（1）第一产程：密切观察产程进展，必要时给予镇静药以保证休息。

（2）第二产程：严格执行无菌技术；指导产妇正确使用腹压；适时适度做会阴侧切；胎头、胎肩娩出要慢；**胎肩娩出后立即肌注或静脉滴注缩宫素（2011）**。

名师点拨：胎肩娩出后立即肌注缩宫素可加强子宫收缩，减少出血。

（3）第三产程：正确处理胎盘娩出和测量出血量。胎盘未剥离前，不可过早牵拉脐带或按摩、挤压子宫，待胎盘剥离征象出现后，及时协助胎盘娩出，并仔细检查胎盘、胎膜是否完整。

3. 产后期

（1）**产后2小时内，产妇仍需留在产房接受监护（2022）**。密切观察产妇的子宫收缩、阴道流血及会阴伤口情况。定时测量生命体征。

（2）督促产妇及时排空膀胱，以免影响宫缩致产后出血。

（3）早期哺乳，可刺激子宫收缩，减少阴道流血量。

六、护理措施（★★★）

1. 子宫收缩乏力　可以通过使用宫缩剂、按摩子宫、宫腔内填塞纱布条、结扎子宫动脉或结扎髂内动脉或行子宫次全切术等方法止血。

2. 软产道撕裂伤　及时准确地修复缝合，若为阴道血肿所致要首先切开血肿，清除血块，缝合止血。

3. 胎盘因素　及时将胎盘取出，并做好必要的刮宫准备。胎盘已剥离，协助胎盘娩出；胎盘部分剥离，手取胎盘；胎盘部分残留，用大刮匙刮取残留组织；胎盘植入，子宫切除；胎盘嵌顿，麻醉后用手取胎盘。

4. 凝血功能障碍者　针对不同病因、疾病种类进行治疗。

5. **失血性休克的护理（2021）**　及早补充血容量；平卧、吸氧、保暖；给予抗生素，预防感染等。

名师点拨：产后出血致失血性休克的补血原则为补充同等血量（2018）。

6. 鼓励产妇进食营养丰富易消化饮食，多进富含铁、蛋白质、维生素的食物，少量多餐。

基础巩固

产后出血的病因及临床表现见表4-10-1。

表4-10-1　产后出血的病因及临床表现

病因	临床表现
软产道裂伤	胎儿娩出后立即发生阴道流血，色鲜红
胎盘因素	胎儿娩出后超过30分钟胎盘未娩出或娩出后胎盘不全，出现阴道流血，色暗红
凝血功能障碍	胎儿娩出后持续流血，且血液不凝

第三节 羊水栓塞

一、概念（★★）

羊水栓塞是由于羊水进入母体血液循环，而引起的肺动脉高压、低氧血症、循环衰竭、弥散性血管内凝血（DIC）以及多器官功能衰竭等一系列病理生理变化的过程。

二、临床表现（★★）

羊水栓塞通常起病急骤、来势凶险。70%发生在**阴道分娩时**。大多发生在分娩前2小时至产后30分钟之内。

1. 典型羊水栓塞　**以骤然血压下降**（血压下降程度与失血量不符）、**低氧血症**和**凝血功能障碍**为特征，又称羊水栓塞**三联征**。

（1）前驱症状：30%～40%的患者会出现，如憋气、呛咳、气急、心悸、胸痛、头晕、烦躁不安、恶心、呕吐等，胎儿娩出前发生的羊水栓塞，还可出现胎心率下降、胎心基线变异消失等。

（2）心肺功能衰竭和**休克（2015）**：出现突发呼吸困难、发绀、心动过速，低血压，抽搐、昏迷、血氧饱和度下降、肺底部湿啰音，心电图ST段改变及右心受损。严重者，患者于数分钟内死亡。

（3）凝血功能障碍：出现以子宫出血为主的全身出血倾向，如伤口渗血、全身皮肤黏膜出血、针眼渗血、血尿、消化道大出血等。

（4）急性肾衰竭等脏器受损：全身脏器均可受损，除心、肺功能衰竭及凝血功能障碍外，中枢神经系统和肾是最常见受损的器官。

2. 不典型羊水栓塞　出现其他原因不能解释的急性孕产妇心肺功能衰竭伴以下情况，如低血压、心律失常、呼吸短促、抽搐、急性胎儿窘迫、心搏骤停、凝血功能障碍、孕产妇出血、前驱症状等，可考虑为羊水栓塞。

易错知识梳理

羊水栓塞多发生于分娩过程中，尤其是胎儿娩出前后的短时间内，极少数发生在中期妊娠引产、羊膜腔穿刺术中和外伤时。

三、治疗要点（★★）

1. **羊水栓塞（2010/2018/2022）**　处理原则　维持生命体征和保护器官功能。一旦怀疑羊水栓塞，立即按羊水栓塞急救流程实施抢救，分秒必争，推荐多科室协作以提高抢救成功率。

（1）改善低氧血症：立即保持气道通畅，尽早实施面罩吸氧、气管插管或人工辅助呼吸，维持氧供以避免呼吸和心搏骤停。

（2）血流动力学支持

1）维持血流动力学稳定：羊水栓塞初始阶段表现为肺动脉高压和右心功能不全。①多巴酚丁胺、磷酸二酯酶-5抑制剂兼具强心和扩张肺动脉的作用，是首选药。②低血压时应予升压，可选多巴酚丁胺、磷酸二酯酶-5抑制剂和去甲肾上腺素。

2）解除肺动脉高压：推荐磷酸二酯酶-5抑制剂、一氧化氮（NO）及内皮素受体拮抗剂等特异性舒张肺血管平滑肌的药物，如前列腺素、西地那非。也可考虑给予罂粟碱、阿托品、氨茶碱、酚妥拉明等。

3）液体管理：管理出入量，避免左心衰竭和肺水肿。

（3）抗过敏：早期使用大剂量糖皮质激素或有价值。可用氢化可的松或地塞米松。

（4）纠正凝血功能障碍：①积极处理产后出血。②及时补充凝血因子。③DIC早期高凝状态难以把握，使用肝素治疗弊大于利，故不推荐肝素治疗。

（5）全面监测：包括血压、呼吸、心率、血氧饱和度、心电图、中心静脉压、心输出量、动脉血气和凝血功能等。

2. **产科处理（2010/2017）** 羊水栓塞发生于分娩前时应考虑**立即终止妊娠**；心搏骤停者应实施**心肺复苏**，复苏后仍无自主心搏可考虑**紧急实施剖宫产**。出现凝血功能障碍时，应实施**子宫切除术**。

四、护理措施（★★）

1. 陪伴患者，密切观察病情，发现异常情况，及时正确处理。

2. 产程与生命体征的监测 ①监测产程进展、宫缩强度与胎儿情况。②密切观察出血量、凝血情况，如子宫出血不止，应及时报告医生做好子宫切除术的术前准备。③严密监测并记录患者的体温、脉搏、呼吸、血压，做好出入液量记录。

3. 提供心理支持。

实战演练

【A1 型题】

1. 下列居我国产妇死亡原因首位的是

A. 妊娠合并心脏病 B. 产后出血
C. 妊娠期高血压疾病 D. 产褥感染
E. 羊水栓塞

【答案】 B

【考点】 产后出血的发病

【解析】 产后出血是分娩期的严重并发症，居我国产妇死亡原因首位，其中 80% 以上发生在产后 2 小时之内，应特别重视产后出血的防治与护理，以降低本病的发生率及孕产妇死亡率。故选 B。

2. 下述不支持胎膜早破诊断的是

A. 阴道持续性流液
B. 宫缩时肛查触不到前羊膜囊
C. 羊水涂片镜检可见羊齿植物叶状结晶
D. 阴道排液酸碱试纸检查呈弱酸性
E. 羊水涂片染色可见毳毛

【答案】 D

【考点】 胎膜早破临床表现

【解析】 当胎膜破裂后，羊水持续新地从阴道流出，羊膜镜检查，要直视胎先露部，看不到羊膜囊，即可确诊为胎膜早破。羊水涂片镜检可见羊齿植物叶状的结晶，涂片经染色后镜检，可见毳毛、脂肪滴和胎儿皮肤脱落细胞。阴道排液酸碱试纸检查呈弱碱性。故选 D。

3. 胎膜早破采用期待疗法的孕妇，为促进胎儿肺成熟应用的药物是

A. 雌激素 B. 孕激素 C. 雄激素
D. 盐皮质激素 E. 糖皮质激素

【答案】 E

【考点】 胎膜早破的治疗

【解析】 为预防早产儿发生呼吸窘迫综合征，可给孕妇注射糖皮质激素，促进胎儿肺成熟。常用的药物有地塞米松 10mg，肌内注射，每日 1 次，共两次；或倍他米松；也可在羊膜穿刺行胎儿成熟度检查的同时，向羊膜腔内注入地塞米松 10mg，一般在 24~72 小时有效。对于有胃肠道出血史和绒毛膜羊膜炎者应禁用；对合并妊娠期高血压疾病或糖尿病者须慎用。故选 E。

4. 产后出血导致失血性休克时的补血原则是

A. 补充同等失血量 B. 补充 1/2 失血量
C. 补充 1/3 失血量 D. 补充 1 倍失血量
E. 补充 2 倍失血量

【答案】 A

【考点】 产后出血导致失血性休克时的补血原则

【解析】 产后出血量多而急，产妇因血容量急剧下降而产生低血容量休克。对失血较多尚未产生休克征象的患者应及时补充血容量，休克患者应以补充同等失血量为原则补充血液。故选 A。

5. 产后出血最常见的原因是

A. 子宫收缩乏力 B. 胎盘滞留
C. 软产道损伤 D. 胎膜残留
E. 产妇凝血功能障碍

【答案】 A

【考点】 产后出血的病因

【解析】 产后出血最常见的原因是子宫收缩乏力，占产后出血的 70%~80%。其他原因还有胎盘因素、软产道损伤和凝血功能障碍。故选 A。

6. 不属于先兆子宫破裂的临床表现为

A. 子宫收缩力强 B. 子宫病理性缩复环
C. 子宫下段压痛 D. 胎心率 100 次/分
E. 腹壁下清楚触及胎儿肢体

【答案】 E

【考点】 先兆子宫破裂的临床表现

【解析】 先兆子宫破裂的四大主要临床表现是：子宫形成病理性缩复环（B 正确）、下腹部压痛（C 正确）、胎心率异常及血尿出现。先兆子宫破裂阶段子宫收缩力强，呈强直性收缩（A 正确），胎心表现为先加快后减慢或听不清（D 正确），胎动频繁。子宫破裂时可在腹壁下清楚触及胎儿肢体（E 错误）。故选 E。

【A2 型题】

7. 患者，女，26 岁。因“胎膜早破”入院。检查：头先露，未入盆，其余正常。错误的护理措施是

A. 绝对卧床休息，禁灌肠

B. 休息时取半卧位

C. 严密观察胎心音

D. 严密观察流出羊水的性状

E. 指导孕妇自测胎动

【答案】 B

【考点】 胎膜早破的护理措施

【解析】 破膜后，即听胎心并记录破膜时间，要求保胎者，应绝对卧床休息，抬高臀部，防止感染，若头先露需观察脐带脱垂情况，防止脐带脱垂后，因脐带受压，血液循环受阻，导致胎儿窘迫，甚至死亡。密切观察羊水的性状和颜色，如羊水混有胎粪，为胎儿宫内缺氧的表现。采取半卧位不当，故选 B。

8. 患者，女，30 岁。妊娠 10 个月，夜 12 点阴道流出血样物约 300ml，无子宫规律收缩征象而急诊入院，诊断为胎膜早破。此时患者应采取的卧位是

A. 头高足低位　B. 去枕平卧位　C. 头低足高位

D. 仰卧屈膝位　E. 膝胸卧位

【答案】 C

【考点】 胎膜早破的护理

【解析】 胎膜早破的护理如下。①破膜后立即肛查或阴道检查，了解先露高低、宫口情况，及有无脐带脱垂。②宫口未开全、先露未入盆，应立即卧床并抬高臀部取头低足高侧卧位，禁灌肠。③及时听胎心音，并进行严密监护。④一旦发现脐带脱垂者，如宫口未开全应立即氧气吸入，做好即行剖宫产准备；如宫口开全，应协助立即助产。故选 C。

9. 患者，女，27 岁。宫口开全胎膜破裂后突然出现呛咳、烦躁、呼吸困难，随即昏迷，血压 50/30mmHg。应考虑为

A. 胎膜早破　B. 子宫破裂　C. 子痫

D. 胎儿窘迫　E. 羊水栓塞

【答案】 E

【考点】 分娩期并发症

【解析】 胎膜早破时孕妇突感有较多液体自阴道流出，可混有胎脂及胎粪，继而少量间断性排出，A 排除。子宫破裂时产妇突然感觉到下腹部发生一阵撕裂样的剧痛之后腹部疼痛缓解，子宫收缩停止，此刻稍感舒适后即出现面色苍白，出冷汗，脉搏细数，呼吸急促，血压下降等休克征象，B 排除。子痫表现为眼球固定，瞳孔放大，瞬间转向一侧全身及四肢肌肉强制性收缩发生抽搐，排除 C。胎儿窘迫主要表现为胎心音突然增快或减少消失，排除 D。羊水栓塞大多发病突然，开始出现烦躁不安、寒战、恶心、呕吐、气急等先兆症状，继而出现呛咳、呼吸困难、发绀，迅速出现循环衰竭，进入休克或昏迷状态。根据题意可知产妇是羊水栓塞。故选 E。

【B1 型题】

（10~11 题共用备选答案）

A. 子宫出现病理性缩复环，血尿

B. 产后宫底逐渐升高，随后大量血液自阴道流出

C. 产妇突然感到下腹部剧痛，随即子宫收缩停止

D. 产后突然发生寒战，呼吸困难，发绀

E. 胎儿娩出后，阴道间歇性流出暗红色血液，胎盘娩出延迟

10. 先兆子宫破裂的表现是

【答案】 A

11. 子宫破裂的表现是

【答案】 C

【考点】 子宫破裂的临床表现

【解析】 先兆子宫破裂的四大表现为子宫形成病理性缩复环、下腹部压痛、胎心率改变及血尿出现。子宫破裂时产妇突感到下腹部撕裂样剧痛，宫缩停止，后腹痛缓解，产妇随即进入休克阶段，出现面色苍白，大汗淋漓，呼吸急促、表浅，血压下降，胎动停止，生命危在旦夕。故第 10 题选 A，第 11 题选 C。

第十一章　产后并发症患者的护理

考点直击

年份	分值	考点
2023	2	产褥感染的诱因；晚期产后出血的病因
2020	1	产后心理障碍的护理措施
2019	2	产褥感染的临床表现；晚期产后出血的概念
2018	1	产褥感染的治疗要点
2017	2	产褥感染的护理措施；产后心理障碍的临床表现
2016	1	产褥感染的治疗要点
2015	2	产后心理障碍的病因、临床表现

考点集萃

第一节　产 褥 感 染

一、概念（★★★）

产褥感染是指分娩时及产褥期生殖道受病原体感染引起局部和全身的炎性变化。产褥病率是指分娩 24 小时以后至 10 日内用口表每日测量 4 次，体温有 2 次达到或超过 38℃。

二、病因（★★★）

1. **诱发因素（2023）**　任何削弱产妇生殖道和全身防御能力的因素。
2. 感染来源　内源性感染和外源性感染。
3. 病原体　**厌氧菌**占优势。

三、临床表现（★★★）（2019）

发热、疼痛、异常恶露为产褥感染三大主要症状。

血栓性静脉炎可出现下肢水肿、皮肤发白和疼痛（称**股白肿**）。小腿深静脉栓塞时可出现腓肠肌及足底部疼痛和压痛。

四、治疗要点（★★★）（2018）

积极控制感染（2011）并纠正全身状况。

1. 保证休息和睡眠，给予高热量、高蛋白、高维生素饮食；纠正贫血和水、电解质紊乱。
2. 会阴伤口感染、盆腔脓肿及时切开引流。
3. **依据细菌培养和药敏试验结果选择抗生素种类和剂量（2016）**。

五、护理措施（★★★）

1. 一般护理　病室安静、空气新鲜，产妇休息充足，给予高蛋白、高热量、高维生素易消化饮食，多饮水。
2. 病情观察　评估全身情况及有无下肢持续性疼痛、下肢水肿等。
3. 配合治疗。
4. 指导患者**采取半卧位或抬高床头（2011/2017）**，促进恶露引流。

第二节　晚期产后出血

一、概念（★★）

晚期产后出血指分娩24小时后（2019），在产褥期内发生的子宫大量出血，**出血量超过500ml（2014）**。产后1~2周发病最常见。

易错知识梳理

产后出血发生于分娩后24小时内。晚期产后出血发生于分娩24小时后。

二、病因（★★）

1. **胎盘、胎膜残留（2023）**　最常见，常发生于产后10天左右。
2. 蜕膜残留　蜕膜剥离不全，长时间残留，影响子宫复旧，继发子宫内膜炎症，可引起晚期产后出血。
3. 胎盘附着部位子宫复旧不全或子宫内膜修复不全。
4. 剖宫产术后切口愈合不良。
5. 其他　胎盘部位滋养细胞肿瘤、子宫黏膜下肌瘤等。

三、临床表现（★★）

1. 胎盘残留　红色恶露时间延长，反复出血，甚至突然大出血。**子宫复旧不全**，宫口松弛，有时可见残留组织堵塞宫口。
2. 胎膜残留　持续性红色恶露，大出血少见。
3. 蜕膜残留　**宫腔刮取物病理检查可见玻璃样变性的蜕膜细胞、坏死蜕膜、纤维素和红细胞，但没有绒毛（2010）**。
4. 子宫复旧不全或子宫内膜修复不全　突然大量阴道流血，子宫大而软，有血块堵塞阴道及宫口。
5. 剖宫产术后子宫切口裂开　常发生在术后2~3周，表现为无痛性大量阴道流血，可致休克。

四、治疗要点（★★）

针对出血原因合理治疗；预防性应用抗生素。

五、护理措施（★★★）

1. 预防　做好妊娠期保健，恰当处理好分娩过程，仔细检查胎盘、胎膜，如有残留及时刮宫。
2. 观察生命体征、子宫复旧和阴道流血情况。
3. 及早补充血容量；**平卧**、吸氧、保暖；给予抗生素预防感染等。
4. 保持会阴清洁。

基础巩固

晚期产后出血的病因及临床表现见表 4-11-1。

表 4-11-1　晚期产后出血的病因及临床表现

病因	发生时间	临床表现
胎盘、胎膜残留	产后 10 天左右	阴道流血
蜕膜残留	产后 1 周内	阴道流血
子宫胎盘附着面复旧不全	产后 2 周左右	阴道流血
剖宫产后子宫切口裂开	术后 2~3 周	阴道流血及休克

第三节　产后心理障碍

一、概念

产后心理障碍是指产妇发生的产后沮丧及产后抑郁。

二、病因

1. **分娩因素**　手术分娩。
2. **心理因素（2015）**　敏感、情绪不稳定、社交能力不良、内向性格等个性特点的人群易发生产后心理障碍。
3. 内分泌因素。
4. 社会因素　孕期不良生活事件越多，患产后心理障碍的可能性越大。
5. 遗传因素。

三、临床表现（★★）

1. **产后沮丧（2017）**　主要表现为情绪不稳定、易哭、情绪低落、感觉孤独、**焦虑、疲劳**、易忘、失眠等。通常在产后 3~4 天出现，产后 5~14 天为高峰期。
2. 产后抑郁　**一般发生在分娩后 2 周（2015）**。表现为疲劳、注意力不集中、失眠、乏力、对事物缺乏兴趣、常失去生活自理及照料婴儿的能力、自责、自罪、担心自己或婴儿受到伤害，重者可有伤害婴儿或自我伤害的行为。

名师点拨：产后抑郁一般发生于产后 2 周；产后沮丧一般于产后 3~4 天出现。

四、治疗要点

评估病情，识别诱因，缓解压力，对症处理。

五、护理措施（★★）

1. 注意倾听，鼓励产妇说出心理问题，加以疏导。解除不良的社会因素、心理因素，减轻其心理负担和躯体症状。
2. 对于有不良个性的产妇，给予相应的心理指导，减少或避免精神刺激，减轻生活中的应激性压力。
3. 帮助产妇适应母亲角色，指导产妇与婴儿进行交流、接触。

4. 对有抑郁症的产妇给予重视，发挥社会支持系统的作用，**改善家庭关系和家庭生活环境（2020）**。
5. 具有伤害性行为的产妇应注意安全保护，重症患者需要请心理医生或精神科医生给予治疗。
6. 做好出院指导与家庭随访工作，为产妇提供心理咨询机会。

实战演练

【A1 型题】

1. 治疗产褥感染选择抗生素的依据是
   A. 感染部位、程度
   B. 患者全身症状
   C. 阴道分泌物性质
   D. 细菌培养和药敏试验结果
   E. 分娩方式

【答案】 D

【考点】 产褥感染的用药原则

【解析】 产褥期感染是指在分娩 24 小时以后的 10 天内由于生殖道受病原体侵袭而引起的局部或全身的炎性变化。在选用抗生素治疗时，如未确定病原体，应选用广谱高效抗生素，然后依据细菌培养和药敏试验结果调整抗生素种类和剂量。故选 D。

2. 产褥感染体温过高的护理措施，错误的是
   A. 嘱患者卧床休息
   B. 体温超过 39℃不予物理降温
   C. 鼓励患者多饮水
   D. 病房要定时通风
   E. 给予易消化的半流质饮食

【答案】 B

【考点】 产褥感染护理措施

【解析】 本题中 A、C、D、E 均为产褥感染的护理措施。体温超过 39℃以上者应给予物理降温，鼓励产妇多饮水，必要时遵医嘱静脉补充液体；嘱产妇摄入高热量、高蛋白、高维生素、易消化的饮食，可少量多餐，增加入量，以增强机体抵抗力；加强口腔、皮肤的清洁护理。故选 B。

3. 产褥感染护理哪项不妥
   A. 防止交叉感染，进行床边隔离
   B. 产妇平卧臀部抬高
   C. 体温超过 38℃应停止哺乳
   D. 保证营养摄入
   E. 保持外阴清洁

【答案】 B

【考点】 产褥感染护理措施

【解析】 产妇所用便盆需严格隔离，以防交叉感染，故不选 A。产妇取半卧位，以利恶露引流及炎症局限，并注意子宫复旧情况，B 错误。体温超过 38℃应停止哺乳，可物理降温是正确的，故不选 C。应给予高热量、易消化、含丰富维生素的半流质饮食，保持外阴清洁，故不选 D、E。故选 B。

【A2 型题】

4. 患者，女，32 岁。足月自然产后 3 天，出现下腹痛，体温正常，恶露多，有臭味，子宫底脐上 1 指，子宫体软，应考虑为
   A. 子宫内膜炎　　B. 子宫肌炎
   C. 盆腔结缔组织炎　　D. 急性输卵管炎
   E. 腹膜炎

【答案】 A

【考点】 产褥感染的临床表现

【解析】 病原体经胎盘剥离面侵入，扩散到子宫蜕膜则为子宫内膜炎，侵蚀到子宫肌层则为子宫肌炎，两者常并发。轻者恶露增多，混浊有臭味，下腹疼痛及压痛，质软；重者可表现为高热、头痛、寒战、心率加快、白细胞增多等。故选 A。

5. 初产妇，产后 10 天仍有阴道流血，考虑为胎盘残留，首先的治疗是
   A. 行刮宫术　　B. 绝对卧床
   C. 行开腹探查术　　D. 行子宫动脉结扎
   E. 输血，补充血容量

【答案】 A

【考点】 产后并发症的护理

【解析】 胎盘滞留时易造成出血，应用刮匙刮宫清除，故选 A。子宫动脉结扎主要用于子宫收缩乏力、前置胎盘等所致的严重产后出血的产妇。

【A3/A4 型题】

（6~7 题共用题干）

患者，女，25 岁。工作压力大，婚后意外怀孕，该孕妇整个孕期精神紧张烦躁，于妊娠 35 周因胎儿窘迫手术产一女婴，产后第 2 天丈夫因公出差后其开始精神不振，常常失眠。于是向心理医生求助，心理医生诊断为产后抑郁。

6. 产后抑郁一般发生在
   A. 产后 3~4 天　　B. 产后 1 周

C. 产后 2 周　　D. 产后 3 周

E. 产后 4 周

【答案】 C

【考点】 产后抑郁的发生时间

【解析】 产后抑郁多在产后 2 周内发病，于产后 4~6 周症状明显，病程可持续 3~6 个月，表现为情绪低落、落泪和不明原因的悲伤，易激惹、焦虑、害怕、恐慌等，缺乏动力和厌烦情绪也是重要的相关症状。神经系统症状包括食欲缺乏、体重减轻、早睡、早醒、失眠、疲倦、乏力等。故选 C。

7. 该产妇发生产后抑郁的心理因素不包括

A. 社交能力不良

B. 手术分娩

C. 情绪不稳定

D. 承担母亲角色的不适应

E. 缺少家庭支持

【答案】 B

【考点】 产后抑郁发生原因得到分类

【解析】 产后抑郁的病因可分为分娩因素、心理因素、内分泌因素、社会因素、遗传因素，其中心理因素主要在于产妇的个性体征，表现为敏感、以自我为中心、情绪不稳定、社交能力不良、好强求全、固执、内向性格等而手术分娩属于分娩因素，不属于心理因素。故选 B。

第十二章　妇科护理病历

考点直击

年份	分值	考点
2020	1	盆腔检查的基本要求

考点集萃

一、病史采集方法（★★）

通过观察、会谈、对患者进行身体检查、心理测试等方法获得妇女生理、心理、社会、精神和文化等各方面的资料。

二、病史内容（★★）

1. 一般项目　患者的姓名、年龄、婚姻、籍贯、职业、民族、教育程度、宗教信仰、家庭住址、入院日期、入院方式。

2. 主诉　主要症状、出现的时间和患者的应对方式。妇科常见症状有外阴瘙痒、阴道流血、白带异常、闭经、下腹痛、下腹部包块及不孕等。

3. 现病史　发病时间、原因及诱因，病情发展经过、就医经过、采取的护理措施及效果。详细询问患者相应的心理反应。

4. 月经史　初潮年龄、周期、经期。经量、经期伴随症状，常规询问末次月经时间（LMP）及其经量和持续时间。月经异常者应了解前次月经日期（PMP）。

5. 婚育史　结婚年龄、婚次、男方健康情况、是否近亲结婚、同居情况、双方性功能、性病史。足月产、早产、流产及现存子女数，如足月产1次，无早产，流产2次，现存子女1人，可简写1-0-2-1或用孕3产1表示。分娩方式、有无难产史、产后或流产后有无出血、感染史，末次分娩或流产的时间，采用的计划生育措施及效果。

6. 既往史　既往健康状况，曾患何种疾病。同时应询问食物及药物过敏史。

7. 个人史　患者的生活和居住情况、出生地和曾居住地区、个人特殊嗜好、自理程度、生活方式、睡眠、饮食、营养、卫生习惯等。

8. 家族史　患者家庭成员的健康状况，家族成员有无遗传性疾病、可能与遗传有关的疾病及传染病。

三、身体评估（★★★）

（一）全身体格检查

测量生命体征、身高、体重；观察精神状态、全身发育、毛发分布、皮肤、淋巴结、头部器官、颈、乳房、心、肺、脊柱及四肢。

（二）腹部检查

在盆腔检查前进行。观察腹部有无隆起，腹壁有无瘢痕、静脉曲张、妊娠纹、腹直肌分离等。触诊腹壁厚度，肝、脾、肾有无增大及压痛，腹部能否扪到肿块及其部位、大小、形状、质地、活动度、表面光滑或高低不平、隆起、有无压痛。叩诊时注意鼓音和浊音分布区，有无移动性浊音存在。

（三）盆腔检查

盆腔检查又称妇科检查，包括外阴、阴道、宫颈、宫体、附件。

1. 基本要求

（1）检查前取得患者同意。

（2）检查前嘱咐患者排空膀胱，必要时先导尿。

（3）每检查一人，应更换一块置于臀部下面的垫单、无菌手套和检查器械，防止交叉感染。

（4）妇科检查均取**膀胱截石位（2020）**，尿瘘患者有时需取膝胸位。

（5）正常月经期应避免检查，若异常出血则必须检查。

（6）未婚妇女仅限于直肠-腹部诊，禁做双合诊和阴道窥器检查。

（7）凡腹壁肥厚、高度紧张不合作或未婚妇女，妇科检查不满意时，可在麻醉下进行盆腔检查，以作出正确的判断。

易错知识梳理

未婚妇女禁做双合诊和阴道窥器检查。

2. 检查方法

（1）外阴检查：观察外阴发育、阴毛多少和分布情况，有无畸形、水肿、炎症、溃疡、赘生物或肿块，注意皮肤和黏膜色泽等。

（2）阴道窥器检查：检查内容包括宫颈、阴道。观察宫颈大小、颜色、外口形状，有无出血、糜烂、撕裂、腺囊肿、息肉、赘生物、畸形，宫颈管内有无出血或分泌物。观察阴道黏膜颜色、皱襞多少，是否有阴道隔或双阴道等先天畸形，有无溃疡、赘生物或囊肿等。注意阴道分泌物的量、性状、色泽，有无臭味。

（3）双合诊：检查者一手示指和中指涂擦润滑剂后伸入阴道内，另一手放在腹部配合检查。检查阴道、宫颈、子宫、输卵管、卵巢及宫旁结缔组织和韧带，以及盆腔内壁情况。

（4）三合诊：一手示指在阴道内，中指在直肠内，另一手在腹部配合。可扪清后倾或后屈子宫的大小，清楚地了解盆腔后壁的情况。

（5）直肠-腹部诊：一手示指伸入直肠，另一手在腹部配合检查。适用于未婚、阴道闭锁或经期不宜做双合诊检查者。

3. 记录　盆腔检查结束后按照顺序记录检查结果。

四、心理社会评估（★★）

1. 患者对健康问题及医院环境的感知。
2. 患者对疾病的反应。
3. 患者的精神心理状态。

五、护理计划（★★）

1. 护理诊断　根据患者的问题作出护理诊断，按照其重要性和紧迫性排列先后顺序。
2. 护理目标　可以使护士分清各个护理阶段的工作任务。
3. 护理措施　包括执行医嘱、缓解症状、促进舒适的护理措施，预防、减轻和消除病变反应的措施，用药指导和健康教育等。
4. 护理评价　通过执行护理措施后患者的反应，评价预期目标是否达到。

基础巩固

1. 双合诊　一手示指和中指涂擦润滑剂后伸入阴道内，另一手放在腹部配合检查。
2. 三合诊　一手示指在阴道内，中指在直肠内，另一手在腹部配合。
3. 直肠-腹部诊　一手示指伸入直肠，另一手在腹部配合检查。

实战演练

【A1 型题】

1. 欲了解子宫颈的颜色，有无糜烂，可用下列哪项检查
   A. 外阴视诊　　B. 双合诊
   C. 三合诊　　D. 阴道窥器检查
   E. 腹部叩诊

【答案】 D

【考点】 妇科护理病历采集方法

【解析】 阴道窥器检查可暴露宫颈与阴道壁，观察宫颈大小、颜色、外口形状、有无糜烂、腺体囊肿、息肉、肿瘤或接触性出血，并注意阴道黏膜颜色、皱襞多少，有无炎症、畸形、肿瘤及分泌物的量、性质、颜色、有无臭味等。故选 D。

【B1 型题】

（2~4 题共用备选答案）
A. 阴道分泌物悬滴检查
B. 宫颈或宫颈管活体组织检查
C. 子宫镜检查
D. 输卵管通畅检查
E. 阴道后穹隆穿刺术

2. 适用于异位妊娠的是

【答案】 E

3. 适用于宫颈病变的是

【答案】 B

4. 适用于滴虫阴道炎的是

【答案】 A

【考点】 妇科辅助检查

【解析】 阴道分泌物悬滴检查一般用于白带异常者找滴虫、念珠菌、淋菌，适用于滴虫阴道炎检查。故第 4 题选 A。宫颈或宫颈管活体组织检查常用于查看宫颈有无病变。故第 3 题选 B。子宫镜检查可看到子宫内部的情况，可用于检查子宫内膜肿瘤及子宫内膜出血的原因。输卵管通畅检查用于判断输卵管是否通畅，常用于不孕症的检查。阴道后穹隆穿刺术常用于怀疑有腹腔内出血时，如输卵管妊娠流产或破裂等。故第 2 题选 E。

第十三章　女性生殖系统炎症患者的护理

考点直击

年份	分值	考点
2023	2	最常见的盆腔炎性疾病；尖锐湿疣的病原体
2022	3	滴虫阴道炎的表现、辅助检查、护理措施
2021	3	滴虫阴道炎的护理措施；外阴阴道假丝酵母菌病的病因；盆腔炎性疾病后遗症的治疗要点
2020	1	梅毒的病原体
2019	4	女性生殖系统自然防御功能；滴虫阴道炎、外阴阴道假丝酵母菌病的症状；急性淋病的临床表现
2018	3	滴虫阴道炎、外阴阴道假丝酵母菌病的症状；获得性免疫缺陷综合征的治疗要点
2017	6	滴虫阴道炎的护理措施；外阴阴道假丝酵母菌病、盆腔炎性疾病的病因；子宫颈炎症的症状、治疗要点；梅毒孕妇的护理
2016	2	外阴阴道假丝酵母菌病的症状；尖锐湿疣的病原体
2015	3	滴虫阴道炎的病因、复查；外阴阴道假丝酵母菌病的症状

考点集萃

第一节　概　　述

一、女性生殖系统自然防御功能（★★）

1. 两侧大阴唇自然合拢，遮掩阴道口、尿道口。
2. 由于盆底肌的作用，阴道口闭合，阴道前后壁紧贴，可防污染。
3. 阴道上皮在雌激素影响下增生变厚，增加抵抗病原体侵入的能力。
4. 宫颈阴道部表面覆以复层鳞状上皮，抗感染能力强。子宫颈内膜的**“黏液栓”，堵塞子宫颈管，且宫颈内口平时紧闭，可防止病原体侵入（2019）**。
5. 孕龄妇女子宫内膜周期性剥脱，可及时消除宫腔内的感染。
6. 输卵管黏膜上皮细胞的纤毛摆动及输卵管的蠕动均可阻止病原体的侵入。

二、病原体

细菌、原虫、真菌、病毒、螺旋体和衣原体。

三、传播途径

1. 生殖器黏膜上行蔓延。
2. 经血液循环蔓延。
3. 经淋巴系统蔓延。
4. 直接蔓延。

第二节　外阴部炎症

一、非特异性外阴炎

非特异性外阴炎是由物理因素、化学因素而非病原体所致的外阴部皮肤与黏膜的炎症。

（一）病因（★★）

不注意皮肤清洁、糖尿病患者糖尿刺激、穿紧身化纤内裤、局部潮湿等均可引起外阴炎。

（二）临床表现（★★）

外阴皮肤瘙痒、疼痛、红肿、灼热感，检查见局部充血、肿胀、糜烂，常有抓痕。

（三）治疗要点（★★）

积极寻找病因，并及时处理。**局部 1∶5000 高锰酸钾**坐浴**杀菌**，每次 15~30 分钟。每天 1~2 次。

（四）护理措施（★★★）

1. 教会患者坐浴的方法。坐浴时要使会阴部浸没于溶液中，**月经期停止坐浴**。
2. 指导患者注意个人卫生，勤换内裤，保持外阴清洁、干燥，注意经期、孕期、分娩期及产褥期卫生。

二、前庭大腺炎

前庭大腺炎是病原体侵入前庭大腺引起的炎症，包括前庭大腺脓肿和前庭大腺囊肿。

（一）病因

主要病原体为葡萄球菌、链球菌、大肠埃希菌、肠球菌等。腺管口因炎症肿胀阻塞，渗出物不能外流、积存而形成脓肿。

（二）临床表现（★★）

局部肿胀、疼痛、灼烧感，行走不便。当脓肿形成时，表面皮肤发红、变薄，可触及波动感。

（三）治疗要点（★★）

根据病原体选用抗生素。脓肿形成后可切开引流并做造口术。

（四）护理措施（★★★）

1. 急性期卧床休息。
2. 按医嘱给予抗生素及镇痛药。
3. 脓肿切开术后，局部引流，每日更换引流条。氯己定棉球擦洗外阴，每日 2 次。

第三节　阴道炎症

一、滴虫阴道炎

滴虫阴道炎是由阴道毛滴虫引起的常见的阴道炎。传播方式有经性交直接传播，经公共浴池、浴盆、游泳池等间接传播，通过污染的器械及敷料传播。

（一）病因及发病机制（★★）

适宜滴虫的 pH 为 5.2~6.6（2015）。月经前后、妊娠期、产后阴道 pH 发生变化，适于滴虫生长繁殖。

（二）临床表现（★★★）

1. 潜伏期　4~28 天。
2. **典型症状**　稀薄的**泡沫状白带（2018/2022）**增多及**外阴瘙痒（2010/2019）**。
3. 妇科检查　可见**阴道黏膜充血**，严重者有**散在出血点**，黄白色稀薄或黄绿色脓性泡沫状分泌物。

（三）辅助检查

生理盐水悬滴法（2022）和培养法。

（四）治疗要点（★★）

甲硝唑 400mg，2 次/日，7 天为 1 疗程；性伴侣应同时治疗。

（五）护理措施（★★★）

1. 保持外阴部清洁、干燥。治疗期间禁止性生活、勤换内裤。内裤煮沸消毒5~10分钟。**性伴侣应同时治疗**。

2. 告知患者取分泌物前24~48小时避免性交、阴道灌洗或局部用药。

3. 用药期间禁酒。妊娠20周前或哺乳期妇女禁用。出现不良反应立即停药。

4. 易**月经后**复发，治疗后检查阴性者，应**月经干净后复查3次（2015/2021/2022）均阴性，方为治愈（2017）**。

二、外阴阴道假丝酵母菌病

外阴阴道假丝酵母菌病也称念珠菌性阴道炎。内源性感染为主要传播方式。

（一）病因（★★）

当阴道pH及免疫力下降时，条件致病菌**白假丝酵母菌感染（2017/2021）**。

（二）临床表现（★★）

1. 症状　外阴瘙痒、灼痛，可伴尿痛及性交痛。阴道分泌物特征是白色稠厚呈**凝乳或豆腐渣样（2010/2015/2016/2018/2019）**。

2. 妇科检查　阴道黏膜附有**白色膜状物**，擦除后可见黏膜红肿。

> 名师点拨：滴虫阴道炎阴道分泌物特点是稀薄泡沫状，假丝酵母菌所致感染阴道分泌物特点是豆腐渣样。

（三）辅助检查

悬滴检查。

（四）治疗要点

1. 消除诱因　治疗糖尿病，停用广谱抗生素、雌激素、糖皮质激素。

2. 局部用药　**2%~4%碳酸氢钠**冲洗阴道，阴道放**制霉菌素**片。

3. 全身用药　氟康唑150mg，顿服。

4. 性伴侣同治　对有症状的性伴侣应同时进行治疗，无症状者无须治疗。

（五）护理措施（★★★）

局部用2%~4%碳酸氢钠阴道冲洗。妊娠期合并感染者，为避免胎儿感染，应局部治疗。

三、萎缩性阴道炎

萎缩性阴道炎常见于自然绝经及手术切除卵巢后的妇女。

（一）病因（★★）

手术切除卵巢或**绝经后雌激素水平降低**，阴道内pH增高，多为5.0~7.0，致病菌容易入侵繁殖引起炎症。

（二）临床表现（★★）

1. 症状　阴道分泌物**稀薄**，呈淡黄色，增多。伴外阴瘙痒、灼热感。

2. 妇科检查　上皮萎缩，平滑，皱襞消失。阴道黏膜充血，常伴有小出血点。

（三）治疗要点

1. 用1%乳酸或0.5%醋酸冲洗阴道，再放入100mg诺氟沙星，7~10日为1疗程。

2. 雌激素替代治疗　乳癌或子宫内膜癌患者慎用。

> 名师点拨：滴虫阴道炎及萎缩性阴道炎选用1%乳酸或0.5%醋酸冲洗阴道，外阴阴道假丝酵母菌病选用2%~4%碳酸氢钠冲洗阴道。

（四）护理措施（★★★）

1. 加强健康教育，注意保持会阴部清洁，勤换内裤。
2. 按医嘱正确用药，局部用药前注意洗净双手及会阴。

基础巩固

3 种阴道炎症鉴别见表 4-13-1。

表 4-13-1　阴道炎症鉴别

疾病	致病因素	临床表现	治疗原则
滴虫阴道炎	阴道毛滴虫	稀薄泡沫状白带增多，外阴瘙痒	甲硝唑
外阴阴道假丝酵母菌病	白假丝酵母菌	阴道分泌物白色稠厚呈凝乳或豆腐渣样，外阴瘙痒、灼痛等	2%~4%碳酸氢钠灌洗+制霉菌素
萎缩性阴道炎	手术切除卵巢或绝经后雌激素水平降低	分泌物稀薄、呈淡黄色，外阴瘙痒、灼热感	酸性液灌洗+抗生素+雌激素

第四节　子宫颈炎症

一、病因（★★）

1. 急性宫颈炎　由淋病奈瑟球菌、沙眼衣原体感染。

2. 慢性宫颈炎　多见于分娩、流产等损伤宫颈后，葡萄球菌、链球菌、大肠埃希菌等病原体侵入引起感染。

二、病理（★★）

1. 宫颈肥大　宫颈组织充血、水肿，腺体和间质增生。
2. 宫颈息肉　直径约 1cm，色红、呈舌形、质软而脆，易出血。
3. 宫颈黏膜炎　又称宫颈管炎。

三、临床表现（★★★）

1. 症状　**白带增多（2017）**，可呈**乳白色黏液状或血性白带**。可有腰骶部疼痛、盆腔部下坠痛等。慢性宫颈炎可不孕。

2. 妇科检查　急性宫颈炎见宫颈充血、肿大。慢性宫颈炎有不同程度柱状上皮异位、肥大。

四、治疗要点（★★）

1. 急性宫颈炎　病原敏感性抗生素治疗，禁止性生活。

2. 慢性宫颈炎　以局部治疗为主，可采用物理治疗（激光治疗、冷冻、微波疗法）；药物治疗；手术治疗。其中，**物理治疗是宫颈柱状上皮异位最常用的有效治疗方法（2011），息肉摘除术是宫颈息肉的最佳治疗方法（2017）**。

五、护理措施（★★★）

1. 急性宫颈炎　健康指导，用药护理。

2. 物理治疗护理

（1）治疗前应常规宫颈刮片。

（2）有急性生殖器炎症者列为禁忌。

（3）治疗时间选择在**月经干净后3~7天内**进行。
（4）术后清洗外阴2次/日，禁止性交和盆浴8周。
（5）术后1~2周脱痂时可有少量血水或少许流血，如出血量多者需及时处理。
（6）两次月经干净后3~7天复查，未痊愈者再做第二次治疗。

第五节 盆腔炎性疾病

一、病因（★★）

产后或流产后感染，宫腔内手术操作后感染，经期卫生不良，感染性传播疾病，多个性伴侣、性交过频，**邻近器官炎症蔓延（以大肠埃希菌为主）（2017）**。

二、临床表现（★★★）

1. 症状 起病时**下腹痛**，发热，头痛，阴道分泌物增多。
2. 体征 急性病容，下腹部有压痛、反跳痛及肌紧张。妇科检查宫颈充血、水肿、举痛明显；宫体增大，有压痛。

三、治疗要点（★★）

采用支持疗法、药物治疗、中药治疗和手术治疗等措施控制炎症、消除病灶。

名师点拨：盆腔炎最常见的是**输卵管炎及输卵管卵巢炎（2023）**。抗生素治疗是盆腔炎性疾病的主要治疗手段。

四、护理措施（★★★）

高热患者采用物理降温，采用半卧位休息；遵医嘱给予抗生素治疗；腹胀者可行胃肠减压；病情观察。

五、盆腔炎性疾病后遗症

1. **病因（★★）** 由盆腔炎性疾病未能彻底治疗或患者体质较差病程迁延所致。
2. **病理（★★）**
（1）慢性子宫内膜炎：多见于产后、流产后或剖宫产后。
（2）慢性输卵管炎与输卵管积水。
（3）输卵管卵巢炎及输卵管卵巢囊肿。
（4）慢性盆腔结缔组织炎。
3. **临床表现**
（1）症状
1）全身症状：多不明显，有时出现低热、乏力。
2）慢性盆腔痛：下腹部坠胀、隐痛及腰骶部酸痛。
3）可致月经失调和不孕。
（2）体征：子宫后倾、后屈，活动受限或粘连固定。输卵管炎症时子宫一侧或两侧触及增粗输卵管，输卵管积水盆腔一侧或两侧可触及囊性肿物。
4. **治疗要点（★★）** 中药治疗以清热利湿、活血化瘀为主；**物理治疗促进血液循环（2014）**，改善组织营养状态；**药物治疗选用合适抗生素（2021）**；手术治疗以彻底治愈为原则。
5. **护理措施（★★★）** 心理护理；保持良好的个人卫生习惯，增加营养；按医嘱给予镇静镇痛药缓解患者的不适。

第六节 尖锐湿疣

一、病因及感染途径（★★）

1. 病原体 **人乳头瘤病毒**（2016/2023）。
2. 传播途径 **经性交直接传播**为主要传播途径。

二、临床表现（★★）

部分患者有外阴瘙痒、烧灼痛或性交后疼痛。典型体征是微小散在的**小乳头状疣，柔软，粉色或白色**。阴唇后联合、小阴唇内侧、阴道前庭尿道口等为主要病变部位。

三、治疗要点

1. 妊娠36周前 病灶小，位于外阴者，可选用局部药物治疗。巨大尖锐湿疣可直接行手术切除湿疣主体。
2. 妊娠近足月或足月 病灶位于外阴、阴道、宫颈，经阴道分娩极易发生软产道裂伤引起大出血或巨大病灶堵塞软产道时，应行剖宫产术结束分娩。

四、护理措施（★★）

1. 保持外阴清洁，避免混乱的性关系。及时消毒被污染的衣裤、生活用品。
2. 治疗期间禁止性生活。
3. 健康指导，提高预防意识。

第七节 淋病

一、病因及感染途径（★★）

1. 病原体 **淋病奈瑟球菌**（简称淋菌）。
2. 传播途径 **经性交直接传播**为主要传播途径，以宫颈管受感染最为多见。

二、临床表现（★★）

1. 潜伏期 通常1~10日，平均3~5日。
2. 急性淋病 **尿频、尿急、尿痛**，白带增多呈黄色、**脓性**（2019），外阴红肿、有烧灼样痛。病程发展至上生殖道时，表现为发热、寒战、恶心、呕吐、下腹两侧疼痛等。
3. 慢性淋病 表现为慢性尿道炎、尿道旁腺炎、前庭大腺炎、慢性宫颈炎、慢性输卵管炎、输卵管积水等。

三、治疗要点（★★）

尽早彻底治疗，遵循及时、足量、规范用药原则。首选头孢曲松钠，夫妻双方同治。

四、护理措施（★★）

1. 急性期护理 卧床休息，做好床边隔离。对患者接触过的物品应消毒灭菌。
2. 治疗期间严禁性交。
3. 治疗后连续3次复查阴性，方能确定治愈。
4. 孕妇护理 产前常规筛查淋菌。孕期禁用喹诺酮类药物。淋病孕妇娩出的新生儿，应尽快使用0.5%红霉素眼膏。
5. 心理护理。

第八节　梅　　毒

一、病因及感染途径（★★）

1. 病原体　**苍白密螺旋体**（2011/2020）。
2. **性接触直接传播**　最主要的传播途径，梅毒患者是传染源。

二、临床表现（★★）

1. 潜伏期2~4周，早期表现为皮肤黏膜损害，晚期能侵犯心血管、神经系统等重要脏器，造成劳动力丧失甚至死亡。

2. 先天梅毒儿早期表现为皮肤大疱、皮疹、鼻炎及鼻塞、肝脾大等；**晚期先天梅毒现为楔状齿、鞍鼻、间质性角膜炎、骨膜炎、神经性耳聋等**（2011）。

三、治疗要点（★★）

早期明确诊断，及时治疗，用药足量，疗程规则。治疗期间避免性生活，性伴侣也应接受检查及治疗。

四、护理措施（★★）

1. 治疗期间禁止性生活，治疗后进行随访。
2. 心理护理。
3. 孕妇护理　早期和晚期梅毒的孕妇，**首选青霉素疗法**（2017）。青霉素过敏者使用红霉素。抗病毒治疗2年内，梅毒血清学试验，由阳性转为阴性，脑脊液检查阴性者为血清学治愈。

名师点拨：梅毒首选青霉素治疗，淋病首选头孢曲松。

第九节　获得性免疫缺陷综合征

一、病因及感染途径（★★★）

1. 病因　获得性免疫缺陷综合征（AIDS）又称艾滋病，是由人类免疫缺陷病毒（HIV）引起的一种以人体免疫功能严重损害为临床特征的性传播疾病。

2. 传播途径　①**性传播**。②血液传播。③母婴垂直传播。

二、临床表现

1. 急性感染期（Ⅰ期）　感染HIV后，部分患者出现**血清病样症状**，包括轻微发热、全身不适等。在被感染2~4周后，血清HIV抗体可呈阳性反应。症状持续1~3周后自然消失。

2. 无症状感染期（Ⅱ期）　无任何症状。可检出HIV及HIV核心蛋白和包膜蛋白的抗体。此期持续6~8年或更长。

3. 持续性全身淋巴结肿大期（Ⅲ期）　除腹股沟淋巴结外，全身其他部位两处或两处以上淋巴结肿大，持续3个月以上，无自觉症状。

4. 艾滋病期（Ⅳ期）　是艾滋病病毒感染的最终阶段。易发生机会性感染及恶性肿瘤，出现各种严重的综合病症。

三、治疗要点

目前尚无治愈的方法，**主要采用抗病毒药物治疗和一般支持对症处理**（2018）。

四、护理措施（★★）

1. 已感染 HIV 的育龄妇女应避免妊娠、生育。HIV 感染的哺乳期妇女应人工喂养婴儿。
2. 心理护理。
3. 预防产后出血。

实战演练

【A1 型题】

1. 适宜滴虫生长的阴道 pH 为

A. 3.5~4.2　B. 4.4~5.0　C. 5.2~6.6
D. 6.8~7.4　E. 7.5~8.0

【答案】 C
【考点】 适宜滴虫生长的 pH
【解析】 适宜滴虫生长的为温度 25~40℃，pH 5.2~6.6 的潮湿环境。故选 C。

2. 关于萎缩性阴道炎，错误的说法是

A. 阴道上皮变薄，糖原含量减少
B. 常为一般化脓性细菌的混合感染
C. 可用碱性溶液冲洗阴道
D. 可加用己烯雌酚局部治疗
E. 如有血性白带，需作防癌检查

【答案】 C
【考点】 萎缩性阴道炎的特点
【解析】 由于老年妇女卵巢功能衰退，雌激素水平下降，阴道上皮变薄，糖原含量减少，局部抵抗力降低，病菌易于侵入繁殖而引起炎症。常见为一般化脓性细菌的混合感染。如有血性白带者，应与子宫恶性肿瘤鉴别，需常规做宫颈刮片，必要时行分段诊刮术。为增强阴道黏膜的抵抗力和抑制细菌生长，可用酸性溶液冲洗，然后选用己烯雌酚 0.5mg 阴道内塞药。故选 C。

3. 不宜口服甲硝唑治疗滴虫阴道炎的时期是

A. 哺乳期　B. 老年期　C. 性成熟期
D. 青春期　E. 产褥期

【答案】 A
【考点】 滴虫阴道炎的治疗要点
【解析】 滴虫阴道炎应给予甲硝唑口服治疗，由于甲硝唑能通过胎盘进入胎儿体内，并可由乳汁排泄；在妊娠早期服用时，尚未能排除对胎儿的致畸影响，因此在妊娠早期及哺乳期不用为妥。故选 A。

4. 阴道有大量白色豆腐渣样白带，最可能的疾病是

A. 外阴阴道假丝酵母菌病　B. 滴虫阴道炎
C. 慢性宫颈炎　D. 子宫内膜炎
E. 输卵管炎

【答案】 A
【考点】 外阴阴道假丝酵母菌病的辅助检查
【解析】 外阴阴道假丝酵母菌病的症状为外阴奇痒，白带增多；还可有尿频，尿痛及性交痛。典型白带呈豆腐渣样或者凝乳块样，无特殊气味。检查时可见小阴唇内侧和阴道黏膜上有白色膜状物附着，擦去后可见黏膜红肿，有浅表糜烂或溃疡。故选 A。

5. 妇检时确诊宫颈中度柱状上皮异位最常用的治疗方法是

A. 宫颈上药　B. 阴道冲洗　C. 物理疗法
D. 手术治疗　E. 局部用硝酸银

【答案】 C
【考点】 宫颈柱状上皮异位的治疗方法
【解析】 治疗宫颈柱状上皮异位多采用局部治疗，而且方法多，如药物治疗、物理治疗、手术治疗。阴道用药多为中药或中药与抗生素的混合制剂，多具有清热燥湿、消肿镇痛、活血生肌等作用，且无创伤，用药方便，适用于轻度宫颈柱状上皮异位患者。中、重度宫颈柱状上皮异位患者，药物治疗效果不好且时间长、花费多，使用物理方法则取得更好的疗效。故选 C。

6. 不属于慢性子宫颈炎病理表现的为

A. 宫颈腺体囊肿　B. 宫颈息肉
C. 宫颈肥大　D. 宫颈柱状上皮异位
E. 宫颈陈旧裂伤

【答案】 E
【考点】 子宫颈炎症的病理
【解析】 慢性子宫颈炎的病理表现为：宫颈柱状上皮异位、宫颈肥大、宫颈息肉、宫颈腺囊肿、宫颈黏膜炎。故选 E。

7. 阴道有大量白色黏稠豆腐渣样白带，最可能的疾病是

A. 外阴阴道假丝酵母菌病　B. 滴虫阴道炎
C. 慢性宫颈炎　D. 子宫内膜炎
E. 输卵管炎

【答案】 A

【考点】 阴道炎症的临床表现及鉴别

【解析】 滴虫阴道炎是常见的阴道炎，由阴道毛滴虫所引起的。主要症状是白带增多，为泡沫状，质稀，有特殊的臭味。外阴阴道假丝酵母菌病由念珠菌感染所致，最常见的症状是外阴瘙痒，白带明显增多。白带一般质地黏稠，色或白或黄，也可能稀薄。典型的外阴阴道假丝酵母菌病的白带呈豆腐渣样或乳凝块状。萎缩性阴道炎常见于绝经后的老年妇女，因卵巢功能衰退，雌激素水平降低，导致阴道局部抵抗力下降而致病菌容易入侵繁殖而引起的炎症，主症为阴道分泌物增多，呈黄水状，严重者有血样脓性白带，外阴瘙痒，灼热。故选 A。

8. 目前宫颈炎常见病原体为
   A. 葡萄球菌、大肠埃希菌、链球菌、白念珠菌、淋病奈瑟球菌、沙眼衣原体
   B. 葡萄球菌、大肠埃希菌、链球菌、棒状杆菌、淋病奈瑟球菌、沙眼衣原体
   C. 葡萄球菌、大肠埃希菌、链球菌、厌氧菌、淋病奈瑟球菌、沙眼衣原体
   D. 葡萄球菌、大肠埃希菌、白念珠菌、肠球菌、淋病奈瑟球菌、沙眼衣原体
   E. 葡萄球菌、大肠埃希菌、白念珠菌、肠球菌、棒状杆菌、沙眼衣原体

【答案】 C

【考点】 宫颈炎的病原体

【解析】 宫颈炎病原体主要为葡萄球菌、链球菌、大肠埃希菌、厌氧菌、沙眼衣原体、淋病奈瑟球菌。故选 C。

9. 与尖锐湿疣有关的病毒是
   A. 风疹病毒　　B. 腮腺炎病毒
   C. 带状疱疹病毒　　D. 人乳头瘤病毒
   E. 人类免疫缺陷病毒

【答案】 D

【考点】 尖锐湿疣的病因

【解析】 尖锐湿疣病毒即人乳头瘤病毒，是一种 DNA 病毒，会感染人类的皮肤和表层黏膜。尖锐湿疣病毒可引起人类良性的肿瘤和疣，如生长在生殖器官附近皮肤和黏膜上的人类寻常疣、尖锐湿疣以及生长在黏膜上的乳头状瘤。故选 D。

【A2 型题】

10. 患者，女，32 岁。患滴虫阴道炎，准备用自助冲洗器灌洗阴道，护士应告知她冲洗的乙酸溶液浓度为
   A. 0.5%　　B. 1%　　C. 2%
   D. 3%　　E. 4%

【答案】 A

【考点】 阴道灌洗溶液浓度

【解析】 滴虫阴道炎是由阴道毛滴虫引起的。滴虫能在偏碱的环境下生长，寄生在阴道内的滴虫能消耗阴道上皮内的糖原，改变阴道的酸碱度，破坏防御抑制，容易继发感染，故要增强阴道的防御功能，常用冲洗液为 0.5%乙酸溶液。故选 A。

11. 患者，女，34 岁。1 周来觉外阴瘙痒，有豆腐渣样白带。查体：阴道黏膜红肿，附有白色膜状物，易剥离。引起该病的病原体为
   A. 阴道毛滴虫　　B. 大肠埃希菌
   C. 苍白密螺旋体　　D. 白假丝酵母菌
   E. 金黄色葡萄球菌

【答案】 D

【考点】 阴道炎症分泌物的特点

【解析】 阴道毛滴虫所致的分泌物典型症状为稀薄泡沫状，A 错误。大肠埃希菌、金黄色葡萄球菌可导致大量脓性臭味分泌物，B、E 错误。苍白密螺旋体是梅毒的病原体，可导致皮肤黏膜受损，C 错误。白假丝酵母菌可引起豆腐渣样白带，D 正确。故选 D。

12. 患者，女，31 岁。白带增多伴瘙痒 3 天，为黄绿色稀薄泡沫样。悬滴法查到滴虫。护士在指导患者自我护理、用药方法及切断传播途径的同时，还应告诉在月经干净后复查滴虫连续几次阴性为治愈标准
   A. 2 次　　B. 3 次　　C. 4 次
   D. 5 次　　E. 6 次

【答案】 B

【考点】 滴虫阴道炎的治愈标准

【解析】 滴虫阴道炎常于月经后复发，故治疗后检查滴虫阴性时，仍应每次月经后复查阴道分泌物，若经 3 次检查均阴性，方可称为治愈。故选 B。

13. 患者，女，36 岁。近几天感到外阴瘙痒，白带增多，呈稀薄状且有腥臭味。应建议她到医院做
   A. 阴道分泌物悬滴检查　　B. 子宫颈刮片
   C. 子宫颈管涂片　　D. 阴道侧壁涂片
   E. 阴道窥器检查

【答案】 A

【考点】 阴道炎症检查

【解析】 患者外阴瘙痒，白带增多，呈稀薄状且有腥臭味，提示为滴虫阴道炎。其主要表现为外阴瘙痒及阴道分泌物增多，分泌物特点为稀薄脓性、黄

绿色、泡沫状、有臭味。其最简单的检查方法是生理盐水悬滴法。故选 A。

14. 患者，女，30 岁。盆腔炎性疾病，观察病情时发现腹痛加剧、寒战、高热、恶心、呕吐、腹部拒按，应考虑为

A. 感染加重　B. 腹腔内出血　C. 合并阑尾炎
D. 脓肿破裂　E. 合并泌尿系统感染

【答案】 D

【考点】 盆腔炎性疾病并发症

【解析】 盆腔炎性疾病严重时可以在子宫和直肠之间形成脓肿，如发现腹痛加剧、寒战、高热、恶心、呕吐时，应考虑是脓肿破裂。故选 D。

【B1 型题】

（15~16 题共用备选答案）

A. 稀薄泡沫状白带　B. 脓性白带
C. 豆腐渣样白带　D. 血性白带
E. 黄水状白带

15. 滴虫阴道炎的典型症状是

【答案】 A

16. 外阴阴道假丝酵母菌病患者白带的性状是

【答案】 C

【考点】 阴道炎的症状

【解析】 滴虫阴道炎的典型症状是稀薄泡沫状白带及外阴瘙痒，分泌物可呈脓性、黄绿色，有臭味。故第 15 题选 A。外阴阴道假丝酵母菌病患者的主要症状是外阴瘙痒、灼痛、性交痛及尿痛，白带的特征是白色稠厚呈凝乳或豆腐渣样。故第 16 题选 C。

（17~18 题共用备选答案）

A. 人乳头瘤病毒　B. 性伴侣不稳定
C. 宫颈受损后细菌感染　D. 雌激素水平过高
E. 阴道内清洁度改变

17. 慢性宫颈炎的病因是

【答案】 C

18. 外阴尖锐湿疣的病因是

【答案】 A

【考点】 生殖器官疾病病因

【解析】 尖锐湿疣是由人乳头瘤病毒引起的丘疹样外阴病变，也可累及阴道及宫颈。主要经性交直接传播。促使人乳头瘤病毒感染的因素有过早性交、多个性伴侣、免疫力低下等。慢性宫颈炎多由急性宫颈炎未治疗或治疗不彻底，病原体隐藏于宫颈黏膜处形成慢性炎症。多见于分娩、流产或手术损伤宫颈后。主要病原体有葡萄球菌、链球菌及大肠埃希菌等。故第 17 题选 C，第 18 题选 A。

第十四章　月经失调患者的护理

考点直击

年份	分值	考点
2023	1	继发性闭经
2022	1	有排卵型功能失调性子宫出血的病因
2021	2	无排卵型功能失调性子宫出血的病因及发病机制；无排卵型功能失调性子宫出血的治疗
2020	2	无排卵型功能失调性子宫出血的病因及发病机制；功能失调性子宫出血的护理措施
2019	2	黄体功能不足的治疗；无排卵型功能失调性子宫出血的治疗
2018	2	有排卵型功能失调性子宫出血的病因及发病机制；无排卵型功能失调性子宫出血的治疗
2017	1	无排卵型功能失调性子宫出血的治疗
2016	1	功能失调性子宫出血的护理措施
2015	1	继发性闭经

考点集萃

第一节　功能失调性子宫出血

功能失调性子宫出血简称“功血”，是由调节生殖的神经内分泌机制失常引起的异常子宫出血，而全身及内外生殖器官无明显器质性病变存在。可分为**有排卵型功血**和**无排卵型功血**。

一、病因及发病机制（★★）

1. **有排卵型功血**（2018/2022）　育龄期妇女多见，黄体功能不足和子宫内膜不规则脱落所致。

名师点拨：黄体功能不足的机制为神经内分泌调节功能紊乱；子宫内膜不规则脱落者有排卵，黄体发育良好但萎缩过程延长。

2. **无排卵型功血**（2014/2020/2021）　多见于青春期和围绝经期妇女。青春期由于**下丘脑-垂体-卵巢轴**调节功能尚未健全。围绝经期妇女，卵巢功能衰退，卵泡耗竭。生育期妇女可因内外环境应激等因素而无排卵。

二、临床表现（★★）

1. 有排卵型功血

（1）黄体功能不足者：月经周期缩短，月经频发。

（2）子宫内膜不规则脱落者：月经周期正常，但经期延长，且量多。

2. 无排卵型功血　子宫不规则出血，月经周期紊乱，经期长短不一，出血量时多对少，可伴贫血。

名师点拨：有排卵型功血主要为月经周期改变；无排卵型功血为子宫不规则出血。

三、辅助检查（★★）

1. 妇科检查　盆腔检查排除器质性病灶。
2. 诊断性刮宫　止血及明确子宫内膜病理诊断。
3. 子宫镜检查　直视下取活检可诊断宫腔内病变。
4. **基础体温测定**　无排卵型功血者基础体温呈**单相曲线**，提示无排卵。有排卵型功血者则表现为基础体温呈**双相**。
5. 宫颈黏液结晶检查　经前出现羊齿植物叶状结晶提示无排卵。
6. 阴道脱落细胞涂片检查　判断雌激素影响程度。
7. 激素测定　为确定有无排卵，可测定血清黄体酮或尿孕二酮；为排除其他内分泌疾病，可测定血催乳激素水平及甲状腺功能。

易错知识梳理

无排卵型功血者基础体温呈单相曲线。有排卵型功血者基础体温呈双相曲线。

四、治疗要点（★★）

1. 有排卵型功血

（1）黄体功能不足：促进卵泡发育，**刺激黄体功能及黄体功能替代（2019）**。

（2）子宫内膜不规则脱落：治疗原则为调节下丘脑-垂体-卵巢轴的反馈功能，使黄体及时萎缩，常用药物有孕激素和人绒毛膜促性腺激素。

2. **无排卵型功血（2018）**

（1）**止血（2014）**：对大量出血患者，可用性激素治疗（雌激素、孕激素常联合使用）；止血药，如卡巴克络；抗前列腺素药物。

（2）调整月经周期：常用方法如下。①**雌激素、孕激素序贯疗法**。②雌激素、孕激素合并使用。③后半周期疗法。

（3）促进排卵：常用氯米芬。

（4）刮宫术：明确诊断，迅速止血。**对于绝经过渡期及病程长的育龄妇女应首先考虑使用刮宫术治疗（2017/2019/2021）**。

（5）子宫内膜切除术：激素治疗无效且无生育要求者。

（6）子宫切除术：其他方法都无效时。

五、护理措施（★★★）

1. 补充营养　补充铁剂、维生素 C 和蛋白质。
2. 维持正常血容量　观察并记录患者的生命体征、出入量。出血量较多者，督促其卧床休息。
3. 预防感染　严密观察，如有感染的征象及时通知医生。
4. 遵医嘱使用性激素

（1）**按时按量服用性激素（2016/2020）**，以免因性激素使用不当引起子宫出血。

（2）药物减量需在血止后开始，每 3 天减量 1 次，每次减量不得超过原剂量的 1/3，直至维持量。

（3）维持量服用时间，以患者上一次行经时间为准。

5. 加强心理护理。

第二节 闭 经

闭经表现为无月经或月经停止。年龄超过16岁，第二性征已发育，或年龄超过14岁，第二性征尚未发育，且无月经来潮者称为**原发性闭经**。以往曾建立正常月经，但以后因某种病理性原因而**月经停止6个月以上者或按自身原来月经周期计算停经3个周期以上者为继发性闭经**（2013/2015/2023）。

一、病因及发病机制（★★）

1. **下丘脑性闭经** 特发性因素、精神性因素、体重下降和营养缺乏、剧烈运动、药物作用均可引起闭经。

2. **垂体性闭经** 常见原因为垂体肿瘤、垂体前叶功能减退（席恩综合征）、垂体梗死、原发性垂体促性腺功能低下。

3. **卵巢性闭经** 卵巢性激素水平低落，子宫内膜不发生周期性变化而导致闭经。

4. **子宫性及下生殖道发育异常性闭经** 先天性子宫缺陷、子宫内膜损伤、子宫内膜炎、子宫切除后或子宫腔内放射治疗后。

二、辅助检查

1. 子宫功能检查 诊断性刮宫、子宫输卵管碘油造影、子宫镜检查、药物撤退试验。

2. 卵巢功能检查 阴道脱落细胞检查、基础体温测定、宫颈黏液结晶检查、血甾体激素测定、B型超声监测、卵巢兴奋试验。

3. 垂体功能检查 血催乳素（PRL）、卵泡刺激素（FSH）、黄体生成素（LH）放射免疫测定、垂体兴奋试验、影像学检查、染色体核型分析及分带检查。

三、治疗要点

纠正全身健康情况，进行心理和病因治疗。下丘脑-垂体-卵巢轴功能紊乱者，可用性激素替代治疗。

四、护理措施

1. 加强心理护理，缓解心理压力，使其配合治疗。
2. 用药护理，解释药物作用，指导用药，注意药物不良反应。
3. 保证足够营养，加强锻炼。

第三节 痛 经

痛经是指行经前后或月经期出现下腹疼痛、坠胀、腰酸或合并头痛、乏力、头晕、恶心等其他不适，严重者可影响生活和工作质量。痛经分为原发性和继发性两类。

一、病因及发病机制

①子宫收缩异常。②前列腺素释放增加。③血管紧张素和缩宫素的作用。④恐惧、焦虑、过度紧张、寒冷刺激。

二、临床表现（★★）

1. 月经期**下腹痛**为主要症状。
2. 疼痛的性质以**坠痛**为主，重者呈**痉挛性**。
3. 月经第1日疼痛最剧烈，持续2~3日后疼痛即可缓解。

三、治疗要点

避免精神刺激和过度疲劳，以对症治疗为主。

名师点拨：口服避孕药和前列腺素合成酶抑制剂可有效地治疗原发性痛经。

四、护理措施（★★）

1. 腹部局部热敷和进食热饮。

2. 遵医嘱使用口服避孕药和前列腺素合成酶抑制剂。避孕药适用于要求避孕的痛经妇女，未婚少女可行雌激素、孕激素序贯疗法。

第四节　围绝经期综合征

围绝经期综合征指妇女绝经前后出现性激素波动或减少所致的一系列躯体和精神心理症状。

一、病因及发病机制（★★）

1. 内分泌因素　卵巢功能减退。
2. 神经递质　血β-内啡肽及其自身抗体含量明显降低，5-羟色胺水平异常。
3. 种族、遗传因素　个体人格特征、神经类型及职业、文化水平等。

二、临床表现（★★）

1. 月经紊乱　月经频发、月经稀发、不规则子宫出血、闭经。
2. 全身症状　**潮热**为最常见且典型的症状；精神神经兴奋或抑郁。性欲下降。
3. 心血管症状　血压波动、假性心绞痛。绝经后心脑血管疾病发病率逐年增加。
4. 泌尿、生殖道症状　乳房萎缩下垂。阴道干燥，性交痛及反复发生阴道炎。排尿困难、尿失禁，易反复发作膀胱炎。
5. **骨质疏松**　可使体格变小，严重者导致骨折。
6. 皮肤和毛发的变化　皮肤变薄、皱纹增多加深；皮肤色素沉着，出现斑点。阴毛、腋毛减少，偶有轻度脱发。

三、治疗要点（★★）

1. 一般治疗　心理治疗；镇静药以助睡眠；谷维素调节自主神经功能，治疗潮热症状。为**预防骨质疏松**，患者应坚持体育锻炼，增加日晒，**补充钙剂**。

2. 激素替代治疗　纠正与性激素不足有关的健康问题。主要药物为雌激素，同时使用孕激素。取最小有效量为佳。妊娠、原因不明的子宫出血及血栓性静脉炎等患者禁用。

四、护理措施（★★★）

1. 心理护理　讲解绝经相关知识，使其家人了解患者可能的症状并给予同情和鼓励。
2. 指导用药　告知患者用药目的、药物剂量、适应证、禁忌证及用药时可能出现的反应等。
3. 健康指导　介绍减轻绝经期前后症状的方法，规律运动、补充钙质和维生素D。

名师点拨：激素替代治疗不良反应为乳房肿痛、水肿、色素沉着及子宫内膜癌危险性增高。

基础巩固

1. 痛经　月经期下腹部坠痛，重者呈痉挛性。
2. 绝经综合征　潮热为最常见且典型的症状。

实战演练

【A1 型题】

1. 第二性征已发育时，原发性闭经是指
   A. 年龄超过 14 岁，尚无月经来潮
   B. 年龄超过 15 岁，尚无月经来潮
   C. 年龄超过 16 岁，尚无月经来潮
   D. 年龄超过 17 岁，尚无月经来潮
   E. 年龄超过 18 岁，尚无月经来潮

【答案】 C

【考点】 原发性闭经的概念

【解析】 原发性闭经系指年龄超过 16 岁（有地域性差异）、第二性征已发育、月经尚未来潮，或年龄超过 14 岁、第二性征尚未发育、且无月经来潮者。原发性闭经较少见，往往由于遗传原因或先天发育缺陷引起，而由外伤引起则更为罕见。故选 C。

2. 继发性闭经是指月经初潮后，因某种病理性原因停经是
   A. 6 个月以上　B. 5 个月以上　C. 4 个月以上
   D. 3 个月以上　E. 2 个月以上

【答案】 A

【考点】 继发性闭经的特点

【解析】 继发性闭经是指以往曾建立正常月经周期，后因某种病理性原因停经 6 个月以上者，或按自身原来月经周期计算停经 3 个周期以上者，故选 A。

3. 关于痛经，下述不正确的是
   A. 原发性痛经生殖器官无器质性病变
   B. 继发性痛经生殖器官有器质性病变
   C. 多发于无排卵型月经
   D. 痛经常于行经前数小时开始
   E. 痛经者可用解痉药

【答案】 C

【考点】 痛经的病因

【解析】 痛经分为原发性和继发性 2 类，生殖器官无器质性病变者为原发性痛经，由于生殖器官器质性病变而引起痛经者为继发性痛经。排除 A、B。痛经的发生与月经期子宫内膜释放前列腺素有关，因此痛经经常发生在有排卵的月经周期。C 错误，故选 C。若出现痛经，常于行经前数小时开始，行经时加剧，不可忍受者可用解痉药。

4. 有关原发性痛经，错误的说法是
   A. 多见于未婚或未孕妇女
   B. 月经来潮前数小时即出现
   C. 常发生在月经初潮后 1~2 年
   D. 伴面色苍白，出冷汗
   E. 生殖器官多有器质性病变

【答案】 E

【考点】 痛经的表现

【解析】 痛经为伴随月经的疼痛，可在月经前后或行经期出现腹痛、腰酸、下腹坠胀或其他不适，严重者影响生活和工作质量。痛经分为原发性痛经和继发性痛经。原发性痛经是无盆腔器质性病变的痛经，多发生于初潮后的几年内；继发性痛经通常是器质性盆腔疾病的后果。故选 E。

【A2 型题】

5. 患者，女，16 岁。青春期功血，医生给予性激素调整月经周期。护士给患者进行健康指导，正确的是
   A. 按时按量服用性激素　B. 如感冒可暂时停服
   C. 血止后药量每天递减　D. 调整月经应 2 个周期
   E. 每次减量不超过原剂量 1/2

【答案】 A

【考点】 功能失调性子宫出血患者的用药指导

【解析】 患者出现功能性子宫出血时，应严格遵医嘱使用性激素，首先要按时按量正确服用性激素，保持药物在血中的稳定水平，不得随意停服和漏服，以免影响药物疗效，B 错误。血止后每 3 天减量 1 次，每次减量不得超过原剂量的 1/3，直至维持量，C、E 错误。调整月经周期时，孕激素应根据病情酌情使用 3~6 个周期，D 错误。故选 A。

6. 患者，女，48 岁。主诉经期延长。平常月经规律，近 4 个月来月经期长达 10 天，且出血量多，妇科检查未见异常，诊断为功血，此种情况最佳的止血方法是
   A. 止血药　B. 雌激素
   C. 雄激素　D. 刮宫术及送病理检查
   E. 中草药

【答案】 D

【考点】 功血的处理原则

【解析】 根据患者表现可知患者为无排卵型功血。无排卵型功血的治疗首选性激素，对于绝经过渡期及病程长的育龄期妇女应首先考虑使用刮宫术。故选 D。

7. 患者，女，31 岁。既往体健，月经正常，3 年前生育 1 胎。近 1 年经常转换工作地方，工作十分繁

忙，现在闭经。闭经最可能的原因为

A. 子宫性　　B. 卵巢性　　C. 垂体性

D. 下丘脑性　　E. 其他因素

【答案】 D

【考点】 闭经的病因及分类

【解析】 根据主要病因的解剖部位不同，闭经可分为子宫性、卵巢性、垂体性及下丘脑性4类。最常见的为下丘脑闭经，其按病因分为精神应激性闭经，神经性厌食所致闭经，运动性闭经，药物性闭经等。故选D。

8. 患者，女，30岁。人工流产后，月经周期28～30天，经期8～12天，经量不定。根据临床表现，首先考虑为

A. 正常月经　　B. 无排卵型功血

C. 黄体萎缩不全　　D. 黄体发育不全

E. 子宫内膜慢性炎症

【答案】 C

【考点】 有排卵型功血的临床表现

【解析】 正常的月经周期21～35天，经期2～8天，故不选A。无排卵型功血表现为月经周期无一定规律性，故不选B。黄体萎缩不全，黄体发育虽好，但萎缩过程延长，子宫内膜呈不规则脱落，经期延长。黄体发育不全，子宫内膜呈分泌不良反应，月经周期缩短，故不选D。子宫内膜慢性炎症表现为白带、经量增多。故选C。

9. 患者，女，49岁。自诉近1年月经周期不定，行经2～3天干净，量极少，自感阵发性潮热、心悸、出汗，时有眩晕。妇科检查：子宫稍小，余无特殊。护士应向其宣教哪项疾病的知识

A. 无排卵型功血　　B. 围绝经期综合征

C. 黄体萎缩延迟　　D. 黄体发育不全

E. 神经衰弱

【答案】 B

【考点】 围绝经期综合征临床表现

【解析】 C和D都是属于排卵型功血疾病，且多发生于生育年龄妇女，应首先排除。该患者自诉的症状是月经周期不定，经期短，经量少，自感阵发性潮热，提示其可能患有围绝经期综合征。故选B。

第十五章　妊娠滋养细胞疾病患者的护理

考点直击

年份	分值	考点
2023	2	绒毛膜癌的肺转移及其护理
2022	2	侵蚀性葡萄胎的转移；绒毛膜癌的肺转移
2021	2	葡萄胎的病理改变、临床表现
2019	3	葡萄胎的治疗要点；转移性妊娠滋养细胞肿瘤的临床表现；绒毛膜癌的治疗要点
2018	2	葡萄胎、侵蚀性葡萄胎的病理改变
2017	1	葡萄胎的超声检查
2016	3	葡萄胎的治疗要点、随访指导；绒毛膜癌的治疗要点

考点集萃

第一节　葡　萄　胎

一、概述

葡萄胎是一种滋养细胞的良性病变。

二、病理改变（2018）

病变局限于子宫腔内（2013/2021），不侵入肌层，也不发生远处转移。滋养细胞呈不同程度的增生，绒毛间质水肿呈水泡样，间质内血管稀少或消失。

名师点拨：完全性葡萄胎宫腔内没有胎儿及其附属物，但充满水泡状组织；部分性葡萄胎表现为有胚胎，胎盘绒毛部分水泡状变性并有滋养细胞增生。临床上以完全性葡萄胎多见。

三、临床表现（★★★）（2021）

1. **停经后阴道流血**　为最常见的症状。停经 8~12 周开始出现不规则阴道流血。
2. 子宫异常增大、变软　约半数以上患者子宫大于停经月份，质地极软，并伴血清人绒毛膜促性腺激素（hCG）水平异常升高。
3. 妊娠呕吐　较正常妊娠出现早，症状严重且持续时间长。
4. 妊娠期高血压疾病征象　妊娠早期出现高血压、蛋白尿和水肿，容易发展为子痫前期。
5. 卵巢黄素化囊肿　常为双侧性，大小不等，囊壁薄，表面光滑。
6. 腹痛　阵发性下腹隐痛，发生在阴道流血前。如黄素化囊肿扭转或破裂时则可出现急性腹痛。
7. 甲状腺功能亢进征象　心动过速、皮肤潮湿和震颤，但突眼少见。

以上为完全性葡萄胎的典型症状。而部分性葡萄胎患者除阴道流血外，常没有完全性葡萄胎的典型症状。

易错知识梳理

葡萄胎患者停经 8~12 周开始出现不规则的阴道流血。

四、辅助检查

1. 人绒毛膜促性腺激素测定　持续高值或超出正常妊娠水平。
2. **超声检查（2017）**。

五、治疗要点（★★）

一旦确诊应及时清除子宫腔内容物（2016/2019）。黄素化囊肿扭转且卵巢血运发生障碍应手术切除患侧卵巢。

六、护理措施（★★★）

1. 病情观察　观察和评估腹痛及阴道流血情况。观察每次阴道排出物，一旦发现有水泡状组织要送病理检查，并保留消毒纸垫。

2. 术中护理　缩宫素在充分扩张宫口、开始吸宫后使用。葡萄胎清宫不易一次吸刮干净，一般于 1 周后再次刮宫。

3. 健康教育　指导患者摄取高蛋白、富含维生素 A、易消化饮食；每次刮宫手术后**禁止性生活及盆浴 1 个**月以防感染。

4. 随访指导　随访内容包括：①**hCG 定量测定**，葡萄胎清空后每周一次，直至连续 3 次阴性，然后每月 1 次持续半年，此后每月 1 次共 6 个月，然后再每 2 个月 1 次共 6 个月，自第一次阴性后**至少随访 1 年（2016）**。②注意月经是否规律，有无阴道异常流血，有无咳嗽、咯血及其他转移灶症状。

5. 避孕　葡萄胎患者随访期间必须严格避孕 1 年。首选避孕套，也可选口服避孕药，一般不选用宫内节育器。

名师点拨：绒毛膜癌和侵蚀性葡萄胎化疗停止避孕 1 年，葡萄胎随访期间避孕 1 年，乳腺癌术后避孕 5 年。

第二节　侵蚀性葡萄胎

一、概述

侵蚀性葡萄胎是指葡萄胎组织侵入子宫肌层引起组织破坏或转移至子宫以外。

二、病理改变（★★）

镜下可见侵入子宫肌层的水泡状组织的形态和葡萄胎相似，可见绒毛结构和滋养细胞增生和分化不良。绒毛和滋养细胞破坏正常组织侵入血管。**绒毛结构存在（2013）**。

三、临床表现（★★★）

①**阴道流血**。②子宫复旧不全或不均匀增大。③卵巢黄素化囊肿。④腹痛。⑤转移灶症状：**肺为最常见的转移部位（2022）**。

名师点拨：血行播散是侵蚀性葡萄胎及绒毛膜癌的主要转移途径。

四、辅助检查

人绒毛膜促性腺激素测定；超声检查。

五、治疗要点及护理措施（★★★）

详见第三节“绒毛膜癌”。

第三节　绒毛膜癌

一、概述

妊娠滋养细胞肿瘤60%继发于葡萄胎，30%继发于流产，10%继发于足月妊娠或异位妊娠。继发于流产、足月妊娠、异位妊娠者组织学诊断应为绒毛膜癌。

二、病理改变

肿瘤常位于子宫肌层。滋养细胞不规则增生，侵入子宫肌层及血管，造成出血、坏死，**绒毛结构消失(2018)**。

名师点拨：绒毛结构是否存在可区分侵蚀性葡萄胎和绒毛膜癌。侵蚀性葡萄胎绒毛结构完好或变性，绒毛膜癌绒毛结构消失。

三、临床表现（★★）

1. 无转移滋养细胞肿瘤　多数继发于葡萄胎后，仅少数继发于流产或足月产后。

（1）不规则**阴道流血**：葡萄胎清除后、流产或足月产后出现不规则阴道流血。

（2）子宫复旧不全或不均匀增大：葡萄胎排空后4~6周子宫未恢复正常大小，质软。

（3）卵巢黄素化囊肿：在葡萄胎排空、流产或足月产后，卵巢黄素化囊肿可持续存在。

（4）腹痛：若肿瘤组织穿破子宫，可引起急性腹痛和腹腔内出血症状。

（5）假孕症状：乳房增大，乳头、乳晕着色，甚至有初乳样分泌。

2. 转移性妊娠滋养细胞肿瘤　大多为绒毛膜癌。经血行播散，**最常见转移部位是肺（2014/2019/2022/2023）**，各转移部位共同特点是局部出血。

名师点拨：绒毛膜癌肺转移者可表现为咯血、胸痛和憋气。最常见的转移部位是肺的肿瘤有原发性肝癌、肾癌、侵蚀性葡萄胎、绒毛膜癌、乳腺癌、子宫内膜癌、骨肉瘤。

四、辅助检查（★★）

1. 绒毛膜促性腺激素测定　持续高水平或一度下降后又上升。
2. **胸部X线检查**　是诊断肺转移的重要检查方法。
3. 组织学诊断　若仅见大量的滋养细胞浸润和坏死出血，**未见绒毛结构者诊断为绒癌**。

五、治疗要点（★★）

以化疗为主，手术和放疗为辅（2016/2019）。滋养细胞疾病是所有肿瘤中对化疗最为敏感的一种。

六、护理措施（★★★）

1. 严密观察病情　严密观察患者腹痛及阴道流血情况，记录出血量，动态观察并记录血、尿 hCG 的变化情况，识别转移灶症状。

2. 阴道转移患者的护理

（1）禁止做不必要的检查和窥阴器检查，尽量卧床休息，密切观察阴道转移灶有无破溃出血。

（2）配血备用，准备好各种抢救器械和物品。

（3）若发生溃破大出血时应立即通知医生并配合抢救，用长纱条填塞阴道压迫止血。填塞的纱条必须于24~48小时内如数取出。若出血未止可用无菌纱条重新填塞，给予输血、输液。按医嘱用抗生素预防感染。

3. 肺转移患者的护理

（1）卧床休息，有呼吸困难者给予半卧位并吸氧。

（2）按医嘱给予镇静药及化疗药物。

（3）若发现**大咯血应立即让患者取头低患侧卧位**并保持**呼吸道的通畅（2023）**，轻击背部，排出积血。配合医生进行止血抗休克治疗。

4. 脑转移的护理

（1）让患者尽量卧床休息，起床时应有人陪伴。观察颅内压增高的症状，记录出入量，观察有无电解质紊乱的症状。

（2）按医嘱给予静脉补液，给予止血剂、脱水剂、吸氧、化疗等，严格控制补液总量和补液速度，防止颅内压升高。

（3）做好 hCG 测定、腰穿等项目的检查配合。

（4）昏迷、偏瘫者按相应的护理常规实施护理，提供舒适环境，预防并发症的发生。

5. 用药护理

（1）准确测量并记录体重：用药前及用药中各测一次体重。

（2）正确使用药物：放线菌素 D、顺铂等需要避光；环磷酰胺等药物选择静脉推注；氟尿嘧啶、多柔比星等使用输液泵给药；依托泊苷类药物需在给药前后给予水化，鼓励患者多饮水，保持尿量大于每天 2500ml。腹腔内化疗时应注意变动体位以增强效果。

（3）合理使用静脉血管并注意保护：从远端开始，用药前先注入少量生理盐水。一旦发现药物外渗，需立即停止滴入并给予局部冷敷，同时用生理盐水或普鲁卡因局部封闭，以后用金黄散外敷。化疗结束前用生理盐水冲管。

（4）化疗药物毒副反应：参见第三部分第十三章第三节“护理”。

6. 健康教育　化疗停止≥12个月方可妊娠。

基础巩固

妊娠滋养细胞疾病的鉴别见表 4-15-1。

表 4-15-1　妊娠滋养细胞疾病鉴别

项目	葡萄胎	侵蚀性葡萄胎	绒毛膜癌
主要病因	绒毛滋养细胞过度增生	来自良性葡萄胎	多继发于葡萄胎
好发部位	子宫内，不侵犯肌层	子宫肌层或转移	子宫
主要转移途径和部位	不转移	血行转移、肺	血行转移
临床表现	停经后阴道流血；子宫异常增大、变软	阴道流血	阴道流血、子宫增大、腹痛、假孕症状
辅助检查	hCG 测定；B 超见落雪状	hCG 测定；B 超可见绒毛结构	hCG 测定；B 超未见绒毛结构

第四节　化疗患者的护理

一、常用药物的种类

参见第三部分第十三章“肿瘤患者的护理”。

二、化疗药物的作用机制（★★）

影响脱氧核糖核酸的合成；直接干扰核糖核酸的复制；干扰转录、抑制信使核糖核酸的合成；阻止纺锤丝的形成；阻止蛋白质的合成。

三、常见的化疗不良反应、化疗前准备、化疗中的护理、化疗不良反应的护理

参见第三部分第十三章“肿瘤患者的护理”。

实战演练

【A1 型题】

1. 以下不属于葡萄胎病理变化的是

A. 不同程度的子宫肌层浸润

B. 绒毛间质水肿

C. 滋养细胞增生

D. 绒毛间质血管消失

E. 出现黄素囊肿

【答案】 A

【考点】 葡萄胎病理变化

【解析】 葡萄胎是一种良性滋养细胞疾病，又称良性葡萄胎，病变局限于子宫内，不侵入肌层，也不发生远处转移。其病理特点为滋养细胞呈不同程度的增生，间质水肿，间质内血管消失。故选 A。

2. 葡萄胎清宫术后患者随访，错误的是

A. 至少持续 1 年

B. 随访期怀孕应加强孕期保健

C. 进行妇科检查

D. 必要时进行胸部摄片

E. 按时复查 hCG

【答案】 B

【考点】 葡萄胎的治疗要点

【解析】 所有葡萄胎患者，皆应嘱告定期随诊。葡萄胎清宫术后必须每周查血或尿的 hCG 1 次，直到阴性，以后每月 1 次，半年以后每 6 个月 1 次，至少随访 1 年。随访期间坚持避孕。故选 B。

3. 葡萄胎清宫术前备用物品中不需要的是

A. 配血备用　　B. 缩宫素

C. 雌激素制剂　　D. 抢救药品及物品

E. 大号吸管

【答案】 C

【考点】 清宫术前准备

【解析】 清宫术前备用物品有配血备用物品、大号吸管、缩宫素、抢救药品及物品。故选 C。

4. 恶性葡萄胎与绒毛膜癌的主要鉴别点是

A. 继发良性葡萄胎后的时间

B. 症状轻重

C. 体内 hCG 浓度高低

D. 有无黄素囊肿

E. 病理切片中有无绒毛结构

【答案】 E

【考点】 恶性葡萄胎临床表现

【解析】 恶性葡萄胎镜下可见绒毛结构，绒毛膜癌则无绒毛结构，这是恶性葡萄胎与绒毛膜癌的主要鉴别点。故选 E。

【A2 型题】

5. 患者，女，23 岁。停经 56 天，近 1 周有不规则阴道流血。检查子宫底脐下 3 指，质软，hCG 阳性。B 超见密集雪花样亮点。最可能的诊断是

A. 双胎　　B. 羊水过多

C. 葡萄胎　　D. 妊娠合并肌瘤

E. 流产

【答案】 C

【考点】 葡萄胎临床表现

【解析】 患者出现停经后不规则阴道流血，子宫大于停经月份、变软、hCG 阳性。B 超见密集雪花样亮点，考虑为葡萄胎。葡萄胎是一种滋养细胞的良

性病变，主要为组成胎盘的绒毛滋养细胞呈不同程度的增生，绒毛间质水肿呈水泡样，间质内血管减少或消失。故选 C。

6. 患者，女，32 岁。葡萄胎刮宫术后 4 个月，血 hCG 明显高于正常，胸部 X 线显示片状阴影，最可能的诊断是

A. 再次葡萄胎　B. 绒毛膜癌
C. 侵蚀性葡萄胎　D. 异位妊娠
E. 结核

【答案】 C

【考点】 侵蚀性葡萄胎的临床表现及辅助检查

【解析】 水泡状组织侵入子宫肌层或转移到邻近及远处器官者称侵蚀性葡萄胎。多在葡萄胎清除后 6 个月内发生，可穿破子宫肌层或转移至肺、阴道、外阴等器官，造成局部破坏出血，其血尿 hCG 水平由低转高，或一度阴性又转阳性。胸部 X 线片征象为肺纹理增粗，继而发展为片状或小结节阴影，棉球状或团块状阴影是肺部转移的典型 X 线表现。故选 C。

7. 患者，女，34 岁。人工流产术后阴道不规则出血 3 个月，经 2 次刮宫术均未见明显妊娠残留组织，B 超见子宫增大如妊娠 2 个月，宫底部 3cm×4cm 结节，内部回声杂乱并有部分强回声，其最可能的诊断为

A. 人工流产术后宫腔感染
B. 异位妊娠
C. 绒毛膜癌
D. 侵蚀性葡萄胎
E. 人工流产不全

【答案】 C

【考点】 绒毛膜癌的诊断

【解析】 人工流产术后宫腔感染后宫腔内有积液，患者有发热，A 排除。异位妊娠主要表现是停经、阴道流血、晕厥与休克，刮宫有蜕膜组织，B 排除。侵蚀性葡萄胎多在葡萄胎清除后，绒毛膜癌多在流产或足月产后，均会有不规则阴道流血，子宫不能如期复旧，较大而软。继发于流产、分娩、异位妊娠者则为绒毛膜癌。故选 C。

【A3/A4 型题】

（8~10 题共用题干）

患者，女，46 岁。G_3P_1，因侵蚀性葡萄胎入院治疗。检查：血压 100/65mmHg，呼吸 18 次/分，脉搏 92 次/分。双合诊检查提示子宫丰满、质软，血 hCG 明显高于正常值。

8. 该病例首选的治疗方案是

A. 化疗　B. 放疗　C. 子宫切除术
D. 同位素治疗　E. 清宫术

【答案】 A

【考点】 侵蚀性葡萄胎的治疗

【解析】 侵蚀性葡萄胎治疗原则以化疗为主，手术和放疗为辅。低危患者首选可单药化疗，高危患者首选 EMA-CO 方案（依托泊苷，放线菌素 D、甲氨蝶呤、四氢叶酸、长春新碱）或以氟尿嘧啶为主的联合化疗。对大病灶、耐药病灶或病灶穿孔出血者在化疗的基础上应行手术治疗，手术方式主要为全子宫切除术。放疗主要用于肝、脑转移和肺部耐药病灶的治疗。故选 A。

9. 治疗第 4 天，患者出现恶心、呕吐反应。正确的处理措施是

A. 提供患者喜欢的可口饮食
B. 嘱患者禁食
C. 停用化疗药物
D. 可选择流食
E. 减少化疗药用量

【答案】 A

【考点】 化疗不良反应的处理

【解析】 化疗时如出现恶心、呕吐反应，一般于停药后可自行消失，可根据患者口味提供患者喜欢的可口饮食，必要时给予镇吐药。故选 A。

10. 患者用药第 4 天出现口腔溃疡，以下做法不正确的是

A. 选择软毛牙刷刷牙　B. 生理盐水漱口
C. 进餐前局部涂冰硼散　D. 进食清淡、软质饮食
E. 进餐前用丁卡因溶液局部镇痛

【答案】 C

【考点】 化疗的护理

【解析】 化疗时出现口腔溃疡时，保持口腔卫生，可用生理盐水和硼酸液漱口。选择软毛牙刷刷牙，刷牙的时候尽量不要碰到溃疡处。进餐前局部涂丁卡因溶液局部镇痛。饮食以清淡、质软、无刺激性食物为主。进餐后可局部涂冰硼散。故选 C。

【B1 型题】

（11~12 题共用备选答案）

A. 清宫术　B. 引产
C. 药物流产　D. 手术切除子宫
E. 化疗

11. 一旦发现葡萄胎，应尽快行

【答案】 A

12. 侵蚀性葡萄胎治疗以何种方式为主

【答案】 E

【考点】 滋养细胞疾病的治疗原则

【解析】 葡萄胎的诊断一经确定后，应立即予以清宫。故第 11 题选 A。侵蚀性葡萄胎和绒毛膜癌的治疗均以化疗为主，手术为辅。故第 12 题选 E。

第十六章　妇科腹部手术患者的护理

考点直击

年份	分值	考点
2023	1	卵巢肿瘤的并发症
2022	1	宫颈癌的好发部位
2021	1	子宫肌瘤的月经改变
2020	1	子宫肌瘤的治疗要点
2019	3	妇科腹部手术的术前皮肤准备；宫颈癌的好发部位；子宫肌瘤的治疗要点
2018	4	宫颈癌的早期筛查和确诊；子宫肌瘤的病因；颗粒细胞瘤特点
2017	2	子宫肌瘤的治疗要点；子宫内膜癌的分段诊断性刮宫
2016	3	浆膜下肌瘤；子宫肌瘤的治疗要点；卵巢肿瘤的概述
2015	4	宫颈癌的病理改变、治疗要点；子宫肌瘤的治疗要点；子宫内膜异位症的痛经特点

考点集萃

第一节　妇科腹部手术患者的一般护理

一、妇科腹部手术种类（★★）

按手术急缓程度可分为择期手术、限期手术和急诊手术。

二、手术前准备（★★★）

1. 手术前指导　①指导患者胸式呼吸。②术后疼痛应对。③鼓励术后早期下床活动。④术前指导患者床上使用便器。

2. 术前准备

（1）皮肤准备：手术前1日进行剃毛备皮，**上自剑突下，下至两大腿上1/3处及外阴部，两侧至腋中线（2019）**。

（2）胃肠道准备：一般手术患者术前8小时禁止由口进食，术前4小时禁水。手术当日清晨禁食。

（3）阴道准备：术前1日冲洗阴道2次。

（4）手术前常规留置导尿管。

（5）术前12小时应避免使用镇静药。对于严重焦虑的患者，可遵医嘱给予镇静催眠药。

（6）其他：认真核对手术者生命体征、药物敏感试验结果、血型及交叉配血情况等。

三、手术日护理（★★★）

1. 床边交班　护士应详尽了解术中情况，认真做好床边交班，详尽记录观察资料。

2. 体位　全麻者去枕平卧，头偏向一侧；硬膜外麻醉者去枕平卧4~6小时；腰麻患者去枕平卧6~8小时，防止术后头痛。

名师点拨：全子宫切除术需术前用亚甲蓝或1%甲紫溶液涂宫颈及阴道穹隆。

四、手术后护理（★★★）

1. 生命体征　每15~30分钟测量并记录1次；直到平稳后，改为每4小时1次。术后至少每日测量体温、血压、脉搏、呼吸4次，直至正常后3天。

2. 尿量　保持尿管通畅，观察尿量及性质。术后每小时尿量至少50ml以上。每小时尿量少于30ml，伴血压下降、脉搏细数、患者烦躁不安或诉说腰背疼痛、肛门处下坠感，可怀疑为腹腔内出血。通常于术后24小时拔除尿管。留置尿管期间，应擦洗外阴，保持局部清洁，防止发生泌尿系统感染。

3. 引流管的护理　保持引流管通畅，妥善固定，每天观察引流液的量及性状变化。术后24小时内引流液每小时大于100ml并为鲜红色时，可能有内出血。每日更换引流管及引流瓶，严格无菌操作。

4. 缓解疼痛　按医嘱术后24小时内给予哌替啶等镇痛药或使用镇痛泵。

5. 腹胀的护理　术后早期下床活动可促进肠蠕动。通常术后48小时恢复正常肠蠕动，一经排气，腹胀即可缓解。

6. 术后7日拆线。

7. 出院指导

（1）保证足够的睡眠，多休息。

（2）给予高蛋白、高热量、高维生素饮食。

（3）术后2个月内避免提举重物；未经医生同意避免阴道冲洗和性生活；按医嘱如期返院接受追踪检查。

（4）出现阴道流血、异常分泌物时应及时报告医生。

第二节　宫　颈　癌

一、概述

发病率仅低于乳腺癌。患病年龄多为50~55岁，**呈双峰状**（2010）。

二、病因（★★）

人乳头瘤病毒；不良性行为及婚育史、吸烟及经济状况、种族和地理因素等。

三、正常宫颈上皮生理

宫颈阴道部的鳞状上皮和宫颈管柱状上皮共同组成宫颈上皮，两者于子宫颈外口交接，交接部位称作原始鳞-柱交接部或鳞柱交界。交接部可随雌激素水平变化而移位。

四、病理改变

子宫颈癌好发于子宫颈的移行带区，即原始鳞-柱交接部和生理性鳞-柱交接部之间（2011/2015/2019/2022）。以鳞状细胞癌为主，最常见的转移途径是直接蔓延。

五、临床表现（★★）

1. 阴道流血　早期为性交后或双合诊检查后出血，称为**接触性出血**。年轻患者表现为经期延长、周期缩短、经量增多等。老年患者常诉绝经后不规则阴道流血。

2. 阴道排液　有白色或血性、稀薄如水样或米泔样排液，伴有腥臭味。

3. 疼痛　此为晚期症状，表示宫颈旁已有明显浸润。可出现严重持续性腰骶部或坐骨神经痛。

六、辅助检查（★★）

1. 双合诊或三合诊

（1）外生型癌宫颈表面有呈息肉状或乳头状突起的赘生物，向阴道突起形成菜花状赘生物。

（2）内生型癌则表现为宫颈肥大、质硬、宫颈管膨大如桶状。

（3）晚期患者宫颈表面形成凹陷性溃疡或被空洞替代。

（4）浸润盆腔者形成冰冻骨盆。

2. **子宫颈刮片细胞学检查　筛查早期子宫颈癌（2011/2018）**。巴氏Ⅰ级：正常；巴氏Ⅱ级：炎症；巴氏Ⅲ级：可疑癌；巴氏Ⅳ级：高度可疑癌；巴氏Ⅴ级：典型癌细胞。

> 名师点拨：细胞学检查为筛选检查，子宫颈癌用宫颈刮片，子宫内膜癌用特制的宫腔吸管或宫腔刷。

3. 碘试验　识别宫颈病变的危险区，**确定活检取材部位（2011）**。

4. **宫颈和宫颈管活体组织检查　是确诊宫颈癌前期病变和宫颈癌的最可靠方法（2018）**。

> 易错知识梳理
>
> 宫颈癌早期筛查选宫颈刮片细胞学检查，确诊首选宫颈和宫颈管活体组织检查。

七、治疗要点（2010/2015）（★★）

以手术和放疗为主、化疗为辅的综合治疗。

> 名师点拨：手术治疗用于ⅠA~ⅡA期患者。放疗适用于各期患者。手术及放射综合疗法适用于宫颈病灶较大者。化疗适用于晚期或复发转移者。

八、护理措施（★★★）

1. 术前术后护理，重点做好术前阴道准备。术后观察切口有无渗血、渗液，采用腹带包扎腹部。注意监测生命体征，保持引流管的通畅，观察引流液的量及性质，积极预防并发症。

2. 给予营养丰富、易消化、清淡饮食。

3. 晚期子宫颈癌患者的护理注意事项　①有活动性出血者需用消毒纱条填塞止血。②遵医嘱给予镇痛药。③预防感染。④首次随访于出院后1个月，之后每2~3个月复查1次。出院后第2年，每3~6个月复查1次。出院后第3~5年，每半年复查1次。第6年开始，每年复查1次。

第三节　子宫肌瘤

子宫肌瘤是女性生殖器官中最常见的良性肿瘤。

一、病因（★★）

与雌激素、孕激素的长期刺激有关（2010/2018）。

二、病理

肌瘤为实质性球形结节，单个或多个，大小不一。具有假包膜。

三、分类（★★）

1. **肌壁间肌瘤** **最常见**，肌瘤位于子宫肌层内。
2. 浆膜下肌瘤 肌瘤突出于子宫表面，**基底部可形成细蒂与子宫相连（2016）**。
3. 黏膜下肌瘤 肌瘤向宫腔方向生长，突出于宫腔。

四、临床表现（★★★）

1. **月经改变（2021）** 小的肌瘤无明显改变，**大的肌壁间肌瘤**可致使月经周期缩短，经期延长，经量增多等。患者因长期月经量过多可引起贫血。
2. 下腹部肿块 下腹正中扪及肿物。
3. 白带增多 有脓血性排液或腐肉样组织排出。
4. 腹痛、腰酸、下腹坠胀 当浆膜下肌瘤发生蒂扭转时可出现急性腹痛。
5. 压迫症状 尿频、尿急、便秘等。
6. 不孕或流产 影响精子进入宫腔；宫腔变形、子宫内膜充血等可妨碍受精、孕卵着床。

五、辅助检查（★★）

妇科检查发现子宫增大，表面呈结节状，质硬、无压痛。黏膜下肌瘤突于宫颈口或阴道内，呈红色，表面光滑。

六、治疗要点（★★）

随访观察（3~6个月1次）用于肌瘤小且无症状者（2016）；药物治疗用于肌瘤小于2个月妊娠子宫大小，症状不明显或较轻者；手术仍然是目前子宫肌瘤的主要治疗方法（2010/2015/2017/2019/2020）。

七、护理措施（★★★）

1. 出血多需住院治疗者，应严密观察并记录其生命体征变化情况。
2. 按医嘱给予止血药和子宫收缩剂；必要时输血、补液、抗感染或刮宫术止血；维持正常血压并纠正贫血状态。
3. 巨大肌瘤患者出现局部压迫致尿、便不畅时应予导尿，或用缓泻剂软化粪便。

第四节 子宫内膜癌

一、概述

子宫内膜癌是发生于子宫体内膜层的一组上皮性恶性肿瘤，以腺癌最为常见。

二、病因

与子宫内膜增生过长有关。

三、病理

子宫底部的内膜及双侧子宫角为主要病变部位。

四、临床表现（★★★）

1. 阴道流血 **绝经后不规则阴道流血**。尚未绝经者可表现为经量增多、经期延长。
2. 阴道排液 多为血性或浆液性分泌物。
3. 疼痛 下腹及腰骶部疼痛，并向下肢及足部放射。

五、辅助检查

1. **分段诊断性刮宫** **早期诊断最常用且最有价值的诊断方法（2017）**。
2. 细胞学检查 采用特制的宫腔吸管或宫腔刷放入宫腔，筛选检查。

六、治疗要点（★★）

早期患者以手术为主，晚期患者则采用手术、放射、药物等综合治疗方案。手术治疗是子宫内膜癌患者首选的治疗方法。

七、护理措施（★★★）

1. 严格掌握雌激素的用药指征，加强用药期间的监护、随访措施。

2. 为需要接受手术治疗的患者提供腹部及阴道手术患者的护理。患者术后6~7日阴道残端羊肠线吸收或感染时可致残端出血，此期间患者应减少活动。

3. 接受盆腔内放疗者，事先灌肠并留置导尿管，以保持直肠、膀胱空虚状态，避免放射性损伤。腔内置入放射源期间，保证患者绝对卧床，但应进行床上肢体运动。

4. 出院指导　随访时间：一般在术后2~3年内，每3~6个月1次；术后3年后，每6个月1次，5年后每年1次。

第五节　卵巢肿瘤

一、概述

卵巢肿瘤可发生于任何年龄。**卵巢恶性肿瘤死亡率为妇科恶性肿瘤之首（2010/2016）**。

二、组织学分类

主要采用世界卫生组织制定的卵巢肿瘤组织学分类法。

三、常见卵巢肿瘤的病理改变

1. **卵巢上皮性肿瘤**　最常见的卵巢肿瘤，可分为良性、恶性和交界性。

（1）浆液性囊腺瘤：约占卵巢良性肿瘤的25%。包括单纯性及乳头状两型。

（2）**浆液性囊腺癌：**最常见的卵巢恶性肿瘤。多为双侧。

（3）黏液性囊腺瘤：多发生于生育年龄，多为单侧。

（4）黏液性囊腺癌：多为单侧。

2. 卵巢生殖细胞肿瘤　仅成熟畸胎瘤为良性，其他均为恶性。

（1）**畸胎瘤：**成熟畸胎瘤又称皮样囊肿为最常见的卵巢良性肿瘤。

（2）无性细胞瘤：中等恶性的实性肿瘤，多为单侧。

（3）内胚窦癌：高度恶性肿瘤，又称卵黄囊瘤。多见于儿童及青年妇女。

3. 卵巢性索间质肿瘤

（1）**颗粒细胞瘤：**45~55岁为发病高峰，**低度恶性肿瘤，首发症状为性激素分泌紊乱（2011/2018）**。

（2）**卵泡膜细胞瘤：**良性肿瘤。可分泌雌激素，**具有女性化作用**。

（3）纤维瘤：良性肿瘤，多见于中老年妇女。

（4）支持细胞-间质细胞瘤：良性，较罕见。多见于40岁以下妇女。

（5）卵巢转移性肿瘤：体内任何部位的原发性癌均可转移到卵巢。胃肠道的转移癌中胃癌最常见。

四、临床表现（★★）

1. 症状

（1）良性肿瘤：初期肿瘤小，无症状。肿瘤中等大小时，出现腹胀及肿块。肿瘤较大时可出现尿频、便秘、气急、心悸等。

（2）恶性肿瘤：早期无症状，出现腹胀、腹部肿块及腹水等症状时已是晚期。

2. 体征　盆腔检查发现子宫旁一侧或双侧囊性或实性包块。

五、卵巢肿瘤的并发症（★★★）

1. **蒂扭转（2023）**　典型症状为突然发生一侧下腹剧痛，常伴恶心、呕吐甚至休克，蒂扭转一经确诊应尽快手术。

2. 卵巢肿瘤破裂　剧烈腹痛、恶心、呕吐以致腹膜炎及休克。

3. 感染　多见于肿瘤扭转及破裂。

六、辅助检查

妇科检查、B 超检查、腹腔镜检查、细胞学检查、放射学诊断。

七、治疗要点（★★）

一经确诊，首选手术治疗。恶性肿瘤者还应化疗、放疗进行辅助治疗。

八、护理措施（★★★）

1. 卵巢癌有肠道转移者，肠道准备应从术前 3 天开始；患者于手术前 3 日进无渣半流饮食，并按医嘱给肠道抑菌药物。术前口服番泻叶水，可代替多次灌肠。

2. 在放腹水过程中，严密观察并记录患者的生命体征变化、腹水性质及出现的不良反应，一次放腹水 3000ml 左右，不宜过多，以免腹压骤降，发生虚脱，放腹水速度宜缓慢。

3. 随访时间　术后 1 年内，每月 1 次；术后第 2 年，每 3 个月 1 次；术后 3~5 年视病情每 4~6 个月 1 次；5 年以上者，每年 1 次。

基础巩固

常考妇科肿瘤的鉴别见表 4-16-1。

表 4-16-1　常考妇科肿瘤的鉴别

疾病	主要病因	主要转移途径和部位	临床表现	辅助检查
宫颈癌	HPV、早育、多产	直接蔓延	接触性出血、疼痛等	宫颈刮片筛查，活检确诊
子宫肌瘤	雌激素、孕激素	良性，不转移	月经异常，腹部肿块、白带增多	首选 B 超
子宫内膜癌	雌激素刺激而无孕激素拮抗	淋巴转移	阴道流血、阴道排液、疼痛	分段诊刮确诊
卵巢肿瘤	内分泌因素	直接蔓延、腹腔种植	腹部不适、内分泌功能异常	CA125，细胞学

第六节　子宫内膜异位症

一、概述

子宫内膜异位症是指具有生长功能的子宫内膜组织出现在子宫腔被覆内膜及宫体肌层以外的其他部位。异位内膜可侵犯全身任何部位，以侵犯卵巢及宫骶韧带者最常见。

二、病因（★★）

病因未明，有子宫内膜种植、体腔上皮化生、诱导等学说。

三、病理

异位种植的子宫内膜在卵巢激素作用下发生周期性出血，病灶局部反复出血和缓慢吸收导致周围组织增生、粘连。

四、临床表现（★★）

1. 痛经与慢性盆腔痛　患者多为**继发性痛经且呈进行性加重**（2010/2013/2015），疼痛部位多在腰骶及下腹部。

名师点拨：继发性进行性痛经为子宫内膜异位症的典型表现。

2. 不孕　与盆腔广泛粘连有关。
3. 月经失调　经量增加、经期延长。
4. 妇科检查　可见异位囊肿，双合诊检查可发现子宫后倾固定，**直肠子宫陷凹扪及触痛性结节**（2013）。阴道后穹隆部可看到紫蓝色结节。

五、辅助检查

1. 妇科检查　怀疑子宫内膜异位者需进行双合诊，也必须行三合诊。
2. B 超检查　了解异位囊肿的位置、大小和形状。
3. **腹腔镜检查**　最佳诊断方法，也可经腹腔镜手术。

六、治疗要点

1. 期待治疗　症状较轻、有生育要求的患者可每 3~6 个月随访 1 次。
2. 采用性激素抑制治疗　使患者假孕或假绝经。
3. 对症治疗　镇痛。
4. 手术治疗　**腹腔镜为首选手术方法**。
5. 手术和药物联合治疗　有利于巩固手术效果。

七、护理措施（★★★）

1. 告知患者疼痛的原因，使患者以积极的心态应对不适。
2. 指导患者经期注意保温、休息、进食热的流食以缓解疼痛。
3. 观察疼痛的程度、月经紊乱情况、药物疗效及副作用。
4. 指导患者正确用药，提高疗效。
5. 做好手术患者的术前、术后护理，减少并发症发生。

实战演练

【A1 型题】

1. 妇科恶性肿瘤中死亡率最高的是
   A. 卵巢癌　B. 子宫颈癌　C. 子宫内膜癌
   D. 前庭大腺癌　E. 外阴癌

【答案】A

【考点】妇科恶性肿瘤在人群中的分布特点

【解析】由于卵巢位于盆腔内无法直接窥视，而且早期无症状，又缺乏完善的早期诊断和鉴别方法，一旦出现症状往往已属于晚期病变。晚期病变疗效不佳，故死亡率居妇科恶性肿瘤之首。故选 A。

2. 关于宫颈原位癌的说法，正确的是
   A. 好发部位为宫颈鳞状上皮区域内
   B. 病变限于上皮层内，基底膜未穿透
   C. 宫颈上皮内瘤样病变即为宫颈原位癌
   D. 与宫颈重度不典型增生无明显区别
   E. 阴道镜检查多能与镜下早期浸润癌相鉴别

【答案】B

【考点】宫颈原位癌

【解析】宫颈原位癌好发于宫颈外口的移行带区而非鳞状上皮区，A 错误。宫颈上皮内瘤样病变（CIN）是宫颈癌的癌前病变，CIN 分为轻、中和重度不典型增生，重度不典型增生继续发展，形成宫颈原位癌，C、D 错误。当异型细胞突破上皮下基底膜，即为宫颈浸润癌，早期浸润癌和原位癌在阴道镜下不能鉴别，E 错误。故选 B。

3. 子宫肌瘤小，无症状或已接近绝经期的患者应

A. 随访观察　　B. 全子宫切除术

C. 放疗　　D. 化疗

E. 全子宫及双附件切除术

【答案】 A

【考点】 子宫肌瘤的处理原则

【解析】 子宫肌瘤的患者应根据其年龄、症状、肌瘤大小和数目、生长部位等情况进行全面分析后选择处理方案。对于肌瘤小、症状不明显，或已近绝经期的妇女，可每 3~6 个月定期复查，加强随访观察，必要时再考虑进一步治疗措施。故选 A。

4. 最易发生阴道多量出血及肌瘤坏死者的是

A. 黏膜下子宫肌瘤　　B. 浆膜下子宫肌瘤

C. 肌壁间肌瘤　　D. 阔韧带肌瘤

E. 子宫颈肌瘤

【答案】 A

【考点】 子宫肌瘤的病理

【解析】 按肌瘤与子宫肌层的位置关系，子宫肌瘤分为 3 类。①肌壁间肌瘤：可致子宫腔增大、内膜面积增加、子宫收缩不良或内膜增生过长等，导致月经周期缩短、经期延长、经量增多。②子宫黏膜下肌瘤：不仅可引起月经改变，还可有不规则阴道流血。③浆膜下肌瘤：易发生子宫肌瘤扭转。故选 A。

5. 目前诊断子宫内膜异位症的最佳方法是

A. 诊断性刮宫　　B. B 超　　C. 腹腔镜检查

D. 妇科检查　　E. 子宫输卵管碘油造影

【答案】 C

【考点】 子宫内膜异位症辅助检查

【解析】 腹腔镜检查是将腹腔镜自腹壁插入盆腔，能直视子宫、双侧附件有无异常，病变的部位、形态，必要时可钳取病变组织作病检，以明确诊断。目前诊断子宫内膜异位症的最佳方法是腹腔镜检查。故选 C。

6. 子宫内膜异位最常见的部位是

A. 阴道　　B. 直肠子宫陷凹

C. 输卵管　　D. 子宫韧带

E. 卵巢

【答案】 E

【考点】 子宫内膜异位症的病理

【解析】 子宫内膜异位症是指具有正常生长功能的子宫内膜组织出现在子宫腔被覆内膜及宫体肌层以外的身体其他部位。最常见部位是卵巢，其他部位还有子宫直肠窝、盆腔腹膜、腹壁切口、膀胱、子宫颈、输卵管、肠壁、脐、外阴、阴道等。故选 E。

7. 妇科术后为了减轻患者不适，下列护理不妥的是

A. 必要时可按医嘱给予镇痛药

B. 恶心、呕吐者给予药物治疗

C. 为了预防腹胀，鼓励早期活动

D. 腹胀严重时，可按医嘱给新斯的明治疗

E. 咳嗽时嘱患者双手按住伤口，减轻腹部张力

【答案】 B

【考点】 妇科术后护理

【解析】 妇科术后 24 小时内可按医嘱使用哌替啶等镇痛药镇痛。术后早期下床活动可改善胃肠功能，预防或减轻腹胀。在肠蠕动已恢复但仍不能排气时，可针刺足三里、肛管排气或按医嘱皮下或肌内注射新斯的明。病情稳定的患者，术后次日可采取半坐卧位，使用腹带，咳嗽时嘱患者双手按住伤口，减轻腹部切口张力。一般术后呕吐不需要处理，使患者头偏向一侧，嘴边接好弯盘，及时清理呕吐物，清洁口腔，保持床单位干净整齐。严重的呕吐要通知医生给予药物治疗。故选 B。

【A2 型题】

8. 患者，女，36 岁。阴道分泌物增多已半年，近来出现血性白带，检查宫颈重度柱状上皮细胞异位，触之易出血，子宫正常大小，附件（-）。为排除宫颈癌，首先做的检查是

A. 阴道分泌物悬滴检查　B. 宫颈活检

C. 宫颈碘试验　　D. 宫颈刮片细胞学检查

E. 宫腔镜检查

【答案】 D

【考点】 宫颈癌的辅助检查

【解析】 阴道分泌物悬滴检查是检查有无滴虫和真菌的，故不选 A。宫颈刮片细胞学检查可早期发现宫颈癌，如发现癌细胞或可疑者，必须作宫颈或颈管活体组织检查确诊。宫颈碘试验时正常宫颈、阴道上皮含丰富的糖原，可着色，宫颈管柱状上皮、瘢痕、宫颈柱状上皮细胞异位部位及异常鳞状上皮区无糖原，故不着色。若发现不着色区，需进行活检做进一步诊断。宫腔镜检查可在镜下选择病变部位进行活检，提高诊断。故选 D。

9. 患者，女，65 岁。阴道分泌物增多伴出血 3 个月，经宫颈病理等检查临床诊断为宫颈鳞状细胞癌ⅠA 期，应行

A. 全身化学治疗　　B. 手术治疗

C. 宫颈物理治疗　　D. 宫颈局部用药

E. 肿瘤细胞减灭术

【答案】 B

【考点】 宫颈癌的治疗方法

【解析】 全身化学治疗适用于晚期或复发转移的宫颈癌患者。A 排除。物理治疗、局部用药不能达到控制癌细胞的作用。C、D 排除。肿瘤细胞减灭术是治疗卵巢肿瘤的常用手术方法，E 排除。手术治疗主要适用于ⅠA~ⅡA 早期患者，B 正确。故选 B。

10. 患者，女，35 岁。单位体检可疑子宫肌瘤，到医院就诊。妇科检查：子宫处可扪及有蒂与相连状物，质地较硬。此患者的子宫肌瘤最可能是

A. 肌壁间肌瘤 B. 黏膜下肌瘤 C. 浆膜下肌瘤

D. 子宫颈肌瘤 E. 阔韧带肌瘤

【答案】 C

【考点】 子宫肌瘤的诊断要点

【解析】 肌壁间肌瘤常无症状，出血为最常见的症状，肌瘤向前或向后生长，可压迫膀胱、尿道或直肠，引起尿频、排尿困难、尿潴留或便秘。浆膜下肌瘤一般位于下腹正中，少数可偏居下腹一侧，质硬或有高低不平感。若浆膜下肌瘤继续向下成长，其基底部形成细带与子宫相连被称作为带蒂的浆膜下肌瘤。故选 C。

11. 患者，女，38 岁。子宫内膜异位症病史 1 年。该患者最主要的临床表现是

A. 痛经 B. 腹泻

C. 性交痛 D. 月经淋漓不尽

E. 持续性下腹部坠痛

【答案】 A

【考点】 子宫内膜异位症的临床表现

【解析】 渐进性痛经是子宫内膜异位症常见而突出的特征，可发生在月经前、月经时及月经后，B、C、D 选项是次要的临床表现。持续性下腹部坠痛不符合子宫内膜异位症的临床表现，E 排除。故选 A。

12. 患者，女，41 岁。月经量增多，经期延长 2 年，妇科检查：子宫增大约妊娠 12 周大小，质硬，表面凸凹不平，双附件（-）。最可能的诊断是

A. 葡萄胎 B. 子宫内膜癌

C. 子宫颈癌 D. 功能失调性子宫出血

E. 子宫肌瘤

【答案】 E

【考点】 子宫肌瘤的表现

【解析】 葡萄胎主要表现为停经后阴道流血，子宫增大，多数患者的子宫大于相应的停经月份的妊娠子宫，有腹痛，A 排除。子宫内膜癌极早期无明显症状，以后出现阴道流血、阴道排液，疼痛，晚期可有子宫明显增大，合并宫腔积脓时可有明显触痛，宫颈管内偶有癌组织脱出，触之易出血，B 排除。子宫颈癌常表现为接触性出血，发生在性生活后，阴道排液，C 排除。功能失调性子宫出血常表现为月经周期长短不一、经期延长、经量过多或不规则阴道流血，D 排除。子宫肌瘤可表现月经量增多、经期延长、下腹部包块或排尿、排便困难等临床表现，检查时可见双附件（-）。根据题意，该患者是子宫肌瘤。故选 E。

13. 患者，女，45 岁。近年来月经量多，经期长，白带增多，感头晕、乏力、腰背酸痛，疑为黏膜下肌瘤。最主要的依据应当是

A. 月经改变 B. 贫血

C. 腰背酸痛 D. 窥器检查宫口有瘤体

E. 白带增多

【答案】 D

【考点】 子宫肌瘤临床表现

【解析】 子宫黏膜下肌瘤向子宫黏膜方向生长，突出于宫颈，表面由子宫黏膜覆盖，此种肌瘤因突向子宫腔，可改变宫腔的形状，但子宫外形可无明显变化。易形成蒂与子宫相连，称带蒂的黏膜下肌瘤，当蒂较长时，其肌瘤可堵塞子宫颈口或突出阴道外，所以窥器检查宫口，有瘤体则为黏膜下肌瘤脱出宫颈口。故选 D。

【B1 型题】

（14~15 题共用备选答案）

A. 妇科三合诊检查

B. 子宫颈刮片细胞学检查

C. 阴道镜检查

D. 分段诊断性刮宫病理检查

E. 碘试验

14. 宫颈癌普查筛选的首要方法为

【答案】 B

15. 早期确诊子宫内膜癌的方法是

【答案】 D

【考点】 宫颈癌及子宫内膜癌的辅助检查

【解析】 宫颈刮片细胞学检查是发现宫颈癌前期病变和早期宫颈癌的主要方法，故第 14 题选 B。分段诊断性刮宫病理学检查是确诊或排除子宫内膜癌的重要方法，并可作为子宫内膜癌临床分期的依据，同时应将宫颈管刮出物及宫腔刮出物分别送活检。故第 15 题选 D。

第十七章　外阴、阴道手术患者的护理

考点直击

年份	分值	考点
2020	1	子宫脱垂的子宫托治疗
2019	1	外阴、阴道创伤的术后护理
2017	1	子宫脱垂的子宫托治疗
2016	1	外阴癌的好发部位
2015	1	外阴癌的治疗要点

考点集萃

第一节　外阴、阴道手术患者的一般护理

一、外阴、阴道手术种类（★★）

外阴根治术、前庭大腺切开引流术、处女膜切开术等。

二、手术前准备（★★★）

1. 皮肤准备　术前每日清洗外阴。毛发稀少的部位如需备皮，最好剪毛。患者备皮时间离手术时间越近越好。

2. 肠道准备　术前 3 日进无渣饮食，并按医嘱给肠道抗生素。大型手术需于术前 1 日禁食。术前日晚及术晨行清洁灌肠。

3. 阴道准备　术前 3 日起，用 0.2%碘伏溶液行阴道冲洗或擦拭，每日 2 次。术晨行阴道消毒。

三、手术后护理（★★★）

1. 术后体位

（1）半卧位：处女膜闭锁及有子宫的先天性无阴道患者。

（2）平卧位：外阴癌行外阴根治术者，双腿外展屈膝，膝下垫软枕头。

（3）行阴道前后壁修补术或盆底修补术者宜用平卧位，禁止半卧位。

2. 切口护理　观察会阴切口有无渗血、红肿热痛；观察局部皮肤的颜色、温度、湿度，有无皮肤或皮下组织坏死。保持外阴清洁、干燥，每天行外阴擦洗 2 次。术后 3 天后行外阴烤灯，保持伤口干燥，促进伤口愈合。

3. 尿管的护理　保持尿管的通畅，观察尿液性质。长期留置尿管者应膀胱冲洗。一般留置尿管 2~14 日。

4. 肠道护理　控制首次排便时间。术后第 5 天可遵医嘱使用缓泻剂，软化大便，避免排便困难。

5. 减轻疼痛　分散患者的注意力、更换体位减轻伤口的张力、遵医嘱给予镇痛药。

6. 出院指导　保持外阴部清洁；禁止性生活及盆浴；避免重体力劳动；逐渐增加活动量。出院1 个月后检查术后恢复情况，术后 3 个月再次复查。

第二节 外 阴 癌

一、概述

外阴癌多见于60岁以上妇女，以外阴鳞状细胞癌最常见。

二、病因

与人乳头瘤病毒（HPV）、非HPV感染相关病变、外阴受慢性长期刺激等有关。

三、病理改变

癌灶为浅表溃疡或硬结节，可伴感染、坏死、出血，周围皮肤可有增厚及色素改变，镜下见多数外阴鳞状细胞分化好，有角珠和细胞间桥。前庭和阴蒂的病灶倾向于分化差或未分化，淋巴结和神经常受到侵犯，必要时可行活检。

四、临床表现（★★）

1. 症状　外阴皮肤瘙痒及不同形态的肿物。
2. 体征　癌灶大多数发生于**大阴唇（2016）**，其次为小阴唇、阴蒂、会阴、尿道口、肛门周围等。早期局部见丘疹、结节或溃疡，晚期见不规则肿块。

五、辅助检查

外阴活体组织病理检查以明确诊断。

六、治疗要点

肿瘤早期以**手术治疗**为主，晚期行手术辅以放疗及化疗；转移病灶行姑息、对症及支持治疗。

七、护理措施（★★）

1. 术前护理　全面身体检查及评估。一般外阴、阴道患者术前护理。
2. 术后护理　术后取平卧位，屈膝外展，并在腘窝垫一软垫。观察切口有无渗血。保持引流通畅，注意观察引物的性质及量。保持会阴清洁干燥。外阴切口术后5天开始间断拆线，腹股沟切口术后7天拆线。
3. 健康指导　外阴根治术后3个月应返院复诊。具体随访时间为第1年每1~2个月一次；第2年每3个月一次；第3~4年每半年一次；第5年及以后每年一次。

第三节 外阴、阴道创伤

一、病因（★★）

分娩是主要原因，此外还有外伤、幼女受到强暴、初次性交等。

二、临床表现（★★）

1. 症状　①疼痛为主要临床症状。②水肿或血肿。③外出血。④其他，如坐卧不安、行走困难，头晕、乏力、心悸、出汗，合并感染时体温升高。
2. 体征　外阴皮肤、皮下组织或阴道有明显裂口及活动性出血。

三、治疗要点（★★）

镇痛、止血、抗休克和抗感染。

四、护理措施（★★★）

1. 病情观察　密切观察生命体征及尿量变化，有休克表现者应立即平卧、吸氧，做输血、输液准备。活动性出血者应迅速止血。

2. 保守治疗患者的护理　采取合适体位，避免血肿受压。保持外阴清洁。遵医嘱使用止血、镇痛药。24小时内冷敷，可降低局部血流速度，减轻疼痛。24小时后可热敷。

3. 术后护理　术后阴道通常**填塞纱条**（2011/2019）、外阴加压包扎。疼痛严重者，积极镇痛。阴道纱条取出后应观察阴道及伤口有无出血；保持外阴清洁；按医嘱使用抗生素。

4. 心理护理。

易错知识梳理

保守治疗患者，24小时内冷敷，24小时后可热敷；保持外阴部清洁、干燥，每日外阴冲洗。

第四节　子宫脱垂

一、概述

子宫脱垂是指子宫从正常位置沿阴道下降，宫颈外口达坐骨棘水平以下甚至子宫全部脱出于阴道口以外，常伴有阴道前后壁膨出。

二、病因（★★）

1. **分娩损伤**　为子宫脱垂最主要的原因。
2. 产褥期早期体力劳动　支持子宫的筋膜、韧带需**产后42天**才能恢复。
3. 长期腹压增加。
4. 盆底组织发育不良或退行性变。

三、临床表现（★★）

1. Ⅰ度者多无自觉症状，Ⅱ、Ⅲ度者主要表现为下坠感及腰背酸痛、**肿物自阴道脱出**、排便异常。
2. 子宫脱垂分度。

Ⅰ度：轻型为宫颈外口距离处女膜缘小于4cm但未达处女膜缘；**重型**为宫颈外口已达处女膜缘，检查时在阴道口可见到宫颈。

Ⅱ度：轻型为宫颈已脱出阴道口外，但宫体仍在阴道内；**重型**为宫颈及部分宫体已脱出阴道口外。

Ⅲ度：宫颈及宫体全部脱出至阴道口外。

名师点拨：Ⅰ度：宫颈未脱出。Ⅱ度：宫体未全脱出。Ⅲ度：宫体全脱出。

四、治疗要点（★★）

1. 一般治疗及支持　加强营养；积极治疗导致腹压增加的疾病；避免重体力劳动；加强盆底肌肉的锻炼。
2. **子宫托治疗**（2017/2020）　适用于各度子宫脱垂及阴道前后壁膨出者。
3. 手术治疗　对脱垂超出处女膜缘且有症状的患者可考虑手术。

五、护理措施（★★★）

1. 加强患者营养，卧床休息。积极治疗原发疾病。教会患者做**盆底肌运动锻炼**，每天2~3次，每次

10~15 分钟。

2. 教会患者**子宫托**的放取方法　放置前排尽大小便，洗净双手。子宫托应每早放入阴道，睡前取出并消毒。保持阴道清洁，月经期停用。上托以后，第 1、3、6 个月时到医院检查 1 次，以后每 3~6 个月到医院检查 1 次。

3. 做好术前准备　术前 5 天开始进行阴道准备，Ⅰ度患者用 1∶5000 的高锰酸钾或 0.2‰的碘伏液坐浴，2 次/日。对Ⅱ、Ⅲ度患者，行阴道冲洗后局部涂含抗生素的软膏，并勤换内裤。

4. 术后护理　术后应卧床休息 7~10 天；留置尿管 10~14 天；每日行外阴擦洗，保持会阴部清洁。

5. 出院指导　术后休息 3 个月，半年内避免重体力劳动，禁止盆浴及性生活，医生确认完全恢复后方可有性生活。术后 1 个月、3 个月到医院复查。

名师点拨：慢性宫颈炎术后禁盆浴及性交 2 个月；月经期或阴道流血者禁盆浴及性生活。

第五节　尿　　瘘

一、概述

尿瘘是指生殖道和泌尿道之间形成的异常通道，患者无法自主排尿，表现为尿液不断外流。膀胱阴道瘘在临床上最多见。

二、病因

①产伤是引起尿瘘的主要原因。②妇科手术创伤。③其他，如生殖系统癌症、放射治疗等。

三、临床表现（★★）

1. 症状

（1）漏尿：尿液经漏孔从阴道流出，无自主排尿。

（2）外阴瘙痒和疼痛：外阴瘙痒、灼痛、行走不便等。

（3）尿路感染：尿频、尿急、尿痛。

2. 体征　外阴部、臀部、大腿内侧有湿疹或皮炎。

四、辅助检查

1. 亚甲蓝试验　鉴别膀胱阴道瘘、膀胱宫颈瘘或输尿管阴道瘘。

2. 靛胭脂试验　用于确诊输尿管阴道瘘。

3. 其他　膀胱镜检查；排泄性尿路造影。

五、治疗要点（★★）

手术治疗。

六、护理措施（★★★）

1. 采取正确的体位，使小瘘孔自行愈合。一般选择使瘘孔高于尿液面的卧位。

2. 鼓励多饮水，每天饮水量不少于 3000ml。

3. 做好术前准备。

4. 术后护理　术后留置导尿管或耻骨上膀胱造瘘要保留 7~14 日。拔管后协助患者每 1~2 个小时排尿 1 次。膀胱阴道瘘的瘘孔在膀胱后底部者，应取俯卧位；瘘孔在侧面者应健侧卧位。每日擦洗外阴。妥善固定尿管，避免腹压的动作。

5. 出院指导　按医嘱服药；3 个月内禁止性生活及重体力劳动；指导患者外阴清洁的方法。

实战演练

【A1 型题】

1. 子宫脱垂是指子宫颈外口达
A. 坐骨结节水平以上 B. 坐骨结节水平以下
C. 坐骨棘水平以上 D. 坐骨棘水平以下
E. 骶尾骨以下
【答案】 D
【考点】 子宫脱垂
【解析】 最常见的子宫移位是子宫后移位，此时子宫的纵轴与阴道纵轴相一致，再受增加腹压的影响，子宫便沿阴道下降，宫颈外口达坐骨棘水平以下甚至子宫全部脱出于阴道口外，称为子宫脱垂。故选 D。
2. 子宫脱垂Ⅱ度重型指
A. 子宫颈外口距处女膜缘小于 4cm
B. 子宫颈外口达到处女膜缘
C. 子宫颈脱出阴道口，但宫体在阴道内
D. 子宫颈及部分宫体脱出阴道外
E. 子宫颈及全部宫体脱出阴道外
【答案】 D
【考点】 子宫脱垂分度
【解析】 子宫脱垂具体分度标准如下。Ⅰ度：轻型宫颈外口距离处女膜缘小于 4cm，但未达处女膜缘；重型为宫颈达到处女膜缘，但未超出，检查时在阴道口见到宫颈。Ⅱ度：轻型宫颈已脱出阴道口，但宫体仍在阴道内。重型指子宫颈及部分宫体脱出阴道外。Ⅲ度：宫颈及宫体全部脱出阴道口。故选 D。
3. 外阴、阴道创伤的处理原则是
A. 消肿、止血、导尿
B. 保持外阴部清洁
C. 镇痛、止血、抗休克和抗感染
D. 观察生命体征
E. 做好家属工作
【答案】 C
【考点】 外阴、阴道创伤的处理原则
【解析】 分娩是导致外阴、阴道创伤的主要原因，也可因外伤所致。处理原则为镇痛、止血、抗休克和抗感染。故选 C。
4. 预防子宫脱垂的主要措施是
A. 提倡晚婚晚育
B. 治疗慢性支气管炎
C. 积极治疗便秘
D. 推行科学接生和产前保健
E. 加强营养，增强体质
【答案】 D
【考点】 子宫脱垂的预防措施
【解析】 预防子宫脱垂的主要措施是推行科学接生和产前保健，关键在于接生人员应正确处理分娩过程，及时发现和仔细修补产道与骨盆底组织的裂伤；产妇本人应注意产时和产褥期卫生。故选 D。
5. 外阴癌最常发生的部位是
A. 阴阜 B. 阴蒂 C. 阴道
D. 大阴唇 E. 小阴唇
【答案】 D
【考点】 外阴癌的诊断
【解析】 外阴恶性肿瘤占女性生殖道原发恶性肿瘤的 3%~5%，以鳞状细胞癌最常见。癌灶以大阴唇最多见。故选 D。

【A2 型题】

6. 患者，女，60 岁。外阴菜花样肿物，经病例检查为外阴鳞状细胞癌Ⅰ期，未见转移现象，该患者的治疗首选是
A. 手术治疗 B. 化学药物治疗
C. 放射治疗 D. 手术+放射治疗
E. 手术+化疗
【答案】 A
【考点】 外阴癌的治疗方法
【解析】 外阴癌Ⅰ期全部病变限于外阴和/或会阴，最大直径在 2 厘米或 2 厘米以下，淋巴结无转移，治疗首选手术。故选 A。

【A3/A4 型题】

（7~9 题共用题干）
患者，女，32 岁。孕 3 产 1，2 年前产钳分娩。现长时间站立、下蹲后腰背酸痛有下坠感，清洗外阴可及一肿物。妇科检查：可看见宫颈已脱出阴道口，宫体仍在阴道内。
7. 诊断为
A. 子宫脱垂Ⅰ度轻型 B. 子宫脱垂Ⅰ度重型
C. 子宫脱垂Ⅱ度轻型 D. 子宫脱垂Ⅱ度重型
E. 子宫脱垂Ⅲ度
【答案】 C
【考点】 子宫脱垂的分度
【解析】 检查时以患者平卧用力向下屏气时子宫

下降的程度，将子宫脱垂分为3度。Ⅰ度：轻型为宫颈外口距离处女膜缘小于4cm，但未达处女膜缘；重型为宫颈外口已达处女膜缘，检查时在阴道口可见到宫颈。Ⅱ度：轻型为宫颈已脱出阴道口外，但宫体仍在阴道内；重型为宫颈及部分宫体已脱出阴道口外。Ⅲ度：子宫颈及子宫体全部脱出阴道口外。根据题意可知该患者是子宫脱垂Ⅱ度轻型。故选C。

8. 术后患者适宜的卧位为

A. 半坐位　B. 截石位　C. 平卧位

D. 侧卧位　E. 俯卧位

【答案】 C

【考点】 子宫脱垂卧位

【解析】 手术治疗适用于Ⅱ度以上脱垂者，术后患者采取平卧位，避免能增大腹压的因素，C是正确答案。

9. 护士指导患者盆底肌肉组织锻炼的方法为

A. 下肢运动　B. 仰卧起坐

C. 收缩肛门的运动　D. 俯卧撑

E. 上肢运动

【答案】 C

【考点】 子宫脱垂的护理

【解析】 术后应指导患者盆底肌肉组织锻炼，盆底肌肉锻炼方法为做缩紧肛门的动作，每次收紧不少于3秒，然后放松。故选C。

第十八章　不孕症患者的护理

考点直击

年份	分值	考点
2023	1	女性不孕因素
2022	1	体外受精与胚胎移植
2021	1	供精者精液人工授精
2020	1	体外受精与胚胎移植
2019	2	女性不孕因素；卵巢过度刺激综合征
2018	1	不孕症的护理措施
2017	1	体外受精与胚胎移植
2016	1	体外受精与胚胎移植
2015	1	不孕症的护理措施

考点集萃

第一节　不　孕　症

不孕症，即女性无避孕性生活至少12个月而未受孕者。

一、病因及发病机制（★★）

1. 女性不孕因素　**输卵管因素最常见，占1/3（2010）。其他有卵巢因素（无排卵）（2019/2023）**、子宫因素、宫颈因素、阴道因素。

2. 男性不育因素　精液异常、输精管道阻塞及精子运送受阻、免疫因素、内分泌因素及性功能异常。

3. 男女双方因素　缺乏性生活的基本知识；精神因素；免疫因素，包括同种免疫和自身免疫；不明原因不孕，约占总人数的10%。

易错知识梳理

女性不孕，以输卵管因素最常见。

二、辅助检查（★★）

1. 男方检查　除全身检查外，应检查外生殖器有无畸形或病变。重点是精液常规检查。

2. 女方检查　妇科检查内外生殖器官的发育和病变情况。其他检查包括：①卵巢功能检查。②输卵管功能检查。③宫腔镜检查。④腹腔镜检查。⑤性交后精子穿透力试验。⑥免疫检查。

三、治疗要点

根据病因进行处理，选择辅助生殖技术。

四、护理措施（★★）

教会妇女提高妊娠的技巧（2010/2015/2018）。①治疗并发症，保持健康状态，注意营养，增强体质。②加强与伴侣的沟通。③性交前、中、后勿使用阴道润滑剂或进行阴道灌洗。④性交后不可立即如厕，而应卧床并抬高臀部，持续20~30分钟。⑤在排卵期适当增加性交次数。

第二节 辅助生殖技术及护理

一、常用的辅助生殖技术

（一）人工授精（★★）

人工授精是用器械将精子通过非性交方式注入女性生殖道内使女性妊娠的方法。

1. 丈夫精液人工授精（AIH） 适用于男方患性功能障碍和女方先天或后天生殖道畸形及宫颈性不孕者。

2. 供精者精液人工授精（AID） **适用于丈夫精子质量问题的不孕者（2021）**。

3. 人工授精的步骤 ①收集及处理精液。②促进排卵或预测自然排卵的规律。③选择人工授精时间：**排卵前后的3~4天是受孕的最佳时间（2013）**。

（二）体外受精与胚胎移植（IVF-ET）（2017/2020/2022）

即试管婴儿。体外受精指从妇女体内取出卵子，放入试管内培养一个阶段与精子受精后，发育成早期胚泡。胚胎移植指将胚泡移植到妇女宫腔内使其着床发育成胎儿的全过程。**最主要的适应证为输卵管堵塞性不孕者（2016）**。

（三）配子输卵管内移植（GIFT）

直接将卵母细胞和洗涤后的精子移植到输卵管壶腹部的一种助孕技术。

（四）宫腔内配子移植

直接将精子和卵子移植入受方宫腔内，从而使妇女受孕的一种助孕技术。

二、并发症

1. **卵巢过度刺激综合征（OHSS）（2011/2019）** 分为轻、中、重度。①轻度：腹胀或轻微腹痛、食欲缺乏、乏力。②中度：下腹胀痛、恶心、呕吐或腹泻，伴腹围增大，明显腹水，少量胸腔积液。③重度：腹胀痛加剧，口渴多饮，尿少，恶心、呕吐，腹水增多。

2. 卵巢反应不足。

3. 多胎妊娠，流产及卵巢或乳腺肿瘤。

三、护理措施（★★）

1. 对患者病史进行详细询问。

2. 按医嘱给予治疗措施，用药过程中观察病情变化。中重度OHSS者每4小时测量生命体征，每天测量体重和腹围，记录出入量。

3. 并发症预防 合理用药，避免多胎妊娠，移植前进行胚胎染色体分析，防止异常胚胎的种植。

4. 心理护理。

实战演练

【A1型题】

1. 在妇科特殊检查中，用于测定有无排卵的简便力法为

A. 诊断性刮宫　　B. 基础性体温测定

C. 输卵管通液术　　D. 阴道后穹隆穿刺术

E. 阴道脱落细胞检查

【答案】 B

【考点】 不孕症的辅助检查

【解析】 正常妇女在排卵后基础体温可升高0.3~0.5℃，此特点可作为判断排卵日期的重要指

标。无排卵妇女的基础体温呈单相。故选 B。

2. 试管婴儿的主要适应证是

A. 无排卵　B. 无精症　C. 免疫性不孕

D. 输卵管不通　E. 子宫发育不良

【答案】 D

【考点】 试管婴儿的适应证

【解析】 试管婴儿是分别将卵子和精子取出后，置于培养液内使其受精，再将胚胎移植回母体子宫内发育成胎儿的过程。所以主要的适应证是输卵管不通，但卵子和子宫环境正常的患者。故选 D。

【A2 型题】

3. 患者，女，28 岁。婚后 3 年不孕，为其做功能检查，连续 3 个月，每日清晨测得基础体温成一规则水平线，说明其

A. 有排卵　B. 无排卵

C. 黄体功能不全　D. 子宫发育不良

E. 子宫内膜脱落不全

【答案】 B

【考点】 不孕症的辅助检查

【解析】 基础性体温测定：排卵后体温可升高 0.3~0.5℃。有排卵者的基础体温曲线呈双向性，无排卵者基础体温始终处于较低水平，没有高温期，没有形成高低温双相变化，呈单向性。如黄体期短，提示黄体功能不足。子宫内膜不规则脱落者体温呈双向性，但下降缓慢。故选 B。

4. 患者，女，28 岁，已婚。性生活正常，婚后 3 年未孕，护士在指导其提高受孕率技巧时应除外

A. 减轻精神压力，保持健康状态

B. 与伴侣加强沟通

C. 性交前、中、后使用阴道润滑剂

D. 性交后卧床抬高臀部

E. 排卵期适当增加性交次数

【答案】 C

【考点】 不孕症的健康指导

【解析】 该患者身体健康、性生活正常，应注重心理护理，A、B 正确。性交后卧床抬高臀部，持续 20~30 分钟，使精子进入宫颈，D 正确。排卵期适当增加性交次数也可提高受孕率，E 正确。性交前、中、后使用阴道润滑剂或进行阴道灌洗会降低患者的受孕率，C 排除。故选 C。

第十九章　计划生育妇女的护理

考点直击

年份	分值	考点
2023	1	激素避孕的药物不良反应
2022	1	阴茎套避孕
2021	2	工具避孕；宫内节育器放置时间
2020	1	阴茎套避孕
2019	4	阴茎套避孕；人工流产术的并发症
2016	5	宫内节育器的用途、放置时间；人工流产术的并发症
2015	1	激素避孕的药物不良反应

考点集萃

第一节　避孕方法及护理

一、工具避孕（★★）（2021）

1. 阴茎套　也称避孕套，**产后哺乳者宜选用该法避孕，不哺乳者可采用药物避孕**（2019/2020/2022）。

2. 宫内节育器　**我国育龄妇女采用的主要避孕方法**（2013/2016）。

（1）可分为惰性和活性宫内节育器（金属铜、孕激素、药物等）。

（2）避孕原理：引起宫腔内局部炎性反应，炎症细胞因子毒杀胚泡；活性宫内节育器含金属铜可杀精；干扰受精卵着床。

（3）宫内节育器放置术

1）适应证：①已婚育龄期妇女无禁忌证，自愿要求放置者。②无相对禁忌证，要求紧急避孕或继续以**宫内节育器（IUD）**避孕者。

2）禁忌证：①妊娠或可疑妊娠。②月经过频、经量过多或不规则阴道流血。③生殖器官急、慢性炎症。④生殖器官肿瘤、子宫畸形。⑤人工流产术后子宫收缩不良，疑有妊娠组织残留或感染。⑥宫颈内口过松、重度宫颈裂伤或Ⅲ度子宫脱垂。⑦严重全身性疾患。⑧有铜过敏史者，禁止放置含铜 IUD。⑨宫腔<5.5cm 或>9.0cm 者。

3）**放置时间**（2016/2021）：①月经干净 3~7 日无性交。②产后 42 天恶露已净，会阴伤口愈合，子宫恢复正常。③人工流产后、中期妊娠引产术后 24 小时内或清宫术后（子宫收缩不良、出血多及感染者除外）。④剖宫产后半年放置。⑤含孕激素 IUD 在月经第 4~7 日放置。⑥自然流产于转经后放置，药物流产 2 次正常月经后放置。⑦哺乳期放置应先排除早孕。⑧性交后 5 日内放置为紧急避孕方法之一。

4）术前护理：向患者介绍宫内节育器放置术的目的、过程和避孕原理，使其理解并主动配合。

5）术后健康指导：①术后休息 3 天，避免重体力劳动 1 周。②**术后 2 周内禁止性生活及盆浴**，保持外阴清洁。③术后 3 个月每次行经或排便时注意有无节育器脱落。④节育器放置后 1、3、6、12 个月各复查 1 次，以后每年复查 1 次，直至取出。⑤术后可能有少量阴道流血及下腹不适，嘱若发热、下腹痛及阴道流血量多，持续时间大于 7 日应随时就诊。

易错知识梳理

性交后5日内放置宫内节育器，可做紧急避孕。

(4) 宫内节育器取出术

1) 适应证：①计划再生育者。②放置期限已满需要更换者。③改用其他避孕措施或绝育者。④因不良反应治疗无效或出现并发症者。⑤围绝经期停经1年内。⑥带器妊娠者。⑦确诊节育器嵌顿或异位者。⑧已无性生活不需再避孕者。

2) 取器时间：①**以月经干净3~7天为宜**。②子宫不规则出血或出血多者随时取出。③带器早期妊娠者于人工流产时取出。④带器异位妊娠者于术前行诊断性刮宫时或术后出院前取出。

3) 护理要点：①术后休息1天，**术后2周内禁止性生活和盆浴**，并保持外阴清洁。②协助妇女落实其他合适的避孕措施。

(5) 宫内节育器的不良反应：不规则阴道流血、腰腹酸胀感。

(6) 宫内节育器的并发症：感染、节育器嵌顿或断裂、节育器异位、节育器脱落、带器妊娠。

二、激素避孕（★★）

1. 短效口服避孕药

(1) 避孕原理：抑制排卵，改变子宫内膜形态及功能，改变子宫颈黏膜性状。

(2) 用药方法注意事项：①单相片。自月经周期第5天起，每晚1片，连服22天不间断。若**漏服必须于次日补服（2014）**。②三相片。模仿正常月经周期中内源性雌激素、孕激素水平变化，将一个周期服药天数分成3个阶段，每个阶段中雌激素、孕激素剂量均不相同，顺序服用，每日1片，共21日。

(3) **药物不良反应：类早孕反应、阴道不规则流血、月经过少或停经、色素沉着和体重增加等（2015/2023）**。

2. 长效口服避孕药　由长效雌激素和人工合成的孕激素配伍制成。

3. 长效避孕针　单纯孕激素类长效避孕针易并发月经紊乱，适用于哺乳期妇女避孕。

4. 速效避孕药　不受月经周期时间的限制。

三、其他避孕方法（★★）

1. 安全期避孕　根据妇女选择在月经周期中的不易受孕期内进行性交而达到避孕目的。安全期避孕法不十分可靠。

2. 紧急避孕。

3. 黄体生成激素释放激素类似物避孕。

第二节　终止妊娠方法及护理

一、早期妊娠终止方法及护理（★★）

避孕失败后妊娠早期的补救措施有药物流产和手术流产两种方法终止妊娠，统称人工流产。

1. 人工流产术　手术流产有负压吸引术（用于妊娠10周内）和钳刮术（妊娠10~14周）。

(1) 适应证：①**妊娠14周内（2010）**自愿要求终止妊娠而无禁忌证者。②因各种疾病不宜继续妊娠者。

(2) 禁忌证：①生殖器官急性炎症。②各种急性传染病或慢性传染病急性发作期。③**术前相隔4小时2次体温均在37.5℃以上者**。④严重的全身性疾病或全身状况不良而不耐受手术。

(3) 并发症及防治

1) **人工流产综合征：表现为心动过缓，心律不齐、血压下降、面色苍白、头晕、胸闷、大汗，甚至晕厥和抽搐（2016/2019）**。出现症状应立即停止手术，给予吸氧，一般能自行恢复，严重者可静脉注射阿托品0.5~1.0mg。

2）子宫穿孔：多见于哺乳期子宫、瘢痕子宫、子宫过度倾屈或畸形。手术时突然有无宫底感觉，或入宫腔深度明显超过原来测量的宫腔深度。**表现为术者探测宫腔有“无底”感（2016/2019）**。应立即停止手术，静脉滴注缩宫素和抗生素。

3）吸宫不全：手术流产常见并发症。**术后阴道流血超过10天，血量过多或流血停止后又有多量流血，可怀疑为吸宫不全（2016/2019）**。无感染者应行刮宫术。

4）漏吸或空吸：术中未能吸出胚胎或胎盘绒毛称为漏吸。应复查子宫，重新探查宫腔。误诊宫内妊娠而行人工流产负压吸引术称为空吸。

5）术中出血：扩张宫颈管后，注射缩宫素。

6）术后感染：表现为发热、下腹痛、白带混浊和不规则阴道流血。全身支持疗法，应用广谱抗生素。

7）羊水栓塞。

（4）护理要点

1）术前明确早期宫内妊娠诊断，协助医生核对手术适应证和禁忌证。

2）介绍手术过程及可能出现的情况，解除其思想顾虑。

3）术后受术者应在观察室卧床休息1~2小时

4）吸宫术后休息3周，钳刮术后休息4周。

5）嘱受术者保持外阴清洁，**1个月内禁止性生活**及盆浴，预防感染。

6）指导夫妇双方采用安全可靠的避孕措施。

2. 药物流产　**一般适用于妊娠49日以内者**。目前米非司酮与米索前列醇配伍为最佳方案。

二、中期妊娠终止方法及护理（★★）

包括依沙吖啶引产与水囊引产。

1. 适应证　①中期妊娠要求终止而无禁忌证者。②因患各种疾病，不宜继续妊娠者。③孕期接触导致胎儿致畸因素者。④因各种原因不愿继续妊娠者。

2. 禁忌证　①急性感染、慢性疾病急性发作和生殖期感染未愈者。②肝肾疾病、心脏病、高血压、血液病。③前置胎盘。④**术前相隔4小时2次体温均在37.5℃以上者**。

3. 术前护理　术前3天禁止性生活，每天冲洗阴道1次。

4. 术后护理　**术后6周内禁止性交及盆浴**。

第三节　女性绝育方法及护理

一、经腹输卵管结扎术

1. 适应证

（1）不愿生育、自愿接受绝育手术且无禁忌者。

（2）具有全身性疾病或遗传性疾病不宜生育者。

2. 禁忌证

（1）各种疾病急性期，腹部皮肤有感染灶或急性、慢性盆腔感染。

（2）24小时内2次测量体温>37.5℃。

（3）全身状况不良不能胜任手术者，如心力衰竭等。

（4）严重的神经官能症。

3. 手术时间选择

（1）非孕妇女应选择在**月经结束后3~4天**。

（2）人工流产术后。

（3）人工流产或分娩后宜在48小时内施术；剖宫产者实施同时即可做绝育术。

（4）哺乳期或闭经妇女应排除早孕后，再行手术。

4. 术后　告知受术者术后休息3~4周，**禁止性生活1个月**。

二、经腹腔镜输卵管绝育术

1. 禁忌证　腹腔粘连、心肺功能不全、膈疝等。
2. 术后护理　术后静卧数小时方可下床，密切观察体温，有无腹痛、出血。

基础巩固

1. 宫内节育器的放、取　月经后3~7天。
2. 经腹输卵管绝育术　月经后3~4天。
3. 禁止性生活或盆浴
（1）经腹输卵管绝育术后：2周。
（2）宫内节育器的放、取后：2周。
（3）人工流产术后：1个月。

实战演练

【A1型题】

1. 有关多种避孕方法的作用机制，不妥当的是
A. 抑制排卵　B. 输卵管阻塞
C. 阻止精子与卵子结合　D. 改变宫腔内环境
E. 阻止受精卵植入
【答案】 B
【考点】 避孕原理
【解析】 药物避孕是抑制排卵，故排除A。工具避孕的主要作用是改变宫腔的环境，影响精子运行，阻止精子与卵子结合，不适于受精卵的植入和发育，故排除C、D、E。输卵管堵塞是不孕症的常见原因，病理性多数由输卵管病变引起，最常见的是输卵管炎性病变，是由病原体感染引起。故选B。

2. 使用短效口服避孕药，开始服第1片的时间一般为
A. 月经来潮前第5天　B. 月经来潮的第5天
C. 月经来潮的第10天　D. 月经干净后第5天
E. 性生活前8小时
【答案】 B
【考点】 药物避孕
【解析】 短效口服避孕药从月经来潮的第5天起，每晚1片，连服22日，不能间断，若漏服应在12小时内补服1片。故选B。

3. 关于宫内节育器的放置时间，下列说法正确的是
A. 月经干净后10~14天
B. 人工流产术后符合条件者可立即放置
C. 产后30天
D. 剖宫产术后2个月
E. 哺乳期放置时间没有限制
【答案】 B
【考点】 宫内节育器的放置时间
【解析】 宫内节育器放置时间为：①月经干净3~7日无性交。②产后42天恶露已净，会阴伤口愈合，子宫恢复正常。③人工流产后、中期妊娠引产术后24小时内或清宫术后（子宫收缩不良、出血多及感染者除外）。④剖宫产后半年放置。⑤含孕激素IUD在月经第4~7日放置。⑥自然流产于转经后放置，药物流产2次正常月经后放置。⑦哺乳期放置应先排除早孕。⑧性交后5日内放置为紧急避孕方法之一。故选B。

4. 放置宫内节育器术中及术后的处理，错误的是
A. 术中随时观察受术者的情况
B. 嘱术者如有出血多、腹痛、发热等情况随时就诊
C. 术后休息3天
D. 1周内禁止性生活
E. 术后于1、3、6个月及1年，分别复查1次
【答案】 D
【考点】 放置宫内节育器注意事项
【解析】 术中随时观察受术者的情况，如有不适者就要停止操作，故不选A。术后休息3天，避免重体力劳动1周，术后禁止性生活2周，因此D说法错误。嘱术者如有出血多、腹痛、发热等情况随时就诊，节育器放置后1、3、6个月及1年，分别复查1次，以后每年复查1次，直至取出。故选D。

5. 育龄健康妇女服用短效口服避孕药的副反应不包括
A. 类早孕反应　B. 月经改变　C. 体重增加
D. 色素沉着　E. 腰酸、腹胀
【答案】 E

【考点】 短效口服避孕药的副反应

【解析】 短效口服避孕药的副反应包括类早孕反应、阴道流血、月经过少或停经、体重增加、色素沉着。但不会出现腰酸、腹胀的表现，E 错误。故选 E。

6. 我国育龄妇女主要的避孕方式是

A. 输卵管结扎术　B. 口服避孕药
C. 宫内节育器　D. 外用避孕药
E. 注射长效避孕针

【答案】 C

【考点】 避孕方法

【解析】 避孕是计划生育的重要组成部分，是指采用科学手段使妇女暂时不受孕，宫内节育器是一种安全、有效、简便、经济、可逆的避孕工具，为我国育龄妇女的主要避孕措施。故选 C。

【A2 型题】

7. 患者，女，46 岁。近来月经紊乱，咨询避孕措施，应指导其选用

A. 口服避孕药　B. 注射避孕针　C. 安全期避孕
D. 阴茎套　E. 宫内节育器

【答案】 D

【考点】 选用避孕的方法

【解析】 因为 40 岁以上的妇女卵巢功能衰退，本身就容易出现月经紊乱或闭经，服避孕药后更易引起月经紊乱（如不规则出血）或闭经，故不选 A、B。应该采用效果可靠的日常避孕方法，如阴茎套。月经紊乱时安全期不准确，故不选 C。放置宫内节育器会导致月经紊乱，故不选 E。故选 D。

8. 产妇，30 岁。自然分娩后半年，现哺乳，已行经，要求避孕。护士建议最适宜的避孕方式是

A. 安全期避孕　B. 带孕酮的宫内节育器
C. 安全套避孕　D. 宫内节育器
E. 口服避孕药

【答案】 D

【考点】 避孕方式的选择

【解析】 女性的安全期主要是根据排卵期、月经周期来计算的，但是并不是在安全期女性就不会怀孕，可能会有客观因素导致了怀孕甚至不孕，A 排除。带孕酮的宫内节育器和口服避孕药会造成产妇孕激素水平发生变化，会影响哺乳，B、E 排除。宫内节育器是一种放置在子宫腔内的避孕装置，节育环对全身干扰较少，作用于局部，取出后不影响生育，具有安全、有效、可逆、简便、经济等优点，常用于经产妇，D 正确。故选 D。

【B1 型题】

（9～11 题共用备选答案）

A. 吸宫不全　B. 术后感染　C. 子宫穿孔
D. 羊水栓塞　E. 人工流产综合征

9. 人工流产术中，受术者出现面色苍白、出汗、心率缓慢，应考虑为

【答案】 E

10. 人工流产术中，受术者感到下腹部撕裂样疼痛，术者探测宫腔有“无底”感觉，应考虑为

【答案】 C

11. 人工流产术后 2 周仍有阴道流血，量较多，应考虑为

【答案】 A

【考点】 人工流产术的并发症

【解析】 人工流产手术是妊娠早期用人工方法终止妊娠的手术，在施行人工流产手术中，有少数妇女出现恶心、呕吐、头晕、胸闷、气喘、面色苍白、大汗淋漓、四肢厥冷、血压下降、心律不齐等，严重者还可能出现晕厥、抽搐、休克等，提示出现人工流产综合征。故第 9 题选 E。如器械进入宫腔突然出现无底的感觉，或其深度明显超过检查时子宫的大小，常提示子宫穿孔。故第 10 题选 C。当人工流产术后，患者出现宫腔内部分妊娠组织物残留，术后出血超过 10 天，出血量过多或流血停止后又有多量流血时，应考虑吸宫不全的可能。故第 11 题选 A。

第二十章　妇女保健

考点集萃

一、妇女保健工作的目的和意义

妇女保健工作的目的在于降低孕产妇及围生儿死亡率，减少患病率和伤残率，控制某些疾病发生及性传播疾病的传播，促进妇女身心健康。妇女保健宗旨是维护和促进妇女身心健康，其意义在于提高民族综合素质，维护家庭幸福和后代健康，并促进计划生育基本国策的贯彻和落实。

二、妇女保健工作的组织机构及方法

1. 组织机构　卫生行政机构和专业机构。

2. 工作方法　①多部门协作，强调全社会参与和政府职责。②加强三级妇幼保健网的建设。③深入调查研究，制订切实可行的工作计划和防治措施。④开展社会宣传，普及卫生宣教。

三、妇女疾病普查普治及劳动保护（★★）

1. 育龄妇女每1~2年普查1次，中老年妇女以防癌为重点，早发现、早诊断及早治疗。针对普查结果，制订预防措施，降低发病率，提高治愈率，维护妇女健康。

2. 劳动保护

（1）月经期：女职工在月经期不得从事装卸、搬运等重体力劳动及高处、低温、冷水、野外作业及用纯苯作为溶剂而无防护措施的作业；不得从事连续负重（每小时负重次数在6次以上者）单次负重超过20kg，间断负重每次负重超过25kg的作业。

（2）孕期：在劳动时间进行产前检查，可按劳动工时计算；孕期不得加班、加点，妊娠满7个月后不得安排夜班劳动；不得从事工作中频繁弯腰、攀高、下蹲的作业；不允许在女职工怀孕期、产期、哺乳期降低基本工资或解除劳动合同。

（3）产期：女职工产假为98日，其中产前休息15日，难产增加产假15日，多胎生育每多生一个婴儿增加产假15日。

（4）哺乳期：哺乳时间为1年，每班工作应给予2次授乳时间，每次授乳时间，单胎为30分钟。

（5）围绝经期：围绝经期综合征者若治疗效果不佳，已不适应现任工作时，应暂时安排其他适宜的工作。

实战演练

【A1型题】

1. 有关妇女保健工作的意义，正确的是

A. 重点保护老年妇女的健康

B. 各机构都应定期开展妇女普查工作

C. 是我国的基本国策

D. 是我国卫生保健事业的重要组成部分

E. 每半年开展1次普查

【答案】 D

【考点】 妇女保健工作的意义

【解析】 妇女保健工作的意义在于其是我国卫生保健事业的重要组成部分，与临床医学、疾病预防控制构成我国医学卫生防病的基本体系，其宗旨是维护和促进妇女身心健康。故选D。

2. 有关我国妇女劳动保护的描述，不正确的是

A. 孕期不得加班

B. 不允许在女职工哺乳期解除劳动合同

C. 女职工劳动中单人最大负荷为50kg

D. 妊娠7个月前可以安排夜班劳动

E. 月经期不得从事冷水作业

【答案】 C

【考点】 妇女劳动保护规定

【解析】 我国妇女劳动保护规定：不允许在女职工怀孕期、产期、哺乳期降低基本工资或解除劳动合同。孕期不得加班、加点，妊娠满 7 个月后不得安排夜班劳动。不得从事连续负重单次负重超过 20kg、间断负重每次负重超过 25kg 的作业，C 不正确。月经期不得从事装卸、搬运等重体力劳动及高温、低温、冷水、野外作业及用纯苯作溶剂而无防护措施的作业。故选 C。

第二十一章　妇产科常用护理技术

考点直击

年份	分值	考点
2016	1	会阴热敷的面积

考点集萃

第一节　会阴擦洗

（一）目的（★★）

保持会阴及肛门清洁，促进舒适和伤口愈合，防止感染。

（二）物品准备

一次性会阴垫巾、中单、药液及会阴擦洗盘。

（三）操作方法（★★）

擦洗顺序：第1遍自上而下、自外向内。第2遍为自内向外，以伤口为中心向外擦洗。最后擦洗肛门。第3遍顺序同第2遍。

（四）护理措施（★★）

1. 擦洗时应注意观察会阴部及会阴伤口周围组织情况。
2. 伤口感染者最后擦洗，避免交叉感染。
3. 留置导尿管者，观察尿管是否通畅，避免脱落或打结。
4. 每日2次会阴擦洗，大便后应及时擦洗。

第二节　阴道灌洗

（一）目的（★★）

促进血液循环，减少阴道分泌物，缓解局部充血，控制和治疗炎症。

（二）物品准备

灌洗溶液、灌洗包、灌洗装置。

（三）操作方法（★★）

1. 解释操作方法及目的，取得配合，保护患者隐私。
2. 取膀胱截石位。
3. 按病情配制灌洗液500~1000ml，将灌洗筒挂于床旁上，排尽管内空气以备用。
4. 灌洗时先冲洗外阴部，用窥阴器暴露宫颈后冲洗子宫颈、阴道穹隆及阴道侧壁。冲洗中不停转动窥阴器。
5. 灌洗液约剩100ml时，夹住皮管，拔出灌洗头和窥阴器，再冲洗一次外阴，协助患者坐于便盆上，使阴道残留液体流出。

（四）护理措施（★★）

1. 灌洗筒与床沿的距离不超过70cm。
2. 灌洗液温度为41~43℃。

3. 动作轻柔，勿损伤阴道壁和宫颈组织。
4. 产后10天或妇产科手术2周后的患者，可行低位阴道灌洗。
5. 禁忌证 ①月经期、产后或人工流产术后子宫颈口未闭或有阴道流血患者。②宫颈癌患者有活动性出血者。

第三节 会阴热敷

（一）目的（★★）

促进局部血液循环，改善组织营养，加速组织再生和消炎、镇痛。常用于会阴水肿、血肿、伤口硬结及早期感染等患者。

（二）物品准备

热源、会阴擦洗盘。

（三）操作方法（★★）

1. 解释热敷原因及目的。
2. 取膀胱截石位。
3. 会阴擦洗，清洗伤口。
4. 热敷部位先涂薄层凡士林，盖上纱布，再将热敷溶液中的纱布敷上，外面加盖棉垫。
5. 每3~5分钟更换敷料1次，1次热敷15~30分钟。

（四）护理措施（★★）

1. 热敷的温度一般为41~46℃。
2. **热敷的面积应是病损范围的2倍（2016）**。
3. 观察患者的全身反应，防止烫伤。

基础巩固

1. 阴道灌洗液温度 41~43℃。
2. 会阴热敷温度 41~46℃。

第四节 阴道、宫颈上药

（一）目的（★★）

用于各种阴道炎、子宫颈炎或术后阴道残端炎症的治疗。

（二）物品准备

阴道灌洗用品、窥阴器、消毒干棉球、长镊子、药品。

（三）操作方法（★★）

1. 阴道后穹隆塞药 用于滴虫阴道炎、外阴阴道假丝酵母菌病、萎缩性阴道炎及慢性宫颈炎。指导患者于临睡前洗净双手或戴无菌手套，用一手示指将药片或栓剂向阴道后壁推进至示指完全伸入为止。

2. 局部用药

（1）非腐蚀性药物：①1%甲紫或大蒜液。适用于外阴阴道假丝酵母菌病的治疗。每天1次，7~10天为1疗程。②新霉素、氯霉素。急性或亚急性子宫颈炎或阴道炎。

（2）腐蚀性药物：①20%~50%硝酸银溶液。慢性宫颈炎颗粒增生型患者的治疗。每周1次，2~4次为1疗程。②20%或100%铬酸溶液。每20~30天上药1次，直至柱状上皮细胞移位面乳头完全光滑为止。

3. 宫颈棉球上药 适用于子宫颈亚急性或急性炎症伴有出血者。嘱患者于放药12~24小时后牵引棉球尾线自行取出。

4. 喷雾器上药 适用于非特异性阴道炎及萎缩性阴道炎患者。

（四）护理措施（★★）

1. 经期或子宫出血者不宜阴道给药。

2. 上非腐蚀性药物时，转动窥阴器使药物均匀涂在阴道四壁上。
3. 应用腐蚀性药物时，应保护好阴道壁及正常组织。
4. 未婚妇女上药时不用窥器。
5. 用药期间禁止性生活。

实战演练

【A1 型题】

1. 会阴热敷治疗时，热敷面积一般是病损范围的
   A. 相等大小 B. 1 倍大小 C. 2 倍大小
   D. 3 倍大小 E. 4 倍大小

【答案】 C

【考点】 会阴热敷的护理

【解析】 热敷可以促进炎症的消散和局限，减轻深部组织的充血，所以要求热敷的面积足够大可以完全盖住需要治疗的位置，2 倍病损大小的热敷面积可以充分发挥热敷的效果。故选 C。

2. 有关阴道、宫颈上药的方法，正确的是
   A. 可以直接将药片用手纳入阴道
   B. 用棉球填塞者必须嘱患者于放药后 12～24 小时取出棉球
   C. 指导患者用棉球涂擦宫颈表面
   D. 患者借用喷雾器自己将药物喷撒到病变部位
   E. 凡上药者必须进行会阴部准备

【答案】 B

【考点】 阴道、子宫颈上药的方法

【解析】 宫颈棉球上药后，嘱患者于放药 12～24 小时后牵拉棉球尾线自行取出。故选 B。

【A2 型题】

3. 患者，女，30 岁。自然分娩一女婴，产后 2 日护士发现会阴侧切口红肿，局部湿热敷宜选择的溶液是
   A. 75%乙醇 B. 5%碘伏
   C. 2%碘酊 D. 50%硫酸镁
   E. 1：5000 高锰酸钾

【答案】 D

【考点】 会阴伤口异常的护理措施

【解析】 会阴伤口异常的护理措施包括如下。①会阴部水肿的患者，可以用 50%硫酸镁湿热敷，产后 24 小时可以用红外线照射外阴。②会阴部小血肿者，24 小时可以湿热敷或者远红外线照射外阴，大的血肿应该配合医生切开处理。③会阴切口疼痛剧烈或者产妇有肛门坠胀感，应该及时报告给医生，排除阴道壁以及会阴部血肿。④会阴感染者应该提前拆线引流，并定时换药。故选 D。

第二十二章　妇产科诊疗及手术患者的护理

考点直击

年份	分值	考点
2021	2	巴氏5级分类法；宫腔镜检查
2016	2	会阴切开缝合术的护理措施

考点集萃

第一节　阴道及宫颈细胞学检查

（一）适应证（★★）

①卵巢功能检查。②宫颈癌的筛查：30岁以上已婚妇女应每年检查1次。③宫颈炎症需除外癌变者。④协助诊断阴道、子宫颈、子宫、输卵管等部位的肿瘤。⑤胎盘功能检查。

（二）禁忌证（★★）

生殖器急性炎症及月经期。

（三）操作方法

1. 阴道涂片　受检者取膀胱截石位。

（1）已婚妇女：用未涂润滑剂的阴道窥器扩张阴道，在阴道上1/3段侧壁刮取分泌物及浅层细胞。

（2）未婚妇女：将卷紧的无菌棉签浸湿后深入阴道上1/3段侧壁轻卷取细胞。

2. **宫颈刮片**　早期宫颈癌筛查的重要方法。宫颈外口鳞柱状上皮交接处为取材部位。

3. 宫颈管涂片　用于了解宫颈管内状况。

（四）检查结果及临床意义（★★）

1. 鳞状上皮细胞　上皮细胞分为底层、中层和表层。底层细胞百分率高称为左移，提示雌激素水平下降；表层细胞百分率高称为右移，提示雌激素水平升高。正常情况下，育龄妇女宫颈涂片中表层细胞居多，基本上无底层细胞。

2. TBS（the Bethesda system）分类法。①良性细胞学改变。②鳞状上皮细胞异常。③腺上皮细胞异常。④其他恶性肿瘤细胞。

（五）护理要点（★★）

1. 讲解细胞学检查知识，取得配合。

2. 受检者于检查前2天内禁止性交、行阴道检查及阴道内放置药物治疗。

3. 取标本时动作轻、准、稳。涂片须均匀，禁止来回涂抹，避免破坏细胞。涂片应做好标记。

4. 及时将病理报告结果告诉医生，以免延误治疗。

第二节　子宫颈活体组织检查

（一）适应证（★★）

①宫颈涂片检查怀疑有子宫颈癌者。②接触性阴道流血或绝经后出血者。③子宫炎症久治不愈、重度子宫糜烂及乳头增生伴有出血者。④慢性特异性炎症需明确诊断者。

（二）禁忌证（★★）

①生殖道急性或亚急性炎症。②妊娠期或月经期。③血液病有出血倾向。

（三）物品准备

阴道窥器，宫颈活检钳，无齿长镊，棉球，装有固定液（10%甲醛溶液）的标本瓶，病理检查申请单，无菌手套等。

（四）操作方法（★★）

1. 钳取法

（1）术前排空膀胱，取膀胱截石位。

（2）放置阴道窥器暴露宫颈。

（3）使用宫颈活检钳于宫颈外口鳞-柱交接处或特殊病变处钳取适当大小的组织。

（4）术后以带尾棉球或带尾纱布卷局部压迫止血。

2. 锥形切除术

（1）蛛网膜下腔或硬膜外麻醉下，患者取膀胱截石位。

（2）行导尿术，放置阴道窥器暴露宫颈，并消毒阴道和宫颈。

（3）宫颈钳夹住前唇，于病灶外 0.5cm 处，用尖刀做环形切口。按不同手术指征，可深入宫颈管 1~2cm。

（4）用 10%甲醛固定标本。

（五）护理要点（★★）

1. 告知患者手术目的、过程及注意事项，减轻内心恐惧。
2. 嘱患者 24 小时后自行取出带尾棉球或带尾纱布卷，保持会阴清洁。
3. 遵医嘱给予抗生素，预防感染。
4. 术后 1 个月内禁止性生活及盆浴；注意观察阴道流血情况，出血过多应及时就诊。

第三节　诊断性刮宫术

刮取子宫内膜组织和内膜病灶行病理检查，作出病理学诊断，称诊断性刮宫术又称诊刮。

（一）适应证

①子宫异常出血或阴道排液需证实或排除子宫内膜癌或其他病变。②无排卵性功能失调性子宫出血或怀疑子宫性闭经需在月经周期后半期了解子宫内膜改变。③不孕症，需了解有无排卵及子宫内膜病变。④疑有宫腔内组织残留致长期多量出血时，刮宫有助于诊断，也可止血。

（二）禁忌证

①急性阴道炎、急性宫颈炎、急性或亚急性附件炎。②术前体温>37.5℃。

（三）物品准备

刮宫包等。

（四）护理措施

1. 术前介绍诊断性刮宫的目的及过程。做好输血、输液准备，防止出血、穿孔和感染等主要并发症。
2. 告诉患者术前 5 天禁止性生活。不孕者，在月经前期或月经来潮 12 小时内刮宫。
3. 术中密切观察病情变化，协助医生观察并挑选出可疑组织，及时送检。
4. 保持外阴部清洁，术后 2 周内禁止性生活及盆浴。
5. 术后 1 周复查并了解检查结果。

第四节　输卵管畅通术

（一）适应证

①女性不孕症。②评价输卵管绝育术、输卵管再通术或输卵管成形术的效果评价。③输卵管黏膜轻度粘连者。

（二）禁忌证

①生殖器官急性炎症或慢性炎症急性或亚急性发作。②月经期或不规则阴道流血。③具有严重的全身性疾病。④碘过敏者。

（三）护理措施

1. 术前3天禁止性生活，检查时间在月经干净后3~7天。
2. 输卵管行造影术前，询问患者过敏史，进行碘过敏试验。
3. 术前解释手术目的、方法及注意事项，取得患者配合。
4. 术中应缓慢推注液体，防止输卵管受损伤。观察受检者反应，若有异常，及时处理。
5. 术后患者取头低臀高位。
6. 预防感染，遵医嘱给予抗生素。术后2周禁止盆浴和性生活。

第五节　阴道后穹隆穿刺术

（一）目的

协助诊断异位妊娠引起的内出血，盆腔内积脓和积液。

（二）适应证

1. 盆腔内积液、积脓者，行穿刺引流，局部注入抗生素。
2. 怀疑腹腔内出血。

（三）护理措施

1. 术中密切观察患者生命体征变化。
2. 穿刺时注意进针方向和深度，避免损伤直肠和子宫。
3. 抽出血液，出现凝集为血管内血液，未凝集为腹腔内血液。
4. 术后嘱患者半卧位休息，保持外阴部清洁，注意观察阴道流血情况。

第六节　内镜检查术

一、阴道镜检查

（一）适应证

宫颈刮片细胞学检查巴氏Ⅲ级；肉眼观察宫颈可疑癌变者。

（二）护理措施

1. 检查前48小时内禁止性交、阴道冲洗及阴道检查。
2. 检查前排尿，取膀胱截石位。
3. 阴道窥器无须涂抹润滑剂，避免影响检查结果。
4. 备齐用物，配合医生调整光源。

二、宫腔镜检查

（一）适应证

异常子宫出血，反复流产者、不孕症以及怀疑宫腔粘连者，宫内节育器的定位和取出。

（二）禁忌证

急性及亚急性生殖道炎症，有子宫穿孔或近期子宫手术史者，严重心肺功能不全或血液疾患者。

（三）护理措施

1. 检查时间最好为**月经干净 1 周内**（2021）。
2. 检查前排尿，取膀胱截石位。
3. 术后按医嘱应用抗生素 3~5 天，注意观察并记录生命体征，有无腹痛。
4. 保持会阴部清洁，术后 2 周禁止性交及盆浴。

三、腹腔镜检查

（一）适应证

①确诊子宫内膜异位症的金标准方法。②不明原因的急、慢性腹痛和盆腔痛。③不孕症。④评价恶性肿瘤术后或化疗后的效果。

（二）禁忌证

严重心肺疾患者，盆腔肿块超过脐水平者，凝血功能障碍者，腹腔内广泛粘连者。

（三）并发症

大出血；脏器损伤；皮下气肿；其他如穿刺口不愈合或穿刺口痛。

（四）护理措施

1. 术前准备

（1）解释手术目的及注意事项，评估患者状况。

（2）术前留置导尿管，取**头低臀高位**。

2. 术中配合　观察生命体征的变化，如有异常，立刻处理。

3. 术后护理

（1）密切观察生命体征的变化，拔出导尿管。

（2）术后卧床休息半小时。

（3）观察穿刺口有无渗出液，鼓励下床活动。术后 2 周禁止性交。

（4）遵医嘱应用抗生素。

第七节　会阴切开缝合术

（一）适应证（★★）

①初产妇需行产钳术、胎头吸引术、臀位助产术。②子宫收缩乏力，第二产程延长。③因异常需缩短第二产程者。④预防早产儿颅内出血。

（二）护理措施（★★）

1. 解释会阴切开的目的，取得产妇配合。
2. 观察产程进展，掌握会阴切开时机。
3. 保持外阴部清洁干燥，取健侧卧位，术后 3 日内每日会阴冲洗 2 次，排便后及时清洗会阴。
4. 观察会阴切口有无渗血、红肿、硬结及脓性分泌物，出现异常及时汇报医生。会阴切口肿胀疼痛时，用**50%硫酸镁溶液湿热敷或 95%乙醇湿敷**（2016）。
5. **术后 3~5 日可拆线**（2016）。

第八节　胎头吸引术

（一）适应证

1. 需缩短第二产程者，如患有心脏病、子痫前期的患者。
2. 子宫收缩乏力致第二产程延长或胎头拨露达半小时仍不能娩出胎儿者。
3. 有剖宫产史或子宫有瘢痕，不宜过分屏气加压者。

（二）禁忌证

1. 不能或不宜经阴道分娩者，如严重头盆不称、面先露、产道阻塞、尿瘘修补术后等。

2. 胎膜未破或宫口未开全者。
3. 胎头位置未达阴道口者。

（三）护理措施

1. 术前讲解手术目的及方法，取得配合。
2. 牵拉胎头吸引器前，检查吸引器有无漏气。负压在200~300mmHg，不宜过大也不宜过小。牵引过程如发生滑脱，可重新放置，但不应超过2次。
3. 牵引时间以20分钟内结束分娩为宜。
4. 术后检查软产道，有撕裂伤应立即缝合。
5. 新生儿护理　①观察新生儿头皮产瘤大小、位置，有无头皮血肿及头皮损伤的发生。②注意观察新生儿面色之反应、肌张力等，做好新生儿抢救准备。③新生儿静卧24小时，避免搬动，3天内禁止洗头。④肌内注射维生素K_1，预防出血。

第九节　人工剥离胎盘术

（一）适应证（★★）

1. 胎儿娩出后10~30分钟，胎盘尚未娩出者。
2. 胎儿娩出后，胎盘部分剥离致大量出血者。

（二）护理措施（★★）

1. 术前讲解手术目的，做好输液及输血准备。
2. 严密观察产妇生命体征的变化。
3. 严格执行无菌操作，动作轻柔，不可多次进出。
4. 术后注意观察子宫收缩及阴道流血，宫缩不佳时可按医嘱注射缩宫素。
5. 检查取出的胎盘、胎膜是否完整。
6. 术后观察有无发热及异常阴道分泌物，按医嘱给予抗生素。

第十节　产　钳　术

（一）适应证

①同“本章第八节胎头吸引术”。②臀位分娩时胎头娩出困难者。③胎头吸引术失败而胎儿存活者。④剖宫产胎头娩出困难者。

（二）禁忌证

1. 同“本章第八节胎头吸引术”。
2. 胎头颅骨最低点在坐骨棘水平或在坐骨棘以上，有明显头盆不称者。
3. 确定为死胎、胎儿畸形者，应做穿颅术，防止损伤产道。

（三）护理措施

1. 术前明确胎位，备好器械。指导产妇正确运用腹压。
2. 严密观察产妇宫缩及胎心变化；根据需要给产妇吸氧或补充能量。
3. 术后检查新生儿有无产伤，观察产妇宫缩、阴道流血、会阴切口及排尿等情况。

第十一节　剖　宫　产　术

（一）适应证（★★）

1. 骨盆狭窄或畸形骨盆，产道阻塞者。
2. 子宫收缩乏力，发生滞产经处理无效者。
3. 妊娠合并心脏病、重度子痫前期及子痫、胎盘早剥、前置胎盘者。
4. 巨大胎儿、过期妊娠儿、早产儿、胎儿窘迫、异常胎位者。

（二）手术方式（★★）

子宫下段剖宫产术、子宫体部剖宫产术、腹膜外剖宫产术、新式剖宫产术。

（三）麻醉方式（★★）

以连续硬膜外麻醉为主。

（四）护理措施（★★）

1. 术前护理

（1）讲解剖宫产术的目的、方法及注意事项，做好术前准备。

（2）常规留置导尿管，做好输血准备。

（3）观察并记录胎心音。

2. 术中配合 取侧斜仰卧位。术中密切观察产妇生命体征的变化。

3. 术后护理

（1）产后24小时取半卧位，便于恶露排出。

（2）术后24小时拔尿管后早期下床活动，鼓励产妇深呼吸。

（3）根据肠道功能恢复状况，指导产妇进食。

（4）按医嘱给予抗生素预防感染。

（5）保持外阴部清洁；术后6周禁止性生活，避孕2年。产后42天返院复查。

实战演练

【A1型题】

1. 正常会阴侧切切口拆线时间为产后

A. 1~2天 B. 2~3天 C. 3~5天

D. 5~6天 E. 7天

【答案】 C

【考点】 会阴切口的拆线时间

【解析】 一般情况下，会阴侧切口的缝合线一般在产后3~5天后拆线，因为会阴部位的特殊生理部位（离肛门较近），加上产后恶露，容易导致感染，应注意会阴部位清洁卫生，勤换会阴垫，保持会阴部位干燥，以利于侧切口的愈合。故选C。

2. 会阴侧切术用品中，哪项不需要

A. 有齿镊 B. 无齿镊 C. 持针器

D. 手术刀 E. 止血钳

【答案】 D

【考点】 会阴切开缝合术的护理

【解析】 麻醉生效后，术者于宫缩时以左手中、示指伸入阴道内，撑起左侧阴道壁起到引导剪开方向并保护胎头不受损伤。右手用钝头直剪自会阴后联合中线向左侧45°~60°方向切开会阴，切口长3~5cm。切开后用纱布压迫止血，必要时钳夹结扎止血。可见手术刀是不需要的物品。故选D。

3. 关于会阴切开缝合术的术后护理，不妥的是

A. 大便后应擦洗外阴

B. 每日用苯扎溴铵棉球擦洗外阴2次

C. 有红肿者可用95%乙醇湿敷

D. 伤口化脓要延期拆线

E. 伤口正常3~5日拆线

【答案】 D

【考点】 会阴切开缝合术的术后护理

【解析】 术后嘱产妇右侧卧位，及时更换会阴垫，每日进行会阴冲洗2次，排便后及时清洗会阴。会阴切口肿胀伴明显疼痛时，用50%硫酸镁溶液湿热敷或95%乙醇湿敷。会阴后-侧切伤口于术后第5日拆线，正中切开于术后第3日拆线。伤口化脓者应提前拆线。故选D。

4. 下列属于剖宫产术禁忌证的是

A. 重型胎盘早剥 B. 部分性前置胎盘

C. 头盆不称 D. 死胎

E. 胎儿窘迫

【答案】 D

【考点】 剖宫产术禁忌证

【解析】 死胎及胎儿畸形不应行剖宫产术终止妊娠。故选D。

【A2型题】

5. 初产妇，第1胎。妊娠38周住院待产期间，突然发现胎心率为180次/分，经处理无好转，拟紧急行剖宫产术。术前准备正确的是

A. 情况紧急，不必备皮 B. 能排尿者不必插尿管

C. 常规注射吗啡　　D. 常规复查胎心音

E. 术前立即灌肠 1 次

【答案】 D

【考点】 剖宫产术的术前准备

【解析】 做好备皮、药物敏感试验等准备。术日晨禁饮食，留置导尿管。观察并记录胎心变化，做好新生儿保暖和抢救工作，如氧气、急救药品等。故选 D。

【B1 型题】

（6~8 题共用备选答案）

A. 3 日拆线　　B. 4 日拆线　　C. 5 日拆线

D. 7 日拆线　　E. 提前拆线

6. 正常会阴后-侧切口

【答案】 C

7. 会阴切口有感染者

【答案】 E

8. 剖宫产术后

【答案】 D

【考点】 会阴切口的拆线时间

【解析】 会阴伤口感染者，应提前拆线引流，并定时换药。故第 7 题选 E。会阴后-侧切伤口于术后第 5 日拆线，会阴正中切开于术后第 3 天拆线。故第 6 题选 C。剖宫产术后腹部切口缝线一般术后 7 日拆除。故第 8 题选 D。

第五部分　儿科护理学

第一章　绪　　论

考点集萃

第一节　儿科护理学的任务和范围（★★）

1. 任务　从体格、智能、行为和社会等各方面来研究和保护小儿，对小儿提供综合性、广泛性的护理。
2. 范围　包括儿童生长发育正常小儿身心方面的保健、小儿疾病的预防与护理。

第二节　儿科护士的角色与素质要求（★★）

一、儿科护士的角色

1. **专业照护者**　最重要的角色是提供直接的照护以满足小儿身心 2 方面的需要。
2. 护理计划者　收集资料，找出健康问题，制订护理计划。
3. 健康教育者　解释疾病治疗和护理过程，向家长宣传育儿知识。
4. 健康协调者　联系并协调与有关人员及机构的相互关系。
5. 健康协调者　通过解答问题、提供治疗信息、给予健康指导等，澄清小儿及其家长对疾病和与健康有关问题的疑惑。
6. 儿童及其家庭代言人　护士是小儿及其家庭权益的维护者，有责任解释并维护小儿及其家庭的权益不受侵犯或损害。
7. 护理研究者　积极进行护理研究工作，发展护理新技术，指导、改进护理工作。

名师点拨：儿科护士的角色与一般护士的角色没有什么区别。

二、素质要求

1. 思想道德素质　爱护小儿，有高度的责任感和同情心；诚实的品格、较高的慎独修养。
2. 科学文化素质　具备一定的文化素养和自然科学、社会科学、人文科学等多学科知识。
3. 专业素质　合理的知识结构及系统完整的专业理论知识和较强的实践技能；敏锐的观察力和综合分析判断能力；护理教育和护理科研能力。
4. 身体心理素质　健康的心理，乐观、开朗、稳定的情绪，宽容豁达的胸怀；较强的适应能力，良好的忍耐力及自我控制力；强烈的进取心；具有建立良好人际关系的能力。

实战演练

【A1 型题】

不属于儿科护士的角色的是

A. 专业照护者　　B. 健康教育者
C. 护理研究者　　D. 儿童及其家庭代言人
E. 疾病诊断者

【答案】 E
【考点】 儿科护士的角色
【解析】 疾病诊断是医生的角色，护士的功能不包括疾病诊断。故选 E。

第二章　小儿保健

考点直击

年份	分值	考点
2023	2	小儿体重；平衡和大运动
2022	2	新生儿期；围生期
2021	4	新生儿期、婴儿期、幼儿期；小儿体重
2020	4	小儿抬头、独坐时间；小儿动作的发展；辅食添加
2019	5	新生儿期；辅食添加；儿童计划免疫程序
2018	4	学龄前期；小儿胸围、囟门；添加辅食顺序
2017	4	新生儿期、婴儿期；小儿抬头、独坐时间
2016	4	小儿头围；添加辅食顺序；儿童计划免疫程序
2015	3	小儿体重、发育阶段；儿童计划免疫程序

考点集萃

第一节　小儿年龄阶段的划分及各期特点（★★★）

1. 胎儿期　从受精卵形成至胎儿娩出为胎儿期，共 40 周。

2. 新生儿期　**自胎儿娩出脐带结扎至生后 28 日称新生儿期（2017/2021/2022）。胎龄满 28 周至出生后 7 足日称围生期（2019/2022）**。该期小儿死亡率最高。**新生儿保健重点应在生后 1 周内（2013）**。

3. 婴儿期　**出生后到 1 周岁为婴儿期（2017/2021）**。此期生长发育最旺盛，易发生消化功能紊乱、感染性疾病。

4. 幼儿期　自满 1 周岁到 3 周岁为**幼儿期（2021）**。注意防止发生意外创伤和中毒。

5. 学龄前期　**满 3 周岁到 6~7 岁为学龄前期（2018）**。小儿好奇、爱问、爱模仿，具有较大的可塑性。

6. 学龄期　自 6~7 岁到进入青春期前为学龄期。可接受系统科学文化教育。

7. 青春期　以性发育为标志进入青春期，一般女孩从 11~12 岁开始到 17~18 岁，男孩从 13~15 岁开始到 19~21 岁。

名师点拨：女孩的青春期以月经初潮为标志。

第二节　生长发育

一、小儿生长发育的规律（★★★）（2013）

1. 生长发育的**连续性和阶段性**　第 1 年为生后的第 1 个生长高峰；之后减慢，至青春期又迅速加快，出现第 2 个生长高峰。

2. 各系统器官发育的**不平衡性** 神经系统发育较早，生殖系统发育最晚，淋巴系统在儿童期迅速生长。

3. 生长发育的**顺序性** 生长发育通常遵循**由上到下、由近到远、由粗到细、由低级到高级、由简单到复杂**（2010）的顺序或规律。

4. 生长发育的**个体差异**。

名师点拨：婴儿期为小儿生长发育的第 1 个生长高峰，青春期为第 2 个生长高峰。

二、小儿生长发育的影响因素（★★★）

遗传因素和外界环境因素是影响小儿生长发育的 2 个最基本因素。

三、小儿体格生长常用指标及意义（★★★）

1. 体重 **反映儿童体格生长，尤其是营养状况的重要指标**（2015/2021）。**计算公式**（2023）见图 5-2-1。

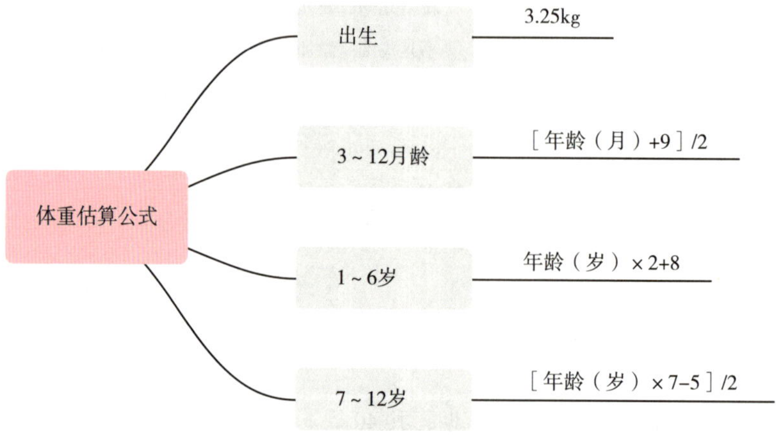

图 5-2-1 体重计算公式

2. 身高 反映骨骼发育的重要标志。计算公式见图 5-2-2。

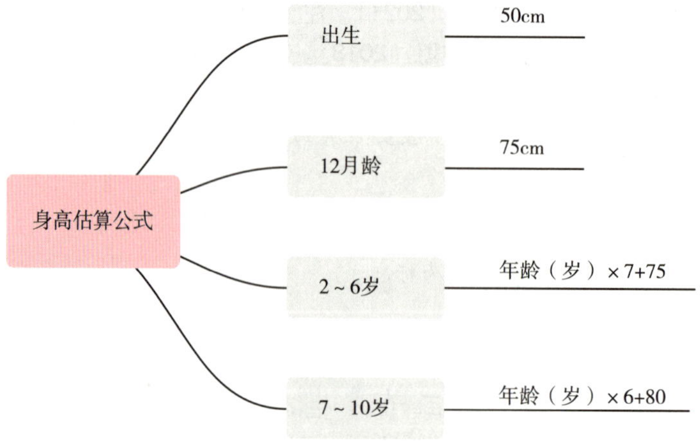

图 5-2-2 身高计算公式

3. 坐高 代表头颅与脊柱的发育。

4. 头围　头围测量在2岁前最有价值。1岁内，前3个月和后9个月增长6~7cm。较小的头围提示脑发育不良，头围增长过快提示脑积水。头围增长规律见表5-2-1。

表5-2-1　头围增长规律

年龄	头围	年龄	头围
出生时	33~34cm	5岁	50~51cm
1岁	46cm	15岁	54~58cm（接近成人头围）
2岁	**47~49cm（2016）**		

5. 胸围　出生时胸围比头围小1~2cm，**在32~33cm。1岁时胸围约等于头围（2014/2018）**。

易错知识梳理

出生时胸围小于头围。1岁至青春前期，胸围（cm）约为头围（cm）+［年龄（岁）-1］。

6. 上臂围　指沿肩峰与尺骨鹰嘴连线中点的水平绕上臂一周的长度，常用以评估儿童营养状况。评估标准为：>13.5cm为营养良好；12.5~13.5cm为营养中等；<12.5cm为营养不良。

7. 牙齿　乳牙（20颗）、恒牙（28~32颗）。生后4~10个月乳牙开始萌出，**2岁以内乳牙的数目约为月龄减4~6（2013）**。6岁左右萌出第1颗恒磨牙，12岁萌出第2颗恒磨牙。

8. **囟门**　出生时前囟为1.5~2.0cm，**1~1岁半时应闭合（2011），2岁时96%的儿童前囟闭合（2018）**。前囟过小或早闭见于小头畸形；迟闭、过大见于佝偻病、先天性甲状腺功能减低症等疾病；饱满常提示颅内压增高，见于脑积水、脑瘤、脑出血等疾病；凹陷则见于极度消瘦或脱水者。

名师点拨：13个月未萌出乳牙者为乳牙萌出延迟，1岁半时前囟应闭合。

四、小儿感觉运动功能的发育（★★）

1. 感知的发育

（1）视感知的发育：新生儿已有视觉感应功能，瞳孔有对光反应。2个月起可协调地注视物体；3~4个月时喜看自己的手，头眼协调较好；6~7个月出现眼手协调动作；8~9个月时开始出现视深度的感觉，能看到小物体；18个月时能区别各种形状；2岁时可区别垂直线和横线；5岁时能区别颜色；6岁时视深度充分发育。

（2）听感知的发育：1个月时能分辨“吧”和“啪”的声音；3~4个月时头可转向声源（定向反应）。6个月时能区别父母声音，唤其名有应答表示；7~9个月时能确定声源；1岁时听懂自己名字；2岁时能听懂简单吩咐；4岁时听觉发育完善。

（3）味觉和嗅觉的发育：3~4个月时能区别好闻和难闻的气味；4~5个月的婴儿对食物味道的轻微改变已很敏感。

（4）皮肤感觉的发育：新生儿触觉以眼、口周、手掌、足底等部位最为敏感；痛觉较迟钝；温度觉灵敏，冷的刺激比热的刺激更能引起明显的反应2~3岁时小儿通过接触能区分物体的软、硬、冷、热等属性；5~6岁时能分辨体积相同而重量不同的物体。

（5）知觉发育：1岁末开始有空间和时间知觉的萌芽；3岁能辨上下；4岁辨前后；5岁开始辨别以自身为中心的左右。4~5岁时已有时间的概念。

2. **平衡和大运动（2023）**

（1）抬头：**3个月时抬头较稳（2010/2017/2020）**；4个月时抬头很稳并能自由转动。

（2）翻身：1~2 个月婴儿可伸展脊柱从侧卧位到仰卧位。4~5 个月可较有意识地以身体为一体从侧卧位到仰卧位，但无身体转动。5~6 个月可由仰卧位翻至侧卧位，或从俯卧位翻至仰卧位。7~8 个月可有意从仰卧位翻至俯卧位，再从俯卧位翻至仰卧位。

（3）坐：5 个月时靠着坐时腰能伸直；**6 个月时能双手向前撑住独坐（2017/2020）**；8~9 个月时能坐稳并能左右转身。

（4）匍匐、爬：7~8 个月时已能用手支撑胸腹；8~9 个月时可用上肢向前爬；12 个月左右爬时手膝并用；18 个月时可爬上台阶。

（5）站、走、跳：5~6 个月扶立时双下肢可负重，并能上下跳动；8~9 个月时可扶站片刻；10 个月左右能扶走；11 个月时能独站片刻；15 个月时可独自走稳；18 个月时已能跑及倒退走；2 岁时能并足跳；2 岁半时能独足跳 1~2 次；3 岁时双足交替走下楼梯；5 岁时能跳绳。

名师点拨：**小儿动作的发展为二抬四翻六会坐，七滚八爬周会走（2020）**。

3. 细动作　3~4 个月时握持反射消失；6~8 个月时能独自摇摆或玩弄小物体；9~10 个月时可用拇指、示指取物；12~18 个月时学会用匙，乱涂画；18 个月时能叠 2~3 块方积木；2 岁时可叠 6~7 块方积木，一页一页翻书，能握杯喝水；3 岁时在帮助下会穿衣服，临摹简单图形；4 岁时能自己脱、穿简单衣服；5 岁时能学习写字。

基础巩固

1. 体重　是反映儿童营养状况的最易取得的敏感指标，是儿科临床计算药量、输液量等的重要依据。
2. 身高　是反映骨骼发育的重要指标。

第三节　小儿心理发展

一、语言的发展（★★）

1. 发音阶段　婴儿 1~2 个月开始发喉音，3~4 个月发“啊”“伊”“呜”等元音，6 个月时出现辅音，**7~8 个月能发“爸爸”“妈妈”等语音（2015）**，8~9 个月时喜欢模仿成人的口唇动作练习发音。
2. 理解语言阶段　9 个月左右的婴儿已能听懂简单的词意。10 个月左右的婴儿已能有意识地叫“爸爸”“妈妈”。
3. 表达语言阶段　1 岁开始会说单词，先会用名词，从讲简单句发展为复杂句。

二、情感的发展（★★）

6 个月后小儿能辨认陌生人时逐渐产生对母亲的依恋及分离性焦虑，9~12 个月时依恋达高峰。

名师点拨：小儿的自我概念的形成时期是学龄前期。

第四节　小儿的营养与喂养

一、小儿能量与营养素的需要

（一）能量的需要

正常小儿在 5 个方面需要能量的供应：基础代谢、食物的热效应、活动消耗、生长发育和排泄。小儿总需能量：小于 6 月龄婴儿能量平均需要量为 90kcal/kg，7~12 月龄为 80kcal/kg，以后每增加 3 岁约减去 10kca1/kg，15 岁时为 60kcal/kg。

（二）营养素的需要

1. 宏量营养素 ①蛋白质所供能量约占每日总能量的8%～15%。②脂肪：婴儿期脂肪所提供的能量占每日总能量的45%（35%～50%）。③碳水化合物：所产生的能量占总能量的50%～65%。

2. 微量营养素

（1）维生素：分为**脂溶性（A、D、E、K）与水溶性（B族和C）**两大类。

名师点拨：新生儿口服维生素D的时间为出生2周后。

（2）矿物质：常量元素和微量元素。每日膳食需要量在100mg以上者为常量元素，体内除氢、氧、氮、碳四种基本元素外，钙、磷、镁、钠、钾、氯、硫亦为常量元素。碘、锌、硒、铜、钼、铬、钴、铁8种元素为人体必需微量元素。

（3）水：**婴儿每日需150ml/kg**，以后每3岁约减少25ml/kg，至成人每日需40～45ml/kg。

（4）膳食纤维：纤维素可吸收水分，使粪便体积增加，促进排便。

二、婴儿喂养（★★★）

（一）母乳喂养

1. 乳汁成分

（1）蛋白质：母乳中含有较多的乳清蛋白。乳清蛋白在婴儿胃内形成细小凝块，有利于消化。含有较多的必需氨基酸，能促进神经系统和视网膜的发育。

（2）脂肪：脂肪颗粒小，含有脂肪酶，易消化吸收。

（3）糖类：母乳90%的糖类为乙型乳糖，有利于脑的发育。

（4）矿物质：含量较低。

（5）免疫因子：含较多免疫因子。初乳中的分泌型IgA可保护呼吸道及消化道，防止病原微生物入侵。

（6）酶：含较多淀粉酶、乳脂酶等消化酶，有助消化。

产后7天以内的乳汁称为初乳；7～15天的乳汁为过渡乳；15天以后的乳汁为成熟乳。初乳量少，内含脂肪较少而以免疫球蛋白为主的蛋白质多；其他营养素如维生素A、牛磺酸和矿物质等均较丰富，有利于新生儿及婴儿的生长，提高抗感染能力。

2. 母乳喂养的优点 ①**满足营养需求**。②**增进身体健康**。③**喂哺方便易行**。④**促进情感交流**。⑤**利于母亲恢复，促进子宫收缩**。

3. 母乳喂养的护理

（1）鼓励母乳喂养：宣传母乳喂养的优点，从妊娠期开始直至整个哺乳期，都应鼓励母亲增加其哺乳的信心，提高喂养能力。

（2）维护乳母健康。

（3）指导正确哺乳

1）**正常新生儿生后半小时内即可哺乳**。出生2周后口服维生素D。

2）哺喂前先做好清洁准备，清洁乳头。每次哺乳前轻轻按摩乳房以刺激泌乳反射。一般母亲采取坐位，一手怀抱婴儿，使其头、肩部枕于母亲哺乳侧肘弯部；另一手拇指和其余4指分别放在乳房上、下方，手掌托住乳房，将整个乳头和大部分乳晕置入婴儿口中。两侧乳房先后交替进行哺乳，每次尽量使一侧乳房排空后再换另一侧。每次喂后将婴儿直立抱起，头部靠在母亲肩上，轻拍其背部，使空气排出，然后**保持右侧卧位**，以防呕吐。

3）婴儿满月之前，提倡按需哺乳，以促进乳汁分泌。随婴儿成长，吸入的奶量增多，可采取按时喂养。

4）乳母感染HIV或患有重症心、肾等疾病时不宜哺喂。

5）世界卫生组织建议母乳喂养至2岁。

名师点拨：婴儿喂养的最佳食品是母乳。

（二）部分母乳喂养

1. 补授法　每次先喂母乳，将两侧乳房吸空后，再根据小儿需要补充代乳品。

2. 代授法　指用代乳品1次或数次代替母乳的方法。

（三）人工喂养

以配方奶或其他代乳品完全替代母乳喂养的方法。用于4~6个月以内的婴儿由于各种原因不能进行母乳喂养时。

1. 牛乳　人工喂养时常用牛乳，但成分不适合婴儿。具有以下特点。

（1）蛋白质含量高，以酪氨酸为主，不易消化。

（2）乳糖含量低于母乳，主要是甲型乳糖，利于大肠埃希菌生长。

（3）脂肪颗粒大，且缺乏脂肪酶不易消化；不饱和脂肪酸（亚麻酸仅2%）明显低于母乳（8%）。

（4）含矿物质高，增加婴儿肾脏负荷，尤其磷含量高，影响钙的吸收。

（5）含有β乳白蛋白和牛乳清白蛋白，可致某些婴儿过敏、腹泻。

（6）最大缺点是缺乏免疫物质。

2. 配方奶　营养成分接近母乳，但缺乏免疫活性物质和酶。在不能母乳喂养时首选配方奶。

（四）婴儿食物的转化

1. 添加目的　①补充乳类营养的不足。②利于食物性状的转换，为断乳打下良好的基础。③促进小儿生长发育。

2. 添加原则

（1）添加方式：根据小儿营养需要及消化能力逐渐增加，当小儿适应一种食品后再增加一种，**从少到多，从稀到稠，从细到粗，逐步过渡到固体食物（2011/2019）**。

名师点拨：婴儿添加辅食的年龄是4个月以上。

（2）添加时机：天气炎热或患病期间应减少辅食量或暂不添加辅食。

（3）食物质量：添加的食品应单独制作，不以成人食物代替辅食。

3. 换乳期食物的引入　见表5-2-2。

表5-2-2　换乳期食物的引入

月龄	食物形状	引入的食物	餐数		进食技能
			主餐	辅餐	
4~6个月	泥状食物	含铁配方米粉、配方奶、**蛋黄**（2010/2011/2014/2016/2018/2020）、菜泥、水果泥	6次奶（断夜间奶）	逐渐加至1次	用勺喂
7~9个月	末状食物	**粥、烂面、烤馒头片、饼干、鱼、全蛋、肝泥、肉末**（2016）	4次奶	1餐饭，1次水果	学用杯
10~12个月	碎食物	厚粥、软饭、面条、馒头、碎肉、碎菜、豆制品、带馅食品等	3次奶	2餐饭，1次水果	抓食，断奶瓶，自用勺

三、儿童、少年膳食安排

1. 幼儿膳食　食物应细、软、碎，易于咀嚼。培养良好的进餐习惯和独立进食的能力。

2. 学龄前小儿　饮食与成人相近，避免挑食、偏食和多吃零食。

3. 学龄儿　应含足够蛋白质尤其是动物蛋白，早餐保证较高营养价值。

4. 青春期　各种营养素如蛋白质、维生素及总能量的需要量增加。女孩因月经来潮，应供给足够的铁剂。

第五节 预防接种（★★★）

一、预防接种的准备及注意事项

1. 环境准备 光线明亮，温度适宜；准备接种及急救物品。
2. 心理准备 做好解释工作，消除家长和儿童的紧张、恐惧心理；接种不宜空腹进行。
3. 严格掌握禁忌证。发热者推迟接种。
4. 严格执行免疫程序，交代接种后的注意事项及处理措施。
5. 严格执行查对制度及无菌操作原则。接种活疫苗如卡介苗、脊髓灰质炎疫苗、麻腮风三联疫苗时，只用75%乙醇消毒；抽吸后如有剩余药液放置不能超过2小时；接种后剩余活菌苗应烧毁。
6. 其他

（1）2个月以上婴儿接种卡介苗前应做PPD试验，阴性者才能接种。

（2）脊髓灰质炎疫苗冷开水送服，且服用后1小时内禁热饮。

（3）接种麻疹疫苗前1个月及接种后2周避免使用胎盘球蛋白、丙种球蛋白制剂。

名师点拨：新生儿应接种乙肝疫苗和卡介苗。

二、预防接种的反应及处理

1. 一般反应 在24小时内出现，主要表现为发热和局部红肿、疼痛，可伴有食欲减退、全身不适等。一般持续2~3天自行消退，无须特殊处理，适当休息，多饮水即可。

2. 异常反应 极少数儿童可能出现**晕针**、**过敏性休克**、**过敏性皮疹**等。一旦发生，应立即抢救或治疗。

3. 偶合症 是指受种者正处于某种疾病的潜伏期，或者存在尚未发现的基础疾病，接种后巧合发病。

三、免疫程序

见表5-2-3。

表5-2-3 儿童计划免疫程序（2015/2019）

疫苗	接种年龄	途径
乙肝疫苗	出生时，1、6月龄	肌内注射
卡介苗	**出生时（2019）**	**皮内注射（2016/2019）**
脊灰灭活疫苗	2、3月龄	肌内注射
脊灰减毒活疫苗	4月龄、4岁	口服
百白破疫苗	3、4、5月龄，18月龄	肌内注射
白破疫苗	6岁	肌内注射
麻腮风疫苗	8、18月龄	皮下注射
乙脑减毒活疫苗	8月龄、2岁	皮下注射
乙脑灭活疫苗	8月龄、2岁、6岁	肌内注射
A群流脑多糖疫苗	6、9月龄	皮下注射
A群C群流脑多糖疫苗	3岁、6岁	皮下注射
甲肝减毒活疫苗	18月龄	皮下注射

续　表

疫苗	接种年龄	途径
甲肝灭活疫苗	18 月龄、2 岁	肌内注射

注：采用乙脑、甲肝不同类型疫苗接种时，接种途径、剂次均不一样。

实战演练

【A1 型题】

1. 新生儿期是指
   A. 从出生到生后满 30 天
   B. 从断脐到生后满 28 天
   C. 从出生到生后满 2 周
   D. 从妊娠 28 周到生后 2 周
   E. 从妊娠 28 周到生后 1 周

【答案】 B

【考点】 新生儿期的概念

【解析】 新生儿期指自胎儿娩出后脐带结扎至生后 28 天，该期不仅发病率高，死亡率也高。故选 B。

2. 我国对围生期的规定是
   A. 从妊娠满 28 周（即胎儿体重≥1000g 或身长≥35cm）至产后 1 周
   B. 从妊娠满 20 周（即胎儿体重≥500g 或身长≥25cm）至产后 4 周
   C. 从妊娠满 28 周（即胎儿体重≥1000g 或身长≥35cm）至产后 4 周
   D. 从胚胎形成至产后 1 周
   E. 从胚胎形成至产后 4 周

【答案】 A

【考点】 产前护理评估

【解析】 围生期是指妊娠满 28 周（胎儿体重≥1000g 或身长≥35cm）至产后 7 足日。故选 A。

3. 儿童 5 岁时的体重按公式粗略估计为
   A. 13kg　　B. 14kg　　C. 15.5kg
   D. 16kg　　E. 18kg

【答案】 E

【考点】 青春期前的体重估算公式

【解析】 儿童体重增长为非匀速增长，当无条件测量体重时，为便于计算儿童药量和液体量，可用公式简单估算体重。已知该儿童为 5 岁，则其体重（kg）= 5（年龄）×2+8 = 18kg。故选 E。

4. 有关小儿前囟的描述，下列错误的是
   A. 出生时为 1.5~2.5cm（两对边中点连线）
   B. 生后数月随头围增大而略增大
   C. 2 岁时大部分的儿童前囟闭合
   D. 前囟闭合过迟见于头小畸形
   E. 前囟饱满、紧张、隆起、表示颅内压增高

【答案】 D

【考点】 体格生长发育的常用指标

【解析】 前囟出生时为 1.5~2.5cm（两对边中点连线），生后数月随头围增大而略增大，2 岁时 96%的儿童前囟闭合；前囟闭合过早或过小见于头小畸形；迟闭或过大见于佝偻病、先天性甲状腺功能减低症或脑积水患儿；前囟饱满、紧张、隆起则表示颅内压增高，而前囟凹陷见于脱水或极度消瘦者。故选 D。

5. 最能反映小儿体格生长，尤其营养状况的指标是
   A. 身长　　B. 头围　　C. 体重
   D. 胸围　　E. 皮下脂肪

【答案】 C

【考点】 儿童体格生长常用指标

【解析】 体重是身体各器官、组织及体液的总重量。因体脂和体液变化较大，体重在体格生长指标中最易波动，是反映儿童体格生长，尤其是营养状况的最易获得的敏感指标，也是儿科临床计算药量、输液量等的重要依据。故选 C。

6. 大多数婴儿会叫“爸爸”“妈妈”的时期是
   A. 3~4 个月　　B. 5~6 个月　　C. 7~8 个月
   D. 10~12 个月　　E. 1.5 岁

【答案】 C

【考点】 儿童的语言发育

【解析】 语言是人类特有的高级神经活动，与智能关系密切，儿童语言发育是儿童全面发育的标志。新生儿已会哭叫，婴儿 3~4 个月时咿呀发音，7~8 个月能发“爸爸”“妈妈”等语音。故选 C。

7. 有关新生儿时期保健重点，错误的是
   A. 建立家访制度
   B. 生后 1 个月访视 2~3 次
   C. 早产儿应保暖

D. 访视中进行全面体格检查
E. 进行生长发育监测

【答案】 E

【考点】 小儿年龄分期及各期特点

【解析】 新生儿时期保健重点包括建立家访制度，生后1个月访视2~3次，早产儿应保暖，访视中进行全面体格检查。因此，A、B、C、D是正确的。在小儿的整个生长过程中，均需进行生长发育监测，但它不属于新生儿期的重点保健措施。故选E。

8. 小儿头围与胸围几乎相等的月龄是
A. 8个月　B. 10个月　C. 18个月
D. 12个月　E. 6个月

【答案】 D

【考点】 小儿的生长发育

【解析】 出生时胸围比头围小1~2cm，为32~33cm。1岁时胸围约等于头围，出现头围、胸围生长曲线交叉。1岁至青春前期胸围发育开始超过头围的厘米数，约等于儿童年龄（岁）减1。故选D。

9. 6个月以内小儿最理想的食品是
A. 母乳　B. 牛乳　C. 羊乳
D. 全脂奶粉　E. 乳儿糕

【答案】 A

【考点】 母乳喂养

【解析】 正常足月儿生后母乳喂养开始时间是应尽早开始，一般生后0.5小时即可哺母乳，以促进乳汁分泌，并防止低血糖。6个月以内小儿最理想的食品是母乳。故选A。

10. 小儿断奶时间一般不超过
A. 10个月　B. 12个月　C. 16个月
D. 18个月　E. 24个月

【答案】 E

【考点】 婴儿喂养

【解析】 当母乳的质量不能完全满足小儿生长发育的需要，同时婴儿消化吸收功能也逐步适应非流质食物，可自4~5个月添加辅食，以补充小儿营养所需，又为断乳做准备。要逐渐减少次数，使母子双方在生理、心理做好准备。若遇夏季或婴儿体弱多病时，也可推迟断乳时间。但一般不超过2岁。故选E。

11. 下列辅食可用于7个月小儿的是
A. 碎肉和菜汤　B. 烂面和鸡蛋
C. 面条和青菜汤　D. 带馅的食品
E. 碎肉和饼干

【答案】 B

【考点】 辅助食品的添加

【解析】 7~9个月时，婴儿的乳牙已萌出，消化功能进一步成熟，可添加烂粥、烂面、碎菜、肉末、鱼泥、肝泥、全蛋等食品。故选B。

12. 下列疫苗需要皮内注射的是
A. 卡介苗
B. 乙肝疫苗
C. 脊髓灰质炎减毒活疫苗
D. 百白破缓和制剂
E. 麻疹减毒活疫苗

【答案】 A

【考点】 疫苗的注射方式

【解析】 卡介苗常在上臂外侧三角肌中部附着处皮内注射；乙肝疫苗在上臂外侧三角肌中部肌内注射；脊髓灰质炎减毒活疫苗常口服；百白破缓和制剂经上臂外侧三角肌附着处或臀部肌内注射；麻疹减毒活疫苗在上臂外侧三角肌下缘附着处皮下注射。故选A。

13. 正常情况下，7个月的小儿尚未接种过的疫苗是
A. 卡介苗　B. 麻腮风疫苗
C. 脊髓灰质炎疫苗　D. 乙肝疫苗
E. 百白破疫苗

【答案】 B

【考点】 儿童计划免疫程序

【解析】 预防接种是儿童计划免疫的核心，一般小儿在出生时即要接种乙肝疫苗和卡介苗，A、D排除。脊髓灰质炎疫苗是在2、3、4月龄及4周岁时接种，C排除。百白破疫苗是在3、4、5月龄及18月龄时接种，E排除。麻腮风疫苗在8月龄时接种。故选B。

【A2型题】

14. 患儿，女，7岁。平日身体健康，接种疫苗30分钟后，面色苍白，四肢湿冷，呼吸困难，此女婴可能发生了
A. 晕针　B. 低血糖　C. 过敏性休克
D. 过敏性皮炎　E. 感染中毒型休克

【答案】 C

【考点】 预防接种的不良反应

【解析】 晕针是指在针刺过程中患者突然发生头晕、目眩、心悸、恶心，甚至晕厥的现象，A排除。低血糖表现为心悸、乏力、出汗、饥饿感、面色苍白、震颤、恶心、呕吐等，B排除。过敏性休克一般于注射免疫制剂后数秒或数分钟内发生，表现为烦躁不安、四肢湿冷、呼吸困难、脉细速、恶心呕吐、面色苍白、口周发绀、惊厥、大小便失禁以至昏迷。

根据题意可知该患者是发生了过敏性休克，C 正确。过敏性皮疹以荨麻疹最多见，一般于接种后几小时至几天内出现，D 排除。故选 C。

【B1 型题】

（15~17 题共用备选答案）

A. 1~3 个月　B. 3~4 个月　C. 4~6 个月

D. 7~9 个月　E. 10~12 个月

15. 添加鱼肝油的月龄是

【答案】 A

16. 添加蛋黄的月龄是

【答案】 C

17. 添加肉末的月龄是

【答案】 D

【考点】 辅食添加的顺序

【解析】 1~3 个月的婴儿可适量添加水果汁、菜汤和鱼肝油，可补充维生素 A、维生素 C、维生素 D 和矿物质，故第 15 题选 A。4~6 个月的婴儿可适量添加米汤、米糊、稀粥、蛋黄、鱼泥、豆腐、动物血等，故第 16 题选 C。7~9 个月的婴儿可适量添加粥、烂面、饼干、蛋、鱼、肝泥、肉末，故第 17 题选D。

第三章　新生儿及患病新生儿的护理

考点直击

年份	分值	考点
2023	3	乳腺肿大；假月经；早产儿的呼吸特点
2022	7	生理性黄疸；假月经；新生儿窒息的原因；新生儿破伤风的治疗；新生儿肺透明膜病的治疗；新生儿肺炎的治疗；Apgar 评分
2021	3	假月经；新生儿窒息的护理措施；轻度新生儿缺氧缺血性脑病的症状
2020	3	低出生体重儿；生理性黄疸；假月经
2019	5	正常新生儿的胎粪；"马牙" 和 "螳螂嘴"；Apgar 评分；生理性黄疸；新生儿肺透明膜病的发病机制
2018	5	早产儿的体温；新生儿窒息的护理措施；生理性黄疸；新生儿寒冷损伤综合征的病因、护理措施
2017	6	早产儿；假月经；Apgar 评分；新生儿窒息的护理措施
2016	4	"马牙" 和 "螳螂嘴"；新生儿窒息的护理措施；新生儿败血症的治疗要点；新生儿破伤风的病因
2015	8	低出生体重儿；假月经；Apgar 评分；新生儿窒息的护理措施；新生儿寒冷损伤综合征的临床表现、治疗要点；新生儿破伤风的临床表现

考点集萃

第一节　概述（★★★）

从脐带结扎至生后满 28 天称为新生儿期，该阶段的小儿称为**新生儿**。目前我国将围生期定义为从妊娠 28 周至生后 1 周。新生儿分类有以下几种。

一、根据胎龄分类

1. **足月儿**　胎龄**满 37 周至未满 42 周**的新生儿。
2. **早产儿　胎龄未满 37 周的新生儿（2017）**。
3. 过期产儿　胎龄≥42 周的新生儿。

二、根据出生体重分类

出生体重指出生 1 小时内的体重。

1. **正常出生体重儿**　指出生体重为 **2500~4000g** 的新生儿。
2. **低出生体重儿（2011/2015/2020）**　指出生体重<**2500g** 者。其中，体重<1500g 者又称极低出生体重儿；体重<1000g 者又称为超低出生体重儿。
3. **巨大儿**　指出生体重>**4000g** 者，包括正常和有疾病者。

名师点拨：正常足月儿是指胎龄>37 周并<42 周，出生体重在 2.5~4.0kg，无畸形或疾病的新生儿。

第二节　足月新生儿的特点及护理

正常足月儿是指胎龄满 37~42 周出生，出生体重在 2500~4000g，无任何畸形和疾病的活产婴儿。

一、正常新生儿的特点（★★★）

1. 外观特点　哭声响亮，肌肉有一定张力，四肢屈曲，皮肤红润，胎毛少，耳壳软骨发育好，指（趾）甲达到或超过指（趾）端，乳晕清楚，乳头突起，乳房可扪到结节，整个足底有较深的足纹，男婴睾丸下降，女婴大阴唇覆盖小阴唇。

2. 呼吸系统　新生儿第一次吸气后肺泡张开。呼吸节律常不规则，频率较快，40 次/分左右。**以腹式呼吸为主。**

3. 循环系统　心率波动较大，100~150 次/分，血压平均为 70/50mmHg。

4. 消化系统　足月儿吞咽功能已完善，但**食管下端括约肌松弛，胃呈水平位，幽门括约肌较发达，易发生溢乳和呕吐**。淀粉酶至出生后 4 个月才达到成人水平。生后 24 小时开始排胎粪，2~3 天内排完。**胎粪呈墨绿色（2019）**。若超过 24 小时还未见胎粪排出，应检查是否为肛门闭锁及其他消化道畸形。

5. 血液系统　足月儿刚出生时白细胞数较高，第 3 天开始下降。胎儿凝血因子活性低，故生后常规注射维生素 K_1。

6. 泌尿系统　足月儿生后 24 小时内排尿。如生后 48 小时无尿，需检查原因。

7. 神经系统　新生儿脑相对较大，重 300~400g，占体重 10%~20%。足月儿出生时已具有原始的神经反射，如觅食反射、吸吮反射、握持反射、拥抱反射和交叉伸腿反射。

8. 免疫系统　胎儿可从母体通过胎盘得到免疫球蛋白 IgG，因此对麻疹等有免疫力而不易感染；而免疫球蛋白 IgA 和 IgM 则不能通过胎盘传给新生儿，因此新生儿易患呼吸道、消化道感染和大肠埃希菌、金黄色葡萄球菌败血症。

9. 体温调节　新生儿体温调节功能差。皮下脂肪较薄，体表面积相对较大，容易散热；产热主要依靠棕色脂肪的代谢。

二、新生儿的特殊生理状态（★★）（2010）

1. 生理性体重下降　新生儿初生数日内，出现体重下降，但一般不超过 10%。生后 10 天左右恢复到出生时体重。

2. **生理性黄疸（2020）**　生后**生后 2~3 日**出现，4~5 日最重，足月儿最迟 2 周内，早产儿可延迟到 3~4 周消退。

3. **乳腺肿大（2023）　生后第 3~5 天，一般生后 2~3 周内消退**。

4. **假月经（2015）**　有些女婴**生后 5~7 天**阴道可见血性分泌物，**持续 1 周。是出生后母体雌激素影响中断所致（2017/2020/2021/2022/2023）**，一般不必处理。

5. “马牙”和“螳螂嘴”　**不需处理（2013/2016/2019）**。

> 名师点拨：新生儿的正常生理状态有生理性体重下降、生理性黄疸、假月经、乳腺肿大、马牙、螳螂嘴、粟粒疹。

三、新生儿的护理（★★★）

1. 新生儿室条件　保持**室温在 22~24℃，相对湿度在 55%~65%（2010）**。

2. 保持呼吸道通畅　在新生儿开始呼吸前应清除口、鼻部的黏液及羊水，以免引起吸入性肺炎。仰卧时避免颈部前屈或过度后仰，俯卧时头侧向一侧。经常检查鼻孔是否通畅，清除鼻孔内分泌物。

3. 维持体温稳定　保暖方法有戴帽、母体胸前怀抱，应用热水袋、婴儿暖箱等。

4. 预防感染 接触新生儿前后勤洗手，避免交叉感染。保持脐部清洁干燥，每日检查脐部，并持皮肤清洁和促进血液循环。检查脐带、皮肤完整性及有无肛旁脓肿等情况，每次大便后用温水清洗会阴及臀部，以防尿布性皮炎。

5. 皮肤护理 每日沐浴1次。

6. 喂养 出生后尽早开奶，鼓励按需哺乳。无法母乳喂养者先试喂5%~10%葡萄糖液10ml。口腔护理每日1~2次。

7. 预防接种 生后当日接种卡介苗；出生1日、1个月、6个月时，各注射乙肝疫苗1次。

8. 新生儿筛查 一般在婴儿生后3天采取足跟血的纸片法进行，筛查先天性甲状腺功能减退症、苯丙酮尿症和半乳糖症，某些省份加查葡萄糖-6-磷酸脱氢酶缺乏症等。

第三节 早产儿的特点及护理

一、早产儿的特点（★★★）

1. 外观特点 体重低于2500g，身长不到47cm，哭声轻，颈肌软弱，四肢肌张力低下，皮肤红嫩，胎毛多，耳壳软，指（趾）甲未达指（趾）端，乳晕不清，足底纹少，男婴睾丸未降或未完全下降，女婴大阴唇不能盖住小阴唇。

2. 呼吸系统 **呼吸中枢发育不成熟（2023）**，呼吸浅表而不规则，常出现呼吸暂停现象。早产儿的肺发育不成熟，表面活性物质缺乏，易发生肺透明膜病。有宫内窘迫史的早产儿，易发生吸入性肺炎。

3. 循环系统 心率快，血压较足月儿低，部分可伴有动脉导管未闭。

4. 消化系统 胃贲门括约肌松、容量小，易发生胃食管反流和溢乳。早产儿的胎粪形成较少和肠蠕动乏力，易发生胎粪延迟排出。

5. 血液系统 血小板数量较足月儿略低，贫血常见；更易发生出血、贫血和佝偻病。

6. 泌尿系统 肾脏浓缩功能更差，排钠分数高，易产生低钠血症。葡萄糖阈值低，易发生糖尿。碳酸氢根阈值低、肾小管排酸能力差，在用普通牛奶人工喂养时，可发生晚期代谢性酸中毒。

7. 神经系统 胎龄越小，反射越差。早产儿易发生缺氧，导致缺氧缺血性脑病。

8. 免疫系统 屏障功能弱，体液及细胞免疫功能均很不完善，IgG和补体水平较足月儿更低，极易发生各种感染。

9. 体温 **早产儿体温调节功能更差，棕色脂肪少（2018）**，而体表面积相对大，皮下脂肪少，易散热，汗腺发育不成熟和缺乏寒冷发抖反应。早产儿的体温随环境温度而变，易发生硬肿症。

二、早产儿的护理（★★★）（2014）

1. 维持体温稳定 一般体重小于2000g者，应尽早置婴儿暖箱保暖。体重大于2000g在箱外保暖者，应给予戴帽保暖。**维持室温在24~26℃、相对湿度在55%~65%（2010）**。

> 名师点拨：早产儿病室温度应维持在24~26℃，新生儿室温应在22~24℃，分娩室室温应在26~28℃，新生儿沐浴时室温应在26~28℃。

2. 保持呼吸道通畅 缺氧者给予吸氧，**维持动脉血氧分压50~70mmHg为宜**。

3. 合理喂养

（1）开奶时间：尽早开奶，以防止低血糖。

（2）喂奶量：以不引起胃内潴留为原则。

（3）喂养方式：首选母乳喂养，无法母乳喂养者以早产儿配方奶为宜。

（4）喂养方式：吸吮能力差和吞咽不协调者可予管饲喂养。能量不足者以静脉高营养补充。

（5）记录：准确记录24小时出入量。

4. 预防出血 连续肌注维生素K_1 3日。

5. 预防感染　加强口腔、皮肤及脐部的护理，制订严密消毒隔离制度。

6. 密切观察病情。

7. 发展性照顾　尽量减少不良刺激，调暗灯光或用毯子遮盖暖箱，用长条毛巾或柔软物品围绕小儿似鸟巢状，并提供非营养性吸吮，保持安静，集中操作。

第四节　新生儿窒息

详见第四部分第六章第二节“新生儿窒息的护理”。

第五节　新生儿缺氧缺血性脑病

新生儿缺氧缺血性脑病是由于各种围生期因素引起的新生儿脑缺血缺氧而导致的脑损伤。

一、病因及发病机制（★★★）

围生期窒息是最主要的病因，出生后心肺疾病也可导致。

二、临床表现（★★★）

常见的主要表现为意识改变及肌张力变化。临床根据病情不同分为轻、中、重度（表5-3-1）。

表 5-3-1　新生儿缺氧缺血性脑病分度

	轻度	中度	重度
意识状态	兴奋、激惹	嗜睡	昏迷
肌张力	正常	降低	低下
呼吸	平稳	出现呼吸暂停	反复呼吸暂停
惊厥	不出现	可出现	频繁
瞳孔及对光反射	正常	缩小、迟钝	不等大，差
拥抱反射	活跃	减弱	消失
前囟张力	正常	正常或稍高	明显增高

易错知识梳理

轻度新生儿缺氧缺血性脑病的症状一般在生后24小时内明显（2021），3日内逐渐消失，脑电图正常，影像学诊断可无阳性表现。

三、辅助检查

实验室检查；脑电图；头颅B超、CT及MRI。

四、治疗要点（★★）

本病以支持疗法、控制惊厥和**治疗脑水肿（呋塞米静推、亚低温治疗）（2010）**为主。

1. 支持疗法　供氧、纠正酸中毒、维持血压、维持血糖、补液。

2. **控制惊厥**　首选苯巴比妥。

3. 治疗脑水肿　呋塞米静推或20%甘露醇静注。

4. 亚低温治疗　人工诱导使体温下降2～4℃，减少脑组织的基础代谢。应用于发病6小时内，持续48～72小时。

名师点拨：小儿惊厥首选地西泮；新生儿缺血缺氧性脑病首选苯巴比妥；子痫前期或子痫发作首选硫酸镁控制抽搐。

五、护理措施（★★★）

1. 保持呼吸道通畅，监测生命体征，合理喂养，早期康复干预。

2. **亚低温治疗**的护理　①降温：体温降至35.5℃时开启体部保暖。脑温下降至34℃时间应控制在30~90分钟。②维持：体温在35.5℃。③**复温**：宜缓慢，时间>5小时，保证体温上升速度<0.5℃/h。④监测：持续心电监测、肛温监测。出现心率过缓或心律失常，及时通知医生。

名师点拨：新生儿缺血缺氧性脑病时复温<0.5℃/h。

第六节　新生儿颅内出血

一、病因及发病机制（★★★）

毛细血管发育不成熟的**32周以下的早产儿**；产伤；缺氧缺血窒息等。

二、临床表现（★★★）

颅内出血的症状和体征与出血部位及出血量有关。一般生后1~2天内出现。常见症状如下。

1. **意识形态改变**　如激惹、过度兴奋或表情淡漠、嗜睡、昏迷等。
2. 眼症状　如凝视、斜视、眼球上转困难、眼震颤等。
3. 颅内压增高表现　如脑性尖叫、前囟隆起、惊厥等。
4. 呼吸改变　出现增快、减慢、不规则或暂停等。
5. 肌张力改变　早期增高以后减低。
6. 瞳孔　不对称，对光反应差。
7. 其他　黄疸和贫血。

三、辅助检查

脑脊液检查、CT和B超等有助于诊断和判断预后。

名师点拨：新生儿颅内出血脑脊液的特点是急性期为均匀血性和皱缩红细胞，蛋白含量明显增高。

四、治疗要点（★★）

止血、镇静、解痉、降低颅内压、应用脑代谢激活剂、外科处理。

五、护理措施（★★★）

1. 密切观察病情，监测生命体征。
2. **保持绝对静卧，抬高头部15°~30°（2011）**，减少噪声。尽量减少对患儿移动和刺激、减少反复穿刺，防止加重颅内出血。

3. 保持呼吸通畅，合理用氧。

4. 维持体温稳定。

5. 健康教育。鼓励家长坚持治疗和随访，发现有后遗症时，尽早进行功能训练和智力开发。

第七节　新生儿黄疸

新生儿黄疸是胆红素（大部分为未结合胆红素）在体内积聚而引起，表现为皮肤、巩膜、黏膜及其他组织和体液发生黄染。

一、新生儿胆红素代谢特点（★★★）

1. 胆红素生成较多　其原因：①红细胞相对过多、破坏亦多。②胎儿形成胆红素的周期缩短。③其他来源的胆红素生成多。

2. 运转胆红素的能力不足　刚娩出的新生儿常有不同程度的酸中毒，影响血中胆红素与白蛋白的联结，使运送胆红素的能力不足。

3. 肝功能发育未完善。

4. 肠肝循环的特性　初生婴儿的肠道内细菌量少，不能将肠道内的胆红素还原成粪胆原、尿胆原；肠腔内葡萄糖醛酸酶活性较高，能将结合胆红素水解成葡萄糖醛酸及未结合胆红素，后者又被肠吸收经门脉而达肝脏。

二、新生儿黄疸分类（★★★）

新生儿黄疸可分为**生理性黄疸**和**病理性黄疸** 2 种（表 5-3-2），重者可导致胆红素脑病。

表 5-3-2　新生儿黄疸分类

	生理性黄疸	病理性黄疸
出现时间	足月儿：生后 2～3 天；早产儿：生后 3～5 天	生后 24 小时内
消退时间	足月儿：不超过 2 周；早产儿：延迟到 3～4 周	足月儿：大于 2 周；早产儿：大于 4 周
血清胆红素程度	足月儿<221μmol/L；早产儿<256μmol/L	>221μmol/L
每日胆红素升高	<85μmol/L	>85μmol/L
结合胆红素	<34μmol/L	>34μmol/L
退而复现	无	有

三、临床表现（★★★）

1. **生理性黄疸　足月儿出生后 2～3 天出现黄疸（2018/2022），4～5 天达高峰，5～7 天消退（2018）；早产儿多于生后 3～5 天出现，5～7 天达高峰，7～9 天消退，最长可延迟至 3～4 周（2019）。**

2. **病理性黄疸（2010）**　黄疸在**出生后 24 小时内**出现，并迅速加重；黄疸持续时间长，退而复现。

3. 胆红素脑病（核黄疸）　表现为反应低下、吸吮力弱，之后出现发热、抽搐、肌张力增高、呼吸不规则等。

四、新生儿病理性黄疸的常见疾病（★★）

1. 新生儿溶血症

（1）ABO 血型不合：多为母亲 O 型，婴儿 A 型或 B 型。

（2）Rh 血型不合：具有 D 抗原者称 Rh 阳性，反之为阴性。主要发生在 Rh 阴性孕妇，Rh 阳性胎儿。Rh

溶血病一般不会在第一胎发生，症状随胎次增多而越来越严重。**Rh溶血者大多在24小时内出现黄疸并迅速加重（2010）**。

2. **母乳性黄疸**　特点是非溶血性未结合胆红素增高，常与生理性黄疸重叠且持续不退，血清胆红素可高达342μmol/L，婴儿一般状态良好，**一般于母乳喂养后4~5日出现黄疸，持续升高，4~12周后下降**，无引起黄疸的其他病因可发现。停止母乳喂养后3日，如黄疸下降即可确定诊断。

3. **胆道闭锁**　多在出生后2周开始出现黄疸并呈进行性加重；粪色由浅黄转为白色，肝进行性增大，边硬而光滑；肝功能改变以结合胆红素增高为主。

4. **新生儿肝炎（2010）**　**生后2~3周或更晚出现黄疸，病重时粪便色浅或灰白**，尿色深黄，患儿可有食欲缺乏、呕吐、肝轻至中度增大。

五、辅助检查

1. **血清总胆红素浓度>221μmol/L，血清结合胆红素浓度>34.2μmol/L（2011）**。
2. 肝功能检查。
3. 溶血者血型检测可见母子血型不合，红细胞、血红蛋白降低及网织红细胞、有核红细胞增多。

六、治疗要点（★★）

1. 找出病因，治疗基础疾病。
2. 降低血清胆红素，给予蓝光疗法，尽早喂养以诱导正常菌群的建立。

> 名师点拨：采用蓝光疗法时，要注意保护眼及男婴阴囊。

3. 保护肝脏，不用对肝脏有损害及可能引起溶血、黄疸的药物。
4. 控制感染、注意保暖、供给营养、及时纠正酸中毒和缺氧。
5. 适当用酶诱导剂、输血浆和白蛋白，降低游离胆红素。

> 名师点拨：红细胞G-6-PD缺陷者忌食蚕豆。黄疸患儿衣物保管时勿放樟脑丸。

七、护理措施（★★★）

1. 观察病情，做好相关护理。
2. 提早喂养，诱导正常菌群的建立，减少肠肝循环；保持大便通畅。
3. 根据不同补液内容调节相应的速度，切忌快速输入高渗性药物。
4. 健康教育使家长了解病情，取得家长的配合；若为母乳性黄疸，嘱可继续母乳喂养，如吃母乳后仍出现黄疸，可改为隔次母乳喂养逐步过渡到正常母乳喂养。

第八节　新生儿肺透明膜病

新生儿肺透明膜病又称新生儿呼吸窘迫综合征，多见于早产儿，由于缺乏肺表面活性物质所致。临床表现为出生后不久出现**进行性加重的呼吸窘迫和呼吸衰竭**。

一、病因及发病机制（★★★）

缺乏肺表面活性物质所致（2019）。围生期窒息，低体温，各种原因所致的胎儿血流量减少，均可诱发新生儿肺透明膜病。

二、临床表现（★★★）

在生后6小时内出现**呼吸困难，呈进行性加重**，表现为发绀，呼气性呻吟，呼吸浅表、节律不整，吸气时胸廓凹陷，出现鼻扇，肌张力低下，呼吸暂停甚至出现呼吸衰竭。

三、辅助检查（2010）

1. 血气分析　PaO_2下降，$PaCO_2$升高，pH降低。

2. X线检查　早期两肺野普遍透明度降低，内有散在的细小颗粒和网状阴影；以后出现支气管充气征；重者可整个肺野不充气呈“白肺”。

3. 胃液振荡试验　胃液1ml加95%乙醇1ml，振荡15秒后静止15分钟，如果沿管壁有多层泡沫为阳性。阳性者可排除本病。

四、治疗要点（★★）

纠正缺氧，替代治疗，维持酸碱平衡，支持治疗。

名师点拨：治疗新生儿肺透明膜病最有效的措施是**持续气道正压通气**（2022）。

五、护理措施（★★★）

1. 保持呼吸道通畅　及时清除口、鼻、咽部分泌物，必要时可给予雾化吸入后吸痰。
2. **供氧**　使PaO_2维持在50~70mmHg，SaO_2维持在85%~95%。
3. 保暖　环境温度维持在22~24℃，肤温在36~36.5℃，相对湿度在55%~65%。
4. 预防感染　做好各项消毒隔离工作。
5. 健康教育　让家属了解治疗过程和进展，取得最佳配合，教会父母居家照顾的相关知识。

第九节　新生儿肺炎

肺炎是指各种不同病原体及其他因素（如吸入羊水，动、植物油及过敏反应等）所引起的肺部炎症。

一、吸入性肺炎

（一）病因及发病机制（★★★）

1. 羊水吸入性肺炎　胎儿在宫内或娩出时吸入羊水致肺部发生炎症。
2. 胎粪吸入性肺炎　吸入被胎粪污染的羊水。病死率最高。
3. 乳汁吸入性肺炎。

（二）临床表现（★★★）

1. 羊水、胎粪吸入性肺炎患者多有宫内窘迫和/或出生时的窒息史，表现为呻吟、呼吸急促（呼吸>60次/分）、呼吸困难、发绀、鼻扇、吸气性三凹征、**口吐泡沫或从口腔内流出液体**（2010）。

2. 胎粪吸入性肺炎患者皮肤、指甲、口腔黏膜呈黄绿色，缺氧严重者可出现神经系统症状。

3. 乳汁吸入性肺炎患儿喂奶时有呛咳，面色发绀，吸入过多有窒息。

（三）辅助检查

血气分析；**胸部X线显示两侧肺纹理增粗伴有肺气肿**（2010）。

（四）治疗要点（★★）

保持呼吸道通畅、给氧、保暖。

二、感染性肺炎

（一）病因及发病机制（★★★）

细菌、病毒、衣原体等都可引起新生儿感染性肺炎。

1. 出生前感染 在宫内吸入污染的羊水，或胎膜早破时孕母阴道细菌上行感染，或孕期受病毒、细菌等感染，病原体通过胎盘达胎儿血液循环至肺部引起感染。

2. 出生时感染 因分娩过程中吸入污染的产道分泌物或断脐消毒不严发生血行感染。

3. 出生后感染 由上呼吸道下行感染肺部或病原体通过血液循环直接引起肺部感染。

（二）临床表现（★★★）

1. 出生前感染的患儿出生时常有窒息史，多在 12~24 小时之内出现。

2. 产时感染性肺炎有一定的潜伏期。

3. 产后感染性肺炎则多在生后 5~7 天内发病，表现为反应差、哭声弱、拒奶、口吐白沫、呼吸浅促、发绀、呼吸不规则、体温不稳定，重者出现点头样呼吸或呼吸暂停。金黄色葡萄球菌肺炎易并发气胸、脓胸、脓气胸等。

（三）辅助检查

血液检查、X 线检查、病原学检查。

（四）治疗要点（★★）

控制感染、保持呼吸道通畅（2022）。

名师点拨：针对病原体选择合适的抗生素，如肺炎链球菌、B 组乙型溶血性链球菌肺炎首选青霉素，金黄色葡萄球菌肺炎可选头孢菌素，呼吸道合胞病毒肺炎可选利巴韦林，衣原体肺炎可选红霉素。

（五）护理措施（★★★）

1. 保持呼吸道通畅 及时清除呼吸道分泌物，必要时吸痰。

2. **供氧** 使 PaO_2 维持在 60~80mmHg。

3. 维持体温正常 遵医嘱应用抗生素、抗病毒药物，并密切观察药物的作用。

4. 供给足够的能量及水分 少量多餐，喂奶时防止窒息。

5. 密切观察病情 注意患儿的反应、呼吸、心率等的变化，做好急救准备。

第十节 新生儿败血症

新生儿败血症指细菌侵入血液循环并生长繁殖、产生毒素而造成的全身感染。

一、病因及发病机制（★★★）

1. 自身因素 新生儿免疫系统功能不完善，屏障功能差，血中补体少。

2. 病原菌 以**葡萄球菌**、大肠埃希菌为主。

二、临床表现（★★★）

无特征性表现。早期表现为精神、食欲不佳、哭声弱、体温异常等，转而发展为精神萎靡、嗜睡、不吃、不哭、不动，面色欠佳和出现病理性黄疸、呼吸异常。少数严重者很快发展成循环衰竭、呼吸衰竭、DIC、中毒性肠麻痹、酸碱平衡紊乱和胆红素脑病。

三、辅助检查

血常规、细菌培养。

四、治疗要点（★★）

抗菌治疗和对症、支持治疗。**抗生素应早期、足量、联合、足疗程给药。血培养阴性，抗生素应用至病情好转后5~7天；血培养阳性，疗程至少10天，有并发症者需治疗4周（2016）**。

> 名师点拨：怀疑败血症的新生儿，不必等血培养结果即可应用抗生素。

五、护理措施（★★★）

1. 维持体温稳定　新生儿不宜用药物、乙醇擦浴、冷盐水灌肠等刺激性强的降温方法。
2. 保证抗菌药物有效进入体内，注意药物毒副作用。

> 名师点拨：使用氨基糖苷类药物，应注意监测患儿听力及复查尿常规。

3. 及时处理局部病灶。
4. 保证营养供给。
5. 观察病情　加强巡视，如患儿出现面色青灰、呕吐、脑性尖叫、前囟饱满、两眼凝视提示有脑膜炎的可能，应立即与医生联系，积极处理。
6. 健康教育　指导家长正确喂养和护理患儿，保持皮肤的清洁。

基础巩固

新生儿败血症的分型见表5-3-3。

表5-3-3　新生儿败血症的分型

分型	发病时间	主要致病菌	传播途径	发病特点
早发型	生后7天内	大肠埃希菌	母婴垂直传播	暴发性多器官受累，病死率高
晚发型	出生7天后	葡萄球菌	水平传播	常有脐炎、肺炎或脑膜炎等局灶性感染，病死率较早发型低

第十一节　新生儿寒冷损伤综合征

新生儿寒冷损伤综合征主要由受寒引起，其临床特征是低体温和多器官功能损伤，严重者出现皮肤和皮下脂肪变硬和水肿，此时又称**新生儿硬肿症**。

一、病因及发病机制（★★★）

寒冷、早产、感染和窒息为主要病因（2011/2018）。

二、临床表现（★★★）

生后3日内或**早产新生儿**多见。体温常**低于35℃**，重者<30℃。硬肿特点为皮肤硬肿，紧贴皮下组织，不能移动，

有水肿者压之有轻度凹陷。**硬肿发生顺序是：小腿→大腿外侧→整个下肢→臀部→面颊→上肢→全身（2015）**。

三、治疗要点（★★）

逐步复温（2011/2015），对症支持治疗，合理用药。

四、护理措施（★★★）

1. 复温 **复温是治疗和护理的关键措施（2018）**。肛温>30℃，腋-肛温差为正值，可置于已预热至中性温度的暖箱中逐步复温，至调整到30~34℃，6~12小时恢复正常体温。肛温<30℃，腋-肛温差为负值，在**比肛温高1~2℃的暖箱**中逐步复温，每小时提高箱温1.0~1.5℃，箱温不超过34℃，于12~24小时恢复正常体温。
2. 观察病情 注意器官功能状态、硬肿范围及程度等。
3. 合理喂养 轻者经口喂养；吸吮无力者用滴管、鼻饲喂养。
4. 预防感染 做好消毒隔离，加强皮肤护理，防止皮肤破损引起感染。

第十二节 新生儿破伤风

新生儿破伤风是因破伤风梭状杆菌经**脐部侵入（2016）**引起的一种急性严重感染，常在**生后7天**左右发病。临床以全身骨骼肌强直性痉挛和牙关紧闭为特征。

一、病因及发病机制（★★★）

破伤风梭菌为革兰阳性厌氧菌。接生时用未消毒的剪刀、线绳来断脐，结扎或包裹脐端时消毒不严，使破伤风梭菌侵入脐部。

二、临床表现（★★★）

潜伏期大多为4~8天。起病时，患儿神志清醒，哭吵不安，**咀嚼肌先受累（2015）**，**张口和吸吮困难**，随后**牙关紧闭、面肌痉挛（2013）**，出现苦笑面容；双拳紧握、上肢过度屈曲、下肢伸直，呈角弓反张，阵发性痉挛等。

三、治疗要点（★★）

中和毒素；控制感染，**选用青霉素（2022）**等；控制痉挛，首选地西泮；保证营养；对症治疗。

四、护理措施（★★★）

1. 控制痉挛，保持呼吸道通畅 **遵医嘱注射破伤风抗毒素（用前须做皮试）、镇静药等（2010）**。尽可能应用留置针，避免反复穿刺。单独安置患儿，病室要求避光、隔音。有缺氧、发绀者间歇用氧。密切观察病情变化，监测生命体征。

> 名师点拨：控制痉挛，首选地西泮，其次为苯巴比妥，10%水合氯醛等。

2. 脐部护理 残留脐带近端用3%过氧化氢或1∶4000高锰酸钾液清洗后涂以碘酒。保持脐部清洁、干燥。
3. 保证营养供给。
4. 做好口腔护理和皮肤护理。

实战演练

【A1 型题】

1. 正常足月新生儿生理特点，下述选项不对的是
A. 新生儿以腹式呼吸为主
B. 新生儿耗氧量高，故应增加心搏次数补偿不足
C. 心率 100~150 次/分
D. 体温易受外界环境影响而波动
E. 新生儿黄疸大多 12~15 天消退
【答案】 E
【考点】 正常足月新生儿生理特点
【解析】 正常足月新生儿胸廓运动较浅，以腹式呼吸为主，A 正确。胎儿出生后血液循环发生巨大变化，心率波动较大，平均 100~150 次/分，B、C 正确。新生儿体温调节功能差，易受外界环境影响而波动，D 正确。新生儿黄疸分为生理性和病理性黄疸，足月儿生理性黄疸一般 2 周内消退，生理性黄疸可逐渐消，病理性黄疸需积极查找病因并治疗。故选 E。
2. 下列不是小儿发生疾病的特点的是
A. 患感染性和传染性疾病时，常起病急且病情重
B. 幼小婴儿严重感染时各种反应低下
C. 小儿病情易反复，变化较快
D. 因为小儿体液免疫和细胞免疫都比较健全，故败血症少见
E. 因小儿难以正确表达自己的感受，故观察病情尤其重要
【答案】 D
【考点】 小儿疾病特点
【解析】 小儿非特异性免疫功能尚未发育完善，故新生儿和婴幼儿较易发生感染，且感染后易于扩散。故选 D。
3. 早产儿易出现体温降低的原因是
A. 体表面积小　B. 汗腺功能旺盛
C. 皮下脂肪多　D. 肌肉组织少
E. 棕色脂肪少
【答案】 E
【考点】 早产儿的生理特点
【解析】 早产儿体温调节功能比足月儿更差，棕色脂肪少，基础代谢低，产热量少，而体表面积相对大，皮下脂肪少，易散热，同时汗腺发育不成熟和缺乏寒战反应。因此，早产儿的体温易随环境温度变化而变化，且常因寒冷而导致硬肿症的发生。故选 E。
4. 护士发现新生儿口腔黏膜腭中线和齿龈切缘处有黄白色小斑点，正确的护理措施是
A. 不必处理　B. 用力擦净　C. 手术切除
D. 涂制霉菌素　E. 用无菌针头挑破
【答案】 A
【考点】 新生儿常见几种特殊生理状态
【解析】 题目中描述的是新生儿常见的“马牙”，是正常的生理状态，不必处理。故选 A。
5. 抢救新生儿窒息的首要护理措施是
A. 拍打足底刺激呼吸　B. 快速刺激背部皮肤
C. 保证呼吸道通畅　D. 面罩正压给氧气
E. 胸外心脏按压
【答案】 C
【考点】 新生儿窒息的护理
【解析】 新生儿窒息的复苏程序要严格按照 A（air way）→B（breathing）→C（circulation）→D（drug）→E（evaluation and environment）的步骤进行，顺序不能颠倒。因此抢救新生儿窒息时的首要操作就是通畅气道，这一步骤要求在生后 15~20 秒内完成。故选 C。
6. 新生儿中度缺氧缺血性脑病临床表现有
A. 嗜睡　B. 瞳孔散大　C. 肌张力增加
D. 脑电图正常　E. 拥抱反射活跃
【答案】 A
【考点】 中度缺氧缺血性脑病临床表现
【解析】 新生儿中度缺氧缺血性脑病常表现为轻度抑制症状，如意识淡漠、嗜睡、肌张力减低，神经反射减弱，出现惊厥、肌阵挛、瞳孔缩小、心动过缓、脑电压低等。故选 A。
7. 早产儿主要的护理诊断不包括
A. 体温调节无效　B. 婴儿喂养无效
C. 有感染的危险　D. 不能维持自主呼吸
E. 体液不足
【答案】 E
【考点】 早产儿的护理诊断
【解析】 早产儿呼吸中枢及呼吸器官发育不成熟，不能维持自主呼吸，防止窒息；早产儿免疫功能差，有感染的危险；早产儿消化系统发育不成熟，喂养无效；早产儿体温调节中枢不成熟，体温调节无效，要注意保暖。早产儿血容量为 85~110ml/kg，不

存在体液不足。故选 E。

8. Apgar 评分内容为

A. 呼吸、心率、神经反射、皮肤温度、喉反射

B. 呼吸、心率、肌张力、喉反射、皮肤颜色

C. 呼吸、心率、肌张力、神经反射、皮肤温度

D. 呼吸、心率、肌张力、喉反射、皮肤温度

E. 呼吸、心率、神经反射、皮肤颜色、四肢张力

【答案】 B

【考点】 Apgar 评分内容

【解析】 Apgar 评分是一种简易的临床上评价新生儿窒息程度的方法，内容包括心率、呼吸、对刺激的反应（喉反射）、肌张力和皮肤颜色五项。每项 0~2 分，总共 10 分，8~10 分为正常，4~7 分为轻度窒息，0~3 分为重度窒息。故选 B。

9. 新生儿窒息复苏步骤不包括

A. 清理呼吸道、建立呼吸

B. 维持正常循环

C. 药物治疗

D. 评价

E. 预防感染

【答案】 E

【考点】 新生儿窒息的复苏方案

【解析】 新生儿窒息时应按 ABCDE 复苏方案及时复苏。A（air way）：清理呼吸道。B（breathing）：建立呼吸，增加通气。C（circulation）：维持正常循环。D（drug）：药物治疗。E（evaluation and environment）：评价和环境。预防感染不在这一方案内。故选 E。

10. 新生儿硬肿症体温<30℃时，复温的要求是

A. 迅速复温

B. 4~8 小时内体温恢复正常

C. 8~12 小时内体温恢复正常

D. 12~24 小时内体温恢复正常

E. 24~48 小时内体温恢复正常

【答案】 D

【考点】 硬肿症治疗要点

【解析】 复温原则是逐步复温，循序渐进。肛温>30℃时，将患儿放入已预热至中性温度的暖箱中，根据体温恢复情况逐渐调整到 30~34℃ 的范围，6~12 小时恢复正常体温。肛温<30℃时，将患儿置于比体温高 1~2℃的暖箱中开始复温，并逐步提高暖箱的温度，每小时升高箱温 1.0~1.5℃，箱温不超过 34℃，于 12~24 小时达到正常体温。故选 D。

11. 有关新生儿窒息，下述正确的是

A. 胎儿只有心搏无呼吸称新生儿窒息

B. 产时使用麻醉剂不可能造成新生儿窒息

C. 青紫窒息为重度窒息

D. 苍白窒息为轻度窒息

E. 苍白窒息，全身皮肤苍白，仅口唇呈暗紫色

【答案】 E

【考点】 新生儿窒息的临床表现

【解析】 新生儿窒息是指胎儿娩出后 1 分钟，有心跳而无呼吸，或未建立规律呼吸的缺氧状态。轻度窒息（青紫型）：新生儿面部与全身皮肤青紫；呼吸浅表或不规律；心搏规则，强而有力，心率 80~120 次/分；对外界刺激有反应，肌肉张力好；喉反射存在。Apgar 评分为 4~7 分。重度窒息（苍白型）：全身皮肤苍白，口唇暗紫；无呼吸或仅有喘息样微弱呼吸；心搏不规则，心率<80 次/分，且弱；对外界刺激无反应，肌肉张力松弛；喉反射消失。Apgar 评分为 0~3 分。故选 E。

12. 使用蓝光箱时，灯管与患儿皮肤的距离应为

A. 10~15cm　B. 15~20cm　C. 30~50cm

D. 55~60cm　E. 60~70cm

【答案】 C

【考点】 新生儿黄疸的治疗要点

【解析】 蓝光疗法时灯管与患儿的距离应为 30~50cm。故选 C。

13. 新生儿的正常呼吸表现，不正确的是

A. 浅表、不规则呼吸　B. 主要靠膈肌呼吸

C. 以腹式呼吸为主　D. 可有短暂的呼吸暂停

E. 以胸式呼吸为主

【答案】 E

【考点】 正常新生儿特点

【解析】 新生儿时期呼吸中枢及肋间肌发育不够成熟，呼吸运动主要依靠膈肌升降而呈腹式呼吸，B 和 C 正确，E 错误。常表现为呼吸表浅，呼吸节律不齐，即呼吸忽快忽慢，A 正确。尤其在睡眠时，呼吸的浓度和节律呈不规则的周期性改变，甚至可出现呼吸暂停，同时伴有心率减慢，紧接着呼吸次数增快，心率增快。这是正常现象，D 正确。故选 E。

14. 新生儿寒冷损伤综合征复温的原则是

A. 迅速复温　B. 先快后慢　C. 自然复温

D. 逐步复温　E. 4~8 小时内体温恢复正常

【答案】 D

【考点】 新生儿寒冷损伤综合征复温的原则

【解析】 复温的目的是在体内产热不足的情况下，通过提高环境温度，以恢复和保持正常体温。因此复温是低体温患儿治疗的关键，复温的原则是逐步复温，循序渐进。临床上常根据患儿肛温和腋温-肛

温差来选择适宜的复温方法。故选 D。

15. 新生儿败血症常见的感染途径是

A. 脐部感染　B. 宫内感染　C. 胎膜早破
D. 羊水穿刺　E. 消化道感染

【答案】 A

【考点】 新生儿败血症病因及发病机制

【解析】 本题选项均为新生儿败血症的感染途径，而最常见的为脐部感染。由于产前保健，医院严格消毒操作，正确产后指导等的加强，B、C、D、E 的发生逐渐减少；又因生后脐带结扎、脐部残端创面等问题可使脐部感染概率增加，故为常见感染途径。故选 A。

16. 新生儿破伤风的感染途径一般为

A. 宫内　B. 产道　C. 脐带
D. 呼吸道　E. 消化道

【答案】 C

【考点】 新生儿破伤风的感染途径

【解析】 接生时用未消毒的剪刀、线绳来断脐，结扎或包裹脐端时消毒不严，使破伤风梭状杆菌侵入脐部，是新生儿破伤风的主要病因。故选 C。

17. 新生儿破伤风发作时，最先受累的肌肉是

A. 咀嚼肌　B. 面肌　C. 上肢肌
D. 下肢肌　E. 呼吸肌

【答案】 A

【考点】 新生儿破伤风的临床表现

【解析】 新生儿破伤风是因为破伤风梭状杆菌经脐部侵入引起的一种急性严重感染，其潜伏期为 4~8 天，发病越早，发作期越短，预后越差。起病时患儿神志清醒，往往哭闹不安，因咀嚼肌首先受累，患儿口张不大，吸吮困难，随后牙关紧闭，面肌痉挛，出现苦笑面容。故选 A。

【A2 型题】

18. 新生儿，胎龄 35 周。出生体重 2000g，该新生儿分类应属于

A. 足月儿　B. 足月小样儿
C. 正常体重儿　D. 低出生体重儿
E. 极低出生体重儿

【答案】 D

【考点】 新生儿分类

【解析】 新生儿的分类根据不同方面可有多种分类方法，已知该新生儿胎龄为 35 周，小于 37 周，因此根据胎龄划分应为早产儿。若根据体重划分，该新生儿体重为 2000g，小于 2500g，则为低出生体重儿。故选 D。

19. 某足月新生儿黄疸在出生后 2~3 天出现，4~5 天最明显，10~14 天消退，应考虑是

A. 新生儿胆红素脑病　B. ABO 溶血
C. 新生儿胆道闭锁　D. 新生儿生理性黄疸
E. 婴儿肝炎综合征

【答案】 D

【考点】 新生儿黄疸的分类

【解析】 新生儿黄疸可以分为生理性黄疸和病理性黄疸两类，足月儿于生后 2~3 天内出现黄疸，4~5 天内达高峰，一般情况良好，足月儿在 2 周内消退，早产儿可延长至 3~4 周。联系题干信息，该新生儿的情况考虑应为新生儿生理性黄疸。故选 D。

20. 患儿，日龄 4 天。诊断为新生儿硬肿症。下列处理措施不妥的是

A. 供给足够液体和热量
B. 尽量减少肌内注射
C. 应快速复温
D. 积极治疗原发病及并发症
E. 注意有无出血倾向

【答案】 C

【考点】 硬肿症护理措施

【解析】 复温是治疗新生儿硬肿症的关键，原则是逐步复温，循序渐进。C 选项中应快速复温，不妥。故选 C。

21. 某新生儿，出生 1 分钟 Apgar 评分为 3 分，首要的抢救措施是

A. 人工呼吸
B. 胸外按压
C. 清理呼吸道
D. 5%碳酸氢钠脐静脉注入
E. 保暖

【答案】 C

【考点】 新生儿的抢救措施

【解析】 该新生儿出生 1 分钟 Apgar 评分为 3 分，为重度窒息，此时应按 A→B→C→D→E 复苏方案及时复苏。A：清理呼吸道；B：建立呼吸，增加通气；C：维持正常循环，保证足够心输出量；D：药物治疗；E：评价和环境（保温）。其中，A、B、C 3 步最重要，A 是根本，B 是关键，评价和保温贯穿于整个复苏过程。故选 C。

22. 一胎龄 35 周的早产儿，因有围生期窒息、反复的呼吸暂停，表现为嗜睡、反应迟钝，肌张力降低，原始反射减弱，瞳孔缩小。该患儿可能的诊断是

A. 中度新生儿缺氧缺血性脑病
B. 呼吸衰竭

C. 新生儿化脓性脑膜炎
D. 新生儿破伤风
E. 新生儿肺透明膜病
【答案】 A
【考点】 新生儿缺氧缺血性脑病的诊断
【解析】 新生儿缺氧缺血性脑病多为足月适于胎龄儿、具有明显宫内窘迫史或产时窒息史者，主要表现为意识改变及肌张力变化。轻度主要表现为兴奋、激惹，肢体及下颏可出现颤动，肌张力正常；中度表现为嗜睡、反应迟钝，肌张力减低；重度表现为意识减退、昏迷、木僵。故选 A。

23. 患儿，女，2 天。体温 38.1℃，吃奶好，精神萎靡。血常规：白细胞 25×10^9/L，诊断为新生儿败血症。对于该患儿的治疗正确的是
A. 做血培养，等待结果，然后选用抗生素
B. 选用一种抗生素，避免发生菌群失调
C. 血培养阴性，病情好转即可停药
D. 血培养阳性，疗程至少需要 5 天
E. 若患儿出现并发症，则需酌情延长治疗时间
【答案】 E
【考点】 新生儿败血症的治疗原则
【解析】 新生儿败血症是指细菌侵入血液循环并生长繁殖，产生毒素而造成的全身感染。在治疗时应早期、联合、足量、静脉应用抗生素，疗程要足，一般为 10~14 天，B、C、D 排除。病原菌已明确者可按药敏试验用药，病原菌尚未明确前，应结合当地菌种流行病学特点选择两种抗生素联合用药，A 排除。如有并发症出现，药物治疗应酌情延长时间。故选 E。

【B1 型题】

（24~25 题共用备选答案）
A. 拥抱反射活跃
B. 鼻扇、发绀
C. 进行性呼吸困难
D. 烦躁不安、易激惹
E. 意识不清，肌张力低下

24. 新生儿重度缺氧缺血脑病的特点是
【答案】 E

25. 新生儿肺透明膜病的特点是
【答案】 C
【考点】 新生儿疾病的特点
【解析】 新生儿缺氧缺血性脑病临床常见的主要表现是意识改变及肌张力变化，重度表现为意识减退、昏迷、木僵。故第 24 题选 E。新生儿肺透明膜病又称新生儿呼吸窘迫综合征，多发于早产儿，是由于缺乏肺表面活性物质所引起的。临床表现为出生后不久即出现进行性呼吸困难和呼吸衰竭。故第 25 题选 C。

第四章　营养性疾病患儿的护理

考点直击

年份	分值	考点
2021	1	小儿肥胖症的治疗要点
2020	1	小儿肥胖症的治疗要点
2019	4	营养不良的临床表现；小儿肥胖症的治疗要点；维生素 D 缺乏性佝偻病；维生素 D 缺乏性手足搐搦症的临床表现
2018	4	小儿肥胖症的临床表现；维生素 D 缺乏性佝偻病的初期、护理措施、健康教育
2017	1	小儿肥胖症的临床表现
2016	3	小儿肥胖症的饮食、运动疗法；维生素 D 缺乏性佝偻病的激期
2015	4	营养不良的辅助检查；维生素 D 缺乏性佝偻病的初期；维生素 D 缺乏性手足搐搦症的症状、钙剂治疗

考点集萃

第一节　营养不良

营养不良（PEM）是指因缺乏能量和/或蛋白质引起的一种营养缺乏症，多见于 3 岁以下的婴幼儿。

一、病因及发病机制（★★★）

长期摄入不足、消化吸收障碍、需要量增多、消耗量过大。

二、临床表现（★★★）

主要表现为体重减轻，皮下脂肪减少和皮下水肿，常伴有各个器官不同程度的功能紊乱。

1. 最早出现的症状是**体重不增**，随后患儿体重下降。
2. 皮下脂肪的消耗**首先累及腹部**，**其次为躯干、臀部、四肢，最后为面颊（2019）**。根据腹部皮下脂肪层厚度可判断营养不良程度。
3. 部分患儿血浆白蛋白明显降低而出现水肿。
4. 最常见的并发症为营养性贫血，还可并发自发性低血糖。

易错知识梳理

营养不良患儿早期出现体重不增，之后依次出现腹部、躯干、臀部、四肢、面颊的皮下脂肪消耗。

根据各种症状的程度，将营养不良分为 3 度，见表 5-4-1。

表 5-4-1　婴幼儿不同程度营养不良的特点（2014）

	Ⅰ度（轻）	Ⅱ度（中）	Ⅲ度（重）
实际体重为理想体重的百分比	80%~89%	70%~79%	<70%
腹部皮下脂肪厚度	0.4~0.8cm	<0.4cm	消失
身高（长）	正常	低于正常	明显低于正常
消瘦	不明显	明显	皮包骨样
皮肤	正常	**干燥、苍白**	明显苍白、无弹性
肌张力	正常	降低、肌肉松弛	降低、肌肉萎缩
精神状态	正常	**烦躁不安**	萎靡，反应低下

三、辅助检查

1. 血清清蛋白浓度降低，但由于其半衰期较长、故不够灵敏。
2. **胰岛素样生长因子 1（IGF-1）水平下降（2010）　早期诊断的可靠指标。**
3. 其他　多种血清酶活性降低，生长激素分泌反有增多。

名师点拨： **与营养不良相关的指标有肌酐身高指数、血清蛋白、氮平衡、整体蛋白更新率（2013/2015）。**

四、治疗要点（★★）

1. 尽早发现，早期治疗，采取综合性治疗措施，包括调整饮食及补充营养物质。
2. 去除病因，治疗原发病；控制继发感染；促进消化和改善代谢功能；治疗并发症。

五、护理措施（★★★）

1. 饮食管理

（1）能量的供给

1）对于轻度营养不良小儿，开始每日可供给能量 250~330kJ/kg（60~80kcal/kg），以后逐渐递增。

2）对于中度、重度营养不良小儿，能量供给从每日 165~230kJ/kg（45~55kcal/kg）开始，**逐步少量增加**；若消化吸收能力较好，可逐渐增加到每日 628~711kJ/kg，并按实际体重计算所需能量。

（2）蛋白质的供给：从每日 1.5~2.0g/kg 开始，逐步增加到每日 3.0~4.5g/kg。

（3）维生素及矿物质的补充：每日给予蔬菜及水果。

（4）鼓励母乳喂养。

（5）鼻胃管喂养的应用：适用于严重食欲缺乏、吞咽困难者。

（6）建立良好的饮食习惯。

2. 促进消化、改善食欲

（1）遵医嘱给予各种消化酶和 B 族维生素口服，以助消化。

（2）给予蛋白同化类固醇制剂以促进蛋白质的合成和增进食欲。

（3）胰岛素皮下注射，可降低血糖，增加饥饿感，提高食欲。

（4）给予锌制剂，可提高味觉敏感度，增加食欲。

3. 预防感染　防止皮肤破损；做好口腔护理，注意做好保护性隔离。

4. 观察病情　观察有无低血糖、维生素 A 缺乏、酸中毒等临床表现，发现病情变化应及时报告，并做好急症抢救准备。

5. 提供舒适的环境，促进生长发育。

6. 健康教育　介绍科学育儿的知识，指导喂养的具体执行方法，纠正不良饮食习惯；合理安排生活作息制度；预防感染；先天畸形患儿应及时手术治疗；做好生长发育监测。

第二节　小儿肥胖症

肥胖症是由于长期能量的摄入超过人体的消耗，导致体内脂肪过度积聚，体重超过一定范围的营养障碍性疾病。

一、病因及发病机制（★★★）

能量摄入过多、活动量过少、遗传因素等。

二、临床表现（★★★）

小儿肥胖的诊断以同性别、同身高（长）正常小儿体重均值为标准，**超过10%～19%者为超重；超过20%者即为肥胖；超过20%～29%者为轻度肥胖；超过30%～49%者为中度肥胖；超过50%者为重度肥胖（2014/2017/2018）**。

三、辅助检查

血清甘油三酯、胆固醇大多增高；常有高胰岛素血症。

四、治疗要点（★★）

采取控制饮食，加强运动，消除心理障碍，配合药物治疗的综合措施（2019/2020/2021）。

五、护理措施（★★★）

1. 饮食疗法　每日摄入的能量必须低于机体消耗的总能量。培养良好的饮食习惯。**严重肥胖者，可按理想体重所需热能减少30%或更多（2016）**。

2. 运动疗法　**是减轻肥胖者体重的重要手段（2011/2016）**。选择有效而又容易坚持的运动项目，鼓励家庭成员共同参与运动。

3. 心理支持。

第三节　维生素D缺乏性佝偻病

维生素D（VitD）缺乏性佝偻病简称佝偻病，是由于维生素D缺乏导致**钙、磷代谢失常（2019）**，从而使正在生长的骨骺端软骨板不能正常钙化、造成以骨骼病变为特征的一种全身慢性营养性疾病。主要见于2岁以下的婴幼儿。

一、病因及发病机制（★★★）

日光照射不足，**人类VitD的主要来源是由皮肤内的7-脱氢胆固醇（2010）**经日光中紫外线的光化学作用转变而成；VitD摄入不足、生长过速、疾病与药物的影响。

二、临床表现（★★）

骨骼改变、肌肉松弛和非特异性神经精神症状。

1. 初期　多见于3个月以内小婴儿，表现为**易激惹、烦躁、睡眠不安、夜间啼哭。多汗，尤其头部多汗而刺激头皮，导致枕秃（2011/2015/2018）**。

2. **激期（2010/2013/2016）**　初期患儿若未经适当治疗，可发展为激期（活动期）。患儿除有上述症状外，主要表现为骨骼改变、运动功能及智力发育迟缓。

（1）骨骼改变

1）头部：6个月内患儿可见**颅骨软化**，重者可出现“乒乓头”；7~8个月患儿可有**方颅**；前囟增宽及闭合延迟；出牙延迟、牙釉质缺乏并易患龋齿。

2）胸部：胸廓畸形多见于1岁左右小儿。如佝偻病串珠、郝氏沟、鸡胸、漏斗胸。

3）四肢：6个月以上小儿可见佝偻病手镯或足镯；小儿开始行走后，形成严重的膝内翻（**“O”形腿**）或膝外翻（**“X”形腿**）畸形。

（2）运动功能发育迟缓：表现为头颈软弱无力，坐、立、行等运动功能落后。腹肌张力下降，腹部膨隆如**蛙腹**。

（3）神经、精神发育迟缓：表现为患儿表情淡漠，语言发育迟缓，免疫功能低下，常伴发感染。

3. 恢复期　经适当治疗后患儿临床症状和体征减轻或接近消失，精神活泼，肌张力恢复。

4. 后遗症期　多见于2岁以后小儿，临床症状消失，仅遗留不同程度的骨骼畸形。

名师点拨：初期主要表现为神经和精神症状（秃枕、易激惹），激期主要为骨骼改变（方颅、鸡胸），恢复期主要为症状消失，后遗症期主要为骨骼畸形。

三、辅助检查（★★）

1. 初期　X线检查可正常或钙化带稍模糊；血清25-（OH）D_3下降，甲状旁腺激素（PTH）升高，血钙下降，血磷降低。

2. 激期　患儿血清钙稍降低，血磷明显降低。X线检查示长骨钙化带消失，干骺端呈毛刷样、杯口状改变。

3. 恢复期　血清钙、磷逐渐恢复正常。骨骼X线片所示症状有所改善。

4. 后遗症期　血生化正常，X线片示骨骼干骺端病变消失。

四、治疗要点（★★）

1. 治疗目的在于控制病情活动，防止骨骼畸形。以口服维生素D为主，每日50~100μg（1μg=40IU）。视临床和X线检查情况，1个月后改**预防量，每日VitD 400~800IU**（2013）。

2. 及时添加辅食，坚持每日户外活动。并适当补充钙剂。

3. 严重骨骼畸形者需外科手术矫治。

五、护理措施（★★★）（2018）

1. 户外活动　生后2~3周后即可带婴儿进行户外活动，冬季也要注意保证每日1~2小时户外活动时间。

2. 补充维生素D

（1）提倡母乳喂养，按时添加辅食。

（2）遵医嘱供给维生素D制剂，注意维生素D过量的中毒表现。

3. 预防骨骼畸形和骨折　衣着柔软、宽松，床铺松软，避免早坐、久坐，以防脊柱后突畸形；避免早站、久站和早行走。

4. 加强体格锻炼　已有胸廓畸形者，可作俯卧位抬头展胸运动；下肢畸形者可施行肌肉按摩。

5. 预防感染。

6. 健康教育　鼓励孕妇多进行户外活动和晒太阳，选择富含维生素D、钙、磷和蛋白质的食物；宣传母乳喂养；新生儿出生**2周后**每日给予维生素D 400~800IU；早产儿、双胎儿生后1个月即应补充维生素D 800~1000IU/d，1~3个月后改为400~800IU/d（2018）。

第四节　维生素 D 缺乏性手足搐搦症

维生素 D 缺乏性手足搐搦症多见于 6 个月以内的小婴儿。主要是由于维生素 D 缺乏，**血钙降低导致神经肌肉兴奋性增高，出现惊厥、喉痉挛或手足抽搐等症状（2015）**。

一、病因及发病机制（★★★）

血清离子钙降低是引起惊厥、喉痉挛、手足抽搐的直接原因。当血总钙浓度低于 1.75~1.88mmol/L 或离子钙浓度降至 1.0mmol/L 以下时，即可出现上述症状。

二、临床表现（★★★）

典型发作的临床表现为惊厥、手足抽搐、喉痉挛发作，并有程度不同的激期佝偻病的表现（2019）。

1. 惊厥　多见于小婴儿。表现为突然发生四肢抽动，两眼上翻，面肌抽动，神志不清。
2. 手足抽搐　多见于较大的婴幼儿。表现为突然发生手足肌肉痉挛呈弓状，手腕屈曲，手指僵直，拇指内收贴紧掌心，踝关节僵直，足趾弯曲向下。发作停止后活动自如。
3. 喉痉挛　主要见于婴儿。出现呼吸困难，吸气时喉鸣。
4. 其他　面神经征、陶瑟征、腓反射。

三、辅助检查（★★）

血总钙浓度低于 1.75~1.88mmol/L。

四、治疗要点（★★）

1. 急救处理　**立即吸氧（2010）**，保证呼吸道通畅；控制惊厥与喉痉挛，可用 **10%水合氯醛**，每次 40~50mg/kg，**保留灌肠**。
2. 钙剂治疗　常用 10%葡萄糖酸钙 5~10ml，以 10%葡萄糖液稀释 1~3 倍后**缓慢静脉注射（10 分钟以上）或滴注（2011/2015）**。
3. 维生素 D 治疗　症状控制后按维生素 D 缺乏性佝偻病补充维生素 D。

> 名师点拨：维生素 D 缺乏性手足抽搐症的首要治疗措施是镇静止痉，其次是给予钙剂和维生素 D 治疗。

五、护理措施（★★★）

1. 控制惊厥及喉痉挛　遵医嘱立即使用镇静药、钙剂。监测心率，以免因血钙骤升，发生呕吐甚至心搏骤停；避免药液外渗。
2. 防止窒息　密切观察惊厥、喉痉挛的发作情况，做好气管插管或气管切开的术前准备。
3. 定期户外活动，补充维生素 D。
4. 健康教育　指导家长合理喂养，坚持每天户外活动，遵医嘱补充维生素 D，适量补充钙。教会家长惊厥、喉痉挛发作时的处理方法。

实战演练

【A1 型题】

1. 与营养不良无关的指标是

A. 肌酐升高指数　　B. 血清蛋白

C. 氮平衡　　D. 整体蛋白更新率

E. 肌酐消除率

【答案】 E

【考点】 营养不良的评价指标

【解析】 血清蛋白如白蛋白、前白蛋白、转铁蛋白等的变化对营养不良的早期诊断有重要价值，B正确。正常人体可以保持氮平衡，当体内蛋白质缺乏导致供应不足时将会出现负氮平衡，C正确。人体内的肌酐主要来源于蛋白质的分解代谢，因此也可反应机体营养状况，A正确。肌酐清除率主要是反映肾功能的指标，与营养状况无关。故选E。

2. 护理重度营养不良患儿，应特别注意观察可能发生下列哪种情况

A. 重度贫血　　B. 低血钠　　C. 低血钾

D. 低血糖　　E. 继发感染

【答案】 D

【考点】 营养不良并发症

【解析】 营养不良并发症包括：①营养性小细胞性贫血。②各类维生素缺乏。③感染。④自发性低血糖。因此，在营养不良护理工作中，特别是重度营养不良患儿，我们要密切关注患儿血糖情况。故选D。

3. 小儿肥胖症的诊断标准为

A. 体重高于同性别、同身高正常小儿标准的10%

B. 体重高于同性别、同身高正常小儿标准的15%

C. 体重高于同性别、同身高正常小儿标准的20%

D. 体重高于同性别、同身高正常小儿标准的30%

E. 体重高于同性别、同身高正常小儿标准的50%

【答案】 C

【考点】 小儿肥胖症的诊断

【解析】 单纯性肥胖症体重超过同性别、同身高正常小儿标准的20%，其中超过20%~29%为轻度肥胖，超过30%~49%为中度肥胖，超过50%为重度肥胖。故选C。

4. 小儿肥胖病主要的治疗手段是

A. 不控制食物总量的摄入

B. 培养良好的饮食习惯

C. 控制饮食，进行有效的运动

D. 解除患儿的心理负担

E. 多吃饱腹感明显的食物

【答案】 C

【考点】 儿童单纯性肥胖的治疗要点

【解析】 儿童单纯性肥胖应采取控制饮食，适量运动，消除心理障碍，配合药物治疗的综合措施。饮食治疗和运动疗法是两项主要措施。应慎用药物；外科手术并发症严重，不宜用于儿童。故选C。

5. Ⅲ度营养不良患儿腹壁皮下脂肪厚度应是

A. 0.7~0.8cm　B. 0.5~0.6cm　C. 0.3~0.4cm

D. 0.1~0.2cm　E. 基本消失

【答案】 E

【考点】 营养不良的分型

【解析】 皮下脂肪层消耗顺序是先腹部，其次是躯干、臀部、四肢，最后为脸部。皮下脂肪层厚度是判断营养不良程度的重要指标之一。皮层脂肪厚度0.4~0.8cm属于Ⅰ型营养不良（轻度），A、B答案属于该类型；小于0.4cm属于Ⅱ型（中度），C、D属于该类型；基本消失属于Ⅲ型（重度）。故选E。

6. 佝偻病活动初期的主要表现是

A. 方颅　　B. 肋骨串珠　　C. 出牙延迟

D. 肌张力低下　E. 易激惹、多汗

【答案】 E

【考点】 维生素D缺乏性佝偻病临床表现及辅助检查

【解析】 佝偻病分期。①初期（早期）：以神经兴奋性增高为表现，如易激惹、多汗，烦闹等。②活动期（激期）：主要表现为骨骼改变和运动功能及智力发育迟缓，如方颅、肋骨串珠、出牙延迟、肌张力低下和肌力减弱等，A、B、C、D均属于该期。③恢复期：临床症状及体征消失，精神活泼，肌张力恢复。④后遗症期：残留不同程度骨骼畸形，但无临床症状，生化检查正常。故选E。

【A2 型题】

7. 患儿，男，3岁。体重超过同龄儿童50%，所需热

量应较理想体重至少减少

A. 10%　　B. 20%　　C. 30%

D. 40%　　E. 50%

【答案】 C

【考点】 小儿肥胖症患儿的饮食护理

【解析】 以同性别、同身高（长）正常小儿体重均值为标准，体重超过均值20%~29%者为轻度肥胖；超过30%~49%者为中度肥胖；超过50%者为重度肥胖。在肥胖症患儿的饮食疗法中，每日食物供能总量的减少量，依患儿年龄及其肥胖程度而定。严重肥胖者，可按理想体重所需热能减少30%或更多。故选C。

8. 患儿，20个月。其母主诉夜间多哭闹、多汗、易惊、近日频发手足肌肉痉挛成弓状，昨夜间突然意识不清、四肢抽动，两眼上翻，持续10秒左右。其处理措施错误的是

A. 补充维生素D

B. 增加户外活动，多晒太阳

C. 应用水合氯醛抗惊厥

D. 静脉注射钙剂时需快速推注

E. 保持呼吸道通畅

【答案】 D

【考点】 维生素D缺乏性手足搐搦症的治疗要点

【解析】 在维生素D缺乏性手足搐搦症患儿的钙剂治疗中，一般应尽快给予10%葡萄糖酸钙5~10ml加入10%葡萄糖溶液中，缓慢静脉注射（>10分钟）或滴注，并监测心率，以免快速注射钙剂导致血钙骤升，发生呕吐甚至心搏骤停。故选D。

9. 患儿，10个月。易激惹，夜间常哭闹、多汗、睡眠不安，方颅、肋骨串珠。下列护理措施错误的是

A. 指导合理喂养

B. 操作轻柔以防骨折

C. 多抱患儿到户外晒太阳

D. 添加含维生素D的食物

E. 提倡进行站立锻炼

【答案】 E

【考点】 维生素D缺乏性佝偻病的护理措施

【解析】 维生素D缺乏性佝偻病活动期护理措施如下。①补充维生素D。②为预防骨骼畸形，尽量减少患儿负重；预防骨折，护理动作要轻柔。恢复期应进行日光浴，口服维生素D。后遗症期应加强体格锻炼，纠正畸形。该患儿属于活动期，因此，A、B、C、D均是正确护理措施。E应该是在后遗症期才进行，故选E。

10. 患儿，男，18个月。多汗，烦躁。查体：方颅，鸡胸，膝内翻。实验室检查示血钙、磷均低。最可能的诊断是

A. 佝偻病初期　　B. 佝偻病激期

C. 佝偻病恢复期　　D. 佝偻病后遗症期

E. 先天性佝偻病

【答案】 B

【考点】 佝偻病的临床表现

【解析】 佝偻病临床表现，①初期：神经兴奋性增高（烦躁，睡眠不安，易惊，夜啼，多汗等症，并可致枕部脱发而见枕秃）。②激期：头部乒乓球感；方颅，臀形颅；胸部：软骨串珠状；肋软沟；四肢："手镯"及"足镯"。③恢复期：临床症状，体征改善。④后遗症期：重症患儿遗留骨骼畸形。所以根据患儿的临床症状，应该是激期的表现。故选B。

【A3/A4 型题】

（11~12题共用题干）

患儿，男，6个月。突然发生四肢抽动，持续3分钟，人工喂养，未加辅食。查体：体温37.5℃，颈软，前囟2cm，枕部按压有乒乓感，神经系统检查（-）。

11. 该患儿的初步诊断为

A. 化脓性脑膜炎　　B. 癫痫

C. 高热惊厥　　D. 低血糖

E. 维生素D缺乏性手足搐搦症

【答案】 E

【考点】 维生素D缺乏性手足搐搦症的诊断

【解析】 患儿，6个月，人工喂养，未加辅食，突发四肢抽动、体温不高、颈软、枕部按压有乒乓球感，提示为维生素D缺乏性手足搐搦症。故选E。

12. 首选的处理方法为

A. 立即用10%葡萄糖酸钙5~10ml加10%葡萄糖溶液稀释后缓慢静脉注射

B. 立即静脉注射地西泮，再用10%葡萄糖酸钙5~10ml加10%葡萄糖溶液稀释后缓慢静脉注射

C. 立即肌内注射维生素D 320万IU

D. 给予20%甘露醇

E. 给予敏感抗生素

【答案】 A

【考点】 维生素D缺乏性手足搐搦症的处理

【解析】 维生素D缺乏性手足搐搦症首选10%葡萄糖酸钙5~10ml加10%葡萄糖溶液稀释后缓慢静脉注射，谨防引起心搏骤停。故选A。

【B1 型题】

（13～15 题共用备选答案）

A. 维生素 D 400IU/d，口服

B. 维生素 D 1 万 IU/d，口服

C. 维生素 D_2 每次 80 万 IU，肌内注射，每周 1 次，共 3 次

D. 维生素 D_3 每次 30 万 IU，肌内注射

E. 维生素 D 10 万 IU/d，口服

13. 治疗重度维生素 D 缺乏性佝偻病激期时用

【答案】 D

14. 治疗维生素 D 缺乏性佝偻病恢复期时用

【答案】 A

15. 预防维生素 D 缺乏性佝偻病时用

【答案】 A

【考点】 维生素 D 缺乏性佝偻病治疗原则

【解析】 活动期治疗原则：①添加辅食及日光浴。②以口服维生素 D 为主，每日 50～100μg（2000～4000IU），一个月改预防量 400～800IU/d；重症或无法口服者可肌内注射维生素 D_3 15 万～30 万 IU 一次，3 个月后改预防量。故第 13 题选 D。恢复期坚持日光浴，口服预防量维生素 D，故第 14 题选 A。后遗症期坚强锻炼，严重者手术。预防性用量均为 400～800IU/d，故第 15 题选 A。

第五章　消化系统疾病患儿的护理

考点直击

年份	分值	考点
2023	3	腹泻的病程分类；轮状病毒肠炎；生理性腹泻
2022	3	轮状病毒肠炎；小儿补钾浓度；急性坏死性小肠结肠炎的粪便特点
2021	3	鹅口疮的病因；轮状病毒肠炎；小儿体液的电解质组成
2020	1	腹泻的治疗要点
2019	5	小儿肠管的解剖；等渗性脱水的血钠；腹泻的病程分类、治疗要点；急性坏死性小肠结肠炎的腹痛特点
2018	3	鹅口疮的病因；腹泻的治疗要点；口服补液盐溶液
2017	2	鹅口疮的表现；疱疹性口炎的健康指导
2016	3	生理性流涎；小儿食管、胃的解剖；鹅口疮局部用药
2015	3	三种口腔炎的比较；轮状病毒肠炎；腹泻的治疗要点

考点集萃

第一节　小儿消化系统解剖生理特点（★★）

一、口腔

新生儿及婴幼儿口腔黏膜薄嫩，血管丰富，唾液腺不够发达，口腔黏膜干燥，易受损伤和发生局部感染。3个月以下小儿唾液中淀粉酶含量低，不宜喂淀粉类食物，5~6个月时唾液分泌明显增多。由于婴儿口底浅，不能及时吞咽所分泌的全部唾液，常发生**生理性流涎**（2016）。

二、食管、胃

食管呈漏斗状，黏膜纤弱、腺体缺乏、弹力组织及肌层不发达，其下端贲门括约肌发育不成熟，控制能力差，常发生胃食管反流，在8~10个月时症状消失。**婴儿胃呈水平位，贲门括约肌发育不成熟，易发生溢奶和呕吐**（2016）；消化功能差。新生儿胃容量为30~60ml，1~3个月90~150ml，1岁时250~300ml，5岁时为700~850ml，而成人约为2000ml。胃排空时间因食物种类不同而异：稠厚含乳凝块的乳汁排空慢；水的排空时间为1.5~2.0小时；母乳2~3小时；牛乳为3~4小时。早产儿胃排空更慢，易发生胃潴留。

三、肠

小儿肠管一般为身长的5~7倍（2019），黏膜血管丰富，有利于消化吸收。肠系膜相对较长而且柔软，黏膜下组织松弛，肠活动度大，易发生肠套叠和肠扭转。早产儿肠蠕动协调能力差，易发生粪便滞留、胎粪延迟排出，甚至发生功能性肠梗阻；肠乳糖酶活性低，易发生乳糖吸收不良。

四、肝

年龄越小，肝相对越大。在感染、缺氧、中毒等情况下易使肝细胞发生肿胀、脂肪浸润、变性坏死、纤维增生而肿大。婴儿期胆汁分泌较少，对脂肪的消化、吸收功能较差。

五、胰腺

胰腺分泌胰岛素和胰液。婴儿出生时胰液量少，3~4个月时增多，婴幼儿时期胰液内消化酶的分泌易受天气和疾病的影响，导致发生消化不良。6个月以内小儿的胰淀粉酶活性较低，1岁后始接近成人。新生儿及幼婴儿胰脂肪酶和胰蛋白酶的活性均较低，对脂肪和蛋白质的消化和吸收功能较差。

六、肠道细菌

胎儿消化道内无细菌，出生后数小时细菌侵入至胃肠道，主要分布在结肠和直肠。单纯母乳喂养儿以双歧杆菌占绝对优势；人工喂养儿和混合喂养儿肠内的大肠埃希菌、嗜酸杆菌、双歧杆菌及肠球菌所占比例几乎相等。婴幼儿肠道正常菌群脆弱，易受许多内外界因素影响而致菌群失调，引起消化功能紊乱。

七、粪便

小儿排便次数多于成人，每日4~6次。

1. 人乳喂养儿粪便　呈黄色或金黄色，多为均匀糊状，偶有细小乳凝块，或呈绿色，较稀薄。每日排便2~4次。

2. 人工喂养儿粪便　呈淡黄色或灰黄色，较干稠，含白色酪蛋白乳凝块较多、较大，量多，较臭，每日1~2次。

3. 混合喂养儿粪便　人乳加牛乳喂养儿的粪便与单纯牛乳喂养儿相似，但较软、黄。添加谷类、蛋、肉、蔬菜、水果等辅食后，粪便性状逐渐接近成人。便次每日1次左右。

名师点拨：新生儿出生后第一次大便呈墨绿色，纯人乳喂养儿粪便呈金黄色，人工喂养儿粪便呈淡黄色，混合喂养儿与单纯牛乳喂养儿粪便相似，但较软、黄。

第二节　口　腔　炎

口腔炎是指口腔黏膜的炎症，若病变仅局限于舌、齿龈、口角亦可称为舌炎、齿龈炎或口角炎，多由病毒、真菌、细菌引起。

一、3种口腔炎的比较（★★★）（表5-5-1）

表5-5-1　3种口腔炎的比较（2011/2014/2015）

	鹅口疮	疱疹性口炎	溃疡性口炎
病因	**白念珠菌**（2018/2021）	**单纯疱疹病毒Ⅰ型**	链球菌、金黄色葡萄球菌、肺炎链球菌
临床表现	**口腔黏膜表面白色乳凝块样小点或小片状物**（2017）。**不痛**、不流涎，不影响吃奶。颊黏膜最常见	发热，口腔黏膜小疱疹，**破溃后有黄白色纤维素性分泌物覆盖**。疱疹常见于齿龈、口唇、舌。疼痛，拒食、流涎，常有颌下淋巴结肿大	口腔黏膜充血水肿，形成糜烂或溃疡，**上有灰白色假膜**。疼痛、流涎、拒食，有发热，局部淋巴结肿大
口腔	2%碳酸氢钠（2016）	3%过氧化氢	3%过氧化氢或0.1%依沙吖啶
局部用药	10万~20万U/ml **制霉菌素**鱼肝混悬溶液	碘苷抑制病毒，2.5%~5.0%金霉素鱼肝油预防感染。疼痛，进食前给予2%利多卡因	5%金霉素鱼肝油

名师点拨：治疗鹅口疮时，不可随意加大抗生素剂量。

二、护理措施（★★★）

1. 口腔护理　根据不同病因选择不同溶液清洁口腔后涂药。鼓励患儿多饮水，进食后漱口。

2. 正确涂药　涂药前清洗口腔，将纱布或干棉球放在颊黏膜腮腺管口处，以隔断唾液；然后再用干棉球将病变部位表面吸干后再涂药；涂药后嘱患儿闭口**10分钟**后取出纱布或棉球，并嘱患儿不可立即漱口、饮水或进食。

3. 发热护理　密切监测体温变化，体温超过38.5℃时，给予松解衣服、置冷水袋、冰袋等物理降温，必要时给予药物降温。

4. 饮食护理　高热量、高蛋白、富含维生素的温凉流质或半流质食物，食物宜甜、**不宜咸**，避免摄入**酸辣或粗硬食物**。

5. 健康指导　指导家长食具专用，患儿使用过的食具应煮沸消毒或压力灭菌消毒。鹅口疮患儿使用的奶瓶应浸泡于**5%碳酸氢钠溶液**中30分钟后再煮沸消毒。**疱疹性口炎传染性强，应注意隔离患儿（2017）。**

第三节　小儿腹泻

小儿腹泻，是导致小儿营养不良、生长发育障碍的主要原因之一。2岁以下小儿约占75%。

一、病因及发病机制（★★★）

（一）易感因素

1. 消化系统特点　婴幼儿消化系统发育未够成熟，胃酸和消化酶分泌不足；生长发育快，消化道负担较重。

2. 机体防御能力较差　婴儿血清免疫球蛋白较低，未建立正常肠道菌群。

3. 人工喂养　母乳中含有大量SIgA、乳铁蛋白等体液因子及巨噬细胞和粒细胞等，有很强抗肠道感染作用。而且食物、食具易被污染等因素使得人工喂养儿肠道感染发生率明显高于母乳喂养儿。

（二）感染因素

肠道内感染以轮状病毒和致泻大肠埃希菌为主要病原菌。**寒冷季节的婴幼儿腹泻80%由病毒感染引起（2010）。**

（三）非感染因素

饮食因素包括食饵性因素和过敏因素、气候因素。

易错知识梳理

腹泻病一年四季均可发病，发病高峰在夏季（6、7、8月）及秋冬季（10、11、12月）。

二、临床表现（★★★）

病程在**2周**以内的为**急性腹泻（2023）**；病程在**2周至2个月**的为**迁延性腹泻**；病程超过**2个月**的为**慢性腹泻（2019）**。

（一）腹泻的共同临床表现（表5-5-2）

表5-5-2　腹泻的共同临床表现

	轻型腹泻	重型腹泻
病因	饮食或肠道外感染	肠道内感染
大便次数	≤10次/日	每日十余次至数十次
大便性状	稀薄，呈黄色或黄绿色，白色或黄白色奶瓣和泡沫	黄绿色水样或蛋花汤样
其他	无	呕吐，脱水、代谢性酸中毒、低钾及低钙、低镁血症，全身中毒

1. **脱水** 等渗性脱水的分度及不同性质的脱水见表5-5-3、表5-5-4。

表5-5-3 等渗性脱水的临床表现及分度

	轻度	中度	重度
失水占体重比例（ml/kg）	<5%（30~50）	5%~10%（50~100）	>10%（100~120）
精神状态	稍差或略烦躁	萎靡或烦躁不安	淡漠或昏迷
皮肤	稍干、弹性稍差	干、苍白、弹性差	花纹、弹性极差
前囟和眼窝	稍凹陷	凹陷	明显凹陷
眼泪	有	少	无
尿量	稍少	明显减少	极少或无尿

表5-5-4 不同性质脱水鉴别要点

	等渗性（常见）	低渗性	高渗性
主要原因	呕吐、腹泻	营养不良伴慢性腹泻	腹泻时补含钠液过多
水、电解质丢失	成比例丢失	电解质多于水	水多于电解质
血钠（mmol/L）（2019）	130~150	<130	>150
丧失液区	细胞外液	细胞外液	细胞内脱水
临床表现	一般脱水征	脱水征、休克	口渴、高热、惊厥

2. 代谢性酸中毒 儿童最常见的酸碱平衡紊乱类型，可出现精神萎靡，呼吸深长，**口唇呈樱桃红色**，重度酸中毒呼气有酮味，昏睡或昏迷。

3. **低钾血症** **血清钾低于3.5mmol/L**，表现为精神萎靡、全身无力、腱反射减弱或消失、腹胀、肠鸣音减弱或消失、心肌收缩无力、心音低钝、血压降低、肾脏损害。

4. **低钙血症或低镁血症时表现为手足抽搐、惊厥（2010）**。

（二）轮状病毒肠炎（2023）

秋、冬季流行（2010/2013/2021/2022）。经粪-口传播。起病急，常伴有发热和上呼吸道感染症状，多无明显中毒症状。**病初呕吐，大便次数多，量多，呈黄色或淡黄色，水样或蛋花汤样，无腥臭味（2015）**，大便镜检偶有少量白细胞。

名师点拨：秋冬季腹泻多以轮状病毒肠炎多见，夏季腹泻主要是大肠埃希菌肠炎引起的。

（三）生理性腹泻

多见于**6个月以内**的婴儿（2023），表现为生后不久即出现腹泻，但除大便次数增多外，无其他症状，食欲好，不影响生长发育，添加换乳期食物后，大便即逐渐转为正常。

三、辅助检查（★★）

1. 血常规 细菌感染白细胞计数增多及中性粒细胞比例升高；寄生虫感染和过敏性腹泻嗜酸性粒细胞增多。

2. 大便常规 大便镜检有无脂肪球、白细胞、红细胞等。

3. 病原学检查 用以区别细菌性、真菌性、病毒性肠炎。

4. 血液生化 血钠测定、血钾测定、碳酸氢盐测定。

四、治疗要点（★★）

1. 调整饮食　强调继续进食，根据疾病的状况进行合理调整。

2. 纠正水、电解质紊乱和酸碱失衡　**口服补液盐溶液（ORS）可用于预防脱水及纠正轻、中度脱水，张力为1/2张（2010/2015/2018/2019/2020）**；中、重度脱水伴周围循环衰竭者需静脉补液。重度酸中毒或经补液后仍有酸中毒症状者，补充碱性溶液碳酸氢钠或乳酸钠。纠正低钾、低钙和低镁血症。

3. 控制感染　病毒及非侵袭性细菌所致的水样便腹泻，一般不用抗生素，应合理使用液体疗法，选用微生态制剂和黏膜保护剂。侵袭性细菌感染所致的黏液、脓血便患者，应选用针对病原菌的抗生素。**避免用止泻药**。

名师点拨：不推荐在细菌感染前使用抗生素来预防感染。

4. 微生态疗法 补充大量活性菌，尤其是厌氧菌，如双歧杆菌、乳酸菌等，适用于迁延与慢性腹泻伴明显肠道菌群紊乱的患儿。

5. 肠黏膜保护剂 如蒙脱石散。

6. 补锌治疗。

7. 对症治疗。

五、护理措施（★★★）

1. 调整饮食　继续进食，母乳喂养者减少哺乳次数，缩短哺乳时间，**暂停食物添加**；人工喂养者可喂米汤、酸奶、脱脂奶等。呕吐严重者，可暂时禁食4~6小时（不禁水），好转后尽早恢复喂养，以防酸中毒。病毒性肠炎不宜用**蔗糖，并暂停乳类**喂养，改用酸奶、豆浆等。

2. 维持水、电解质及酸碱平衡

（1）口服补液：轻度脱水需30~50ml/kg，中度脱水需50~100ml/kg，重度脱水需100~120ml/kg，于8~12小时内将累积损失量补足。有明显腹胀、休克、心功能不全及新生儿不宜口服补液。

（2）静脉补液：输液种类根据脱水性质而定，临床判断脱水性质有困难时，**可先按等渗性脱水处理**。输液速度主要取决于累积损失量和继续损失量。

3. 控制感染　遵医嘱应用抗生素，消毒隔离，感染性腹泻与非感染性腹泻患儿应分室居住，护理患儿前后认真洗手。

4. 保持皮肤完整性　选用吸水性强、柔软布质或纸质尿布，勤更换；便后清洗臀部并擦干；局部皮肤发红处涂以5%鞣酸软膏；局部皮肤糜烂或溃疡者，可采用暴露法，臀下仅垫尿布，不加包扎，使臀部皮肤暴露于空气中或阳光下。

5. 健康教育　①提倡母乳喂养，避免在夏季断奶，按时添加辅食。②注意饮食卫生，食具定时消毒。教育儿童饭前便后洗手。③加强体格锻炼；注意气候变化。④避免长期滥用广谱抗生素。

基础巩固

1. 轻型腹泻　只有局部症状而无全身症状。

2. 重型腹泻　除局部症状外，有脱水、电解质紊乱等全身症状。

第四节　急性坏死性小肠结肠炎

急性坏死性小肠结肠炎是一组病因不明的急性肠道节段性坏死疾病。病变以**空肠**为主。主要表现为急性腹痛、腹胀、腹泻、呕吐及便血，重症可引起休克，病死率高。多见于3~9岁儿童。

一、病因及发病机制（★★★）

1. 细菌及其所产毒素　C型产气荚膜梭状芽孢杆菌所产生的肠毒素。
2. 患儿胰蛋白酶活性降低。

二、临床表现（★★★）

1. 腹痛　起病急，腹痛部位为脐周或上腹部，性质为**持续性钝痛伴阵发性加重（2019）**。
2. 腹泻　**初为水样或黏液稀便，继而出现血水便。粪便有特殊腥臭味（2022）**。

名师点拨：轮状病毒肠炎引起的小儿腹泻，粪便量多，呈黄色或淡黄色，水样或蛋花汤样，无腥臭味。急性坏死性小肠结肠炎引起的腹泻大便为黏液稀便、血水便，有特殊腥臭味。

3. 一般有不同程度腹胀、不固定压痛。病初肠鸣音亢进，腹胀严重时，肠鸣音消失。
4. 伴有全身感染中毒症状。

三、辅助检查

血常规、粪便革兰染色、**腹部X线表现为肠袢轻度至中度充气扩张（2011）**。

四、治疗要点（★★）

1. 禁食，胃肠减压，纠正并维持水、电解质及酸碱平衡。
2. 休克者按脓毒症休克治疗。
3. 控制感染。
4. 胰蛋白酶治疗。
5. 肠梗阻或肠坏死、穿孔引起腹膜炎者，应立即手术治疗。

五、护理措施（★★★）

1. 做好生命体征及神志、尿量的变化记录。密切注意肠鸣音的变化、腹部体征、腹痛症状，以及大便的性质、次数及量。

2. 患儿一般需禁食，胃肠减压5~10日。腹胀消失，粪便潜血转阴，患儿有觅食表现，可试喂少量5%葡萄糖液。2~3次后无腹胀、呕吐，可开始喂流食，由稀释奶少量开始，情况良好可加量，逐渐过渡到半流食、少渣饮食，直至恢复到高热量、高蛋白、低脂肪的正常饮食。

3. 取侧卧位或半卧位，减轻腹部张力，缓解疼痛。腹胀明显者可进行肛管排气、胃肠减压。一般不宜使用镇痛药。

第五节　小儿液体疗法及护理

一、小儿体液平衡的特点（★★）

1. 体液的总量和分布　年龄越小，体液总量相对愈多。新生儿体液占体重的78%，婴儿占70%，2~14岁儿童占65%。

2. 体液的电解质组成　细胞外液的电解质以Na^+（2021）、Cl^-、HCO_3^-等离子为主，其中Na^+含量占该区阳离子总量的90%以上，对维持细胞外液的渗透压起主导作用。细胞内液以K^+、Mg^{2+}、HPO_4^{2-}等离子和蛋白质为主。K^+大部分处于离解状态，维持细胞内液的渗透压。

3. 水代谢的特点　水的摄入量大致等于排泄量。每日所需水量与热量消耗成正比。年龄越小，出入水量相对越多，水的需要量相对越大。

二、常用液体种类、成分及其配制（★★★）

（一）非电解质溶液

5%葡萄糖溶液为等渗液，10%葡萄糖溶液为高渗液，主要用以补充水分和部分热量。

（二）电解质溶液

1. 0.9%氯化钠溶液（生理盐水） 等渗液。

2. 碱性溶液 用于纠正酸中毒。①1.4%碳酸氢钠为等渗溶液。②乳酸钠溶液在肝功能不全、缺氧、休克、新生儿期以及乳酸潴留性酸中毒时，不宜使用。1.87%乳酸钠溶液为等渗液。

3. 氯化钾溶液 用于纠正低钾血症。制剂为10%溶液，**静脉滴注时稀释成0.15%~0.30%浓度**（2011/2022），不可静脉直接推注。

（三）混合溶液

2∶1含钠液为等张；1∶1含钠液1/2张，**1∶2含钠液1/3张**，1∶4含钠液1/5张；2∶3∶1含钠液1/2张，**4∶3∶2含钠液2/3张**。

名师点拨：除2∶1含钠液外，a∶b含钠液的张力为a/(a+b)；a∶b∶c含钠液张力为（a+c）/（a+b+c）。

（四）口服补液盐溶液（ORS）

由氯化钠2.6g（2018），枸橼酸钠2.9g，氯化钾1.5g，葡萄糖13.5g加水至1000ml配制而成。总渗透压为245mmol/L。

三、液体疗法（★★）

遵循**“先盐后糖、先浓后淡、先快后慢、见尿补钾、抽搐补钙”**的补液原则。第一天补液总量应包括累积损失量、继续损失量及生理需要量3个部分（表5-5-5）。

表5-5-5 液体疗法的定量、定性与定时

	累积损失量	继续损失量	生理需要量
定量（ml/kg）	轻度脱水<50 中度脱水50~100 重度脱水100~120	10~40ml/kg（30ml/kg）	0~10kg：100ml/（kg·d）；11~20kg：1000ml+超过10kg体重数×50ml（kg·d）；>20kg：1500ml+超过20kg体重数×20ml/（kg·d）
定性	低渗性脱水2/3张 等渗性脱水1/2张 高渗性脱水1/3~1/5张	1/3~1/2张	1/5~1/4张
定时	于8~12小时内输入，每小时8~10ml/kg	在补完累积损失量后的12~16小时内输入，每小时5ml/kg	

注：重度脱水时应先扩容，快速输入等渗含钠液（2∶1液），按20ml/kg，总量不超过300ml。

第1天的补液总量为：**轻度脱水90~120ml/kg，中度脱水120~150ml/kg，重度脱水150~180ml/kg**。

实战演练

【A1型题】

1. 婴儿易发生溢乳的最主要原因是

A. 胃较垂直　B. 胃容量小
C. 胃逆蠕动　D. 胃排空时间长

E. 贲门括约肌松弛

【答案】 E

【考点】 婴儿消化系统的生理特点

【解析】 足月儿吞咽功能已经完善，但食管下端贲门括约肌松弛，幽门括约肌较发达，胃呈水平位，易发生溢奶和吐奶。故选 E。

2. 口服补液盐治疗腹泻适用于

A. 频繁呕吐者 B. 新生儿腹泻 C. 腹胀明显者

D. 重度脱水者 E. 轻、中度脱水者

【答案】 E

【考点】 腹泻的治疗

【解析】 口服补液盐适于补充累积损失及继续损失量，若作为补充生理需要液量则含钠较高，应稀释后使用。适用于能口服的轻、中度脱水无严重呕吐者。故选 E。

3. 腹泻患儿防臀红最有效的护理措施是

A. 禁食 B. 及时更换尿布

C. 大便后及时清洗臀部 D. 暴露臀部皮肤

E. 臀部涂爽身粉

【答案】 B

【考点】 腹泻患儿防臀红的护理措施

【解析】 防臀红最有效的方法是保持臀部皮肤干燥、清洁，选用消毒软棉尿布并及时更换。故选 B。

4. 婴儿腹泻引起的等渗性脱水，第 1 天补液宜用下列哪种张力的液体

A. 1/2 张含钠液 B. 1/3 张含钠液

C. 1/4 张含钠液 D. 2/3 张含钠液

E. 等张含钠液

【答案】 A

【考点】 小儿腹泻治疗要点

【解析】 婴儿腹泻引起的等渗性脱水，第 1 天补液包括累积损失量、继续损失量和生理需要量 3 部分。对等渗性脱水用 1/2 张含钠液，低渗性脱水用 2/3 张含钠液，高渗性脱水用 1/5~1/3 张含钠液。若脱水性质判断有困难时，可先按等渗性脱水处理。故选 A。

5. 低渗性脱水的特点，下列哪项是错误的

A. 失钠的比例大于失水

B. 血清钠低于 130mmol/L

C. 易发生休克

D. 尿比重高、烦渴

E. 严重者发生惊厥和昏迷

【答案】 D

【考点】 小儿体液平衡的特点

【解析】 低渗性脱水以失盐为主，常见于病程较长、营养不良者，尿比重低，血清钠低于 130mmol/L，口渴不明显，皮肤弹性极差，站立位易晕倒，可呈嗜睡或昏迷。故选 D。

【A2 型题】

6. 患儿，5 个月。家属诉患儿爱流口水。查体：口腔黏膜有白色乳凝状物，不易拭去。擦拭时患儿无任何不适感。最可能的诊断是

A. 齿龈炎 B. 鹅口疮 C. 溃疡性口炎

D. 生理性表现 E. 磨牙

【答案】 B

【考点】 常见口炎的临床表现

【解析】 鹅口疮的特征是在口腔黏膜表面出现白色或灰白色乳凝块样小点或小片状物，可逐渐融合成大片，不易拭去。患处不痛，不流涎，不影响吃奶，一般无全身症状。结合题干中的信息，该患儿最可能是患有鹅口疮。故选 B。

7. 患儿，16 天。口腔黏膜有白色乳凝状物附着，诊断为“鹅口疮”。护士为患儿清洁口腔最恰当的漱口液是

A. 矿泉水 B. 漱口水

C. 0.1%依沙吖啶溶液 D. 2%碳酸氢钠溶液

E. 3%过氧化氢溶液

【答案】 D

【考点】 鹅口疮的护理

【解析】 鹅口疮是由白念珠菌感染所引起的，漱口液用弱碱性溶液，如 2%碳酸氢钠清洗。故选 D。

8. 患儿，女，3 个月。腹泻 2 天。眼窝凹陷，口唇樱桃红，呼吸深快，精神萎靡，稀水便，尿少，呕吐。该患儿可能腹泻并伴有

A. 低钾血症 B. 败血症 C. 休克

D. 中毒性脑病 E. 酸中毒

【答案】 E

【考点】 腹泻并发症

【解析】 口唇樱桃红是一氧化碳中毒和代谢性酸中毒的特征性表现，代谢性酸中毒还表现为精神萎靡、呼吸深长等。故选 E。

9. 患儿，8 个月。11 月中旬入院。1 天前突然发热、咳嗽，随后呕吐 3 次，大便呈黄色水样，10 余次/天，黏液少、无腥臭。查体：T 39℃，精神萎靡，前囟门及眼窝凹陷，哭泪少，皮肤弹性略差，咽部稍充血，心肺腹检查无异常。大便检查（-）。引起腹泻的病原体最可能是

A. 轮状病毒 B. 铜绿假单胞菌

C. 白念珠菌 D. 金黄色葡萄球菌

E. 致病性大肠埃希菌

【答案】 A

【考点】 轮状病毒肠炎的临床表现

【解析】 轮状病毒肠炎好发于秋冬季，多见于6个月至2岁的婴幼儿，起病急，常伴有发热和上呼吸道感染症状。病初即出现呕吐，大便次数多，量多，呈黄色或淡黄色，水样或蛋花汤样，无腥臭。常并发脱水、酸中毒和电解质紊乱。结合题干中可推断该患儿最可能是轮状病毒肠炎。故选A。

10. 患儿，8个月。呕吐，腹泻3天，大便15次/天。皮肤弹性极差，无尿，血清钠140mmol/L，患儿脱水的程度和性质是

A. 轻度高渗性脱水　　B. 重度低渗性脱水
C. 轻度等渗性脱水　　D. 重度等渗性脱水
E. 轻度低渗性脱水

【答案】 D

【考点】 小儿腹泻临床表现

【解析】 轻度高渗性脱水除口渴外，无其他临床表现；重度低渗性脱水血清钠低于110 mmol/L；轻度等渗性脱水，患者出现恶心、呕吐、食欲缺乏、口唇干燥、皮肤弹性降低和无尿等；轻度低渗性脱水血清钠130mmol/L左右，口渴不明显；皮肤弹性极差，无尿为重度脱水特征；血清钠140mmol/L为等渗脱水表现。故选D。

11. 患儿，1岁。因呕吐、腹泻5天，4个小时无尿入院。查体：重度脱水貌，四肢凉。首选的措施是

A. 快速滴注2∶1等张含钠液20ml/kg
B. 快速滴注生理盐水20ml/kg
C. 快速滴注5%碳酸氢钠20ml/kg
D. 快速滴注1/2张含钠液20ml/kg
E. 快速滴注5%葡萄糖液20ml/kg

【答案】 A

【考点】 小儿液体疗法

【解析】 重度脱水或有循环衰竭者，应先扩容，以改善血循环及肾功能，一般用2∶1等张含钠液20ml/kg，总量不超过300ml，于30～60分钟内静推或快速滴入。故选A。

【A3/A4型题】

（12～13题共用题干）

患儿，1岁。呕吐、腹泻稀水便5天，1天来尿量极少，精神萎靡，前囟门及眼窝极度凹陷，皮肤弹性差，四肢发凉，脉细弱，血清钠125mmol/L。

12. 请判断该患儿脱水程度与性质为

A. 中度低渗性脱水　　B. 重度低渗性脱水
C. 中度等渗性脱水　　D. 重度等渗性脱水
E. 中度高渗性脱水

【答案】 B

【考点】 小儿腹泻治疗要点

【解析】 尿量极少，精神萎靡，前囟门及眼窝极度凹陷，皮肤弹性差，四肢发凉，脉细弱，是重度脱水的表现，血清钠125mmol/L，支持低渗性脱水的诊断。故选B。

13. 根据患儿脱水程度和性质，应首先给下列哪种液体

A. 2∶1等张含钠液　　B. 1/2张含钠液
C. 1/3张含钠液　　D. 1/4张含钠液
E. 2/3张含钠液

【答案】 A

【考点】 小儿腹泻治疗要点

【解析】 患儿属于重度等渗性脱水，重度脱水或有周围循环衰竭者应首先静脉推注或静脉快速滴入2∶1等张含钠液20ml/kg，总量不超过300ml，30～60分钟快速输完。故选A。

【B1型题】

（14～15题共用备选答案）

A. 单纯疱疹病毒　　B. 金黄色葡萄球菌
C. 轮状病毒　　D. 白念珠菌
E. 空肠弯曲菌

14. 疱疹性口炎的病原体是

【答案】 A

15. 引起婴儿秋季腹泻常见的病原体是

【答案】 C

【考点】 小儿口腔炎和小儿腹泻病因

【解析】 疱疹性口炎是由单纯疱疹病毒感染引起。全年可发病，无季节性，1～3岁小儿多见，传染性强，可在托幼机构小流行。故第14题选A。寒冷季节的婴幼儿腹泻80%由病毒感染引起，以轮状病毒引起的秋冬季儿童腹泻最为常见，其次有星状病毒、杯状病毒和肠道病毒。故第15题选C。

第六章　呼吸系统疾病患儿的护理

考点直击

年份	分值	考点
2021	1	婴幼儿的咽鼓管解剖
2018	2	小儿肺炎的病原体、胸部 X 线检查
2016	1	小儿肺炎的抗生素治疗
2015	3	婴幼儿的咽鼓管解剖；急性上呼吸道感染的病因；急性感染性喉炎的临床表现

考点集萃

第一节　小儿呼吸系统解剖生理特点

一、解剖特点

1. 婴幼儿鼻腔相对较短，后鼻道狭窄，黏膜柔嫩，血管丰富，无鼻毛，易受感染。
2. 鼻窦口相对较大，急性鼻炎可累及鼻窦，颌窦和筛窦最易感染。
3. **婴幼儿的咽鼓管宽、直、短，呈水平位，故鼻咽炎时易致中耳炎（2010/2015/2021）**。
4. 儿童喉部呈漏斗形，相对较窄，软骨柔软，黏膜柔嫩，富有血管及淋巴组织，故炎症时易发生充血、水肿，故喉炎时易发生梗阻导致窒息。
5. 婴幼儿气管和支气管的管腔相对狭窄；软骨柔软，缺乏弹力组织，支撑作用小；黏膜血管丰富，黏液腺分泌不足，气道较干燥，纤毛运动差，清除能力弱，故易发生感染且易导致呼吸道阻塞。
6. 儿童右侧支气管粗短，走向垂直，异物易进入右侧支气管。
7. 儿童肺泡数量较少，肺的弹力纤维发育差，血管丰富，间质发育旺盛，使肺含血量丰富而含气量相对较少，故易发生肺部感染。

二、生理特点（★★）

1. 年龄越小，呼吸频率越快。新生儿呼吸 40~45 次/分，脉搏 120~140 次/分。

> 名师点拨：新生儿呼吸频率为 40~45 次/分，1 岁以下小儿呼吸为 30~40 次/分，1~3 岁为 25~30 次/分，4~7 岁为 20~25 次/分，8~10 岁为 18~20 次/分。

2. **婴幼儿胸廓活动范围小，呈腹式呼吸（2013）**。随着年龄增长出现胸腹式呼吸。

三、免疫特点

婴幼儿体内免疫球蛋含量低，尤以分泌型 IgA（SIgA）为低，且肺泡巨噬细胞功能不足，故易患呼吸道感染。

第二节 急性上呼吸道感染

一、病因（★★★）

由**病毒引起者占90%以上（2010/2015）**。少数由细菌引起，最常见的是溶血性链球菌。

名师点拨：急性上呼吸道感染主要由病毒引起。疱疹性咽峡炎病原体为柯萨奇A组病毒。

二、临床表现（★★★）

1. 一般类型的上呼吸道感染　年长儿以局部症状为主，全身症状较轻；婴儿有明显的全身症状。

（1）全身症状：发热、畏寒、头痛、食欲缺乏、乏力。常伴有呕吐、腹泻、腹痛、烦躁不安甚至高热惊厥。

（2）局部症状：鼻塞、流涕、喷嚏、流泪、咽部不适、发痒、咽痛等。

2. 2种特殊类型上呼吸道感染　参见第二部分第二章第二节“急性上呼吸道感染”。

3. 并发症　鼻窦炎、中耳炎、喉炎、咽后壁脓肿、颈淋巴结炎、支气管炎、肺炎等。年长儿若患链球菌性上呼吸道感染可引起急性肾炎、风湿热。

三、治疗要点（★★）

1. 对症治疗，预防并发症的发生。

2. 抗感染治疗　抗病毒药物常用利巴韦林。如为链球菌感染者，应用青霉素10～14天。

四、护理措施（★★★）

1. 注意休息，减少活动。做好呼吸道隔离，患儿分室居住，接触者应戴口罩。

2. 促进舒适，保持室温18～22℃，湿度50%～60%。鼻塞者可在哺乳前15分钟用0.5%麻黄素液滴鼻，使鼻腔通畅，保证吸吮。

3. 发热的护理　衣被不可过厚，以免影响机体散热。每4小时测量体温1次，并准确记录。退热处置1小时后复测体温，并随时注意有无新的症状或体征出现。保证充足的营养和水分，给予富含营养、易消化的饮食。

第三节 急性感染性喉炎

急性感染性喉炎为喉部黏膜急性弥漫性炎症，以犬吠样咳嗽、声音嘶哑、喉鸣和吸气性呼吸困难为特征，多见于婴幼儿。

一、病因及发病机制（★★★）

由病毒或细菌感染引起，亦可在一些急性传染病的病程中并发。由于小儿喉腔狭小，软骨柔软，黏膜血管丰富，炎症时易充血、水肿而出现不同程度的喉梗阻。

二、临床表现（★★★）

起病急、症状重，可有发热、犬吠样咳嗽、声嘶、吸气性喉鸣和三凹征（2011/2015）。严重时可出现烦躁不安、吸气性呼吸困难、发绀、心率加快等缺氧症状。咽部充血，喉镜检查可见喉部、声带有不同程度的充血、水肿。一般白天症状轻，夜间入睡后加重，喉梗阻者若不及时抢救，可窒息死亡。临床上**按吸气性呼吸困难的轻重，将喉梗阻分为4度（2014）**。

名师点拨：Ⅰ度喉梗阻：患儿安静时如正常儿，活动后出现吸气性喉鸣及呼吸困难。Ⅱ度：患儿安静时也出现喉鸣及呼吸困难。Ⅲ度：除有喉鸣及呼吸困难外，有阵发性烦躁不安，口唇及指、趾发绀，口周发青或苍白。Ⅳ度：严重呼吸困难，呈衰竭状态，呼吸无力、昏睡、面色苍白、发灰。

易错知识梳理

急性感染性喉炎的典型表现为发热、犬吠样咳嗽、声嘶、喉鸣和三凹征，昼轻夜重。

三、治疗要点（★★）

1. 保持呼吸道通畅　雾化吸入肾上腺皮质激素和麻黄素，消除黏膜水肿。
2. 控制感染　选择敏感抗生素，常用青霉素类、氨基糖苷类或头孢菌素类。
3. 糖皮质激素　可减轻喉头水肿，缓解症状。
4. 对症治疗　缺氧者予以吸氧；烦躁不安者可用异丙嗪镇静，痰多者可选用祛痰剂。
5. 经上述处理后仍严重缺氧或有Ⅲ度以上喉梗阻者，应立行气管切开术。

四、护理措施（★★★）

1. 改善呼吸功能　保持室内空气新鲜，温、湿度适宜，置患儿舒适体位。及时吸氧，保持安静，遵医嘱给予雾化吸入。

2. 严密观察病情变化　观察患儿呼吸、心率及精神状态、呼吸困难程度，做好气管切开的准备。密切观察体温变化，体温超过38.5℃时给予药物降温。

3. 保证营养和水分。

第四节　急性支气管炎

急性支气管炎是指各种病原体引起的支气管黏膜感染，因气管常同时受累，故又称为急性气管支气管炎，**婴幼儿多见**（2014）。

名师点拨：一般3~4岁，急性支气管炎发作会下降。

一、病因（★★★）

病原体为各种病毒、细菌或病毒及细菌的混合感染。

二、临床表现（★★★）

大多先有上呼吸道感染的症状，以咳嗽为主要表现。初为刺激性干咳，后有痰液咳出。婴幼儿症状较重，发热，伴有呕吐、腹泻。一般全身症状不明显。肺部听诊呼吸音粗，或有少许散在干湿啰音。一般无气促和发绀。

三、辅助检查（★★）

1. 胸部X线　无异常改变或有肺纹理增粗。
2. 血常规　白细胞计数正常或稍增多，合并细菌感染时，可明显增多。

四、治疗要点（★★）

对症治疗和控制感染。一般不用镇咳药，以免抑制其自然排痰。

五、护理措施（★★★）

1. 保持室内空气新鲜，温湿度适宜；避免剧烈活动；鼓励多饮水，经常更换体位。
2. 鼓励患儿有效咳嗽；痰液黏稠者可采用超声雾化吸入；分泌物多时，可用吸引器吸痰。
3. 注意观察呼吸变化，若有呼吸困难、发绀，应给予吸氧。观察体温变化，体温在 38.5℃以上时应采取药物降温，防止发生惊厥。
4. 口服止咳糖浆后不要立即喝水。
5. 加强营养，增强体质。

第五节　小儿肺炎

肺炎是指各种不同病原体及其他因素所引起的肺部炎症。临床上以发热、咳嗽、气促、呼吸困难和肺部固定湿啰音为各型肺炎的共同表现。

一、分类（★★）

1. 病理分类　可分为**支气管肺炎（最常见）**、大叶性肺炎和间质性肺炎等。
2. 病因分类　①感染因素引起的肺炎，如病毒性肺炎、细菌性肺炎等。②非感染因素引起的肺炎，如吸入性肺炎、坠积性肺炎等。
3. 病程分类（图 5-6-1）

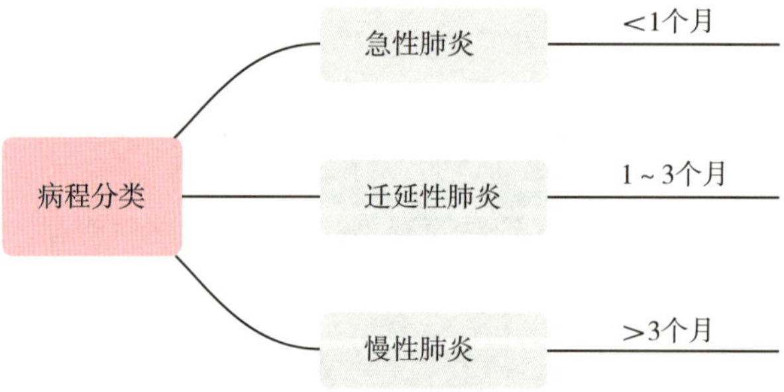

图 5-6-1　病程分类

4. 病情分类　轻症肺炎、重症肺炎。
5. 临床表现典型与否分类　①典型肺炎（肺炎链球菌、金黄色葡萄球菌、肺炎克雷伯菌、流感嗜血杆菌、大肠埃希菌等引起的肺炎）。②非典型肺炎（常见病原体为肺炎支原体、衣原体、军团菌、病毒等）。

名师点拨：发达国家小儿肺炎病原体以病毒为主，发展中国家小儿肺炎病原体以细菌为主。

二、病因及发病机制（★★★）

1. 内在因素　婴幼儿中枢神经系统发育尚未完善，机体的免疫功能不健全，加上呼吸系统解剖生理特点，故婴幼儿易患肺炎。
2. 环境因素　居室拥挤、通风不良等均可使机体的抵抗力降低，为肺炎的发生创造有利的条件。
3. 病原体　病毒以**呼吸道合胞病毒**最多见；**细菌以肺炎链球菌多见（2018）**。

三、临床表现（★★★）

1. 轻症

（1）发热：热型不一，多为不规则热，早产儿、重度营养不良儿可不发热。

（2）咳嗽：较频，初为刺激性干咳，以后可有痰，新生儿、早产儿仅表现为口吐白沫。

（3）气促：多在发热、咳嗽之后出现。

（4）全身症状：精神缺乏、食欲缺乏、烦躁不安、轻度腹泻或呕吐等。

（5）体征：典型病例肺部可听到较固定的中、细湿啰音。新生儿、小婴儿常不易闻及湿啰音。

2. 重症

（1）循环系统：重症肺炎可合并心肌炎、心力衰竭。**心力衰竭主要表现为：**①呼吸困难加重，呼吸>60次/分。②婴儿心率>180次/分，幼儿>160次/分。③心音低钝，奔马律。④极度烦躁不安，面色苍白或发灰。⑤肝迅速增大。⑥少尿或无尿。

（2）神经系统：脑水肿时出现意识障碍、惊厥、前囟膨隆，可有脑膜刺激征，呼吸不规则，瞳孔对光反射迟钝或消失。

（3）消化系统：轻者常有食欲缺乏、吐泻、腹胀等。重者可发生中毒性肠麻痹，呼吸困难加重。有消化道出血时，可吐咖啡渣样物，大便潜血试验阳性或柏油样便。

3. 几种不同病原体所致肺炎的特点

（1）呼吸道合胞**病毒肺炎：多见于3岁以内，尤以1岁以内的婴儿多见（2014）**。起病急，除发热、咳嗽、呼吸困难外，以**喘憋**为主要表现，很快出现呼气性呼吸困难及缺氧症状。体征以喘鸣为主，肺底部可听到细湿啰音。全身中毒症状和呼吸困难明显者称喘憋性肺炎。有喘憋表现，但中毒症状不重者，称毛细支气管炎。

（2）腺病毒肺炎：腺病毒感染引起，多见于6个月至2岁婴幼儿。临床特点为起病急，多呈稽留热，体温可达到39℃以上，重者持续2~3周。咳嗽较剧，频咳或阵咳，发热3~4日后开始出现肺部湿啰音，呈阵发性喘憋、呼吸困难、发绀等。

（3）**金黄色葡萄球菌肺炎（2011）**：多见于新生儿及婴幼儿。起病急，病情重，进展快，中毒症状明显。多呈弛张热，烦躁不安，皮肤可见猩红热样皮疹或荨麻疹样皮疹，严重者出现惊厥甚至休克。双肺可闻及中、细湿啰音。白细胞数明显增高，中性粒细胞比例增高，有核左移现象。胸部X线片可出现小片浸润影、小脓肿、肺大疱或胸腔积液等。

（4）**支原体肺炎（2011）**：为肺炎支原体感染所致。发热，热程多为1~3周。常伴有咽痛和肌肉酸痛。刺激性干咳较突出，咳出黏稠痰，甚至带血丝。有些患儿有胸痛、食欲缺乏、恶心、呕吐、腹泻等症状。胸部X线片改变大体分为4种：①肺门阴影增浓为突出表现。②支气管肺炎改变。③间质性肺炎改变。④均一的片状影。

四、辅助检查

1. 血常规　病毒性肺炎白细胞大多正常或减少；细菌性肺炎白细胞计数增多及中性粒细胞比例增高，并有核左移。

2. **病原学检查（2010）　细菌培养或免疫学方法进行细菌抗原检测可以明确致病菌**。

3. 胸部X线　支气管肺炎**早期可见肺纹理增粗，以后出现大小不等的斑片状阴影（2018）**，可融合成片。以双肺下野、中内带多见。

五、治疗要点（★★）

1. 控制感染　根据不同病原体选择抗生素，**并做到早期、足量、足疗程、重症宜静脉给药**。一般用至热退且平稳、全身症状明显改善、呼吸道症状改善后3~5天。一般肺炎链球菌肺炎疗程7~10天，支原体肺炎、衣原体肺炎疗程10~14天，个别严重者可适当延长。葡萄球菌肺炎在体温正常后2~3周可停药，一般总疗程≥6周。肺炎支原体或衣原体肺炎首选大环内酯类如红霉素、罗红霉素及阿奇霉素。病毒感染者，应选用利巴韦林、干扰素等抗病毒药物。

2. 对症治疗　及时给予吸氧，退热、祛痰、镇咳。

3. 其他　纠正水、电解质及酸碱平衡紊乱，改善低氧血症。防治心力衰竭、中毒性肠麻痹、中毒性脑病等，积极治疗脓胸、脓气胸等并发症。

六、护理措施（★★★）

1. 环境调整与休息　病室定时通风换气，保持适宜温湿度。嘱患儿卧床休息，减少活动。各种处置应集中进行，尽量使患儿安静，减少耗氧量。

2. 氧疗　缺氧患儿应及早给氧，一般采用**鼻导管给氧**，氧流量为0.5~1.0L/min。缺氧明显者用**面罩给氧**，氧流量为2~4L/min。

3. 保持呼吸道通畅

（1）根据病灶的部位取不同的体位，利于排痰。

（2）指导有效咳嗽。

（3）体位引流：根据病灶的部位取不同的体位，五指并拢、稍向内合掌呈空心状，**由下向上、由外向内**轻拍背部。

（4）**痰液黏稠者使用雾化吸入；必要时应用吸引器吸痰（2010）**。

4. 发热的护理　监测体温变化，采取相应的护理措施。

5. 营养及水分的补充　鼓励患儿多饮水，进食高热量、高蛋白、高维生素、易消化饮食，少量多餐；进食困难者，按医嘱静脉补充营养；重症患儿应准确记录24小时出入量。严格控制静脉点滴速度，以免发生心力衰竭。

6. 密切观察病情

（1）当患儿出现烦躁不安、面色苍白、**呼吸加快>60次/分且心率>180次/分、心音低钝、奔马律、肝在短时间内急剧增大等心衰表现（2010）**，应**减慢输液速度**，及时通报医生，做好抢救的准备。

（2）若患儿咳**粉红色泡沫样痰**，可给患儿吸入经**20%~30%乙醇湿化的氧气**。

（3）若患儿有烦躁或嗜睡、惊厥、昏迷、呼吸不规则、肌张力增高等颅内高压表现，应立即报告医生，并共同抢救。

（4）观察有无腹胀、肠鸣音减弱或消失、呕吐、便血等情况发生，以便及时发现中毒性肠麻痹及胃肠道出血。

实战演练

【A1型题】

1. 急性上呼吸道感染最常见的病因是

A. 病毒　B. 细菌　C. 衣原体
D. 真菌　E. 支原体

【答案】A

【考点】急性上呼吸道感染的病因

【解析】急性上呼吸道感染简称上感，主要是指鼻、鼻咽和咽部的急性感染，各种病毒和细菌均可引起，但90%以上为病毒所致，主要有鼻病毒、呼吸道合胞病毒、流感病毒和EB病毒等。故选A。

2. 给肺炎患儿家长做健康指导喂养时的原则是

A. 少食多餐，避免呛咳　B. 少量饮水，以免咳嗽
C. 禁食禁水输液　D. 停奶改喂辅食
E. 继续母乳喂养

【答案】A

【考点】支气管肺炎的饮食护理

【解析】支气管肺炎起病急，有不规则发热、咳嗽，开始干咳，以后有痰，呼吸增快，喘憋，亦可有食欲缺乏、腹泻、呕吐等，再重可高热不退，口唇青紫，有明显的缺氧和中毒症状，甚至可造成呼吸衰竭、心力衰竭、烦躁不安等。所以家长喂养的原则是少食多餐，避免呛咳。故选A。

3. 按病理分类婴幼儿最常见的肺炎是

A. 大叶性肺炎　B. 支气管肺炎　C. 间质性肺炎
D. 干酪性肺炎　E. 毛细支气管炎

【答案】B

【考点】肺炎按病理的分类

【解析】肺炎按病理分类为大叶性肺炎、支气管肺炎和间质性肺炎。其中，支气管肺炎是小儿时期最常见肺炎，又称小叶性肺炎，起病于支气管或细支气管，尤其多见于3岁以下的婴幼儿。D、E属病因分类，并非病理分类。故选B。

4. 支气管肺炎区别于支气管炎的关键是

A. 咳嗽、气促　　B. 发热、频咳
C. 呼吸音减弱　　D. 白细胞计数增多
E. 肺部可闻固定湿啰音

【答案】 E

【考点】 支气管肺炎的临床表现

【解析】 支气管肺炎患儿胸部体征早期不明显或仅呼吸音粗糙，以后可听到较固定的中、细湿啰音，以背部两肺下方及脊柱旁较多，深吸气末更为明显。支气管炎患儿肺部听诊呼吸音粗糙，或有少许散在干、湿啰音。两者均可表现为咳嗽、气促、发热、呼吸音减弱、白细胞计数增多等。故选 E。

5. 支气管肺炎患儿宜采取的体位是
A. 头侧平卧位　B. 去枕平卧位　C. 左侧卧位
D. 右侧卧位　E. 头高位或半卧位

【答案】 E

【考点】 支气管肺炎患儿护理措施

【解析】 支气管肺炎患儿宜采取支气管肺炎的护理要求：置患儿于有利于肺扩张的体位，故支气管肺炎患儿宜采取的体位是头高位或半卧位，避免痰误吸入气管引起窒息。故选 E。头侧平卧位是基本姿态，根据病情或检查、治疗的需要选择不同的体位，此题目不适于选择 A 项；去枕平卧位适用于昏迷或全麻未清醒患者，排除 B；侧卧位适用于灌肠，肛门检查及配合胃镜、肠镜检查等，排除 C、D。故选 E。

6. 重症肺炎患儿，突然口吐粉红色泡沫痰。下列处理正确的是
A. 大量间歇氧气吸入
B. 小量间歇氧气吸入
C. 吸入 20%~30%乙醇湿化的氧气
D. 持续高流量氧气吸入
E. 持续低流量氧气吸入

【答案】 C

【考点】 小儿肺炎治疗要点

【解析】 患儿口吐粉红色泡沫痰表示合并有急性肺水肿，应立刻给予氧疗，吸入用 20%~30%乙醇湿化的氧气。因为气管湿化，可以避免损伤气道纤毛上皮细胞及痰黏稠。故选 C。

7. 重症肺炎小儿存在
A. 代谢性酸中毒
B. 呼吸性酸中毒
C. 代谢性酸中毒和呼吸性酸中毒
D. 代谢性碱中毒
E. 呼吸性碱中毒

【答案】 C

【考点】 小儿肺炎临床表现

【解析】 重症肺炎时，严重缺氧，体内需氧代谢发生障碍，无氧酵解增强，酸性代谢产物增加，加上高热、进食少、脂肪分解等因素，故引起代谢性酸中毒；同时由于二氧化碳排出受阻，从而产生呼吸性酸中毒。因此容易同时存在代谢性酸中毒和呼吸性酸中毒。故选 C。

8. 婴幼儿上呼吸道感染易并发中耳炎的主要原因是
A. 咽鼓管较宽、短、呈水平位
B. 咽鼓管较宽、长、呈斜位
C. 咽鼓管淋巴组织丰富
D. 咽鼓管易充血水肿
E. 咽鼓管缺少分泌型 IgA

【答案】 A

【考点】 小儿上呼吸道感染并发症

【解析】 小儿鼻泪管短，咽鼓管较宽，且直而短，呈水平位，鼻咽炎时易侵及中耳。故选 A。

【A2 型题】

9. 患儿，1.5 岁。发热、流涕 3 天。今日外耳道流出少量脓性分泌物，考虑为中耳炎。其易患中耳炎的原因是
A. 后鼻道狭窄　　B. 鼻腔相对较小
C. 鼻窦口相对较大　　D. 咽鼓管宽、短、直
E. 喉部较长，呈漏斗状

【答案】 D

【考点】 小儿上呼吸道的解剖特点

【解析】 呼吸系统以环状软骨为界划分为上、下呼吸道。上呼吸道包括鼻、鼻窦、咽、咽鼓管、会厌和喉。婴幼儿的咽鼓管宽、直、短，呈水平位，故鼻咽炎时易致中耳炎。故选 D。

10. 患儿，男，5 岁。不慎将花生米吸入气管，临床表现不可能出现的是
A. 口唇发绀　B. 呼气费力　C. 吸气费力
D. 胸闷烦躁　E. 鼻扇

【答案】 E

【考点】 呼吸困难的临床表现

【解析】 患儿误吸花生米入气道，一般会导致上呼吸道部分堵塞，将会出现吸气性呼吸困难、缺氧，从而出现口唇发绀，感胸闷憋气，烦躁不安，严重者出现三凹征，一般不会出现鼻扇。鼻扇是指吸气时鼻孔张大，呼气时鼻孔回缩，常见于下呼吸道梗阻引起呼气性呼吸困难患者，如高热性疾病（如大叶性肺炎）、支气管哮喘和心源性哮喘发作等患者，也可见于混合性呼吸困者。故选 E。

11. 患儿，男，2 岁，因“发热、犬吠样咳嗽，声嘶

1日，夜间症状较重”就诊。查体可见三凹征，吸气性喉鸣，咽部充血。最可能的诊断是

A. 急性支气管炎　B. 急性感染性喉炎
C. 咽结合膜炎　D. 疱疹性咽峡炎
E. 毛细支气管炎

【答案】 B

【考点】 急性感染性喉炎的临床表现

【解析】 儿童喉部呈漏斗形，相对较窄，软骨柔软、黏膜柔嫩，富有血管及淋巴组织，故炎症时易发生充血、水肿，从而引起喉头狭窄，出现声音嘶哑和吸气性呼吸困难。根据患者的临床表现，最有可能是急性感染性喉炎。故选B。

12. 患儿，男，8岁。1周来发热、咳嗽，2天来加重，曾用青霉素3天无效。查体：体温38℃，右后下肺呼吸音减低。胸片发现左上肺小片状淡薄云絮状阴影。该患儿应考虑为

A. 呼吸道合胞病毒肺炎　B. 肺炎支原体肺炎
C. 大叶性肺炎　D. 金黄色葡萄球菌肺炎
E. 腺病毒肺炎

【答案】 B

【考点】 小儿肺炎临床表现

【解析】 呼吸道合胞病毒肺炎表现为小点片状阴影。肺炎支原体肺炎可有4种改变：肺门阴影增浓、支气管肺炎改变、间质性肺炎改变、均一片状影。4种改变可以互相转化，游走性浸润；有时呈淡薄云状浸润影。大叶性肺炎表现为大片炎症浸润阴影或实变影。金黄色葡萄球菌肺炎表现变化快，迅速形成多发性小脓肿。腺病毒肺炎呈片状或易融合成大病灶。故选B。

13. 患儿，7岁。发热、咳嗽6天。T 38℃，R 24次/分。肺部有少许细湿啰音。痰液黏稠，不易咳出。该患儿的主要护理措施是

A. 立即物理降温
B. 给予适量镇咳药
C. 室内湿度应保持在40%
D. 嘱患儿勿进食过饱
E. 定时雾化吸入、排痰

【答案】 E

【考点】 小儿肺炎治疗要点

【解析】 一般体温在38.5℃以上，才需要给予降温。运用镇咳药，容易使气管黏膜排痰功能受到抑制，致使痰液等物不能顺利咳出，大量堆集在气管与支气管内，造成气管堵塞，呼吸困难。室内湿度保持在60%，有利于小儿气管湿化。嘱家长给予容易消化、营养丰富的饮食，保证营养有利于小儿恢复。该患儿主要护理措施是定时雾化吸入、排痰，故选E。

14. 患儿，2岁，因肺炎入院。经治疗后症状好转，又突然高热、呼吸困难，右肺叩诊呈浊音。该患儿可能并发了

A. 急性心力衰竭　B. 呼吸衰竭
C. 中毒性脑病　D. 中毒性心肌炎
E. 脓胸

【答案】 E

【考点】 肺炎并发症

【解析】 脓胸表现为高热不退，呼吸困难，患侧呼吸运动受限，叩诊浊音。故选择E。急性心力衰竭应该有循环系统症状，如心率加快，心音低钝，奔马律等。故排除A。呼吸衰竭会出现“呼吸音降低或消失”，严重“三凹征”及意识症状改变等。故排除B。中毒性脑病会出现脑膜刺激征等症状。故排除C。中毒性心肌炎是指毒素或毒物所致的心肌炎症，会出现心功能不全等症状。而且少见合并肺炎，故排除D。故选E。

【A3/A4型题】

（15～16题共用题干）

患儿，男，11个月。弛张高热，咳嗽6天，精神萎靡，食欲缺乏，时有呕吐，周围血白细胞计数为$26\times10^9/L$。查体：烦躁不安，气促，面色苍白，皮肤可见猩红热样皮疹，两肺可闻中小湿啰音。

15. 该患儿最可能的诊断是

A. 腺病毒肺炎　B. 肺炎支原体肺炎
C. 金黄色葡萄球菌肺炎　D. 肺炎链球菌肺炎
E. 呼吸道合胞病毒肺炎

【答案】 C

【考点】 肺炎的诊断

【解析】 腺病毒肺炎临床主要特点为起病急，多呈稽留热，咳嗽较剧，频咳或阵咳，呈阵发性喘憋、呼吸困难、发绀等，早期出现精神萎靡、嗜睡、烦躁、面色苍白等全身中毒症状，高热3～7日后才开始出现少许湿啰音，排除A。肺炎支原体肺炎有发热，常伴有咽痛和肌肉酸痛。刺激性干咳较为突出，肺部体征常不明显，少数可听到干湿啰音，排除B。金黄色葡萄球菌肺炎多呈弛张热，烦躁不安，面色苍白，时有呕吐、腹胀，皮肤可见猩红热样皮疹或荨麻疹样皮疹，严重者出现惊厥甚至休克。肺部体征出现较早，双肺可闻及中、细湿啰音，根据题意可知患儿是金黄色葡萄球菌肺炎，C正确。肺炎链球菌肺炎热型多为稽留热，排除D。呼吸道合胞病毒肺炎除发热、咳嗽、呼吸困难外，以喘憋为主要表现，体征以

喘鸣为主，排除 E。故选 C。

16. 该患儿在治疗过程中突然出现呼吸困难加重，经吸痰和给予氧气吸入后无明显缓解，应考虑可能是

A. 肺部炎症加重　　B. 并发脓气胸

C. 高热所致　　D. 并发心力衰竭

E. 呼吸性酸中毒

【答案】 B

【考点】 肺炎并发症

【解析】 金黄色葡萄球菌肺炎易并发肺脓肿、脓胸、脓气胸、肺大疱等。肺部炎症加重后，呼吸困难的症状会加重，通过吸氧可改善。并发脓气胸后会突然出现呼吸困难加重，给予氧气吸入后不会缓解。根据题意，可知患者并发了脓气胸。故选 B。

第七章　循环系统疾病患儿的护理

考点直击

年份	分值	考点
2022	1	最常见的青紫型先天性心脏病
2021	3	小儿心脏位置；先天性心脏病的分类、并发症
2020	1	法洛四联症
2019	1	右向左分流型先天性心脏病
2018	2	小儿心脏位置、心率
2017	2	右向左分流型先天性心脏病；最常见的先天性心脏病
2016	1	法洛四联症的体格检查
2015	2	法洛四联症的青紫表现、内科治疗

考点集萃

第一节　小儿循环系统解剖生理特点

一、心脏

1. 心脏的胚胎发育　胚胎第2周开始形成原始心脏，胚胎第4周开始有循环作用，胚胎第8周房、室中隔完全形成，成为具有四腔的心脏。

2. 心脏位置　新生儿和小于2岁婴幼儿的心脏多呈横位，心尖搏动位于左侧第4肋间、**锁骨中线外侧（2021）**，心尖部主要为右心室；以后心脏逐渐由横位转为斜位，**3~7岁心尖搏动已位于左第5肋间、锁骨中线处（2018）**，左心室形成心尖部；7岁以后心尖位置逐渐移到锁骨中线以内0.5~1.0cm。

二、心率（★★）

新生儿为120~140次/分，1岁以内为110~130次/分，2~3岁为100~120次/分，4~7岁为80~100次/分，**8~14岁为70~90次/分（2018）**。

三、血压（★★）

1岁以内婴儿收缩压为70~80mmHg。**2岁以后收缩压（mmHg）=年龄×2+80（2014）**，收缩压的2/3为舒张压。正常情况下，下肢的血压比上肢高20mmHg。

名师点拨：婴儿期上肢血压比下肢血压略高。

基础巩固

1. 新生儿心率　120~140次/分。
2. 8~14岁儿童心率　70~90次/分。

第二节　先天性心脏病

一、概述（★★）

先天性心脏病简称先心病，是胎儿时期心脏血管发育异常导致的心血管畸形。心血管畸形的发生主要由遗传和环境因素及其相互作用所致。

二、分类（★★）

1. **左向右分流型（潜伏青紫型）** 在左、右心之间或主动脉与肺动脉之间有异常通路，当肺动脉和右心室压力超过左心压力时，使氧含量低的血液自右向左分流而出现青紫。如室间隔缺损、房间隔缺损和动脉导管未闭等。

2. **右向左分流型（青紫型）** **最严重**，由于畸形的存在，致**右心压力增高**并超过左心而血液从右向左分流，引起**全身持续性青紫**。**如法洛四联症（2013/2017/2019/2021/2022）**。

3. 无分流型（无青紫型） 在心脏左、右两侧或动、静脉之间没有异常分流或交通存在，如主动脉缩窄和肺动脉狭窄等。

三、常见先天性心脏病（★★★）

（一）左向右分流型先天性心脏病

3 种左向右分流型先天性心脏病的临床表现、辅助检查及治疗见表 5-7-1。

表 5-7-1　3 种左向右分流型先天性心脏病比较

	房间隔缺损（ASD）	室间隔缺损（VSD）	动脉导管未闭（PDA）
症状	缺损小：心脏杂音；缺损大：乏力、体型瘦长，当哭闹/患肺炎/心衰时，可出现暂时性青紫	**最常见的先心病（2017）**。缺损小：心脏杂音；大、中型缺损：喂养困难、面色苍白、发育落后、肺部感染	导管细：心脏杂音；导管粗：活动后气急，呼吸道感染及充血性心衰。**声音嘶哑**（肺动脉压迫喉返神经）
体征	心前区隆起，**胸骨左缘 2~3 肋间闻及Ⅱ~Ⅲ级收缩期喷射性杂音（2013）**，肺动脉瓣区第二心音增强或亢进，呈固定分裂	心前区隆起，**胸骨左缘第 3~4 肋间闻及Ⅲ~Ⅴ级收缩期杂音（2013）**，触及收缩期震颤，肺动脉高压者呈现青紫	**胸骨左缘第 2~3 肋间闻有连续性机器样杂音（2010/2013）**，差异性青紫，下肢青紫明显，脉压增大，周围血管征阳性：水冲脉、毛细血管搏动、股动脉枪击音
并发症	**肺炎**、心律失常、肺动脉高压	**支气管炎**、支气管肺炎、充血性心力衰竭	充血性心力衰竭、感染性心内膜炎
心电图	电轴右偏、不完全性右束支传导阻滞	左心室肥大	左心房、左心室肥大
X 线	右心房室增大，肺门血管影增粗，肺野充血，"肺门舞蹈"征	肺血增多，心影增大，肺动脉段凸出。初期左室增大，晚期右室增大	左心房室肥大，肺动脉段突出，肺动脉高压时，右心室增大
治疗	介入或手术，预后较好	手术，小型缺损可自然闭合	首选介入治疗，早产儿可用吲哚美辛或阿司匹林

名师点拨：**左向右分流型先天性心脏病最易并发肺炎（2021）**。

（二）法洛四联症（2020）

由肺动脉狭窄（最主要）、室间隔缺损、主动脉骑跨及右心室肥厚（2011）组成。

1. 临床表现（★★★）

（1）**青紫**：严重程度及出现的早晚与肺动脉狭窄程度成正比。**一般出生时青紫多不明显，3~6 个月后渐明显，并随年龄的增加而加重（2015）。肺动脉狭窄严重或闭锁的患儿，在生后不久即有青紫（2011）。**

（2）缺氧发作：晨起吃奶、大便、哭闹后，出现阵发性呼吸困难、烦躁、青紫加重，严重者突然昏厥、抽搐，常能自行缓解。

（3）**蹲踞**：行走、活动或站立过久时，因气急而主动下蹲片刻再行走。

（4）体格检查：生长发育迟缓，**青紫和杵状指（趾），胸骨左缘第 2~4 肋间可闻及Ⅱ~Ⅲ级喷射性收缩期杂音，第 3 肋间最响**（2016）。肺动脉第二心音减弱或消失。

（5）并发症：**脑血栓**、脑脓肿、亚急性感染性心内膜炎。

易错知识梳理

法洛四联症患儿多于生后 3~6 个月逐渐出现青紫。

2. 辅助检查

（1）血液检查：红细胞计数增多，血红蛋白和血细胞比容增高。

（2）心电图：心电轴右偏，右心室肥大。

（3）胸部 X 线：**心影呈“靴形”**，肺门血管影缩小，肺纹理减少。

3. 治疗要点（★★）

（1）内科治疗：及时治疗呼吸道感染，防治感染性心内膜炎。**缺氧发作时：①置于膝胸位（2015）。**②吸氧、保持患儿安静。③皮下注射吗啡 0.1~0.2mg/kg。④静脉应用碳酸氢钠。⑤重者可静脉缓慢注射 β 受体阻断药减慢心率。口服普萘洛尔可预防再次缺氧发作。

（2）外科治疗：以根治手术治疗为主。轻症患儿，手术年龄以 5~9 岁为宜。根治有困难可做姑息手术，即体-肺分流术。

四、护理措施（★★★）

1. 建立合理的生活制度　安排好作息时间，保证睡眠、休息，根据病情安排活动。集中护理。病情严重的应卧床休息。

2. 供给充足营养　供给充足能量、蛋白质和维生素，保证营养需要。心功能不全时有水钠潴留者，应根据病情，采用无盐或低盐饮食。

3. 预防感染　注意体温变化，按气温改变及时加减衣服。注意保护性隔离，以免交叉感染。

4. 注意观察病情，防止并发症发生

（1）防止法洛四联症患儿因活动、哭闹、便秘引起缺氧发作，一旦发生应将小儿置于**膝胸卧位**，同时给予吸氧，并与医生合作给予吗啡及普萘洛尔。

（2）**法洛四联症患儿血液黏稠度高**，发热、出汗、吐泻时，加重血液浓缩易形成血栓，因此要注意供给充足液体。

（3）观察有无心率增快、呼吸困难、端坐呼吸、吐泡沫样痰、水肿、肝大等**心力衰竭的表现**，如出现上述表现，立即置患儿于半卧位，给予吸氧，及时与医生取得联系。并按心衰护理。

5. 用药护理

（1）每次应用洋地黄前应测量脉搏，婴儿脉率小于 90 次/分，年长儿小于 70 次/分时需暂停用药并报告医生。

（2）严格按剂量服药。口服药则要与其他的药物分开服用。如患儿服药后呕吐，要与医生联系，决定补服或用其他途径给药。

（3）出现心率过慢、心律失常、恶心呕吐、食欲缺乏、视物模糊、黄绿视、嗜睡、头晕等毒性反应时，应停服洋地黄，并与医生联系及时采取相应措施。

实战演练

【A1 型题】

1. 属于左向右分流型先心病的是
   A. 房间隔缺损　B. 大血管错位　C. 肺动脉狭窄
   D. 主动脉缩窄　E. 法洛四联症

   【答案】 A
   【考点】 常见的先天性心脏病
   【解析】 属于左向右分流型先心病的是房间隔缺损、室间隔缺损、动脉导管未闭等；法洛四联症和大血管错位为右向左分流型（青紫型）；主动脉缩窄和肺动脉狭窄为无分流型（无青紫型）。故选 A。

2. 小婴儿急性心力衰竭最常见的诱因是
   A. 过度的体力活动　B. 情绪激动
   C. 输液量过多　D. 输液速度过快
   E. 支气管肺炎

   【答案】 E
   【考点】 急性心力衰竭的诱因
   【解析】 小婴儿急性心力衰竭最常见的诱因为支气管肺炎。成人呼吸衰竭最常见诱因也是呼吸道感染。故选 E。

3. 先天性心脏病手术前最重要的确诊方法是
   A. 心脏 X 线三位相片检查
   B. 心电图检查
   C. 超声心动图检查
   D. 多普勒彩色血流成像
   E. 心导管检查和心血管造影

   【答案】 E
   【考点】 先天性心脏病诊断
   【解析】 心导管检查和心血管造影为先天性心脏病手术前最重要的确诊方法。故选 E。

4. 法洛四联症患儿缺氧发作应立即采取的体位是
   A. 去枕平卧位
   B. 取半坐位
   C. 膝胸卧位
   D. 患儿头肩抬高 15°～30°
   E. 侧卧位

   【答案】 C
   【考点】 法洛四联症的治疗要点
   【解析】 法洛四联症是指 1 岁以后儿童最常见的青紫型先天性心脏病，由肺动脉狭窄、主动脉骑跨、室间隔缺损与右心室肥厚组成。2 岁以下的患儿多有缺氧发作，发作较轻者置患儿于膝胸卧位即可缓解。故选 C。

【A2 型题】

5. 患儿，女，1 岁 5 个月。因青紫 1 年诊断为法洛四联症，今患儿哭闹后突然出现晕厥、青紫加重，考虑为
   A. 心律失常　B. 心力衰竭　C. 脑血栓
   D. 缺氧发作　E. 脑膜炎

   【答案】 D
   【考点】 法洛四联症的表现
   【解析】 法洛四联症 2 岁以下的患儿在晨起吃奶、大便、哭闹时出现阵发性呼吸困难、烦躁和发绀加重，严重者可引起突然晕厥、抽搐或脑血管意外，主要是缺氧发作。故选 D。

6. 患儿，男，14 个月。出生后即出现喂养困难，吸吮时气急、苍白，1 年来已发生 5 次肺部感染。查体：生长发育落后，胸骨左缘第 2～3 肋间可闻及Ⅱ～Ⅲ级粗糙的收缩期杂音，肺动脉第二音增强，并呈固定分裂。心电图示右房右室均增大。可能的诊断是
   A. 房间隔缺损　B. 室间隔缺损
   C. 动脉导管未闭　D. 法洛四联症
   E. 肺动脉狭窄

   【答案】 A
   【考点】 房间隔缺损的表现
   【解析】 房间隔缺损的症状随缺损的大小而不同。缺损小者仅在查体时发现胸骨左缘第 2～3 肋间有收缩期杂音。缺损大者表现为活动后气促、乏力、易患呼吸道感染及生长发育迟缓，查体可见体格发育落后、消瘦，心前区隆起，心尖搏动弥散，心浊音界扩大，胸骨左缘 2～3 肋间可闻及Ⅱ～Ⅲ级收缩期喷射性杂音，肺动脉瓣区第二音增强或亢进，并呈固定分裂，典型心电图表现为电轴右偏和不完全性右束支传导阻滞，部分病例尚有右心房和右心室肥大，根据题意可知该患儿是房间隔缺损。故选 A。

【A3/A4 型题】

（7～9 题共用题干）

患儿，4 岁。患室间隔缺损，病情较重，平时需用地高辛维持心功能。现患儿因上呼吸道感染后诱发急性心力衰竭，按医嘱用毛花苷 C，患儿出现恶心、

呕吐，视物模糊。

7. 上述临床表现的原因是

A. 上呼吸道感染加重　B. 胃肠感染

C. 急性心力衰竭加重　D. 强心苷中毒的反应

E. 室间隔缺损的表现

【答案】 D

【考点】 小儿心力衰竭的护理措施

【解析】 患儿平时用地高辛维持心功能，此次又加用毛花苷C，且出现恶心、呕吐、视物模糊等洋地黄中毒症状，首先应考虑为洋地黄血药浓度达到中毒剂量，引起的中毒反应。故选D。

8. 要确定上述判断还应做的检查是

A. 粪便检查　B. 心脏B超检查

C. X线检查　D. 心电图检查

E. 心导管检查

【答案】 D

【考点】 洋地黄中毒的护理

【解析】 洋地黄中毒最常见的表现是心律失常，如房室传导阻滞、期前收缩、阵发性心动过速、心动过缓。此时最好做心电图，可明确诊断。故选D。

9. 此时应采取的措施是

A. 调慢输液速度

B. 给患儿吸入乙醇湿化的氧气

C. 禁食以减轻胃肠道负担

D. 暂停使用强心苷并通知医生

E. 密切观察患儿心率变化

【答案】 D

【考点】 洋地黄中毒的护理

【解析】 在使用洋地黄过程中，如出现洋地黄中毒反应，应立即停药并报告医生。故选D。

（10~12题共用题干）

患儿，3个月。消瘦，多汗，气短，因“肺炎”住院治疗，查体中发现有心脏杂音，经X线、超声心动图等检查诊断为“室间隔缺损”。

10. 该患儿属下列哪一型先天性心脏病

A. 右向左分流型　B. 左向右分流型

C. 无分流型　D. 青紫型

E. 左向右分流出现青紫

【答案】 B

【考点】 室间隔缺损的病理生理

【解析】 常考先心病中除法洛四联症是右向左分流，其他均为左向右分流，室间隔缺损属于左向右分流。故选B。

11. 此类心脏病易并发的疾病不包括

A. 支气管肺炎

B. 心力衰竭

C. 亚急性感染性心内膜炎

D. 上呼吸道感染

E. 栓塞

【答案】 E

【考点】 室间隔缺损的并发症

【解析】 室间隔缺损→左向右分流→右心血流量增加。右心室长期受高流速血流冲击，心室壁易受损失，易并发亚急性感染性心内膜炎，C正确。右心长期超负荷，易导致心力衰竭，B正确。心力衰竭→肺动脉血流量增加→肺动脉高压，肺动脉段扩大，肺门血管影增粗→肺脏充血肿胀→肺部容易感染，并发肺炎。A正确。先心病小孩体质均较差，易并发上呼吸道感染，D正确。故选E。

12. 下列不符合室间隔缺损的说法是

A. 可闻及胸骨左缘第3~4肋间收缩期杂音

B. 杵状指

C. 小型缺损能自然关闭

D. 护理中应避免过度激动和剧烈哭闹

E. 常发生心力衰竭

【答案】 B

【考点】 室间隔缺损的临床表现

【解析】 室间隔缺损时，胸骨左缘第3~4肋间可闻及响亮粗糙的全收缩期杂音。小型室间隔缺损，多无临床症状，小型缺损自行关闭率高。过度激动和剧烈哭闹时，右心房压可超过左心房，出现暂时性右向左分流而呈现青紫，加重缺氧，应避免。重型缺损，左向右分流量增多，体循环减少，婴幼儿常出现心力衰竭。故选B。

【B1型题】

（13~16题共用备选答案）

A. 肺动脉高压时可出现下半身青紫

B. 肺动脉第二心音固定分裂

C. 易出现心律失常

D. 胸片显示肺血少，心影呈靴形

E. 可发生艾森曼格综合征

13. 房间隔缺损

【答案】 B

14. 室间隔缺损

【答案】 E

15. 动脉导管未闭

【答案】 A

16. 法洛四联症

【答案】 D

【考点】 先天性心脏病的临床表现

【解析】 房间隔缺损表现为活动后气促、乏力、易患呼吸道感染及生长发育迟缓。查体：可见体格发育落后、消瘦，心前区隆起，胸骨左缘 2~3 肋间可闻及Ⅱ~Ⅲ级收缩期喷射性杂音，肺动脉瓣区第二心音增强或亢进，并呈固定分裂。故第 13 题选 B。室间隔缺损表现为喂养困难，吸吮时气急、苍白、多汗，生长发育落后，易反复呼吸道感染及心力衰竭。胸骨左缘第 3~4 肋间可闻及Ⅲ~Ⅳ级粗糙的全收缩期杂音，随着病情的发展或分流量大时，可产生肺动脉高压，此时自左向右分流量减少，最后出现双向分流或反向分流而呈现青紫。当肺动脉高压显著，产生自右向左分流时，临床出现永久性发绀，即艾森曼格综合征。故第 14 题选 E。动脉导管未闭患儿多消瘦，胸骨左缘第 2~3 肋间可闻有粗糙响亮的连续性机器样杂音，可有水冲脉、毛细血管搏动和股动脉枪击音等周围血管征，伴有显著肺动脉高压者可出现差异性青紫，多限于左上肢及下半身青紫。故第 15 题选 A。法洛四联症表现为青紫、缺氧发作、蹲踞症状、杵状指，胸部 X 线检查心脏典型者心影呈靴形。故第 16 题选 D。

第八章　血液系统疾病患儿的护理

考点直击

年份	分值	考点
2023	5	贫血程度分类；营养性缺铁性贫血的临床表现；营养性巨幼细胞贫血的辅助检查、治疗要点；免疫性血小板减少症的分型
2020	1	营养性缺铁性贫血的病因
2019	2	营养性缺铁性贫血的病因、血常规
2018	3	营养性缺铁性贫血的好发人群；营养性巨幼细胞贫血的临床表现；免疫性血小板减少症的治疗要点
2017	3	营养性缺铁性贫血的好发人群、治疗要点；营养性巨幼细胞贫血的治疗要点
2016	1	营养性缺铁性贫血的饮食护理
2015	2	骨髓造血微环境；营养性巨幼细胞贫血的病因

考点集萃

第一节　小儿造血和血液特点

一、小儿造血特点

（一）胚胎期造血

1. 中胚叶造血期　自胚胎第 3 周起，在卵黄囊壁上形成血岛。血岛中间的细胞进一步分化成初级原始红细胞。

2. 肝造血期　胎儿中期以肝脏造血为主。肝脏造血自胚胎第 6~8 周开始，4~5 个月时达高峰。胚胎第 8 周左右脾参与造血。

3. 骨髓造血期　骨髓从胚胎第 4 个月开始造血，为胎儿后期主要的造血器官，出生 2~5 周后骨髓成为唯一的造血场所。

（二）生后造血

1. **骨髓造血**　婴幼儿期所有骨髓均为红骨髓，全部参与造血，5~7 岁时红骨髓逐渐被黄骨髓所代替。小儿由于缺少黄骨髓，造血的代偿能力低。当需要增加造血时，就容易出现骨髓外造血。

> 名师点拨：构成骨髓造血微环境的基质细胞有网状细胞、内皮细胞、成纤维细胞、巨噬细胞和脂肪细胞（2015）。

2. **髓外造血**　当严重感染或溶血性贫血等需要增加造血时，肝、脾、淋巴结恢复到胎儿时期的造血状态，而表现为肝、脾、淋巴结肿大。

二、小儿血液特点（★★）

（一）红细胞数与血红蛋白量

2~3个月时，红细胞数降至3.0×10^{12}/L，血红蛋白量降至100g/L左右，出现轻度贫血，称为**"生理性贫血"（2011）**。12岁时达成人水平。

（二）白细胞数与分类

婴儿期维持在10×10^{9}/L左右，8岁后接近成人水平。出生时中性粒细胞占60%~65%，淋巴细胞占35%，**生后4~6天两者比例相等**；随后淋巴细胞约占60%，中性粒细胞占35%。**至4~6岁时两者又相等**，此后以中性粒细胞为主。

（三）血小板

与成人相似，为（150~250）$\times 10^{9}$/L。

（四）血容量

新生儿血容量约占体重的10%，儿童占体重的8%~10%，成人占体重的6%~8%。

（五）血红蛋白种类

出生时，血红蛋白以胎儿血红蛋白为主，约占70%，至4月龄时胎儿血红蛋白<20%，1岁时胎儿血红蛋白<5%，2岁时达到成人水平，胎儿血红蛋白<2%。

> 名师点拨：中性粒细胞和淋巴细胞有两次交叉，生后4天和4岁。

第二节 小儿贫血概述

一、小儿贫血的诊断标准（★★）

小儿贫血的国内诊断标准是：新生儿期血红蛋白（Hb）<145g/L；1~4个月时Hb<90g/L；4~6个月时Hb<100g/L。6个月以上则按世界卫生组织标准：6个月至6岁者Hb<110g/L；12~14岁Hb<120g/L为贫血。

二、小儿贫血的分类（★★）

1. 程度分类 见表5-8-1。

表5-8-1 贫血程度分类（2023）

	血红蛋白浓度	红细胞计数（$\times 10^{12}$/L）
轻度	90~120g/L	3~4
中度	60~90g/L	2~3
重度	30~60g/L	1~2
极重度	<30g/L	<1

2. 病因学分类

（1）红细胞及血红蛋白生成不足：①造血物质缺乏，小儿贫血最常见的原因。②骨髓造血功能障碍。

> 名师点拨：小儿贫血最常见的原因是造血物质缺乏。

（2）溶血性贫血：红细胞破坏过多。

（3）失血性贫血：红细胞丢失过多。

3. 形态学分类　大细胞性贫血、正细胞性贫血、单纯小细胞性贫血和小细胞低色素性贫血。

第三节　营养性缺铁性贫血

营养性缺铁性贫血（IDA）是由于体内铁缺乏致血红蛋白合成减少而引起的一种小细胞低色素性贫血，是小儿最常见的贫血。**以 6 个月至 2 岁小儿发病率最高（2017/2018）**。

一、病因（★★★）

1. 先天储铁不足。
2. **铁摄入量不足　妇女、儿童缺铁性贫血的主要原因（2019/2020）**。

名师点拨：缺铁性贫血病因。成人多为慢性失血。妇女多为铁摄入不足，注意区分。

3. 生长发育快。
4. 铁丢失过多。
5. 铁吸收减少。

二、临床表现（★★★）

1. 一般表现　皮肤黏膜苍白，以唇、口腔黏膜和甲床最明显。
2. 髓外造血表现　肝脾大。
3. 非造血系统表现

（1）消化系统：食欲缺乏，呕吐、腹泻，少数有**异食癖（2023）**。

（2）神经系统：烦躁不安或萎靡不振，易激惹，注意力不集中，记忆力减退，理解力下降。

（3）心血管系统：心率加快，心脏扩大，严重时可发生心力衰竭。

（4）其他：如皮肤干燥、毛发枯黄易脱落、反甲、常合并感染等。

三、辅助检查（★★）

1. 血常规　**呈小细胞低色素性贫血**。**血涂片可见红细胞大小不等，以小细胞为多，中央淡染区扩大（2019）**。**白细胞及血小板正常（2011）**。

2. 骨髓象　增生活跃，以中、晚幼红细胞增生为主。

3. 铁代谢检查　血清铁蛋白（SF）<16μg/L，血清铁（SI）<10.7μmol/L，总铁结合力（TIBC）>62.7μmol/L，红细胞内游离原卟啉（FEP）>0.9μmol/L，运铁蛋白饱和度（TS）<15%。

四、治疗要点（★★）

去除病因和**铁剂治疗（2011/2017）**。多采用**口服铁剂，常用铁剂为二价铁（2010）**，疗程至血红蛋白达正常后 2 个月左右停药。

五、护理措施（★★★）

1. 饮食护理　保持均衡饮食，避免偏食或挑食；增加含铁丰富食物的摄取，如动物肉类、肝脏、血、海带及**蛋黄（2016）**等，多吃富含维生素 C 的食物，忌与牛奶、浓茶、咖啡同服。此外，婴儿提倡母乳喂养，及时添加辅食。

2. 口服铁剂的应用与指导

（1）铁剂不良反应及预防：不良反应有恶心、呕吐和排黑便等。建议两餐之间服用，从小剂量开始。

（2）**避免与牛奶、茶、咖啡、抗酸药及 H_2 受体阻断药同服，可服用维生素 C、乳酸或稀盐酸等（2010）**。对早产儿和低体重儿自出生后 4 周开始给予铁剂。

名师点拨：铁剂可与酸的东西同服。

（3）口服液体铁剂时使用吸管；注射铁剂应深部肌内注射，每次更换注射部位。

（4）观察疗效：网织红细胞2~3天后升高，5~7天达高峰。血红蛋白1~2周后逐渐上升。

3. 合理安排休息与活动。

4. 预防感染。

5. 防止心力衰竭。

6. 健康指导 指导合理喂养，提倡母乳喂养，及时添加辅食；坚持正确用药。

第四节 营养性巨幼细胞贫血

营养性巨幼细胞性贫血（NMA）是由于**缺乏维生素 B_{12} 和/或叶酸所**引起的一种大细胞性贫血（2015/2020）。

一、病因（★★★）

1. 叶酸缺乏的原因 需要量增加、摄入量不足等。
2. 维生素 B_{12} 缺乏的原因 吸收障碍、摄入减少等。

名师点拨：婴幼儿用羊乳喂养时，因羊乳中叶酸含量较少，故易患巨幼细胞贫血。

二、临床表现（★★★）（2018）

以6个月至2岁多见。轻、中度贫血，皮肤蜡黄，毛发细、稀黄，颜面轻度水肿或虚胖。常有食欲缺乏、恶心、呕吐、腹泻、舌炎、口腔及舌下溃疡等消化道症状，伴有肝脾大。患儿烦躁、易怒。

三、辅助检查

1. 血常规 呈**大细胞性**贫血（2023）。
2. 骨髓象 增生明显活跃，以红细胞系统增生为主，各期幼红细胞巨幼变。
3. 血清维生素 B_{12} 和叶酸测定 血清维生素 B_{12}<100ng/L（正常值200~800ng/L），叶酸<3μg/L（正常值5~6μg/L）。

四、治疗要点（★★）

病因治疗，**补充叶酸、维生素 B_{12}**（2011/2017/2023）。单纯维生素 B_{12} 缺乏者，不宜加用叶酸，以免加重精神神经症状。

五、护理措施（★★★）

1. 饮食护理

（1）叶酸缺乏者多吃绿叶蔬菜、水果、肉类等；维生素 B_{12} 缺乏者多吃肉类、肝、禽蛋以及海产品。

（2）烹调时不宜温度过高或时间过长，且烹煮后不宜久置。

2. 注意休息与活动 一般不需卧床休息。严重贫血者适当限制活动。烦躁、震颤、抽搐者遵医嘱用镇静药，防止外伤。

第五节 原发免疫性血小板减少症

免疫性血小板减少症（ITP）是小儿最常见的出血性疾病。

一、病因（★★★）

患儿因自身免疫过程缺陷或外来抗原的作用，使机体产生血小板相关抗体。这种相关抗体与血小板结合，使血小板受到损伤而被单核-巨噬细胞系统破坏。血小板数量减少是导致出血的主要的原因。

名师点拨：系统性红斑狼疮、类风湿关节炎、免疫性血小板减少症都属于自身免疫病。

二、临床表现（★★★）

1. 发病人群 见于各年龄时期小儿，以1~5岁小儿多见。男女发病率无差异，冬春季发病率较高。

2. 发病情况 新诊断的ITP患儿于发病前1~3周常有急性病毒感染史，如上呼吸道感染、流行性腮腺炎等，亦偶见于免疫接种后。大多数患儿发疹前无任何症状，部分可有发热。

3. 典型表现 以**自发性**皮肤、黏膜**出血**为突出表现，多为针尖大小的皮内或皮下出血点，或为瘀斑和紫癜，少见皮下血肿。分布不均匀，常以四肢为多。常伴鼻或齿龈出血，胃肠道大出血少见，偶见肉眼血尿。青春期女性患者可有月经过多。少数可有结膜下和视网膜出血。颅内出血少见，预后不良。出血严重者可致贫血，一般无肝脾大，淋巴结不肿大。部分患儿病程中没有任何出血表现。

4. 预后 80%~90%的患儿于发病后1~6个月内痊愈。主要致死原因为颅内出血。

5. **分型（2023）** ①新诊断的ITP：确诊后<3个月。②**持续性**ITP：确诊后**3~12个月**。③**慢性**TIP：确诊后**>12个月**。以上分型不适用于继发性ITP。

重型ITP是指患者发病时有需要紧急处理的出血症状或病程中新的出血症状必须应用提升血小板的药物治疗，包括增加原有药物的剂量。

三、辅助检查

1. 血常规 血小板数<50×10^9/L可见自发性出血，<20×10^9/L出血明显，<10×10^9/L出血严重。

2. 骨髓检查 骨髓巨核细胞数正常或增多，以小型巨核细胞为主；幼稚巨核细胞增多。

四、治疗要点（★★）（2018）

预防创伤出血；糖皮质激素，常用泼尼松口服；大剂量丙种球蛋白；输注血小板和红细胞。

五、护理措施（★★★）

1. 控制出血 口、鼻黏膜出血可用**浸有1%麻黄素或0.1%肾上腺素**的棉球、纱条或吸收性明胶海绵局部压迫止血。

2. 密切观察病情变化 观察皮肤瘀点、瘀斑变化，监测血小板数量变化。监测生命体征，观察神志、面色，记录出血量。如面色苍白加重，呼吸、脉搏增快，出汗，血压下降提示可能有失血性休克；若患儿**烦躁、嗜睡、头痛、呕吐，甚至惊厥、昏迷等提示可能有颅内出血（2013）**；若呼吸变慢或不规则，双侧瞳孔不等大，光反射迟钝或消失提示可能合并脑疝。

3. 避免损伤 **急性期应减少活动，明显出血时应卧床休息（2010）**。尽量减少肌内注射或深静脉穿刺抽血。忌玩锐利玩具，限制剧烈运动。禁食坚硬、多刺的食物。保持大便通畅，防止用力大便时腹压增高而诱发颅内出血。

名师点拨：血红蛋白<60g/L 或血小板<20×10^9/L 绝对卧床休息。血小板<20×10^9/L 可能发生内脏出血。

4. 预防感染 应与感染患儿分室居住。保持出血部位清洁。注意个人卫生。不到人多的公共场所。

实战演练

【A1 型题】

1. 属于构成骨髓微环境的细胞是

A. 浆细胞 B. 巨核细胞 C. 巨噬细胞
D. 单核细胞 E. 造血干细胞

【答案】 C

【考点】 造血微环境的组成

【解析】 造血微环境是造血干细胞定居、存活、增殖、分化和成熟的场所，主要由基质细胞（包括骨髓中的网状细胞、内皮细胞、成纤维细胞、吞噬细胞和脂肪细胞），基质细胞分泌的细胞外基质和各种造血调节因子以及进入骨髓的各神经和血管构成。故选 C。

2. 缺铁性贫血患儿为改善贫血症状最佳的食物是

A. 牛奶和乳制品
B. 鱼、虾及高热量饮食
C. 动物肝脏及高蛋白饮食
D. 海带、紫菜及高蛋白饮食
E. 紫皮茄子及高蛋白饮食

【答案】 C

【考点】 缺铁性贫血患儿的治疗措施

【解析】 缺铁性贫血系铁摄入量不足，应食用含铁丰富且易吸收的食物，如动物血、精肉、内脏、鱼类及大豆及制品。故选 C。

3. 婴幼儿最常见的贫血是

A. 铅中毒性贫血 B. 再生障碍性贫血
C. 营养性混合性贫血 D. 营养性缺铁性贫血
E. 慢性溶血性贫血

【答案】 D

【考点】 婴幼儿贫血的病因

【解析】 营养性缺铁性贫血是婴幼儿时期最常见的一种贫血，其发生的根本病因是体内铁缺乏，常因早产、母体缺铁性贫血等所致先天性储铁不足或未及时添加辅食致后天性补铁不足所致。故选 D。

【A2 型题】

4. 患儿，11 个月。面色蜡黄，手有震颤，血红细胞计数为 3×10^{12}/L，血红蛋白为 80g/L，血片中红细胞形态大小不等，以大红细胞为多，首先考虑为

A. 营养性缺铁性贫血 B. 营养性巨幼细胞贫血
C. 营养性混合性贫血 D. 生理性贫血
E. 溶血性贫血

【答案】 B

【考点】 营养性巨幼细胞贫血的临床表现及辅助检查

【解析】 营养性巨幼细胞贫血临床表现有轻度或中度贫血，患儿面色蜡黄、疲乏无力，出现骨髓外造血反应，常伴有肝、脾、淋巴结大及精神神经症状等；血常规改变为血红蛋白减少，红细胞减少，以大细胞为主。结合本例临床表现和血常规。故选 B。

5. 患儿，8 个月。单纯母乳喂养。诊断为营养性巨幼细胞贫血，主要病因是

A. 铁摄入不足
B. 锌摄入不足
C. 食物中缺少维生素 C
D. 维生素 B_{12} 及叶酸供给不足
E. 葡萄糖-6-磷酸脱氢酶缺乏

【答案】 D

【考点】 营养性巨幼细胞贫血的病因

【解析】 营养性巨幼细胞贫血是由于缺乏维生素 B_{12} 和/或叶酸所引起的一种大细胞性贫血。单纯母乳喂养而未及时添加换乳期食物的婴儿，可致维生素 B_{12} 摄入不足。故选 D。

6. 患儿，8 个月。面黄来诊，自幼母乳喂养，未加辅食，初诊为营养性巨幼细胞贫血。下述哪项处理最重要

A. 增加辅助食品 B. 使用维生素 B_{12} 和叶酸
C. 口服铁剂 D. 口服维生素 C
E. 输血

【答案】 B

【考点】 营养性巨幼细胞贫血的治疗

【解析】 营养性巨幼细胞贫血的病因是维生素 B_{12} 和/或叶酸缺乏，因此治疗最根本的是补充维生素

B_{12}和叶酸。故选 B。

【A3/A4 型题】

（7~10 题共用题干）

患儿，2 岁。自幼母乳喂养，未如期添加各种辅食，现以糖粥为主，平素食欲缺乏，有异食癖，皮肤黏膜苍白，舌炎。血常规：红细胞 $3.5\times10^{12}/L$，血红蛋白 60g/L，血清铁降低。

7. 该患儿最可能的护理诊断是

A. 失血性贫血　　B. 溶血性贫血
C. 再生障碍性贫血　　D. 营养性缺铁性贫血
E. 营养性巨幼细胞贫血

【答案】 D

【考点】 缺铁性贫血的临床表现

【解析】 缺铁性贫血表现为皮肤黏膜逐渐苍白，以唇、口腔黏膜和甲床最明显，食欲缺乏，呕吐、腹泻，少数患儿有异食癖，烦躁不安等，血清铁蛋白<12μg/L，血清铁（SI）<10.7μmol/L，总铁结合力（TIBC）>62.7μmol/L。故选 D。

8. 该患儿的护理问题下列哪项除外

A. 营养不足　　B. 活动无耐力
C. 生长发育过快　　D. 有感染的危险
E. 知识缺乏

【答案】 C

【考点】 缺铁性贫血的护理诊断

【解析】 缺铁性贫血的常见护理诊断如下。①活动无耐力。②营养失调：低于机体的需要量。③知识缺乏。④有感染的危险。故选 C。

9. 最有效的护理措施是

A. 增进食欲　　B. 口服叶酸
C. 肌注维生素 B_{12}　　D. 输血
E. 铁剂治疗

【答案】 E

【考点】 缺铁性贫血的护理措施

【解析】 缺铁性贫血治疗的关键是去除病因和铁剂治疗，因此最有效的措施就是铁剂治疗。故选 E。

10. 为预防感染，采取的护理措施哪项不妥

A. 做好口腔护理　　B. 注意保护性隔离
C. 鼓励患儿多饮水　　D. 鼓励参加集体活动
E. 注意观察感染的征象

【答案】 D

【考点】 预防感染的措施

【解析】 缺铁性贫血患儿易感染，为了预防感染，患儿饭后要刷牙，尽量选择软毛刷，做好口腔护理，做好保护性隔离，鼓励患儿多饮水，注意观察有无交叉感染，少去人群密集的地方，少参加集体活动，生活要有规律，做适合自身的运动，活动间歇使患儿充分休息，保证足够的睡眠。故选 D。

第九章　泌尿系统疾病患儿的护理

考点直击

年份	分值	考点
2023	1	肾病综合征的皮肤护理
2021	1	急性肾小球肾炎的对症治疗
2020	1	急性肾小球肾炎的病因
2019	3	急性肾小球肾炎的饮食护理；肾病综合征的皮肤护理；泌尿系统感染的感染途径
2018	1	急性肾小球肾炎的病因、临床表现
2017	3	正常婴儿尿量；肾病综合征的并发症、药物治疗
2016	2	急性肾小球肾炎的病因；泌尿系统感染的感染途径
2015	1	泌尿系统感染的感染途径

考点集萃

第一节　小儿泌尿系统解剖生理特点

一、解剖特点（★★）

1. 肾脏　婴儿期肾位置较低，下极位于髂嵴以下第4腰椎水平，2岁后才达髂嵴以上，故2岁以下健康小儿腹部触诊可扪及肾脏。

2. 输尿管　婴幼儿输尿管长而弯曲，管壁肌肉及弹力纤维发育不全，故易扩张受压及扭曲而导致梗阻，易造成尿潴留而诱发泌尿系统感染。

3. 膀胱　婴儿膀胱位置相对较高，腹部触诊易扪到膀胱。

4. 尿道　新生女婴尿道仅长1cm，外口暴露，且接近肛门，故易受粪便污染而发生上行感染。男婴尿道虽较长，但常有包茎，也可致上行性细菌感染。

二、生理特点（★★）

1. 肾脏功能　新生儿出生时肾单位数量已达成人水平，其储备能力尚不充足，调节机制亦不成熟。

2. 排尿次数及尿量　出生后最初几天每日排尿仅4~5次；1周后排尿次数增至20~25次/日；1岁时排尿15~16次/日；学龄前和学龄期排尿6~7次/日。新生儿正常尿量为每小时1~3ml/kg；每小时<1.0ml/kg为少尿，每小时<0.5ml/kg为无尿。**正常2个月至1岁婴儿尿量为400~500ml/d（2017）**，幼儿为500~600ml/d，3~5岁为600~700ml，5~8岁为600~1000ml，8~14岁为800~1400ml。学龄儿每日尿量<400ml，学龄前小儿<300ml，婴幼儿<200ml为少尿。每日尿量<50ml为无尿。

> 名师点拨：成人24小时尿量<400ml或每小时尿量<17ml为少尿，24小时尿量<100ml为无尿。

3. 尿液特点　正常小儿尿色淡黄。出生后最初几天尿色较深，稍混浊，放置后有褐色沉淀（尿酸盐结晶）。

基础巩固

小儿尿量特点见表 5-9-1。

表 5-9-1　小儿尿量特点

时期	正常尿量/［ml·$(24h)^{-1}$］	少尿/［ml·$(24h)^{-1}$］	无尿/［ml·$(24h)^{-1}$］
婴儿期	400～500	<200	<50
幼儿期	500～600	<200	<50
学龄前期	—	<300	<50
学龄期	—	<400	<50

第二节　急性肾小球肾炎

急性肾小球肾炎是一组不同病因所致的感染后免疫反应引起的急性弥漫性肾小球炎性病变，其主要临床表现为急性起病，多有前驱感染，血尿、水肿、蛋白尿和高血压。

一、病因及发病机制（★★★）

由A组乙型溶血性链球菌（2016/2018/2020）中的致肾炎菌株感染后引起的免疫复合物性肾炎（2010/2011/2014），继发于呼吸道和皮肤感染。

二、临床表现（★★★）

（一）前驱感染

发病前多有呼吸道或皮肤链球菌前驱感染史。

（二）典型表现（2018）

1. **水肿**　最常见和最早出现的症状。初期多为眼睑及颜面部水肿，渐波及躯干、四肢，重者遍及全身，呈非凹陷性。

2. **少尿**。

3. **血尿**　轻者仅有镜下血尿，50%～70%患儿有肉眼血尿，也可呈洗肉水样。

4. **高血压**　水钠潴留血容量扩大所致。学龄前儿童≥120/80mmHg，学龄期儿童≥130/90mmHg，在1～2周内随尿量增多而恢复正常。

名师点拨：肾炎和肾病综合征（表现为大量蛋白尿、低蛋白血症、水肿、高脂血症）的相似表现的区别是：蛋白尿的量（肾病综合征蛋白尿+++以上，定量>3.5g/24h）；水肿的起始部位（肾炎从颜面眼睑开始，肾病综合征水肿从身体下垂部位）。

（三）急性期严重表现

1. 严重循环充血　由于水钠潴留，血浆容量增加而出现循环充血。轻者呼吸增快，肝大；严重者明显气急、端坐呼吸、咳嗽、咳泡沫痰甚至带粉红色。

2. **高血压脑病**　表现为头痛、烦躁不安、恶心呕吐、一过性失明，严重者突然出现惊厥和昏迷。

3. 急性肾衰竭。

三、辅助检查（★★）

1. 尿常规 尿蛋白（+~+++），镜下除见大量红细胞外，可见透明、颗粒或红细胞管型。

2. 血液检查

（1）有轻度贫血；红细胞沉降率增快。

（2）血清抗链球菌抗体升高，是诊断链球菌感染后肾炎的依据。

（3）血清总补体（CH50）及C3下降，多在6~8周恢复正常。

（4）少尿期有轻度氮质血症。

四、治疗要点（★★）

主要是对症处理及休息，防止急性期并发症（2010）。

1. 急性期应卧床休息。

2. 水肿、高血压者限盐，氮质血症者限蛋白，尿少、循环充血者限水。

3. 控制链球菌感染和清除病灶 应用青霉素10~14天。

4. **对症治疗（2021）**

（1）利尿：可用氢氯噻嗪、呋塞米。

（2）降压：血压仍持续升高，舒张压高于90mmHg时应给降压药，首选硝苯地平。

（3）**高血压脑病**：首选硝普钠。滴速最快不得超过8μg/kg。

（4）严重循环充血：严格限制水钠入量，快速利尿、降压。

（5）急性肾衰竭：维持水、电解质平衡，及时处理高钾血症和低钠血症，必要时采用透析治疗。

五、护理措施（★★★）

1. 休息 一般**急性期起病2~3周内应卧床休息（2013）**，待水肿消退、血压降至正常、肉眼血尿消失后，可下床轻微活动。尿内红细胞减少、血沉正常可上学，但需避免体育活动；Addis计数正常后恢复正常生活。

2. 饮食 ①热量：总热量依年龄不同而不同。其中糖类占40%~60%。②脂肪：以植物性脂肪为宜。③蛋白质：大量蛋白尿期间，蛋白摄入量以1.5~2.0g/（kg·d）为宜。尿蛋白消失后长期用糖皮质激素治疗期间应多补充蛋白。④水和盐：一般不必限制水。水肿时应限钠，一般为**1~2g/d（2019）**，严重水肿时应<1g/d。待水肿明显好转，逐渐恢复正常食盐摄入量。

3. 观察病情变化

（1）观察尿量、尿色，准确记录24小时出入水量，每日测体重，每周留尿标本送尿常规检查2次。如尿量持续减少，出现头痛、恶心、呕吐等，要警惕急性肾衰竭的发生。

（2）观察血压变化，若出现血压突然升高、剧烈头痛、呕吐、眼花等，提示高血压脑病。

（3）密切观察呼吸、心率、脉搏等变化，警惕严重循环充血的发生。

4. 健康教育 向患儿及家长宣传本病是一种自限性疾病，强调限制患儿活动是控制病情进展的重要措施。

第三节 原发性肾病综合征

肾病综合征指由各种肾脏疾病所致的，以**大量蛋白尿**、**低蛋白血症**（血浆清蛋白<30g/L）、**水肿**、**高脂血症**为临床表现的一组综合征。其按病因分为先天性、原发性和继发性三大类。

一、病因及发病机制（★★★）

单纯性肾病的发病可能与T细胞免疫功能紊乱有关。肾炎性肾病患者的肾病变中常可发现免疫球蛋白和补体成分沉积，提示与免疫病理损伤有关。**大量蛋白尿**是本病最根本的病理生理改变，是导致本病**低蛋白血症**、**高脂血症**及**水肿**的基本原因。

二、临床表现（★★★）

1. 单纯性肾病　发病年龄多为 2~7 岁。起病慢，可凹性水肿，开始于眼睑、面部，男孩常有阴囊显著水肿，重者面色苍白、疲倦、食欲缺乏，可出现腹水、胸腔积液。

2. 肾炎性肾病　发病年龄多在学龄期。水肿一般不严重，除具备肾病 4 大特征外，有明显血尿、高血压、血清补体下降和不同程度氮质血症。

名师点拨：大量蛋白尿是肾病综合征最基本的病理改变。水肿是肾病综合征最突出的体征。

3. **并发症（2017）**

（1）**感染：**是本病最常见的并发症。

（2）电解质紊乱：常见有低钠、低钾、低钙血症。

（3）高凝状态和血栓形成。

（4）急性肾衰竭。

（5）生长延迟。

三、辅助检查

1. 尿液检查　蛋白定性多为（+++），24 小时尿蛋白定量≥50mg/（kg·d），随机或晨尿尿蛋白/肌酐（mg/mg）常≥2.0。

2. 血液检查　血浆总蛋白及白蛋白明显减少，胆固醇明显增多；红细胞沉降率明显增快；肾炎性肾病者可有血清补体（CH50、C3）降低；有不同程度的氮质血症。

四、治疗要点（★★）

1. 一般治疗　卧床休息至水肿消退。

2. 对症治疗　利尿消肿；减少尿蛋白；降脂治疗。

3. 药物治疗　**糖皮质激素为治疗肾病的首选药物（2017）**，使用原则是起始足量、缓慢减药和长期维持。环磷酰胺不良反应为骨髓抑制、中毒性肝炎、出血性膀胱炎、脱发、性腺抑制。

五、护理措施（★★★）

1. 适当休息。

2. **饮食（2011）**

（1）重度水肿、高血压、尿少时限制钠的摄入，一般给盐 1~2g/d。

（2）蛋白质的摄入控制在每日 1.5~2.0g/kg。

（3）每日应给予维生素 D 及适量钙剂。给易消化的饮食，以植物性脂肪为宜。

3. 预防感染　与感染性疾病患儿分室收治，病房每日进行空气消毒，减少探视人数。避免到人多的公共场所去。

4. 皮肤护理　保持皮肤清洁干燥，经常翻身；**阴囊水肿者可用棉垫或吊带托起（2019/2023）**。

5. 观察药物疗效及副作用

（1）激素治疗期间注意每日尿量、尿蛋白变化及血浆蛋白恢复等情况，注意观察激素的副作用，如库欣综合征、高血压、消化道溃疡、骨质疏松等。

（2）应用利尿剂时注意观察尿量，定期查血钾、血钠。

（3）使用免疫抑制剂（如环磷酰胺）治疗时，注意白细胞数计数减少、脱发、胃肠道反应及出血性膀胱炎等。用药期间要多饮水和定期查血常规。

第四节　尿路感染

尿路感染是指病原体直接侵入尿路而引起的炎症。

一、病因（★★★）

1. 易感因素

（1）与小儿解剖生理特点有关。小儿输尿管长而弯曲，管壁弹力纤维发育不全，易被压扁、扭曲，发生尿潴留而易感染；女孩尿道短，尿道口接近肛门，易被粪便污染；男孩包皮较长、包茎，易于积垢而上行性感染。

（2）小儿泌尿系统畸形、膀胱输尿管反流。

（3）泌尿道器械检查、留置导尿管、分泌型 IgA 缺乏等。

2. **致病原**　最常见的为大肠埃希菌。

3. 感染途径　**上行感染为主要途径**（2010/2013/2015/2016/2019）。

名师点拨：肾盂肾炎多见于女性。

二、临床表现（★★★）

1. 急性尿路感染

（1）新生儿：多由血行感染引起。局部症状不明显。以全身症状为主，可有发热、体温不升、体重不增、拒奶、腹泻、黄疸、嗜睡和惊厥等。

（2）婴幼儿：以全身症状为主，表现为发热、呕吐、腹痛、腹泻等。

（3）年长儿：下尿路感染以尿频、尿急、尿痛为主。上尿路感染多有发热、寒战、腰痛、肾区叩击痛。

2. 慢性尿路感染　可无明显症状，也可间断出现发热、脓尿或菌尿。反复发作者可有贫血、乏力、腰痛、生长发育迟缓，重者肾实质损害。

三、辅助检查

1. 尿常规　清洁中段尿离心沉渣镜检白细胞≥5 个/高倍视野，有诊断意义。

2. 尿涂片找细菌　每油镜视野≥1 个，有诊断意义。

3. 尿细菌培养　清洁中段尿细菌培养：菌落计数超过 10^5/ml 便可确诊，10^4～10^5/ml 为可疑，少于 10^4/ml 为污染。留尿时，常规清洁消毒外阴，取中段尿及时送检。

四、治疗要点（★★）

休息及多饮水。正确地选用有效的抗生素，减少复发的危险性。选用氨苄西林、头孢唑林钠、头孢曲松、磺胺药等。急性感染第一次发作，疗程 10～14 日。再发性感染（包括复发性及再感染）、急性发作用药 2 周左右，急性感染控制后改用小剂量长程抑菌治疗，疗程可持续 4～6 个月。

名师点拨：急性肾盂肾炎停用抗菌药后，还需复查尿常规和尿细菌培养，每周 1 次，共 2～3 周，若结果均为阴性，为临床治愈。

五、护理措施（★★★）

1. 休息　急性期需卧床休息，鼓励患儿大量饮水。

2. 饮食　给予易消化、高热量、高蛋白质和富含维生素的流质或半流质饮食。

3. 降温　高热者给予物理降温或药物降温。

4. 用药护理　按医嘱应用抗菌药物，注意药物副作用。

5. 健康教育　保持会阴部清洁。女孩清洗外阴时从前向后擦洗，单独使用洁具，防止肠道细菌污染尿道，引起上行性感染。定期复查，防止复发与再感染。

实战演练

【A1 型题】

1. 与小儿急性肾小球肾炎有关的主要病原体是

A. 柯萨奇病毒 A 组

B. 肺炎链球菌

C. 乙型肝炎病毒

D. 金黄色葡萄球菌

E. A 组乙型溶血性链球菌

【答案】 E

【考点】 急性肾小球肾炎的病因

【解析】 急性肾小球肾炎常因溶血性链球菌感染所致，常见于上呼吸道感染（多为扁桃体炎）、猩红热、皮肤感染等链球菌感染后。感染的严重程度与急性肾炎的发生和病变轻重并不完全一致。故选 E。

2. 婴幼儿急性肾衰竭时少尿的诊断是 24 小时尿量少于

A. 200ml　　B. 300ml　　C. 400ml

D. 500ml　　E. 600ml

【答案】 A

【考点】 婴幼儿少尿的诊断

【解析】 所谓少尿是指学龄儿童每日尿量少于 400ml，学龄前儿童少于 300ml，婴幼儿少于 200ml。无尿则为每日尿量低于 30~50ml。故选 A。

3. 急性肾炎的临床表现，正确的描述是

A. 多发于 1~3 岁的小儿

B. 发病前 3 天常有感染史

C. 常出现少尿、血尿及高血压

D. 发病 4 周后尿量增多

E. 血清补体增高

【答案】 C

【考点】 急性肾炎的临床表现

【解析】 急性肾炎多见于 5~14 岁的儿童和青少年，小于 2 岁者少见，A 排除。发病前 10 天常有咽炎史，或发病前 20 天有皮肤感染史，B 排除。急性肾功能不全一般持续 3~5 天，多不超过 10 天，D 排除。C3 在发病初期下降，8 周内回复正常，E 排除。故选 C。

4. 小儿泌尿系统感染最主要的感染途径是

A. 上行感染　　B. 直接感染　　C. 下行感染

D. 血源感染　　E. 淋巴感染

【答案】 A

【考点】 小儿泌尿系统感染的主要途径

【解析】 泌尿系统感染是指病原体直接侵入尿路，在尿液中生长繁殖，并侵犯尿路黏膜或组织而引起损伤。在泌尿系统感染的途径中，上行感染是主要的感染途径。故选 A。

5. 肾病综合征患儿应用肾上腺糖皮质激素治疗，其长程疗法为

A. 8~12 周　　B. 1~2 个月　　C. 3~4 个月

D. 5~6 个月　　E. 9~12 个月

【答案】 E

【考点】 原发性肾病综合征治疗要点

【解析】 中程疗法总疗程为 6 个月，长疗程须达 9 个月。故选 E。

6. 急性肾炎患儿血液生化改变意义较大的是

A. 抗“O”升高　　B. 血浆蛋白明显下降

C. 血清补体下降　　D. 胆固醇升高

E. 红细胞沉降率增快

【答案】 C

【考点】 急性肾小球肾炎辅助检查

【解析】 急性肾小球肾炎时，C3 在发病初下降，8 周内恢复。诊断意义较大。故选 C。

【A2 型题】

7. 患儿，男，10 岁。患急性肾炎，近 2 天来尿量减少，气急，不能平卧。查体：呼吸 48 次/分，心率 110 次/分，两肺底可闻及少许中小水泡音，肝右肋下 2cm。对该患儿的护理主要是

A. 吸氧

B. 遵医嘱用碳酸氢钠

C. 遵医嘱用强心、利尿药

D. 遵医嘱用镇静药

E. 遵医嘱用降压药

【答案】 C

【考点】 急性肾炎的护理措施

【解析】 根据题意可知患儿并发心力衰竭，此时应立即给予强心、利尿药，减轻心脏负担，改善心功能，

增加心排血量，使肾血流量增加，提高了肾小球滤过率，减少水钠潴留，减少并发症的发生。故选 C。

8. 患儿，8 岁。因面部水肿、头痛、头晕就诊。尿液检查：蛋白（++），红细胞 20 个/HP，诊断为急性肾小球肾炎。对其处理应是
   A. 给镇痛药
   B. 适当下床活动，防止血栓形成
   C. 给大剂量青霉素
   D. 低盐、高糖、高蛋白饮食
   E. 低盐、高糖、高维生素饮食

   【答案】 E

   【考点】 急性肾炎的护理措施

   【解析】 急性肾炎的饮食应是低盐（限液）、高糖（提供足够热量）、限蛋白并选优质蛋白（防氮质血症）。A 基本无关。急性肾炎患儿一般起病 2 周内不论病情轻重均应卧床休息，能够改善肾血流量和减少并发症的发生。急性肾小球肾炎治疗的原则是对症处理，利尿、消肿和控制血压。故选 E。

9. 患儿，女，8 岁。水肿 4 天，尿色如浓茶，伴头晕、眼花一过性失明，惊厥一次，尿常规蛋白（+），红细胞 20~30 个/HP。首选的检查为
   A. 肾活检　B. 尿培养　C. 肾功能
   D. 肾脏 B 超　E. 测血压

   【答案】 E

   【考点】 肾病综合征的辅助检查

   【解析】 根据题意，患者有血尿、蛋白尿、水肿、头晕症状，可初步怀疑患儿是肾病综合征，为了进一步确诊，首先要看血压是否增高，如血压增高，结合上述临床表现即可诊断，因此首选要测血压。故选 E。

【B1 型题】

（10~11 题共用备选答案）
A. 肉眼血尿消失　B. 镜下血尿消失
C. 水肿消失、血压正常　D. Addis 计数正常
E. 红细胞沉降率正常

10. 急性肾小球肾炎患儿停用低盐饮食条件是

    【答案】 C

11. 急性肾炎患儿可以上学的标准是

    【答案】 E

    【考点】 急性肾小球肾炎患儿护理

    【解析】 急性肾小球肾炎患儿应限制水钠摄入。待尿量增加，水肿消退，血压正常后，可恢复正常饮食。故第 10 题选 C。病后 2~3 个月若离心尿红细胞在 10 个/HP 以下、红细胞沉降率正常，可以上学，但仍需避免体育活动。Addis 计数正常后恢复正常生活。故第 11 题选 E。

第十章　神经系统疾病患儿的护理

考点直击

年份	分值	考点
2022	2	化脓性脑膜炎惊厥发作的首选药物、降温后测温
2021	5	吞咽反射；化脓性脑膜炎的脑脊液检查；急性感染性多发性神经根炎的辅助检查；共济失调型脑性瘫痪的病变部位；注意缺陷多动障碍的临床表现
2020	2	化脓性脑膜炎的脑脊液检查；病毒性脑膜炎、脑炎
2019	3	化脓性脑膜炎的并发症（脑积水）；注意缺陷多动障碍的临床表现、治疗要点
2018	1	共济失调型脑性瘫痪的病变部位；注意缺陷多动障碍的护理措施
2017	4	吞咽反射；急性感染性多发性神经根炎的护理措施；脑性瘫痪的病因、康复治疗重点
2016	2	化脓性脑膜炎的脑脊液检查；注意缺陷多动障碍的临床表现
2015	2	化脓性脑膜炎的并发症（脑积水）；急性感染性多发性神经根炎（吉兰-巴雷综合征）的辅助检查

考点集萃

第一节　小儿神经系统解剖生理特点

一、小儿神经系统特点（★★）

1. 大脑　大脑皮质较薄，沟回较浅。小儿脑耗氧在基础代谢状态下占总耗氧量的50%，而成人为20%。
2. 脊髓　脊髓下端在胎儿时位于第2腰椎下缘，4岁时上移至第1腰椎。

二、神经反射

1. 出生时已存在、终身不消失的反射　**角膜反射、瞳孔反射、结膜反射、吞咽反射（2017/2021）**等。
2. 出生时存在、以后逐渐消失的反射　**觅食反射、拥抱反射、握持反射（2013）、吸吮反射、颈肢反射**等。
3. 出生时不存在、以后出现并终身不消失的反射　**腹壁反射、提睾反射**。

> 名师点拨：2岁以下小儿巴宾斯基征阳性可考虑为生理现象。

第二节　化脓性脑膜炎

化脓性脑膜炎是由各种化脓性细菌感染引起的脑膜炎症，尤以婴幼儿常见。

一、病因及发病机制（★★★）

0~2个月患儿以大肠埃希菌和金黄色葡萄球菌感染为主；3个月至3岁的患儿多以流感嗜血杆菌感染为主；

年长儿主要由脑膜炎球菌、肺炎链球菌引起。

二、临床表现（★★★）

1. 暴发型　起病急、发热、意识改变、烦躁、抽搐、头痛、呕吐等，脑膜刺激征阳性。常见病原体是脑膜炎球菌。

2. 亚急型　发病前可有上呼吸道或胃肠道感染症状。因而表现为发热、呕吐、烦躁、易激惹、精神萎靡、惊厥、昏迷。常见于流感嗜血杆菌或肺炎链球菌。

3. **新生儿**缺乏典型的症状和体征，表现为体温波动，面色青灰，吸吮力差、拒奶、呕吐，哭声高尖，两眼凝视，前囟饱满、张力增高，头围增大或颅骨缝裂开，不典型性惊厥发作。**由于颅缝及囟门的缓冲作用，使颅内压增高与脑膜刺激征不明显（2010）**。

4. 并发症

（1）**硬脑膜下积液：最常见并发症（2014）**，硬膜下试验穿刺是直接的确诊手段。

（2）**脑积水：**患儿**头颅呈进行性增大（2015/2019）**，颅缝裂开，头皮静脉扩张，患儿额大面小，**眼呈落日状**，头颅叩诊有“破壶音”。

（3）脑室管膜炎。

三、辅助检查

1. **脑脊液　压力增高，外观混浊，白细胞数明显增多大于等于 1000×10^6/L；蛋白明显升高，糖和氯化物含量显著下降（2016/2020/2021）**。

2. 血常规　白细胞计数明显增多，以中性粒细胞比例升高为主。

四、治疗要点（★★）

抗生素、肾上腺皮质激素治疗；对症及支持治疗。

五、护理措施（★★★）

1. 保持病室的温度在 18～22℃，湿度 50%～60%；高热患儿需卧床休息，**降温后 30 分钟测体温一次，用降温曲线标明（2022）**。

2. **惊厥发作时将患儿头偏向一侧（2010）**，去枕平卧，遵医嘱使用快速脱水药。

3. 协助生活护理，做好皮肤护理。

4. 密切观察神志意识，生命体征、瞳孔、表情、囟门等变化。

5. 高热护理，物理降温或遵医嘱使用退热药，用药过程中注意补液。

6. 保证足够营养供应，满足患儿机体对能量的需要。

第三节　病毒性脑膜炎、脑炎

一、病因及发病机制（★★★）

多种病毒均可引起脑炎、脑膜炎，主要为柯萨奇病毒、埃可病毒等**肠道病毒**，其次为疱疹病毒、腮腺炎病毒以及虫媒病毒，如乙脑病毒等。

二、临床表现（★★★）

1. **病毒性脑膜炎（2020）**　起病急，可有前驱症状，继而发热、恶心、呕吐，婴儿常有烦躁不安，易激惹；年长儿主诉头痛、颈背疼痛，脑膜刺激征阳性。

2. 病毒性脑炎　主要表现为发热、惊厥、意识障碍及颅内压增高症状。病程 2～3 周，多数可完全恢复，少数可遗留后遗症，如癫痫、肢体瘫痪及不同程度的智力低下等。

三、辅助检查

1. 脑脊液检查　压力正常或增高，外观清亮，白细胞计数轻度增多，病程早期分类以多核细胞为主，后期以淋巴细胞为主；蛋白轻度升高，糖及氯化物在正常范围。

基础巩固

脑脊液检查

1. 脑损伤　有红细胞。
2. 急性感染性多发性神经炎　有蛋白-细胞分离现象。
3. 化脓性脑膜炎　外观混浊，白细胞总数增多，糖和氯化物均降低。
4. 病毒性脑炎　外观清亮，白细胞总数增多，糖和氯化物正常。
5. 结核性脑膜炎　压力增高，外观呈毛玻璃状，糖和氯化物均降低。

2. 病毒学检查。

四、治疗要点（★★）

支持治疗与对症治疗；抗病毒治疗。

五、护理措施（★★★）

1. 及时给予降温处理　定时通风。监测患儿的体温、热型及伴随症状，如体温在38.5℃以上，可应用物理降温或药物降温方法。

2. 积极促进功能恢复

（1）恢复脑功能：去除影响患儿情绪的不良因素；存在幻觉、定向力错误的患儿，提供保护性照顾。保持昏迷患儿侧卧位，定时翻身及按摩皮肤。轻拍患儿背部，减少坠积性肺炎的发生。

（2）恢复肢体功能：保持肢体呈功能位置，病情稳定后及早帮助患儿逐渐进行肢体的被动或主动功能锻炼，注意循序渐进，采取保护措施。在改变锻炼方式时加强指导，耐心帮助，给予鼓励。

3. 密切观察病情变化，及时发现问题、及时处理。

（1）观察瞳孔及呼吸变化：保持呼吸道通畅，必要时吸氧，如发现呼吸节律不规则、两侧瞳孔不等大、对光反应迟钝，多提示有脑疝及呼吸衰竭发生。

（2）观察意识变化：如患儿出现烦躁不安、意识障碍，应警惕是否存在脑水肿。

4. 健康教育　做好患儿及家长的心理护理，向家长提供日常生活护理及保护患儿的一般知识，指导并鼓励家长坚持智力训练和瘫痪肢体的功能锻炼。

第四节　急性感染性多发性神经根炎

急性感染性多发性神经根炎又称吉兰-巴雷综合征，夏秋季多发。主要临床特征为急性进行性对称性弛缓性肢体瘫痪，伴有周围感觉障碍。

一、病因（★★★）

病因未明。65%以上的患儿在病前曾有明确的感染史，免疫遗传也为本病的诱发因素之一。

名师点拨：最主要的感染因子为空肠弯曲菌、巨细胞病毒、EB病毒、带状疱疹病毒、肺炎支原体等。

二、临床表现（★★★）

发病前1~3周内有持续数日的上呼吸道、胃肠或其他部位感染史。

1. **运动障碍** 为主要的临床表现。自肢体远端开始呈上行性麻痹进展，首先表现为**行走无力，易跌倒**。2~3天内发展到上肢、腰背、躯干，不能坐起和翻身，手足下垂、肢体瘫痪等。麻痹呈对称性、弛缓性。

2. 脑神经障碍 表现为面瘫，吞咽困难，进食呛咳，呼吸浅表、咳嗽无力、声音微弱、呼吸困难。

3. 感觉障碍 年长儿可诉手足麻木、疼痛，手套或袜套状分布感觉减退。

4. 自主神经障碍 可出现视物不清、多汗、面色潮红、腹痛、血压轻度升高、心律不齐。

三、辅助检查

脑脊液检查显示**蛋白-细胞分离现象（即蛋白虽增高而细胞数正常）（2011/2015/2021）**，于起病第2周出现，至第4周逐渐降至正常，是本病的特征之一。糖含量正常，细菌培养阴性。

四、治疗要点（★★）

1. 支持治疗。
2. 保持呼吸功能。
3. 药物应用 大剂量免疫球蛋白静滴能明显的缩短病程，改善预后。

五、护理措施（★★★）

1. 促进肢体功能恢复 保持肢体于功能位置；帮助患儿做肢体被动运动。恢复期鼓励、指导、督促患儿自主活动，加强对自理生活能力的训练。

2. **改善呼吸功能（2011/2017）** 保持室内空气新鲜，温湿度适宜，保持呼吸道通畅，观察患儿面色、呼吸、心率、血压及胸廓活动幅度，鼓励患儿咳嗽，及时清理呼吸道的分泌物。呼吸困难者给予低流量氧气吸入。做好气管插管、机械通气准备。对已采取机械通气的患儿，定时拍背、雾化、吸痰，做好呼吸道管理。

3. 维持足够营养 提供高蛋白、高能量、高维生素易消化饮食，少量多餐。不能经口进食者给予鼻饲。

4. 健康教育 指导家长对卧床患儿定时翻身、更换体位，必要时使用保护器具，防止造成压力性损伤。教会家长帮助患儿进行训练的方法。鼓励恢复期患儿坚持瘫痪肢体的主动锻炼，定期进行门诊复查。

第五节 脑性瘫痪

脑性瘫痪是指由于各种原因造成发育期胎儿或婴儿非进行性的脑损伤。临床以**中枢性运动障碍**和**姿势异常**为主要特征。

一、病因（★★★）（2017）

胚胎早期阶段发育异常，如胎位异常、颅内出血等。受孕前后孕母身体内外环境的变化、遗传及孕期疾病所致。

二、临床表现（★★★）

1. **痉挛型脑瘫 病变在锥体系（2011）**。表现为肌张力增高，下肢伸直，交叉或剪刀样，扶立时足跟悬空，足尖着地；上肢屈曲内收，肘关节、手腕部及指尖关节屈曲。

2. **手足徐动型脑瘫** 病变在基底神经节。表现为肌张力降低。静止时手足常出现无规律的、无目的、不能自控的动作，如手足徐动、舞蹈样动作，睡眠时消失。

3. **共济失调型 病变主要在小脑（2011/2018/2021）**，身体稳定性及协调性差，步态蹒跚、快速轮换动作差。

4. 混合型　同时具有两种或两种以上类型的表现。临床以手足徐动型与痉挛性并存多。

5. 伴随症状　脑性瘫痪患儿约半数以上同时伴有智力低下，听力、语言、视力障碍，认知和行为异常以及癫痫等一系列发育异常的症状。

三、辅助检查

通过影像学及脑电图检查帮助明确病变部位、范围，有无先天畸形，是否合并癫痫。

四、治疗要点（★★）

早发现，早治疗，**促进各系统功能的恢复及正常发育（2011）**，纠正异常姿势，减轻其伤残程度。

名师点拨：脑瘫患儿康复治疗的重点是**功能锻炼（2017）**。

五、护理措施（★★★）

1. 培养自理能力。
2. 坚持功能训练　训练的重点是教给患儿身体活动的方法，使其掌握正常运动功能。
3. 克服进食困难

（1）进食姿势：脊柱伸直，头肩稍前倾，收下颌使其贴近胸部，尽量抑制异常姿势。

（2）下颌运动与咀嚼肌训练。

（3）食物选择：进食高热量、高蛋白及富有维生素、容易消化的食物。

4. 健康教育　以家庭教育为主：婴儿期主要促进正常发育，幼儿期防治各种畸形；把握训练时机，尽量取得患儿合作；促进患儿心理健康。

基础巩固

1. 痉挛型脑瘫　病变在锥体系。
2. 手足徐动型脑瘫　病变在基底神经节。
3. 共济失调型脑瘫　病变主要在小脑。

第六节　注意缺陷多动障碍

注意缺陷多动障碍是以多动、注意力不集中、有攻击行为、参与事件能力差、但智力基本正常为其特点的一组综合征，男孩比女孩发病率高。

一、病因（★★★）

病因未明（2013），可能是多基因遗传疾病；也可能与产前、产时、产后颅脑损伤有关。该病的发生与神经代谢异常有关。

二、临床表现（★★★）（2019/2021）

1. **注意力缺陷（2013）**　本病必有表现之一。注意力短暂、易随环境转移，往往心不在焉。
2. **活动过度（2016）**　兴奋多动，多跑动、爬高上低、不得安宁。
3. 其他　缺乏克制力、任性冲动、情绪不稳，伴有学习困难，神经发育障碍或延迟。

三、治疗要点（★★）

心理治疗和教育，**神经兴奋剂**药物治疗。

名师点拨：**用药从小剂量开始，6岁以下及青春期以后原则上不用药（2019）。**

四、护理措施（★★★）（2018）

1. 心理护理。

2. 一般护理　评估睡眠型态紊乱的程度。创造安静舒适的睡眠环境。减少感知刺激，指导患儿不做危险动作，避免受伤。

3. 用药护理　药物从小剂量开始，以定期用量表监测患儿症状及药物的不良反应。

4. 健康教育。

实战演练

【A1 型题】

1. 典型的化脓性脑膜炎脑脊液改变是

A. 细胞数增高、蛋白增高、糖增高
B. 细胞数增高、蛋白增高、糖正常
C. 细胞数增高、蛋白正常、糖增高
D. 细胞数正常、蛋白增高、糖下降
E. 细胞数增高、蛋白增高、糖下降

【答案】 E

【考点】 化脓性脑膜炎脑脊液改变

【解析】 脑脊液检查是确诊本病的重要依据。典型病例表现为压力增高，外观混浊似米汤样。白细胞总数显著增多，分类以中性粒细胞为主。糖含量常有明显降低，蛋白显著增高。故选 E。

2. 化脓性脑膜炎的最常见并发症是

A. 脑积水　B. 脑脓肿
C. 硬脑膜下积液　D. 偏瘫
E. 亚急性硬化性全脑炎

【答案】 C

【考点】 化脓性脑膜炎的并发症

【解析】 化脓性脑膜炎的并发症有硬脑膜下积液、脑性低钠血症、脑室管膜炎、脑积水、癫痫。其中最常见的是硬脑膜下积液。故选 C。

3. 属于脑膜刺激征的是

A. 布鲁津斯基征阳性　B. 巴宾斯基征阳性
C. 前囟饱满　D. 嗜睡、昏迷
E. 双侧瞳孔不等大

【答案】 A

【考点】 脑膜刺激征

【解析】 脑膜刺激征包括颈强直、布鲁津斯基征阳性和克氏征阳性；巴宾斯基征阳性属于病理反射。故选 A。

4. 确诊化脓性脑膜炎的主要依据是

A. 病史　B. 临床表现
C. 脑脊液病原学检查　D. 脑超声波检查
E. 头部 CT

【答案】 C

【考点】 化脓性脑膜炎的辅助检查

【解析】 许多中枢神经系统感染的临床表现与化脓性脑膜炎相似，因而不可能仅从症状、一般体征来诊断化脓性脑膜炎。必须重视前囟紧张度（有些患儿因失水而前囟不饱满，但仍较紧张），对可疑者应早做腰椎穿刺检查脑脊液进一步确诊。故选 C。

5. 脑脊液检查出现蛋白-细胞分离的疾病是

A. 脑性瘫痪
B. 化脓性脑膜炎
C. 结核性脑膜炎
D. 急性感染性多发性神经根炎
E. 吉兰-巴雷综合征

【答案】 D

【考点】 急性感染性多发性神经根炎的脑脊液检查

【解析】 80%~90%的急性感染性多发性神经根炎患儿的脑脊液检查出现特征性表现：蛋白-细胞分离现象，即患儿发病第 2 周脑脊液蛋白质逐渐增高，但细胞计数正常，其他指标正常，第 4 周开始蛋白质逐渐降至正常。故选 D。

【A2 型题】

6. 患儿，男，7个月。发热、咳嗽5天，呕吐2天，抽搐1天。嗜睡，前囟饱满，双肺少许细湿啰音，克氏征（-），布氏征（-）。血白细胞计数 $27\times10^9/L$，中性粒细胞0.85，淋巴细胞0.15。脑脊液混浊，白细胞计数为 $1000\times10^6/L$，中性粒细胞为多，蛋白质2g/L，糖0.3mmol/L，氯化物105mmol/L。

最可能的诊断是

A. 化脓性脑膜炎　　B. 病毒性脑膜炎

C. 结核性脑膜炎　　D. 中毒性脑病

E. 脑性瘫痪

【答案】 A

【考点】 化脓性脑膜炎的诊断要点

【解析】 化脓性脑膜炎患儿病前可有上呼吸道感染史，急性期常表现为发热、剧烈头痛、呕吐、全身抽搐、意识障碍或颈项强直。急性期周围血常规白细胞计数明显增多，以中性粒细胞为主，可出现不成熟细胞。脑脊液（CSF）压力增高，外观混浊或呈脓性，白细胞计数多达 1000×10^6/L 以上，以中性粒细胞为主；蛋白升高>1.0g/L，可达 1.0g/L 以上。糖和氯化物含量亦降低，糖<1.1mmol/L。根据患者的临床表现和检查结果，可诊断患者为化脓性脑膜炎。故选 A。

7. 患儿，6 个月。诊断化脓性脑膜炎。经正规治疗后，脑脊液正常，但头围进行性增大。该患儿可能合并

A. 脑积水　　B. 脑出血

C. 病毒性脑膜炎　　D. 中毒性脑病

E. 慢性脑膜炎

【答案】 A

【考点】 化脓性脑膜炎的并发症

【解析】 脑积水是由于脑膜炎症导致脑脊液循环障碍所致。表现为婴儿头围迅速增大，颅骨缝裂开、头皮变薄、静脉扩张，患儿额大面小。该患儿头围进行性增大，考虑为并发脑积水。故选 A。

8. 患儿，女，2 岁。运动发育落后，自主运动不协调，下肢肌张力增高，抱起时双腿交叉呈剪刀样，最有可能的诊断是

A. 脑性瘫痪　　B. 癫痫局限性发作

C. 癫痫小发作　　D. 癫痫大发作

E. 注意力缺陷多动症

【答案】 A

【考点】 脑性瘫痪的临床表现

【解析】 脑性瘫痪表现为肢体痉挛，智力低下，不随意运动及视听或言语功能异常且有抽搐发作与感觉障碍。故选 A。

9. 患儿，女，半岁。高热、拒奶、抽搐，前囟饱满，血常规正常，初步诊断为病毒性脑膜炎，首要的护理措施为

A. 维持正常体温　　B. 降低颅内压

C. 加强安全保护　　D. 密切观察病情

E. 做好健康指导

【答案】 B

【考点】 病毒性脑膜炎的护理措施

【解析】 病毒性脑膜炎患儿抽搐时，根据遗嘱首先要控制惊厥发作、脑水肿、降低颅内压，密切观察病情变化，及时发现问题、及时处理，密切观察病情，保持呼吸道通畅，必要时吸氧，如出现体温升高及时给予降温处理，评估患儿有无脱水症状，保证摄入足够的液体量，并加强安全保护。综上所述，首先要降低颅内压。故选 B。

10. 患儿，男，5 岁。幼儿园老师反映上课时不停摇椅，多跑动，不专心，不能完成手工作业，但智力正常。最可能的诊断是

A. 脑性瘫痪　　B. 注意缺陷多动障碍

C. 多发性神经根炎　　D. 癫痫小发作

E. 大脑发育不全

【答案】 B

【考点】 注意缺陷多动障碍的临床表现

【解析】 注意缺陷多动障碍（ADHD）在我国称为多动症，是儿童期常见的一类心理障碍。表现为与年龄和发育水平不相称的注意力不集中和注意时间短暂、活动过度和冲动，常伴有学习困难、品行障碍和适应不良。故选 B。

【B1 型题】

（11～14 题共用备选答案）

A. 颈强直　　B. 巴宾斯基征阳性

C. 前囟饱满　　D. 提睾反射

E. 膝腱反射

11. 属于脑膜刺激征的是

【答案】 A

12. 属于颅内高压表现的是

【答案】 C

13. 属于病理反射的是

【答案】 B

14. 属于浅反射的是

【答案】 D

【考点】 小儿神经系统疾病

【解析】 脑膜刺激征表现为头痛常剧烈，喷射性呕吐、颈肌强直、克氏征阳性、布氏征阳性。故第 11 题选 A。颅内高压多表现为前囟饱满、头痛、呕吐、视力障碍。故第 12 题选 C。当用钝物划足，大踇趾背曲，四趾向外似扇形展开就是阳性，一旦锥体系或锥体外系受到损伤而失去抑制时，就会出现巴宾斯基征，它属于病理反射。故第 13 题选 B。提睾反射属于人体神经反射中浅反射的一种。在行体格检查的时候，用钝头竹签由上向下轻划股内侧上方皮肤，可以引起同侧提睾肌收缩，使睾丸上提，即提睾反射。故第 14 题选 D。

第十一章　结缔组织疾病患儿的护理

考点直击

年份	分值	考点
2023	1	过敏性紫癜的临床表现
2022	1	治疗皮肤黏膜淋巴结综合征的首选药物
2021	2	风湿热的病因及发病机制；过敏性紫癜的激素治疗
2019	2	风湿热的病因及发病机制、临床表现
2018	2	过敏性紫癜的临床表现
2017	1	过敏性紫癜的临床表现
2016	2	风湿热的心肌炎表现；毛细血管脆性试验
2015	1	过敏性紫癜的临床表现

考点集萃

第一节　风　湿　热

风湿热是一种与**A组乙型溶血性链球菌**感染密切相关的具有反复发作倾向的全身结缔组织病。临床表现为发热，多伴有关节炎、心脏炎，较少出现环形红斑和皮下结节或舞蹈病。发病年龄以5~15岁多见。

一、病因及发病机制（★★★）

1. 病因　风湿热是A组乙型溶血性链球菌咽峡炎后的晚期并发症。影响本病发生的因素：①链球菌在咽峡部时间越长，发病几率越大。②特殊的致风湿热A组溶血性链球菌株，如M血清型（甲组1~48型）和黏液样菌株。③一些人群具有明显易感性。

2. 发病机制　①分子模拟：A组乙型溶血性链球菌的抗原分子结构与机体器官抗原存在同源性，机体的抗链球菌免疫反应可与人体组织产生**免疫交叉反应**，导致器官损害，是风湿热发病的**主要机制**。②自身免疫反应。③遗传背景。④毒素：A组链球菌还可产生多种外毒素和酶类，可能对人体心肌和关节产生毒性作用。

名师点拨：A组乙型溶血性链球菌感染的疾病有猩红热、风湿热、风湿性心脏瓣膜病。

二、临床表现（★★★）（2019）

发病前2~5周有上呼吸道链球菌感染史，如不预防，可反复发作。

1. 一般表现　发热，热型不规则，有面色苍白、食欲缺乏、多汗等表现。

2. **心肌炎　最严重的表现**（2016）。如心肌炎、心内膜炎与心包炎。

3. **关节炎**　以游走性和多发性为特点，常累及膝、踝、肘、腕等大关节，局部出现红、肿、热、痛，活动受限。治疗后关节可不留强直或畸形。

4. **舞蹈病**　女童多见，表现为面部和四肢肌肉不自主、无目的地快速运动，如皱眉、挤眼、努嘴、伸舌。

5. 皮肤症状　①皮下小结：无痛、可活动，经2~4周自然消失。②**环形红斑**：呈环形或半环形边界清楚的淡色红斑，大小不等，中心苍白。

三、辅助检查

1. 风湿热活动指标　血沉增快、C反应蛋白（CRP）升高、黏蛋白增高为风湿活动的重要标志，但对诊断本病无特异性。

2. 抗链球菌抗体测定　80%的患儿抗链球菌溶血素“O”（ASO）效价升高。

3. 心电图检查　PR间期持续延长提示风湿活动。

四、治疗要点（★★）

1. 一般治疗　卧床休息，并应加强营养，补充维生素等。

2. 清除链球菌感染　大剂量青霉素肌内注射，持续2周。青霉素过敏者改用**红霉素**。

3. **抗风湿热治疗**　无心肌炎者首选非甾体类抗炎药，如阿司匹林，总疗程4~8周；心肌炎时早期用**糖皮质激素**治疗，如泼尼松，总疗程8~12周。

五、护理措施（★★★）

1. 防止发生严重的心功能损害

（1）观察病情：注意有无烦躁不安、面色苍白、多汗、气急等心力衰竭的表现。

（2）**限制活动**：一般恢复至正常活动量所需时间是：无心脏受累者**1个月**，轻度心脏受累者**2~3个月**，严重心肌炎伴心力衰竭者6个月。

（3）加强饮食管理：给予易消化、营养丰富的食物，少量多餐，心力衰竭患儿适当地限制盐和水。

（4）按医嘱抗风湿治疗：有心力衰竭者加用洋地黄制剂。

2. 减轻关节疼痛　保持舒适体位，避免患肢受压。

3. 降低体温　高热时采用物理降温法。

4. 用药护理　阿司匹林应饭后服药以减少对胃的刺激，并按医嘱加用维生素K防止出血；应密切观察应用泼尼松引起的副作用，如满月脸、肥胖、消化道溃疡、肾上腺皮质功能不全、精神症状、血压增高、电解质紊乱、抑制免疫等。心肌炎患者若应用洋地黄应注意有无恶心、呕吐、心律不齐、心动过缓等不良反应，并应注意补钾。

第二节　幼年特发性关节炎

幼年特发性关节炎（JZA）是一种以慢性关节滑膜炎为特征的自身免疫性疾病。

一、病因及发病机制（★★★）

病因不明，可能与感染、免疫、遗传等因素有关。寒冷、潮湿、疲劳、营养不良、外伤、精神因素等可成为本病诱因。

二、临床表现（★★★）

1. 全身型　以全身症状起病，**发热和皮疹**为典型症状。弛张热，高达40℃以上，伴一过性红斑样皮疹；多见于躯干和四肢近端。

2. 多关节型　受累关节在5个以上，多为对称性，先累及膝、踝、肘、腕等大关节，表现为肿痛与活动受限，**晨僵**是本型的特点。

3. 少关节型　受累关节不超过4个，多为非对称性，以膝、踝、肘、腕大关节为主，多无严重的关节活动障碍。少数患儿发生虹膜睫状体炎而造成视力障碍甚至失明。

三、辅助检查

1. 血液检查　活动期有轻度或中度贫血，以中性粒细胞增多为主；红细胞沉降率加快，C 反应蛋白增高。

2. 免疫学检测　IgG、IgM、IgA 均增高，部分病例类风湿因子和抗核抗体可为阳性。

3. X 线检查。

四、治疗要点（★★）

治疗原则为控制临床症状，维持关节功能，防止关节畸形。

1. 一般治疗　除急性发热外，不主张过多的卧床休息，应适当运动，采用医疗体育、理疗、热敷、红外线照射、按摩等减轻关节强直和软组织挛缩。必要时作矫形手术。

2. 药物治疗　选用非甾体类抗炎药、病情缓解药、糖皮质激素等进行抗 JIA 治疗。

五、护理措施（★★★）

1. 降低体温　密切监测体温变化，注意热型。观察有无皮疹、眼部受损及心功能不全的表现。高热时采用物理降温法（有皮疹者忌用乙醇擦浴）。保持皮肤清洁，防止受凉。保证患儿摄入充足水分及能量，给予高热量、高蛋白、高维生素、易消化饮食。

2. 减轻关节疼痛，维护关节的正常功能　急性期卧床休息，并注意观察关节炎症状。急性期过后尽早开始关节的康复治疗。若运动后关节疼痛肿胀加重可暂时停止运动。

3. 用药护理　长期用药的患儿应每 2~3 个月检查血常规和肝、肾功能。

名师点拨：非甾体抗炎药常见的不良反应有胃肠道反应，此外对凝血功能、肝、肾和中枢神经系统也有影响。

4. 心理护理与健康教育。

第三节　过敏性紫癜

过敏性紫癜是以**全身小血管炎**为主要病变的血管炎综合征。临床表现除非血小板减少性皮肤紫癜外，伴关节肿痛、腹痛、便血和血尿等。**主要见于学龄期儿童。**

一、病因及发病机制（★★★）

病因尚不清楚，目前认为与某种致敏因素引起的自身免疫反应有关。

二、临床表现（★★★）（2011/2015）

急性起病，病前 1~3 周常有上呼吸道感染史。**皮肤、关节、消化道和肾脏是主要累及部位（2018）**。

1. **皮肤紫癜　常为首发症状（2017/2018/2023）**，多见于四肢和臀部，对称分布。初起为紫红色斑丘疹，压之不褪色，此后颜色加深呈暗紫色，最后呈棕褐色而消退。

2. 消化道症状　脐周或下腹部疼痛，伴恶心、呕吐或便血。

3. 关节症状　表现为关节肿胀、疼痛和活动受限，不遗留关节畸形。

4. 肾脏症状　30%~60%患儿有肾脏损害的临床表现。多发生于起病 1 个月内。出现血尿、蛋白尿及管型，伴血压增高和水肿，称为紫癜性肾炎。

5. 其他　偶因颅内出血导致失语、瘫痪、昏迷、惊厥。部分患儿有鼻出血、牙龈出血、咯血等。

名师点拨：过敏性紫癜的分型中，出现消化道症状为腹型，出现关节损伤为关节型，出现尿液异常为肾型。

三、辅助检查

白细胞数正常或轻度增多，中性粒细胞和嗜酸性粒细胞可增高。血小板计数正常甚至升高，出血和凝血时间正常，血块退缩试验正常，部分患儿**毛细血管脆性试验阳性（2016）**。血清 IgA 浓度往往升高，IgG、IgM 升高或正常。

四、治疗要点（★★）（2021）

支持和对症治疗。应用**糖皮质激素**缓解腹痛和关节疼痛，重症可加用免疫抑制剂。

五、护理措施（★★★）

1. 恢复皮肤的正常形态和功能。
2. 减轻或消除关节肿痛与腹痛　保持关节的功能位置。腹痛时应卧床休息。按医嘱使用肾上腺皮质激素。
3. 监测病情　①观察有无腹痛、便血等情况。②观察尿色、尿量，定时做尿常规检查。
4. 健康教育　教会家长和患儿观察病情，合理调配饮食；指导其尽量避免接触各种可能的过敏原；指导患儿定期来院复查。

第四节　川　崎　病

川崎病又称皮肤黏膜淋巴结综合征，是一种以**全身中、小动脉炎为主要病变**的急性发热出疹性疾病。表现为急性发热、皮肤黏膜病损和淋巴结肿大。

一、病因（★★）

病因尚未明了。可能与多种病原体感染有关，是一种免疫介导的**全身性血管炎**。

二、临床表现（★★）

1. 主要表现

（1）**发热**：最早发现的症状，体温 39~40℃，呈稽留热或弛张热，持续 1~2 周，抗生素治疗无效。

（2）皮肤表现：①皮疹呈**向心性、多形性**，常见为斑丘疹、多形红斑样或猩红热样。②**肢端变化**为本病特征。手足硬性水肿，掌跖红斑，恢复期指（趾）端膜状脱皮，重者指、（趾）甲亦可脱落。肛周皮肤发红、脱皮。

（3）黏膜表现：双眼球结膜充血；口唇红肿、皲裂或出血，舌乳头突起，充血呈“草莓舌”。

（4）颈淋巴结肿大：质硬有触痛，表面不红无化脓，热退后消散。

2. 心脏表现　于病后 1~6 周可出现心肌炎、心包炎和心内膜炎等；冠状动脉瘤常在疾病的第 2~4 周发生，心肌梗死和冠状动脉瘤破裂可导致心源性休克甚至猝死。

3. 其他　可有间质性肺炎、无菌性脑膜炎、消化系统症状、关节疼痛和肿胀。

名师点拨：川崎病并发冠状动脉瘤的高危因素如下。男性，年龄>1 岁；热程>16 天或反复发热；白细胞>30×10^9/L；红细胞沉降率>101mm/h；红细胞沉降率增快、C 反应蛋白增加>30 天；红细胞沉降率增快、C 反应蛋白反复增加；心电图异常，表现为Ⅱ、Ⅲ、aVF 导联和/或心前区导联异常 Q 波；心肌梗死症状体征。

三、辅助检查

1. 血液检查　轻度贫血，白细胞计数增多，有核左移。红细胞沉降率增快，C 反应蛋白增高，免疫球蛋白增高，为炎症活动指标。

2. 心血管系统检查　心脏受损者可见心电图和超声心动图改变。

四、治疗要点（★★）

1. **阿司匹林**　为首选药物（2022），具有抗炎、抗凝作用。早期与免疫球蛋白联用可控制急性炎症过程，减少冠状动脉病变。

2. **双嘧达莫**　血小板显著增多或冠状动脉病变、血栓形成者加用双嘧达莫。

3. **大剂量丙种球蛋白静脉滴注**　可明显减少冠状动脉病变发生。

五、护理措施（★★★）

1. 降低体温　急性期应绝对卧床休息。监测体温变化、观察热型及伴随症状。评估患儿体液状态，给予营养丰富、清淡易消化的流质或半流质饮食。鼓励多饮水。按医嘱用药并注意观察应用阿司匹林有否出血倾向和静脉注射丙种球蛋白有无过敏反应，一旦发生及时处理。

2. 皮肤护理　保持皮肤清洁。剪短指甲，以免抓伤和擦伤；每次便后清洗臀部；对半脱的痂皮用消毒剪剪除，切忌强行撕脱，防止出血和继发感染。

3. 黏膜护理及预防感染　观察口腔黏膜病损情况，每日口腔护理 2~3 次。每日用生理盐水洗眼 1~2 次，也可涂眼膏，以保持眼的清洁。

4. 监测病情　密切监测患儿有无心血管损害的表现。

5. 健康教育　指导家长定期带患儿复查。对于无冠状动脉病变患儿，于出院后 1 个月、3 个月、6 个月及 1 年各全面检查 1 次。有冠状动脉损害者密切随访。

实战演练

【A1 型题】

1. 风湿热最严重的临床表现是

A. 环形红斑　B. 舞蹈病　C. 腹痛
D. 关节炎　E. 全心炎

【答案】E

【考点】风湿热的临床表现

【解析】心肌炎为临床上最严重的表现，儿童患者中 40%~50% 以心肌炎起病。急性风湿热引起的心力衰竭往往由急性风湿性心肌炎所致，尤其年龄较小的患者，病情凶险。故选 E。

2. 过敏性紫癜主要累及的部位不包括

A. 皮肤　B. 消化道　C. 关节
D. 肾脏　E. 心脏

【答案】E

【考点】过敏性紫癜的临床表现

【解析】过敏性紫癜是一种常见的血管变态反应性出血性疾病，根据临床表现和受累部位的不同，可分为以下 5 种类型，即单纯型（主要累及皮肤）、腹型（主要累及消化道）、关节型、肾型和混合型（具备 2 种以上类型的特点）。过敏性紫癜很少累及心脏。故选 E。

3. 川崎病最具特征性临床表现是

A. 发热　B. 心律不齐
C. 淋巴结非化脓性肿大　D. 指（趾）膜状脱皮
E. 荨麻疹样皮疹

【答案】D

【考点】川崎病的临床表现

【解析】川崎病最具特征性的临床表现是指（趾）膜状脱皮。发热、皮疹、心律不齐、淋巴结非化脓性肿大等表现均可出现，但均非特异。故选 D。

4. 小儿风湿热主要表现中哪项是错误的

A. 环形红斑　B. 舞蹈病　C. 心肌炎
D. 关节畸形　E. 皮下结节

【答案】D

【考点】风湿热的临床表现

【解析】小儿风湿热临床表现为心肌炎、关节炎、舞蹈病、环状红斑和皮下结节，治疗后一般不留畸形。幼年期类风湿关节炎约25%患者最终会转为慢性关节炎，并最终导致关节畸形。成人类风湿关节炎常遗留畸形。故选D。

【A2型题】

5. 患儿，8岁。患有关节炎2个月，初为左指（趾）关节痛、半月后右侧指（趾）关节也痛，1个月来双侧腕、踝关节及肘、膝关节痛，初为游走性，现为固定性，活动受限。最可能是患

A. 风湿热关节炎　B. 过敏性紫癜关节损害

C. 类风湿全身型　D. 类风湿少关节型

E. 类风湿多关节型

【答案】 E

【考点】 类风湿关节炎的表现

【解析】 风湿热关节炎多侵犯大关节，以膝、踝、肘、腕多见，表现为关节红肿热痛，活动受限，可同时侵犯数个关节，或一个关节到另一个关节游走；关节炎最终消退不留畸形，排除A。过敏性紫癜约1/3患儿出现关节肿痛，多累及膝、踝、肘、腕等关节，表现为关节肿胀、疼痛和活动受限，多在数日内消失而不遗留关节畸形，排除B。类风湿全身型主要症状为发热、皮疹、关节炎和其他脏器受累，C排除。类风湿少关节型仅个别关节受累（常为一个），主要累及大关节如膝、踝、肘等处，排除D。类风湿多关节型表现类似成人型类风湿关节炎，开始仅1~2个关节受累，早期为游走性，渐渐成为固定性对称性多关节炎，主要侵犯小关节为本型的特点，近端指间关节最常发病，其次为掌指（趾）关节，大关节也可以累及，E正确。故选E。

6. 患儿，6岁。4周前感冒3天，10天来四肢末端伸侧反复出现散在紫红色出血性斑丘疹。查血小板和出凝血时间正常，应考虑为

A. 风湿热　B. 类风湿

C. 过敏性紫癜　D. 皮肤黏膜淋巴综合征

E. 病毒性感染

【答案】 C

【考点】 过敏性紫癜的临床表现

【解析】 过敏性紫癜发病前常有上呼吸道感染、低热、全身不适等前驱症状，继而皮肤黏膜出现散在瘀点，呈斑丘疹状出血性紫癜，部分皮疹可融合。根据题意可知该患儿是过敏性紫癜。故选C。

第十二章　常见传染病患儿的护理

考点直击

年份	分值	考点
2023	3	水痘的传播途径；猩红热的治疗要点；流行性腮腺炎的潜伏期
2022	1	甲类传染病
2021	4	甲类传染病；水痘的临床表现；流行性腮腺炎的护理措施；中毒性细菌性痢疾的辅助检查
2020	1	中毒性细菌性痢疾的辅助检查
2019	4	传染病的基本特征；水痘的临床表现、隔离；中毒性细菌性痢疾的辅助检查
2018	6	流行性乙型脑炎、中毒性细菌性痢疾的传播途径，麻疹的流行病学、前驱期表现，流行性腮腺炎的临床表现
2017	4	甲类传染病；猩红热的隔离；流行性腮腺炎的护理措施；中毒性细菌性痢疾的辅助检查
2016	4	麻疹的传播途径；水痘的对症治疗；流行性腮腺炎的临床表现；中毒性细菌性痢疾的隔离
2015	4	水痘的传播途径、临床表现；猩红热的临床表现；流行性腮腺炎的护理措施

考点集萃

第一节　传染病总论

传染病是由病毒、细菌、衣原体、立克次体、支原体、螺旋体、真菌、原虫、蠕虫等感染人体后引起的具有传染性的疾病。

一、传染过程（★★★）

传染过程是病原体侵入机体后与人体相互作用、相互斗争的过程。隐性感染最常见，病原携带状态次之，显性感染比例最小。

1. 病原体被清除。
2. **隐性感染**　指病原体进入人体后，仅引起机体发生特异性免疫应答。临床上无任何症状、体征。
3. 显性感染　指病原体进入人体后，不但引起机体发生免疫应答，而且使机体发生组织损伤，导致病理改变，出现临床症状、体征。
4. 病原携带状态　指病原体在人体内生长繁殖并排出体外，成为**重要的传染源**，而人体不出现任何疾病表现的状态。
5. 潜伏性感染　当机体免疫功能下降时，可导致机体发病。

二、传染病的基本特征（★★★）

包括病原体、传染性、流行病学特征（流行性、季节性、地方性）及感染后免疫（2019）。

名师点拨：传染病区别于其他疾病的4个特征为有病原体、有传染性、有流行病学特征、感染后免疫。

三、传染病流行的3个环节（★★★）

1. **传染源** 指病原体已在体内生长繁殖并将其排出体外的人或动物。

（1）**患者**：是重要的传染源。

（2）病原携带者：包括恢复期携带者、健康携带者和隐性感染者。

（3）受感染的动物。

2. **传播途径** 病原体可通过内源性和外源性2种方式播散。

3. **易感人群** 易感者在某一特定人群中的比例决定该人群的易感性。人群对某种传染病易感性的高低明显影响该传染病的发生和传播。

四、影响流行过程的因素（★★★）

1. 自然因素 主要包括地理、气候和生态环境等。

2. 社会因素 包括社会制度，经济、文化水平，生产、生活条件，风俗习惯和宗教信仰等。

五、传染病的临床特点（★★★）

1. 潜伏期 从病原体侵入人体到出现临床症状为止的一段时间称为潜伏期。了解潜伏期有助于传染病的诊断、确定检疫期限和协助流行病学调查。

2. 前驱期 从起病到该病出现明显症状为止的一段时间。多表现为头痛、发热、乏力、肌肉酸痛、食欲缺乏等；持续1~3天。

3. 症状明显期 病情加重而达到顶峰，出现某种传染病所特有的症状、体征。本期传染性较强且易产生并发症。

4. 恢复期 患者的症状、体征逐渐消失，血清中抗体效价上升到最高水平，称为恢复期。恢复期结束后，机体功能仍长期未能恢复正常者称为后遗症。

六、传染病的预防（★★★）

1. 管理传染源 对传染病患者管理必须做到五早：早发现、早诊断、早报告、早隔离、早治疗。

（1）甲类传染病指**鼠疫、霍乱**（2017/2021/2022）。**甲类传染病**和乙类传染病中的**肺炭疽、严重急性呼吸综合征等按照甲类管理**的传染患者或疑似患者时，或发现其他传染病和不明原因疾病暴发时，应**2小时内**将《传染病报告卡》通过网络报告。

（2）对其他乙、丙类传染病患者、疑似患者和规定报告的传染病病原携带者在诊断后，应于**24小时内**进行网络报告。

2. 切断传播途径

（1）了解各种传染病的传播途径：①经呼吸道传播的有麻疹、水痘、腮腺炎、百日咳、白喉、流行性脑脊髓膜炎等。②**经虫媒传播的有流行性乙型脑炎**（2018）。③经胃肠道传播的有中毒性痢疾、脊髓灰质炎。

（2）消毒是切断传播途径的重要措施。

3. 保护易感人群 提高人群免疫力。预防接种。

七、小儿传染病的护理管理（★★★）

1. 建立预诊制度。

2. 严格执行消毒隔离制度 患儿预诊后需按不同传染病的病种分别在指定的诊室进行诊治。

（1）预防性消毒：对可能受到病原体污染的场所、物品和人体进行的消毒。

(2) 终末消毒：传染病患者出院、转科或死亡后，对患者、病室、患者所接触物品及患者排泄物进行的最后一次彻底消毒。

(3) 随时消毒：指对传染源的排泄物、分泌物及其污染物品及时消毒。

3. **及时报告疫情**　护士是传染病的法定报告人之一。发现传染病后应按国家规定的时间向防疫部门报告，以便采取措施进行疫源地消毒，防止传染病的播散。

4. 密切观察病情。

5. 促进休息与营养。

6. 预防和控制院内感染。

第二节　麻　　疹

麻疹是麻疹病毒引起的急性呼吸道传染病。以发热、上呼吸道炎、结膜炎、口腔麻疹黏膜斑及全身斑丘疹为主要表现。

一、病因及发病机制（★★★）

麻疹病毒为 RNA 病毒，不耐热，对日光和消毒剂均敏感，对寒冷及干燥耐受力较强（2011）。侵入易感儿后出现 2 次病毒血症。第二次病毒血症更严重。

二、流行病学（★★★）（2018）

麻疹一年四季均可发病，以**冬春季**多见。**患者是唯一的传染源**。麻疹患者自出疹前 5 天至出疹后 5 天，均有传染性。**主要通过空气飞沫传播（2011/2016/2018）**。

三、临床表现（★★★）

1. 潜伏期　一般为 6~18 天，平均为 10 天。在潜伏期末可有轻度发热、精神差、全身不适。

2. 前驱期（出疹前期）　发热开始至出疹，一般为 3~4 天。患儿体温可达 39~40℃。伴有卡他症状，眼结合膜充血、流泪、畏光及眼睑水肿是本病特点。发疹前 2~3 日，可见**口腔麻疹黏膜斑，具有早期诊断价值（2018）**。

3. 出疹期　皮疹多在发热 3~4 天后出现，先见于**耳后、发际、颜面部**到**颈部**，然后从上而下蔓延。**淡红色斑丘疹**，压之褪色，**疹间皮肤正常**。出疹时全身毒血症状加重。

> 名师点拨：皮疹特点如下。麻疹疹间皮肤正常；猩红热疹间皮肤不正常，另有帕氏线、“杨梅”舌和口周苍白圈；水痘皮疹分批出现，同时有斑疹、丘疹、疱疹及结痂。

4. 恢复期　出疹 3~4 天后皮疹按出疹先后顺序逐渐隐退，可有**糠麸样脱屑及淡褐色色素沉着**，7~10 天后完全消失。

> 名师点拨：麻疹脱皮——糠麸样脱屑；猩红热脱皮——躯干为糠皮样脱屑，手掌足底可见大片状脱皮，呈“手套”“袜套”状。

5. 并发症　肺炎、喉炎、心肌炎、脑炎等。肺炎是麻疹最常见的并发症之一。

四、辅助检查

从呼吸道分泌物中分离出麻疹病毒，或检测到麻疹病毒均可作出特异性诊断。酶免疫检测法从血中检出特异性 IgM 抗体，有早期诊断价值。

五、治疗要点（★★）

治疗原则为加强护理，对症治疗，预防感染。注意补充维生素 A 和 D，体温超过 40℃者酌情给予退热药，伴有烦躁不安或惊厥者给予镇静药。

六、护理措施（★★★）

1. 维持正常体温

（1）卧床休息：卧床休息至皮疹消退、体温正常为止。

（2）监测体温，观察热型：**出疹期不宜用药物或物理方法强行降温，特别是冷敷及乙醇擦浴（2010）**，因体温骤降可使皮疹突然隐退。如体温升至 40℃以上时，可用小剂量退热药。

2. 保持皮肤黏膜的完整性

（1）皮肤护理：保持皮肤清洁，勤换内衣。

（2）口、眼、耳、鼻部的护理：保持清洁。多喂白开水。

3. 保证营养的供给　饮食以清淡、易消化、营养丰富的流食、半流食为宜，少量多餐。

4. 观察病情　麻疹并发症多且重，为及早发现，应密切观察病情。

（1）肺炎：出疹期间出现高热不退、咳嗽加剧、呼吸困难等。

（2）喉炎：出现声嘶、气促、吸气性呼吸困难、三凹征等。

（3）脑炎：出现抽搐、嗜睡、脑膜刺激征等。

5. 预防感染的传播

（1）管理传染源：隔离患儿至出疹后 5 天，并发肺炎者延长至出疹后 10 天。密切接触的易感儿，应隔离观察 3 周。

（2）切断传播途径：患儿房间消毒，医护人员洗手。

（3）保护易感人群：流行期易感儿应尽量避免去公共场所。8 个月以上未患过麻疹小儿初种麻疹疫苗。

第三节　水　　痘

水痘是由**水痘-带状疱疹病毒**（DNA 病毒）引起急性传染病，临床特征为皮肤和黏膜相继出现并同时存在**斑疹、丘疹、疱疹及结痂**，病后可获持久免疫。

一、病因、发病机制及流行病学（★★★）

病毒在外界生活能力弱，不能在痂皮中存活。水痘患者是唯一的传染源。病毒存在于患儿上呼吸道鼻咽分泌物及疱疹液中。

主要传播途径为空气飞沫传播（2015/2023）。出疹前 1～2 天至疱疹结痂为止，均有很强的传染性。病毒侵入血液呈间歇性，故皮疹分批出现。易感儿接触水痘患儿后几乎均可发病。

二、临床表现（★★★）（2011/2015）

1. 典型水痘　潜伏期一般为 2 周左右。前驱期 1～2 天。出疹期特点如下。

（1）皮疹分批出现，同时存在**斑疹、丘疹、疱疹及结痂（2019/2021）**。

（2）皮疹呈**向心性分布**，躯干多，四肢少。

（3）黏膜疱疹可出现在口腔、咽等处。10 天左右自愈。

2. 并发症　常见为皮肤继发性细菌感染。也可发生心肌炎、肝炎等。

三、辅助检查

血常规检查示白细胞数正常或稍增多。血清学检查。

四、治疗要点（★★）

1. 对症治疗　高热时给予退热药，但避免使用阿司匹林。**可给予丙种球蛋白以防止继发、感染和缩短病程（2016）**。

2. 抗病毒治疗　**阿昔洛韦**为目前**首选**抗水痘-带状疱疹病毒的药物。需在**水痘发病的48小时内开始应用**。

五、护理措施（★★★）

1. 减轻皮肤病损，恢复皮肤完整性。

（1）避免搔破皮疹，引起继发感染或留下瘢痕。

（2）减少皮疹瘙痒，可涂**0.25%炉甘石洗剂**或**5%碳酸氢钠溶液**。

2. 降低体温　如有高热，可用物理降温或适量退热药，忌用阿司匹林。

3. 观察病情　及早发现肺炎、心肌炎，并予以相应的治疗及护理。

4. 预防感染传播　**家中隔离至疱疹全部结痂为止（2014/2019）**。易感儿接触后应隔离观察3周。

第四节　猩　红　热

猩红热是由A组乙型溶血性链球菌所致的急性传染病，临床以发热、咽峡炎、杨梅舌、全身弥漫性红色皮疹及疹退后皮肤脱屑为特征。

一、病因及发病机制（★★★）

A组乙型溶血性链球菌是唯一对人类致病的链球菌，能产生致热性外毒素，又称红疹毒素，是本病的致病菌。

链球菌及其毒素侵入机体后，主要产生3种病变。①化脓性病变，引起咽峡炎、化脓性扁桃体炎等。②中毒性病变，引起发热等全身中毒症状及出现典型猩红热皮疹。③变态反应性病变，病程2~3周，少数患儿出现心脏、肾脏及关节的非化脓性炎症。

二、流行病学（★★★）

患者及带菌者是主要的传染源。**主要通过空气飞沫直接传播（2013）**。普遍易感。多见于3岁以上儿童。

三、临床表现（★★★）

1. 潜伏期　通常为2~3天。

2. 前驱期　一般不超过24小时，少数可达2天。以畏寒、高热等表现为主。

3. 出疹期　多见于发热后1~2天出疹。皮疹从耳后、颈及上胸部，迅速波及全身。特点为全身皮肤弥漫性发红，其上有**点状红色皮疹**，高出皮面，扪之粗糙，压之褪色，有痒感，**疹间皮肤不正常**。在皮肤皱褶处出**现帕氏线（2015）**。舌乳头红肿凸起，可形成**“杨梅舌”**。部分病例还可出现**口周苍白区**。

> 名师点拨：按发病后出疹先后顺序可记忆为：风水红花莫悲伤——风（风疹1天）、水（水痘1天）、红（猩红热2天）、花（天花2~3天）、莫（麻疹4天）、悲（斑疹伤寒5天）、伤（伤寒6天）。

4. 脱屑期　出病后3~5天，按出疹顺序开始脱屑，躯干为糠皮样脱屑，手掌、足底可见大片状脱皮，呈“手套”“袜套”状。脱皮持续1周。

5. 并发症　变态反应性疾病，主要有急性肾小球肾炎、风湿病、关节炎等。

四、辅助检查

白细胞总数增多，以中性粒细胞为主，咽拭子涂片、细菌培养，可检测到溶血性链球菌。

五、治疗要点（★★）

青霉素是首选药物（2023）。对青霉素过敏或耐药者可用红霉素或头孢菌素治疗。

六、护理措施（★★★）

1. 降低体温　高热时物理降温，忌冷水和乙醇擦浴，必要时使用退热药。
2. 减轻疼痛　保持口腔清洁；给予流质、半流质或软食，忌酸、辣、干、硬食物。保证患儿有足够的休息时间，可指导患儿通过分散注意力的方式缓解疼痛。
3. 皮肤护理　避免抓挠皮肤，勤剪指甲。沐浴时避免水温过高，避免使用刺激性强的肥皂或沐浴液。告知患儿脱皮时，应待皮屑自然脱落，不宜人为剥离，以免损伤皮肤。
4. 预防感染　诊断后及时隔离，隔离期限至少为1周。咽拭子培养3次阴性后解除隔离。**对密切接触者需医学观察7天（2017）。**

第五节　流行性腮腺炎

流行性腮腺炎是由腮腺炎病毒引起的急性呼吸道传染病。以腮腺肿大、疼痛为特征，系非化脓性炎症。

一、病因及发病机制（★★★）

腮腺炎病毒为RNA病毒，属副黏病毒。此病毒对理化因素抵抗力不强，加热至55～60℃持续10～20分钟或紫外线照射等很容易使其灭活。人是病毒的唯一宿主。

二、流行病学（★★★）

患者和隐性感染者为本病的传染源。自腮腺肿大前6天到消肿后5天或更长（9天）均有传染性。病毒主要通过直接接触、**飞沫传播**。5～15岁小儿是主要的易感者。一年四季均可发病，多见于冬春两季。

三、临床表现（★★★）

潜伏期8～30天，平均18天（2023）。

本病前驱期很短，可有发热、头痛等。**腮腺肿大常是首发体征（2018）。肿胀以耳垂为中心（2016）**，向前、后、下发展，**局部不红，边缘不清（2010）**，轻度压痛，咀嚼食物时疼痛加重。腮腺肿大2～3天达高峰，4～5天逐渐消退。

腮腺炎病毒有嗜腺体和嗜神经性，故病毒常侵入中枢神经系统、其他腺体或器官而产生**脑膜脑炎（最常见临床表现）**、睾丸炎（男孩最常见并发症）、急性胰腺炎等。

四、辅助检查

1. 血常规　白细胞总数正常或稍减少，淋巴细胞相对增多。
2. 血清、尿淀粉酶测定　早期增高，第2周左右恢复正常。
3. 特异性抗体测定　血清特异性IgM抗体阳性提示近期感染。
4. 病毒分离　患者唾液、脑脊液、尿或血中可分离出病毒。

五、治疗要点（★★）

对症处理及支持治疗。严重头痛和并发睾丸炎者可应用镇痛药。重症脑膜脑炎、睾丸炎或心肌炎者必要时可用中等量激素治疗。

六、护理措施（★★★）

1. 减轻疼痛

（1）保持口腔清洁，常用温盐水漱口。

（2）**给予富有营养、易消化的半流质或软食，忌酸、辣、干、硬食物**（2015/2017/2021）。
（3）局部冷敷，亦可用中药湿敷。

2. 减低体温　高热者给予物理降温或药物降温。鼓励患儿多饮水。发热伴有并发症者应卧床休息至热退。

3. 观察病情变化　注意有无脑膜脑炎、睾丸炎等临床征象。发生睾丸炎时可用丁字带托起阴囊，局部间歇冷敷以减轻疼痛。

4. 预防感染传播　采取呼吸道隔离，直至腮腺肿大消退后**5天**。有接触史的易感儿应观察**3周**。

5. 健康教育　无并发症的患儿一般在**家中隔离**治疗。

名师点拨：有麻疹、水痘、猩红热、流行性腮腺炎接触史的易感儿应观察3周。

第六节　中毒性细菌性痢疾

细菌性痢疾是由志贺菌属引起的肠道传染病，中毒性细菌性痢疾是急性细菌性痢疾的危重型，临床以突发高热、嗜睡、反复惊厥、迅速发生休克和昏迷为特征。

名师点拨：急性普通型菌痢主要表现为腹痛、腹泻、里急后重和黏液脓血便，可伴发热但通常2~3天后自行消退；中毒性细菌性痢疾则以全身毒血症状为主，肠道症状较轻。

一、病因及发病机制（★★★）

细菌性痢疾的病原菌为痢疾杆菌，属志贺菌属，为革兰染色阴性杆菌。痢疾杆菌对外界抵抗力较强，耐寒、耐湿，但不耐热和阳光，一般消毒剂均可将其灭活。

二、流行病学（★★★）

痢疾患者及带菌者是主要传染源。**传播方式是通过粪-口途径传播**（2018）。多见于3~7岁平素体格健壮、营养状况好的小儿。发病季节以夏秋多见。

三、临床表现（★★★）

潜伏期通常为1~2天，短者数小时患儿**突然高热**，可达40℃以上，常在**肠道症状**出现前发生**惊厥**，短期内即可出现中毒症状。

1. 休克型　主要表现为脓毒症休克。患儿有面色苍白、肢端厥冷等休克表现。
2. 脑型　以颅内压增高、脑水肿、脑疝和呼吸衰竭为主。
3. 肺型　主要表现为呼吸窘迫综合征。
4. 混合型　同时或先后出现以上2型或3型的征象，极为凶险。

四、辅助检查

1. 血常规　白细胞计数增多与中性粒细胞比例升高。
2. 大便常规　**黏液脓血便镜检可见大量脓细胞、红细胞**（2011）**和巨噬细胞**。
3. 大便培养　**可分离出志贺菌属痢疾杆菌，是确诊的最直接证据**（2011/2017/2019/2020/2021）。

五、治疗要点（★★）

1. 降温止惊　可采用物理降温或药物降温。惊厥可用地西泮。
2. 抗生素治疗　选用两种痢疾杆菌敏感的抗生素，如阿米卡星、头孢噻肟钠或头孢曲松钠等静滴。

3. 其他　防治循环衰竭、防治脑水肿和呼吸衰竭。

六、护理措施（★★★）

1. 降低体温、控制惊厥　控制体温在37℃左右。

2. 保证营养供给　给予营养丰富、易消化的流质或半流质饮食，多饮水。禁食易引起胀气的或多渣的等刺激性食物。

3. 维持有效血液循环　遵医嘱进行抗休克治疗。

4. 密切观察病情　专人监护，准确采集大便标本送检，注意应采取黏液脓血部分化验以提高阳性率。

5. 防治脑水肿和呼吸衰竭　遵医嘱用药。

6. 心理护理　提供心理支持，减轻焦虑心情。

7. **预防感染传播　肠道隔离（2016）**至临床症状消失后1周或连续3次便培养阴性为止。

基础巩固

常见传染病的隔离期

1. 流行性感冒　隔离1周或至主要症状消失。
2. 麻疹　至出疹后5天，有并发症者至出疹后10天。
3. 水痘　至疱疹完全结痂。易感患儿接触后隔离观察3周。
4. 流行性腮腺炎　至腮腺肿大完全消退后5天。易感患儿接触后隔离观察3周。
5. 猩红热　至症状消失后1周，咽拭子培养连续3次阴性。
6. 中毒性细菌性痢疾　至症状消失后1周，或连续3次大便培养阴性。
7. 流行性脑脊髓膜炎　至症状消失后3天，但不少于发病后1周。

实战演练

【A1型题】

1. 关于麻疹的叙述，以下不正确的是
　A. 患者是唯一的传染源
　B. 只通过呼吸道传染
　C. 凡未患过麻疹或未接种过麻疹疫苗者均为易感者
　D. 感染后可终身免疫
　E. 潜伏期末2~3天至出疹后5天有传染性

【答案】 B

【考点】 麻疹的流行病学

【解析】 麻疹主要是通过空气飞沫在呼吸道传播，但密切接触者可经污染病毒的手传播，也可通过衣物、玩具等间接传播，但少见。患者是唯一的传染源，出疹前5天至后5天均有传染性，麻疹治愈后可获得终身免疫。故选B。

2. 有关麻疹的护理错误的是
　A. 发热时应用药物或物理方法迅速降温
　B. 勤剪指甲，防止抓伤皮肤
　C. 及时清除鼻痂，保持呼吸道通畅
　D. 多饮开水
　E. 病房通风换气进行空气消毒

【答案】 A

【考点】 麻疹的护理措施

【解析】 麻疹高热的护理：密切监测体温变化，处理高热时需兼顾透疹。出疹期不宜用药物或物理方法强行降温，尤其是乙醇擦浴、冷敷等物理降温，以免影响透疹。体温升至40℃以上时，可用小量的解热药，以免发生惊厥。故选A。

3. 水痘的传播途径是
　A. 食物传播　B. 虫媒传播　C. 土壤传播
　D. 呼吸道传播　E. 消化道传播

【答案】 D

【考点】 水痘的传播途径

【解析】 水痘是由水痘-带状疱疹病毒引起的一种传染性极强的出疹性疾病，水痘患者是唯一的传染源，病毒存在于患儿上呼吸道鼻咽分泌物及疱疹液中，主要通过空气飞沫经呼吸道传染。故选D。

4. 水痘患儿注射丙种球蛋白的主要作用是
　A. 缩短病程　B. 防止继发感染
　C. 预防后遗症　D. 防止复发

E. 防止并发症

【答案】 B

【考点】 儿童水痘的护理

【解析】 丙种球蛋白是从健康人的血或产妇的胎盘血中提取出来的，含有健康人群血清所具有的各种抗体，因而有增强机体抵抗力的作用。丙种球蛋白虽不能阻止发病，但能使病情减轻，防止进一步的继发感染。故选 B。

5. 水痘患儿应避免使用的药物是

A. 维生素 C　　B. 糖皮质激素

C. 对乙酰氨基酚　　D. 阿昔洛韦

E. 维生素 B_{12}

【答案】 B

【考点】 水痘治疗要点

【解析】 糖皮质激素可致水痘病毒播散，不宜使用。水痘抗病毒治疗首选阿昔洛韦。一般在水痘发病 48 小时内使用。故选 B。

6. 无并发症的水痘患儿应隔离至

A. 体温正常　　B. 发病后 1 周

C. 出疹后 3 天　　D. 疱疹开始结痂

E. 疱疹全部结痂

【答案】 E

【考点】 水痘的护理措施

【解析】 水痘病程经过 2~3 周，传染期一般从皮疹出现前 1~2 天到疱疹完全结痂为止，均有传染性，免疫缺失患者可能在整个病程中皆具有传染性。并发症患儿多在家中隔离治疗，隔离至全部疱疹结痂为止。易感患儿接触后应隔离观察 3 周。故选 E。

7. 猩红热的特征性体征是

A. 发热　　B. 咽峡炎　　C. 帕氏线

D. 头痛　　E. 关节炎

【答案】 C

【考点】 猩红热的特征性体征

【解析】 猩红热是一种由 A 组溶血性链球菌所致的急性呼吸道传染病，其临床以发热、咽峡炎、全身弥漫性红色皮疹及疹退后皮肤脱屑为特征。此外，猩红热还有三大特征，分别为贫血性皮肤划痕、帕氏线和“杨梅舌”。故选 C。

8. 猩红热患儿进行病原学检查时，在治疗前多用

A. 大便培养　　B. 尿培养　　C. 咽拭子培养

D. 血培养　　E. 皮肤渗出物培养

【答案】 C

【考点】 猩红热的检查方法

【解析】 对猩红热患儿的分泌物进行培养和涂片，咽分泌物和伤口分泌物培养可有链球菌生长。早期进行病原治疗，可缩短病程、减少并发症。故选 C。

9. 猩红热患儿应隔离到

A. 体温正常

B. 症状消失

C. 青霉素治疗后 10 天

D. 咽拭子培养 2 次阴性后

E. 症状完全消失，咽拭子培养 3 次阴性后

【答案】 E

【考点】 猩红热的护理措施

【解析】 猩红热患儿应隔离至症状完全消失，且咽拭子培养 3 次阴性后。故选 E。

10. 流行性腮腺炎应隔离至

A. 体温恢复正常

B. 腮肿完全消退，再观察 5 天

C. 腮肿完全消退，再观察 7 天

D. 腮肿完全消退，再观察 9 天

E. 发病后 3 周

【答案】 B

【考点】 流行性腮腺炎的预防

【解析】 隔离患者直至腮腺肿胀完全消退后 5 天为止。集体机构的易感儿应检疫 3 周。故选 B。

11. 下列哪项是流行性腮腺炎最常见的并发症

A. 病毒性脑膜炎　　B. 病毒性睾丸炎

C. 病毒性关节炎　　D. 病毒性心肌炎

E. 非化脓性胰腺炎

【答案】 A

【考点】 流行性腮腺炎的临床症状

【解析】 流行性腮腺炎以腮腺非化脓性炎症为主要特征。腮腺炎病毒除侵犯腮腺外，尚能侵犯神经系统及各种腺体组织，引起脑膜炎、脑膜脑炎、睾丸炎、卵巢炎和胰腺炎。最常见的并发症为病毒性脑膜炎。故选 A。

12. 中毒性细菌性痢疾多见于

A. 新生儿　　B. 婴幼儿　　C. 儿童

D. 青年　　E. 成人

【答案】 C

【考点】 中毒性痢疾的特点

【解析】 中毒性细菌性痢疾是急性细菌性痢疾的危重型。起病急骤，突然高热、反复惊厥，嗜睡，迅速发生休克、昏迷。本型多见于 3~7 岁健壮儿童，病死率高，必须积极抢救。故选 C。

13. 确诊中毒型细菌性痢疾最有价值的检查是

A. 粪便镜检　　B. 血白细胞计数

C. 粪便细菌培养　　D. 咽拭子细菌培养

E. 血清特异性抗体检查

【答案】 C

【考点】 中毒性细菌性痢疾的辅助检查

【解析】 粪便细菌培养可分离出志贺菌属痢疾杆菌，相比粪便镜检、血细胞计数等实验室检查，此项检查更为直观和真实，受外界条件及机体自身状况的干扰较小，对于确诊中毒性细菌性痢疾是最有价值的检查。故选 C。

14. 典型急性细菌性痢疾患者的粪便呈

A. 米汤水样便 B. 柏油样黑便

C. 少量黏液脓血便 D. 果酱样腥臭便

E. 灰陶土样便

【答案】 C

【考点】 典型急性细菌性痢疾

【解析】 大便常规病初可正常，以后出现脓血黏液便，镜检有成堆脓细胞、红细胞和吞噬细胞，为典型急性细菌性痢疾的粪便表现。故选 C。

【A2 型题】

15. 患儿，女，4 岁。发热 4 天后耳后、颈部出现大片淡红色充血性斑丘疹，大小不等，体温 39.5℃，护士可采取的护理措施是

A. 乙醇擦浴 B. 冰枕降温

C. 阿司匹林口服 D. 冰盐水降温灌肠

E. 卧床休息，多饮温开水

【答案】 E

【考点】 麻疹的护理措施

【解析】 根据患者临床表现，可初步判断患儿是麻疹，应卧床休息至皮疹消退、体温正常为止。鼓励患儿多饮水，以利排毒、退热、透疹。麻疹高热时兼顾透疹，不易用药物及物理方法强行降温，禁用冷敷及乙醇擦浴。故选 E。

16. 小儿，3 岁。于入院前曾与水痘患儿接触，应对该小儿采取的措施是

A. 多饮水 B. 静脉点滴抗生素

C. 静脉点滴抗病毒药物 D. 隔离观察

E. 晒太阳

【答案】 D

【考点】 水痘的护理措施

【解析】 水痘传染性强。患者为唯一传染源，传染期一般从皮疹出现前 1~2 天到疱疹完全结痂为止。易感儿接触后应隔离观察 3 周。故选 D。

17. 患儿，男，8 岁。食欲缺乏，8 小时后右耳周围肿痛，同学中有类似患者。查体：肿大以耳垂为中心，皮肤发热，触之坚韧有弹性，疼痛，张口及咀嚼时加重。最可能的诊断是

A. 麻疹 B. 化脓性中耳炎

C. 急性淋巴结炎 D. 流行性腮腺炎

E. 急性上呼吸道感染

【答案】 D

【考点】 流行性腮腺炎的临床表现

【解析】 流行性腮腺炎简称流腮，俗称痄腮。四季均有流行，以冬、春季常见。是儿童和青少年期常见的呼吸道传染病。腮腺肿痛最具特征性，一般以耳垂为中心，向前、后、下发展，触之坚韧有弹性，有轻触痛，张口、咀嚼（尤其进酸性饮食）时刺激唾液分泌，导致疼痛加剧。故选 D。

18. 患儿，男，5 岁。发热伴腮腺重大，诊断为“流行性腮腺炎”。该患儿恰当的护理措施是

A. 易消化的半流质饮食

B. 禁用盐水漱口

C. 可口的酸辣食物

D. 少饮水

E. 如合并脑膜脑炎，应长期口服激素

【答案】 A

【考点】 流行性腮腺炎的护理

【解析】 对于流行性腮腺炎患者，应给予清淡、易消化的半流质或软食，忌酸、硬、辣等刺激性食物，以免因唾液分泌及咀嚼使疼痛加剧。注意保持口腔清洁，进食后用生理盐水或 4% 的硼酸溶液漱口，鼓励患儿多饮水，防止继发感染。故选 A。

【B1 型题】

（19~21 题共用备选答案）

A. 麻疹病毒

B. A 组乙型溶血性链球菌

C. 水痘-带状疱疹病毒

D. 腮腺炎病毒

E. 百日咳鲍特菌

19. 水痘的病原是

【答案】 C

20. 猩红热的病原是

【答案】 B

21. 风湿热的致病因素是

【答案】 B

【考点】 水痘、猩红热、风湿热的病因

【解析】 水痘由水痘-带状疱疹病毒感染引起，故第 19 题选 C。猩红热和风湿热是由 A 组乙型溶血性链球菌感染引起，故第 20、21 题选 B。腮腺炎由腮腺炎病毒感染引起，百日咳由百日咳鲍特

菌引起。

（22~24 题共用备选答案）

A. 母婴传播 B. 空气传播 C. 虫媒传播
D. 血液传播 E. 粪-口传播

22. 中毒性细菌性痢疾的传播途径是

【答案】 E

23. 麻疹的主要传播途径是

【答案】 B

24. 流行性乙型脑炎的传播途径是

【答案】 C

【考点】 传染病的传播途径

【解析】 中毒性细菌性痢疾的病原是痢疾杆菌，属于肠杆菌的志贺菌属，志贺菌属经口进入胃肠道，依靠其毒力质粒所编码的一组多肽毒素侵入结肠上皮细胞，并生长繁殖，细菌裂解后产生大量内毒素与少量外毒素。故第 22 题选 E。麻疹病毒属副黏病毒科，麻疹病毒大量存在于发病初期患者的口、鼻、眼、咽分泌物及痰、尿、血中，通过空气传播，易感者吸入后即可形成呼吸道感染。故第 23 题选 B。流行性乙型脑炎病毒寄生在蚊子体内，经卵传代，在蚊体内过冬，待气温升至 25℃以上时，病毒在蚊体内繁殖活跃，并通过蚊虫叮咬而传播，在日本，由库蚊传染。故第 24 题选 C。

第十三章　小儿结核病的护理

考点直击

年份	分值	考点
2023	1	原发型肺结核的病因及发病机制
2022	1	结核性脑膜炎的病因
2019	3	原发型肺结核的辅助检查；急性血行播散型肺结核的临床表现、辅助检查
2018	3	小儿结核病的预防措施；原发型肺结核的定义；急性血行播散型肺结核的临床表现
2017	2	小儿结核病的预防性化疗；一线抗结核药物
2016	3	小儿结核病的传播途径；结核菌素试验；急性血行播散型肺结核的辅助检查

考点集萃

第一节　总　　论

结核病是由结核分枝杆菌引起的一种慢性感染性疾病。可累及全身各脏器，但以肺结核最常见，严重病例可引起血行播散而发生粟粒型结核或**结核性脑膜炎**，后者是小儿结核病致死的主要原因。

一、病因及发病机制（★★）

1. 病原学　结核分枝杆菌属分枝杆菌。我国小儿结核病大多由人型结核分枝杆菌引起。对酸、碱和消毒剂的耐受力较强，对湿热敏感，65℃ 30 分钟或干热 100℃ 20 分钟灭活。痰液中的结核分枝杆菌用 5%苯酚或 20%漂白粉需经 24 小时处理才被杀灭。将痰吐在纸上焚烧是最简单的灭菌方法。

2. 发病机制　细胞介导的免疫反应及迟发型变态反应。

3. 流行病学　开放性肺结核患者是传染源。**传播途径主要是通过呼吸道（2016）**。

二、辅助检查（★★）

（一）结核菌素试验

1. 试验方法　详见第二部分第二章第八节“肺结核”。

2. 临床意义

（1）阳性反应：①接种卡介苗后。②年长儿无明显临床症状仅一般阳性反应者，表示曾感染过结核分枝杆菌。③3 岁以下尤其是 1 岁以内未接种过卡介苗者，中度阳性反应多表示体内有新的结核病灶。④**强阳性反应者，表示体内有活动性结核病（2016）**。⑤由阴性反应转为阳性反应者，或反应强度由原来小于 10mm 增至大于 10mm，且增幅超过 6mm 者，表示新近有感染。

（2）阴性反应见于：①未感染过结核。②结核迟发性变态反应前期（初次感染 4～8 周内）。③假阴性反应，机体免疫功能低下或受抑制所致。④技术误差或结核菌素失效。

（二）实验室检查

1. 结核分枝杆菌检查　从痰液、胃液、脑脊液、病变局部穿刺液中找到结核分枝杆菌即可确诊。

2. 免疫学诊断及分子生物学诊断。

3. 红细胞沉降率检查　红细胞沉降率增快为结核病活动性指标之一，无特异性。

（三）影像学诊断

胸部X线检查能确定病变部位、范围、性质及发展情况。

三、预防（★★）

1. 管理传染源　结核分枝杆菌涂片阳性患者是小儿结核病的主要传染源，早期发现并合理治疗。

2. **普及卡介苗接种　预防小儿结核病的有效措施（2018）**。

3. **预防性化疗　异烟肼**每日10mg/kg，每日1次，最大剂量每日不超过300mg，**疗程6~9个月（2017）**。适应证如下。

（1）密切接触家庭内开放性肺结核者。

（2）新近结核菌素试验由阴性转为阳性的自然感染者。

（3）3岁以内未接种过卡介苗而结核菌素试验中度阳性以上者。

（4）结核菌素试验为阳性并有早期结核中毒症状者。

（5）结核菌素试验阳性小儿，新近患麻疹、百日咳等急性传染病时。

（6）结核菌素试验阳性小儿，因其他疾病需较长期使用糖皮质激素或其他免疫抑制剂治疗者。

名师点拨：结核病是除手术外可以预防用药的疾病，选用异烟肼。其他疾病不推荐预防性用药。

四、治疗原则

（一）抗结核药物的使用

目的：①杀灭病灶中的结核分枝杆菌。②防止血行播散。治疗原则：①早期治疗。②适宜剂量。③联合用药。④规律用药。⑤坚持全程。⑥分段治疗。

1. 抗结核药物种类

（1）杀菌药物：①全杀菌药物，如异烟肼（INH）和利福平（RFP）。②半杀菌药物，如链霉素（SM）和吡嗪酰胺（PZA）。

（2）抑菌药物：乙胺丁醇（EMB）及乙硫异烟胺（ETH）。

国内抗结核药物的分类：第一线异烟肼、利福平、**吡嗪酰胺（2017）**、链霉素；第二线是乙胺丁醇、卡那霉素、对氨基水杨酸钠等。

2. 药物不良反应及剂量　见第二部分第二章第八节“肺结核患者的护理”。

（二）化疗方案

1. **标准疗法**　用于无明显自觉症状的原发性肺结核。每日服用INH，RFP和/或EMB，**疗程9~12个月**。

2. 两阶段疗法　用于活动性原发型肺结核、急性粟粒型结核病及结核性脑膜炎。

3. 短程疗法　一般为6~9个月。

第二节　原发型肺结核

原发型肺结核是结核分枝杆菌初次侵入人体后发生的原发感染，**是小儿肺结核的主要类型（2013/2018）**，包括原发综合征和支气管淋巴结结核。

一、病因及发病机制（★★★）

肺部原发病灶多位于胸膜下，肺上叶底部和下叶的上部，右侧较多见。其基本病变为渗出、增殖、坏死。典型的原发复合征呈“双极”病变，即一端为原发病灶，一端为肿大的肺门淋巴结。病理转归：①吸收好转。形成钙化或硬结。此种转归**最常见（2023）**。②病变进展。③病变恶化。

二、临床表现（★★★）（2010/2013）

轻者可无症状，仅在X线检查时被发现。起病慢，低热、盗汗、食欲不佳、疲劳等结核中毒症状。婴幼儿及症状较重者，可突起高热39~40℃，持续2~3周后转为低热，并伴有结核中毒症状。查体可见周围淋巴结肿大，婴儿可伴肝脾大。

三、辅助检查

胸部X线检查是诊断小儿肺结核的重要方法之一，**原发复合征X线胸片上呈现典型哑铃状双极影**（2013/2014/2019）。结核菌素试验呈强阳性或由阴性转为阳性。

> 名师点拨：过敏试验皮试液皆为0.1ml，其中含有青霉素20~50U，链霉素250U，破伤风抗毒素15IU，结核菌素5IU。

四、治疗要点（★★）

1. 无明显症状的原发型肺结核　选用标准疗法，每日服用INH、RFP和/或EMB，疗程9~12个月。
2. 活动性原发型肺结核　宜采用短程化疗。强化治疗阶段宜用3~4种杀菌药：INH、RFP、PZA或SM，2~3个月后以INH、RFP或EMB巩固维持治疗。

五、护理措施（★★★）

1. 保证营养供给　给予高能量、高蛋白、高维生素的饮食。
2. 建立合理生活制度　保持居室空气流通，阳光充足。保证充足的睡眠时间。可做适当的活动。积极防治各种急性传染病。
3. 合理用药，观察药物不良反应　定期检查尿常规、肝功能。使用链霉素者，注意有无发呆、抓耳挠腮等听神经损害的现象，发现异常及时和医生联系，决定是否停药。
4. 预防感染传播　实行呼吸道隔离措施，对患儿呼吸道分泌物、痰杯、餐具等进行消毒处理。

第三节　急性血行播散型肺结核

急性血行播散型肺结核又称急性粟粒型肺结核，是由胸腔内淋巴结或原发灶内大量结核分枝杆菌侵入血液所导致。婴幼儿初染后3~6个月多见。

一、病因及发病机制（★★★）

婴幼儿营养不良、免疫力下降时，大量结核分枝杆菌侵入血循环，进入肺间质，并侵犯肺实质形成典型的粟粒大小的结节。

二、临床表现（★★★）（2018/2019）

起病急，高热及严重中毒症状，盗汗、食欲缺乏、面色苍白。少数有咳嗽、气急、发绀。6个月以下婴儿患血行播散型肺结核的特点为病情重而不典型，累及器官多，多数伴发结核性脑膜炎，病程进展快，病死率高。

三、辅助检查

胸部X线显示**双肺满布粟粒状阴影，大小、密度和分布均匀**（2016/2019）。

名师点拨：胸部 X 线检查对诊断起决定性作用。

四、治疗要点（★★）

1. 早期抗结核治疗，分强化治疗阶段和维持治疗阶段进行化疗。总疗程 1 年半以上。
2. 肾上腺皮质激素用于伴严重中毒症状和结核性脑膜炎。

五、护理措施（★★★）

卧床休息，保持呼吸道通畅；降低体温；保证充足的营养；密切监测生命体征及神志的变化。

第四节　结核性脑膜炎

结核性脑膜炎是结核分枝杆菌侵犯脑膜所引起的炎症，是小儿结核病中最严重的类型。多见于婴幼儿。

一、病因及发病机制（★★★）

小儿神经系统发育不成熟，血-脑屏障功能不完善，免疫功能低下，入侵的结核分枝杆菌**易通过血行播散而引起结核性脑膜炎（2022）**。

二、临床表现（★★★）

典型结核性脑膜炎起病较缓慢，临床上大致可分为 3 期。

1. 早期（前驱期）　1~2 周。**主要症状为性格改变（2011）**，神情呆滞，易疲倦或易激惹，可有低热、食欲缺乏等，年长儿可诉头痛。
2. 中期（脑膜刺激期）　1~2 周。出现**颅内压增高**的症状及体征。患儿**脑膜刺激征**明显（颈项强直、Kernig 征和 Brudzinski 征阳性）。婴幼儿则表现为前囟膨隆、颅缝裂开。此期可出现脑神经障碍。
3. 晚期（昏迷期）　1~3 周。症状逐渐加重，陷入**昏迷**。**惊厥频繁发作**。患儿极度消瘦，最终因颅内压骤升导致脑疝死亡。

三、辅助检查（★★）

1. 脑脊液检查　压力增高，外观透明或呈毛玻璃状；白细胞计数增多；蛋白定量增加；**糖和氯化物均降低**是结核性脑膜炎的典型改变。脑脊液找到结核分枝杆菌可确诊。
2. 抗结核抗体测定　患儿脑脊液 PPD-IgG 抗体、PPD-IgM 抗体测定有助于早期诊断。
3. 胸部 X 线检查　胸片证实有血行播散对确诊结核性脑膜炎很有意义。
4. 结核菌素试验　阳性对诊断有帮助，但晚期可呈假阴性。

四、治疗要点（★★）

抗结核治疗，降低颅内高压（常用 20% 甘露醇）。

名师点拨：用 20% 甘露醇于 30 分钟内快速静脉滴入。

五、护理措施（★★★）

1. 密切观察病情变化，维持正常生命体征。保持室内安静，避免一切不必要的刺激，治疗、护理操作尽量集中完成。惊厥发作时，在上下齿之间安置牙垫，以防舌咬伤。

2. 遵医嘱给予脱水药、利尿药、肾上腺皮质激素、抗结核药物等，注意液体药物的副作用。

3. 配合做好腰穿术、侧脑室引流术，以减低颅内压。做好术后护理。定期复查脑脊液结果。

4. 改善患儿营养状况　给予患儿营养丰富、易消化的饮食。

5. 及时清除呕吐物和大小便，保持皮肤清洁、干燥。

6. 采取呼吸道隔离措施。

7. 健康教育　对留有后遗症的患儿，指导家长对瘫痪肢体进行被动活动等功能锻炼，帮助肢体功能恢复，防止肌挛缩。对失语和智力低下者，进行语言训练和适当教育。

实战演练

【A1 型题】

1. 小儿肺结核的主要类型是

A. 支气管内膜结核

B. 原发型肺结核

C. 干酪性肺炎

D. 继发型肺结核

E. 急性血行播散型肺结核

【答案】 B

【考点】 肺结核的分类

【解析】 原发型肺结核为结核杆菌初次侵入肺部后发生的原发感染，是儿童肺结核的主要类型，包括原发复合征与支气管淋巴结结核，前者由肺原发病灶、局部淋巴结病变和两者相连的淋巴管炎组成；后者以胸腔内肿大淋巴结为主。故选 B。

2. 下列不属于小儿结核病活动性参考指标的是

A. 红细胞沉降率增快

B. 发热

C. PPD 强阳性

D. 痰中找到结核分枝杆菌

E. 胸片显示钙化灶

【答案】 E

【考点】 结核病活动性参考指标

【解析】 红细胞沉降率多增快，结合临床表现及 X 线检查可协助判断结核病的活动性。此外，发热、PPD 强阳性及痰中找到结核分枝杆菌也是结核活动性的参考指标。胸片显示钙化灶提示陈旧性结核。故选 E。

3. 下列各类结核患儿中，不应该出现 PPD 阴性的是

A. 初次感染 4~8 周内　　B. 严重结核病

C. 1 岁以内婴儿　　D. 合并麻疹

E. 合并重度营养不良

【答案】 C

【考点】 结核的辅助检查

【解析】 PPD 阴性见于未感染过结核者、结核变态反应前期（初次感染 4~8 周内）、假阴性反应如重症结核病、重度营养不良、麻疹患者。3 岁以下尤其 1 岁以内未接种过卡介苗者，PPD 阳性时表示体内有新的结核灶。故选 C。

4. 结核病的原发复合征应用抗结核药物治疗，其疗程为

A. 1~2 个月　　B. 3~4 个月

C. 5~6 个月　　D. 7~8 个月

E. 9~12 个月

【答案】 E

【考点】 结核病的治疗

【解析】 结核病的原发复合征应用抗结核药物治疗，其疗程为 9~12 个月。故选 E。

5. 结核性脑膜炎进入晚期的特征是

A. 昏迷、半昏迷或强直性惊厥频繁发作

B. 脑膜刺激征阳性

C. 脑神经受损

D. 腹壁反射消失

E. 偏瘫或肢体瘫痪

【答案】 A

【考点】 结核性脑膜炎的表现

【解析】 结核性脑膜炎分早、中、晚期，早期可见少言、懒动、盗汗、消瘦、发育迟滞等；中期可有脑膜刺激征阳性、脑神经受损等；晚期可见昏迷、半昏迷或强直性惊厥频繁发作。故选 A。

6. 预防结核病的最有效方法是

A. 隔离患者　　B. 禁止随地吐痰

C. 口服抗结核药　　D. 接种卡介苗

E. OT 试验

【答案】 D

【考点】 结核病的预防

【解析】 结核分枝杆菌涂片阳性患者是小儿结核病的主要传染源，早期发现及合理治疗结核分枝杆菌涂片阳性患者，是预防小儿结核病的根本措施。普及卡介苗接种是预防小儿结核病的有效措施。目前我

国计划免疫要求在全国城乡普及新生儿卡介苗接种，故选 D。

7. 应用异烟肼进行预防性治疗的小儿是
   A. 家庭中曾有肺结核患者
   B. PPD 试验新近由阴性转阳性者
   C. 3 岁以下小儿未接种过卡介苗者
   D. 麻疹患儿
   E. 需长期使用肾上腺皮质激素者

   【答案】 B
   【考点】 结核病的预防
   【解析】 服用异烟肼行预防性化疗，以此来预防小儿活动性肺结核、预防发生肺外结核病。适应证包括：①接触开放性肺结核的婴幼儿。②新近结核菌素试验由阴性转为阳性的自然感染者。③ 3 岁以内未接种过卡介苗而结核菌素试验为阳性者。④结核菌素试验阳性小儿，因其他疾病需较长期使用糖皮质激素或其他免疫抑制剂治疗者。故选 B。

【A2 型题】

8. 患儿，女，3 岁。出生时曾接种卡介苗，最近 PPD 试验局部皮肤红肿，硬结直径为 21mm。下列情况可能性较大的是
   A. 卡介苗接种后反应　B. 曾经有结核感染
   C. 有活动性结核　D. 皮肤局部感染
   E. 皮肤激惹反应

   【答案】 C
   【考点】 结核菌素试验检查
   【解析】 由题干中硬结直径为 21mm 可知该患者结核菌素检查呈强阳性，结核菌素试验对婴幼儿的诊断价值较大，由于该患儿目前 3 岁，自然感染的概率较低，因此对于该患儿的强阳性表现，应视为有新近感染的活动性结核病。故选 C。

9. 患儿，女，9 个月。近 10 天来午后有低热，易怒，好哭，睡眠不安，食欲缺乏。查体：神情淡漠，颈软，心肺检查正常。脑脊液检查：外观清，白细胞计数为 150×10^6/L，中性粒细胞 0.51，淋巴细胞 0.49。蛋白（+），糖 1.93mmol/L，氯化物 110mmol/L；胸片正常。该患儿初步诊断为
   A. 化脓性脑膜炎　B. 病毒性脑膜炎
   C. 结核性脑膜炎　D. 流行性乙型脑炎
   E. 流行性脑脊髓膜炎

   【答案】 C
   【考点】 结核性脑膜炎的临床表现
   【解析】 化脓性脑膜炎急性期常表现为发热、剧烈头痛、呕吐、全身抽搐、意识障碍或颈项强直等，排除 A。病毒性脑膜炎急性或亚急性起病，发热、头痛、恶心、呕吐、腹痛、腹泻、喉痛、全身无力，较快出现颈部强直及典型的脑膜刺激征如克氏征阳性，排除 B。结核性脑膜炎在婴儿可见起病较急及以惊厥为首现症状，早期低热、全身无力、头痛并伴喷射性呕吐，进而高热、头痛加剧、烦躁、精神混乱，脑脊液检查可见脑脊液压力增高，外观透明或呈毛玻璃状；白细胞增多，分类以淋巴细胞为主；蛋白定量增加；糖和氯化物均降低是结核性脑膜炎的典型改变，根据题意可知患儿是结核性脑膜炎，C 正确。流行性乙型脑炎表现为高热、意识障碍、惊厥、呼吸衰竭等，排除 D。流行性脑脊髓膜炎脑脊液改变同化脓性脑膜炎，排除 E。故选 C。

【A3/A4 型题】

（10～11 题共用题干）

患儿，女，2 岁。发热、盗汗。食欲缺乏，消瘦，无力来诊。胸部 X 线见两侧肺野有分布均匀、大小一致粟粒状侧影，结核菌素试验阳性。

10. 该患儿正确的诊断是
   A. 浸润性肺结核　B. 急性血行播散型肺结核
   C. 支气管淋巴结核　D. 原发性肺结核
   E. 结核性胸膜炎

   【答案】 B
   【考点】 血行播散型肺结核的临床表现
   【解析】 急性血行播散型肺结核的患者的临床症状多表现为寒战、盗汗、食欲缺乏，咳嗽、面色苍白，气促和发绀。胸部 X 线片表现为早期的粟粒状阴影，弥补于两侧肺野，对诊断起决定性作用。肺部 CT 扫描可见肺影显示大小（1～3mm）、密度中度分布、全肺对称一致的阴影、部分病灶有融合。根据影像学检查结果与结核菌素试验阳性可判断患者是急性血行播散型肺结核。故选 B。

11. 该患儿肺结核治疗的时间至少是
   A. 6 个月　B. 9 个月　C. 1 年
   D. 1 年半　E. 2 年

   【答案】 A
   【考点】 肺结核的治疗原则
   【解析】 肺结核的治疗以化学治疗为主，其原则为早期、规律、全程、适量、联合。“常规”或“标准”疗法：使用异烟肼、链霉素和对氨基水杨酸 12～18 个月。但由于此疗程长，患者不易坚持全程而影响疗效。短程疗法：联用异烟肼、利福平等 2 个以上杀菌剂，6～9 个月。化疗时，在开始的 1～3 个月内，每天用药（强化阶段），其后每周 2 次用药至

疗程结束（巩固阶段）。故选 A。

【B1 型题】

（12~14 题共用备选答案）

A. INH 配合 RFP+EMB，疗程 12 个月
B. INH、SM 为基础配合 RFP+EMB 等两段疗法，疗程 1 年半以上
C. 短程疗法，疗程 6~9 个月
D. 短程疗法，疗程 3 个月
E. 短程疗法，疗程 6 个月

12. 无明显症状的原发型性肺结核采取

【答案】 A

13. 血行播散型肺结核采取

【答案】 B

14. 结核性脑膜炎采取

【答案】 B

【考点】 肺结核的治疗方法

【解析】 无明显症状的原发型肺结核选用标准疗法，药物选择以异烟肼（INH）为主配合利福平（RFP）和/或乙胺丁醇（EMB），疗程 9~12 个月。故第 12 题选 A。血行播散型肺结核目前主张将化疗的全疗程分为两个阶段进行，即强化治疗阶段及维持治疗阶段，开始时即给予强有力的四联杀菌药物即 INH、RFP、PZA（吡嗪酰胺）及 SM（链霉素），2~3 个月后，以 INH、RFP 或 EMB 巩固维持治疗，疗程 12~18 个月。故第 13 题选 B。目前对结核性脑膜炎的治疗多采用链霉素、异烟肼、利福平和吡嗪酰胺合并治疗，其中异烟肼 INH 为最主要的药物，整个疗程自始至终应用，疗程 1.0~1.5 年。故第 14 题选 B。

第十四章　常见急症患儿的护理

考点直击

年份	分值	考点
2023	3	小儿惊厥的临床表现；小儿心搏呼吸骤停的病因；心肺复苏
2021	1	小儿惊厥的健康教育
2019	6	小儿惊厥的病因及发病机制、临床表现、健康教育；急性颅内压增高的眼征表现；充血性心力衰竭的临床诊断指征
2018	1	小儿心搏呼吸骤停的病因
2017	2	小儿惊厥的预防窒息措施；小儿心搏呼吸骤停的治疗要点
2016	2	小儿惊厥的健康教育；充血性心力衰竭的临床诊断指征
2015	2	急性颅内压增高的脑疝表现；小儿心搏呼吸骤停的病因

考点集萃

第一节　小 儿 惊 厥

惊厥是指全身或局部骨骼肌群突然发生不自主收缩，常伴意识障碍。惊厥是儿科常见急症，以婴幼儿多见，反复发作可引起脑组织缺氧性损害。

一、病因及发病机制（2019）（★★★）

1. 感染性疾病

（1）颅内感染：如细菌、病毒等引起的脑膜炎、脑炎。

（2）颅外感染：如高热、惊厥等。

2. 非感染性疾病

（1）颅内疾病：原发癫痫、脑占位性病变等。

（2）颅外疾病：窒息、缺血缺氧性脑病等。

二、临床表现（★★★）

1. 惊厥　突然意识丧失，头向后仰，面部及四肢肌肉呈强直性或阵挛性收缩，眼球上翻或斜视，口吐白沫、牙关紧闭，面色青紫，**持续时间为数秒至数分钟（2019）**。

2. **惊厥持续状态**　指惊厥持续30分钟以上，或2次发作间歇期意识不能完全恢复者。

3. 高热、惊厥　由单纯发热诱发的惊厥。**典型特点（2023）**如下。

（1）多发于**生后6个月至3岁（2014）**。

（2）大多发生于急骤高热开始后12小时之内。

（3）发作时间短，在10分钟之内，发作后短暂嗜睡。

（4）一次发热性疾病过程中很少连续发作多次，可在以后的发热性疾病中再次发作。

（5）没有神经系统异常体征，热退后1周做脑电图正常。

三、辅助检查

根据病情需要做血常规、便常规、尿常规、血糖、血钙、血磷、尿素氮及脑脊液检查。必要时可做眼底检查、脑电图、心电图、B 超、CT、MRI 等。

四、治疗要点（★★）

1. 镇静止惊
（1）**地西泮**为惊厥的首选药。
（2）**苯巴比妥钠是新生儿惊厥首选药物（2010）**（但新生儿破伤风应首选地西泮）。

名师点拨：小儿惊厥首选地西泮。新生儿惊厥首选苯巴比妥钠（新生儿破伤风首选地西泮）。

2. 对症治疗　高热者给予物理降温或药物降温，脑水肿者可静脉应用甘露醇、呋塞米或肾上腺皮质激素。
3. 病因治疗　针对引起惊厥不同的病因，采取相应的治疗措施。

五、护理措施（★★★）

1. 预防窒息　**发作时就地抢救，立即让患儿平卧，头偏向一侧（2013/2017）**。解开衣领，清除患儿口鼻腔分泌物。将舌轻轻向外牵拉。备好急救用品。按医嘱给予止惊药物。

2. 预防外伤　惊厥发作时，将纱布放在患儿手中和腋下，防止皮肤摩擦受损。**放置牙垫**，防止舌咬伤。牙关紧闭时，不要用力撬开。床边放置床档，防止坠床，在床栏杆处放置棉垫，同时将床上硬物移开。若患儿发作时倒在地上应就地抢救，**勿强力按压或牵拉患儿肢体**，以免骨折或脱臼。对有可能发生惊厥的患儿要有专人守护，以防发作时受伤。

3. 密切观察病情变化，预防脑水肿的发生。

4. 健康教育　因高热惊厥患儿在今后发热时还可能发生惊厥，故**应告诉家长惊厥预防及急救措施（2016/2019/2021）。及时控制体温是预防惊厥的关键（2010/2019）**，教给家长在患儿发热时进行物理降温和药物降温的方法。癫痫患儿应按时服药，不能随便停药。

第二节　急性颅内压增高

急性颅内压增高简称颅内高压，是由多种原因引起脑实质和/或颅内液体量增加所致的一种临床综合征。

一、病因及发病机制（★★★）

1. 病因　感染、脑缺血缺氧、颅内占位性病变、脑脊液的循环异常等。
2. 发病机制　正常情况下颅内压保持相对恒定，当代偿功能超过限度时，即为颅内高压。

二、临床表现（★★★）

1. 头痛　广泛性或局限性疼痛，晨起较重。婴幼儿表现为烦躁不安、尖叫、拍打头部，新生儿表现为睁眼不睡和尖叫。
2. 呕吐　**呈喷射性**。
3. 眼征　复视、**落日眼（2019）**、视物模糊、偏盲甚至失明等。眼底多有双侧视神经盘水肿。
4. 意识障碍。
5. 头部体征　婴儿前囟紧张、隆起，失去正常搏动，前囟迟闭，颅缝裂开等。
6. 生命体征改变　**血压先升高**，继而脉搏变慢，呼吸变慢且不规则。
7. 惊厥和四肢肌张力增高。
8. **脑疝（2015）**　①小脑幕切迹疝表现为肌张力增高，意识障碍加深，对光反射减弱或消失，两侧瞳孔不等大。②枕骨大孔疝表现为颈项强直，四肢强直性抽搐，突然出现中枢性呼吸衰竭或呼吸骤停，双侧瞳孔先缩小后扩大、眼球固定、昏迷加深。

名师点拨：脑疝时瞳孔变化为先小后大，患侧至双侧。瞳孔缩小见于有机磷中毒时。瞳孔时小时大见于脑干损伤。

三、辅助检查

1. 血常规、尿常规、便常规，血液生化及脑脊液检查。
2. B超　可发现脑室扩大、脑血管畸形及占位性病变。
3. CT、MRI成像、脑血管造影　有助于颅内占位性病变的诊断。

四、治疗要点（★★）

1. 急救处理　①疑有脑疝危险时需做气管插管，快速静脉注射20%甘露醇；有脑疝表现时2小时给药1次。②有脑干受压表现者，行颅骨钻孔减压术、脑室内或脑膜下穿刺以降低颅压。
2. 降低颅压　①使用高渗脱水药：首选20%甘露醇。②重症或脑疝者可合并使用利尿药：首选呋塞米。③糖皮质激素：常用地塞米松。④穿刺放液或手术处理。
3. 对症处理及病因治疗。

五、护理措施（★★★）

1. 避免颅内压增高加重　保持患儿安静，避免刺激，检查和治疗尽量集中进行，不要猛力转动患儿头部和翻身。卧位时抬高床头30°。
2. 气道管理　给氧，保持呼吸道通畅，及时清除气道分泌物。备好呼吸器，必要时人工辅助通气。
3. 用药护理　按医嘱要求调整输液速度，按时应用脱水药、利尿药等以减轻脑水肿。静脉使用镇静药时速度宜慢，以免发生呼吸抑制。观察药物的疗效及不良反应。
4. 病情观察　定时监测生命体征、瞳孔、肌张力、意识状态等。若发生脑疝，立即通知医生，并配合抢救。
5. 其他　健康教育。

第三节　急性呼吸衰竭

急性呼吸衰竭（ARF）简称呼衰，是指累及呼吸中枢和/或呼吸器官的各种疾病导致呼吸功能障碍，出现低氧血症和/或高碳酸血症并存，并由此引起一系列生理功能和代谢紊乱的临床综合征。

一、病因及发病机制（★★★）

中枢性呼吸衰竭由呼吸中枢病变引起，如颅内感染、颅内出血、脑损伤、肿瘤、中毒、颅内压增高等。周围性呼吸衰竭由呼吸器官或呼吸肌的病变所致。

二、临床表现（★★★）

1. 呼吸系统症状

（1）中枢性呼吸衰竭：表现为呼吸节律和频率的改变。

（2）周围性呼吸衰竭：表现为呼吸困难。

2. 低氧血症的表现

（1）**发绀**：缺氧的典型表现。以唇、口周、甲床等处为明显。

（2）神经系统：早期睡眠不安、烦躁、易激惹，继而神志模糊、嗜睡、意识障碍，严重时出现颅内压增高、惊厥及脑疝的表现。

（3）循环系统：血压升高、心率增快、心排血量增加；严重时心音低钝、心率减慢、心律不齐、心排血量减少。

（4）肾功能障碍：出现少尿或无尿，重者可出现肾衰竭。

（5）消化系统：食欲缺乏、恶心，重者可出现消化道出血。

3. 高碳酸血症表现　多汗、摇头、不安，并可出现四肢温暖、皮肤潮红、瞳孔缩小、脉速、血压升高、口唇暗红；重者出现惊厥、昏迷、视盘水肿等。

三、辅助检查

Ⅰ型呼衰：即低氧血症呼吸衰竭。$PaO_2 \leq 60mmHg$，$PaCO_2$ 正常。常见于呼吸衰竭早期或轻症。

Ⅱ型呼衰：即高碳酸血症呼吸衰竭。$PaO_2 \leq 60mmHg$，$PaCO_2 \geq 50mmHg$。常见于呼吸衰竭的晚期和重症。

名师点拨：慢性呼吸衰竭，Ⅰ型 $PaO_2 < 60mmHg$，$PaCO_2$ 降低或正常；Ⅱ型 $PaO_2 < 60mmHg$，$PaCO_2 > 50mmHg$。

四、治疗要点（★★）

病因治疗，改善呼吸功能，维持脑、心、肾等重要脏器的功能，纠正水、电解质和酸碱平衡紊乱，机械通气。

五、护理措施（★★★）

1. 保持呼吸道通畅　协助排痰，必要时吸痰，每次吸痰时间不超过 15 秒。遵医嘱给予湿化和雾化吸入，遵医嘱使用支气管扩张剂和地塞米松等缓解支气管痉挛和气道黏膜水肿。

2. 合理给氧　维持 PaO_2 在 65~85mmHg 为宜。一般中度缺氧吸氧浓度为 30%~40%；重度缺氧吸氧浓度为 50%~60%。在急性呼衰抢救时，如 60%氧不能改善发绀，可用 100%的纯氧，但吸入时间不宜超过 4~6 小时，以免氧中毒。

3. 应用人工呼吸机时应注意以下几点。

（1）明确使用机械通气的指征，对患儿及家长做好解释工作。

（2）专人监护：观察胸部起伏、患儿面色和周围循环状况，注意防止导管脱落、堵塞和可能发生的气胸等情况；若患儿有自主呼吸，观察是否与呼吸机同步，否则应进行调整。

（3）防止继发感染。

（4）当出现以下指征时，可考虑撤离呼吸机：①患儿病情改善，呼吸循环系统功能稳定。②能够维持自主呼吸 2 小时以上，无异常改变。③吸入 50%氧，$PaO_2 > 50mmHg$，$PaCO_2 < 50mmHg$ 时。④在间歇指令通气等辅助通气条件下，能以较低的通气条件维持血气正常。

4. 病情观察　监测呼吸频率、节律、心率、心律、血压和意识变化。重症患儿需连续 24 小时监测。观察皮肤颜色、末梢循环、肢体温度、尿量等变化。昏迷患儿应观察瞳孔、肌张力、腱反射及病理反射，受压部位是否有压力性损伤的发生。观察患儿体温及周围血白细胞的变化、咳嗽、咳痰的性质，发现感染征象及时处理。

5. 合理营养　给予高热量、高蛋白、易消化和富含维生素的饮食。

6. 药物护理　遵医嘱给药，密切观察药物的疗效及副作用。

第四节　充血性心力衰竭

充血性心力衰竭，是指在静脉回流正常的前提下，心肌收缩力下降使心排血量不能满足机体代谢的需要，组织器官灌流不足，同时出现肺循环和/或体循环淤血的一种临床综合征。

一、病因（★★★）

1. 心血管因素　1 岁以内心力衰竭的发病率最高，以先天性心脏病引起者最多见。
2. 非心血管因素。

二、临床表现（★★★）

年长儿心衰的症状与成人相似，主要表现如下 。①心输出量不足：乏力、多汗、食欲缺乏、心率增快、呼吸浅快等。②**体循环淤血**：颈静脉怒张，肝大、压痛，肝颈静脉回流征性，尿少和水肿。③**肺静脉淤血**：呼吸困难、气促、咳嗽、端坐呼吸、肺底部闻及湿啰音、心脏听诊可闻及第一心音减低和奔马律。婴幼儿常出现喂养困难、烦躁多汗、哭声低弱，而颈静脉怒张、水肿和肺部湿啰音等体征不明显。

心力衰竭的临床诊断依据：①呼吸急促。婴儿>60 次/分，幼儿>50 次/分，儿童>30 次/分。②心动过速。婴儿>100 次/分，幼儿>140 次/分，儿童>120 次/分，不能用发热或缺氧解释。③心脏扩大。体检、胸片或超声心动证实。④烦躁、喂养困难、体重增加、尿少、水肿、多汗，发绀、呛咳、阵发性呼吸困难（2 项以上）。⑤肝大。婴幼儿肋下≥1cm，儿童>1cm；进行性肝大或伴触痛更有意义。⑥肺水肿。⑦奔马律。

名师点拨：充血性心力衰竭和小儿肺炎合并心力衰竭的表现相同。

三、辅助检查

1. 胸部 X 线检查　心影增大，心脏搏动减弱，肺纹理增多，肺淤血。
2. 心电图检查　有助于病因诊断和指导洋地黄的应用。
3. 超声心动图检查　心房和心室腔扩大，M 型超声显示心室收缩时间延长，射血分数降低。

四、治疗要点（★★）

1. 一般治疗　卧床休息，必要时给予镇静药。限制钠和水的摄入。呼吸困难者给予吸氧。
2. 强心苷的应用　能增强心肌的收缩力、减慢心率，有效地改善心脏的功能。地高辛为小儿时期最常用的强心药。
3. 利尿药。
4. 血管扩张药。

五、护理措施（★★★）

1. 休息　环境安静舒适，避免各种刺激。取半坐卧位。①心力衰竭Ⅰ度：可起床活动，增加休息时间。②心力衰竭Ⅱ度：限制活动，延长卧床时间。③心力衰竭Ⅲ度：绝对卧床休息，病情好转后逐渐起床活动。
2. 合理营养　轻者给低盐饮食，重者给无盐饮食。鼓励多吃蔬菜、水果。保持大便通畅，避免用力排便。输液速度宜慢，以每小时不超过 5ml/kg 为宜。
3. 给氧　呼吸困难和发绀者应给氧气吸入。急性肺水肿者可用 20%～30%乙醇湿化氧气吸入。
4. 密切观察病情　密切观察生命体征的变化，必要时监测心率；详细记录出入量。
5. 用药护理

（1）应用强心苷：要注意给药方法、剂量，密切观察有无强心苷的中毒症状。①用药前测量脉搏，**婴儿脉率<90 次/分，年长儿<60 次/分**时需停药并报告医生。②严格按剂量服药。③当发生心率过慢、心律失常、恶心呕吐、食欲缺乏、黄绿视、视物模糊、嗜睡、头晕等毒性反应时，应停药，并与医生联系及时采取相应措施。

（2）应用利尿药：尽量在清晨或上午给予。观察水肿的变化，定时测体重及记录尿量。用药期间鼓励患儿进食含钾丰富的食物，同时应观察低血钾的表现。

（3）应用血管扩张药：密切观察心率和血压的变化，避免血压过度下降。给药时避免药液外渗。硝普钠应避光，药液要现用现配。

第五节　急性肾衰竭

参见于第三部分第四章第三节“急性肾衰竭”。

第六节　心搏呼吸骤停

心搏呼吸骤停表现为呼吸、心搏停止，意识丧失或抽搐，脉搏消失，血压测不出，是临床上最危重的急症。

一、病因及发病机制（★★★）

窒息是小儿心搏呼吸骤停的主要直接原因（2013/2015/2018/2023）。此外，还有突发意外事故，心脏疾患，药物中毒及过敏，电解质紊乱及酸碱失衡，医源性因素及婴儿猝死综合征。

二、临床表现（★★★）

意识突然丧失，面色苍白迅速转为发绀，大动脉搏动消失。年长儿心率小于 30 次/分，婴幼儿小于 80 次/分，新生儿小于 100 次/分。瞳孔散大，对光反射消失，短暂抽搐，呼吸停止或严重呼吸困难。

三、辅助检查

心电图显示：①心脏完全停跳。②缓慢而无效的心室波。③室颤。

四、治疗要点（★★）

尽早地进行心肺复苏抢救。抢救措施分为 A：呼吸道通畅，B：建立呼吸，**C：胸外按压（2017）**，D：应用复苏药物，E：心电监护。抢救过后需进行脑复苏，并对原发病及并发症进行救治。

五、护理措施（★★★）

1. 心脏复苏步骤

（1）胸外心脏按压法：如果单人操作首先进行 30 次胸外按压，如果是**双人**操作则进行 **15 次**胸外按压，再开放气道，给予 **2 次**人工呼吸 **（2023）**。

按压部位在胸骨下半部。年长儿用双手掌法，幼儿可用单手掌法；婴儿可用双拇指重叠环抱按压法，新生儿亦可采用环抱法或单手示指、中指按压法。**按压频率：新生儿 120 次/分（2010）**，婴幼儿及儿童 100～120 次/分；按压深度至少达到胸廓前后径的 1/3（婴幼儿大约 4cm；儿童大约 5cm）。

（2）开放气道：将患儿头向后仰，抬高下颏，清理口腔分泌物、异物及呕吐物，进行人工呼吸。

（3）人工呼吸：采用口对口人工呼吸，吹气时先迅速连续吹气 2 次，以便打开阻塞的呼吸道和小的肺泡，避免肺脏回缩。口对口、鼻人工呼吸法主要适用于抢救婴幼儿。吹气量以胸廓上抬为准。人工呼吸的频率：8～10 次/分。

（4）除颤：对心室颤动者选用胸外直流电除颤，发现心室颤动或心搏骤停 2 分钟内可立即除颤。

（5）按医嘱给予复苏药物：心脏停搏选用肾上腺素；心搏徐缓选用阿托品；室性心动过速选用利多卡因等。

2. 脑复苏　主要措施为氧疗、人工冬眠疗法、降低颅内压、肾上腺素及肾上腺糖皮质激素的应用、控制过度通气疗法及钙通道阻滞药的应用等。

3. 心肺复苏后护理　监测生命体征及血氧饱和度、血气及电解质的变化。观察神志、精神、瞳孔及周围循环的变化并记录。加强护理管理，维持正常体温，做好口腔及皮肤护理，防止继发感染。

实战演练

【A1 型题】

1. 小儿惊厥发作时，应首先做哪项护理工作
   A. 立即送入抢救室
   B. 立即解松衣领，平卧头侧位
   C. 将舌轻轻向外牵拉
   D. 手心和腋下放入纱布
   E. 置牙垫于上下磨牙之间

【答案】 B

【考点】 小儿惊厥的护理措施

【解析】 小儿惊厥发作时，勿强行搬动患儿，应就地抢救；保持呼吸道通畅，平卧头侧位，解开衣领；有舌后缀者才用舌钳将舌轻轻向外拉出；在上下齿间垫牙垫防止舌咬伤；降温；吸氧。B 选项的目的就是防止衣服对颈、胸部的束缚影响呼吸及呕吐物误吸发生窒息，这是保持呼吸道通畅的重要措施。故选 B。

2. 惊厥持续状态时
   A. 惊厥持续>10 分钟　B. 惊厥持续>20 分钟
   C. 惊厥持续>30 分钟　D. 惊厥持续>40 分钟
   E. 惊厥持续>60 分钟

【答案】 C

【考点】 惊厥持续状态

【解析】 小儿惊厥持续状态是指惊厥持续 30 分钟以上，或 2 次发作间歇期意识仍不能恢复。故选 C。

3. 急性颅内压增高患儿死亡的直接原因是
   A. 肾衰竭　B. 心力衰竭
   C. 周围性呼吸衰竭　D. 末梢循环衰竭
   E. 中枢性呼吸衰竭

【答案】 E

【考点】 颅内压增高

【解析】 严重颅内压增高可迫使部分脑组织嵌入孔隙，形成脑疝，导致中枢性呼吸衰竭而呼吸骤停，危及生命。故选 E。

4. 充血性心力衰竭的症状不包括
   A. 呼吸浅表、增快
   B. 面色苍白或青灰
   C. 脉细速，心率可达 160~180 次/分
   D. 尿少、肝大
   E. 脉压增宽，大于 50mmHg

【答案】 E

【考点】 充血性心力衰竭的临床表现

【解析】 充血性心力衰竭时主要表现为乏力、食欲缺乏，安静时心率增快，呼吸浅表、增速，肝大，出现水肿，尿量明显减少。突然烦躁不安，面色苍白或青灰，而不能用原有疾病解释。不会出现脉压增宽。明显 E 项是不包括的，故选 E。

5. 以下哪种病是引起学龄期儿童心力衰竭的常见原因
   A. 中毒性心肌炎　B. 病毒性心肌炎
   C. 风湿性心脏病　D. 心律失常
   E. 心包炎

【答案】 C

【考点】 儿童心力衰竭的常见原因

【解析】 小儿时期心力衰竭以 1 岁以内发病率最高，其中尤以先天性心脏病引起者最多见。先天性心脏病中，流出道狭窄即可导致后负荷即压力负荷增加，某些流入道狭窄引起相同变化。而左向右分流和瓣膜反流则导致前负荷（容量负荷）的增加。心力衰竭也可继发于病毒性心肌炎、川崎病、心肌病、心内膜弹力纤维增生症等。儿童时期以风湿性心脏病和急性肾炎所致的心力衰竭最为多见。另外，贫血、营养不良、电解质紊乱、严重感染、心律失常和心脏负荷过重等都是儿童心力衰竭发生的诱因。故选 C。

6. 急性呼吸衰竭患儿的护理措施中不妥的是
   A. 密切观察病情变化
   B. 遵医嘱给予氧气吸入
   C. 让患儿取半卧位或坐卧位
   D. 持续吸痰以保持呼吸道通畅
   E. 立即将患儿送入监护室

【答案】 D

【考点】 急性呼吸衰竭的护理

【解析】 对于急性呼吸衰竭患儿，应该密切观察病情变化，给予氧气吸入，让患儿取半卧位或坐卧位，送入监护室。缺氧和二氧化碳潴留是引起呼吸衰竭的主要原因，所以给予呼吸支持，保持呼吸道通畅是重要的护理手段。但持续不断吸痰，会造成缺氧。应采用间断吸痰的方式维持呼吸道通畅。故选 D。

7. 小儿呼吸心搏骤停的主要直接原因是
   A. 窒息　B. 严重外伤　C. 心肌炎
   D. 电解质紊乱　E. 急性失血

【答案】 A

【考点】 小儿呼吸心搏骤停的主要病因

【解析】 小儿的呼吸系统发育尚未完善，代偿能力较差，因而在出生后由于各种因素常易并发急速进展的肺部疾病如喉炎、重症肺炎、肺透明膜病等，这些疾病极易导致小儿窒息的发生，从而引起小儿呼吸心搏骤停。故选 A。

【A2 型题】

8. 患儿，1 岁，10kg。因惊厥需用地西泮 2mg（1ml 含 10mg 地西泮）应抽药液是

A. 0.2ml　B. 0.6ml　C. 0.8ml
D. 1ml　E. 1.2ml

【答案】 A

【考点】 小儿惊厥的治疗

【解析】 1ml 含 10mg 地西泮，现在要 2mg，即需要 0.2ml。故选 A。

9. 患儿，男，10 个月。因发热、咳嗽、惊厥来院就诊。查体：T 39.8℃，咽充血，前囟平。请问该患儿惊厥的原因可能是

A. 癫痫发作　B. 高热惊厥　C. 低钙惊厥
D. 中毒性脑病　E. 化脓性脑膜炎

【答案】 B

【考点】 小儿惊厥的病因

【解析】 小儿惊厥的病因，大体分为感染性疾病和非感染性疾病，又可将两者分别细分为颅内的和颅外的。高热惊厥是婴幼儿最常见的惊厥，多见于 6 月至 3 岁小儿，常发生于急性上呼吸道感染。从题干提供信息只能得出，患儿 10 个月大，高热，可能有上呼吸道感染（发热、咳嗽、咽充血），颅压不高和惊厥。故选 B。

10. 患儿，3 岁。惊厥反复发作入院。为防止该患儿惊厥时外伤，以下处理错误的是

A. 将纱布放在患儿的手中
B. 移开床上一切硬物
C. 用约束带捆绑四肢
D. 床边设置防护栏
E. 压舌板裹纱布置上下磨牙之间

【答案】 C

【考点】 惊厥发作时的护理

【解析】 惊厥发作时需注意防止外伤，将纱布放在患儿的手中，移开床上一切硬物，床边设置防护栏，防止坠地碰伤，压舌板裹纱布置上下磨牙之间，防止咬舌。用约束带捆绑四肢不恰当。故选 C。

11. 患儿，1 岁。外伤所致颅内出血，前囟隆起，喷射性呕吐，浅昏迷。患儿可能发生脑疝的表现是

A. 血压下降　B. 肌张力减退
C. 由浅昏迷转为昏睡　D. 两侧瞳孔不等大
E. 呼吸加快

【答案】 D

【考点】 脑疝的早期诊断依据

【解析】 小脑幕切迹疝表现为患侧瞳孔先缩小继而增大，对光反射减弱或消失，两侧瞳孔不等大。两侧瞳孔不等大是早期诊断小脑幕切迹疝的一项可靠依据，此外患者还表现为四肢肌张力增高、意识障碍加深等。故选 D。

12. 患儿，10 个月。急性上呼吸道感染、高热。服用布洛芬混悬滴剂后体温至 37.4℃。评估该患儿的首要的护理问题是

A. 体温升高　B. 活动无耐力
C. 心排血量减少　D. 有皮肤受损的危险
E. 潜在并发症：高热抽搐

【答案】 E

【考点】 高热的护理问题

【解析】 患儿高热，用退热药后体温仍未恢复到正常范围内，有高热复发的可能，高热容易诱发高热抽搐、惊厥。此时体温为 37.4℃，不属于高热，因此体温过高不是首要的护理问题，潜在的高热或者说潜在的高热抽搐才是首要的护理问题。故选 E。

【A3/A4 型题】

（13～15 题共用题干）

患儿，1 岁半。半天来发热、流涕、咳嗽，半小时前突然抽搐 1 次，持续约 5 分钟，为全身大抽，1 岁发热时曾抽搐 1 次，情况与本次类似。查体：神清，一般情况好，T 38.6℃，咽红，呼吸音稍粗，神经系统检查（-）来院急诊。

13. 该患儿抽搐的原因最可能是

A. 化脓性脑膜炎
B. 癫痫
C. 维生素 D 缺乏性手足搐搦症
D. 高热惊厥
E. 中毒性脑病

【答案】 D

【考点】 高热惊厥的表现

【解析】 由单纯发热诱发的惊厥，是小儿惊厥常见的原因，惊厥多发生在病初体温骤升达 39℃ 以上时，常见于急性病毒性上呼吸道感染。惊厥呈全身性、次数少（绝大部分在一次发热过程中只出现一次惊厥）、时间短（数秒至 10 分钟）、恢复快、无异常神经系统症状，综上所述。患儿抽搐的原因是高热惊

厥。故选 D。

14. 该患儿到院后的即刻处理应是

A. 按医嘱给解痉药　　B. 给予抗生素治疗

C. 给予补充钙剂　　D. 在口腔放置压舌板

E. 给予约束

【答案】 A

【考点】 高热惊厥的处理

【解析】 高热惊厥时首先要保持呼吸道通畅，然后根据医嘱给予解痉药，防止喉头痉挛发生窒息。故选 A。

15. 该患儿的预后

A. 患儿会越来越重

B. 随年龄增长，多数会自愈

C. 需服用抗癫痫药治疗

D. 需长期服用钙片、鱼肝油治疗

E. 需加大抗生素的量治疗

【答案】 B

【考点】 高热惊厥的预后

【解析】 高热惊厥是儿童最常见的一种惊厥。大多数患儿首次发病在出生后 6 个月至 3 岁，发病次数会随着年龄的长大而逐渐减少，直到完全消失。故选B。

（16～17 题共用题干）

患儿，11 个月。发热、咳嗽 2 天，以肺炎收入院入院第 2 天，突然烦躁不安、呼吸急促，发绀。查体：体温 38℃，呼吸 70 次/分，心率 186 次/分，心音低钝，两肺细湿啰音增多，肝肋下 3. 5cm。

16. 该患儿最可能并发了

A. 中毒性脑病　　B. 急性呼吸衰竭

C. 脓气胸　　D. 肺大疱

E. 急性心力衰竭

【答案】 E

【考点】 急性心力衰竭的诊断

【解析】 婴儿心率 186 次/分（>180 次/分），心音低钝，两肺细湿啰音增多，都提示心脏疾病。肝脏增大提示体循环淤血，也间接提示了心力衰竭。故选 E。

17. 此时该患儿输液速度应控制在每小时小于

A. 5ml/kg　　B. 8ml/kg　　C. 10ml/kg

D. 12ml/kg　　E. 15ml/kg

【答案】 A

【考点】 急性心力衰竭的治疗

【解析】 输液速度不宜过快，避免造成心脏更多的负荷，一般每小时小于 5ml/kg。故选 A。

第六部分　中医护理学

第一章　阴阳学说

考点集萃

一、阴阳的基本概念

阴阳，是中国古代哲学的一对范畴，是对自然界**相互关联**的某些事物或现象**对立双方**属性的概括。一般运动的、外向的、上升的、温热的、无形的、明亮的、兴奋的，**属阳**；静止的、内守的、下降的、寒冷的、有形的、晦暗的、抑制的，属阴。

二、阴阳的对立制约

阴阳的对立制约是指属性相反的阴阳双方之间相互斗争、相互制约和相互排斥的关系。这种相互对立制约能维持阴阳之间的**动态**平衡，促进事物的发生、发展和变化。

三、阴阳的互根互用

阴阳的互根互用是指一切事物或现象中相互对立着的阴、阳两个方面，具有相互依存、互为根本的关系。阴阳互用，是指阴阳双方具有相互资生、促进和助长的关系。

四、阴阳的消长平衡

阴阳的消长平衡是指对立互根的阴阳双方不是一成不变的，而是在一定范围内处于阴消阳长或阳消阴长的**动态平衡**之中。

> 名师点拨：阴阳出现消长的根本原因在于阴阳之间存在着对立制约和互根互用的关系。

五、阴阳的互相转化

阴阳的互相转化是指事物的总体属性，在一定条件下可以向其相反的方向转化，即阳可以转化为阴，阴也可以转化为阳。在事物发展过程中，如果说阴阳消长是一个**量变**的过程，阴阳的互相转化则是在量变基础上的**质变**。

第二章　五行学说

考点集萃

一、五行的特性（表 6-2-1）

表 6-2-1　五行的特性

五行	特性	引申的归属事物
木	木曰曲直	有生长、升发、条达、舒畅等作用的事物
火	火曰炎上	有温热、上升、光明等作用的事物
土	土爰稼穑	有生化、承载、受纳等作用的事物
金	金曰从革	有沉降、肃杀、收敛等作用的事物
水	水曰润下	有滋润、下行、寒凉、闭藏等作用的事物

二、事物的五行属性归类（表 6-2-2）

表 6-2-2　事物的五行属性归类

自然界							五行	人体						
五音	方位	五化	五气	五色	五味	季节		五脏	五腑	五官	情志	形体	变动	五声
角	东	生	风	青	酸	春	木	肝	胆	目	怒	筋	握	呼
徽	南	长	暑	赤	苦	夏	火	心	小肠	舌	喜	脉	忧	笑
宫	中	化	湿	黄	甘	长夏	土	脾	胃	口	思	肉	哕	歌
商	西	收	燥	白	辛	秋	金	肺	大肠	鼻	悲	皮毛	咳	哭
羽	北	藏	寒	黑	咸	冬	水	肾	膀胱	耳	恐	骨	栗	呻

第三章　脏　　腑

考点集萃

一、五脏

五脏的共同生理特点是化生和贮藏精气。五脏彼此协调，共同维持生命活动（表 6-3-1）。

表 6-3-1　五脏的生理特点

五脏	又称	生理功能	说明
心	**“君主之官”**“生之本”“五脏六腑之大主”	主**血脉**，主神明	心主宰人的整个生命活动
肺	“华盖”“娇脏”	主气、**司呼吸**，主通调水道，朝百脉	肺覆盖五脏六腑，位置**最高**
脾	“后天之本”**“气血生化之源”**	主运化，主**统血**	生后生命活动的继续与精、气、血、津液的化生和充实，均赖于脾的运化
肝	“刚脏”	主疏泄，主**藏血**	肝**喜条达**而恶抑郁
肾	“先天之本”	主**藏精**，主水，主纳气	肾藏先天之精，**主生殖**，为人体生命之本原

易错知识梳理

肾为“先天之本”，脾为“后天之本”。肺为“娇脏”，肝为“刚脏”。

二、六腑

六腑的生理功能是**受盛和传化水谷**，生理特点是“泻而不藏”“实而不能满”，见表 6-3-2。

表 6-3-2　六腑的生理特点

六腑	生理功能	说明
胆	贮藏和排泄胆汁，**主决断**	又称“中精之府”“清净之府”“中清之府”
胃	**主受纳**，腐熟水谷	又称**“太仓”**“水谷之海”
小肠	主受盛化物和**泌别清浊**	—
大肠	**传导糟粕**与主津	—
膀胱	主贮藏和排泄尿液	—
三焦	主运行津液和通行元气	又称**“孤府”**

名师点拨：胆居六腑之首，又为奇恒之腑。

三、奇恒之腑

奇恒之腑，是脑、髓、骨、脉、胆、女子胞的总称。生理功能为主藏精气而不泻。

1. 脑　又名髓海、**元神之府**。脑主精神、意识、思维和感觉。

2. 女子胞　又称胞宫、子宫。主持月经和孕育胎儿。

四、脏腑之间的关系

（一）五脏之间的关系

1. 心与肺　心肺配合保证了**气血**的正常运行，以维持人体生命活动正常进行。

2. 心与脾　主要表现在**血液的生成和运行**方面的相互为用、相互协同。

3. 心与肝　主要表现在**血液和精神情志**方面。

4. 心与肾　主要表现在水火既济、精神互用、君相安位方面。心肾阴阳升降的动态平衡，使心肾功能协调，称为“心肾相交”或“水火既济”。

5. 肺与脾　主要表现在**气的生成和津液代谢**方面。气的生成主要依赖肺的呼吸功能和脾的运化功能，肺所吸入的清气和脾胃所运化的水谷精气是组成气的主要物质基础。

6. 肺与肝　肺气肃降，肝气升发，两者相互制约协调，以维持人体**气机**的正常升降出入。

7. 肺与肾　主要表现在水液代谢、呼吸运动及阴阳互资方面。

8. 肝与脾　主要表现在饮食物的消化和血液生成、贮藏及循行两方面。

9. 肝与肾　主要表现在精血互生和阴液相通两方面。肝血有赖肾精的滋养，肾精亦需肝血所化之精来补充，肝血肾精之间可相互滋生转化，故有“肝肾同源”“精血同源”之说。

10. 脾与肾　主要表现在先后天相互资生和水液代谢方面。

（二）六腑之间的关系

主要体现在食物的消化、吸收和废物排泄过程中的相互联系和密切配合。

（三）脏与腑之间的关系

心与小肠相表里，**肺与大肠**相表里，**脾与胃**相表里，**肝与胆**相表里，**肾与膀胱**相表里。

第四章　气、血、津液

考点集萃

一、气

（一）基本概念

气是人体内活力很强、运行不息的**极精微物质**，是构成人体和维持人体生命活动的基本物质之一。气运行不息，推动和调控着人体内的新陈代谢，维系着人体的生命活动。

（二）生理功能（表 6-4-1）

表 6-4-1　气的生理功能

功能	意义
推动作用	**激发和促进**人体的**生长发育及生殖**功能、**各脏腑经络**的生理功能，激发和促进**精、血、津液**的生成与运行，激发和兴奋**精神**活动
温煦作用	**维持**机体相对恒定的**体温**，有助于各脏腑、经络、组织、器官进行正常的生理活动及精、血、津液的正常循行和输布
防御作用	**邪气不易入侵**，或虽有邪气侵入，也不易发病，即使发病，也易于治愈
固摄作用	**固摄血液、汗液、精液等**，防止其丢失
气化作用	精、气血、津液各自的**新陈代谢**及其相互转化

（三）分布和分类

1. 人体之气，由先天之精和水谷之精所化之气，加之吸入的自然界清气，经过脾、胃、肺、肾等脏腑生理功能的综合作用而生成，分布于全身，无处不到。

2. 由于生成来源、分布部位及功能特点的不同，气分为元气、宗气、营气和卫气。

二、血

（一）基本概念

血是循行于脉中而富有营养的红色液态物质，是构成人体和维持人体生命活动的基本物质之一，由脾胃运化的**水谷之精微**所化生。

（二）生理功能

1. 濡养　血在脉中循行，内至五脏六腑，外达皮肉筋骨，不断地对全身各脏腑、组织、器官起着濡养和滋润作用。

2. 化神　血液充盛，才能产生充沛而舒畅的精神情志活动。

（三）运行

血液运行于脉道之中，循环不已，流布全身，血液的正常运行与心、肺、肝、脾等脏腑的功能密切相关。

名师点拨：血由心所主，藏于肝，统于脾，循行于脉中，对人体各脏腑组织器官具有濡养作用，是人体不可缺少的营养物质。

三、津液

（一）基本概念

津液是津和液的总称，是机体**一切正常水液**的总称，包括各脏腑、形体、官窍的内在液体及其正常的分泌物。

（二）代谢

1. 生成　津液来源于**饮食水谷**，主要与脾、胃、小肠、大肠等脏腑的生理活动有关。胃、小肠、大肠所吸收的水谷精微及水液均上输于脾，通过脾气的传输作用布散到全身。

2. 输布　主要依靠脾、肺、肾、肝和三焦等脏腑生理功能的协调配合来完成。若脾失健运，肺失宣降，肾失气化，肝失疏泄，三焦水道不利，则会导致津液输布代谢障碍，水液停聚，痰饮水湿内生，发为多种病症。

3. 排泄　津液的排泄主要通过**排出尿液和汗液**来完成，呼气和粪便也能带走部分津液。因此，津液的排泄主要与肾、肺、脾的生理功能有关。

（三）功能

津液具有滋润濡养、充养血脉的功能。由于津液和血液都是水谷精微所化生，二者之间又可以互相渗透转化，故有**“津血同源”**之说。

第五章　辨　证

考点集萃

一、八纲辨证

八纲辨证是通过四诊收集的资料，进行分析综合，以概括病变的大体类别、部位、性质及正邪盛衰等方面的情况，并将之归纳为八类基本证候的过程。

（一）表里

1. 表证　是**外感病**的**初起**阶段。特点：起病**急**、病程**短**、病位**浅**和病情**轻**。

（1）表寒证：恶寒重，发热轻，头身疼痛明显，无汗，流清涕，**口不渴**，舌质淡。

（2）表热证：发热重，恶寒轻，头痛，咽喉疼痛，有汗，流浊涕，**口渴**，舌质稍红，苔薄白不润，**脉浮数**。

（3）表虚证：恶风，恶寒有汗，舌质淡，舌苔薄白，**脉浮而无力**。

2. 里证　是泛指病变部位在内，因脏腑、气血、骨髓受病所反映的证候。特点：病程**长**、病位**深**、病情**复杂**等。

3. 半表半里证　是指病邪既不在表，又未入里，介于表里之间，表现为**寒热往来**，**胸胁胀满**，**口苦咽干**，心烦，欲呕，不思饮食，目眩，舌尖红，苔黄白，脉弦。

（二）寒热

1. 寒证　是机体感受寒邪，或阳虚阴盛，功能活动**衰退**所表现的证候。

（1）实寒证：畏寒，四肢冷痛，**口不渴或喜热饮**，肤色紫暗，面青，脉细而涩等；寒邪直中脏腑，舌淡，苔润，脉沉迟等。

（2）虚寒证：怕冷恶寒，**四肢不温**，面色白，脘腹冷痛，喜按喜暖，舌淡，苔白等。

2. 热证　是机体感受热邪，或阳盛阴虚，功能活动**亢进**所表现的证候。

（1）实热证：热邪入侵，**里热炽盛**，或痰瘀，宿食阻滞所致的热性病证。

（2）虚热证：多为阴不制阳而出现阳的相对偏亢，多见**五心烦热**、咽燥口干、舌红、少津、脉细数等。

（三）虚实

1. 虚证（表 6-5-1）　是人体正气虚弱、不足所产生的各种虚弱证候的概括。

表 6-5-1　虚证表现

证型	证候
气虚证	语言低怯，**气短懒言**，易疲乏，精神不振，体质虚弱
血虚证	腹胀，便溏，少气懒言，**四肢倦怠**，肌肉消瘦
阴虚证	**急躁易怒**，头痛眩晕，耳鸣，**眼干畏光**或肢体麻木，**面色潮红**，舌红，少津
阳虚证	恶寒肢冷，**腰背酸软**，男性阳痿、早泄，女性经少，性欲低下

2. 实证　反映邪气太盛，而正气尚未虚衰，邪正相争剧烈。

（四）阴阳

1. 阴证　为体内阳气虚衰或寒邪凝滞的证候。表现为精神萎靡，面色晦暗，身寒肢冷，短气懒言，语声低微，喜静，**不渴或喜热饮**，腹痛**喜按**，舌质**淡嫩**，舌苔润滑，脉沉迟细弱。

2. 阳证　阳证为体内热邪炽盛或阳气亢盛的证候。表现为精神**亢奋**，面色**发红**，身热肢温，卧喜伸展，气粗多言，**语声洪亮**，喜动，舌质红绛，苔黄，脉象多**洪数**有力。

基 础 巩 固

纲领意义

1. 表里　辨别疾病部位深浅、病情轻重和病势趋向。
2. 寒热　辨别疾病性质。
3. 虚实　辨别邪正盛衰。
4. 阴阳　概括证候类别，是八纲辨证的**总纲**。

二、脏腑辨证

脏腑辨证是判断疾病所在的脏腑部位及病性的一种辨证方法。

（一）脏病辨证

1. 心　心病辨证见表 6-5-2。

表 6-5-2　心病辨证

证型	证候	
心血虚证	**面色不华**	唇舌色淡，脉细无力
心阴虚证	面颊**潮红**，**盗汗**，口干，少津	舌红，脉细数
心气虚证	**倦怠**，神疲无力	**舌淡白**
心阳虚证	**畏寒肢冷**，胸闷作痛，面色暗滞	苔滑
心火亢盛证	失眠梦多，口舌**生疮**，小便**短赤**、灼热涩痛	舌尖**红绛**，苔黄，脉数
心脉痹阻证	心悸怔忡，胸前**闷痛**或**刺痛**，痛可引肩背部	—
痰迷心窍证	神情**呆滞**，精神抑郁，行为怪癖，或神志**昏迷**	舌苔白腻，脉滑或弦脉

2. 肺　肺病辨证见表 6-5-3。

表 6-5-3　肺病辨证

证型	证候	
肺气虚证	咳嗽无力、**气短喘促**，易疲乏、感冒，面色苍白	舌淡，苔白，脉象**虚**弱
肺阴虚证	咳痰**难咯**、无痰或痰少黏稠或咳痰带血，声音嘶哑	舌红，苔少，脉象细数
风寒束肺证	咳嗽喉痒，**痰少**、**色白质稀**，头痛身痛，鼻塞**清涕**	苔薄白，脉浮
风热犯肺证	咳嗽，气促，**咽痛口渴**，**鼻塞浊涕**，**发热**	舌尖红，苔薄黄，脉浮数
燥邪犯肺证	干咳无痰或痰少而黏，**鼻干咽燥**，无汗或少汗	苔薄而干，脉细数或浮
肺热壅盛证	发热，**咳喘息粗**，咽喉**红肿**疼痛	舌红，**苔黄**，脉**洪数**

3. 脾　脾病辨证见表 6-5-4。

表 6-5-4　脾病辨证

证型	证候	
脾气虚证	纳少腹胀，**大便溏薄**，肢体倦怠，**少气懒言**	舌淡，苔白，脉**缓弱**
脾阳虚证	腹胀纳少，腹痛**喜温喜按**，**畏寒肢冷**，周身浮肿，小便不利	舌淡，苔白，脉沉迟无力
脾不统血证	便血，妇女**月经过多**、**崩漏**，食少便溏，神疲乏力，**面色无华**	舌淡，苔白，脉细弱
寒湿困脾证	泛恶欲吐，**口淡不渴**，**头身困重**，面色晦黄，肢体浮肿，小便短小	舌淡，苔白，脉濡缓

4. 肝　肝病辨证见表 6-5-5。

表 6-5-5　肝病辨证

证型	证候	
肝气郁结证	情志**抑郁**或急躁易怒，胸闷不舒，**痛经**，或乳房胀痛	弦脉
肝阳上亢证	**易怒**，**头痛**，目胀，面红目赤，头晕耳鸣，失眠多梦，腰膝酸软，少津	舌红，脉弦细数
肝火炽盛证	头晕胀痛，**面红目赤**，口苦咽干，大便秘结，小便黄赤	舌红，苔黄，**脉弦数**
肝风内动证	出现眩晕欲仆、**抽搐**、**震颤**等，可分为肝阳化风、热极生风及血虚生风	—
肝阴虚证	头晕耳鸣，两目干涩，面部烘热，**潮热盗汗**，胁肋胀痛，少津	舌红，脉弦细数
寒凝肝脉证	少腹牵引睾丸**坠胀冷痛**，受寒则盛，得热则缓	舌苔白滑，**脉沉弦或迟**
肝胆湿热证	**胁肋胀痛**，**口苦**，腹胀，**纳少呕恶**，大便不调，小便短赤	舌红，苔**黄腻**，脉弦数

5. 肾　肾病辨证见表 6-5-6。

表 6-5-6　肾病辨证

证型	证候	
肾阳虚证	腰膝酸软而痛，**畏寒肢冷**，精神萎靡，或男子**阳痿**、女子**宫寒**不孕等	舌淡苔白，脉沉弱
肾阴虚证	腰膝酸软，眩晕耳鸣，失眠多梦，男子**遗精早泄**，女子**经少经闭**，形体消瘦，**潮热盗汗**，少津	舌红，脉细数
肾不纳气证	**久病咳喘**，呼多吸少，气短，声音低怯；或喘息加剧，**冷汗淋漓**，肢冷面青；或气短息促，面赤心烦，咽干口燥	舌淡苔白；或**脉浮大无根**；或脉细数，舌红
肾虚水泛证	**水肿**，小便短少，心悸气短，畏寒肢冷	舌淡，苔白，脉沉迟

（二）腑病辨证

1. 胆　胆病辨证见表 6-5-7。

表 6-5-7　胆病辨证

证型	证候	
虫扰胆腑证	**右胁绞痛**，痛引肩背，痛时弯腰屈膝，辗转不安，恶心呕吐	脉微而伏
胆郁痰扰证	头晕，目眩，耳鸣，惊悸不安，**烦躁不寐**，胸闷，呕恶	舌黄，苔腻，脉弦滑

2. 胃　胃病辨证见表 6-5-8。

表 6-5-8　胃病辨证

证型	证候	
胃热炽盛证	胃脘灼痛，吞酸嘈杂，或**渴喜冷饮**，**消谷善饥**，大便秘结，小便短赤	舌红，苔黄，脉**滑数**
胃阴不足证	胃脘**隐痛**，饥不欲食，**大便干结**，或时作干呕，少津	舌红，**脉细数**

3. 小肠　小肠病辨证见表 6-5-9。

表 6-5-9　小肠病辨证

证型	证候	
小肠虚寒证	面色㿠白，神疲乏力，**畏寒肢冷**，**腹痛绵绵**或时有隐痛，**喜暖喜按**，肠鸣泄泻	舌质淡，苔薄白，**脉沉细**
小肠实热证	心中烦热，口渴**喜凉饮**，口舌**生疮**，尿道灼痛，尿血	舌质**红**，苔黄，**脉数**
小肠气痛证	小腹**隐痛**，**连及腰背**	苔白，脉沉弦或弦滑

4. 大肠　大肠病辨证见表 6-5-10。

表 6-5-10　大肠病辨证

证型	证候	
大肠湿热证	腹痛，**下痢脓血**，里急后重，**色黄而臭**，肛门**灼热**，身热口渴	舌红，苔黄腻，脉滑数
大肠液亏证	大便**秘结干燥**，难以排出，**口干咽燥**，或伴**口臭**，头晕，少津	舌红，脉细涩

5. 膀胱　膀胱病辨证见表 6-5-11。

表 6-5-11　膀胱病辨证

证型	证候	
膀胱湿热证	尿频尿急，排尿艰涩，**尿道灼痛**，**尿黄赤**、浑浊或尿血，小腹**痛**胀迫急	舌红，苔**黄腻**，脉滑数
膀胱虚寒证	**遗尿**、尿急、尿频	**苔薄润**，脉细弱

6. 三焦

（1）上焦病证：病邪顺传入**中焦**，出现脾胃经证候；逆传入**心包**，出现邪陷心包的证候。

（2）中焦病证：见脾胃之证，如阳明燥热，面红目赤，发热，头胀身重，呼吸气粗，舌苔黄腻等。

（3）下焦病证：多为肝肾阴伤之证，表现为身热面赤，手足心热，口干，舌燥，神倦耳聋，舌绛苔少等。

三、卫气营血辨证

卫气营血辨证是一种论治外感温热病的辨证方法，用以说明病位的**浅深**、病情的**轻重**和**传变**的规律。

（一）卫分证

卫分证是温热病的**初期**阶段。证候为发热，微恶风寒，脉浮数等，属于八纲证候中的**表热证**。

（二）气分证

温热病邪**侵入脏腑**，证候有发热不恶寒，口渴，苔黄等。属正盛邪实，阳热炽盛里证。

（三）营分证

湿热之邪，**内陷心营**，以实质性损害为主要病机。证候为身热夜甚，舌红绛，心烦不寐，或神昏等。

（四）血分证

温邪深入血分，引起**血热亢盛**、动血耗血，以斑疹密布、出血及舌质深绛为辨证要点。多由营分邪热未解，卫分或气分病邪传入血分或血分的伏邪自里而发等引起。

第六章　防治原则

考点集萃

一、预防

（一）未病先防

未病先防是指在疾病未发生之前，采取各种预防措施，增强机体的正气，消除有害因素的侵袭，以防止疾病的发生。

1. **护正气以抵外邪**　调养正气是提高抗病能力的关键。可适时起居，劳逸结合；调理饮食，顾护脾胃；调摄精神，锻炼身体；房劳有度，保精抗衰。

2. **避虚邪以安其正**　未病先防除了要养护人体的正气，还应注意避免病邪的侵害。

（二）既病防变

既病防变是指在发生疾病以后要早期诊断、早期治疗，防止疾病的进一步发展与传变。疾病初期病情较轻，病位表浅，正气未衰，如果积极治疗，较易治愈。

二、治则

（一）正治与反治

正治与反治，是指所用药物性质的寒热、补泻效用与疾病的本质、征象之间的**从逆**关系。

（二）治标与治本

“本”和“标”主要是用以说明病变过程中各种矛盾的**主次**关系。

> 名师点拨
>
> 1. 邪正双方　正气是本，邪气是标。
> 2. 病因与症状　病因是本，症状是标。
> 3. 疾病先后　旧疾、原发病是本，新病、继发病是标。

（三）扶正与祛邪

疾病过程是正气与邪气矛盾双方互相斗争的过程。扶正祛邪是指导临床治疗的一个重要法则。

（四）三因制宜

三因制宜包括**因时**（不同季节气候）制宜、**因地**（地理环境与生活习惯）制宜、**因人**（年龄、性别、体质等）制宜，以此制定适宜的治疗、护理原则。

第七章　中医护理基本特点和原则

考点集萃

一、中医护理基本特点

1. **整体观念**　强调人体是一个不可分割的有机整体，注重人与自然环境、社会环境的关系。

2. **辨证施护**　辨证施治与辨证施护是诊治与护理疾病过程中相互联系、不可分割的两部分。

二、中医护理基本原则

1. **预防为主**。

2. **护病求本**　是指在治疗疾病时必须寻找疾病的本质，针对本质进行治疗。

3. **标本缓急**　是指分清疾病的标与本，有利于从复杂的疾病矛盾中找出和处理其主要矛盾或矛盾的主要方面。“急则护其标，缓则护其本，标本俱急则宜标本兼护”，是处理疾病过程中不同矛盾的灵活方法，同样也是针对疾病的本质而言的。

4. **正护、反护**

（1）**正护法**：又称为逆护法，是指疾病的临床表现和其本质相一致情况下所实施的治疗护理方法。“逆”指的是逆其证候性质和表象而治疗护理。

（2）**反护法**：又称为从护法，是指顺从疾病外在表现的假象性质而治的一种治疗护理方法。所采用的方药性质及方法与疾病证候中假象的性质相同，故称为从治（从护）。适用于疾病的征象与其本质不完全一致的病证。

5. **同病异护，异病同护**　是指临床上一种病可以包括几种不同的证，不同的病在其发展过程中也可以出现同一种证，治疗护理时不仅辨病，更应辨证，以证而确定施治和施护方法。

6. **三因制宜**　除了掌握一般护理原则外，还要根据具体情况具体分析，根据患者个体情况制订护理措施。

第八章　中医护理的基本内容

考点集萃

一、病情观察

护理人员做好病情观察，有助于及时发现病情变化，做到及早治疗，防止疾病恶化，减少并发症的发生。病情观察的主要方法如下。

1. 运用四诊的方法，收集病情资料

（1）**望诊**：是运用视觉对患者全身和局部的病情有目的地进行观察。

（2）**闻诊**：是通过听声音和嗅气味了解患者病情变化。

（3）**问诊**：可问寒热、汗、疼痛、头身胸腹不适、耳目、睡眠、饮食口味、二便、经带。

（4）**切诊**：包括脉诊和按诊。

2. 确定护理问题，明确护理措施。

3. 评价护理效果，及时修订护理措施。

二、情志护理

（一）原则

诚挚体贴、因人施护、怡情养性、避免刺激是情志护理的原则。

（二）方法

情志护理的方法包括说理开导法、释疑解惑法、宣泄解郁法、移情易性法、以情胜情法、暗示法和顺情从欲法。

三、饮食护理

（一）饮食调护的基本要求

1. 饮食有节　切忌饥饱不定、暴饮暴食。

2. 饮食有方　进食时宜细嚼慢咽，食物应硬软适当、冷热适宜。

3. 合理膳食　食物有四气五味，各有归经，如过食寒凉易损伤脾胃阳气，过食辛热则易助火伤阴。

4. 辨证施食　遵循“寒者热之”“热者寒之”“虚则补之”“实则泻之”的调护原则，做到因证、因时、因地和因人施食。

（二）饮食的性味与功效

食物性味及功效见表 6-8-1。

表 6-8-1　食物性味及功效

性味	功效	食物举例
寒性（苦寒、甘寒）	清热、**泻火**、**解毒**	**苦瓜**、冬瓜、马齿苋、茭白、芦笋、海带、紫菜、蛤蜊、蟹、藕、柚、甘蔗、香蕉、西瓜、荞麦
凉性（甘凉）	清热、**养阴**	**芹菜**、丝瓜、黄瓜、茄子、萝卜、荸荠、莴苣、枇杷、草莓、柠檬、苹果、粟米、大麦
热性（辛温、辛热）	温中散寒、益火助阳	辣椒、桂皮、胡椒
温性（甘温）	温中、补气、通阳、散寒	芫荽、**蒜**、葱、韭菜、**花椒**、鳝鱼、鸡肉、红糖、石榴、荔枝、桃、杏、糯米、高粱

名师点拨：食物有寒、热、温、凉之四性，辛、甘、酸、苦、咸之五味，以及升降浮沉四种作用趋向。

（三）饮食宜忌

1. 食物的性味、功效等应与疾病的属性相适应　食物宜忌：①脾胃虚寒腹泻患者，**忌食寒凉生冷**食物。②热证患者，宜食寒凉平性之品，**忌食辛辣醇酒炙烤**等热性食物，如辣椒、姜、葱、蒜、烟酒及油炸之品。③阳虚者宜温补，忌用寒凉；阴虚者宜滋补、清淡，忌用温热。④虚证患者，以清淡而富于营养的食物为宜，不宜食耗气损津、腻滞难化的食物。

2. **发物**如腥、膻、辛辣等食物，为风热证、痰热证、斑疹疮疡患者所禁忌。

四、服药护理

（一）汤药煎煮法

1. 容器　常选择带盖的陶瓷**砂锅**、**瓦罐**。

2. 用水　煎药用水以洁净、矿物质少为原则。一般汤剂经水煎两次。第一煎加水以超过药物表面3~5cm为宜，第二煎加水以超过药物表面2~3cm为宜。

3. 浸泡　煎药前多数药物宜用**冷水**浸泡，一般浸泡0.5~1.0小时为宜。夏季浸泡时间不宜过长。

4. 火候　一般药物先用**武火**煮沸后改用**文火**；祛寒解表药宜武火快煎；滋补类调理药物先用武火煎沸后改用文火慢熬。

5. 时间　汤药煎煮的时间见表6-8-3。

表6-8-3　汤药煎煮的时间

种类	头煎	二煎
一般药物	20~30分钟（按煮沸后计时，下同）	10~15分钟
解表、气味芳香的药物	10~15分钟	10分钟左右
滋补类及质地坚实的药物	40~60分钟	30~40分钟

名师点拨：汤药煎煮的时间，应根据药物气味、质地的不同而定。

6. 特殊药物煎法　见表6-8-4。

表6-8-4　特殊药物煎法

煎法	药物
先煎	矿物类、介壳类药物如**牡蛎**、**石膏**，毒性较强的药物如**附子**、**乌头**，泥沙多和质轻量大的药物如**玉米须**、**灶心土**
后下	气味芳香类药物如薄荷、砂仁、藿香
包煎	绒毛类、粉末类药物如辛夷、滑石粉、**旋覆花**
另煎	贵重药物如人参、羚羊角单味
单独加温**烊化**	胶质类或黏性大且易溶的药物如**阿胶**、鹿角胶
用煎好的其他药液或开水冲服	某些贵重药物、细料药物、量少的药物和汁液性药物如三七粉、牛黄、沉香等
泡服	某些挥发性强、易出味的药物如番泻叶、胖大海等

（二）给药时间

汤剂一般每日 1 剂，煎 2 次分服，两次间隔时间为 4～6 小时，服药与进食间隔 1 小时左右。常用服药时间见表 6-8-2。

表 6-8-2 常用服药时间

服用时间	药物
饭后服	对胃肠有**刺激性**的药物及**消食**药
空腹服	**补益**药、**驱虫**药、**攻下**药，峻下逐水药（晨起空腹）
睡前服	安神药（治疗失眠多梦时）、缓泻通便药
晚间服	涩精止遗药
其他	截疟药宜在疟疾发作前的 2 小时服用

（三）服药温度

1. 温服 一般汤剂均宜温服。对胃肠有刺激的药物，如乳香、没药等宜温服。

2. 热服 寒证宜热药热服。回阳补益药、发汗解表药、活血化瘀药，均应热服。

3. 冷服 热证宜寒药冷服。止血、收敛、清热、解毒、祛暑等汤剂，均应冷服。

（四）服药剂量

1. **每日 1 剂**，视病情 2～3 次分服，每次 200～250ml。病情急重者，可每隔 4 小时左右服用 1 次。

2. 应用药力较强的药，如发汗药、泻下药，服药应中病即止。呕吐患者宜小量频服。小儿等特殊患者根据病情需要可浓煎顿服。小儿应用中成药时按要求和年龄酌情减量。

（五）服药方法

1. 一般丸剂、片剂、胶囊、滴丸等用白开水送服。祛寒药可用**姜汤**送服，祛风湿药宜用**黄酒**送服。

2. 散剂、酊剂、膏剂、细丸及某些贵重细料药物，可用白开水或汤药冲服或含服。

3. 番泻叶、胖大海等可用沸水浸泡后代茶饮。

4. **呕吐**患者在服药前先服少量**姜汁**，亦可先嚼少许**生姜片**或**橘皮**，预防呕吐。汤药应浓煎，少量多次服用。

5. 婴幼儿、危重患者，可将药调化后喂服。

（六）常用中药的服法与护理

“八法”通常是指汗法、吐法、下法、和法、温法、清法、消法、补法。每一种治法都是在辨明证候、审明病因、病机之后，有针对性地采取的治疗方法。主要是观察服用相应药物后的汗出、大便、小便情况，如服用解表药后应多饮热开水、热汤或稀粥，以助药力、助发汗。

（七）常用中草药中毒的解救与护理

1. 一般处理原则 ①快速排除尚未吸收的毒物。②加速已吸收毒物的排出和解毒。③支持疗法和对症处理。

2. 乌头中毒 ①按中草药中毒一般处理原则进行解救与护理。②猪油、生姜、芫荽、红糖煎汤服。③早期用肉桂或绿豆、防风、生姜、甘草，煎汤服。④犀角（水牛角代）、川连、绿豆、甘草、生姜、芫荽等均能解乌头毒。⑤三豆汤。⑥大豆或绿豆汤。⑦蜂蜜豆浆。

第九章　常用中医护理适宜技术

考点集萃

一、耳穴埋籽法

（一）概述

耳穴埋籽法是耳针的一种常用方法，又称耳穴压丸法、耳穴贴压法等。可采用王不留行籽刺激耳郭上的穴位或反应点，使局部产生**热、麻、胀、痛**等刺激反应，通过经络传导，调整脏腑气血功能，促进机体阴阳平衡，达到防治疾病的目的。

（二）适应证

缓解各种急、慢性疾病的临床症状，如失眠、疼痛、便秘、恶心和呕吐等。

（三）禁忌证

①耳郭局部有炎症、冻疮或皮肤溃破者。②孕妇。

（四）操作要点

1. 协助患者取合适体位。
2. 观察耳部反应点，探查耳穴敏感点，确定贴压穴位。
3. 用**75%乙醇**自上而下、由内到外消毒耳部皮肤。
4. 将王不留行籽贴压于选好的穴位上，适当**按压**，使患者有热、麻、胀、痛的感觉，即“得气”。
5. 观察患者局部皮肤，询问有无不适感。操作完毕，清洁皮肤。

（五）护理及注意事项

1. 耳穴贴压每次选择一侧耳穴，双侧耳穴**轮流**使用。
2. 夏季留置时间为 1~3 天，冬季留置 3~7 天。

二、湿敷法

（一）概述

湿敷法是外治法，下面主要介绍湿热敷法。湿热敷法是将中药煎汤或用其他溶媒浸泡，选择常温或加热，将中药浸泡的敷料敷于患处，通过疏通气机、调节气血、平衡阴阳，达到清热解毒、消肿止痛、收敛止痒、控制感染、促进皮肤愈合的方法。

（二）适应证

适用于**软组织损伤**，骨折临床愈合后肢体功能障碍，**肩、颈、腰腿痛**，膝关节痛，药物外渗引起的静脉炎及疖、痈等急性化脓性**感染未破溃**等。

（三）禁忌证

①外伤后患处有**伤口**。②皮肤急性**传染病**等。

（四）操作要点

1. 充分暴露患处，必要时用屏风遮挡。
2. 将敷料浸于**38~43℃**的药液中，将敷料拧至**不滴水**即可，然后敷于患处。
3. 及时更换敷料或频淋药液于敷料上，询问患者感受。
4. 操作完毕，清洁皮肤。

（五）护理及注意事项

1. 将湿热敷垫与皮肤紧密贴附，尤其是颜面、耳后、肛周等部位。
2. 湿热敷单次面积不可过大，一般不超过全身面积的 1/3。
3. 湿热敷药液应**新鲜配制**。

三、敷药法

（一）概述

敷药法又称敷贴法或外敷法，是将中药研成细末、加适量赋形剂调成糊状后敷布于康处或经穴部位的一种治疗方法。根据药物性味的不同，敷药法具有通经活络、活血化瘀、消肿止痛、清热解毒和祛瘀生新等作用。

（二）适应证

适用于外科的**疖、痈、疽、疔疮、流注、跌打损伤、烫伤、肠痈**等病；内科的哮喘、肺痈、高血压、面瘫、头痛、盗汗、自汗等病；儿科的时行感冒、高热、百日咳、咳嗽、腮腺炎等病；皮肤科、妇科、骨伤科等病也可选用中药外敷。

（三）禁忌证

对药物有皮肤过敏，易起丘疹、水疱的患者慎用。

（四）操作要点

1. 协助患者取合适体位，暴露敷药部位，垫一次性中单，必要时盖上毛毯或屏风遮挡。
2. 再次核对所用药物。首次敷药患者。用盐水棉球清洁局部皮肤；更换敷料者，取下原敷料，用盐水棉球擦洗皮肤上的药迹，观察创面情况及敷药效果。
3. 根据敷药面积，取大小合适的棉纸或薄胶纸，用油膏刀将所敷药物均匀地平摊于棉纸上，厚薄适中。
4. 将棉纸四周反折后敷于患处，上盖敷料或棉垫，用胶布或绷带固定。
5. 若为疮疡，敷药面积应超过脓肿范围 2cm。
6. 操作完毕，协助患者着衣，清理用物，使用过的非一次性用品，按医院消毒隔离原则处理。

（五）护理及注意事项

敷药后应注意观察药物疗效及反应，若出现丘疹、瘙痒、水疱等过敏现象，或创面情况恶化者，应暂停使用，并报告医生，及时处理。

第七部分　医疗从业人员行为规范与医学伦理学

第一章　医疗机构从业人员行为规范

考点直击

年份	分值	考点
2018	1	护士行为规范

考点集萃

第一节　医疗机构从业人员基本行为规范

1. 以人为本，践行宗旨　坚持救死扶伤、防病治病的宗旨，发扬大医精诚理念和人道主义精神，以患者为中心，全心全意为人民健康服务。

2. 遵纪守法，依法执业。

3. 尊重患者，关爱生命　尊重患者的知情同意权和隐私权；尊重患者被救治的权利，不因种族、宗教、地域、贫富、地位、残疾、疾病等歧视患者。

4. 优质服务，医患和谐　言语文明，举止端庄。

5. 廉洁自律，恪守医德　弘扬高尚医德，严格自律，不索取和非法收受患者财物，不利用执业之便谋取不正当利益；不收受回扣、提成。

6. 严谨求实，精益求精　热爱学习，钻研业务，努力提高专业素养，诚实守信，抵制学术不端行为。

7. 爱岗敬业，团结协作　忠诚职业，尽职尽责，正确处理同行同事间关系，互相尊重，互相配合，和谐共事。

8. 乐于奉献，热心公益　积极参加上级安排的指令性医疗任务和社会公益性的扶贫、义诊、助残、支农、援外等活动，主动开展公众健康教育。

第二节　护士行为规范

1. 不断更新知识，提高专业技术能力和综合素质，尊重关心爱护患者，保护患者的隐私，注重沟通，体现人文关怀，维护患者的健康权益。

2. 严格落实各项规章制度，正确执行临床护理实践和护理技术规范，全面履行医学照顾、病情观察、协助诊疗、心理支持、健康教育和康复指导等护理职责，为患者提供安全优质的护理服务。

3. 工作严谨、慎独，对执业行为负责。发现患者病情危急，应立即通知医生；在紧急情况下为抢救垂危患者生命，应及时实施必要的紧急救护。

4. **严格执行医嘱（2018）**，发现医嘱违反法律、法规、规章或者临床诊疗技术规范，应及时与医生沟通或按规定报告。

5. 按照要求及时准确、完整规范书写病历，认真管理，不伪造、隐匿或违规涂改、销毁病历。

实战演练

【A1 型题】

1. 在突发公共卫生事件中，与护理伦理规范不符的是
   A. 奉献精神　　B. 科学精神
   C. 敬业精神　　D. 自身安全为重
   E. 协作精神

   【答案】 D

   【考点】 护理伦理规范

   【解析】 在突发公共卫生事件时，护士绝不能只考虑自己的利益，应以患者的生命安全为重，积极参与救治患者，以完成维护健康的崇高使命。故选 D。

2. “坚持救死扶伤、防病治病的宗旨”是医疗机构从业人员的哪一条行为规范的体现
   A. 遵纪守法，依法执业
   B. 优质服务，医患和谐
   C. 以人为本，践行宗旨
   D. 乐于奉献，热心公益
   E. 严谨求实，精益求精

   【答案】 C

   【考点】 护理伦理规范

   【解析】 以人为本，践行宗旨。即是要坚持救死扶伤、防病治病的宗旨，发扬大医精诚理念和人道主义精神，以患者为中心，全心全意为人民健康服务。故选 C。

第二章　医学伦理道德

考点直击

年份	分值	考点
2019	1	公正原则
2016	1	护理道德监督实施方式

考点集萃

第一节　医患关系

一、概述

1. 医患关系的概念

（1）医患关系是指医方与患方在医疗实践活动中基于患者健康利益所构成的一种医学人际关系。

（2）在医疗实践活动中，医患双方以医疗行为为纽带，以医德为核心，进行多元交往，就形成了实际的医患关系。

（3）医患关系是医学关系中最基本、最核心的关系。医务人员与患者因健康利益而紧密相连。

2. 医患关系的性质　医患关系是**信托关系、契约关系**。

3. 医患关系的特性

（1）医患双方目的的共同性：医患双方的目的一致，即为了实现患者的生命健康权益。

（2）医患双方信息的不对称性：患者成为信息劣势的以方，一般只能被动地接受信息。

（3）医患双方利益的一致性：医患双方的利益关系体现了社会整体利益的一致性，即诊治疾病、维持人类的健康发展。

4. 现代医患关系的发展趋势　医患关系经济化、民主化、法制化、人文化。

二、医患关系模式

萨斯-荷伦德模式　见表 6-2-1。

表 6-2-1　萨斯-荷伦德 3 种医患关系模式表

模式	医生角色	患者角色	临床应用对象
主动-被动	主动命令	被动服从	难以表述自己主观意见的患者，如麻醉、昏迷患者
指导-合作	指导诊疗	配合诊疗	急性感染期患者
共同参与	帮助患者	主动参与诊疗	慢性疾病和心理疾病患者

三、和谐医患关系

和谐医患关系是指医患双方基于互相理解、尊重、信任而形成的积极配合、共同战胜疾病的融洽关系。和谐医患关系的伦理要求是坚持以人为本。和谐医患关系的基础是尊重和信任。

第二节 医疗行为中的伦理道德

一、医德原则

在医德规范体系中，医德原则居于**最高层次**，是反映医德体系根本性质，体现医德基本精神，高度概括医德关系及其要求的医德规范。生命伦理的四原则（也即护理伦理学的基本原则）包括：

1. **自主原则** 也叫尊重原则，对医疗人员的要求是尊重患者的生命、人格、隐私权、自主权。尊重患者的自主权，绝不意味着放弃自己的道德责任，也不意味着完全听命于患者的错误意愿和要求。

2. **不伤害原则** 不伤害原则是底线原则，是对医务人员的最基本要求。不伤害原则不是一个绝对的原则；不伤害原则是“权衡利害”原则；双重影响原则。

3. **公正原则** **公正原则要求医务人员平等对待患者和公正分配医疗资源（2019）**。

4. **行善原则** 也叫有利原则，医务人员应积极做对患者有益的事。

二、医德准则

在医德规范体系中，医德准则居于中间层次，是医德原则的具体体现和现实体现，是医务人员在医疗活动中作出判断和行为选择的具体依据，是评价医务人员行为善恶的直接标准。

1. 以人为本，救死扶伤 是最基本的医德准则。
2. 严谨求实，精益求精。
3. 平等交往，一视同仁。
4. 举止端庄，语言文明。
5. 廉洁行医，遵纪守法 是医务人员正确对待职业行为规范且不允许突破的医德底线。
6. 诚实守信，保守医密。
7. 互尊互学，团结协作。
8. 乐于奉献，热心公益。

三、医德范畴

在医德规范体系中，医德范畴居于最低层次。其特点是抽象性、常用性、内在性及基础性。

第三节 医疗伦理道德的评价和监督

一、医德评价和监督

1. 医德评价

（1）医德评价的意义

1）医德评价是医德他律要素转化为医德自律要素的必要形式。

2）医德评价是医务人员调整行为和培养医德品质的重要手段。

3）医德评价是营造良好的医德氛围、优化医德生活的重要保证。

4）医德评价是医疗卫生保健机构和整个社会的精神文明建设及医学科学健康发展的促进力量。

（2）医德评价的方式

1）**社会舆论：**包括正式社会舆论和非正式社会舆论，正式社会舆论在医德评价中最具权威性。

2）**传统习俗：**指医者在长期的医事活动中逐渐形成的，虽无明文规定却被普遍认可、熟悉和遵行的稳定的医德行为习惯（医德经验、医德常识、医德惯例）。

3）**内心信念：**属于内在的自我评价，指医务人员视为具有正确性、正义性和崇高性，自己笃信不疑而且将其内化为强烈医德责任感和良心机制的医德观念、医德规范和医德理想等。

（3）医德评价标准

1）医德评价标准是客观性与主观性的统一。

2）医德评价标准是绝对性与相对性的统一。

3）医德评价标准是伦理性与技术性的统一。

4）医德评价标准是整体性与层次性的统一。

2. 医德监督　医德监督以广泛宣传和告知患者所享有的医德权利或服务一方所作出的医德承诺为前提，以设置举报电话、院长信箱、院长接待日、患方调查表、新闻监督员、医德医风办公室等为具体措施，使医德他律易于操作。

二、护理道德评价和监督

1. 护理道德评价

（1）概念：护理道德评价是指在护理道德活动中，人们或护士自身对护理行为和活动的道德价值所作出的评判。

（2）作用：评价作用、教育作用、调节作用、导向作用。

（3）标准：有利、自主、公正、互助。

（4）依据

1）动机与效果：动机与效果辩证统一的理论，为评价护士行为提供了重要依据。

2）目的与手段：在进行护理道德评价时不仅看是否有正确的目的，还要看手段是否恰当。

（5）方式　社会评价（社会舆论及传统习俗）与自我评价（内心信念起重要作用）。

2. 护理道德监督

（1）概念：护理道德监督是通过各种途径和方法，检查、评价护士的行为是否符合护理道德原则和规范，帮助树立良好的护理道德风尚的活动。

（2）原则：综合监督原则、民主监督原则、教育为主原则、科学标准原则。

（3）实施方式：**舆论监督、社会监督、制度监督、自我监督（2016）**。

实战演练

【A1 型题】

1. 医疗行为中，医务人员有责任为患者的隐私保密，这主要是体现医学伦理原则中的

A. 不伤害原则　B. 有利原则　C. 尊重原则

D. 公正原则　E. 人道主义原则

【答案】 C

【考点】 尊重原则

【解析】 尊重原则是指护士应承认患者享有人的尊严和权利，在为其提供服务时做到平等待患，并且对涉及患者利益的行为应事先征求患者的意见。尊重患者的隐私权是良好护患关系得以维持的重要保证。故选 C。

2. 护理伦理学基本原则不包含

A. 不伤害原则　B. 行善原则　C. 自主原则

D. 照顾原则　E. 公正原则

【答案】 D

【考点】 护理伦理学基本原则

【解析】 护理伦理基本原则是护理活动中调整护理人员与患者、护理人员与其他医务人员、护理人员与社会相互关系的最基本的出发点和指导原则，包括自主原则、不伤害原则、公正原则、行善原则。故选 D。

3. 护理活动中，取得患者知情同意的实质是

A. 尊重患者人格尊严　B. 尊重患者自主性

C. 保护患者隐私　D. 护患双方平等

E. 尊重患者社会地位

【答案】 B

【考点】 自主原则的要求

【解析】 知情同意原则是指患者或其法定代理人在完全了解医护人员所提供的关于自己疾病的足够信息的前提下，自愿地同意或应允给予某些检查、治疗、手术或实验的伦理原则。知情同意能使患者体会到自己是自己的主人，切实做好知情同意可以保护患者实现自我决定的权利。故选 B。

4. 护理道德监督的方式不包括

A. 舆论监督　B. 制度监督　C. 传统习俗
D. 社会监督　E. 自我监督

【答案】 C

【考点】 护理道德监督的方式

【解析】 护理道德监督的实施方式包括舆论监督、社会监督、制度监督与自我监督。传统习俗属于护理道德评价方式。故选 C。